GAPS

Gut and Physiology Syndrome

만성질환 자연치료 식이요법 갭스 (GAPS DIET)

DR. NATASHA CAMPBELL-MCBRIDE, MD
옮긴이_남용현, 이경언

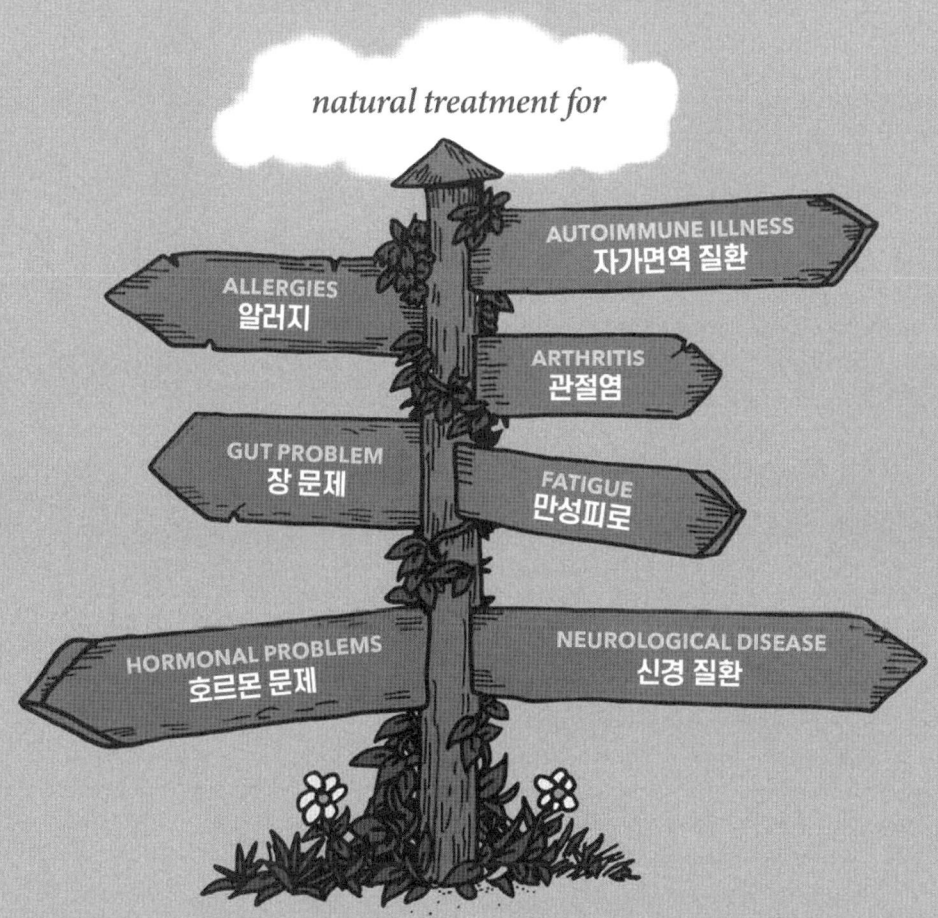

natural treatment for

- AUTOIMMUNE ILLNESS 자가면역 질환
- ALLERGIES 알러지
- ARTHRITIS 관절염
- GUT PROBLEM 장 문제
- FATIGUE 만성피로
- HORMONAL PROBLEMS 호르몬 문제
- NEUROLOGICAL DISEASE 신경 질환

Gut And Physiology Syndrome. Natural Treatment For Allergies, Autoimmune Illness,
Gut Problems, Arthritis, Fatigue, Hormonal Problems, Neurological Disease And More.
First addition 2020.
By Dr Natasha Campbell-McBride, MD
© 2020 by Natasha Campbell-McBride
First published in the United Kingdom in 2020 by Medinform Publishing, UK.
All rights reserved.
KOREAN language translation copyright ©GYUMX Corp.
Published by arrangement with Dr Natasha Campbell-McBride
(Natalya Nailyevna Campbell-McBride) of Medinform Ltd.

이 책은 저작권자와의 독점계약으로 주식회사 겸엑스에서 출간되었습니다.
저작권법에 의해 한국 내에서 보호를 받는 저작물이므로 무단전재와 복제를 금합니다.
사용 동의가 필요한 경우 contact@gyumx.com으로 사전에 문의 주십시오.

일러두기

1. 본문 하단의 주석은 모두 역자주로 * 기호로 표기했으며, 저자주는 번호를 붙여 후주로 처리했다.
2. 책 제목은 < >를 사용하여 표기하였다.
3. 본문에서 괄호 ( ) 안에 쓰인 내용은 모두 저자가 덧붙인 것이다.
4. 장의 벽 gut barrier 을 의미하는 단어는 '장 벽'이라고 표기했다. 이는 가리어 막은 벽을 뜻하는 '장벽' barrier 이라는 단어와 구분하기 위함이다.
5. 길이가 긴 용어가 본문에 반복되어 나타나는 경우, 최초 표기에서 원어와 약칭을 함께 표기하고 이후로는 약칭만 표기했다.
6. gut flora, gut microbiota, gut microbiome은 모두 장내 미생물과 관련된 개념을 설명하지만, 사용 맥락과 의미에서 미묘한 차이가 있다.

    Gut Flora : 장내 미생물군
    Gut flora는 미생물과 숙주 간의 상호작용을 설명하는 초기 연구에서 주로 사용된 용어다. Gut flora는 장내에 서식하는 미생물 집단이라는 의미가 있으며, 현재는 'gut microbiota' 또는 'gut microbiome'이라는 개념이 널리 받아들여지면서 사용 빈도가 줄었다.

    Gut Microbiota : 장내 미생물군
    Gut microbiota는 장내에 존재하는 미생물 군집 자체를 지칭하는 용어이다. 세균, 바이러스, 곰팡이, 원생동물 등을 포함하며, 이들 각각의 개별적인 존재를 의미한다. 단순히 미생물의 집합체로 볼 수 있다.

    Gut Microbiome : 장 마이크로바이옴
    Gut microbiome은 gut microbiota를 포함하는 더 넓은 개념으로, 미생물 군집뿐만 아니라 이들이 환경 및 숙주와 상호 작용하는 방식, 미생물이 생성하는 대사산물, 그리고 그 생태계 자체를 포괄한다. 예를 들어, 장내 미생물이 숙주의 유전자 발현에 미치는 영향이나, 미생물 군집 간의 네트워크를 포함하는 포괄적인 생태계를 설명할 때 사용된다.

    이 책에서는 미생물 개체 자체에 초점을 둔 용어인 gut flora와 gut microbiota를 '장내 미생물군'으로, 미생물과 그 생태계 전반을 포괄하는 gut microbiome을 '장 마이크로바이옴'으로 번역했다.

7. 이 책에서는 아직 한국에서 출판되지 않은 저자의 다른 책 제목을 <발달장애 자연치료 식이요법 갭스>에서 번역했던 제목과 다소 다르게 번역했는데 이는 보다 자연스러운 의미 전달을 위해서이므로 독자의 양해를 구한다.

역자 소개

남용현

고려대학교 의과대학을 졸업한 재활의학과 전문의이며, 1994년부터 소아발달을 하위 전공으로 공부해왔다. 현재 서초구 정보문화센터(서초구 장애인 복지관)와 과천 장애인 복지관에서 성인 및 아동, 영유아를 대상으로 진료 및 상담을 해오고 있으며 한국 영아발달 조기개입협회의 자문을 맡고 있다. 특히 3년 전부터 자폐 스펙트럼 아동들과 관련한 장내 문제에 주목하게 되어 GAPS 식단에 관심을 갖고 공부하게 되었다. 대표 역서로는 <테클린의 소아물리치료>, <에프겐의 소아물리치료>, <우리 아이 왜 이럴까 The out of sync child>, <자폐증 회복 ; 생의학적 치료의 부모 매뉴얼>, <발달장애 자연치료 식이요법 갭스GAPS> 등이 있다.

이경언

가톨릭대학교 의과대학에서 신경생물학 전공으로 박사 학위를 취득했다. 이후 경희대학교 약학대학 미생물 및 면역학 교실에서 연구교수로 미생물-장-뇌 축 microbiota-gut-brain axis 을 깊이 연구하며 다수의 논문을 게재했다. 다양한 장내 미생물이 쥐에게 어떤 영향을 미치는지 연구하며 얻었던 인사이트와 코로나 팬데믹 중 원인 불명의 질환이 증가하는 상황을 지켜보면서 장내 미생물을 기반으로 한 식이요법에 관심을 갖게 되었다. 현재는 겸엑스 뉴트리션에서 장내 미생물과 여성의 몸을 중심으로 영양학을 연구하고 있다.

"자신의 건강에 대한 주도권을 갖고
만성 질환을 이겨내며
개인적 성장과 변화의 여정을 나아갈 용기를 낸
전 세계의 갭스인 GAPS people 에게
이 책을 바칩니다."

Dr. Natasha Campbell-mcbride, MD

추천사

"나타샤 캠벨-맥브라이드 박사가 매우 중요한 책을 썼습니다! 그녀는 다양한 만성 질환에 있어서 마이크로바이옴이 얼마나 중요한지 입증했을 뿐만 아니라 관련 문제를 해결하기 위해 적용할 수 있는 치유 프로토콜을 만들었습니다. 자가 면역질환에 대한 박사의 견해는 임상 경험에 기반했기에 깊이가 있습니다. 이 책은 만성 퇴행성 질환을 앓고 있는 모든 환자와 그 환자들을 치료하는 모든 의료 전문가가 반드시 읽어야 할 책입니다. 이 책을 많은 분들에게 강력 추천합니다!"

예후다 쉰펠드 교수, MD (Professor Yehuda Shoenfeld, MD)
이스라엘 차임 세바 메디컬 센터 자블루도비츠 자가 면역질환 센터

"나타샤 박사가 이번에도 큰 일을 해냈습니다! <장과 인체생리 증후군>은 오늘날 건강 이상의 근본적인 원인인 환경과 음식에서 오는 독소를 심층적으로 살펴보고, 모든 성인과 어린이의 타고난 권리인 건강한 신체와 정신을 갖추기 위해 필요한 해독과 영양 공급을 위한 종합적인 치료계획을 제공합니다. 특히 우리 몸의 신진대사를 위해 무엇을 먹어야 하는지에 대한 직관

을 살리기 위한 제안이 돋보입니다. <장과 인체생리 증후군 : 만성질환 자연치료 식이요법 갭스>는 건강을 위한 우리 공동의 노력에 중요한 기여를 하고 있습니다."

샐리 팰런 모렐, 대표 (Sally Fallon Morell, President)
웨스턴 A. 프라이스 재단

"최근에 나타샤 캠벨-맥브라이드의 신간 <장과 인체생리 증후군>을 읽어볼 수 있었습니다. 나타샤는 수년 동안 저의 소중한 동료이자 친구였습니다. 사실 나타샤는 제 생각과 의료에 가장 큰 긍정적인 영향을 준 의료인입니다. 그녀는 창의적인 사상가이며 진실이 어디에 있든 그것을 깊이 탐구하는 사람입니다. 나타샤는 독창적인 갭스 GAPS 개념과 책으로 의학계에 혁명을 일으켰습니다. 그녀는 미생물이 우리의 적이 아니며, 우리 몸속의 마이크로바이옴과 함께하는 법을 배우는 것이 우리 자신의 건강뿐만 아니라 지구의 건강과 생존에 필요한 열쇠 중 하나라는 것을 명확하고 실용적인 언어로 풀어냈습니다.

다른 사람들과는 다르게 나타샤가 한 작업의 묘미는 미생물 세계와 우리의 중요한 관계를 새롭게 분석한 다음 이를 효과적으로 실행 가능하도록 만든 것입니다. 나타샤의 갭스 식이요법은 지난 10년 동안 제 의료 활동의 초석이 되어 왔습니다. 나타샤는 이 책에서 마이크로바이옴이 우리 몸 전체 생리에 미치는 역할에 대한 지평을 넓힙니다. 그녀는 우리가 삶을 새롭고, 진실되며, 생태학적 관점으로 이해할 수 있도록 도우면서 새로운 길을 끊임없이 개척해 나가고 있습니다. 이 연구는 질병뿐만 아니라 질병의 또 다른 원인이 되고 있는 현재의 의료 상황을 개선하여 주변에서 일어나고 있는 엄청난 고통을 치유할 수 있는 방향으로 나아가는 데 크게 기여할 것입니다.

이 책을 꼭 구입하시길 바랍니다. 이 내용을 잘 이해해보시고 가능하다면 실천에 옮기시기 바랍니다. 이 세상의 미래는 우리에게 달려 있습니다!"

토마스 코완 박사, MD (Dr Thomas Cowan, MD)

"이 책은 보석 같은 책입니다! 이 책은 우리 몸의 모든 기관을 건강하게 유지하는 데 있어 장 마이크로바이옴의 중심적인 역할에 대한 풍부한 정보를 담고 있습니다. 이 책의 핵심 주제는 감염성 질환 발생 원인이 영양 결핍과 독성 화학물질 노출로 인해 조직이 건강하지 않기 때문이며, 감염은 건강을 회복하기 위한 복구 메커니즘의 일부라는 것입니다. 예를 들어, 곰팡이가 방출하는 나노 입자는 독성 금속을 흡수하여 그것이 체내에서 쉽게 제거될 수 있도록 돕습니다. 이 책은 건강과 질병에 대한 관점을 바꾸고 자연적으로 몸을 치유하는 방법을 알려줄 것입니다."

스테파니 세네프 박사, PhD (Dr. Stephanie Seneff, PhD)

"이 책은 정말 대단해서 마치 신의 계시 같습니다! 미국 인구의 절반 이상이 만성 질환에 시달리고 있고, 새로운 세대의 어린이들은 부모 세대보다 더 일찍 병에 걸려 죽어가고 있습니다. 이런 상황이 계속된다면 우리의 문명과 인류는 퇴보할 것입니다. 캠벨-맥브라이드 박사는 이러한 피해 중 많은 것들이 우리가 자초한 것임을 밝혀줍니다.

그녀는 질병의 원인을 밝히는 데 그치지 않고, 건강 악화를 되돌리고 예방할 수 있는 실질적인 방법을 제시하며 진정한 치유에 대한 희망을 보여줍니다. 이 책은 모든 의과대학에서 필독서로 지정되어야 합니다.

기존의 방식이 바뀌는 데는 시간이 많이 걸립니다. 따라서 의료계 종사자, 만성 질환을 앓고 있는 자녀를 둔 부모, (고칠 수 없다고 들었던 질환을 고치려 하는) 성인, (자신과 가족의 건강 상태를 최적화하고 유지하려는) 건강에 관심이 많은 소비자는 이 책을 읽어야 합니다. 여기에 많은 사람들의 인생이 달렸습니다."

테드 코렌, DC (Tedd Koren, DC), 코렌 특정 기법 개발자, 자연스러운 질병인 암과 자연치료 및 아동기 예방접종: 모든 부모가 물어봐야 할 질문 <Cancer is Natural, So is the Cure and Childhood Vaccination: Questions All Parents Should Ask.> 저자

"와, 나타샤 박사가 또 한 번 해냈네요! 이 책에는 합리적인 정보와 지혜가 풍부하게 담겨 있습니다. 인체의 생리에 대한 그녀의 설명은 훌륭하면서도 이해하기 쉽습니다. <발달장애 자연치료 식이요법 갭스 GAPS>는 자폐증과 정신 질환의 세계에 혁명을 가져왔습니다. <장과 인체생리 증후군: 만성질환 자연치료 식이요법 갭스>는 만성 질환과 설명할 수 없는 증상으로 고통받는 모든 사람들에게 희망을 되찾아 줄 것입니다. 저자에게 정말 감사합니다!"

베아트리체 레빈슨, 전통 자연요법사, 공인 갭스 임상가 (Beatrice Levinson)

"갑상선암과 난임을 겪으며 기능의학적 치료 및 건강한 식단에 깊은 관심을 갖게 되었습니다. 식단 관리가 평소 좋아하는 음식을 먹지 못하는 괴로운 행위가 아니라 자신을 보살피는 다정한 노력으로 인식되길 바라는 마음으로 교정 작업에 참여했습니다. 이 책을 펼쳐 든 당신이 건강을 든든한 동반자로 삼아, 삶을 더욱 풍성하게 채우고, 주어진 하루하루에 감사하는 마음을 가질 수 있기를 바랍니다. 식단을 이어가는 과정에서 도전이 닥쳐도, 여기서 항상 기다리고 있을 테니 언제든 이 책을 다시 펼쳐 새로운 힘을 얻길 바랍니다."

김예성, 웰케어 클리닉 운영본부장

"물리치료사로서 신체를 공부하며 사람들의 몸을 치료했던 여정은 요가와 명상을 통해 정신적 건강의 중요성을 깨닫는 과정으로 이어졌습니다. 요가 매트 위에서 몸과 마음의 균형을 찾는 것처럼, 삶에서도 다양한 요소들의 조화를 이루는 것이 얼마나 중요한지 배웠습니다. 이 책을 읽으며 저의 세계관은 한 걸음 더 확장되었습니다. 우리의 소화 기관은 우리의 건강과 균형을 위해 함께 협력하는 미생물 생태계의 중심이라는 사실을 알게 되었습니다. 이 생태계를 돌보는 일은 단순히 몸을 돌보는 것을 넘어, 우리의 삶의 균형을 되찾는 여정이었습니다. 이 책이 여러분이 삶 속에서 균형을 찾아나가는 데 도움이 되길 바랍니다."

강담희, 요가 안내자

목차

1장 이론

1. 머리말 · 14
2. 건강은 몸속의 토양(장)에서 시작된다! · 21
3. 장내 미생물군은 우리에게 어떤 일을 할까? · 57
4. 면역계 · 79
5. 호르몬 · 121
6. 간과 폐 · 138
7. 독소 및 기생충* · 154
8. 뼈와 치아 · 166
9. 비뇨생식기 문제 · 184
10. 갭스 관련 행동 · 195
11. 음식 중독 · 200
12. 음식 : 갭스 식단 중 허용 음식과 제한 음식 · 209

2장 치료 가이드

1. 갭스 영양 프로토콜 · 259
2. 갭스 식단 가이드 · 260
   1) 갭스 도입 식단 · 263
   2) 완전한(허용 재료가 더 많은 유연한) 갭스 식단 · 278
   3) 식물 배제 갭스 식단 · 291
   4) 갭스 케토제닉 식단 · 305
   5) 더 많은 식물 허용 갭스 식단 · 309
   6) 갭스 액상 단식 · 312
   7) 갭스 식단 졸업하기 · 323
   8) 갭스 식사 시간 규칙 · 325

---

* 원문에 기재된 parasite를 기생충으로 번역했다. 다만, 저자가 parasite 라는 단어를 사용할 때는 단순히 기생하는 벌레(기생충) 외에도 인체에 기생하는 모든 미생물들을 포괄한다.

	9) 우리가 먹어야 할 음식과 그 이유, 몇 가지 레시피	328
	레시피 목차	330
	10) 채식주의	422
	11) 한 사람에게 좋은 고기가 다른 사람에게는 독이 될 수 있다	435

3장
갭스인을 위한 영양 보충제

1. 프로바이오틱스	457
2. 지방 : 좋은 지방과 나쁜 지방	473
3. 대구 간유	498
4. 소화 효소	508
5. 비타민과 미네랄 보충제	517

4장
치유를 향한 여정

1. 갭스 환자를 위한 해독	522
2. 장 관리	561
3. 치유	579
4. 마음의 힘	593
5. 마지막 참고 사항	601
6. 갭스 상태 리스트	615
7. 추천 도서 목록	690
8. 참고 문헌	691

1장
이론

1. 머리말

　현대 의학은 인체를 여러 시스템과 구획으로 나누었다. 우리 몸에는 심혈관계, 신경계, 소화계, 호흡계, 근골격계를 포함해 다양한 시스템이 있다. 이러한 시스템의 문제를 치료하기 위해 심장 전문의, 신경과 전문의, 정신과 전문의, 소화기계 전문의 및 기타 전문의가 존재한다. 의료 시스템에 이런 구분이 만들어진 이유는 의학에서 축적된 정보가 한 사람이 모든 것을 다 알 수 없을 정도로 방대해졌기 때문이다. 한 명의 전문가는 인체 생리의 한 가지 영역에 대해 깊이 있게 배운다.

　그런데, 이러한 전문화 시스템에 근본적인 문제가 있다는 것이 밝혀지고 있다. 인체는 통합적으로 작동하는 하나의 독립체이다. 모든 시스템, 모든 기관, 그리고 모든 세포는 서로에게 영향을 주고받고 협업하며 소통한다. 안타깝게도 서로 다른 분과의 전문가들은 단절된 상태에서 서로 영향을 주고받거나 협업하기 어려운 상황이다. 심장 전문의는 신체의 나머지 부분에서 일어나는 일을 고려하지 않고 심장 기능에만 초점을 맞춘다. 소화기계 전문의는 종종 소화 시스템이 다른 기관 및 시스템과 관련이 없다고 생각하며, 정신과에선 뇌가 신체와 완전히 분리되어 작동하는 것처럼 진료하는 게 일반적이다. 이런 상황에서 일부 질병이 오랫동안 '불치병'처럼 여겨져온 것은 그리놀랍지 않다.

    현재 많은 의료진이 이런 상황의 문제를 깨닫고 보다 통합적인 방식으로 진료하기 위해 노력하고 있다. 나의 클리닉에서 학습 장애 및 정신 질환을 앓고 있는 어린이와 성인 환자를 보면서 정신적 문제의 원인이 다양한 신체적 문제 또한 유발하고 있다는 것을 발견했다. 이런 신체적 문제에는 통증과 뻣뻣한 관절, 알레르기성 비염과 천식, 알레르기와 음식 과민증, 야뇨증과 방광염, 근육과 뼈의 통증, 에너지 부족과 점점 심해지는 피로, 두통, 만성적으로 막힌 코와 콧물, 각종 피부 발진과 습진, 탈모 및 탈모증, 근감소증 및 근력 저하, 구취 및 구강 궤양, 이상 체취, 혈당 조절 이상, 호르몬 이상, 신경학적 증상, 설사, 변비, 복통 및 복부 팽만, 기타 여러 신체 증상 등이 있다.

    신체는 통합적으로 작동한다. 뇌에 영향을 미치고 정신적 증상을 유발하는 모든 것은 동시에 신체의 다른 기관에도 영향을 미치고, 이어서 그 기관은 자신의 불편한 증상을 드러낸다. 나의 첫 번째 책 <발달장애 자연치료 식이요법 갭스 GAPS>는 사람의 뇌 기능에 초점을 맞췄고, 신체적 문제를 다룬 이번 책을 "장과 인체생리 증후군 : 만성질환 자연치료 식이요법 갭스"라고 명명했으며, 영어 약자인 갭스 GAPS 는 그대로 사용하기로 했다.

갭스 GAPS 란 무엇인가?

모든 질병은 장에서 시작한다! 이 문장은 현대 의학의 아버지라 불리는 히포크라테스가 2000년 이전에 내린 결론이다. 그리고 현대의 과학적 방법으로 탐구할수록 그가 옳았다는 사실을 더 깨닫게 된다. 정말 모든 만성질환은 장에서 시작된다. 장과 정신심리 증후군 Gut and Psychology Syndrome 과 장과 인체생리 증후군 Gut and Physiology Syndrome 의 약자인 갭스 GAPS 는 인체의 소화 시스템과 나머지 신체 건강 사이의 연관성을 규명한다. 소화 기관은 건강의 뿌리다. 갭스 관련 문제는 건강하지 못한 소화기관에서 기인한다. 갭스 관련 질환은 워낙 많기 때문에 나는 이를 두 그룹으로 나누었다.

1. **장과 정신심리 증후군**
2. **장과 인체생리 증후군**

장과 정신심리 증후군 또는 갭스 GAPS 에는 자폐 스펙트럼, ADHD(주의력 결핍 과잉행동 증후군), ADD(주의력 결핍 증후군), 난독증, 실행 장애 dyspraxia , 중독, 우울증, 강박 장애, 조울증, 조현병, 뇌전증, 섭식 장애 등과 같이 뇌 기능에 영향을 미치는 학습 장애와 정신 장애가 있다. 이러한 질환의 대부분은 명확한 진단명이 없으며 기분 변화, 기억력 및 인지 문제, 행동 및 사회적 문제, 공황 발작, 불안, 불수의적 움직임, 다양한 틱 및 경련, 감각 문제 등 다양한 증상이 복합적으로 수반된다. 뇌에 문제가 생기면 여러 가지 증상이 복합적으로 나타날 수 있다. 당신이 겪고 있는 건강 문제가 있다면 나의 첫 번째 책인 장과 정신심리 증후군을 다룬 <발달장애 자연치료 식이요법 갭스 GAPS : 한국 번역판>을 읽어보면 도움이 될 것이다.

장과 인체생리 증후군 또는 갭스 GAPS 에는 모든 자가 면역 질환(셀리악병, 류마티스 관절염, 제1형 당뇨병, 다발성 경화증, 근위축성 측삭 경화증, 전신성 홍반성 루푸스,

골관절염, 크론병, 궤양성 대장염, 자가 면역 피부질환 등)과 천식, 습진, 각종 알레르기, 음식 알레르기 및 과민증, 만성 피로 증후군, 섬유근육통, 근육통성 뇌척수염, 다발성 화학물질 과민증, 관절염, 월경 문제, 내분비 장애(갑상선, 부신 및 기타), 신경 질환 및 모든 만성 소화장애(과민성 대장 증후군, 위염, 대장염, 식도염 등)와 같이 건강하지 못한 장에서 비롯되는 신체의 만성 질환을 포함한다. 신체가 겪는 많은 증상들은 어떤 진단 기준에도 들어맞지 않는 경우도 많으며, 이때 소화 문제, 피로, 근력 약화, 근 경련 및 근육 긴장도 이상, 관절과 근육의 통증, 피부 문제, 호르몬 이상 등 다양한 증상이 복합적으로 나타난다.

모든 사람에게서 두 갭스 증후군(장과 정신심리 증후군과 인체생리 증후군)의 증상이 겹쳐서 나타난다. 정신적 문제가 있는 사람은 신체적 증상(관절과 근육의 통증, 피로, 피부 문제, 알레르기, 천식, 호르몬 이상, 자가 면역 등)에 시달리고, 신체적 질환이 있는 사람은 정신적 증상(우울증, 브레인 포그, 집중력 저하, 기분 변화, 수면 이상, 기억력 문제, 불안, 공황 발작, 떨림, 틱, 발작 등)을 겪는다. 소화 시스템이 건강하지 않으면 영양 공급원이 되어야 할 곳이 오히려 체내 독소의 주요 원천이 되어, 몸의 모든 기능이 제대로 작동할 수 없게 된다. 이때 모든 장기, 시스템, 세포의 이상은 몇몇 증상으로 나타난다. 그 결과, 갭스 환자 GAPS patients 들은 대체로 주류 의학에서 진단하고 치료하기 가장 어려운(불가능한 것은 아니지만) 대상이 된다.

즉, 의사로부터 이 병은 '불치병'이고, 남은 생애 동안 할 수 있는 일은 여러 가지 약물로 '증상을 관리하는 것'뿐이며, 몸 상태는 점차 나빠질 것이란 말을 들었을 수도 있다. 현대 사회에서 이런 상황은 점점 더 많은 성인과 어린이들에게서 일어나고 있다. 더 큰 문제는 질병 발생 연령이 '어려지고' 있다는 점이다. 예전에는 성인에게서 주로 발견되던 질환이 이제는 어린이에게서 발견되고 있으며, 아이들은 점점 더 어린 나이에 이런 질병에 걸리고 있다.

다음은 장과 인체생리 증후군에 속할 수 있는 대표적인 증상/질환의 목록이다.

갑상선 문제 / 건선, 건선성 관절염 / 건초열 / 골관절염 / 골다공증 / 곰팡이 과민증/알레르기 / 과민성 대장 증후군 / 궤양성 대장염 / 근위축성 측삭 경화증(루게릭병) / 근육통성 뇌척수염 ME / 글루텐 과민증 / 기생충

다낭성 난소 증후군 PCOS / 다발성 경화증 / 다발성 화학물질 과민증 / 다양한 관절염 / 다양한 신경병증 / 다양한 알레르기 / 당뇨병(1형 또는 2형) / 대장염 / 두통 / 딸기코

라임병 / 루푸스 / 류마티스 관절염

만성 귀 감염 / 만성 변비 / 만성 부비동염 / 만성 삼출성 중이염 / 만성 설사 / 만성 요통 / 만성 피로 / 면역계 기능 이상

방광염 / 불임 / 비뇨기 문제 / 빈혈

섬유 근육통 / 성장 부진 / 셀리악병 / 소화기 질환 / 습진 / 식도염 / 식품 단백질 유발 장염 증후군 FPIES 및 관련 하위 유형 / 신경 질환 / 신장질환 / 심한 편식

아토피 질환 / 알코올 중독 / 야뇨증 / 역류 / 역류성 식도염 / 연쇄상구균 관련 소아 자가면역성 신경정신질환 PANDAS / 우유 알레르기 / 월경 문제 / 월경 전 증후군 PMS / 위염 / 음식 알레르기 및 음식 과민증

자가 면역 / 주기적 구토 증후군 / 중독 / 질 곰팡이증, 기타 질 문제

천식

크론병

탈모 / 탈모증

편두통 / 피로

하지 불안 증후군 / 혈당 불안정성 / 호르몬 문제 / 흡수 장애 및 영양실조

이것이 전부가 아니다. 다른 많은 만성 건강 문제도 장에서 시작된다. 어떤 의사도 이 모든 질환에 대해 폭넓은 임상 경험을 가질 수 없다. 이러한 질환은 발병하는 방식과 치료에 대한 반응으로 미루어 볼 때, 근본적으로 갭스 질환이라는 것에는 의심의 여지가 없다. 그렇기 때문에 나는 이 모든 질환에 대한 기본 치료법으로 갭스 영양 프로토콜을 사용하는 것을 추천한다. 나는

이 프로토콜로 장을 치유하여 건강의 뿌리가 튼튼하게 정상적으로 기능하도록 설계했다.

모든 인간의 몸은 개별적인 특징을 가지며 치료에 대한 반응도 각기 다를 것이다. 어떤 사람들은 갭스 영양 프로토콜만으로도 완전히 회복할 것이다. 하지만 어떤 사람들은 갭스 영양 프로토콜 외에도 동종요법, 침술, 약초, 독성금속 제거, 심리 치료, 생체 공명, 빛, 소리, 마사지, 물리치료, 영적 치료, 천연 스파 치료, 고압 산소 치료, 사우나, 해독 프로그램 등의 다른 치료법이 더 필요할 수도 있다. 현재 당신의 상황이 어떠하든 갭스 영양 프로토콜은 완전한 회복을 위한 견고한 토대가 되어 줄 것이고, 건강 문제를 뿌리 뽑을 수 있는 최상의 기회를 제공할 것이다. 먼저 문제의 근원을 뿌리 뽑고, 토대를 단단히 다지고 나면, 다른 치료 기법들에 훨씬 더 잘 반응하여 실질적인 변화가 나타나기 시작할 것이다. 모든 만성 질환의 근원은 소화 시스템에서 시작한다고 할 수 있다! 이 책에서 그 이유를 자세히 설명하였다.

다음 챕터에서는 소화 기관 내부에 무엇이 살고 있고 누가 그것을 돌보는지에 대해 이야기할 것이다. 바로, 장내 미생물군이다. 현대 사회에서 장내 미생물군 불균형 현상은 점점 더 증가하고 있으며 이 현상은 세대를 거듭할수록 더욱 심화되고 있다. 이 현상은 바로 전 세계에서 모든 만성 질환이 유행하는 이유이기도 하다. 단언컨대, 증상이 발생하는 곳이 장에서 얼마나 멀리 떨어져 있든 간에 질병을 일으키는 원인은 장내 미생물군이다! 당신이 앓고 있는 것이 류마티스 관절염, 다발성 경화증, 알레르기, 천식, 신경병증 또는 피부 질환이든지 질병의 원인은 장에 있다. 이 책을 다 읽을 즈음에는 이에 대해 수긍할 수밖에 없을 것이다.

인체는 놀라운 창조물이다. 인체는 스스로를 치유하고 원래 프로그래밍된 상태를 유지할 수 있는 완전한 능력이 있다! 당신은 자신의 몸이 이 신성한 프로그램을 사용할 수 있게 해야 한다. 치유는 내 몸에서 무슨 일이 일어나고 있는지 이해하는 것에서 시작된다. 아무리 만성적이고 심각한 건강 문제라 할지라도 왜 그런 문제가 일어나고 있는지, 그 원인이 무엇인지 알아야 한다. 아는 게 힘이다. 이러한 지식이 없으면 두려움이 생기며, 두려움은 몸을 파괴할 뿐이다. 이 책은 만성 질환이 어디에서부터 시작되며 어떻게 하면 건강을 되찾을 수 있는지 알려줄 것이다. 자, 시작해 보자!

2. 건강은 몸속의 토양(장)에서 시작된다!

"만약 박테리아가 싫다면, 당신은 지구에 잘못 찾아온 것이다."
스튜어트 브랜드 Stewart Brand

당신의 몸에 무수히 많은 미생물이 살고 있다는 사실을 알고 있는가? 당신의 피부, 점막, 심장, 폐, 혈관, 복강 및 기타 모든 장기와 조직은 생명체로 가득 차 있다. 우리 몸에 있는 미생물은 그 종류와 특징들이 놀라울 정도로 다양하다. 이것은 지구에 존재하는 생명체의 규모만큼이나 경이롭고 복잡하다! 사실 우리는 결코 혼자가 아니다! 인체는 서로를 의지하고 분리될 수 없는 생명체들이 이루는 생태계이다.

이 미생물의 대부분은 우리의 소화기계 안에 살고 있다. 과거의 연구자들은 이러한 미생물을 것 플로라 gut flora, 장내 미생물균 라고 불렀고, 최근에는 것 마이크로바이오타 gut microbiota, 장내 미생물균 또는 것 마이크로바이옴 gut microbiome, 장 마이크로바이옴 이라고 한다.[1] 이 책에서 것 플로라에 초점을 맞춘 이유는 장내 미생물균이 우리 몸에 존재하는 미생물균의 본부이기 때문이다. 장내 미생물군에서 일어나는 일은 신체의 다른 모든 미생물군(혈액, 점막, 장기 및 조직 내부)에 지대한 영향을 미친다. 또한 장내 미생물군은 우리가 영향을 미치기 가장 쉬운 부분이기도 하다. 따라서 장내 미생물군을 건강하게 유지하고 관리하면, 다른 신체 기관의 미생물군도 건강하게 유지되며 우리 인체에 적이 아닌 좋은 친구로 작용할 수 있다.

장내 미생물군은 셀 수 없이 많은 종류의 박테리아, 곰팡이, 바이러스, 원생동물, 기생충 및 기타 모든 종류의 생물로 구성되어 있다. 인간의 소화기관에 서식하는 다양한 생명체는 서로 조절하고, 번성하도록 돕고, 서로의 자원을 활용하며, 서로 먹고, 서로 돕고, 서로 경쟁하면서 조화를 이루며 함께 살아간다. 최근 연구에서 인체 세포의 약 90%가 장내 미생물군에 있다는 사실이 밝혀졌다![2] 따라서 우리 몸은 실제로 우리 자신을 이루는 세포의 10%에 불과하며, 나머지는 소화기관에 살아가는 수많은 미생물을 위한 서식처인 껍데기일 뿐이다! 이 미생물군은 그 자체로 하나의 독립된 기관이라고 할 수 있다!

이 미생물 세계에 대해 알면 알수록 이들이 우리에게 얼마나 중요한 부분을 차지하고 있는지 깨닫게 된다. 우리의 건강은 장내 미생물군의 건강에 따라 크게 좌우된다. 인체 기관은 장에서 아무리 멀리 떨어져 있어도 장내 미생물군의 구성, 상태 및 기능에 큰 영향을 받는다.[3]

우리 모두 토양에 뿌리를 내리고 있는 식물 사진을 본 적이 있을 것이다. 그런데 현미경으로 장 벽을 보면, 식물과 매우 유사한 모습을 볼 수 있다. 영양분을 흡수하는 장의 표면에는 융모라고 하는 작은 손가락 모양의 돌출부가 있다. 이 융모의 표면은 마치 긴 실처럼 생긴 미세한 털인 미세융모로 덮여 있다. 이 미세융모는 현미경으로 보면 마치 식물의 뿌리처럼 보인다. 우리 몸속에서 이 털로 덮인 표면은 전혀 깨끗하지 않고 윤기도 나지 않는다. 오히려 이곳은 끈적끈적하고 '더러워 보이는' 물질로 융모 사이의 공간을 가득 채워 덮고 있어 융모의 끝부분만 보인다. 이 물질은 장소에 따라 갈색 또는 더 밝은 색을 띠며, 현미경으로 보면 구조상 땅과 매우 흡사하다. 이 물질은 과연 무엇일까? 이에 대해 한번 살펴보자.

이 세상의 모든 미생물은 자신을 위한 작은 집을 짓는다. 지구상 대부분의 생명체는 자신을 보호하기 위한 일종의 거처를 만드는데 이는 우리 인간도 마찬가지다! 장내 미생물도 이와 같은 행동을 한다. 이들은 다양한 물질(폴리펩타이드, 접착제 같은 에디신 adhesin, 당단백질, 프로테오글리칸 등)을 분비하여 자신을 에워싸서 완벽히 아늑한 집을 만든다. 이 끈적끈적한 물질의 이름은 균막, 즉 바이오필름 biofilm 이다.[4] 장에는 무수히 많은 다양한 미생물이 복잡한 혼합물로 함께 살고 있으며, 이들의 바이오필름이 서로 섞여 장 벽에 '더러워 보이는' 끈적끈적한 덮개를 만든다. 이는 융모와 다른 구조물 사이의 깊은 틈과 파인 곳을 모두 채우고 있다. 이것이 바로 우리 몸의 토양이며, 우리의 건강은 그 토양 속 '뿌리'에 달려 있다.

서구 과학은 최근에야 장내 미생물군을 연구하기 시작했다. 그러나 우리는 훨씬 더 오래전부터 지구상의 토양에 대해 연구했기에, 그에 대해 조금은 알고 있다. 토양의 성질과 비슷한 장내 미생물군을 이해하기 위해서는, 우리 발 아래에 있는 토양의 구조를 살펴보는 것이 좋은 방법이라고 생각한다.

건강한 토양에는 곰팡이, 박테리아, 바이러스, 원생동물, 선충류, 절지동물, 연충류, 곤충 등 다양한 생명체들이 복잡하게 뒤섞여 살고 있다. 두더지, 들쥐, 생쥐 같은 더 큰 동물들도 자주 나타나 미생물, 지렁이, 곤충 등을 먹고 토양을 전반적으로 비옥하게 만든다. 이 모든 생명체는 각자의 중요한 역할을 수행하며 다양하고 균형잡힌 하나의 생태계를 형성한다.[5] 이와 같은 모습은 인간의 장에서도 볼 수 있다. 건강한 장내 미생물군은 박테리아, 바이러스, 곰팡이, 원생동물, 흡충류, 연충 등과 같은 다양한 생명체들로 이루어져 있고 수많은 생명체들이 자신만의 토양을 만들어 조화롭게 공존하고 있다. 당신의 장 벽은 이 '토양' 속에 깊숙이 자리 잡고 있으며, 이 토양이 마치 부드러운 이불처럼 장 벽을 감싸고 보호해 준다. 장 벽은 이 토양으로부터 영양분을 흡수하고 공급받으며, 수많은 돌기, 융모, 미세 융모들이 이 토양에 뿌리를 뻗고 있다. 장내 미생물군의 생명체 다양성이 클수록 당신은 더욱 건강해진다!

지금까지 연구를 통해 밝혀진 내용을 바탕으로 우리 장에 어떤 생명체가 있는지 살펴보자. 장에는 우리가 아직 발견하지 못한 다른 많은 생명체가 있을 것이다. 그리고 이제까지 발견한 생명체들에 대한 연구도 아직 충분하지 않다.

1) 곰팡이 Fungi

토양에서 가장 활발한 곳은 식물의 뿌리 주변이다.[6] 뿌리가 당을 분비하기 때문이다. 뿌리 부근에 있는 수많은 미생물이 이 분비물을 먹고 사는데 그중 가장 중요한 것은 균근 mycorrhiza 이라고 불리는 곰팡이다.[7] 이 곰팡이는 식물 뿌리 시스템을 확장한다.

균근은 뿌리에 붙어서 많은 가지를 가진 긴 실처럼 생긴 필라멘트로 이루어진 미세한 네트워크를 형성하여 뿌리 주변의 넓은 지역까지 퍼져 나간다. 균근을 통해 한 지역에서 자라는 모든 식물이 땅 밑에서 서로 연결되어 있는 것이다. 두 나무가 멀리 떨어져 있어도 이 곰팡이 네트워크를 통해 연결되어 정보를 주고받고, 영양분과 물을 공유한다. 이 나무들 사이의 풀과 덤불은 자신들의 뿌리에 있는 균근을 통해 이 네트워크에 참여한다. 실제로 연구자들은 지구 전체가 미세한 필라멘트로 이루어진 곰팡이 '담요'로 둘러싸여 있으며, 이 네트워크는 아마도 월드 와이드 웹*보다 훨씬 더 정교할 것이라고 이야기한다.[8] 우리 몸의 동맥과 모세혈관이 세포에 영양분을 공급하는 것처럼, 이 곰팡이 네트워크는 식물 뿌리에 영양분을 공급한다. 균근 덕분에 식물의 뿌리 시스템은 몇 배 더 커지고 더 효율적으로 식물에 영양분을 공급한다.

균근 네트워크는 식물에 영양을 공급하는 것 외에도 토양에 존재할 수 있는 독성 금속 및 기타 독성 물질로부터 식물을 보호한다.[9] 인체가 혈액을 통해 호르몬, 신경전달물질, 효소 및 기타 많은 정보 전달 물질을 운반하는 것처럼, 균근도 땅속에서 한 식물에서 옆의 식물로 정보를 전달하며 이와 같은 기능을 한다. 정보, 영양분, 물 등의 흐름은 균근 네트워크를 통해 어느 방향으로든 오갈 수 있다. 이 네트워크는 새로운 필라멘트가 자라서 전체 네트워크에 연결되는 동시에 어떤 필라멘트는 사라지는 역동적 상태에 있다. 이 촘촘한 곰팡이 네트워크는 토양의 도로 시스템과 비슷한 역할을 수행하며, 수많

---

* 월드 와이드 웹 (World Wide Web) : 인터넷 상에서 웹 페이지를 통해 정보를 공유하고 접근할 수 있는 시스템이다. HTML로 작성된 이 페이지들이 웹사이트의 기본 단위이며, 웹 브라우저를 통해 웹페이지를 볼 수 있다.

은 작은 생물(박테리아, 바이러스, 고세균, 원생동물 등)이 여기에 서식한다. 마치 인간이 거리, 차선, 도로를 따라 집을 짓고 물건을 주고받는 것처럼, 미생물도 균근의 '도로 시스템'을 따라 '집'을 짓는다.

장내 미생물군에 대한 최근의 연구에 따르면 건강한 사람의 장에는 약 60~70종의 다양한 곰팡이가 서식하는 것으로 밝혀졌다.[10] 나는 향후 연구에서 그 수가 훨씬 더 많다는 사실이 밝혀질 것으로 생각한다. 이렇게 건강한 사람의 장에서 곰팡이가 번성한다는 사실은, 곰팡이가 그곳에 존재하는 데에 어떤 목적이 있다는 것을 의미한다. 우리의 몸 안에 균근을 번식시켜 음식의 소화와 흡수에 관여하는 것일까? 여기에는 의심의 여지가 없다!

이 곰팡이는 미생물군에 어떤 구조를 만들어 준다. 가느다란 필라멘트로 이루어진 네트워크를 통해 장내 미생물군에 '도로망'을 형성해 주는 것이다. 이 네트워크를 따라 작은 생물들이 그들의 '집(집, 마을, 도시)'을 짓고 번성할 수 있다. 영양소, 정보 및 물은 이 '도로망'을 통해 '집'으로 전달되고 쓰레기는 제거된다. 이 긴 필라멘트는 장내 미생물군을 통해 영양분과 수분을 장 벽으로 운반하여 우리가 흡수할 수 있도록 해준다. 따라서 우리가 섭취한 음식에서 유익한 것을 얻는 능력은 장내 미생물군의 곰팡이 개체수에 따라 크게 달라진다!

더 자세히 살펴보자. 장의 흡수 표면에는 손가락 모양의 돌기인 융모가 있으며, 이 융모는 가늘고 긴 가느다란 털인 미세 융모로 덮여 있다. 미세 융모를 현미경으로 관찰하면 많은 가지를 가진 길고 가는 필라멘트로 이루어진 두꺼운 '숲'으로 덮여 있는 것이 보인다. 이를 글라이코칼릭스 glycocalyx : 당질외피 라고 한다.[11] 이것은 무엇으로 만들어졌을까? 토양(균근)에 있는 곰팡이 필라멘트의 미세한 네트워크와 비슷한 분자들인 당단백질, 프로테오글리칸 등으로 만들어진다. 글리코칼릭스는 장 벽 뿐만 아니라 모든 점막, 혈관 내부 및 신체의 다른 곳에도 존재한다.[11] 인체의 글리코칼릭스는 토양의 균근과 같은 것일까? 곰팡이에서 유래한 것일까? 이것이 향후 연구를 통해 모두 밝혀지길 바란다.

인체에 서식하는 곰팡이를 말할 때, 지금까지는 주로 칸디다라고 하는 보편적인 효모에 초점을 맞춰 왔다. 지금까지 발견된 칸디다는 수백 종이다. 건강한 사람의 경우 칸디다는 아무런 증상을 일으키지 않지만, 장내 미생물군이 손상된 사람의 몸에서는 과잉 증식하여 위험한 기생충이 될 수 있다.

칸디다는 정상적인 인체 미생물 생태계의 일부이며, 다양한 미생물들의 균형이 잡힌 장내 미생물군 환경에서는 인간에게 유익하다.[12] 우리는 이미 임상 경험을 통해 토양의 균근이 수은 및 기타 독성 금속으로부터 식물을 보호하는 것처럼[13] 칸디다가 수은 및 기타 독성 금속으로부터 우리를 보호한다는 사실을 알고 있다. 이 곰팡이는 수은을 흡수하고 재처리하여 우리를 보호한다. 예를 들어, 임상 경험에 따르면 치아에 아말감 충전재를 씌운 사람은 장내 칸디다 과증식을 치료하기가 매우 어렵다. 그 이유는 신체가 아말감에서 침출되는 수은 및 기타 독성 물질로부터 자신을 보호하기 위해 곰팡이를 이용하기 때문이다.[14]

향후 연구를 통해 인체에서 수행하는 칸디다의 다른 유익한 기능을 발견할 수 있을 것이라고 확신한다. 또한 우리가 칸디다라고 생각했던 것이 실제로는 다른 많은 종류의 곰팡이들이 모여 우리에게 복잡한 도움을 주는 대규모 군집이라는 사실을 발견할 수도 있을 것이다.

항진균제로 칸디다를 공격하려고 하면 우리에게 유익할 수 있는 다른 많은 곰팡이도 함께 공격하게 된다. 내 클리닉에는 항진균제를 복용한 후 심각한 질병을 앓게 된 환자들이 있다. 경험 많은 의료인들은 몸에서 칸디다를 '제거'하는 것이 얼마나 어려운지 알고 있고, 사실은 불가능하다고 말할 것이다. 칸디다를 공격하면 수은과 기타 독소가 체내로 다시 방출되면서 우리를 매우 아프게 한다. 그리고 칸디다를 공격하는 것을 멈추자마자 칸디다는 아주 빠르게 다시 자란다.

칸디다를 다루는 유일한 방법은 장내 미생물군의 다양성을 회복하여 다른 미생물이 곰팡이를 통제하게 하는 것이다. 또한 이 곰팡이는 우리를 독소로부터 보호하려는 것이기에 과증식의 원인인 독소를 제거하는 것도 필요하다. 이러한 독소가 체내에 남아 있는 한, 곰팡이는 자연의 보편적인 분해자이기 때문에 계속해서 번식할 것이다. 자연에서 무엇인가가 죽거나 손상되어 분해되고 재활용해야 할 것이 있으면 곰팡이가 그곳에서 활동하며 번성한다. 이는 인체에서도 마찬가지다! 몸이 오염되고 손상되어 부패하는 물질로 가득 차면 내부에 곰팡이가 과도하게 증식하여 불쾌한 증상을 유발한다.

곰팡이가 과도하게 자라는 것은 불균형한 상황이다. 인간은 자신의 몸뿐 아니라 자연에서 불균형한 상황을 만드는 데 능숙하다. 우리는 토양, 물, 공기 또는 우리 몸속에서 미생물을 발견하자마자 그것들을 죽이고 싶어 한다. 연구에 따르면 칸디다 과증식에 대한 가장 효과적이고 효율적인 전략은 체내 유익균, 특히 락토바실러스를 건강하게 유지하는 것이다.[15] 유산균은 곰팡이를 먹고 성장과 증식을 억제한다.[16] 항생제는 유익균을 파괴하여 칸디다를 통제하지 못하게 한다.[17] 이것이 대부분의 곰팡이 과다 증식 사례가 항생제 치료 후에 발생하는 이유다. 균형 잡혀있는 장내 미생물군에서 미생물군의 일부를 죽이면 균형이 깨지고 여기엔 항상 질병이 뒤따른다.

서구에서 생산하는 모든 항생제의 약 ¾을 산업화된 농장의 가금류, 소, 돼지에게 먹인다는 사실을 알고 있는가?[18] 이 항생제는 이러한 동물로부터 얻는 달걀, 우유, 육류에 남아 있다.[19] 게다가 먹는 채소를 생산하는 데 광범위하게 사용되는 대부분의 살충제, 항진균제, 제초제 및 기타 농업 화학 물질은 그들이 자라는 자연에 대한 항생제이다.[20] 상업적으로 생산된 빵, 채소, 과일 또는 기타 식물을 먹을 때마다 우리는 이 항생제를 섭취하게 된다.[21] 서구 사람들은 수십 년 동안 자신들의 장내 미생물군을 손상하고 체내 곰팡이를 과다 증식시키는 이러한 오염된 식품을 섭취해 왔다.

이제 식물이 자라는 토양으로 돌아가 보자. 토양의 미생물은 접착제같이 끈적이는 물질을 생성하여 토양에 부서지기 쉬운 질감과 수분 보유 능력을 부여한다. 예를 들어 균근은 글로말린 glomalin 이라는 '접착제'를 생성한다.[22] 칸디다도 '접착제'(아글루티닌 유사 아데신, 피브리노겐, 피브로넥틴 등)를 생성하여 장내 박테리아, 바이러스 및 기타 미생물과 복합체를 형성하고 이들의 끈끈한 분비물과 결합하여 바이오필름을 만든다![23] 이러한 복합체는 다량의 수분을 흡수하여 장 벽을 촉촉하고 미끈거리게 만들고 보호하는 역할을 한다.

토양에서도 마찬가지다. 건강한 토양이 다량의 물을 흡수하고 보유할 수 있는 가장 중요한 이유는 미생물들이 만들어내는 끈적끈적한 산물 때문이다. 현대 농업은 화학 물질을 사용하며 토양에 있는 이러한 접착성 물질과 이를 생성하는 미생물을 파괴하는 방식으로 경작한다. 그 결과 토양이 물을 머금지 못하기 때문에 경작지는 가뭄에 시달리고, 비가 올 때마다 유실되어 하류의 마을들에 홍수가 발생한다. 항생제 및 기타 화학 물질로 장내 미생물군을 파괴하면 장에서도 같은 상황이 발생한다. 장 벽이 보호막, 윤활제, 수분을 잃게 되는 것이다. 언젠가 곰팡이가 건강한 장내 미생물 중 가장 중요한 존재로 밝혀질 수 있다! 곰팡이는 장내 미생물군의 기초와 구조를 제공하므로 우리는 곰팡이를 잘 관리해야 한다.

2) 박테리아 Bacteria

박테리아는 장내 미생물군에서 가장 많이 연구된 대상이다. 수천 종의 박테리아가 발견되었으며 그 목록은 계속 늘어나고 있다. 현재 연구에 따르면, 박테리아는 인간 대변의 건조 중량의 약 60%를 차지한다. 이 때문에 박테리아는 인간 장내 미생물 중 개체수가 가장 많은 것으로 보인다.[24] 장내 미생물군에 대한 대부분의 연구는 인간의 대변을 조사하는 방식으로 이루어진다.

그러나 장내 미생물군이 사는 곳은 대변이 아니라 장 벽이다. 대변에서 검출되는 것은 죽은 미생물과 신체에서 배출되는 기타 죽은 물질이다. 대변에 많은 수의 박테리아가 보이는 사실이 박테리아가 장내 미생물군에서 가장 많고 가장 중요한 구성원이라는 것을 의미하진 않는다. 그것은 단지 신체가 어떤 이유로 인해 박테리아를 대량으로 배출한다는 사실을 보여줄 뿐이다. 실제 장내 미생물군을 확인하려면 장 벽을 생체 검사*(이하 생검)하여 연구해야 한다.[25] 전 세계 주류 소화기 전문의들은 일상적으로 생검을 수백만 건 하지만, 이러한 샘플로 미생물 검사를 하는 경우는 거의 없다. 앞으로는 주류 의료 관행이 바뀌기를 바라지만, 현재로서는 대변을 검사하는 것이 전부다. 따라서 지금까지의 연구는 그다지 신뢰도가 높지 않다. 그러나 우리가 가진 데이터는 이뿐이기 때문에 그것들을 한번 살펴보자.

대변의 박테리아 구성은 섭취한 음식의 종류에 따라 크게 달라진다. 동물성 식품(육류, 생선, 달걀, 유제품 등)이 식단에 일부 포함되었다면 대변에서 박테로이데스 Bacteroides 가 지배적일 가능성이 높다.[26] 그러나 채식을 주로 했다면 대변에는 프레보텔라 Prevotella 종이 지배적일 것이다.[27] 이는 이러한 박테리아들이 반드시 '좋거나' '나쁘다'는 것을 뜻하는 것은 아니며, 음식이 미생물 군집 구성에 강력한 영향을 미친다는 것을 보여준다. 이는 장내 미생물군

---

* 생체 검사 : 질병의 진단을 위해 살아 있는 조직에서 샘플을 채취하는 의학적 절차이다. 주로 채취된 샘플을 현미경으로 검사하여 암, 감염, 염증과 같은 질병의 존재와 성질을 확인하는 방식으로 진행된다.

상태가 비정상적인 장을 치유하려면 그 사람의 식단을 바꿔야 한다는 우리의 지식을 확인시켜 준다.

박테리아에 대한 최근 연구에 따르면 박테리아의 유전자는 '유연하다.'[28] 박테리아의 유전자는 유동적 free-floating 이어서 일부 유전자를 환경에 버리고 다른 유전자를 받아들일 수 있다. 이러한 미생물들에는 일종의 '자유 유전자 시장'이 존재한다. 이 발견을 바탕으로 현재 연구자들은 박테리아는 홀로 고립되어 바뀌지 않는 것이 아니며 이들의 유전자는 끊임없이 교환되고 변화하는 연속체라는 가설을 제시하고 있다.[29] 한 종의 박테리아는 그것의 환경과 필요에 따라 유전자를 선택해 다른 종으로 변할 수 있다. 이 과정은 장, 점막 및 기타 모든 조직과 기관 등 우리 몸 안에서 활발하게 일어난다. 유전자 교환은 박테리아뿐만 아니라 미생물과 우리 자신의 세포 사이에서도 일어날 수 있다.[30] 인간 소화 기관의 각 부위에는 서로 다른 박테리아가 서식하는 것으로 밝혀졌다.

(1) 입안과 식도

입안과 식도에는 미생물이 풍부하게 서식하고 있다. 그중에서도 구강 내에서만 약 600~800종의 박테리아가 확인됐다.[31] 치아, 잇몸, 혀, 뺨 점막, 편도선 등 입안의 구조물마다 서로 다른 미생물군이 존재한다. 이 미생물군이 균형을 이루고 그 다양성을 적절히 유지하면 해당 부위가 건강하게 유지된다. 인간의 대변에 존재하는 모든 박테리아 그룹이 타액에도 존재한다는 것은 매우 흥미로운 사실이다! 전 세계의 고대 전통문화는 이에 대해 어느 정도 알고 있었던 것으로 보인다. 분명히 중국의 시골에서는 조부모가 가족 중 갓 태어난 아기의 입에 침을 조금 넣는 전통이 있었다.

(2) 위

위장에서는 미생물에게 매우 적대적인 환경을 조성하는 염산이 만들어진다. 그 결과, 사람의 위는 소화기관 중 미생물이 가장 적게 서식하는 부위로 여겨진다.(위 내용물 1mL당 0~10^{3}개의 군집)[32] 그러나 효모(칸디다 포함), 헬리코박터 파일로리, 일부 연쇄상구균, 포도상구균 및 락토바실러스 등 산성 환경을 좋아하는 일부 미생물도 위장에서 발견된다.[33] 위장에서 발견되는 미생물이 이게 다가 아니라는 것은 의심할 여지가 없다. 병리학자(사후 검사를 하는)는 때때로 사람의 위 속에서 기생충을 발견하기도 하며, 고도로 산성인 자연 환경에서 행복하게 살고 있는 다수의 바이러스, 고세균 및 기타 미생물에 대한 연구는 모자란다. 이들은 건강한 위장의 정상적인 거주자로서 위 내벽 점막의 최상층에 서식하고, 그 수는 사람마다 다르다.

이 모든 미생물은 질병을 일으킬 수 있지만, 위 점막이 건강하고 정상적인 양의 위산을 분비하는 한 우리에게 해를 끼치지 않으며, 오히려 우리에게 유익한 역할을 많이 한다.[34] 문제는 현대 사회에서 사람들이 진통제, 소염제, 항생제를 정기적으로 복용하여 위를 보호하는 점액층을 손상한다는 점이다.[34] 이에 따라 상주하는 박테리아와 효모가 위벽 안쪽으로 깊숙이 들어가 위산 분비를 방해한다.[35] 위의 산도가 부족하면 온갖 다른 미생물이 들어와 위벽에 정착하고, 상주하던 미생물이 과잉 증식하여 문제가 된다.

위가 이런 상태인 사람들은 소화불량, 속쓰림, 트림, 역류 및 기타 증상을 겪게 된다. 사람들은 속쓰림과 소화 불량 때문에 제산제를 복용하는데, 이는 위산 생성을 더 억제하여 장기적으로 전체 상황을 악화시킬 수 있다. 만약 이러한 상황이 계속되면 위궤양과 암과 같은 더 심각한 문제가 발생할 수 있다.[36] 헬리코박터 파일로리는 위궤양과 암의 원인으로 여겨지고 있다.

그러나 대부분의 사람은 위에 이 균이 살고 있어도 완전히 건강하다. 이는 건강한 위 점막에선 미생물이 위벽 깊숙이 침투하지 못해서 문제를 일으키지 못하기 때문이다. 즉, 헬리코박터 파일로리가 문제가 되려면 먼저 위 점막이 약물이나 다른 원인에 의해 손상되어야 한다.

현재 헬리코박터 파일로리는 인체 소화기관에 정상적으로 서식하는 것으로 간주되며, 아기는 출생 직후에 이 균을 얻는 것으로 알려져 있다. 연구에 따르면 전통적인 생활 방식을 유지하는 국가에서는 대부분의 어린이가 이 균을 가지고 있는 반면, 서구 국가에서는 약 5%의 어린이만이 이 균을 가지고 있다.[37] 어린이와 성인의 장에 이 미생물이 없으면 천식, 알레르기 및 비만의 발생률이 높아진다.[38]

우리의 식욕과 음식 섭취는 위와 십이지장에서 생성되는 호르몬인 그렐린, 렙틴 등이 조절한다. 헬리코박터 파일로리는 이러한 호르몬의 정상적인 생산에 관여하는 것으로 보인다.[39] 헬리코박터 파일로리가 없으면 이러한 호르몬의 생산이 불균형해져 식욕 조절이 잘 되지 않고 신진대사가 비정상적으로 이루어지며 체중이 증가하게 된다. 항생제를 사용하면 정상적인 장내 미생물군과 식욕 조절 시스템이 손상되고 비만과 관련된 특정 미생물의 성장을 촉진하기 때문에 우리의 산업화된 농업은 가금류와 가축을 더 빨리 살찌우기 위해 의도적으로 항생제를 먹이고 있다는 점을 기억하자. 따라서 의사가 당신의 위장에서 헬리코박터 파일로리균을 발견했을 때 이를 제거하기 위해서 서둘러 항생제를 복용하지 말기 바란다. 이 미생물은 위궤양, 위암 또는 기타 심각한 위장 문제가 있는 경우에만 적절한 식단을 포함한 통합적 프로토콜을 통해서 제균해야 한다.

위산 분비가 적고 위장 내의 미생물이 과하게 증식한 많은 사람들은 효모, 고세균 및 기타 미생물이 위상에서 너무 많은 가스를 생성하기 때문에 트림과 복부 팽만감으로 고통받는다. 위는 횡격막으로 분리되어 심장 아래에 위치한다. 위장에 가스가 차면 심장을 부자연스러운 위치로 밀어 올려 지나치게 빠른 심장 박동, 비정상적인 리듬 및 두근거림과 같은 심장 문제를 일으킬 수 있다. 이는 보통 운전 중이거나 복부가 확장될 공간이 많지 않은 자세로 앉아 있을 때 발생한다. 트림을 통해 가스를 방출하면 심장의 증상을 멈출 수 있다. 그러나 장기적으로 심장을 건강하게 하려면 위의 문제를 해결해야 한다.

(3) 소장

소장에는 위보다 더 많은 박테리아가 살고 있으며, 위에서 멀어질수록 박테리아가 더 많아진다. 소장의 가장 윗부분인 십이지장에서는 미생물이 거의 발견되지 않으며(장 내용물 1mL당 0~10^6개의 군집), 그 구성은 위장 미생물(효모, 연쇄상구균, 포도상구균 및 유산균)과 매우 유사하다. 소장의 마지막 ⅓을 차지하는 회장에는 세균총이 가장 풍부하고(내용물 1mL당 10^3~10^6개의 군집), 가장 하단부는 박테로이데스, 클로스트리듐, 대장균이 지배하는 대장의 장내 세균총과 매우 유사하다.[40]

소장의 세균 수는 위산 생성 수준에 따라 크게 달라지며, 특히 소장의 첫 ⅔지점까지 매우 많이 달라진다. 위산이 정상적으로 분비되면 소장에 박테리아가 드물게 존재한다. 그러나 위의 산도가 낮으면 소장에 훨씬 더 많은 미생물이 서식하게 된다. 소장에 미생물이 과도하게 증식하는 사람은 과민성 대장 증후군 Irritable bowel syndrome, IBS 또는 소장 세균 과증식증 Small intestinal bacterial overgrowth, SIBO 을 진단받을 수 있다. 소장의 장내 미생물군을 연구하는 것은 매우 어렵기 때문에 아직 이 분야에 대한 지식이 많지 않다. 그리고 주로 연구되고 있는 것은 장의 내용물일 뿐 실제 장내 미생물이 서식하는 장 벽의 조직이 아니다.

높은 장 투과성(또는 '새는 장')이 소장 벽의 비정상적인 미생물군으로 인해 발생한다는 것은 의심의 여지가 없다.[41] 음식물 흡수의 대부분은 소장에서 일어난다. 따라서 장이 손상되어 제대로 작동하지 않으면 음식물을 제대로 소화하고 흡수할 수 없으며, 그 결과 여러 영양 결핍이 발생할 수 있다.

(4) 대장

대장에는 미생물이 가장 풍부하게 살고 있으며, 장내 미생물군의 대부분이 이곳에 서식하고 있다.[42] 사람의 대변에서 점점 더 많은 종류의 박테리아가 발견되고 있으며, 섞여 있는 미생물들을 연구할수록 그것이 얼마나 복잡하고 우리의 지식이 얼마나 적은지 깨닫게 된다. 건강한 사람의 대변에서 주로 발견되는 박테리아는 박테로이데스 Bacteroides, 푸소박테리아 Fusobacteria, 비피도박테리아 Bifidobacteria, 유박테리아 Eubacteria, 펩토스트렙토코쿠스 Peptostreptococci, 클로스트리듐 Clostridium 이다.[43] 연구자들은 우리가 많은 수의 종을 배양하거나 식별할 수 없어서 전체 그림을 정확하게 보지 못하고 있는 상황을 염려한다.

인간의 장은 초식 동물의 반추위(반추 동물의 첫 번째 위)와 비슷하다고 볼 수 있다. 초식동물(풀과 다른 식물만 먹는 방목 동물)은 반추위라고 하는, 미생물로 가득 찬 여러 개의 위를 가진 매우 특별한 소화 시스템을 가지고 있다.[44] 소(그 외에도 양, 사슴, 말, 염소 또는 기타 반추 동물)가 먹는 풀과 기타 식물은 소가 소화하는 것이 아니라 반추위 속의 미생물들이 소화하는 것이다. 반추위의 미생물은 풀에 있는 모든 탄수화물(당분)의 약 70%를 포화 지방(단쇄 지방산)으로 전환하고, 결국 소는 탄수화물(당분)을 단쇄지방산의 형태로 흡수한다.[45] 우리 장에서도 같은 일이 일어나 소화기 상부에서 소화되지 않은 복합 탄수화물이 소화기 하부에서 단쇄 지방산으로 전환되어 흡수된다.

단쇄 지방산은 신체에서 많은 유용한 역할을 한다. 인간과 초식 동물의 가장 큰 차이점은 초식 동물은 소화 기관의 시작 부분에 반추위가 있는 반면, 인간은 소화기관의 맨 끝에 있다는 점이다. 인간과 초식 동물은 소화기관이 매우 다르기 때문에 음식물을 처리하는 방식도 다르다.

대변 속 박테리아에 대한 연구의 대부분은 박테리아의 먹이가 되는 탄수화물인 프리바이오틱스에 초점을 맞추고 있다. 프리바이오틱스, 전분 및 섬유질은 장내 세균의 좋은 먹이로 생각되며, 이러한 물질이 들어있는 많은 보충제가 시중에 나와 있다. 그중 대표적인 것이 프락토올리고당과 이눌린이다.

문제는 프리바이오틱스, 전분, 식이섬유가 장내 유익균과 유해균 모두의 먹이가 된다는 점이다. 장에 유익한 미생물이 많이 살면 전분, 섬유질 및 프리바이오틱스를 먹었을 때 유익한 미생물이 더 큰 군집을 형성하여 결과적으로 더 건강해진다. 그러나 장내 미생물이 병원성 미생물에 의해 지배되고 있는 경우, 이들은 탄수화물을 먹고 더 크고 강하게 성장하여 결과적으로 우리를 매우 아프게 한다.[46] 갭스 환자는 병원균이 장내 미생물을 지배하는 상태이므로 프리바이오틱스, 전분 및 섬유질은 복부 팽만, 헛배부름, 복통 및 배변 이상을 유발하는 좋지 않은 영향을 미친다. 이러한 환자는 복합 탄수화물이 함유된 음식을 먹기 전에 먼저 장내 미생물군을 바꾸고 병원균을 제거한 후 유익한 미생물로 보충해야 한다.

3) 고세균 Archea

고세균은 일반적으로 박테리아와 크기와 모양이 비슷하지만, 다른 미생물 그룹이다. 고세균은 지구상에 서 가장 오래되고 가장 많은 미생물 중 하나로 당분, 금속, 가스, 암모니아, 심지어 햇빛까지 이용하여 에너지를 생산할 수 있다.

인간의 장에서 발견되는 고세균인 메타노브레비박터 스미티 Methanobrevibacter smithii 는 장에서 발효 과정을 완료하는 것으로 알려져 있다.[47] 고세균은 특히 메탄과 같은 가스를 생성한다. 따라서 가스가 과도하게 생성되고 복부 팽만감, 트림, 헛배부름 등의 증상이 있는 사람은 이 미생물군이 과도하게 증식하고 있을 가능성이 높다.

고세균은 음식에서 에너지와 열량을 매우 효율적으로 추출한다. 예를 들어 거식증 환자를 대상으로 한 연구에서 소화 기관에 고세균이 과도하게 증식한 것을 발견했다.[48] 거식증 환자들은 음식을 거의 먹지 않기 때문에, 장내 미생물군은 고세균을 증식시켜 음식에서 최대한 많은 에너지와 열량을 뽑아내어 최소한의 식량으로도 환자를 생존할 수 있게 해준다. 우리는 이 미생물군에 대해 거의 알지 못하지만, 건강한 토양과 동물과 인간의 건강한 장내 미생물군에 고세균이 매우 많이 존재한다는 것은 사실이다.[49] 향후 연구를 통해 이 미생물들이 우리에게 많은 유익한 기능을 수행한다는 사실이 밝혀질 것이라고 확신한다.

4) 바이러스 Viruses

식품 업계에서 즉석 육류 제품, 치즈 및 기타 여러 식품의 박테리아를 죽이기 위해 바이러스를 사용한다는 사실을 알고 있는가?[50] 그리고 병원에서도 카테터와 기타 의료 장비를 세척하기 위해 바이러스를 사용한다는 사실을 알고 있는가?[51] 이러한 바이러스를 박테리오파지 bacteriophages 라고 한다. 박테리오파지는 1896년 영국의 미생물학자 어니스트 핸버리 행킨이 인도의 갠지스 강과 야무나 강에서 처음 발견했다. 이 강에서 박테리오파지는 콜레라, 이질 및 기타 감염을 일으키는 미생물을 잡아먹음으로써 사람들을 감염으로부터 보호해 주었다. 이 바이러스는 박테리아에 침입하여 박테리아를 파괴한다. 박테리오파지가 인체에 들어오면 우리 세포에는 영향을 미치지 않고 특정 박테리아만 찾아서 죽인다.

구소련은 박테리오파지를 항생제 내성 박테리아 감염을 치료하기 위한 의약품으로 개발했다.[52] 하지만 우리는 굳이 몸 안에 박테리오파지를 주입할 필요가 없다! 최근 연구를 통해 우리의 장 벽이 박테리오파지로 덮여 있다는 사실이 밝혀졌다![53] 박테리오파지는 인간을 포함한 건강한 동물의 장과 건강한 토양에서 가장 많이 발견된다. 바닷물에는 이러한 바이러스가 풍부하며 (바닷물 1mL당 약 9×10^8개), 강, 호수, 바다 등 오염되지 않은 다른 모든 자연 수역도 마찬가지이다. 의심할 여지 없이 이는 자연수에서 수영하는 것이 수 세기 동안 치유 방법으로 여겨져 온 이유 중 하나이다. 박테리아가 있는 곳에는 어디든지 바이러스, 즉 박테리오파지가 존재하며 장내 미생물군에는 이 두 가지가 모두 풍부하다. 모든 점막과 신체의 다른 많은 조직 역시 바이러스가 풍부하며, 이들은 아마도 박테리아뿐만 아니라 곰팡이, 그리고 다른 미생물들로부터 우리를 보호하고 있을 것이다.

결국, 인체는 바이러스로 가득 차 있다! 그중에는 질병을 일으킬 수 있는 바이러스도 많지만 인체에 정상적으로 존재하는 바이러스도 있다. 예를 들어, 헤르페스 Herpes 바이러스는 피부, 점막, 면역세포, 신경계에 서식할 수 있다.[54] 지금까지 발견된 헤르페스 바이러스는 약 130종이며, 그중 최소 8종이 사람에게서 발견되었다. 여기에는 헤르페스 바이러스 1, 2, 6, 7형, 수두-대상 포진 바이러스 Varicella-zoster virus, VZV, 엡스타인-바 바이러스 Epstein-Barr virus, EBV, 거대세포 바이러스 Cytomegalovirus, CMV, 카포시 육종 연관 헤르페스 바이러스 Kaposi's sarcoma-associated herpesvirus, KSHV 가 포함된다.

동물 연구에 따르면, 몸에 상주하는 헤르페스 바이러스는 숙주를 박테리아 감염으로부터 보호하고 면역계가 암세포와 병원성 바이러스를 처리하도록 돕는다.[55] 헤르페스 바이러스는 면역계와 신체 내부 환경이 손상될 때까지는 문제를 일으키지 않고 장기에 조용히 서식한다. 그러다가 이들이 활성화되면 대상포진, 구순 포진, 수두, 전염성 단핵구증 등 일시적인 질병을 일으킬 수 있다. 이러한 질병은 몸을 정화하고 면역계의 균형을 재조정하는 데 필요하다. 제 역할을 다한 바이러스는 작은 '집'으로 돌아가 다시 잠복 상태로 들어간다.

그 외에도 몸에 상주하는 바이러스 중 잘 알려진 유두종 바이러스 Human papillomavirus, HPV 는 피부와 장을 포함한 모든 점막에 서식한다. 이 바이러스는 지금까지 약 170종이 발견되었으며 일반적으로 우리에게 해를 끼치지 않는다. 앞으로의 연구를 통해 이것이 어떤 식으로든 우리에게 유익하다는 것이 밝혀질 것이라고 확신한다. 그러나 항생제 및 기타 인공 화학 물질에 의해 체내 미생물 균형이 손상되면 이러한 바이러스는 활동성 질병(입, 목, 폐, 소화기 및 생식기의 피부 및 점막에 사마귀와 암)에 관여할 수 있다. 이 바이러스를 두려워할 필요는 없으며 백신을 맞을 필요도 없다! 바이러스가 인체에 존재하는 것은 정상이고 필수적이다.[56] 다만, 우리는 건강하고 다양한 미생물 군집으로 점막을 보호해야 한다. 이 미생물군은 바이러스뿐만 아니라 점막과 피부를 손상할 수 있는 다른 모든 것으로부터 당신을 보호해 줄 것이다.[57]

노로바이러스 Norovirus 라는 또 다른 바이러스는 인체 내에서 흔히 발견된다. 매년 겨울 북반구의 많은 사람들이 이 '배앓이 벌레'에 감염되어 며칠 동안 구토와 설사를 한다. 동물 실험에 따르면 노로바이러스는 항생제로 인해 손상된 장내 미생물군을 정상적으로 회복시킬 수 있다고 한다.[57] 회복 과정에서 장내 미생물군 뿐만 아니라 면역기능과 장 벽의 정상적인 구조 상태도 회복된다. 노로바이러스 감염은 일시적인 구토와 설사를 유발하는 며칠 동안만 지속되므로 장내 미생물군을 회복하기 위해 지불해야 할 대가는 그리 크지 않다! 구토와 설사는 소화 기관의 정화를 위한 주요 작용이다. 유쾌하지는 않지만, 이 과정에서 독소, 기생충 및 기타 질병을 유발하는 물질을 장 밖으로 배출하여 결과적으로 장이 더 깨끗하고 건강해진다.

임상 경험을 통해 우리는 가장 심각한 장내 미생물 이상 증식 사례 중 일부는 항바이러스제를 장기간 복용한 후에 발생한다는 것을 알고 있다. 우리는 아직 이러한 약물이 장내 바이러스 개체군에 어떤 피해를 주는지, 그리고 그 피해를 바로잡는 방법은 무엇인지 알지 못한다. 지구상의 건강한 토양은 바이러스로 가득 차 있지만, 우리의 산업화된 농업은 다른 모든 생명체와 함께 그들을 파괴하고 있다. 우리 인간도 항바이러스제를 사용하면서 지구의 상황과 같이 몸속의 바이러스들을 파괴하고 있다.

5) 원생동물 Protozoa

원생동물은 동물과 같은 행동을 하는 단세포 생물이다. 토양에서 원생동물은 박테리아와 곰팡이를 먹고 영양분을 방출하여 식물의 뿌리에 영양분을 공급한다.[58] 원생동물은 초식 동물의 반추위 내 미생물 군집의 중요한 구성원으로, 식물성 물질을 분해하고 영양분을 방출하는 데 도움을 준다.

나는 인간의 장에서도 비슷한 일이 일어나고 있다고 확신한다. 사람의 대변에서 흔히 발견되는 아메바 Amoeba, 지아디아 Giardia, 크립토스포리디움 Cryptosporidium 및 기타 원생동물은 인간에게 설사, 복통 및 기타 소화기 증상을 유발할 수 있다. 그러나 미생물 검사에서 이러한 원생동물 양성 반응을 보이는 대부분의 사람은 매우 건강하다. 장내 미생물군의 균형이 잘 잡혀 있으면 원생동물은 몸에 극소수로 존재하며 다른 미생물들에 의해 그 숫자가 통제된다. 하지만 장내 미생물군의 균형이 깨지면 다른 미생물들과 마찬가지로 원생동물들도 통제 불능 상태가 되어 문제를 일으킬 수 있다.

6) 연충* Worms

지렁이부터 시작해 보자. 세상 순한 이 생물은 토양의 건강에 있어서 대체 불가능한 존재다. 지렁이는 토양의 유기물과 다른 입자들을 삼켜 소화한다. 지렁이의 몸에서 나온 배설물은 '지렁이 분변토'라고 불리는 최고의 퇴비로, 부식질이 풍부하고 식물에게 즉시 흡수될 수 있는 소화된 영양소가 가득하다.[59] 지렁이는 토양 속을 이동하면서 공기와 물이 흐를 수 있는 통로를 만들어, 토양을 더 부드럽고 비옥하고 건강하게 만들고, 미생물의 삶을 책임지며 유기물을 재순환시킨다. 지렁이가 많을수록 토양은 더 비옥하고 생산성이 높아진다.[60]

이제 소화기관 내부의 연충에 대해 알아보자. 우리 모두의 몸속에는 그들이 있다! 작은 요충에서부터 수 미터 길이의 촌충까지, 그들은 정상적인 인간 장내 미생물군의 일부이며 필수적인 부분이다. 지난 10년 동안 장내 연충에 대한 관심과 연구가 활발해졌다.

그중에서도 특히 돼지 편충 Trichuris suis 과 아메리카 구충 Necator americanus 의 두 종류가 주목받고 있다. 이 연충들의 살아있는 알을 약으로 복용하면(기생충 요법) 면역계의 균형을 되찾고 염증, 알레르기 및 자가 면역 질환을 감소시키는 것으로 밝혀졌다.[61] 발표된 여러 임상 시험에 따르면 소화 기계에 의도적으로 연충을 주입하면 크론병, 궤양성 대장염, 천식, 건초열, 다발성 경화증, 제1형 당뇨병 및 기타 만성 질환의 증상이 완화될 수 있다고 한다.[62] 연충들이 지렁이가 지구에 하는 것과 같은 역할을 우리에게도 하는 것일까? 이들이 우리 소화기관 내부의 공기를 순환시키고 '토양'을 풍요롭게 하는 것일까? 나는 연충들이 그 이상의 역할을 한다고 확신한다.

생각해 보면 소화 기관에 연충들이 존재하는 것은 피할 수 없는 일이다.

---

* 연충은 사람이나 동물의 체내에 기생하는 기생충의 일종으로, 일반적으로 기생성 벌레를 지칭한다. 연충은 크게 선형동물(예: 회충, 편충)과 편형동물(예: 조충)로 나뉘며, 소화관, 근육, 혈류 등을 통해 영양분을 빼앗거나 숙주에게 감염과 질병을 일으킬 수 있다.

구충 hook-worm 의 유충은 토양에 서식한다. 그들은 발의 피부를 통해 림프계로 파고들어 소화계로 이동해 성숙하고 알을 낳은 다음 대변으로 배설되어 토양으로 돌아간다. 수천 년 동안 인류는 맨발로 걸었다. 따라서 우리는 모두 지구상에 존재하는 대부분의 기간 동안 구충을 가지고 있었다.[63] 다른 연충들도 이와 같은 방식으로, 개울, 강, 호수의 물을 마시거나 흙이 묻은 음식을 먹음으로써 체내로 들어온다. 지구상에 존재하는 대부분의 기간 동안 우리 인간은 그렇게 살아왔다! 인간에게는 항상 연충이 있었으며 우리는 이를 두려워할 필요가 없다. 몸속에 장내 미생물군이 다양하게 존재하고 특정 종이 통제 불능 상태에 빠지지 않는 한, 연충은 우리에게 문제를 일으키지 않으며 오히려 많은 이점을 가져다준다.

산업화된 농업은 토양의 지렁이 개체 수를 대폭 줄인다. 서양 국가 대부분의 경작지에는 연충들이 전혀 남아 있지 않다. 인간의 장내 미생물군도 마찬가지이다. 우리가 먹는 음식과 의약품에 포함된 화학물질은 연충을 포함해서 장내의 많은 생명체를 파괴한다. 그 결과 사람들은 소화 장애, 알레르기, 자가 면역 및 기타 만성 질환으로 고통받는다. 반면에 체내에 다양한 연충들이 과도하게 증식하면 질병을 유발할 수도 있다. 우리 몸속의 다른 모든 생물과 마찬가지로 연충들도 신체의 다른 미생물 군집과 균형을 이루고 조화를 이루어야 한다.

대부분의 연충의 생애 주기를 보면 우리 몸 안에 미생물이 없는 조직이나 기관은 존재할 수 없다는 것을 알 수 있다. 연충들은 보통 장에서 알을 낳는다. 이 알에서 부화한 유충은 장 벽을 파고들어 온몸을 돌아다니며 여러 발달 단계를 거친다. 어떤 유충은 폐와 간에서, 어떤 유충은 뇌와 눈에서, 어떤 유충은 심장과 비장에서 성숙하며 자라기 때문에 어떤 장기도 이들로부터 자유로울 수 없다.

이 연충들은 그들 고유의 장내 미생물군과 그들의 표면에 서식하는 많은 미생물을 가지고 있으며, 이들은 몸 전체를 훑고 지나다니며 씨를 뿌린다.[64] 그리고 이것은 다양한 미생물이 우리 몸에 퍼지는 한 가지 방법일 뿐 다른 방법도 있다. 박테리아는 종종 바이러스에 감염되고, 원생동물은 박테리아, 고세균 및 바이러스에 감염되어 우리 몸 어디에서든 감염의 씨를 뿌린다.

실제로 최근 연구에 따르면 혈관, 뇌, 폐, 심장 및 기타 장기에 상주하는 미생물이 발견되고 있다. 따라서 인체의 내부는 '깨끗'하지 않다! 장, 피부, 점막뿐만 아니라 모든 장기와 조직은 다양한 종류의 생명체가 함께 살아가는 다양한 생태계이다. 이것은 우리가 많은 질병의 실제 원인과 건강한 삶의 진짜 비결을 발견할 수 있는 매력적인 연구 분야다!

인간 장내 미생물 생태계, 즉 마이크로바이옴이란 주제는 미생물의 또 다른 측면, 즉 다형성이라는 자연 현상을 살펴보면 더욱 흥미로워진다.

7) 다형성 Pleomorphism

다형성은 미생물이 모양과 형태를 완전히 다른 생명체처럼 보이며 행동할 수 있는 놀라운 능력이다. 앞서 언급했듯이 박테리아는 서로 다른 미생물, 심지어 인간 세포와도 유전자를 교환하는 것으로 밝혀졌다.[65] 환경, 먹이 공급, 생애 주기의 단계에 따라 미생물들은 알아볼 수 없을 정도로 변할 수 있다.

미생물학에서 어떤 생물의 변형된 형태를 완전히 다른 미생물이라고 생각하여 연구한 경우가 매우 많다. 그 좋은 예가 미생물학에서 많은 관심을 받고 있는 L-형 박테리아*다. L-형 박테리아에는 펩티도글리칸 peptidoglycan 이라는 물질이 없기 때문에 세포벽이 단단하지 않다. 이 형태의 박테리아는 연구하기 어렵고 클라미디아, 마이코플라즈마, 나노 미생물, 곰팡이 포자, 낭포, 곰팡이, 바이러스, 고세균, 기생충 또는 그 밖의 다른 것들처럼 보인다. 이들은 여러 특이한 방법으로 증식할 수 있으며 다양한 모양, 형태 및 크기를 나타내기도 한다. 혈액 내에서 혈액세포에 달라붙거나 심지어 혈액세포 안에 들어가 왕성하게 활동하며 살 수도 있다.[67] L-형 박테리아는 건강한 사람과 아픈 사람 모두의 혈액에서 발견되며 스텔스** 의 기능이 있는 미생물이다. 이들은 오랜 시간 동안 우리 세포 안에서 비활성 상태로 머무르며, 적절한 질병 유발 환경이 조성되기를 기다리다가, 때가 되었을 때 변형하여 질병을 일으킨다. 이들은 인간과 동물의 모든 만성 퇴행성 질환에 관여하므로 이들에 대해 아는 것이 중요하다.

세포벽 결핍형(L-형) 박테리아는 1935년 리스터 연구소 Lister Institute 가 처음 언급하였다. 그것은 건강한 상태에서는 면역 반응을 일으키지 않으며

---

* L-형 박테리아 : L-형 박테리아는 특정한 환경 조건 하에서 세포벽을 잃은 박테리아다. 이러한 변형은 박테리아가 항생제 같은 외부 스트레스에 반응하여 발생할 수 있으며, 세포벽의 손실은 박테리아가 일반적인 형태학적 특성을 잃게 만든다.

** 스텔스(stealth) : 항공기, 선박, 차량 등 다양한 군사 장비가 레이다나 적의 센서로부터 탐지되기 어렵게 만들어 자신의 존재를 숨기는 기술을 의미한다.

해를 끼치지 않는 것으로 보인다. 그러나 체내 환경이 변하면 증식하고, 과도하게 성장하며, 모양과 크기를 바꾸고, 병을 유발할 수 있다.[66] 이들은 만성 및 재발성 감염, 자가 면역, 자폐증, 만성 염증 및 암에 관여하는 것으로 보인다.[68] 예를 들어, 이들은 암 환자의 종양과 혈액에서 발견되었으며 단일 세포 생물에서 곰팡이 균사체처럼 보이는 복잡한 구조로 변모한다.[69] 이들은 백혈구(미생물을 죽여야 하는 바로 그 세포!) 내부에서 매우 편안하게 살 수 있으며 심지어 그 안에서 증식할 수도 있다. 세포벽이 없는 미생물은 산모로부터 태아에게 전달될 수 있다.[70] 태아의 발달 과정에서 이러한 미생물이 인체에 들어오지만 면역계는 이에 반응하지 않는다.

세포벽이 없는 미생물은 항생제에 내성을 보이고 실제로 항생제는 오히려 이들의 성장을 촉진한다.[71] 우리는 오랫동안 항생제가 박테리아의 세포막 형성을 방해하여 박테리아를 죽인다고 믿어왔다. 그러나 이제 우리는 박테리아 중 많은 것들이 항생제에 죽지 않는다는 것을 알고 있다. 이러한 박테리아는 L-형 박테리아처럼 단단한 세포막 없이도 생명에 적응하며, 오히려 더욱 위험해져 신체에 만성적이고 비특이적인 증상을 일으킬 수 있다.

일부 연구자들은 현대의 인간과 동물에 세포벽이 없는 미생물이 다양하게 존재하게 된 원인이 항생제를 남용하는 것이라고 생각한다.[66,72] 세포벽이 없는 미생물은 기존의 항균 방법(항생제, 염소 처리 및 기타 화학 물질, 저온 살균, 끓임 등)으로는 파괴가 불가능하다. 그 결과, 언제든 형태가 변할 수 있는 세포벽이 없는 미생물들은 음식과 물, 의약품과 백신은 물론 동물과 사람의 모든 체액에서 발견된다.[66,72] 라임병, 자가 면역질환, 정신질환, 암 등 많은 만성 질환에서 이러한 세포벽이 결핍된 미생물들이 다수 존재하는 것이 확인된다.

연쇄상구균과 관련된 소아 자가 면역성 신경정신질환 Pediatric Autoimmune Neuropsy-chiatric Disorders Associated with Streptococcal infections, PANDAS 이 좋은 예다. 일부 연구자들은 현재 이 질병이 페니실린 계열 항생제에 의해 생성된

세포벽이 결핍된 형태의 연쇄상구균에 의해 발생한다고 확신하고 있다.[73] 세포벽이 결여된 미생물은 종종 세포 내부에 숨어 있어 인체가 처리하기 매우 어렵기 때문에 만성 퇴행성 질환과도 분명히 관계되어 있다.[67,68,70]

최근 자폐아 및 그 어머니의 혈액에서 여러 가지 L형 진균(세포벽이 없거나 세포벽이 전혀 없는 진균)이 발견되었다. 여기엔 아스페르길루스 푸미가투스 Aspergillus fumigatus, 칸디다 파라실로시스 Candida parapsilosis, 크립토코커스 알비두스 Cryptococcus albidus, 로도토룰라 뮤실 라기노사 Rhodotorula mucilaginosa 가 있었다.[70] 이러한 곰팡이는 매우 활동적이며 침습적인 형태로 변이(변화)할 수 있고 강력한 독소를 생성한다는 것이 입증되었다. 예를 들어 아스페르길루스 푸미가투스는 강력한 면역계 억제제인 글리오톡신 gliotoxin 을 방출한다.[70,74] 면역계가 억제되면 우리 몸에는 온갖 종류의 미생물이 서식할 수 있게 된다. 게다가 글리오톡신 및 기타 곰팡이 대사산물은 특히 성장기 어린이의 신경계를 손상하는 것으로 알려져 있다.

연구자들은 현재 아스페르길루스 푸미가투스(아스페르길루스증) 및 기타 사상균에 의한 잠재적 감염이 서구 어린이에게 유행하는 자폐증 및 기타 신경 발달 장애의 원인이 될 수 있는지 의문을 제기하고 있다.[70,75] 이러한 곰팡이는 임신 중에 산모의 몸에서 태아의 몸으로 이동하는 것으로 밝혀졌기 때문에 이러한 아이들은 이미 이 감염을 가지고 태어난다.[70,74]

항생제는 수십 년 동안 인간과 동물의 곰팡이 이상 증식을 유발하는 것으로 나타났다. 우리의 음식, 물, 환경에서 항생제의 농도는 계속 증가하고 있으며, 의심할 여지 없이 이 질병의 유행에 중요한 역할을 하고 있다. 곰팡이에 대해 이를 검사할 방법이 없었기 때문에 곰팡이 검사는 주류 의학에서 항상 어려운 과제였으며, 오랫동안 곰팡이 불균형*은 존재하지 않는 것처럼 치부되어 왔다.

새로운 과학적 데이터를 통해 우리는 완전히 진화한 형태보다 훨씬 더

---

* 곰팡이 불균형 fungal dysbiosis은 진균(곰팡이류)이 과도하게 증식하거나 불균형해진 상태를 의미한다.

침입력이 강한 세포벽 결핍 진균(L-형)이 우리 몸에 침투할 수 있다는 것을 알 수 있다.[70,77] 또한 이러한 L-형 진균은 우리가 감지할 수 있는 가장 작은 입자인 나노 입자를 생성한다.[77,78] 나노 입자는 너무 작아서 인체를 무리 없이 통과할 수 없으며 어디든 들어갈 수 있다. 자폐아의 어머니는 이러한 나노 입자를 태아에게 전달한다.[70] 어쩌면 우리는 모두 이러한 나노 입자를 가지고 태어나는지도 모른다.

나는 자연이 아무 이유 없이 무언가를 하는 법은 없다고 믿는다! 아이가 태어나기도 전에 엄마로부터 곰팡이 나노 입자를 얻는 이유는 무엇일까? 여기엔 아마도 유익한 목적이 있을 것이다. 연구에 따르면 곰팡이 나노 입자는 알루미늄, 안티몬, 바륨, 수은, 납, 티타늄과 같은 독성 금속을 흡수한다.[70,76] 갭스 환자는 일상적으로 독성 금속에 대해 양성 반응을 보인다. 곰팡이의 나노 입자가 이러한 독성 물질을 모아서 인체 밖으로 제거하는 데 도움을 주는 것은 아닐까? 곰팡이 나노 입자는 매우 작기 때문에 모든 세포와 모든 조직에서 독성 금속을 청소하는 효율적인 메커니즘이 될 수 있다.

체내 곰팡이 과잉 증식과 중금속의 독성과의 관계는 잘 알려져 있다. 일례로 곰팡이는 독성 금속을 흡수하여 우리 몸을 보호하는 역할을 한다.[82] 그러나 안타깝게도 곰팡이는 자체적으로 많은 독소를 생성하여 불쾌한 증상을 유발하기 때문에 금속 독성 문제를 해결하는 완벽한 방법은 아니다.

최근 자폐아들의 혈액에서도 L-형태의 다양한 박테리아 종이 발견되었다 : 엔테로코커스 아글로메란스 Enterococcus agglomerans, 리조비움 라디오박터 Rhizobium radiobacter, 엔테로코커스 페칼리스 Enterococcus faecalis, 녹농균 Pseudomonas aeruginosa, 모르가넬라 모르가니 Morganella morganii, 크리세오박테리움 인돌로겐스 Chryseobacterium indologenes, 브레비박테리움 카세이 Brevibacterium casei, 에어로모나스 소브리아 Aeromonas sobria 이다.[70] 또한 이들의 어머니의 혈액에서 세라티아 마르세센스 Serratia marcescens,

엔테로코커스 페칼리스 Enterococcus faecalis, 녹농균 Pseudomonas aeruginosa, 프로비덴시아 레트게리 Providencia rettgeri, 브레비박테리움 카세이 Brevibacterium casei 및 모르가넬라 모르가니 Morganella morganii 의 L-형태가 존재하는 것으로 확인되었다. 이러한 박테리아는 임신 중 산모로부터 태아에게 전달되며, 모두 인체에 손상을 입힐 수 있다. 이러한 L-형 박테리아가 다른 형태로 변이됨에 따라 인체에 손상을 입히고 질병을 유발하는 능력이 달라질 수 있는 것이다.

수십 년 동안 박테리아에 대항하는 우리의 주요 무기는 항생제였다. 문제는 항생제가 특정 형태의 박테리아에만 영향을 미칠 수 있다는 것이다.[78,79] 이제 우리는 박테리아가 여러 번 형태를 바꿀 수 있다는 사실을 알아가고 있으며, 항생제의 광범위한 사용이 그 과정을 촉진해 왔다는 것을 깨닫고 있다. 새로운 박테리아 형태는 기존의 모든 항생제에 내성을 가질 수 있다. 박테리아의 항생제 내성이 증가함에 따라 주류 의료계의 우려가 커지고 있다.[80,81]

좋은 소식은 많은 자연 요법들이 세포벽이 결핍된 미생물들을 원래 형태로 되돌려, 신체가 효과적으로 이에 대처할 수 있게 한다는 것이다. 이러한 자연 요법에는 갭스 식단, 고열, 사우나, 프로바이오틱스, 발효 식품, 일광욕, 인간이 만들어낸 인공 독소 제거, 전기 의학, 산소 요법 등이 있다.[74,75,77]

서구의 주류 의학계에서는 다형성의 개념을 거의 무시하고 있지만, 많은 뛰어난 과학자와 의학자들이 다형성의 존재를 확인했으며 연구를 지속하고 있다. 다형성이 어떻게 발견되었는지, 그리고 이에 대해 무엇을 알게 되었는지 그 역사를 살펴보자.

다형성 현상은 모든 건강한 생물에서 초미세 생물체를 발견한 프랑스의 뛰어난 생물학자 앙투안 베샹 Antoine Bechamp, 1816~1908 이 처음 설명한 것으로 알려져 있다.[83] 그는 이러한 구조물을 마이크로자이머스 microzymas 라고 명명하고, 이것이 정상적인 건강한 조직을 만드는 데 관여하며 신체가 건강할 때는 무해하다는 것을 확인했다. 그러나 영양 부족, 독성, 외상 등으로 인해 체내 환경이 변화하면 마이크로자이머스는 바이러스, 박테리아, 원생동물 또는 곰팡이로 변해 인체를 파괴하기 시작한다.

베샹은 연구를 통해 미생물이 질병을 일으키지 않는다는 결론을 내렸다. 대신, 미생물의 기능은 건강하지 않은 신진대사(비정상적인 체내 환경)를 가진 몸을 분해하는 것이라고 했다. 그는 '사람과 동물에서 발견되는 박테리아는 질병을 일으키지 않으며, 건강한 조직을 공격하지 않고 공격할 수도 없다.[83,84] 무해한 마이크로자이머스가 병원성 미생물로 변하기 위해서는 먼저 영양 부족, 오염 또는 외상으로 인해 인체가 병에 걸려야 한다.'라고 했다.

매우 중요한 이 발견은 지난 100년 이상 우리의 생각을 지배해 온 세균 이론에 완전히 반하는 것이다. 세균 이론에 따르면 미생물은 외부에서 들어와 아무 이유 없이 우리를 공격한다. 하지만 베샹은 대부분의 미생물이 외부에서 인체 내로 들어오는 것이 아니라 평생 우리의 몸속에서 무해한 상태로 살면서 유용한 기능을 수행한다는 사실을 발견했다. 인체에 적절한 영양을 공급하고, 인체를 인공 화학물질로 오염시키지 않으며 친절하고 세심하게 돌보는 한 미생물은 절대 인체를 공격하지 않는다. 인체가 질병에 걸리거나 손상되면 병원성 미생물이 몸속에서 발달하기 시작하여 인체를 파괴한다.

독일의 저명한 의사이자 병리학자, 과학자인 루돌프 피르호 Rudolf Virchow, 1821~1902 도 베샹의 의견에 동의했다. 그는 미생물이 감염된 장기를 서식지로 사용하고 있지만 질병의 원인은 아니라고 말했다. 그는 '다시 젊을 때로 돌아간다면 세균이 병든 조직의 원인이 아니라 세균이 병든 조직이라는 자연 서식지를 찾는다는 사실을 증명하는 데 시간을 할애할 것'이라고 썼다.[84]

영국의 유명한 간호사 플로렌스 나이팅게일 Florence Nightingale, 1820~1910 은 질병은 '우리가 자초한 환경에 대한 친절한 자연의 반응'이라고 결론지었다. 그녀는 천연두가 '그 누구에게도 전염될 수 없는' 상황에 있는 환자의 몸

속에서 새롭게 발병하는 경우를 왕왕 본 적이 있다고 말했다.[84]

다형성의 개념은 독일의 뛰어난 과학자 귄터 엔더라인 Guenther Enderlein, 1872~1968 에 의해 더욱 발전했다. 그는 그리스어의 'pleo(여러) morph(형태)'라는 단어에서 따와 다형성 pleomorphic 이라는 단어를 만들었다. 그는 또한 미생물이 환경의 변화에 따라 어떻게 다양한 형태로 변할 수 있는지, 무해한 미생물이 어떻게 병원성 미생물로 변할 수 있는지 관찰했다.[85,86]

그는 연구를 통해 감염은 잘못된 생활 방식과 사고를 통해 몸속에서 발생한다는 베샹의 이론을 확인했다. 그는 베샹의 마이크로자이머스를 '프로팃 protits'이라고 불렀다. 그는 프로팃이 인체의 모든 세포와 조직에 정상적으로 존재하는 요소이며, 파괴되지 않고 신체보다 오래 살며(신체가 죽은 후에도 계속 살아있음) 신체와 공존한다고 언급했다. 신체가 건강한 신진대사를 유지하는 한, 이들은 무해하다. 그러나 몸에 병이 생기면 바이러스, 박테리아, 그리고 궁극적으로 곰팡이로 진화하여 몸을 파괴한다. 그는 프로팃이 병원성 미생물로 최종적으로 진화하게 되면 곰팡이가 된다고 결론지었으며, 뮤코라 세모수스 Mucor racemosus, 아스페르길루스 니게르 Aspergillus niger, 페니실리움 크리소게눔 Penicillium chrysogenum, 페니실리움 로크 포르티 Penicillium roque-fortii, 아스페르길루스 루버 Aspergillus ruber, 뮤코 뮤세도 Mucor mucedo, 칸디다 파라필로시스 Candida para-psilosis, 칸디다 알비칸스 Candida albicans 등의 곰팡이가 그의 주장을 설명한다.[86]

그는 SANUM 요법이라 불리는 자연 요법을 사용해 인체 내부 환경을 변화시켜 병원성 미생물을 다시 무해한 '프로팃' 상태로 되돌리고 인체와 조화로운 공생 관계를 되찾을 수 있도록 돕는 복잡한 프로토콜을 만들었다. 그는 항생제를 사용한다고 해서 박테리아가 죽는 것이 아니라 박테리아가 다른 형태로 돌연변이를 일으켜 훨씬 더 병원성이 강하고 장기적인 퇴행성 질환(오늘날 우리가 알고 있는 세포벽 결핍형 또는 L-형)을 일으킬 수 있다고 말했다. 엔더라인의 연구에 따르면 미생물은 죽일 수 없다. 모든 항균 제품은 미생물이 다른 형태로 돌연변이를 일으키게 할 뿐이며, 이 형태들은 감지하기 어렵거나 불가능할 수 있다.

또 다른 저명한 독일 의사이자 연구자인 빌헬름 라이히 Wilhelm Reich 1897~1957 는 다형성을 다른 각도에서 바라보았다.[87] 그는 베샹의 마이크로자이머스나 엔더라인의 프로팃처럼 보이는 '바이온 bions'을 발견했다. 그는 바이온이 환경의 변화에 따라 어떻게 박테리아와 아메바로 변하는지 관찰했다. 바이온은 유기 또는 무기 물질로부터 크리스탈같은 미세한 분자 형태가 될 수 있지만, 그 후 '생명체'로 변해 계속해서 살아 있는 미생물로 진화한다. 그는 연구를 통해 지구상의 생명체는 매초, 매분 끊임없이 생성되고 있다는 결론에 도달했다. 빌헬름 라이히는 자신의 연구를 바탕으로 1938년 <The Bions Experiments on the Origin of Life>를 저술했다.[87]

표준 과학은 지구상의 생명체가 태초의 시간부터 영겁의 시간을 거쳐 진화한 것이라고 말한다. 그러나 다형성 관련 연구들은 이 아름다운 지구에서는 생명체가 항상 탄생하며 다양한 크기와 복잡성을 가진 미생물로 진화하여 결국 곰팡이가 된다고 말한다. 곰팡이는 식물계와 동물계 모두에 속하며 양방향으로 계속 진화할 수 있기 때문에 매우 특별하다.[87,88] 이 생명 창조 과정은 우리 몸속을 포함하여 모든 곳에서 일어난다. 이 과정의 촉매제는 환경인 것으로 보인다! 우리 몸 안팎의 환경 변화는 미생물이 유익한 존재로 진화할지, 질병을 일으키는 존재로 발전할지, 원래의 무해한 형태로 돌아갈지 명령한다.

다른 많은 과학자와 의사들도 베샹, 엔더라인, 라이히가 발견한 사실을 확인한 바 있다. 여기엔 브루노 해펠리 Bruno Haefeli, 로열 레이몬드 라이프 Royal Raymond Rife 버지니아 리빙스턴-휠러 Virginia Livingston-Wheeler, 엘리너 알렉산더-잭슨 Eleanor Alexander-Jackson, 리다 매트먼 Lida Mattman, 아이린 코리 딜러 Irene Corey Diller, 루드윅 그로스 Ludwik Gross, 가스통 내센스 Gaston Naessens, 쿠르트 올브리히 Kurt Olbrich, 베른하르트 무슐리엔 Bernhard Muschlien 등이 있다.[89] 이들 연구자 대부분은 현미경을 사용하여 미생물이 살아서 움직이고 번식하는 모습을 관찰할 수 있었다. 안타깝게도 오늘날 널리 사용되는 표준 현미경은 미생물을 죽이기 때문에 매우 제한적이고 왜곡된 정보만 얻을 수 있다.

새롭게 떠오르는 미생물 다형성에 대한 연구는 우리가 미생물에 대해 얼마나 무지한지, 미생물의 적응력이 얼마나 뛰어나고 영리한지, 그리고 우리가 현대의 발명품으로 그들을 물리칠 수 있다고 생각하는 것이 얼마나 잘못된 생각인지 다시금 보여준다. 여기에서 더 깊이 들어가 보자!

인간과 동물의 몸에 대한 최근의 연구는 인간과 미생물 세포의 전체 집합체인 홀로바이옴 holobiome 과 홀로게놈 hologenom 에 대해 이야기한다.[88] 인간 유전자의 대부분이 미생물에서 유래한 것으로 여겨지고 있다.[90] 예를 들어, 인간 유전자의 3분의 1 이상이 박테리아에서 유래하고 약 10%가 바이러스에서 유래한 것으로 추정된다.[91] 게다가 우리 몸에 사는 미생물은 우리 세포와 유전자를 교환하고 환경 변화에 유전적으로 적응할 수 있게 해준다. 현재 전체 홀로바이옴과 홀로게놈은 임신과 출산 과정에서 부모로부터 아기에게 전달되는 것으로 알려져 있다.

이는 인간과 동물의 몸이 미생물 군집에서 진화했다는 결론에 도달한 진화생물학 이론으로 이어진다.[92] 지구 생명체 진화 과정 중의 어느 시점에서 단세포 미생물이 모여 군집을 형성했고, 점차 각 세포가 다른 기능을 수행하는 다양한 기관으로 전문화되었다.

그러나 세포가 변화하고 전문화되었음에도 불구하고 이 세포들은 자신들의 조상이 미생물이었음을 결코 잊은 적이 없다! 우리의 몸은 몸속에 있는 수많은 미생물과 공존하고 있을 뿐만 아니라, 그 자체가 미생물로부터 형성되었을 가능성이 높다. 그렇다면 우리가 미생물을 공격할 때 누구를 공격하는 것일까? 항생제가 면역세포를 죽인다는 것은 잘 알려진 사실이다.[93] 많은 인간 면역세포(및 기타 혈액세포)는 그 모양과 행동이 일련의 미생물의 모양과 행동과 매우 유사하기 때문에 원생동물의 후손으로 추정되는 미생물이 기원일 가능성이 높다.

우리 인간은 수천 년 동안 이 아름다운 지구에서 온갖 종류의 생명체들과 공존해 왔다. 인체는 미생물의 후손이며 미생물로 가득 차 있는 복잡하고 장엄한 생태계이다. 우리가 이 생태계를 잘 돌보면 생태계는 다양성을 유지하며 우리에게 좋은 영향을 미칠 것이다. 그러나 가공식품, 화학물질, 약물, 전자파 및 기타 인공적인 발명품으로 인해 인체가 오염되고 중독되면 우리 몸속에 병원성 미생물이 발생하여 가장 강력한 적이 될 수 있다. 이러한 병원균은 지구 생명체의 진화 과정의 어느 시점에 미생물에서 유래했을 수 있기 때문에 인체 내의 미생물 군집뿐만 아니라 우리 자신의 세포에서도 발생할 수 있다.

이 챕터를 마무리하면서 우리 몸속의 토양인 장내 미생물군으로 돌아가 보자. 이 생태계가 인체에서 가장 큰 미생물의 군집이기 때문이다. 우리는 먹는 음식을 통해 장내 미생물군에 가장 직접적으로 영향을 미칠 수 있다. 임상 경험에 따르면 장내 미생물군이 건강해지면 다른 장기와 조직에 서식하는 미생물인 인체 마이크로바이옴의 나머지 부분도 건강해진다. 장이 치유되면 전신의 신진대사와 환경이 변화하여 미생물 군집과 인간의 몸 전체가 더 건강해진다.

건강한 토양은 모든 작은 것들이 전체에 기여하고 혜택을 돌려받는 자연의 협동조합이다. 이러한 요소 중 하나라도 제거하면 균형이 깨진다. 그 결과 전체 중 일부로서 완전히 무해했던 종들이 갑자기 과도하게 성장하여 문제를 일으키기 시작한다. 우리의 산업화된 농업은 지난 수십 년 동안 이러한 불균형을 무분별하게 만들어 오고 있다. 농약은 땅 표층의 많은 생명체를 파괴한다. 그 결과 토양이 식물을 잘 자라게 하지 못하고 영양실조와 병에 걸리게 되어 더 많은 화학물질이 필요하게 만든다. 서구의 농부들과 이야기를 나눠 보면 많은 이들이 화학물질이 없으면 토양에서 아무것도 자라지 않을 거라고 말할 것이다.

우리는 수십 년 동안 우리 몸속의 토양인 장내 미생물군에도 똑같은 일을 해왔다. 항생제는 장내 박테리아의 많은 종을 손상하고 변화시켜 불균형을 초래하고 생물 다양성을 감소시킨다. 항생제를 복용할 때마다 장내 미생물군은 점점 더 불균형해지고 파괴되어 당신에게 영양을 공급하거나 돌볼 수 없게 된다. 여기엔 항진균제, 항원충제, 항바이러스제까지 가세한다. 그리고 우리가 매일 음식과 함께 섭취하는 농약은 어떨까? 이러한 화학물질은 식품이 재배되는 밭의 토양과 마찬가지로 장내 '토양'에도 동일한 영향을 미친다. 장내 미생물군을 손상한 의약품과 농약은 혈류로 흡수되어 우리 몸 곳곳의 미생물 다양성까지 망가뜨린다.

1937년 미국 대통령 프랭클린 루스벨트는 '토양을 파괴하는 국가는 스스로를 파괴한다'고 선언했다. 지구상의 모든 생명체는 지구를 덮고 있는 얇은 표토층에 의존하고 있으며, 표토층이 없으면 생명체도 음식도 존재할 수 없다! 환경 과학에 따르면 사하라 사막, 고비 사막, 중동 사막, 호주 사막 등 전 세계의 모든 사막은 인간이 만든 것이라고 한다.[94] 현대 산업화된 농업으로 인해 서구의 많은 비옥한 토양이 사막으로 변해가고 있다.

현대인의 소화 기관에도 같은 일이 일어나고 있다. 내 클리닉의 많은 환자들은 영양실조와 필수 영양소 결핍이 심해 아무리 좋은 음식을 먹어도 장이 소화하거나 흡수하지 못한다. 그들의 내부 '토양'은 손상되어 삶을 지탱하지 못할 '사막'으로 변해 버렸다. 병든 토양에서 자라려고 노력하는 식물처럼, 인체의 뿌리가 병든 장내 미생물군에 있다면 인간의 몸도 절대 건강할 수 없다!

지구 온난화의 주요 원인 중 하나가 산업화된 경작 농업이라는 사실을 아는 사람은 많지 않다. 이러한 관행은 엄청난 양의 탄소와 기타 원소를 토양에서 대기 중으로 방출한다. 만약 우리가 경작지의 일부라도 다양한 미생물 군집이 번성하는 목초지와 숲으로 바꿀 수 있다면, 이 토양이 대기로부터 많은 양의 탄소를 흡수하여 매우 안정적인 탄소 화합물인 부식질로 전환할 수 있다고 계산된다. 이러한 경작지는 지구 온난화를 막고, 지구를 구할 수 있다.

장내 미생물군도 똑같이 할 수 있을까? 몸속 '토양'의 손상을 되돌리고 소화기관과 우리 몸 다른 곳의 '사막'을 다양한 생명체가 서식하는 울창한 '숲'과 '초원'으로 되돌릴 수 있을까? 정답은 '그렇다, 가능하다!'이다. 이 책이 바로 그 대답에 관한 것이다.

3. 장내 미생물군은 우리에게 어떤 일을 할까?

"모든 위대한 것은 작은 것에서 시작된다."
　　노자

1) 침입자 및 독소 방어

2) 음식의 적절한 소화 및 흡수

3) 비타민과 호르몬 생산

4) 신경전달물질 생산

5) 장내 미생물군은 어디에서 올까?

6) 친구일까? 적일까?

1) 침입자 및 독소 방어

인체 소화 기관의 흡수 표면을 평평하게 펼친다면, 매우 넓은 면적을 덮을 수 있다(몇몇 연구자들은 그 면적이 테니스 코트만 하다고 하며, 일부 연구자들은 그보다 더 넓다고 말한다). 대자연은 이 테니스 코트를 '토양층', 즉 각자의 바이오필름에 서식하는 복잡한 생명들의 공동체인 장내 미생물군으로 평방 밀리미터 마다 빼곡하게 덮어 보호하고 있다. 바이오필름은 미생물이 자신의 집을 만들기 위해 생성하는 끈적끈적한 물질이라는 것을 기억해 두자.[1]

바이오필름의 매우 중요한 특징은 그것이 장 벽에서 생성되는 점액이라는 것이다.[2] 이 점액은 장 벽과 미생물 사이의 벽인 동시에 장내 미생물들의 주요 서식지이기도 하다. 사실 이 점액은 우리 몸속 토양의 기초를 형성한다. 점액을 현미경으로 보면 마치 병을 닦는 솔처럼 생긴 커다란 분자로 보이며 각 분자는 중심 단백질 골격과 그 골격에서 뻗어 나오는 당 사슬로 이루어져 있다. 이러한 분자들을 뮤신 mucin 이라고 하며, 이것이 바로 점액의 농도를 젤처럼 끈적이게 한다.[3]

이 '병 닦이용 솔' 사이에는 미생물들이 살아가는 데 필요한 '영양 스프'를 포함한 풍부한 음식이 한껏 차려진 식탁이 있다. 그런데 이 음식들은 점액 덮개의 바깥층에만 존재한다는 특징이 있다. 점액의 더 깊은 층으로 들어갈수록 미생물의 접근을 막는 화학 물질과 면역 인자가 있어 장 벽까지 내려가면 거의 무균 상태가 된다. 우리 몸의 모든 점막은 코, 목구멍, 부비동, 폐, 소화 기관, 요로 또는 그 밖의 어떤 곳에 있든지 간에 미생물들이 살 수 있는 완벽한 터전을 제공하는 마법의 점액을 생성한다.

건강한 장내 미생물군은 인간에게 알려진 모든 항균제, 항바이러스제, 항진균제 및 아직 완전히 밝혀지지 않은 많은 물질을 생산하는 엄청나게 복잡하고 다양한 크고 작은 생물 군집이다.[4] 이러한 물질들을 사용하여 서로 다른 종들끼리는 상호 제어하여 어느 한 종이라도 과도하게 증식하여 문제를 일으키지 않도록 하는 동시에 외부에서 들어오는 미생물과 기생충으로부터 장을 보호한다.

장내 미생물군은 우리가 음식과 음료를 섭취할 때 같이 들어오는 유해 화학 물질 또는 소화의 부산물로부터 우리를 보호한다.[5] 산업화로 오염된 토양 속 독소를 미생물들이 제거할 수 있다는 사실은 수십 년 전부터 알려져 왔다.[6] 우리는 바실러스균, 효모, 곰팡이, 원생동물 및 기타 미생물을 사용하여 산업 화학 물질을 중화시키는 생물 정화를 해왔다.

우리의 장내 미생물들도 위험한 화학 물질을 중화시키는 동일한 역할을 한다. 장내 미생물들은 화학 물질을 파괴하지 못하면 화학 물질을 킬레이트화*한다. 킬레이트제(킬레이터)로서의 장내 미생물들은 독소가 대변을 통해 몸 밖으로 배출될 때까지 독소를 게의 발톱처럼 붙잡아 두는 역할을 한다. 이는 독성 금속(수은, 납, 카드뮴, 비소, 알루미늄 등), 발암 물질 및 기타 여러 화학 물질에 적용된다. 실제로 장내 박테리아는 우리가 알고 있는 가장 강력한 킬레이트제로서 현존하는 가장 유해한 화학물질로부터 우리를 보호한다.[7]

가장 많이 연구된 종은 락토바실러스 Lactobacillus, 비피도박테리아 Bifidobacteria, 프로피오니박테리아 Propionibacteria, 대장균 E. coli, 장내구균 Enterococci 및 바실러스 서브틸리스 Bacillus subtilis 다. 이러한 박테리아는 죽은 상태에서도 화학 물질을 중화하거나 붙잡고 있을 수 있는데, 이들의 세포벽에 이런 역할을 하는 물질이 있다. 동물 연구에 따르면 장내 미생물군이 손상되어 독소를 중화하거나 붙잡고 있지 못하면 소화 기관이 다량의 독성 금속과 기타 해로운 화학 물질을 흡수하는 것으로 나타났다. 이러한 독성 물질이 체내에 들어가면 여러 장기와 시스템에 많은 손상을 일으킬 수 있다.[8]

전 세계 사람들에게 수은 및 기타 독소들은 주로 치아의 아말감 충전물

---

* 킬레이트화(chelation) : 킬레이트화 또는 킬레이션은 킬레이트제가 금속 이온과 결합하여 복합체를 형성하는 과정이다. 이 과정에서 금속 이온이 안정화되고, 그 활동성이 감소한다. 킬레이트라는 단어는 그리스어에서 발톱을 의미하는 'chele'에서 유래했으며, 금속 이온을 발톱처럼 붙잡아 안정화시키는 화학적 과정을 비유적으로 표현한다. 의학 분야에서 킬레이트화는 중금속 중독을 치료하는 데 사용된다.

에서 타액으로 흘러나와 소화기관으로 들어가는 과정을 통해 체내에 쌓인다.[9] 우리 주변에는 여러 개의 치아에 아말감 충전물을 여러 개 넣었음에도 불구하고 건강하고 소화가 잘 되는 사람들이 있다. 그들은 왜 수은의 영향을 받지 않을까? 이 사람들은 건강한 장내 미생물군의 도움을 받아 수은의 공격을 상시 처리하고 수은으로부터 신체를 보호받기 때문이다. 그러나 이러한 사람들이 항생제를 복용하면 수은 독성 증상이 나타나기 시작하는 경우가 많다.[10] 항생제는 장내 미생물들을 손상해 보호 기능을 약화하고 수은이 혈류로 흡수되기 시작하게 한다.

음식을 통한 수은의 주요 공급원은 생선, 조개류, 해조류다. 인류는 독성 금속을 포함한 많은 화학 물질로 바다를 오염시켰다. 그 결과 서구 정부는 국민들에게 해산물 소비를 줄일 것을 권장하고 있다. 장내 미생물군이 건강한 사람은 이것으로부터 보호를 받을 수 있지만, 그것이 손상된 사람은 주의해야 한다. 해산물은 고품질 영양의 훌륭한 공급원이므로 이를 먹을 수 없다는 것은 매우 안타까운 일이다! 이것은 우리가 지구와 궁극적으로 자신들에게 저지르고 있는 해악의 한 가지 예에 불과하다.

장내 미생물군은 의약품에 대한 반응을 결정한다.[11] 모든 인간은 독특한 장내 미생물군을 가지고 있다. 장내 미생물군은 약물을 비활성화하거나 더 강력하게 만들거나 예측할 수 없는 방식으로 약물의 작용을 변화시킬 수 있다. 제약업계는 이러한 사실을 알고 있지만, 장내 미생물군에 대한 연구가 활발하지 않기 때문에 현재로서는 이 문제에 대해 할 수 있는 게 아무것도 없다.

2) 음식의 적절한 소화 및 흡수

장 벽은 장세포라고 하는 매우 특별한 상피세포로 덮여있다. 이 세포는 음식물의 소화를 완료한 다음 흡수한다. 장세포는 매우 열심히 일하다가 닳아서, 잠시만 살고(수명이 며칠 정도밖에 되지 않는다), 죽어서 새로 태어난 장세포로 대체된다. 세포 재생이라고 불리는 이 과정은 자연이 우리에게 주는 놀라운 선물이다. 이 과정을 통해 우리 몸은 손상을 치유하고 스스로 재생하고 활력을 되찾을 수 있다.[12] 이 과정은 평생 활발하게 진행되며 신체의 모든 기관과 조직에서 계속된다. 한 가지 예로, 당신은 3~4개월마다 '새로운' 간을 얻게 되는데, 이는 대부분의 간세포가 떨어져 나가고 새로 태어난 어린 세포로 대체되기 때문이다.[13] 세포 재생은 특히 장 벽에서 활발하게 일어나며, 장 벽을 항상 새롭게 하고 장이 아무리 손상되어도 치유될 수 있게 해준다.

동물 연구를 통해 우리는 장내 미생물들이 세포 재생의 전체 과정을 운영하고 조율한다는 사실을 알게 되었다.[14] 장내 미생물군이 손상되면 세포 재생 과정에 문제가 생겨, 장 세포가 퇴화하고, 많은 장세포가 돌연변이를 일으키며(일부는 암으로 변하기도 한다), 음식물을 소화하고 흡수할 수 없게 된다. 장 벽의 건강과 웰빙은 장내 미생물군 상태에 따라 미리 결정된다! 우리 인체의 '토양'에 서식하는 장내 미생물군은 장 세포를 손상으로부터 보호할 뿐만 아니라 영양을 공급하고 에너지를 제공하는 물질을 생산한다.[15] 다시 말해, 장내 미생물군은 소화 기관의 '가정 집사'와 같은 역할을 한다.

장내 미생물군이 먼저 손상되지 않는다면 가벼운 과민성 대장 증후군부터 심각한 암까지 어떠한 소화기 질환도 발생할 수 없다. 장내 미생물군이 건강하고 다양성이 유지되며 활발히 활동을 한다면 그들이 당신을 보호할 것이다. 이러한 건강한 '토양'의 축복을 받은 사람들은 열악한 식단, 굶주림, 스트레스 및 과로와 같은 환경의 여러 공격에도 견딜 수 있는 강한 체질을 가지게 된다. 그러나 장내 미생물군이 손상되면 가벼운 외부 영향에도 건강을 해칠 수 있다.

　장내 미생물들은 소화 기관의 '가정 집사'로서 장이 음식물을 제대로 소화하고 흡수할 수 있는 상태를 유지하도록 한다. 음식물의 소화와 흡수는 장내 미생물들의 활동에 크게 의존한다. 장내 미생물은 효소, 산 및 기타 물질을 생성하여 단백질, 지방, 탄수화물의 분해를 돕고 미네랄과 비타민을 분리하여 모든 영양소가 올바른 구조와 형태로 흡수될 수 있도록 한다. 모든 영양소는 다른 영양소와 함께 '손을 잡고' 체내에 들어와야 하며, 비타민이나 단백질이 홀로 고립되어서는 안 된다. 그리고 모든 영양소는 생화학적으로 특정한 형태를 가지고 있어야 한다. 이런 조건을 충족하는 것은 제대로 소화된 음식을 통해서만 가능하며, 이를 대신해 줄 수 있는 보충제는 세상 어디에도 없다. 장내 미생물들이 손상되면 음식을 잘 소화할 수 없다. 아무리 좋은 품질의 음식을 먹고 있더라도 신체가 그 혜택을 충분히 누릴 수 없기에 영양 공급이 제대로 이루어지지 않을 것이다.

3) 비타민과 호르몬 생산

장내 미생물들은 소화 기관이 적절한 영양분을 공급할 수 있도록 도와준다. 필요한 모든 영양분이 반드시 음식으로만 들어오는 것은 아니다. 장내 미생물들은 많은 영양소를 활발하게 합성하며 우리에게 제공한다. 예를 들어 비타민 B군(티아민, 리보플라빈, 니아신, 피리독신, 시아노코발아민, 엽산, 판토텐산, 비오틴 등), 비타민 K2(메나퀴논), 여러 아미노산 및 기타 영양소들은 음식에서도 얻을 수 있지만, 장내 미생물군이 이들 영양소를 주로 공급한다.[16]

이러한 영양소들은 결핍되었을 때 우리가 제대로 기능하지 못하게 될 정도의 매우 필수적인 영양소들이다. 그렇기 때문에 대자연은 우리의 소화기관 안에 이러한 영양소를 항상 생산할 수 있는 작은 공장을 마련해 주었다. 몸과 장내 미생물군 사이에는 매우 복잡한 '대화'가 이루어진다. 예를 들어 몸이 필요한 만큼의 비타민 B12를 요구하면, 장내 미생물군이 적절한 양과 생화학적 형태로 이를 방출해 몸이 사용할 수 있도록 한다. 결코 보충제로는 이를 재현할 수 없다! 보충제는 일반적으로 이러한 영양소의 올바른 생화학적 형태로 제공되지 않기 때문에 인체가 보충제의 비타민을 사용할 수 없는 경우가 매우 많다.

장내 미생물군이 손상된 사람은 일반적으로 창백해 보이고 체력과 스트레스에 대처하는 능력이 떨어진다. 그러한 상황이 지속되면 결국 빈혈이 발생한다. 사람의 혈액이 건강하려면 장내 미생물군에서 제공되는 모든 종류의 비타민 B군을 충분히 공급해 주어야 한다. 따라서 장기적으로 빈혈을 치료하기 위해서는 우리 몸속의 '토양'을 회복하는 데 집중해야 한다. 빈혈에 대한 즉각적인 치료법은 비타민 B와 철분이 가장 풍부한 식품 중 하나인 간을 매일 섭취하는 것이다. 붉은 고기(양고기, 소고기, 야생 고기)와 내장육(간, 신장, 혀, 창자 등)은 인체 생리에 적합한 생화학적 형태의 철분을 제공한다. 철분 보충제를 복용한다고 해서 빈혈이 치료되는 것은 아니며, 이는 많은 국제 연구에서 확실히 입증되었다.[17] 철분 보충제는 장내에서 철분을 좋아하는 많은 미생물에게 더할 나위 없는 먹이이며, 이에 따라 그 미생물들의 성장과 증식을 유발해 불쾌한 소화기 증상과 장내 미생물군의 심각한 불균형을 초래한다.

최근 연구에 따르면 간을 섭취하면 우리에게 필요한 모든 비타민 B군과 철분(및 기타 필수 영양소)을 얻게 될 뿐만 아니라 비타민 C도 얻을 수 있다.[17] 오랫동안 우리는 비타민 C를 오직 식물성 식품에서만 얻을 수 있다고 믿었다. 하지만 내 클리닉에는 수개월, 때로는 수년 동안 식물성 식품을 전혀 섭취하지 않는 식물 배제 갭스 식단을 따라야 하는 환자 그룹이 늘어나고 있다. 이 사람들은 채소, 과일, 푸른잎채소, 견과류, 콩 등의 식물성 식품을 전혀 먹을 수 없음에도 불구하고 매우 건강해 보이고 활기차다. 이 사람들에게는 영양 결핍의 징후가 전혀 보이지 않기 때문에 나는 종종 '이 환자들은 비타민 C를 어디서 얻느냐'는 질문을 받곤 한다. 분명히 우리는 아직 비타민 C에 대해 모든 것을 알지 못한다! 최근 연구에 따르면 장내 미생물군의 다양한 미생물이 비타민 C를 생산할 수 있다고 한다.[18] 이 환자들은 매일 간과 다른 내장육을 섭취하고 있는데 이러한 음식이 그들에게 충분한 비타민 C를 제공하고 있는 것이 분명하다.

비타민 K2(메나퀴논)는 우리 몸에서 많은 역할을 하는 매우 흥미로운 물질이다.[19] 장내 미생물군은 이 중요한 비타민의 주요 공급원이자 때로는 유일한 공급원이다. 메나퀴논이 없으면 우리 몸은 미네랄, 특히 칼슘을 적절하게 사용할 수 없다. 비타민 K2가 결핍되면 칼슘이 뼈와 치아로 이동하지 못하여 골다공증과 충치가 생길 수 있다. 대신 칼슘은 혈관(고혈압과 심장병 유발), 뇌(중요한 구조 석회화), 관절과 인대(관절염 유발), 간과 신장(결석 형성)과 같은 연조직에 침착된다. 발효 식품은 비타민 K2를 풍부하게 공급한다. 유럽의 잘 숙성된 전통 고지방 치즈와 아시아의 발효 콩 제품(특히 낫또)이 좋은 예다. 이러한 식품은 장내 미생물군이 비정상적인 사람들에게 즉각적인 치료법으로 사용될 수 있다. 하지만 장기적으로는 우리 몸 안의 '토양'을 회복시켜 비타민 K2를 생산할 수 있도록 노력해야 한다.[19]

우리의 장은 약 40가지 호르몬을 생산하고 있는데, 장내 미생물군이 이러한 과정에 관여한다는 사실이 점점 더 분명해지고 있다. 또한 장내 미생물들은 자체적으로 많은 호르몬을 생산하고 호르몬 대사에도 참여한다. 예를 들어, 많은 스테로이드 호르몬이 담즙에 담겨 장으로 이동한 다음 체외로 배출된다. 최근 연구에 따르면 장내 박테리아 중 클로스트리듐 신덴스 Clostridium scindens 라는 박테리아가 스테로이드 호르몬을 테스토스테론과 같은 남성 호르몬인 안드로겐으로 변환한다고 밝혀졌다.[20] 이들은 또한 안드로겐으로부터 에스트로겐과 다른 스테로이드 호르몬을 생성할 수 있다.

이 분야의 연구자들은 이제 장내 미생물을 내분비 기관으로 간주하고 있다.[21] 이를 확인하기 위해, 다른 연구자 그룹은 '에스트로볼롬 estrobolome'(에스트로겐 대사에 관여하는 장내 박테리아 유전자)이라고 불리는 것을 발견했다.[22] 장내 미생물들이 손상되면 에스트로겐이 제대로 처리되지 않아 암(자궁내막증, 월경 이상, 유방암, 자궁암 및 난소암, 전립선암, 대장암, 악성 흑색종 등)을 포함한 에스트로겐 의존성 질환이 발생할 수 있다.[23]

호르몬은 신체에서 많은 기능을 하는 동시에 여러 조직과 세포에 영향을 미치기 때문에 체내에서 매우 중요한 분자이다. 이러한 호르몬을 생성하고 처리한다는 것을 보면 장내 미생물군이 우리 삶에 영향을 미치는 능력이 더욱 더 강력히다는 것을 알 수 있다.

4) 신경전달물질 생산

신경전달물질을 생산하는 것은 장의 주요 기능이다.[24] 신경전달물질은 신경계에서 사용하는 화학물질로, 신경세포 사이의 메신저 역할을 하며 다른 많은 중요한 역할을 한다. 신경전달물질에 대한 연구가 진행될수록 많은 신경전달물질이 장에서 생성되어 뇌로 운반된다는 사실이 밝혀지고 있다.

세로토닌과 도파민이 좋은 예다. 세로토닌의 약 95%와 도파민의 약 50%가 장에서 만들어진다.[25] 세로토닌은 '행복' 신경전달물질로, 만족감과 편안함, 기쁨을 느끼게 해준다. 장에서 세로토닌을 충분히 생산하지 못하는 사람은 우울하고 부정적인 기분을 느끼게 된다. 이들은 주로 우울증 진단을 받고 뇌의 세로토닌 수치를 높이는 약물로 치료를 받는다.

결핍이 있을 때 우울증이 발생하는 또 다른 신경전달물질은 도파민이다. 도파민은 아침에 침대에서 일어나 머리를 빗고, 세수를 하고, 옷을 입고, 일상생활을 할 수 있게 하는 '동기부여' 신경전달물질이다. 장에서 도파민을 충분히 생산하지 못하는 사람들은 아침에 침대에서 일어나기 싫어하고, 머리를 빗거나 세수를 며칠 동안 하지 않는 경우가 많으며, 삶의 의욕이 없어 우울증의 주요 증상인 의욕 상실을 겪는다.

노르웨이의 한 연구팀이 55명의 대변을 검사한 결과, 건강한 사람에게는 없는 특정 박테리아가 우울증 환자에게서 발견되었다.[25] 우울증은 갭스 질환이므로 갭스 영양 프로토콜로 치료해야 한다. 장이 치유되면 세로토닌과 도파민이 정상적으로 생산되기 시작하고 우울증이 사라진다. 많은 갭스 환자들이 우울증 진단을 받지 않을 수도 있지만, 그들의 성격을 보면 장이 충분한 세로토닌과 도파민을 공급하지 못하고 있음이 분명하다.

장내 미생물군에서 생성되는 또 다른 매우 중요한 신경전달물질은 감마 아미노 뷰티르산 GABA, Gamma-amino Butyric Acid 이다. 장에서 이 물질을 충분히 생산하지 못하는 사람들은 불안, 공황, 불면증, 우울증에 시달리고 약물과 알코올 남용에 빠지기 쉽다.[26] 이 책의 다른 곳에서 언급했듯이 이러한 사람 중 상당수는 소화기 증상(복통, 배변 이상, 가스 또는 역류)이 없다! 그들은 우울증, 강박증, 불안 또는 기타 정신적 증상이 장과 관련 있을 수 있다고 생각하지 않는다. 그러나 그들의 장내 미생물군 검사 결과를 보면 비정상적이며, 장을 치료했을 때 이러한 정신적 증상이 사라진다. 인체는 기능 이상이 있으면 이를 보완하고 극복하는 놀라운 능력을 가지고 있다. 우울증을 겪는 사람들의 소화기관은 기능 이상이 발생했을 때 이를 보완하며 지내왔을지 모르지만, 비정상적인 장내 미생물군은 여전히 정신적, 신체적 질병을 일으키고 있었을 것이다.

장은 '제2의 뇌'라고 불린다. 일부 연구자들은 신경계의 복잡성, 호르몬, 신경전달물질 및 기타 여러 활성 물질을 생산하는 기능을 높이 사서 장을 '제1의 뇌'라고 부르기도 한다. 최근 미생물 생태계 연구에 따르면 장내 미생물군이 이러한 '뇌'의 주요 부분이라는 사실이 밝혀졌다. 장내 미생물은 다양한 활성 물질을 생산함으로써 우리의 행동과 기분, 심지어 생각까지도 좌우할 수 있다! 우리의 욕망, 음식 선호도, 기분 변화의 대부분은 우리가 스스로 결정한 것이 아니라 장내 미생물에 의해 영향을 받은 것이다. 장내 미생물군의 유전자는 인간의 유전자보다 100~200배 더 많고, 세포 수는 우리보다 10배 더 많다는 사실은 놀라운 일이 아니다.

모든 음식 중독은 장내 미생물군에 의해 생겼을 가능성이 크다. 장내 미생물들이 특정 음식에 중독되어 있기 때문에 그 음식에 대한 참을 수 없는 식욕을 일으켜 섭취를 유도하고 있는 것이다.[27] 특히 비만, 당뇨병, 자가 면역, 정신 질환이 있는 사람들에게서 이러한 현상이 두드러지며, 그들은 전형적으로 가공 탄수화물(설탕, 초콜릿, 빵, 파스타, 간식 등)에 대해 중독 증세를 보인다.

장내 미생물은 그들만의 일주기 리듬을 가지고 있으며, 태양의 움직임에 따라 하루 단위의 리듬 속에서 다양한 화학 물질을 생산하고 여러 일을 한다.[28] 원충, 흡충 및 다른 장내 미생물들이 일주기 리듬을 따르는 좋은 예다. 이들 대부분은 낮에는 대부분의 소화 기관 외부(복강, 간 주변, 장간막과 그 지방, 때로는 폐와 흉강)에 살지만 밤에는 소화 기관으로 이동하여 먹이를 찾는다.[29] 기생충에 감염된 많은 사람들은 수면 부족을 겪는다. 밤에 기생충이 가장 활발히 활동하여 복통, 트림, 가스 생성 및 활발한 연동 운동의 증상을 유발하기 때문이다.

최근 연구에서 우리 몸속에 사는 미생물들의 일주기 리듬이 우리의 생체 시계 리듬에 영향을 미친다는 사실이 밝혀졌다. 간이 혈액을 해독하고 청소하는 능력, 췌장 기능, 소화 기능, 혈액 및 림프 순환, 신경계 및 기타 신체 기능은 장내 미생물의 일주기 리듬에 큰 영향을 받는다.[28] 늦게까지 깨어 있는 생활 습관, 늦은 저녁 식사, 시차 차이가 큰 해외여행을 하는 현대인의 생활 방식은 장내 미생물의 일주기 리듬을 방해하여 신진대사를 변화시키고 질병에 걸리기 쉽게 만든다. 예를 들어, 교대 근무나 시차로 인해 일주기 리듬이 깨진 사람들에게서 비만과 당뇨병이 더 흔하다는 것은 잘 알려진 사실이다. 연구에 따르면 일주기 리듬이 깨진 이런 사람들은 건강 문제가 없는 사람들과 차이가 있는 장내 미생물군을 가지고 있다고 한다.[30] 우리 몸은 하나의 생태계이며, 우리만의 것이 아니다! 우리 몸은 다양한 생명체가 한 공간에 살면서 서로 협력하며 살아가는 공동체이다. 우리가 어떠한 생활 습관을 선택하느냐가 우리 인체의 생태계 전체를 변화시키고 다양한 결과를 초래할 수 있다.

5) 장내 미생물군은 어디에서 올까?

2016년에 자궁이 무균 상태가 아니라 자체적으로 풍부한 미생물군을 가지고 있다는 사실이 밝혀졌다![31] 건강한 여성의 자궁에선 락토바실러스 Lactobacillus 가 지배적이며, 이 미생물들은 수정과 임신에 중요한 역할을 한다. 태반 미생물군이 확인되었는데, 흥미로운 점은 태반 미생물군이 여성의 사타구니에 있는 미생물군보다 입안의 미생물군과 더 유사하다는 것이다.

자궁 내 미생물군이 비정상적인 여성은 임신을 하거나 유지할 수 없는 경우가 많은데 이는 불임의 주요 원인이 된다.[32] 임신 중 아기는 자궁 내 액체를 삼켜 자궁 및 태반 미생물들을 자신의 장으로 옮긴다. 최근 신생아의 첫 대변(태변)을 분석한 결과, 이 대변에는 이미 락토바실러스와 생리적 대장균 physiological E. coli 이 주류를 이루는 미생물군이 있는 것으로 나타났다.[33] 따라서 임신 중에 태아의 몸에서 장내 미생물군이 형성되기 시작하고, 아이는 출생 시 부모로부터 장내 미생물들을 물려받는다.

아기는 엄마의 산도를 통과할 때 엄마의 질에 서식하는 미생물을 한입에 가득 삼키게 된다. 질 내 미생물들은 매우 다양하며 대부분 여성의 장에서 유래한다. 따라서 산모의 장내 미생물군이 비정상적인 경우 질 내 미생물군도 비정상적이며, 출산 시 그 미생물군을 아기에게 물려주게 된다. 아이의 아빠 또한 사타구니에 풍부한 미생물군을 가지고 있다. 그 군집은 장에서 나오며 아이의 엄마와 정기적으로 공유된다. 따라서 자연 분만 시 산도의 미생물군을 통해 부모 모두의 장내 미생물군이 아이에게 전달된다.

제왕절개로 태어난 아이는 이 중요한 단계를 놓친다. 연구에 따르면 제왕절개로 분만한 아기의 장내 미생물군은 그 다양성이 낮고 아기의 면역계와 장의 정상적인 발달에 매우 중요한 비피더스균 종 Bifidobacteria 이 없는 것으로 나타났다.[34] 자연 분만한 아기의 몸에는 비피더스균이 지배하는 장내 미생물군이 더 풍부하다. 따라서 분만 방식은 아기의 장내 미생물군 구성에 깊은 영향을 미친다. 비정상적인 장내 미생물군을 가지고 태어난 아이는 면역계와 체질이 약화된 상태로 태어난다.

전 세계적으로, 특히 산업화된 국가들에서 장내 미생물군의 이상 현상이 전염병처럼 퍼지고 있다. 세대를 거듭할수록 이 현상은 더욱 악화된다. 나는 클리닉에서 아이의 건강에 대해 물어보기 전 항상 부모와 조부모의 건강에 대해 이야기하는데, 보통 전형적인 시나리오가 등장한다. 2차 세계 대전 후 부모로부터 건강한 장내 미생물들을 물려받은 조부모는 항생제를 몇 차례 복용하여 그들의 장내 미생물군이 약간 손상되었을 수 있다. 이렇게 그들은 부분적으로 손상된 장내 미생물군을 자녀에게 물려주었다. 이들의 자녀는 모유 수유가 유행에 뒤떨어진다고 생각하며(분유로 대체), 기침과 재채기를 할 때마다 항생제를 투여하고, 정크 푸드가 아이들의 식단에서 점점 더 큰 부분을 차지하게 된 시기에 태어났다. 이러한 모든 요인으로 인해 부모 세대보다 장내 미생물군이 훨씬 더 많이 손상된 세대가 탄생했다.

여성의 장내 미생물들은 평균적으로 남성보다 더 많이 손상되어 있는데, 이는 많은 여성들이 아이를 갖기 전에 피임약을 꽤 오랫동안 복용했기 때문이다. 피임약은 여성의 장내 미생물군과 면역계에 매우 해로운 영향을 미친다. 따라서 젊은 세대가 아이를 갖기로 할 때쯤이면 장내 미생물군이 부모 세대보다 훨씬 더 심각하게 손상되어 있고 그것이 아기에게 전달된다. 상황은 세대를 거듭할수록 악화되고 있다. 갭스 또는 비정상적인 장내 미생물군의 유행은 매년 증가하고 있다.

비정상적인 장내 미생물군을 물려받은 아이는 면역계와 체질이 약화된 상태로 태어난다. 게다가 산모로부터 아기에게 전달되는 또 다른 매우 해로운 요인, 즉 아이가 태어날 때부터 가지고 있는 독성 물질이 있다. 현대 사회의 여성들은 어린 시절부터 음식과 물, 개인 위생용품, 메이크업, 염색약, 기타 미용 화학 제품 및 환경으로부터 점점 더 많은 양의 독성 화학물질을 체내에 저장한다. 산모의 몸은 임신 중에 독소를 태아에게 내보내므로, 아기는 점점 더 많은 독성 물질을 안고 태어나 체질이 더욱 약화된다.

신생아의 제대혈*을 분석한 결과 수은, 살충제, 난연제**등 약 287가지의 독소가 발견되었다.[35] 미국 국립과학원 NAS은 2006년에 매년 6만 명 이상의 미국 어린이가 산모의 위험한 혈중 수은 수치로 인해 평생 문제를 일으킬 위험에 처해 태어나는 것으로 추정했다. 일반적으로 수은의 독성을 가장 많이 받는 것은 첫째 자녀이다. 보통 첫째 이후의 아이들은 산모가 임신 사이에 다량의 독소에 노출되지 않는 한 더 깨끗한 상태에서 임신된다.

이제 다시 장내 미생물군으로 돌아가 보자. 엄마의 유방과 모유는 아기의 장내 미생물 생태계를 위한 풍부한 미생물 공급원이다. 모유 수유를 하는 엄마의 젖꼭지와 유방의 유관에 있는 미생물들이 모유에 추가된다. 따라서 모유는 프로바이오틱 식품이다! 건강한 산모의 경우 모유 1L당 최대 10^9개의 미생물이 함유되어 있으며, 가장 흔하게 발견되는 박테리아는 포도 상구균 staphylococci, 연쇄상구균 streptococci, 코리네박테리아 corynebacteria, 유산균 lactobacilli, 마이크로구균 micrococci, 프로피오니박테리아 propionibacteria, 비피도박테리아 bifidobacteria 및 반추구균 ruminococci 등이 있다.[36] 또한 모유는 아기의 소화기관에 적합한 미생물 구성을 만드는 데 딱 맞는 영양분을 제공한다. 이것이 모유를 먹은 아기들이 분유를 먹은 아기들보다 장내 미생물군이 더 건강하게 발달하는 이유다.

모유는 엄마의 혈액과 구성 성분이 매우 유사하다. 모유에는 활발하게 살아있는 면역 세포, 면역 글로불린, 효소, 성장 인자, 호르몬, 신경 전달물질 및 기타 여러 성분이 들어있다. 이러한 모든 필수 요소는 장 벽, 장내 미생물군, 면역계, 신경계 및 기타 모든 신체 기관과 시스템의 적절한 발달에 기여한

---

* 제대혈 : 아기가 태어난 후 제대(태반과 아기를 연결하는 줄)와 태반에 남아 있는 혈액

** 난연제(fire retardant) : 난연제는 화학적으로 연소과정을 방해하여 재료나 물질이 화재 시에 불에 타는 것을 억제하거나 늦추는 물질을 말한다. 이는 건축 자재, 가구, 전기 전자 제품 등에서 화재안전성을 높이기 위해 널리 사용된다.

다. 전 세계의 어떤 분유도 그것을 모방할 수 없다. 분유를 먹은 아기들은 장내 미생물들이 결핍되어 알레르기, 자가 면역, 학습 장애 및 기타 건강 문제가 나타나기 쉽다.[37] 연구에 따르면 모유 수유를 하다가 혼합 수유를 하게 되어 분유를 조금만 먹여도 아기의 장내 미생물군에 해로운 영향을 미치며, 장내 미생물 생태계가 모유만 먹인 아기만큼 건강하지 않게 된다고 한다. 안타깝게도 서구의 대다수 부모는 모유 수유 중인 아기에게도 분유를 먹이고 있다.

현대 사회에서 많은 여성들은 오염된 몸과 건강하지 못한 장내 미생물군으로 인해 독성 물질을 생성한다. 이 모든 독소는 결국 여성의 혈액과 모유에 축적된다. 내 클리닉에는 모유 때문에 아이가 아파서 모유 수유를 중단해야 하는 엄마들이 많이 있다. 1형 당뇨병, 식품 단백질 유발 장염 증후군 FPIES, 중증 알레르기, 중증 습진, 중증 소화기 질환, 뇌전증, 정신 및 신체 발달에 심각한 문제가 있는 아기가 이 범주에 속하는 경우가 많다.

엄마가 아기에게 모유 수유를 할 수 없을 때 가장 좋은 해결책은 분유가 아니다! 가장 좋은 해결책은 건강한 유모, 즉 아기에게 자신의 모유를 나누어 줄 수 있는 또 다른 수유 여성을 찾는 것이다. 이를 서구에서는 유모 수유 wet nursing 라고 하는데 이에 대한 자세한 내용은 유모 수유 챕터를 참조하길 바란다.

아기에게 이유식을 도입하는 것은 장내 미생물군 발달 과정에서 또 다른 중요한 단계이다. 서구에서 가장 일반적인 이유식인 가공 곡물과 가공 우유를 먹은 아이들은 장내 미생물, 장 벽, 면역계에 더 많은 손상을 입는다. 나는 첫 번째 갭스 책(<장과 정신심리 증후군 : 한국에선 발달장애 자연치료 식이요법 GAPS>라는 제목으로 번역되었음)의 파트 4에서 아기의 이유식, 특히 갭스 아기의 이유식 방법을 설명했다. 이 방법은 전통 사회에서 사람들이 아기에게 이유식을 도입하던 방식이다. 모유 수유를 계속하면서 아기에게 집에서 만든 음식을 천천히 먹이기 시작하면서 장과 면역계를 건강하게 발달시키고 전반적인 건강을 튼튼하게 유지할 수 있다. 안타깝게도 서구의 많은 아기들이 갭스 아기로 태어나고 있으며 그 비율은 매년 증가하고 있다. 따라서 나는 모든 아기에게 전통적인 방식으로 이유식을 도입하라고 권고한다.

젖을 완전히 뗀 영유아는 성인과 비슷한 장내 미생물군을 가지고 있는 것으로 알려져 있다. 지금까지 장내 미생물군에 대한 연구는 주로 박테리아에 집중되어 있었다. 향후 연구를 통해 다른 많은 미생물이 아기의 장내 미생물군 발달에 관여한다는 사실이 밝혀질 것이라 확신한다.

젖을 뗀 후 장내 미생물군은 어떻게 될까? 불행히도 현대 사회에서는 이들이 사방에서 위협을 받고 있다. 첫 번째 책의 장내 미생물군을 손상시킬 수 있는 것은 무엇인가?라는 챕터에서 모든 위험 요소를 자세히 설명했다. 여기에선 요약만 하겠다.

항생제는 무엇보다도 해로운 영향을 미치고 있다. 이는 처방약뿐만 아니라 음식에서도 발견된다. 농업과 식품 산업에서 사용되는 많은 화학 물질은 그 자체로 항생제이다(항생제라고 표시되어 있지 않을 수도 있지만). 스테로이드, 피임약, 수면제, 스타틴, 진통제 등 장기간 처방되는 의약품은 장내 미생물들을 손상한다.[38] 또한 가공식품과 화학 성분으로 가득한 현대 식품은 장내 미생물군의 구성을 매우 나쁜 쪽으로 변화시킨다. 공해, 산업 화학 물질 노출, 전자기 오염, 전리방사선 및 기타 여러 가지 환경 요인은 장내 미생물군의 구성에 매우 해로운 영향을 미친다. 게다가 장기적인 스트레스, 치과 치료, 심한 신체 활동, 알코올 및 약물 남용, 흡연 및 기타 라이프스타일 선택도 이를 손상할 수 있다.

모든 인간은 체내에 고유한 미생물 조합을 가지고 있다. 위에 나열된 모든 해로운 요소들은 장내 미생물군을 예측할 수 없는 방식으로 변화시켜 다양한 건강 문제를 유발할 수 있다. 과학은 이제 막 장내 미생물군을 연구하기 시작했기 때문에, 이상 징후를 바로잡는 것은 고사하고 그것들을 검사하기 위한 신뢰할 수 있는 방법도 없다. 현재로서는 우리의 장내 미생물군 상태가 신체의 다른 부분 상태를 미리 결정한다는 것만 알고 있다.

그리고 장내 미생물군을 더 많이 연구할수록 인체의 어떤 것도 무균 상태는 아니라는 사실을 깨닫게 된다! 미생물은 우리 몸의 구멍, 혈관, 장기 등 어디에나 존재한다. 다시 한번 강조하지만, 우리 몸은 다양한 미생물, 생명체, 세포가 조화롭게 공존하며 서로 돕고 서로 이용하는 고도로 진화한 생태계다. 항생제나 기타 화학물질로 미생물을 공격하는 것은 우리 몸의 근본을 뒤흔드는 것과 같다.

6) 친구일까? 적일까?

소화 기관의 '토양'이 손상되면 장내 미생물은 친구가 아니라 적이 된다. 장내의 모든 미생물, 심지어 '유익'하다고 여겨지는 미생물조차도 독성 물질을 대량으로 생산할 수 있다. 이러한 독소는 손상된 장 벽을 통해 흡수되어 몸 전체에 퍼진다. 예를 들어, 클로스트리디아 Clostridia 라는 박테리아는 사람의 장에서는 정상적으로 서식하지만 뇌와 나머지 신경계에 영향을 미치는 매우 강력한 독소를 생성할 수 있다. 장내 미생물군이 정상적으로 다양한 미생물로 건강하게 균형을 이루고 있을 때, 클로스트리디아는 통제되어 우리에게 해를 끼치지 않는다. 그러나 장내 미생물군이 손상되었을 때 클로스트리디아가 소화 장애, 근육 기능 이상, 신경학적 증상 등 질병의 원인이 될 수 있다. 자폐 아동뿐만 아니라, 정신 질환, 자가 면역 질환, 소화 장애를 가진 사람들에게서 장내 클로스트리디아 과다 증식이 발견되었다.[39]

효모의 과잉 증식은 매우 흔하게 발생하며 보통 항생제 치료 이후에 나타난다. 가장 많이 연구된 효모는 칸디다 Candida 과 효모로, 이는 장 내에서 많은 독소를 생성할 수 있다. 칸디다는 통제되지 않는 상태가 되면 장 벽을 뚫고 길게 뻗어나가 장 벽에 많은 구멍을 뚫어 새는 장 leaky gut 상태를 만든다.[40] 이렇게 장에서 퍼진 칸디다는 신체의 모든 기관이나 조직에서 자랄 수 있으며, 염증에서 암에 이르기까지 많은 건강 문제를 일으킬 수 있다. 예를 들어, 현재 천식의 대부분은 곰팡이가 원인인 것으로 알려져 있다.[41] 정신 질환부터 신체 질환까지 모든 만성 질환에는 곰팡이가 어느 정도 관여한다.

장내의 다른 많은 미생물도 통제되지 않으면 문제를 일으킬 수 있다. 장내 미생물군에서 발견되는 일반적인 토양 미생물인 스트렙토마이세스 아크로모제네스 Streptomyces achromogenes 가 생성한 독소인 스트렙토조토신 streptozotocin 은 혈류로 들어가 췌장의 베타세포를 파괴하여 제1형 당뇨병을 유발할 수 있다.[42] 콕사키바이러스 B Coxsackievirus B 도 제1형 당뇨병과 밀접한 관련이 있으며, 이 바이러스는 사람의 장내 미생물들에 있다. 사람의 장에 서식하는 일반적인 미생물인 클렙시엘라 뉴모니 Klebsiella pneumonie 와 중증 자가 면역질환인 강직성 척추염 사이에는 강력한 연관성이 있다.[43] 또 다른 자가 면역질환인 류마티스 관절염 환자의 장에는 건강한 사람에게는 발견되지 않는 특정 박테리아인 프레보텔라 코프리 Prevotella copri 가 과다하게 증식하는 것으로 밝혀졌다.[44] 편두통 환자의 몸에선 질산염을 감소시키는 미생물이 과도하게 증식하는 반면, 파킨슨병 환자의 몸에선 장과 뇌의 신경전달 물질 생산을 저해하는 미생물이 증식한다. 이 미생물은 다양한 독성 화학물질 외에도 신체에서 자가 면역 질환을 유발할 수 있는 물질인 슈퍼 항원을 생성할 수 있다.[45] 이러한 미생물을 항생제로 파괴하는 것으로는 상황을 해결할 수 없다. 우리가 해야 하는 것은 장내 미생물군의 다양성을 회복하는 것이며, 이를 통해 다른 미생물이 질병을 유발하는 미생물을 자연적으로 감소시키고 통제할 수 있게 만드는 것이다.

　　장내 미생물군의 다양성이 사라지면 과도하게 증식할 수 있는 미생물은 끝도 없이 많다. 그런데 우리는 이제 막 연구를 시작했을 뿐이다. 미생물은 정신 및 신경 질환, 당뇨병, 비만, 암, 알레르기, 자가 면역 등 소화기 계통과 신체의 모든 질병에 관여한다. 이들은 처방약과 상호 작용하여 독성 부작용을 일으킬 수 있다. 비정상적인 장내 미생물들이 생성하는 모든 독소를 살펴보는 것은 이 책의 범위를 벗어나며, 첫 번째 갭스 책에서는 잘 연구되어 있는 몇 가지 독소에 대해 설명한 바 있다. 우리가 알아야 할 것은 불균형한 상태의 건강하지 않은 미생물군이 만든 독성 물질이 장에서 몸으로 강물처럼 흘러 들어간다는 사실이다. 그리고 그 독소의 조합은 사람마다 매우 다르다.

　　건강은 장에서 시작된다! 장내 미생물군이 손상된 사람은 음식으로부터 영양을 제대로 공급받지 못한다. 왜냐하면 음식을 제대로 소화 및 흡수하지 못하며, 장내 미생물들이 비타민 B, 비타민 K2 및 기타 필수 물질을 제공하지 않기 때문이다. 그런 사람의 몸에선 장 벽이 손상되어 새기 때문에 제대로 소화되지 못한 음식을 흡수한다. 이는 음식에 대한 알레르기와 불내증을 유발한다. 가정 집사 역할을 하는 건강한 장내 미생물들이 소화 기관을 돌보지 않기 때문에 소화 기관 기능이 악화된다. 따라서 비정상적인 대변(설사, 변비 또는 두 가지가 번갈아 나타남), 복통, 가스 과다 생성, 역류, 소화불량 등의 소화기 증상이 나타난다.

이러한 증상이 있는 사람은 일반적으로 과민성 대장 증후군(IBS)을 진단받는데, 나는 이 진단명을 '장내 미생물 불균형 gut dysbiosis'으로 바꿔야 한다고 생각한다. 이 경우 장의 보호 기능이 저하되어 환경으로부터 독소(독성 금속, 석유 화학 물질, 농약, 소화 과정의 부산물 및 기타 유해 물질)를 흡수하고 있다. 불균형한 장내 미생물은 다양한 독성 화학 물질을 자체적으로 과다하게 생성하며, 이는 손상된 장벽을 통해 흡수된다. 그리고 살아 있는 활동형 미생물과 기생충의 유충이 장에서 빠져나와 몸속을 돌아다니게 된다. 요약하자면, 영양 공급원 역할을 해야 하는 소화 기관이 체내에서 독소를 만들어 질병을 유발하는 원인이 되고 있는 것이다.

현대 의학의 아버지라 불리는 히포크라테스는 거의 2천 년 전에 "모든 질병은 장에서 시작된다!"고 말했다. 그 질병이 만성 신체 질환이든 정신 질환이든 상관없이 그는 정말 옳았다! 소화 기관은 건강의 뿌리가 되는 곳이다! 따라서 어떤 만성 질환을 앓고 있든 그 근원인 장내 미생물군이 있는 소화기 계통의 치료를 시작해야 한다. 소화기 증상이 있든 없든 만성 질환의 뿌리는 장에서 찾을 수 있다.

나는 설사, 변비, 복부 팽만감, 가스 또는 기타 소화기 증상이 없기 때문에 장의 문제라고 생각하지 않는 환자들을 많이 보았다. 하지만 그들도 갭스 영양 프로토콜로 장 치료를 시작하자 류마티스 관절염에서 다발성 경화증, 만성 피로 증후군에서 천식, 섬유 근육통에서 정신 질환, 당뇨병, 비만에 이르는 만성 질환이 사라지기 시작했다. 우리의 면역은 장내 미생물군과 밀접하게 연결되어 있다. 장내 미생물군의 모든 변화는 면역 기능에 중대한 영향을 미친다. 이제 그런 일이 어떻게 일어나는지 살펴보자.

4. 면역계

"내게 열을 내는 약을 주면 어떤 병이든 치료할 수 있다."

히포크라테스

1) 면역이란?

2) 자가 면역이란 무엇인가?

3) 음식 알레르기 및 과민증

4) 열이 나는 것을 환영하자!

5) 감기는 고마운 선물이다!

1) 면역이란?

우리의 몸에는 미생물, 기생충, 독소 같은 외부 침입자로부터 우리를 보호하는 시스템이 있으며, 이를 면역계라고 한다는 사실은 잘 알려져 있다. 하지만 많은 사람들이 알지 못하는 것은 우리 면역계의 약 80~85%가 장 벽에 위치해 있다는 점이다.[1] 따라서 소화기관은 우리 몸에서 가장 크고 중요한 면역기관 중 하나라고 볼 수 있다!

면역계는 장벽에 위치한 군대 지휘관에 비유할 수 있다. 이는 마치 장벽에 '장군', '참모', 그리고 '장교'들이 있는 것과 같다. 인체 세포의 약 90%가 장내 미생물에 있다는 점을 고려하면 이는 놀라운 일이 아니다.[2] 장 벽에 위치한 면역계는 장내 미생물군과 매우 복잡하고 밀접한 관계를 맺고 있다.[3] 장내 미생물들은 면역계에 영양을 공급하고, 정보를 제공하고, 균형을 잡아주고 면역 시스템을 건강하게 유지한다. 모든 군대 지휘관이 결정을 내리기 위해선 적에 대한 정보가 필요하다. 면역계가 작용하게 만드는 정보 대부분은 장에서 온다고 한다. 장내 미생물군이 건강하고 정상일 때는 장에서 나오는 정보를 통해 면역계가 균형을 유지하고 정상적으로 작동한다. 그러나 장내 미생물군이 손상되면 면역계는 혼란을 가져오는 매우 다른 정보, 즉 질병과 장애를 일으키는 정보에 따라 작동하게 된다.[4]

우리 몸의 면역계에서 매우 중요한 부분은 림프 조직이다. 림프 조직은 면역 세포가 서식하는 미세한 섬유망으로, 모든 조직과 기관을 통해 몸 전체에 퍼져 있다.[5] 이 그물망의 다양한 위치에 림프절이 있다. 림프절의 림프조직은 촘촘하게 잘 조직되어 위험한 미생물과 독소를 잡아내고 중화시킨다.

림프 조직은 입, 코, 목, 소화기, 부비동, 눈, 폐, 비뇨기계 및 생식기 등 신체의 모든 점막에 존재한다. 점막은 인체가 외부와 접촉하는 곳이기 때문에 매우 중요한 역할을 한다. 음식물, 미생물, 독소 및 환경의 화학물질은 우리 몸에 들어와 가장 먼저 림프 조직이란 최초 방어자를 만난다. 외부에서 들어오는 감염성 미생물은 일반적으로 점막을 통해 체내로 들어와 림프 조직과 접촉한다. 여기서 미생물을 적절히 처리하고 그에 대한 정보를 기억하여 특정 감염에 대해 일시적이거나 영구적인 면역을 제공한다. 감염이 신체 어디 (코, 입, 목 등)에 침입했는지는 중요하지 않다. 감염에 대한 정보는 신체 모든 곳의 림프 조직이 알게 될 것이다. 물론 모든 점막에는 림프 조직과 상호 작용하는 미생물군이 풍부하게 존재한다.[6] 이 미생물군의 구성에 따라 림프 조직은 매우 건강하고 효율적으로 작동하거나 오작동을 일으킬 수 있다.

일반적으로 외부 감염은 우리 몸의 첫 번째 방어선인 림프 조직을 통과하지 못하기 때문에 몸 안으로 직접 들어오지 않는다. 하지만 유감스럽게도 우리는 백신 접종을 어떻게 하는가? 미생물과 그들의 독소를 몸에 직접 주입한다! 이것은 우리가 감염에 대한 적절한 면역력을 만들기 위해 감염을 먼저 처리해야 하는 림프 조직의 방어벽을 뚫는 행위이다. 이는 많은 사례를 통해서 백신을 접종해도 감염에 대한 지속적인 면역력을 형성하지 못하는 이유 중 하나이다.

면역계는 끊임없이 영양을 필요로 하는 늘 배고픈 기관이다. 장내 미생물군이 비정상적인 사람은 음식을 제대로 소화하거나 흡수하지 못하기 때문에 다양한 영양 결핍을 겪는다.[7] 그 결과 면역계가 영양 결핍 상태가 되어 제대로 기능하지 못하고 감염에 대응할 수 없게 된다. 이러한 사람은 면역 결핍증이 생긴다.

나는 신체적, 정신적 장애가 있는 아이들을 진료하면서, 그 부모들은 아이가 한 번도 열이 나거나 그 흔한 감기에 걸린 적이 없다고 말하는 경우를 많이 보았다. 감기는 바이러스에 의해 발생한다고 생각되지만 열, 콧물, 두통, 기침 및 기타 감기의 모든 증상을 일으키는 것은 바이러스가 아니다. 이러한 모든 증상을 일으키는 것은 바이러스에 대응해 대처하려는 면역 시스템이다. 장내 미생물군이 비정상적인 사람은 면역계가 영양 부족 상태가 되어 바이러스에 대응하지 못할 수 있다. 그렇기 때문에 바이러스가 아무런 저항을 받지 않고 아이의 몸속으로 들어와도 열이나 다른 감기 증상이 나타나지 않는 것이다. 이런 어린이를 검사하면 체내에서 만성 바이러스 감염이 활성화되어 있는 것을 발견할 수 있다.[8] 장내 미생물군이 손상된 성인도 마찬가지로 면역계가 바이러스나 환경의 다른 미생물 및 독소에 대응할 수 있는 상태가 되지 못한 경우가 많다.

갭스 영양 프로토콜로 치료를 시작하면 열이 나고 일반적인 감기의 모든 첫 증상이 나타나는 경우가 종종 있다. 이는 면역계가 작동하기 시작했다는 의미로 축하할 일이다!

비정상적인 장내 미생물군과 건강하지 못한 장으로 인해 발생하는 문제는 면역계가 감당하기에는 너무 벅찬 경우가 많다. 장이 영양 공급원이 아닌 독성의 주요 공급원이 되어 장 벽을 통해 몸속으로 독소가 흘러 들어가면 당연히 면역계가 이에 반응한다. 살아있고 활동성이 높은 미생물이 장벽을 통과하면 면역계도 이에 반응해야 한다. 게다가 장내 미생물군이 비정상적인 사람의 경우 장 벽은 손상되어 구멍이 뚫리고 누출되기 쉬운 상태가 된다. 이 손상된 장 벽을 통해 소화되지 않은 음식물이 흡수되고, 면역계는 이 소화되지 않은 음식물을 처리하려고 한다. 그 결과 음식 알레르기 및 과민 증상이 나타난다.[9]

면역계의 반응은 비특이적 면역과 특이적 면역의 두 그룹으로 나눈다. 면역계의 비특이적 부분은 다양한 종류의 공격에 대해 동일한 방식으로 빠르게 반응한다. 이러한 반응의 예로는 발열, 염증, 액체(눈물, 점액, 타액 등) 생성, 재채기, 기침, 구토, 설사 등이 있다. 특이적 면역*이 발달하는 데는 시간이 걸리며 자가 면역 질환으로 이어질 수 있다. 갭스 환자는 이 두 가지 면역계 모두에 문제가 있으므로 이 두 가지 면역계에 대해 자세히 살펴보자.

---

* 특이적 면역(specific immunity)은 병원체에 대해 특정하게 반응하는 면역 시스템으로, 특정 항원에 노출되었을 때 그에 따른 항체가 형성되는 면역 반응이다. 이전에 노출된 항원을 기억하여 재감염 시 더욱 빠르고 강력하게 대응하는 특징이 있다.

면역계의 비특이적 반응

일반적인 미생물이나 독소에 단시간 노출되었을 때 비특이적 면역력이 강하면 그 상황을 완전하고 완벽하게 처리할 수 있다. 이 과정은 매우 극적이면서도 꽤 불편할 수 있는데 고열, 두통, 몸살, 기력 저하, 구토, 설사, 통증, 기침, 콧물, 재채기, 눈물, 점액 분비 증가 등의 증상이 나타날 수 있기 때문이다. 이러한 모든 증상은 면역계에 의해 발생하며 감염과 싸우고 이를 배출할 때 사용되는 '무기'다. 그러므로 우리 몸이 이러한 작업을 할 수 있도록 허용하는 것은 매우 중요하다!

그렇다. 이 과정이 진행되는 동안 불편함을 느낄 수도 있다. 그러나 진통제, 해열제, 기침 억제제, 항히스타민제 또는 기타 약물을 사용하지 않고 이 과정이 완료되도록 놔두면 완전히 회복되고 이전보다 더 확실하게 이 질병에서 벗어날 수 있다.[10] 몸이 그런 일을 하는 동안 몸을 잘 돌보는 것이 중요한데 누워서 쉬고, 자고, 몸을 따뜻하게 하고, 제대로 된 좋은 음식을 먹어야 한다. 그런데 면역계가 사용하는 도구인 문제의 증상을 억제하려고 하면 질병이 올바르게 회복되지 않는다. 그것은 신체에 남아 특정 반응의 기반을 마련하여 훨씬 더 심각한 상황인 만성 자가 면역 질환으로 이어질 수 있다.

면역계의 특이적 반응(모든 자가 면역은 장에서 시작된다!)

특이적 반응은 독성 물질, 소화되지 않은 음식 및 미생물에 만성적으로 노출될 때 발생한다. 이때 면역계가 항체(면역 글로불린)를 만들 시간이 생긴다. 특정 항체의 활동을 자가 면역이라고 하며, 이는 자가 면역 질환을 유발하는 것으로 알려져 있다. 장내 미생물군이 비정상적인 사람의 장에서는 독소, 소화되지 않은 음식물 및 미생물이 지속적으로 체내로 유입된다. 그렇기 때문에 거의 대부분의 갭스 환자들이 자가 면역 질환을 가지고 있는 것이다.

2) 자가 면역이란 무엇인가?

　자가 면역에 대한 주류 의학의 설명은 여러분의 면역계가 '실수로' 건강한 장기와 조직을 공격한다는 것이다. 그래서 강력한 약물을 사용해 면역계를 억제해서 '몸을 공격하지 못하도록' 한다는 것이다.[11] 질병의 증상(통증, 염증 및 기능 이상)을 일으키는 것은 면역계인데 약물은 문제 증상을 줄여 환자가 '나아지고 있다'고 착각하게 한다. 그러나 해당 질병은 반드시 진행하며 시간이 지나면서 나빠진다. '도움'을 주던 약물은 점점 효과가 떨어진다. 면역계를 억제하여 증상을 줄이기 위해서는 새롭고 더 강력한 약물을 사용해야 한다. 그 와중에 질병은 계속해서 신체를 손상한다. 우리의 주류 의학은 수십 년 동안 이렇게 해왔다. 이 접근법은 완전히 실패하여 자가 면역 질환을 '불치병'으로 선언했다. 환자들은 완치가 불가능하고 증상만 어느 정도 조절할 수 있으며 몸은 점점 나빠질 것이라는 이야기를 듣는다.

　질병이 면역 시스템에 의해 '유발'된다면 면역계를 억제하면 질병이 치료되어야 하지 않을까? 그런 방식이 효과가 없다는 사실은 아마도 자가 면역 이론이 틀렸다는 것을 암시하는 것이다. 진짜 질문은 왜 면역계가 자신의 몸을 공격하느냐는 것이다. 우리의 면역계가 방향을 잘못 잡았거나 나쁘게 설계된 것일까? 아니면 면역계가 그런 상황에서 해야 할 일을 정확히 하고 있는 것일까?

　의과대학에서 학생들에게 가르치는 자가 면역의 교과서적인 메커니즘은 소위 분자 모방 현상 molecular mimicry phenomenon 이다. 이 이론에 따르면, 면역계가 미생물의 특정 단백질에 대한 항체(특정 무기)를 만들어내면 이것이 우리 몸에서도 그와 유사한 단백질을 찾아내어 공격한다는 것이다. 면역계는 왜 그런 실수를 할까? 면역계는 자신의 몸 안에 있는 단백질과 미생물 단백질의 차이를 알아차리지 못할 만큼 눈이 멀었거나 영리하지 못한 것일까? 이 이론은 인간의 면역계가 자신이 무엇을 하고 있는지 잘 모른다고 가정하며,

주류 의학의 약물 치료는 이러한 가정에 근거하고 있다.[12]

분자 모방 현상에 대한 아이디어는 류마티스 열을 연구하는 과정에서 처음 나왔다. 이 질병의 실제 원인은 여전히 논쟁 속에 있지만, 일반적으로 받아들여지는 의견은 면역 시스템이 인두염을 일으키는 박테리아(그룹 A 베타 용혈성 연쇄상구균)의 단백질에 대한 항체를 생성한다는 것이다.[13] 이 박테리아의 단백질은 심장 판막의 단백질과 유사하다고 생각된다. 이 이론에 따르면 면역계가 연쇄상구균에 대항하는 이 '무기(항체)'를 갖게 되면 이를 사용하여 심장 판막을 파괴하여 심부전으로 이어진다고 한다.

류마티스 열은 항생제 사용 이전 시대에 서양에서 흔한 질병이었다. 항생제가 개발된 이후 모든 인두염 감염은 연쇄상구균을 죽이는 항생제로 치료하기 때문에 서양에서는 이제 류마티스 열이 흔하지 않게 되었다. 항생제는 생명을 구하는 약이다. 안타깝게도 오늘날의 많은 처방에서 이렇게 약이 꼭 필요한 것은 아니지만, 인두염의 경우 항생제가 꼭 필요한 경우 중 하나다.

그런데 항생제가 이런 상황에서 아주 효과가 좋다면, 류마티스 열의 원인이 면역계의 '오작동'이 아니라 심장 감염일 수도 있다고 생각해 봐야 하지 않을까? 다른 곳에 감염이 있을 때, 연쇄상구균은 강력한 독소를 생성하여 혈류로 들어가 심장 판막을 손상할 수 있다. 혹시, 면역계는 완벽하게 정상적인 조직을 '실수로' 공격하는 것이 아니라 손상된 조직을 처리하려고 하는 것은 아닐까? 연쇄상구균이 심장 판막의 단백질 구조를 변화시키는 무언가를 만드는데, 그것이 심장 판막을 비정상적이고 병든 상태로 만든다면? 결국 비정상적인 단백질을 찾아 몸 밖으로 배출하는 것이 면역계의 역할이다.

최근 연구에 따르면 미생물이 실제로 단백질의 구조를 바꿀 수 있다는 사실이 확인되고 있다. 미생물은 다양한 효소를 생산하는데, 그중 한 효소는 자가 면역과 알레르기의 잠재적 기전으로 광범위하게 연구되고 있다. 이 효소를 미생물 트랜스글루타미나제 microbial transglutaminase, mTg 라고 한다. 이 효소는 단백질을 교차 결합하여 접착제 형태로 결합하는 능력이 있으며, 시중에서 판매하는 가공식품에는 이 '접착제'가 가득하다.[14] mTg는 1989년에 발견된 이후 식품 산업에서 가공육, 생선, 유제품, 제빵 제품(빵, 롤 빵, 케이크 및 디저트 포함), 과자, 젤라틴 및 기타 배합물 생산에 광범위하게 사용됐다. mTg에 의해 교차 결합된 이러한 단백질은 장 벽을 손상하고 자가 면역을 유발하는 등 인체 건강에 해로운 영향을 미치는 것으로 밝혀졌다.[15] 현재 서구인은 가공식품을 통해 약 15mg의 mTg를 매일 섭취하는 것으로 추정되며, 이 해로운 분자는 현재 업계에서 프로바이오틱 식품 및 영양 보충제를 제조하는 데도 사용되고 있다.[16]

장내 미생물 mTg는 음식의 단백질(예: 글루텐)과 결합하는 것으로 알려져 있다. 글루텐과 결합한 mTg 복합체가 흡수되면 면역계는 이에 대한 항체를 생성한다.[17] 또한, 이러한 복합체는 장 벽을 손상해 새는 장을 유발한다. 갭스 환자의 경우 비정상적인 장내 미생물들이 다량의 mTg를 생성하여 단백질을 흡수하고 결합하여 비정상적인 분자 구조로 만들 수 있다.[18] 우리의 면역계는 염증, 알레르기 및 자가 면역을 사용하여 이 찌꺼기를 제거해야 한다.

인체에서도 조직 트랜스글루타미나아제 tissue transglutaminase, tTg 를 생성하여 장기와 조직에서 다양한 기능을 수행한다. 생화학 구조상 우리 몸의 tTg는 미생물이 생성하는 것과는 상당히 다르며, 우리 면역계는 그 차이를 알고 있다. 미생물 mTg는 미생물이 있어야 할 곳에 있지 않으면 자가 면역과 알레르기를 유발한다.[16]

우리 몸의 면역계는 미생물과 그 부산물만 처리하는 것이 아니다. 현대인의 면역계는 인위적인 독성을 처리하느라 매우 바쁘며, 그 업무량은 날이 갈수록 많아지고 있다. 독성 화학물질, 방사선, 전자기 오염 및 기타 인위적인 영향도 미생물 효소와 마찬가지로 인체의 단백질을 손상할 수 있다. 우리 몸의 면역계는 항상 신체를 살핀다. 이렇게 오염되고 손상된 단백질을 발견하면 이를 비정상적인 것으로 인식하고 항체를 포함한 모든 기전과 도구를 활용하여 처리한다.

안타깝게도 의사가 혈액에서 항체를 발견하면 '자가 면역 질환'으로 진단하고 주류 mainstream 면역 억제 치료를 처방할 가능성이 높다. '자가 면역 질환'이라는 명칭이 적절할까? 이 상황을 '오염 질환'이라고 불러야 하지 않을까? 이렇게 불렀을 때 질병을 유발하는 찌꺼기를 제거하기 위해 열심히 일하고 있는 인체 고유의 면역계를 공격하는 일을 줄일 수 있다. 대신, 우리는 독성에 노출되는 것을 줄이고 면역계가 독성을 제거하는 데 도움을 줄 수 있는 방법을 생각하게 된다. 나는 모든 자가 면역 질환이 장에서 시작된다는 사실에 의심의 여지가 없으며, 일부 주요 면역학자들도 같은 결론에 도달하기 시작했다.[19]

오염 메커니즘은 갭스 환자에게서 흔히 볼 수 있으며 갭스 콜라겐 장애가 좋은 예이다.

콜라겐은 인체에 가장 많이 존재하는 단백질 중 하나로, 실제로 체내 단백질의 약 1/3이 콜라겐으로 구성되어 있는 것으로 추정된다.[20] 콜라겐은 강하고 유연한 섬유 네트워크를 형성하여 '몸을 하나로 묶어주는' 역할을 한다. 관절, 인대, 근막, 피부, 혈관, 뼈, 치아, 근육, 장 벽 및 기타 많은 조직과 기관의 구조에는 다량의 콜라겐 섬유가 있다. 이들은 신체에서 결합 조직이라고 불리는 것을 형성한다.

안타깝게도, 콜라겐은 이미노산으로 구성되어 있기 때문에 녹소가 콜라겐 분자에 달라붙어 콜라겐을 오염시키고 손상한다.[21] 면역계는 다양한 도구를 사용하여 오염된 콜라겐 섬유를 청소한다. 만약 오염된 콜라겐을 청소해서 살릴 수 없는 경우 분해하고 제거한다(면역계는 상황에 따라 적절한 방법을 알고 있다). 그 결과, 콜라겐이 풍부한 신체 구조 자체가 손상된다.

이 문제가 있는 사람들은 일반적으로 관절과 근육이 '느슨해지고', 근육의 밀도와 긴장도가 낮으며, 피부와 조직의 밀도가 낮다.[22] 그들의 관절은 느슨하여 종종 과도하게 움직인다. 똑바로 서 있을 때 무릎 관절이 뒤로 빠지는 과신전 상태이고, 팔을 곧게 펴면 팔꿈치 관절이 과도하게 펴진다. 그들 중 많은 사람들이 손가락을 손등 위까지 젖힐 수 있다. 그들은 종종 자신의 발에 걸려 넘어져 '서투르다'라는 소리를 듣는다. 쉽게 넘어져 다치거나 발목이나 손목을 접질리고 심지어 관절이 탈구될 수도 있다. 발의 인대가 모든 뼈를 올바른 위치에 고정할 만큼 충분히 강하지 않기 때문에 평발인 경우가 많다. 근막도 느슨하기 때문에 복벽이나 사타구니에 탈장이 생기기 쉽고 장기 탈출증도 생길 수 있다. 척추를 구성하는 많은 작은 관절이 느슨해져 제대로 지지하지 못하기 때문에 척추에 통증이 자주 발생한다. 이 사람들은 멍이 쉽게 든다. 이는 혈관의 많은 부분이 콜라겐으로 이루어져 있는데, 그들의 혈관 벽이 쉽게 약해지고 손상되어 멍으로 나타나기 때문이다.

콜라겐은 신경계, 특히 말초 부위의 모든 관절낭, 외피 및 기타 지지 구조의 구조적 요소다. 콜라겐의 손상은 손목 터널 증후군, 말초 신경병증 등과 같은 신경 장애로 나타날 수 있다. 이러한 모든 문제는 신체의 주요 구조 단백질인 콜라겐이 오염되기 때문에 발생한다. 내 경험에 비추어 볼 때, 갭스 콜라겐 장애는 소위 자가 면역 질환의 많은 배경이 된다.

어떤 종류의 독소가 콜라겐과 다른 단백질을 오염시킬 수 있을까? 소화되지 않은 채 손상된 장 벽을 통해 흡수되는 음식을 포함하여 건강하지 않은 장내 미생물군이 우리 몸에서 독성의 주요 원천이다. 그러나 많은 독소는 환경으로부터도 들어올 수 있다.

좋은 예로 일반적인 제초제인 글리포세이트를 들 수 있다(여러 가지 이름으로 판매되며, 그 중 하나가 **라운드업**이다). 글리포세이트는 합성 아미노산으로 콜라겐에 가장 풍부한 아미노산인 글리신의 유사체이다. 최근 연구에 따르면 글리포세이트는 인체 단백질 구조 속의 글리신을 대체할 수 있는 것으로 나타났다.[23,24] 콜라겐 구조에서 글리포세이트가 글리신을 대체하면 신체의 기본이 위협을 받는다. 면역계는 이렇게 변형된 콜라겐을 발견하고 염증, 항체 및 기타 메커니즘을 사용하여 콜라겐을 청소하거나 제거하려고 시도한다.

지난 10년 동안 글리포세이트는 가장 널리 사용되는 농업용 화학물질 중 하나가 되었다. 이것은 독성이 있으며 음식과 물, 심지어 유기농으로 생산된 식품까지 어디에나 존재한다. 글리포세이트 사용의 증가는 현대 퇴행성 질환의 증가와 함께 나타난다.[23,24] 또한 제초제 글루포시네이트 glufosinate, 살충제 엘-카나바닌 l-canavanine 등 다른 농약들도 자가 면역 질환의 발병과 관련이 있는 것으로 밝혀지고 있다.

많은 백신이 이러한 화학물질에 오염되어 있다. 왜냐하면 백신이 글리포세이트와 기타 농약으로 가득 찬 상업적으로 생산된 식품을 먹인 동물의 콜라겐과 기타 단백질을 사용하여 제조되기 때문이다. 최근 MMR 백신(홍역, 볼거리, 풍진)에 이러한 오염 물질이 함유된 것이 확인되었다.[25] 상업적으로 생산되는 젤라틴(동물성 콜라겐), 젤라틴이 함유된 식품, 영양 보충제 및 의약품 포장용 젤라틴 캡슐도 이러한 방식으로 오염되는 경우가 많다. 글리포세이트 및 기타 농약의 사용 증가가 콜라겐 질병과 자가 면역 질환이 전염병처럼 증가하는 것과 관련 있다는 것은 의심할 여지가 없다.

의약품은 인체에 자가 면역과 염증을 일으킬 수 있다. 좋은 예가 약물 유발성 홍반성 루푸스 DIL,Drug-induced lupus 이다. 장기간 처방되는 약 38가지의 일반적인 약물이 이 심각한 자가 면역 질환을 유발하는 것으로 알려져 있다.[26] 그중에는 항생제, 뇌전증 약물, 항부정맥제, 혈압약, 항염증제 및 항정신병 약물이 있다. 약물을 중단하면 약물-유발성 홍반성 루푸스의 증상이 사라진다. 약물은 독소이며 다른 독소와 마찬가지로 신체의 단백질(특히 콜라겐)에 달라붙어 질병을 일으킬 수 있다. 화학물질로 인한 질병의 또 다른 예로는 류마티스 관절염이 있는데, 이는 담배 연기, 화장품, 살충제 및 기타 인공 화학물

질에 포함된 독성 화학물질과 밀접한 관련이 있다.[27]

우리 인간이 현대 환경을 가득 채운 독소 중 한 계통은 농업, 식품 산업, 개인 위생용품 산업, 현대 건축자재, 의류, 가구 등에 사용하는 지용성 화학물질이다. 비정상적인 장내 미생물들도 이러한 독소를 과다하게 생성한다. 수은, 납, 비소, 니켈, 카드뮴, 구리 및 알루미늄과 같은 일부 독성 금속이 이 그룹에 속한다. 지용성 독소는 체내, 특히 고지방 조직에 축적되면 질병을 일으킬 수 있는 강력한 능력을 가지고 있다. 콜라겐의 경우와 마찬가지로 독성 금속은 고지방 조직의 단백질에 달라붙어 3차원 구조를 변화시켜 면역계의 관심을 끌게 된다.[28] 우리의 뇌와 나머지 신경 조직에는 지방이 많으며, 독성 금속과 기타 지용성 독소의 저장소가 될 수 있다. 이러한 저장 기전은 다발성 경화증, 근위축성 측삭 경화증, 신경병증, 파킨슨병, 치매 등 대부분의 만성 퇴행성 신경질환의 원인 중 하나로 작용한다.

골수는 고지방 조직으로 독성 금속 및 기타 지용성 독소의 표적이 될 수 있다. 우리 몸의 면역세포와 혈액세포는 골수에서 생성하므로 골수는 면역세포의 '모체'이다. 이 모체가 인공 화학물질에 의해 오염되면 면역계와 혈액계 자체가 위협을 받게 된다. 환자는 다양한 형태의 자가 면역성 빈혈, 혈구와 면역세포 저하(호중구 감소증, 혈소판 감소증, 에반 증후군 Evan's syndrome), 자가 면역 림프 증식 증후군 및 기타를 겪을 수 있다. 서구에서는 백혈병이 유행하고 있으며, 오늘날 백혈병은 어린이에게 가장 흔한 암이다.[29] 태내에서 엄마로부터, 예방 접종 및 환경으로부터 아이가 지용성 독소에 노출되는 것이 이 유행의 중요한 원인이라는 것은 의심의 여지가 없다.[30]

갑상선, 부신, 생식샘, 췌장 등과 같은 내분비 기관은 구조적으로 지방의 비율이 높다. 또한 이러한 분비샘의 내부 조직과 막은 콜라겐 비율도 높다. 독성 금속 및 기타 독성 물질이 이러한 기관에 축적되면, 신체의 호르몬 균형을 방해하여 다양한 증상과 문제를 일으킬 수 있다. 이러한 상황에 있는 사람에게서 자가 면역성 다내분비 polyendocrine 증후군, 자가 면역성 췌장염, 제1형 당뇨병, 하시모토 갑상선염, 그레이브스병, 자궁내막증, 자가 면역성 난소염 및 기타 장애가 나타날 수 있다.

자가 면역 질환은 점점 더 흔해지고 있다. 과학자들은 지금까지 200여 종류에 가까운 자가 면역 질환을 밝혀냈고, 그 목록은 계속 늘어나고 있다. 가장 일반적으로 알려진 자가 면역 질환은 셀리악병, 제1형 당뇨병, 전신 홍반성 루푸스, 쇼그렌 증후군, 하시모토 갑상선염, 그레이브스병, 류마티스 관절염, 강직성 척추염, 다발성 경화증, 근무력증, 악성 빈혈, 에디슨병, 피부근염, 반응성 관절염, 건선 등이다. 하지만 이보다 흔하지 않은 진단명도 수십 가지가 있다. 자가 면역을 더 연구할수록 모든 만성 질환에 자가 면역의 요소가 있다는 것을 더 많이 깨닫게 된다. 당연하게도 면역 시스템이 조직과 장기의 오염을 처리하기 위해 항체를 포함한 모든 도구를 사용하기 때문이다.

또한 신체의 모든 오염된 장소는 특히 곰팡이를 비롯한 미생물의 번식지가 된다는 사실을 기억해야 한다. 이들은 자신의 독성을 오염된 조직에 더하고 이는 고유한 방식으로 면역계의 관심을 끌 것이다. 이에 대해서는 다음 장에서 자세히 설명하겠다.

소위 자가 면역 질환에서 오염에 대한 노출은 만성적이고 장기적이지만, 이러한 노출을 막는 것은 우리의 힘으로 할 수 있다! 가장 먼저 해야 할 일은 장 벽을 치유하고 새는 장을 봉인하는 것이다. 갭스 영양 프로토콜이 효과적으로 그 일을 해 줄것이다. 갭스 영양 프로토콜을 따르면 손상된 장에서 체내로 유입되는 독성을 막을 수 있다. 갭스 식단은 면역계에 적절한 영양을 공급한다. 이는 면역 시스템이 강해지고 제 기능을 수행할 수 있게 만들며, 손상된 장기와 조직을 재건하고 복원하는 데 필요한 영양소를 충분히 제공한다. 회복된 장내 미생물군은 면역계의 균형을 재조정하여, 면역 시스템을 똑똑하고 효율적으로 만든다.

우리는 자연스러운 방법으로 체내 독성을 제거하는 적극적인 조치를 취할 수도 있다. 그리고 생활 방식을 바꾸어 환경 독소에 대한 노출을 줄일 수 있다. 그렇게 하면 갑자기 '불치병'이 완벽하게 치료된다! 전 세계에서 자연적인 방법으로 자가 면역 질환을 치유한 수많은 사람들이 이 효과의 증인들이 되어줄 것이다.

자가 면역이라는 단어는 '자기'를 의미하는 그리스어 접두사 '오토 auto'와 면역계를 뜻하는 '이뮤니티 immunity'에서 유래하였다. 자가 면역의 주류 개념은 면역계가 우리 몸의 정상적이고 건강한 조직을 스스로 공격하여 질병을 일으키는 개념으로 설명한다. 나는 임상 경험을 통해 이 개념이 잘못되었다는 결론에 도달했다. 나는 우리 몸의 면역계가 결코 잘못된 길로 가지 않는다고 확신한다! 면역계는 우리의 적이 아니라 대자연이 우리에게 준 웅장하고 강력한 동맹군이다. 면역계는 질병을 일으키기 위해 있는 것이 아니라 질병으로부터 우리를 해방시키기 위해 설계되었다! 만성 질환을 치유하거나 건강한 삶을 영위하려면 면역계의 활동을 존중하고 이를 돕기 위해 최선을 다해야 한다.

3) 음식 알레르기 및 과민증

　장내 미생물들은 장 벽의 가정집사다. 이들은 장 벽을 보호하고, 영양분을 공급하며, 세포 재생 과정을 조율하는 등의 일을 한다. 이 놀라운 과정은 장 벽의 구조를 항상 새롭게 만든다. 장내 미생물군에 이상이 생기면 장 벽이 손상되는 끔찍한 일이 발생한다. 지금부터 이것이 무슨 일인지 알아보자.

　장 벽을 덮고 있는 장 세포는 양옆으로 서로 달라붙어 있다. 이는 소위 치밀 결합 tight junctions 이라고 불리는 구조를 형성한다. 원래는 장세포 사이로 음식물이 흡수되지 않는다. 치밀 결합이 이를 허용하지 않기 때문이다. 대신 음식물은 장 세포 안으로 흡수된다. 장세포는 이를 분석하고, 개선한 다음 혈액과 림프로 들어갈 수 있게 한다.

　그러나 장내 미생물군에 이상이 생기면 병원성 미생물이 독소를 생성한다. 이 독소는 치밀 결합을 손상하고 장 벽을 열어 침입이 쉬워진다.[31] 그 결과 장 벽에 구멍이 생겨서 새는 장이 된다. 제대로 소화될 기회를 얻지 못한 당신이 섭취한 음식은 손상된 장 벽을 통해 흡수되어 혈류에 도달한다. 면역계는 이러한 소화되지 않은 음식물 입자를 발견하고 이에 반응한다. 소화되지 않은 음식에 대한 면역계의 반응은 임상적으로 음식 알레르기 또는 음식 과민증으로 나타난다. 이는 천식 발작, 공황 발작, 피부 발진, 편두통, 방광염, 기력 저하, 기억력 감퇴, 가슴 두근거림, 정서 불안정, 관절염 등으로 나타날 수 있다.[32]

　반응은 즉각적으로 나타날 수도 있고 늦게 나타날 수도 있다. 예를 들어, 방금 먹은 빵과 어제 먹은 햄, 며칠 전에 먹은 달걀, 2주 전에 먹은 토마토에 대해 동시에 반응할 수 있다. 따라서 이러한 모든 반응이 겹치기 때문에 어떤 날에는 자신이 무엇에 반응하고 있는지 전혀 알 수 없다. 사람들은 식품 알레르기 및 과민증에 대한 혈액 검사를 하고 식단에서 그 식품을 빼기 시작한다. 그들은 사실상 허용할 음식이 거의 남지 않을 때까지 빼고 또 제외하지만 여전히 반응이 나타난다! 이는 장 벽이 체처럼 구멍이 난 상태로, 대부분의 음식이 소화되지 않은 상태로 흡수되며 섭취하는 모든 음식에 인체가 반응하기 때문이다.

음식에 집중하는 대신 장 벽을 새지 않게 치밀하게 만드는 치유에 집중해야 한다. 장의 구멍이 막히면 음식물이 흡수되기 전에 제대로 소화되기 시작할 것이다. 그 결과 음식 알레르기와 소화불량 증상이 사라진다. 전 세계 수천 명의 사람들이 갭스 도입 식이요법을 통해 이러한 효과를 보았다. 장 벽을 치유하고 구멍을 막는 데는 시간이 걸린다. 하지만 이 과정이 진행되는 과정에서 알레르기가 하나씩 사라지기 시작할 것이다.

(1) 알레르기는 어떻게 발생할까?

우리 몸의 면역계는 엄청나게 복잡하며 많은 분파와 부서를 가지고 있다. 가장 많이 연구된 중요한 분파 중 하나는 Th1(T 림프구 헬퍼 세포 1)이다. 이 분파는 환경의 모든 것에 대한 정상적인 반응을 담당한다. 예를 들어, Th1이 제대로 작동하면 공기 중에 풀과 꽃의 꽃가루가 얼마나 있는지 알 필요가 없다. Th1이 꽃가루를 처리하기 때문에 꽃가루 알레르기가 생기지 않는다. Th1이 잘 작동하면 베개에 얼마나 많은 집먼지 진드기가 살고 있는지, 매일 얼마나 많은 화학 물질을 흡입하고 있는지, 다양한 음식이 몸에 어떤 영향을 미치는지 알 필요가 없다. Th1이 건강하면 동물(고양이, 개, 말)을 돌봐도 알레르기 반응이 나타나지 않는다.

무엇이 우리의 Th1을 건강하게 잘 유지해 줄까? 바로 장내 미생물들이다! 장내 미생물들이 균형 잡히고 다양할 때, 우리 몸은 강력하고 완전한 기능을 하는 Th1을 갖게 된다.[33] 그러나 장내 미생물들이 손상되면 Th1이 무력화될 수 있다. 그 결과 면역계는 다른 분파를 사용하여 환경에 대처해야 한다.

(현재 알려진 바로는) 이때 주로 사용되는 것이 Th2라는 또 다른 경로이다. 이

분파는 꽃가루, 집먼지 진드기, 화학 물질, 음식 및 동물을 처리하도록 설계되지 않았다. 그래서 처리 작업에 부적절한 도구를 사용한다. 그 결과 꽃가루 알레르기, 천식, 습진, 만성 비염, 알레르기성 결막염, 동물, 음식 및 화학 물질에 대한 알레르기, 아나필락시스 반응까지 나타나기 시작한다.

Th1과 Th2 사이의 이러한 면역 불균형을 아토피라고 한다.[34] 아토피 환자의 몸은 모든 것에 대해 알레르기 반응과 과민 반응을 일으킬 준비가 되어 있다. 이러한 상황은 비정상적인 장내 미생물들로 인해 발생하는 갭스 상태이다. 이 질환은 전 세계적으로 점점 더 흔해지고 있으며, 의학계에서는 이 환자군을 위한 진단명 목록을 계속 늘려가고 있다. 그중 몇 가지를 살펴보자.

(2) 비만세포 활성화 장애 및 호산구 증가증

비만세포 mast cell 는 전신에서 발견되는 백혈구(면역 세포)이다. 비만세포의 주요 서식지는 우리 몸을 하나로 묶어주는 조직인 결합 조직이며 이는 모든 곳에 존재한다. 백혈구는 신체가 외부와 접촉하는 모든 점막에 매우 많이 분포한다. 왜냐면 점막이 외부와 접촉하는 곳이기 때문이다. 비만세포는 뇌와 나머지 신경계에도 존재하며 혈액에도 있다. 비만세포는 염증, 자가 면역, 상처 치유, 화학 물질, 미생물 및 기생충 처리, 다양한 감염에 대한 장기적인 면역력 개발 등 인체에서 중요한 역할을 한다.[35]

가장 최근에 모기에 물렸을 때를 기억하는가? 그 후 바로 무슨 일이 일어났는가? 피부에 가려운 붉은 발적이 생겼고 며칠 동안 계속 가려웠을 것이다. 이는 비만 세포가 활성화되어 염증을 일으키는 강력한 분자(히스타민, 세로토닌, 헤파린, 프로테아제, 에이코사노이드, 트롬복산, 프로스타글란딘, 혈소판 활성화 인자, 호산구 유인 인자, 사이토카인 등)를 방출하기 때문에 발생한 것이다. 이러한 활성 분자들은 비만세포 내부의 특수한 '주머니'인 과립에 포함되어 있다.

그중에서도 가장 많이 연구된 분자 중 하나가 히스타민이다. 히스타민은 염증과 알레르기에 중요한 역할을 하는데, 해당 부위의 혈관을 확장하고 새어 나오게 하여 조직을 부풀게 한다. 동시에 신경 말단에 작용하여 통증과 가려움증을 유발한다. 결과적으로 모기에 물린 자리는 붉게 부어오르며 가려운 혹이 생긴다. 면역계가 정상적으로 균형 잡힌 사람의 경우 부푼 자리는 직경이 0.5-0.6cm를 넘지 않으며 며칠 내에 사라진다. 그러나 아토피 환자의 경우 그 부위가 크고 붉으며 매우 가렵고 훨씬 더 오래 간다.

비만세포는 면역글로불린 IgM, IgG, IgE 등 에 의해 매개되는 알레르기 반응에 관여한다. 면역 글로불린은 항체로, 침입자에 대해 학습한 후 언제든지 이를 인식하는 특수한 분자들이다. 그 침입자는 특정 미생물, 화학 물질 또는 제대로 소화되지 않은 음식일 수 있다. 면역 글로불린은 침입자의 존재를 감지하자마자 비만 세포와 결합하여 체내로 화학 물질을 방출하여 알레르기 반응을 유발한다. 반응은 습진이나 알레르기 비염과 같이 국소적인 것일 수도 있고 아나필락시스 쇼크처럼 전신적이고 강력한 것일 수도 있다.

비만 세포는 다양한 자극에 반응하여 '주머니'에서 화학 물질을 방출하고 신체에 강력한 증상을 일으킬 수 있다. 장 벽이 손상되어 새는 장이 되면 소화되지 않은 음식물, 비정상적인 장내 미생물들의 활동으로 인한 독소 및 항원, 살아있는 미생물, 환경의 독소 등 모든 종류의 물질이 혈액과 림프로 흡수되어 온몸에 퍼진다. 이러한 모든 것이 비만 세포를 활성화할 수 있다. 어떤 사람들에게선 신체의 모든 비만세포가 활성화되어 비만 세포 활성화 장애 MCAD:Mast Cell Activation Disorder 또는 비만 세포 활성화 증후군 MCAS:Mast Cell Activation Syndrome 이라고 부르는 질환이 나타난다.[36]

MCAD/MCAS에서 비만 세포는 강력한 화학 물질의 조합을 만성적으로(항상) 또는 반복적으로 생성하여 많은 장기와 조직에 불쾌한 증상을 유발한다. 그 일환으로 쉽게 멍이 드는 것, 피부가 붉어지는 것, 피부 가려움증, 추위, 현기증, 저혈압, 설사, 복통, 메스꺼움, 구토부터 브레인 포그, 두통, 기억력 저하, 기침, 쌕쌕거림, 안구 염증, 전반적인 피로와 근골격계 문제까지 다양한 증상들이 나타날 수 있다. 이 장애가 있는 사람들은 주기적으로 호흡 곤란, 빠른 맥박, 메스꺼움, 구토, 현기증 및 실신과 함께 아나필락시스를 경험할 수 있다. 이 반응들은 어떤 특정한 날에 장 벽을 통해 체내로 유입된 독소들과 소화되지 않은 음식물의 조합에 따라 달라진다.

이 질환을 치료하기 위해서는 장 벽을 치유하고 구멍을 막는 데 집중해야 한다. 장이 치유되면 독소와 소화되지 않은 음식물의 유입 흐름이 멈춘다. 그때야 비만 세포가 '진정'되어 강력한 화학 물질의 방출을 멈출 수 있을 것이다.

비만세포는 단독으로 작용하지 않고 호산구와 같은 다른 면역세포와 함께 작용한다. 호산구는 기생충과 알레르기를 퇴치하는 데 관여하는 것으로 알려져 있다. 호산구는 습진의 피부 부위, 천식의 폐, 알레르기 비염의 코와 부비동 점막 등 알레르기에 반응하는 모든 조직에 축적된다. 비만 세포와 마찬가지로 호산구도 알레르기 반응 중에 방출되는 '화학 물질로 가득 찬 주머니'를 가지고 있다. 장 벽이 손상되어 새면 소화되지 않은 음식물과 독소가 장 벽을 통과하여 많은 수의 호산구를 끌어들인다. 호산구가 여기에 축적되면 호산구 증가성 장질환으로 진단할 수 있다.

주요 증상이 나타나는 부위에 따라 호산구성 식도염, 호산구성 위염, 호산구성 위장염 또는 호산구성 장염으로 진단될 수 있다. 이러한 모든 질환에서 장 벽에는 많은 수의 호산구가 침윤*하여 강력한 화학 물질을 방출하고 소화기 증상(통증, 역류, 가스 생성, 비정상적인 대변 및 흡수 장애)을 유발한다. 이와 동시에 환자는 일반적으로 혈중 호산구 수치가 높다(호산구 증가증). 이는 장의 건강에 해로운 상황에 대한 면역계의 반응일 뿐이다. 호산구 및 비만 세포 자체와 싸우는 것은 의미가 없다. 질병의 진짜 원인인 비정상적인 장내 미생물군과 손상된 장 벽을 치료해야 한다.

---

* 침윤 : 염증이나 악성 종양 따위가 인접한 조직이나 세포에 침입하는 것

아토피 환자를 위한 새로운 진단명이 계속 만들어지고 있다. 이러한 장애 MCAD/MCAS 및 호산구성 장 질환 는 서구에서 상당히 흔한 질환이 되고 있다. 이는 장내 미생물군이 비정상적이기 때문이다. 결과적으로 면역계가 균형을 잃고 아토피가 발생한다. 알레르기가 생기기 쉬워지는 것이다. 이 그룹의 또 다른 질환은 히스타민 불내증 Histamine Intolerance, HIT 인데 또 다른 새로운 진단명이다. 이 질환에 대한 몇 가지 연구가 이미 발표되었으며, 이 질환의 영향을 받는 사람들의 수가 증가하고 있다. 이에 대해 살펴보자.

(3) 히스타민 및 기타 생체 생성 아민

생체 아민은 아미노산으로부터 생성되는 강력한 분자이다. 장과 환경에 있는 많은 미생물은 아미노산을 히스타민(히스티딘이라는 아미노산으로부터 만들어짐), 세로토닌, 트립타민(트립토판이라는 아미노산으로부터 만들어짐), 티라민(티로신이라는 아미노산으로부터 만들어짐), 페닐에틸아민(페닐알라닌이라는 아미노산으로부터 만들어짐) 등과 같은 생체 아민으로 전환할 수 있다.[37] 이러한 아민들은 강력한 신경 전달 물질 및 호르몬으로 작용하여 여러 장기의 기능들에 영향을 미칠 수 있다. 장내 미생물군은 생체 아민의 매우 중요한 공급원이다.

생체 아민의 생산과정은 복잡하며 건강한 상황에서는 엄격하게 조절된다. 이를 제어하는 기전 중 하나는 과도한 생체 아민을 분해하는 효소다. 여기에는 디아민 산화효소 Diamine Oxidase, DAO, 모노아민 산화효소 Monoamine Oxidase, MAO 등이 있다. 건강한 장 벽은 이러한 효소를 생성하여 음식에 포함된 과도한 생체 아민을 처리한다. 또한, 장 벽을 구성하는 세포인 장세포는 이러한 분자들을 처리하기 위해 자체적으로 효소를 생산한다.

문제는 장내 미생물군이 비정상적인 사람의 경우 장 벽이 손상되어 이러한 효소를 충분히 생산하지 못하는 경우가 많다는 것이다. 또한, 손상되고 새는 장 벽으로 인해 생체 아민이 장 세포 사이로 흡수되어 버려서 장 세포가 이

를 적절히 조절하지 못하는 점도 있다.[38]

　히스타민 불내증의 임상 증상에는 히스타민뿐만 아니라 많은 생체 아민의 작용이 포함된다. 체내 생체 아민이 너무 많은 경우 증상은 다양하며 많은 장기에 영향을 미친다. 두통, 현기증, 메스꺼움, 구토, 설사, 복통, 저혈압, 빠른 심박수, 비정상적인 심장 박동, 가려운 피부 발진, 습진, 쌕쌕거림 및 호흡 곤란, 콧물 및 재채기, 월경 문제 등이 발생할 수 있다.

　히스타민 및 기타 생체 아민은 혈관의 투과성을 증가시켜 조직이 빠르게 부어오르고 아나필락시스 반응을 일으킬 수 있다. 히스타민 및 기타 생체 아민은 미생물뿐만 아니라 면역세포(비만세포 및 호산구 등), 장 세포, 신경세포, 평활근 세포, 혈관 내피 등 인체의 많은 세포들도 생성한다. 우리 몸에서 이러한 물질을 생성하는 것은 정상적인 일이다. 현재로서는 이 물질의 기능과 균형에 대한 지식이 거의 없지만, 우리 몸이 이러한 물질을 생성한다는 사실만으로 이러한 분자를 두려워할 필요는 없다.

　환경에 있는 대부분의 미생물과 음식을 발효시키는 미생물은 생체 아민을 생성한다.[39] 그렇기 때문에 발효되거나 일정 기간 보관된 음식(어제 먹다 남은 음식도 포함)에는 다량의 생체 아민이 함유되어 있을 수 있다. 많은 신선 식품에도 이 물질이 포함되어 있을 뿐만 아니라 히스타민을 유리시키거나 효소인 DAO와 MAO를 손상해 체내에 과량의 생체 아민을 생성하는 다른 물질이 있을 수 있다. 따라서 음식에 있는 히스타민과 기타 생체 아민을 완전히 피하는 것은 불가능하다.

　체내 히스타민 수치를 높일 수 있는 식품은 발효, 절임, 보존, 소금에 절인 음식, 훈제 또는 통조림, 숙성 치즈, 남은 음식, 조개류, 식초, 산성 과일(키위, 레몬, 라임, 파인애플, 자두 등), 대부분의 베리류(특히 딸기), 파파야, 견과류, 초콜릿, 토마토, 모든 종류의 차와 커피, 콩류, 밀 배아, 알코올, 날달걀 흰자 및 효모 함유 식품 등이 있다.

가공식품에 첨가하는 많은 화학물질(벤조산염, 아황산염, 아질산염, MSG 및 글루탐산염, 식용 색소 등)은 히스타민 불내증 증상을 악화시킬 수 있다.

일반적으로 히스타민 수치가 낮은 것으로 생각되는 식품은 신선한 육류, 신선한 생선, 신선한 달걀, 신선한 채소, 신선한 우유 및 갓 발효한 요구르트, 일부 과일(먹어본 뒤 몸의 반응을 보며 선택), 버터, 허브차, 신선한 허브가 있다. 이러한 식품 목록은 대략적일 수밖에 없는데 개인마다 반응이 매우 다르기 때문이다. 히스타민은 전체 그림의 작은 부분일 뿐이다. 누군가가 아픈 진짜 이유는 장내 미생물 군집이 비정상적이고, 장 벽이 손상되어 새며, 면역계의 균형이 맞지 않기 때문이고 이것이 그 사람을 아토피성 체질로 만든다.

인류는 오래전부터 발효 식품과 신선도가 떨어지는 식품, 즉 생체 아민이 가득한 식품을 먹어왔다. 그런데 아주 최근에야 사람들이 갑자기 이러한 분자에 민감해졌다. 왜 그럴까? 그것은 우리가 장내 미생물군에 가하는 행위 때문이다.

히스타민 불내증은 손상된 새는 장 증후군으로 인해 발생하는 음식 알레르기 및 과민증의 일부이자 함께 따라오는 패키지다. 히스타민 불내증을 포함한 모든 음식 알레르기를 치유하기 위해서는 장 벽을 치유하고 구멍을 막는 데 집중해서 장의 온전한 기능을 회복해야 한다. 그러면 음식물이 체내로 흡수되기 전에 제대로 소화되어 반응이 사라질 것이다. 그리고 가장 중요한 것은 장이 치유되면서 면역계가 균형을 되찾고 알레르기에 취약한 아토피성 체질에서 벗어난다는 것이다.

모든 음식 알레르기 및 불내성의 경우와 마찬가지로, 갭스 도입 식단을 천천히 그리고 인내심을 가지고 진행해야 한다. 이 식단의 첫 단계에서 히스타민이 풍부한 식품은 거의 섭취하지 않으며, 발효 식품은 소량부터 아주 서서히 섭취한다. 모든 사람은 독특하고 고유한 장내 미생물군을 가지고 있으므로 자신에게 맞게 식단을 조절하길 바란다. 생체 아민에 매우 민감하다면 발효 식품을 제외하고 시작하되, 곧 소량의 홈메이드 유청, 요거트, 케피어, 사워크림 또는 사우어크라우트 즙을 섭취하기 시작할 수 있다. 어느 시점에서 당신은 몸이 그 음식들을 받아들일 수 있다는 것을 느끼게 될 것이다.

발효 식품은 장내 미생물군을 정상화하고 균형을 개선하며 다양성을 증가시키는 데 도움이 된다.[40] 모든 발효 식품에는 프로바이오틱 미생물이 들어 있어 '다이 오프 die-off *' 반응을 일으킨다. 대부분의 사람에서 생체 아민은 이러한 '다이 오프'에 중요한 역할을 한다. 사실, 히스타민 과민증은 많은 사람에게서 나타나는 다이 오프 반응의 일부이자 패키지처럼 따라붙는 현상이다. 이 반응은 관리 가능한 수준에서 조절되어야 하지만 완전히 피할 수는 없다.

히스타민 불내성이 있는 사람은 어떤 프로바이오틱 박테리아를 섭취할지 신중하게 선택해야 한다. 프로바이오틱스 및 식품 발효에 사용되는 가장 일반적인 유산균(락토바실러스 카제이 및 락토바실러스 불가리쿠스)은 히스타민을 생성할 수 있어 히스타민에 민감한 사람은 피해야 한다. 아마도 락토바실러스 람노서스 Lactobacillus rhamnosus, 비피도박테리움 인판티스 Bifidobacterium infantis, 비피도박테리움 롱검 Bifidobacterium longum, 락토바실러스 플란타룸 Lactobacillus plantarum 을 선택해야 할 것이다.[41] 그리고 확실하지는 않으나 락토바실러스 루테리 Lactobacillus reuteri 등 일부 종은 생체 아민 생성을 감소시키는 것으로 알려져 있다. 그러나 이는 아직 완전히 신뢰할 수 없는 일부 제한적인 연구에 근거한 것이다. 또한 임상 경험에 따르면 사람마다 프로바이오틱 박테리아에 대한 반응이 매우 다를 수 있다.

아토피를 가진 사람들의 몸에서는 많은 일이 일어나고 있는데 히스타민 반응은 전체 그림의 작은 조각일 뿐이다. 따라서 히스타민(및 기타 생체 아민)에

---

* 다이 오프 반응 : 다이오프 반응 또는 헉스하이머(Herxheimer) 반응은 유해균이 대량 사멸하면서 내독소를 방출할 때 나타나는 일련의 증상으로 피로, 두통, 근육통, 발열과 오한, 소화기 문제, 피부 발진, 인지 기능 저하 등 다양한 증상을 동반할 수 있다.

너무 매몰되지 않는 것이 좋다. 이 질환의 진짜 원인은 갭스다. 갭스 영양 프로토콜로 장내 미생물군을 바꾸고 장 벽을 치유하고 구멍을 막자. 내 경험에 비추어 볼 때, 이 환자 그룹은 갭스 도입 식단을 따르는 것이 중요하다.

장 벽의 구멍이 메워지면 음식물이 흡수되기 전에 제대로 소화될 것이다. 그 결과 신체는 더 이상 비만 세포, 호산구 및 기타 면역 세포를 활성화할 필요가 없다. 이러한 세포들은 '진정'되어 알레르기, 히스타민 불내성, 비만세포 활성화 장애 및 호산구 증가성 장 질환 증상의 원인이 되었던 히스타민과 기타 강력한 분자가 방출되지 않게 할 것이다. 장내 미생물군이 회복되면 면역계의 균형이 다시 잡히고, Th1 세포 라인이 다시 제 기능을 발휘하기 시작한다. 그렇게 되면 알레르기와 작별할 수 있다! 주요 진단명이 무엇이든(건초열, 천식, 습진, 알레르기, 비만세포 활성화 장애, 히스타민 불내성, 호산구 증가증 또는 심지어 아나필락시스) 회복할 수 있다!

한 엄마가 쓴 다음의 편지는 갭스 식이요법의 효과를 잘 보여준다.

'생후 18개월 때 검사 결과 아들은 모든 음식에 알레르기가 있고 최소 10가지 음식에 아나필락시스가 있는 것으로 나타났습니다. 아들은 저자극성 분유만 먹었고, 그것으로 약 3년 반을 버텼어요. 아이가 먹을 수 있었던 유일한 음식은 쌀, 배, 통조림 옥수수와 설탕을 섞은 것뿐이었습니다. 아이는 통제할 수 없는 아나필락시스 반응을 자주 일으켜 팔이 두 번이나 부러졌고, 스테로이드를 포함해 최대 7가지 약을 복용하고 있었습니다. 아이는 모든 음식에 과민 반응을 보였지요.

그러던 중 갭스 어린이 GAPS Kids 라는 온라인 그룹을 알게 되었고, 이 그룹을 통해 아들이 식품 단백질 유발 장염 증후군 FPIES 을 앓고 있다는 사실과 무엇보다 중요하게도 이 질환을 치료할 수 있다는 사실을 알게 되었습니다. 이 그룹은 모든 음식에 알레르기가 있는 아들에게 음식이 치료제가 되는 식이요법을 시작할 수 있도록 저를 도와주었어요! 양고기 육수를 분유에 한 방울 떨어뜨리는 것부터 시작해야 했습니다. 아이의 몸이 이를 받아들일 수 있게 하는 데 3개월이 걸렸고, 지금은 매일 분유에 양고기 육수 반병을 섞어 먹이고 있어요. 육수를 먹게 되어서 이것만으로도 애호박, 땅콩호박, 당근이라는 세 가지 안전한 갭스 식품과 양고기 육수라는 한 가지 안전한 음식을 받아들일 수 있게 되었고 이것으로 갭스 도입 식단을 시작할 수 있었습니다.

분유를 끊었더니 아이가 아침마다 보였던 재채기와 코막힘이 즉시 사라졌어요. 그동안 아들은 분유를 잘 먹지 못했습니다! 갭스 도입 식단을 시작한 지 4일 만에 아들의 몸은 가장 알레르기가 심한 음식인 달걀 노른자를 견딜 수 있게 되었죠. 11일 만에 아들은 두 번째로 심한 알레르기 음식인 아몬드를 견딜 수 있게 되었어요. 우리는 6주 만에 도입 단계 식단을 마쳤습니다.

아들은 이제 믿을 수 없을 정도로 많은 종류의 안전한 음식을 먹게 되었고 체중이 엄청나게 늘었어요. 창백한 흰색의 유령 같은 모습 대신 아름다운 피부색을 띠게 되었죠. 아들은 생애 처음으로 가족과 함께 크리스마스 점심 식사를 할 수 있었고, 맛있는 영양식을 맛보는 기쁨에 식사 내내 눈을 감고 있었답니다. 우리가 좀 더 허용적인 완전한 갭스 식단에 도달했을 때 아이는 고기, 내장육, 달걀 노른자, 육수, 수프, 아몬드 빵, 다양한 채소를 먹어 치우고 있었습니다.

제 아들은 빠르게 회복했지만, 회복 속도가 더뎌지는 벽에 부닥쳤어요. 그 후 3년 동안 우리는 다음과 같은 '금상첨화' 방식을 따라 해서 상당히 많이 회복되었습니다.

- 기생충(디엔타모에바 프래길리스 Dienthamoeba Fragilis와 블라스토시스티스 호미니스 Blastocystis Hominis)을 제거했습니다.
- 수질 문제가 심각하다고 생각해서 불소와 염소를 걸러냈습니다.
- 두개천골 요법을 받고 짧은 설소대* 문제를 해결했습니다.

온 가족이 갭스 프로토콜을 따르고 있어요. 지난 크리스마스에는 피자를 주문해서 먹었는데 전혀 반응이 없었어요! 우리는 모두 충분히 치유되었습니다. 갭스는 우리의 건강뿐만 아니라 라이프스타일까지 완전히 변화시켰답니다. 저희는 6,120평의 땅을 구입해서 지금은 꿈에 그리던 농장에서 살고 있습니다. 우리는 생체 활성도가 높은 식품을 직접 재배하고, 샘물을 직접 공급받으며, 닭을 유기농 방목으로 키울 계획이랍니다.'

- Mary K. -

---

* 설소대(frenulum linguae)는 혀 밑부분에서 입의 바닥으로 연결되는 얇은 조직 띠이다. 이 조직은 혀의 움직임을 일부 제한하며, 혀가 너무 멀리 앞으로 나가는 것을 방지하는 역할을 한다. 설소대는 삼키는 동작과 발음에 중요한 역할을 하며, 때로는 이 부위가 비정상적으로 짧아서 발음 장애나 수유 문제(특히 영아에게서)를 일으킬 수 있다.

4) 열이 나는 것을 환영하자!

몸에서 열이 나는 것은 우리에게 매우 좋다! 열은 우리 면역계가 질병을 일으키는 미생물을 죽이고 독소를 파괴하며 암세포를 제거하는 데 사용하는 주요 도구이다. 며칠 동안 감기를 앓더라도 이를 방해하지 않고 몸이 필요로 하는 만큼 열이 나도록 내버려두면 몸을 깨끗하게 하고 만성 감염을 제거하며 암 발생을 예방하고 원기를 회복할 수 있다.[42] 연구자들은 난치성 암, 만성 피로 증후군 및 기타 중증 질환 환자에게 열을 유발하는 실험을 하고 있으며, 열이 나는 게 이러한 질환을 치료하는 데 매우 효과적일 수 있다는 사실을 발견하고 있다. 열이 나는 동안 면역계는 스스로를 리셋하고, 다양한 면역세포 라인의 균형을 재조정하고 재조직하며 환경에 더 효과적으로 대처할 수 있게 된다.

전 세계 곳곳의 전통 사회에서는 열에 대한 이점에 대해 오랫동안 알고 있었고, 평소에도 예방 차원에서 몸의 온도를 올리곤 했다.[43] 러시아 반신욕, 스칸디나비아식 사우나, 터키식 목욕탕, 로마식 목욕탕, 아메리카 원주민의 땀 정화 움막, 일본, 아이슬란드 및 전 세계 여러 문화권에서 온천에서 목욕을 하는 것을 건강 관리를 위한 활동으로 오랫동안 소중히 여겨왔다. 이러한 문화권에선 온 가족이 온천욕을 주간 일과의 매우 중요한 부분으로 간주한다. 정기적으로 사우나와 러시아식 사우나 반야 Banya 를 하면 많은 만성 질환의 발병을 예방할 수 있고 질병을 치유하는 데 큰 도움이 된다는 연구 결과가 발표되었다.

면역계가 열을 최대한 활용하도록 허용하면 우리 몸에서 자가 면역이 발생하는 것을 예방할 수 있다. 문제는 사람들이 열을 두려워해서 체온이 상승하기 시작하자마자 열을 내리는 약을 복용하기 시작한다는 것이다. 면역계가 열을 제대로 사용하지 못하면 향후 자가 면역, 만성 염증, 알레르기, 만성 감염, 기생충 및 암이 발생할 수 있는 토대가 마련된다.

특히, 영유아에게 열이 나면 그대로 두는 것이 매우 중요하다.[44] 아이들은 면역계가 미성숙한 상태로 태어나기 때문에 면역 교육이 필요하다. 처음 열이 나는 것은 아이에게 면역계에 대한 중요한 교육적 경험이다. 열이 나지 않게 하면 아이의 면역계는 중요한 교훈을 놓치게 된다. 따라서 이는 잘못된 학습으로 작용해 향후 알레르기와 자가 면역의 토대가 될 수 있다.

물론, 부모가 아기의 몸이 '불덩이처럼 뜨겁고' 아파하는 것을 보는 것은 매우 두려운 일일 수 있다. 그렇기 때문에 아이의 열을 멈추고 다시 건강해진 모습을 보고 싶어 하는 것은 당연한 일이다. 그러나 이때는 아이에게 가장 좋은 것이 무엇인지에 집중해야 할 때다.

열이 나도록 그대로 두자! 아이를 따뜻하게 해주고 수분을 충분히 공급해 주기만 하자. 대부분의 경우 열은 12~24시간 동안만 지속되며, 아이의 열이 떨어진 후에는 더욱 강하고 건강한 면역계를 가지게 될 것이다! 대부분의 열은 감기로 인해 발생하며, 일반적으로 의사의 진료가 필요하지 않다. 그렇지만 혹시나 열이 발생하는 이유가 수막염과 같은 심각한 감염이 아닌지를 확인하는 것은 중요하며 이때는 적극적인 치료가 필요하다.

열이 나면 어떻게 해야 할까?

(자신뿐만 아니라 영유아 자녀도 동일한 권장 사항을 따르길 바란다.)

침대에 누워 몸을 따뜻하게 유지하고 계속 땀을 흘리도록 한다. 땀을 흘리는 것은 몸에서 독소가 배출되고 체온이 자연스럽게 내려갈 수 있게 도와주기 때문에 치유 효과가 매우 좋다. 잠옷이나 셔츠를 여러 벌 준비해 두었다가 땀을 흡수할 수 있도록 자주 갈아입는다. 몸 아래에 큰 면수건을 깔고 또 다른 큰 면수건으로는 몸을 덮고 그 위에 따뜻한 담요를 또 덮는다. 열이 나면 추위를 느끼고 심지어 오한이 들 수도 있다. 체온을 유지하려면 합성 섬유가 아니라 면과 양모와 같은 천연 섬유만 입어야 한다!

열이 나는 동안 수분을 충분히 섭취하는 것이 중요하다. 신선한 레몬 한 조각을 넣은 뜨거운 물을 계속 마신다(레몬은 미네랄과 비타민 C를 제공한다). 버터와 꿀을 섞어 준비해 놓고, 뜨거운 물을 한 컵 마실 때마다 이 혼합물 몇 티스푼을 넣어 마셔라. 버터-꿀 혼합물을 만들려면 유기농 생버터(또는 유기농 기버터) 200g과 취향에 따라 꿀 1~6티스푼을 섞는다(꿀 1티스푼으로 시작하여 맛을 보면서 입맛에 맞을 때까지 꿀을 추가한다). 이 혼합물을 침대 옆 실온에 둔다. 어떤 이유로 버터를 먹지 못하는 경우에는 코코넛 오일, 수제 탤로(소기름) 또는 기타 동물성 지방을 활용한다(탤로를 만드는 방법은 **레시피** 섹션을 참조). 버터-꿀 혼합물에 천연 소금을 한 꼬집 넣는다. 땀을 흘릴 때 몸에서 많은 양의 염분이 빠져나가므로 소금을 보충하는 것이 중요하다.

"열이 나면 굶기고 열이 떨어지면 먹여라."라는 옛 속담이 있다! 고열이 나면 먹고 싶지 않다. 질병과 싸우는 데 모든 자원을 소비해야 할 때 음식은 신체가 처리해야 할 부담이 된다. 레몬을 넣은 뜨거운 물을 충분히 마시고 버터-꿀-소금 혼합물을 먹는 것만으로도 충분하다.

체온이 내려가기 시작하면 음식을 먹을 수 있다. 어떤 음식부터 시작하는 것이 가장 좋을까? 소화하기 쉽고 면역계에 영양을 공급할 수 있는 음식으로 시작하는 것이 매우 중요하다.

이 상황에서 가장 좋은 음식은 집에서 만든 고기 육수이며, 대두를 먹이지 않은 유기농으로 사육한 닭으로 만든 닭고기 육수가 매우 좋다. 닭 육수를 만들려면 닭 한 마리와 내장을 4~5L 팬에 넣고 물을 채운 다음 천연 소금 한 스푼을 넣고 2~3시간 동안 끓인다. 그러면 맑고 맛있는 고기 육수가 만들어질 것이다. 이 육수를 하루 종일 원하는 만큼 계속 마신다. 배가 고프면 육수를 만들고 나온 닭고기를 껍질, 지방, 뼈에 붙은 갈색 고기와 인대, 연골 등 뼈의 부드러운 부분(닭가슴살 말고)을 중점적으로 먹는다.

수저를 사용하지 않고 맨손으로 닭고기를 발라먹는 것을 강력히 추천한다! 손으로 먹으면 우리 몸은 본능적으로 그 순간 건강에 가장 좋은 부위의 닭고기를 찾게 되는데, 수저를 사용하면 이러한 본능이 발휘되지 않는다. 닭고기 육수의 일부를 덜어 전분이 없는 채소 몇 가지를 넣고 20분간 조리하면 맛있는 수프를 만들 수 있다. 계속 이 수프와 닭고기를 먹고, 닭고기 육수를 마시고, 레몬과 버터-꿀 혼합물을 넣은 뜨거운 물을 마신다.

어떤 이유로 닭고기를 못 먹는다면 뼈를 발라낸 다른 고기(양고기, 소고기, 거위, 오리, 야생동물 등)로 육수를 만들자. 수프에 수제 케피어, 사워크림, 유청 또는 요거트 몇 티스푼을 추가하는 것이 좋다. 이런 음식들은 당신의 식사에 프로바이오틱 박테리아와 효소를 더해서 면역력을 자극하고 장 벽을 치유해 줄 것이다. 그 이외에 다른 것들은 먹지 말길 바란다! 이 간단한 권장 사항을 따르면 이전보다 더 빠르고 건강하게 열에서 벗어날 것이다.

영유아의 일부가 고온(보통 39°C 이상)에서 열성 경기를 일으킬 수 있다. 이 경우 아이는 경련을 일으키거나 다른 불수의적인 움직임을 보이며 몇 초 동안 의식을 잃을 수 있다. 열성 경기는 뇌전증이 아니며 일반적으로 치료가 필요하지 않다. 아이를 제지하지 말고 안전하게 보호하면서 담요와 옷을 벗겨 아이의 체온을 조금 낮춘다. 일반적으로 열성 경기에 대해 지나치게 걱정할 필요는 없으며, 이는 저절로 사라지고 후유증을 남기지 않는다.

발작은 뇌의 정화 과정이며 열은 신경계를 포함한 신체에서 강력한 정화를 시작한다. 아이에게 충분한 수분을 공급하고 버터-꿀-소금 혼합물을 먹이면 아이의 몸이 합병증 없이 안전하게 열을 이겨낼 수 있다. 열성 경기를 예방하려면 열을 그대로 두면서도 체온을 39°C 이하로 유지한다. 이를 위한 가장 좋은 방법은 아이의 옷을 벗기고 젖은 천으로 피부를 덮어주는 것이다.

이 방법으로도 효과가 없다면 따뜻한 물 한 컵에 아스피린(75mg) 작은 알약을 녹여 아이에게 몇 티스푼을 먹인다. 아스피린 대신 천연 버드나무 차를 사용할 수 있다. 체온을 너무 낮추지 말고 위험 체온인 39°C 약간 아래로만 하는 게 중요하다. 만일 아이가 10~15분 이상 경기를 하거나 반복하게 되면 의료적 도움을 받는 것이 중요하다.

5) 감기는 고마운 선물이다!

　　자연은 정당한 이유 없이는 아무것도 하지 않는다! 감기와 관련된 일반적인 바이러스는 자연에서 매우 중요한 임무를 수행하는데 바로 우리 몸을 정기적으로 청소하는 역할이다.

　　아무도 우연히 바이러스에 감염되지 않는다! '바이러스에 걸렸다'는 것은 우리 몸에 축적된 독소를 제거하기 위해 이 바이러스가 필요하다는 것을 의미한다. 한 무리의 사람들이 같은 상황에서 같은 바이러스에 노출되었을 때 일부만 감기에 걸리고 걸리지 않는 사람들도 있다. 왜 그런 일이 발생한다고 생각하는가? '바이러스에 감염된' 사람들은 어느 정도 몸을 정화할 필요가 있었던 것이다.

　　우리는 매일 자동차 배기가스, 실내 오염, 비행기 여행, 농업 및 산업 오염으로 인한 수많은 화학 물질을 들이마시는 오염된 세상에 살고 있다. 이러한 화학물질은 코, 부비동, 호흡기 점막에 축적된다. 감기에 걸리면 콧물, 재채기, 기침이 나오는데 이는 코, 부비동 및 호흡 통로의 점막을 청소하도록 설계된 기능이다. 이러한 신체 부위가 깨끗하면 신체는 바이러스를 사용하지 않으며 감기에 걸리지 않는 '운이 좋은 사람'이 될 것이다.

　　감기에 걸리면 체온이 올라가는 경우가 많은데, 이는 호흡기뿐만 아니라 다른 기관과 시스템에서 더 깊은 정화를 해야 한다는 것을 의미한다. 인체는 열을 사용하여 암세포와 저장된 독소 및 화학 물질을 제거할 것이다. 따라서 감기에서 회복될 때쯤이면 몸은 전반적으로 더 깨끗하고 건강한 상태가 된다. 감기는 우리 몸에서 우연히 발생하는 사건이 아니다.

　　감기는 바이러스와 우리 몸이 파트너로서 서로 협력하여 몸에 이로움을 주는 정교하게 조율된 사건이다. 따라서 일반적인 바이러스에 걸렸다고 해서 소염제, 항생제, 해열제를 복용하기 시작할 때가 아니다. 이때는 축복으로 받아들여야 할 때이다. 당신의 몸은 당신에게 암이나 자가 면역질환과 같은 끔찍한 만성 질환의 발병을 예방하고 정화할 수 있는 기회를 주고 있기 때문이다.

과학은 이 사실을 계속 입증해 주고 있다. 좋은 예가 바로 인간에게 흔히 발생하는 '배앓이 벌레'인 노로바이러스다. 매년 겨울 북반구의 많은 사람들이 이 바이러스에 감염되어 하루나 이틀 동안 구토와 설사를 한다. 동물 실험에 따르면 노로바이러스는 항생제로 인해 손상된 장내 미생물군을 복원하고 정상화할 수 있다고 한다.[45] 장내 미생물군뿐 아니라 면역 기능과 장 벽의 물리적 상태도 정상으로 회복된다.

구토와 설사는 소화기관의 주요 정화 기능이다. 불편할 수 있지만 장에서 독소와 기생충을 씻어내어 결과적으로 장이 더 깨끗하고 건강해진다. 일부 사람들은 노로바이러스에 감염되면 고열이 발생하는데, 이는 더 깊은 정화가 필요하다는 것을 의미한다.

홍역, 유행성 이하선염, 풍진, 수두, 성홍열과 같은 일반적인 아동기 감염병도 마찬가지이다. 이러한 감염은 대자연이 아이의 면역계를 '교육'하고 환경에 적절히 대처하도록 훈련시키기 위해 고안한 것이다.[46] 이러한 감염은 열을 동반하기 때문에 강력한 세정제 역할을 한다. 유아기에 이러한 감염을 앓은 사람들은 면역계가 제대로 성숙할 기회를 가졌기 때문에 일반적으로 알레르기, 자가 면역 또는 기타 면역 문제가 발생하지 않는다.

현대 사회는 아동기 감염이 합병증을 유발할 수 있기 때문에 두려워한다. 어린이가 감염을 이겨낼지, 감염으로 인한 합병증을 앓게 될지를 결정하는 것은 어린이의 영양 상태이다. 동물성 단백질, 동물성 지방, 지용성 비타민 (A, D, E, K)이 결핍된 어린이는 감염으로 인한 합병증이 발생하기 쉽다.[47] 이러한 영양소는 모두 가정에서 조리한 동물성 식품인 육류 및 내장육, 고기 육수, 동물성 지방, 생선, 달걀, 고지방 유제품에서 얻을 수 있다. 아침 시리얼, 탈지유, 빵, 파스타, 설탕을 주로 먹고 자라는 어린이는 면역계가 잘 기능하는 데 필요한 모든 필수 영양소가 결핍될 수 있다. 이러한 어린이들의 식단은 위에 언급한 감염뿐만 아니라 그 외의 감염으로도 합병증을 유발하기 쉽다.

최근 연구에 따르면 체내에 제거되지 않은 바이러스 감염이 염증성 장 질환, 자가 면역성 혈소판 감소증, 자가 면역성 갑상선 질환, 제1형 당뇨병, 정신 질환 등과 같은 자가 면역 질환의 중요한 원인이라고 한다.[48] 감기에 걸렸을 때 사람들이 복용하는 약은 바이러스에 아무런 효과가 없을 것이다. 이 약은 면역계가 이 바이러스에 제대로 대처하지 못하게 하여 바이러스가 몸속에 만성 감염으로 정착하게 할 뿐이다. 따라서 감기에 약을 복용하는 것은 좋은 생각이 아니지만, 안타깝게도 대부분의 사람이 그렇게 하고 있다. 이러한 관행이 자가 면역 질환, 알레르기 및 기타 면역 문제가 유행하는 주요 원인이라는 데는 의심의 여지가 없다.

그렇다면 감기에 걸렸을 때 어떻게 해야 할까? 중요한 것은 자신의 몸을 믿고 협력하는 것이다. 감기에 걸렸다고 해서 열이나 다른 증상을 완화하기 위해 약을 복용하지 말자. 증상들은 면역계가 사용하는 도구일 뿐이다! 몸이 방해받지 않고 인체의 일을 할 수 있게 하라. 열이 나는 동안에는 레몬과 버터-꿀-소금 혼합물을 넣은 뜨거운 물만 섭취해야 한다. 열이 가라앉으면 아래와 같이 면역계에 영양을 공급하는 음식을 섭취해야 한다.

수제 고기 육수, 내장육(특히 간), 지방이 많은 고기, 수제 고기 육수로 만든 야채수프, 잘 익힌 채소를 곁들인 기름진 생선, 달걀, 버터, 사워크림, 전지방 요거트, 케피어

⚠ 주의 : 밀가루와 설탕으로 만든 음식은 면역계를 약화할 수 있으므로 피하자.

감기에 걸렸을 때는 따뜻한 수분을 충분히 섭취하고 가능한 한 많이 자고 스트레스나 과로를 피하는 것이 중요하다. 즉, 감기에 걸렸을 때는 일을 해서는 안 된다! 열과 감기에 걸린 채로 출근하는 것은 영웅적이거나 존경받을 만한 일이 아니다. 당신의 몸은 큰 부담을 받고 있으며, 장기들은 독소를 제거

하고 미래의 만성 질환을 예방하는 매우 중요한 일을 하고 있는 것이다.

신체가 그 일을 충분히 할 수 있도록 시간을 잘 관리하면 앞으로 수년 동안 건강하게 지낼 수 있을 것이다. 자녀도 마찬가지이다. 감기나 열이 있는 아이를 학교에 보내지 말자! 자녀가 감기에 걸렸을 때는 가능한 한 충분히 쉬고 잠을 자고 영양이 풍부한 집밥을 먹이는 것이 중요하다. 자녀의 감기는 부모와 함께 대화하고, 놀고, 맛있는 음식을 요리하는 등 좋은 시간을 보낼 기회가 될 수 있다.

면역계에 영양을 공급하자!

면역계가 건강하고 튼튼해지려면 어떤 음식이 필요할까? 이때 필요한 음식의 대부분이 육류, 동물성 지방, 내장육, 생선, 달걀, 고지방 유제품(특히 발효 유제품) 등의 동물성 식품이라는 사실은 부정할 수 없다. 이러한 식품은 면역계를 건강하게 유지하는 데 필요한 단백질, 지방, 지용성 비타민을 제공한다.[49] 채소는 이런 모든 식품과 매우 잘 결합하여 추가적인 영양소와 해독 물질을 제공한다.

감기에 걸렸을 때는 집에서 만든 고기 육수, 지방이 많은 고기, 잘 익힌 야채로 만든 따뜻한 수프와 스튜를 집중적으로 섭취해야 한다. 수제 사워크림, 버터 및 기버터는 매일 메뉴에 포함되어야 한다(유제품을 견디지 못하는 경우는 제외함). 내장육, 특히 간은 정기적으로 섭취하는 것이 매우 중요하다. 간은 강하고 튼튼한 면역계를 유지하는 데 필요한 모든 영양소를 제공하는 영양의 보고다. 다른 내장육(신장, 심장, 혀, 위, 분비샘, 뇌)은 다량의 콜레스테롤과 같은 필수 영양소를 제공한다.

콜레스테롤은 면역계에 필요한 가장 중요한 물질 중 하나이다! 동물 실험과 인체 연구를 통해, 면역세포가 감염과 싸울 때와 싸우고 나서 스스로를 복구할 때 콜레스테롤에 의존한다는 사실이 입증되었다.[50] 또한, LDL(저밀도 지단백질) 콜레스테롤은 위험한 박테리아 독소에 직접 결합하여 비활성화시켜서 독소가 신체에 해를 끼치는 것을 방지한다.

가장 치명적인 독소 중 하나는 널리 퍼져 있는 황색포도상구균이 생성하는 것으로, 이는 병원에서 흔히 원내감염으로 발생하는 메티실린 저항성 황색포도상구균 Methicillin Resistant Staphylococcus Aureus, MRSA 의 원인이다. 이 독소는 말 그대로 적혈구를 녹일 수 있지만 LDL 콜레스테롤이 있으면 그렇게 할 수 없다.[50] 이 독소에 희생되는 사람들은 혈중 콜레스테롤 수치가 낮다. 오늘날 우리 병원의 거의 모든 성인 환자(일부 어린이 포함)가 혈중 콜레스테롤을 낮추기 위해 스타틴을 처방받는다는 점을 고려할 때 MRSA가 병원 감염의 문제가 된 것은 놀라운 일이 아니다.

이를 효과적으로 해결하기 위해서는 병원 환자의 콜레스테롤 수치를 높이기 위한 조치를 취해야 하며, 내장육, 동물성 지방, 달걀을 베이컨과 함께 매일 먹으면 면역계에 큰 도움이 될 것이다. 콜레스테롤 수치가 높은 사람은 에이즈에 걸릴 확률이 4배 낮고, 감기에 잘 걸리지 않으며, '정상' 또는 낮은 혈중 콜레스테롤 수치를 가진 사람보다 감염으로부터 더 빨리 회복된다는 보고가 있다.[51] 반대로, 혈중 콜레스테롤 수치가 낮은 사람은 다양한 감염에 걸리기 쉽고, 더 오래 앓고, 감염으로 사망할 가능성이 높다.[52]

콜레스테롤이 풍부한 식단은 이러한 사람들이 감염으로부터 회복하는 능력을 높여준다는 것이 입증되었다. 따라서 급성 또는 만성 감염으로 고통받는 사람은 회복을 위해 고콜레스테롤 식품을 섭취해야 한다. 콜레스테롤이 풍부한 대구 간유는 오랫동안 면역계를 위한 치료제로 높이 평가되어 왔다. 오래된 의학 문헌에 익숙한 사람들은 항생제가 발견되기 전까지 결핵의 일반적인 치료법은 콜레스테롤이 매우 높은 날달걀 노른자와 생크림을 섞어 매일 먹는 것이었다는 사실을 잘 알고 있을 것이다.[53]

발효 식품은 면역계에 큰 도움이 된다.[54] 발효 식품은 활성 프로바이오틱 미생물 및 미리 소화되어 있어 흡수되기 쉬운 영양소를 제공한다. 홈메이드 요거트, 케피어, 사워크림, 코티지 치즈, 유청은 소화 기관과 그 벽에 위치한 면역계를 진정시키고 치유한다.

허브와 향신료는 면역력에 좋다. 커큐민, 생강, 마늘, 양파, 정향, 커민, 캐러웨이, 딜, 고수(실란트로) 및 기타 허브와 향신료를 소량씩 정기적으로 식단에 포함해야 한다. 감염되지 않았을 때는 갓 짜낸 야채와 과일 착즙도 면역계와 신체의 다른 부분도 건강하게 유지하는 데 도움이 될 수 있다. 그러나 급성 감염이 진행 중일 때 착즙을 마시는 것은 좋지 않다!

체내 면역 균형을 깨뜨리고 바이러스에 취약하게 만드는 음식들이 있다. 이러한 음식은 체내에 상주하는 바이러스(헤르페스 계열 또는 유두종 바이러스 등)를 활성화하고 외부 바이러스가 쉽게 침입할 수 있게 한다. 이러한 식품에는 초콜릿, 과일, 견과류가 있다.[55] 많은 생야채도 과도하게 섭취할 경우 같은 작용을 할 수 있다. 감기나 다른 감염성 질환에 걸렸을 때는 이러한 음식을 피해야 한다. 채소는 육수에 넣어 수프나 스튜로 조리하거나 다량의 동물성 지방과 함께 구워야 한다. 익힌 채소는 생채소보다 소화하기 쉽고 영양가가 높기 때문에 신체에 생채소와는 다른 영향을 미친다. 감염되었을 때는 익힌 채소를 차갑게 먹지 말고 뜨겁게 해서 수프, 스튜 또는 지방이 많은 고기와 함께 먹어야 한다.

모든 동물성 식품을 피하기로 결정한 사람들을 채식주의자라고 한다. 채식 식단은 식사가 아니라 단식의 한 형태이다. 단식은 강력한 해독 절차로, 독소가 많은 신체에 유익할 수 있다.

하지만 영원히 단식할 수는 없다! 단식은 매우 짧아야 한다. 몸의 해독이 끝나면 음식을 먹어야 하는데, 이때 동물성 식품을 섭취해야 한다. 건강을 유지하는 채식주의자는 달걀과 유제품(동물성 식품)을 많이 섭취하고 적어도 가끔은 고기와 생선을 먹는다. 잘못된 채식은 서구에서 정신적, 육체적 질병의 중요한 원인이 되고 있다.[56] 내가 진료실에서 본 모든 채식주의자들은 면역계가 붕괴한 상태로 환경에 대한 대응을 할 수 없는 상태였다. 종종 채식인이 자신은 감기에 걸리지 않는다고 말하는 것을 볼 수 있다. 실제로 채식인은 우리 모두가 걸리는 모든 바이러스에 감염되지만, 면역계가 이에 대응할 수 있는 상태가 아니기 때문에 발열, 기침, 재채기 또는 기타 감기 증상이 나타나지 않는다. 이 주제에 대해서는 내가 쓴 책인 <채식주의 설명 : 제대로 알고 판단하기 : Vegetarianism Explained. Making an Informed Decision>에서 자세히 읽어보기를 바란다.

일부 영양 보충제는 면역계에 도움이 될 수 있다. 양질의 대구 간유는 오랜 시간 동안 입증된 전통적 치료법 중 하나이다. 대구 간유는 콜레스테롤과 지용성 비타민(A, D, 발효된 간유의 경우 K2까지)을 제공한다. 대구 간유를 정기적으로 섭취하면 감기 및 기타 감염을 예방하는 것으로 알려져 있다.

아미노산 L-라이신은 우리 몸에 상주하는 바이러스(예: 구순 포진을 일으키는 헤르페스 바이러스)가 활성화될 때 매우 도움이 될 수 있다. 구순 포진이 발생하기 시작할 때 며칠 동안 L-라이신 보충제를 복용하면 감염을 막을 수 있다. 성인은 이를 하루에 3~6g 섭취해야 하며, 어린이는 500mg~3g을 섭취할 수 있다.

또한 동충하초, 영지버섯, 꽃송이버섯, 잎새버섯, 표고버섯 등의 버섯 보충제는 면역력을 높이고 암과 만성감염에 대항하는 데 도움이 되는 것이 입증되었다.[57] 생 벌 화분, 말린 녹즙, 초유, 일부 허브, 아연이 함유된 천연 비타민 C 및 기타 여러 천연 물질이 면역계에 유익한 것으로 나타났다. L-라이신을 제외한 대부분의 보충제는 장기간 복용해야 하므로 양질의 보충제를 섭취하려면 의사와 상담하는 것이 좋다.

우리 몸의 면역계에는 무엇이 또 필요할까?

마침내 주류의학이 받아들이게 된 위생 가설*은 인간이 건강한 면역계를 갖추기 위해서는 환경의 미생물에 노출되는 것이 필수라는 것을 입증했다.58 동물, 토양, 동물 분뇨 및 기타 미생물 공급원과 밀접하게 접촉하면서 자란 사람들이 '깨끗한' 환경에서 자란 사람들보다 면역계가 더 건강하다는 것이 여러 연구를 통해 입증되었다. 장내 기생충이 있는 사람이 그렇지 않은 사람보다 자가 면역과 알레르기로부터 더 잘 보호된다는 것은 이제 알려진 사실이다. 서양인들이 환경을 살균하고 미생물과 싸우는 데 집착한 것은 결과적으로 사람들에게 면역 문제를 일으켰다. 특히 어린아이들은 환경의 미생물에 노출되는 것이 매우 중요하기 때문에 주변 환경을 너무 깨끗하게 유지하는 것은 아이들에게 해를 끼치는 것이다.

우리는 자연의 자녀이며, 몸을 건강하게 유지하려면 자연과 밀접하게 접촉하는 것이 중요하다. 맨발로 흙과 풀밭을 걷고 호수, 강, 바다 등 자연 그대로의 물에서 수영하는 것이 중요하다. 자연환경에서 신선한 공기를 마시며 신체 활동을 하는 것도 중요하다. 아름다운 지구에서 동물 및 다른 형태의 생명체와 접촉하는 것은 꼭 필요하다. 정기적으로 일광욕을 하는 것도 필수다. 이러한 모든 활동은 강력한 면역계와 건강하고 아름다운 신체를 만드는 데 도움이 된다.

아기는 미성숙한 면역계를 가지고 태어난다. 대자연은 면역계를 성숙시키고 건강한 삶을 영위할 수 있도록 다양한 도구를 만들어 놓았다. 이러한 도구에는 어린 시절의 감염과 감기를 유발하는 미생물을 포함한 환경의 다양한 미생물이 들어간다. 이들은 우리의 친구이며, 건강하고 강력한 면역계를

---

* 위생가설(Hygiene Hypothesis)은 현대 의학에서 매우 깨끗하고 위생적인 환경에서 자라난 아이들이 알레르기 질환과 자가면역 질환에 더 취약하다는 이론이다. 이 가설은 어린 시절에 다양한 미생물, 특히 전통적으로 감염을 일으키는 유형의 노출이 제한될 때 면역 체계가 제대로 발달하지 못하고, 이로 인해 알레르기나 자가면역 반응 같은 비정상적인 면역 반응이 증가한다고 주장한다.

발달시키기 위해서는 우리 몸이 이들을 충분히 만날 수 있도록 해야 한다. 이 모든 과정이 건강하게 이루어지려면 우리 몸을 제대로 먹여야 한다(안타깝게도 현대 가정에서는 그렇지 못한 경우가 많다).

우리는 미생물로 가득한 세상에 살고 있으며, 우리 몸에는 생존에 필수인 미생물이 가득하다! 미생물과 면역계의 끊임없는 상호작용은 건강의 필수 요소다. 지구상에 존재하는 대다수의 미생물은 우리에게 무해할 뿐만 아니라 유익한 존재이다. 그리고 우리의 면역세포는 애초에 미생물로부터 진화했을 가능성이 높다. 일부 면역세포는 미생물처럼 보이고 행동하며, 항생제는 면역세포를 죽이는 것으로 알려져 있다.[59]

자연은 협동하여 작용한다! 자연의 모든 것은 서로를 돕고 균형을 이루며 서로를 위한 환경을 조성한다. 우리는 자연과 그 안에 사는 생물들을 두려워하지 말고 그들을 존중하고 조화롭게 살아가려고 노력해야 한다. 우리 몸도 그러한 생명체 중 하나이다!

현대인들은 환경을 크게 변화시켰고 스스로 자연에서 멀어지고 있다. 이것이 만성 질환이 점점 더 만연하는 이유이다. 진정한 해답은 자연에서 찾을 수 있다! 몸에 적절한 영양을 공급하고, 우리 자신과 환경이 오염되지 않게 유지하며, 면역계가 방해받지 않고 제 역할을 할 수 있도록 해야 한다.

메리(가명)라는 어린 소녀의 사례 연구를 독자 여러분과 공유하고자 한다.

메리는 태어날 때 건강한 아기였지만 생후 첫날부터 모유와 함께 분유를 먹었다. 메리는 한 번에 30분 이상 잠을 자지 않고 끊임없이 우는 불안한 아기였다. 영아 산통 진단을 받은 어머니는 모유 수유를 중단하고 분유로 바꾸라는 권고를 받았다.

그렇게 하자마자 메리는 온몸에 심한 습진이 생겼고 더욱 힘들어졌다. 습진에 스테로이드 크림을 사용했는데, 몇 달 동안 부분적으로 완화되다가 효과가 없어졌다. 아기는 변비와 번갈아 가며 심한 폭발성 설사를 했고 변은 끈적거렸다. 먼지, 동물, 예방접종에 독감 같은 증상들, 습진이 악화하고 얼굴이 부어오르는 반응을 보였다.

12개월이 되자 메리는 매우 제한된 종류의 음식만 견딜 수 있었고, 그마저도 좋지 않게 반응하였다. 검사 결과 분유를 포함한 대부분의 음식에 심각한 알레르기가 있는 것으로 밝혀져 메리는 가수 분해 분유를 먹게 되었지만 증상이 호전되지 않았다. 혈액 검사 후 메리는 일과성 저감마글로불린혈증 THI 으로 진단받았다. 이는 면역계가 제대로 작동하지 않는 면역 결핍 상태이다. 메리를 사람, 동물, 여행 및 기타 감염을 일으킬 수 있는 환경으로부터 멀리 떨어뜨려야 한다는 조언을 받았다. 부모는 이 질환이 평생 지속될 수 있으며 치료법이 없다는 말을 들었다. 부모는 제거 식단, 생선 기름, 프로바이오틱스 등을 시도했고, 그 결과 약간의 개선이 있었다. 하지만 메리는 세 살이 되었을 무렵 2년 동안 체중이 늘지 않고 성장하지 않아 성장 장애 진단을 받았다.

그러던 중 부모가 갭스 식이요법에 대해 듣고 바로 시작했다. 갭스 도입 식단을 시작한 첫 두 달 동안 메리는 체중이 약간 줄었고 이전보다 더 나빠 보였다. 아이는 고통스러운 위경련과 함께 죽을 것 같은 반응을 보였다. 하지만 체중 감소와 위경련에도 불구하고 메리의 변이 정상적이고 규칙적으로 나오고 얼굴에 혈색이 돌기 시작했다는 사실에 부모는 용기를 얻었다(메리는 계속 창백한 얼굴이었음).

초기의 힘든 시기가 끝나자 메리는 호전되기 시작했고, 식이요법을 시작한 지 1년이 지날 무렵에는 갭스 영양 프로토콜에서 허용하는 모든 음식을 아무런 반응 없이 잘 견뎌냈다. 하지만 가장 중요한 것은 혈액 검사에서 THI(저감마글로불린혈증)의 징후가 더 이상 나타나지 않았고, 메리가 생전 처음으로 정상적으로 작동하는 면역 체계를 갖게 되었다는 점이다! 메리는 키가 크고 체중이 늘어났으며 성장 장애 진단도 사라졌다. 메리는 2년 동안 엄격한 갭스 식단을 유지했고, 그 후 다른 식품을 섭취할 수 있을 만큼 건강해졌다. 오늘날 메리는 애완견을 키우며 어떤 건강 문제도 없이 아름답게 잘 성장한 소녀가 되었다.

결론:

　　대자연은 우리에게 면역계라는 놀라운 보호 장치를 마련해 주었다. 그 복잡성과 힘은 놀랍다. 면역계는 우리의 건강, 체력, 웰빙을 유지하기 위해 평생 바쁘게 작동한다. 그것은 결코 어리석게 작동하지 않으며 항상 그 작업에 적합한 도구를 사용한다. 면역계의 개입 없이는 질병에서 회복하는 것은 물론이고 이 세상에서 살아남을 수 없기 때문에 우리는 그들의 활동을 존중해야 한다!

　　면역계의 대부분은 장 벽에 있으며 장내 미생물군과 밀접한 관계를 맺고 있다. 장내 미생물군에 이상이 생기면 면역계는 염증, 알레르기, 자가 면역 등 다양한 도구를 사용하여 손상된 장 벽을 통해 들어오는 독성 물질에 대응한다. 모든 갭스 환자는 각자의 임상 증상의 일부로 면역이 활성화되어 있다. 이들의 면역계는 신체의 가장 큰 경계인 장이 뚫려 우리 몸 전체가 처한 위험한 상황에 대처하기 위해 매우 열심히 일하고 있다! 우리가 면역계를 돕기 위해 해야만 하는 모든 것은 면역계에 충분히 영양을 공급하고 업무량을 줄여주는 것이다.

　　이를 위해서는 장 벽을 치유하고 봉인하고, 장내 미생물군을 정상화하고, 환경 독성에 대한 노출을 줄이고, 전신의 신체 구조와 기능을 회복하기 위해 자연 치유 방법을 사용하는 데 집중해야 한다.

　　다음 챕터에서는 인체의 또 다른 중요한 시스템인 내분비 기관에 대해 살펴보겠다. 우리 몸의 모든 시스템과 기관은 내분비샘을 포함하여 장내 미생물군 상태에 영향을 받는다.

5. 호르몬

"인생은 자전거를 타는 것과 같다. 균형을 유지하려면 계속 움직여야 한다."
알베르트 아인슈타인 Albert Einstein

내분비계는 한 팀으로 작동하며, 모든 호르몬 생성 기관은 서로 소통하고 균형을 유지한다. 뇌의 일부(뇌하수체, 송과선, 시상하부), 갑상선, 췌장, 부신, 생식샘, 부갑상선, 흉선 및 기타 내분비 기관은 웅장한 오케스트라처럼 협업하며 매우 복잡한 교향곡을 연주하듯 호르몬을 생산하고 조절한다.

장내 미생물들은 이 '교향곡'에서 매우 중요한 역할을 한다. 이들은 자체적으로 호르몬, 효소, 신경전달물질 및 기타 여러 가지 활성 분자를 생산하여 순환계로 방출한다.[1] 인간의 미생물을 더 많이 연구할수록 이들이 호르몬 균형에 관여한다는 사실이 더 많이 밝혀지고 있다. 장내 미생물은 다양한 호르몬 유사 물질을 생산할 수 있는 능력을 갖추고 있어 인간의 내분비 기관보다 더 강력한 기능을 발휘한다. 사실, 장내 미생물군은 그 자체로 활발한 내분비 기관으로 간주할 수 있다!

그리고 이 기관은 나머지 내분비계에 강력한 영향을 미친다. 우선, 장내 미생물들은 음식물의 소화와 흡수에 관여하여 모든 내분비 기관이 적절한 영양분을 공급받아 기능할 수 있도록 한다. 둘째, 독소에 매우 민감한 내분비계를 포함한 전신을 독성으로부터 보호한다.[2] 게다가 뇌 및 내분비계와 소통하기 위한 활성 물질을 생성한다. 장내 미생물군과 내분비계의 상호 작용은 매우 복잡하고 역동적이어서 우리 몸의 모든 기관에 영향을 미칠 수 있는 큰 힘을 가지고 있다.

호르몬은 신진대사의 통치자다! 호르몬은 독특하고 매우 복잡한 방식으로 신체의 모든 기관 및 세포에 영향을 미친다. 호르몬 균형은 매우 섬세하고 예민하게 조정된 시스템으로, 신체에서 일어나는 일과 환경 변화에 따라 끊임없이 스스로를 조정한다. 한 호르몬이라도 그 기능이 바뀌면 나머지 시스템도 균형을 유지하기 위해 바뀌어야 한다.

우리 인간은 지난 수십 년 동안 몸 안팎의 환경을 상당히 극적으로 변화시켜 왔다. 이로 인해 우리의 장내 미생물군에 매우 중요한 변화가 일어나고 있다. 장내 미생물군의 구성이 손상되면 우리 몸의 모든 것이 변한다! 장으로부터 내분비 기관으로 전달되는 영양소, 호르몬, 효소 및 기타 여러 가지 강력한 물질의 흐름이 달라진다. 이런 물질은 원래 내분비계를 지원했으나 이제는 오히려 내분비계의 작용을 방해하게 되었다. 그 결과 신체 건강에 해로운 호르몬들의 새로운 균형이 형성되어 여러 가지 건강 문제가 발생한다.

현대의 환경은 장내 미생물군을 통해 내분비계에 영향을 미칠 뿐만 아니라 이 중요한 시스템에 점점 더 직접적으로 해를 끼치고 있다.[3] 우리는 수천 가지의 일상용품에서 발견되는 내분비 교란 화학물질로 우리 삶을 가득 채우고 있다. 플라스틱(식품 포장, 가정용품 및 기타 용도에 사용되는), 가구와 옷(아기 옷과 기저귀 포함)의 난연제, 피임약, 호르몬 대체 요법 HRT , 기타 많은 의약품, 치과용 재료, 분유와 그 포장, 개인 위생용품, 염색약, 메이크업, 종이, 청소 화학물질과 세탁 세제, 농약, 가공식품에는 모두 내분비계 교란 물질이 포함되어 있다.

우리 몸은 이러한 화학물질에 오염되어 있고 모두 조직에 쌓인다.[4] 인체에서 가장 흔하게 발견하는 화학물질은 폴리염화비페닐 PCB, 비스페놀 A BPA, 비스페놀 S BPS, 폴리브롬화디페닐에테르 PBDE, 프탈레이트, 페놀(알킬페놀, 노닐페놀 등) 및 디디티 DDT 이다.[5] 많은 화학 물질은 천연 여성 호르몬인 에스트로겐을 모방하기 때문에 제노에스트로겐 xenoestrogen 으로 분류한다. 제노에스트로겐은 여성과 남성의 성호르몬 균형을 방해하여 어린이의 비정상적인 성 발달, 자궁내막증, 다낭성 난소, 비만, 신경 및 정신 문제, 유방암, 전립선암 및 기타 남성과 여성의 생식기관 암을 유발한다. 아기와 어린이는 특히 이러한 독소에 취약하다.[6]

자연의 식물과 곰팡이도 내분비계 교란 물질을 만든다.[7] 예를 들어, 곡물과 콩류는 이러한 물질의 공급원으로 알려져 있다.[8] 이런 식물에 있는 제노에스트로겐과 기타 항영양소를 파괴하려면 식품을 물에 불리고, 발아시키고, 발효한 후 적절히 조리하는 것이 필수이다.[9] 서양의 콩 제품은 제대로 된 전처리 과정을 거치지 않기 때문에 산업화된 사회의 내분비계 교란 물질의 주요 공급원이다.[10] 전통 문화권에서는 콩을 식품으로 사용하기 전에 항상 발효를 거쳤다. 그러나 서구의 대부분의 제빵 제품용 곡물과 곡물로 만든 가루는 제대로 처리되지 않았다. 전통 문화권에서는 항상 곡물을 발효시킨 후 음식을 만들었다.

식물성 화학 물질과 많은 산업 내분비 교란 화학 물질은 음식과 음료를 통해 체내로 유입되어 장내 미생물들과 상호작용한다. 건강한 장내 미생물들은 소화 기관의 많은 독소를 중화하여 우리를 보호한다. 안타깝게도 점점 더 많은 인류가 장내 미생물들을 손상해 건강에 해로운 미생물이 섞인 장내 환경을 만들고 있다. 손상된 장내 미생물군은 환경 독소로부터 우리를 보호하지 못한다. 그뿐만 아니라 손상된 장내 미생물군은 장내 병원성 곰팡이, 박테리아, 원충 및 기생충의 과증식을 일으켜 여러 내분비 교란 화학 물질을 자체적으로 생성할 수 있다. 이러한 화학물질은 장 벽을 통해 흡수되어 호르몬 균형을 방해한다. 이러한 상황은 정도의 차이는 있지만 모든 갭스 환자에게서 나타난다. 그중 가장 흔하게 나타나는 시나리오에 대해 이야기해 보자.

1) 갑상선 기능 이상

갑상선은 체온 조절, 대사율, 에너지 생산, 성장과 성숙, 음식 소화와 동화, 식욕, 혈압과 심박수, 체중, 골밀도, 정신 기능, 기분, 수면 등 신진대사에 강력한 영향을 미친다. 건강하지 않은 장에서 생성되는 독성은 일반적으로 갑상선 기능 저하를 유발한다.[11] 단기간 동안은 갑상선이 과하게 활동할 수 있지만 곧 갑상선 기능이 손상될 수 있다. 그 결과 대사율이 떨어지고 체온이 낮아지며 계절과 날씨에 관계없이 항상 추위를 느끼게 된다.

이런 사람들은 일반적으로 과체중이며 체중 감량에 어려움을 겪는데, 일부는 저체중일 수도 있다. 그들은 전형적으로 식욕이 적다. 피지선과 땀샘이 잘 작동하지 않기 때문에 피부가 건조하고 머리카락이 거칠어진다. 심박수와 혈압이 낮다. 근육이 약하고 연약하며 움직임이 느리다. 일반적으로 변비가 있다. 그들은 종종 우울하고 냉담하며 항상 졸린다고 느낀다.

갑상선 기능 저하증의 옛 이름은 점액 부종(얼굴과 몸이 붓는 증상)이었다. 갑상선 기능 저하증 환자는 피부밑과 눈 뒤에 특정 단백질(점액 다당류)이 축적되어 수분을 끌어당겨 부종을 유발하기 때문이다.[12] 결과적으로 환자는 붓고, 무표정하며, 눈이 부은 전형적인 갑상선 기능 저하증 환자의 얼굴을 보이게 된다. 그들은 팔다리를 포함한 다른 신체 부위의 부종과 마찬가지로 발목 부종도 흔하게 나타난다.

그들의 갑상선 기능을 검사하면 갑상선이 정상 또는 다량의 갑상선 호르몬을 생성하는 것이 자주 보인다. 이런 증상은 갑상선 기능 저하증 환자에게 매우 흔하며, 의사와 환자를 혼란스럽게 한다. 어떻게 갑상선 기능 저하증으로 임상적 소견을 보이는 사람이 혈중 갑상선 호르몬 수치가 정상이거나 심지어 높은 상태일 수 있을까? 그 원인은 호르몬의 기능적 결핍 functional deficiency 때문이다.

기능적 결핍이란 무엇인가?

호르몬은 내분비선에서 혈중으로 방출되어 혈류를 타고 몸 전체로 가서 제 역할을 수행한다. 호르몬이 제 역할을 하려면 장기와 조직에 있는 수용체를 찾아서 그것에 달라붙어야 한다. 호르몬마다 특정 수용체를 가지고 있으며 호르몬은 열쇠 구멍에 열쇠가 들어가듯 꼭 맞는 수용체와 결합한다. 문제는 비정상적인 장내 미생물들이 생성한 많은 독소도 혈류로 흡수되어 이 '열쇠 구멍'에 맞을 수 있다는 것이다.[13] 독소가 체내 갑상선 호르몬 수용체를 점유하면 갑상선 호르몬은 작용할 곳이 없어진다. 그래서 환자가 갑상선 기능 저하 증상을 보이는 동안 갑상선 호르몬은 작용하지 못하고 그냥 떠돌아다니다가 배설되거나 재활용된다.

기능적 결핍은 신체의 호르몬, 영양소, 효소, 신경 전달 물질 등 모든 활성 분자가 제 역할을 수행하기 위해 수용체에 부착되어야 하는 상황에서 발생할 수 있다. 갭스인은 장에서 혈액과 림프로 흘러 들어가는 '독소의 강'을 가지고 있으며, 이 독소가 인체의 중요한 물질들의 수용체에 결합한다. 그렇기 때문에 갭스인은 항상 일부 또는 많은 영양소, 호르몬, 신경전달물질, 효소 및 기타 분자의 기능적 결핍이 있다. 이런 상황에서는 신체의 가장 기본적인 기능이 손상되기 때문에 서로 연관성이 없어 보이는 여러 가지 증상이 나타날 수 있다.

수용체에 달라붙는 것은 독소가 호르몬을 방해하는 기전 중 하나일 뿐이며 다른 방식도 있다. 그 결과는 동일하다. 호르몬이 체내에서 제 역할을 할 수 없게 되는 것이다. 이 상황을 해결하려면 독소를 제거해야 하는데, 장이 독성의 주요 원인이기 때문에 이를 위해서는 장을 치유하는 것부터 시작해야 한다.

갑상선 기능을 손상하는 또 다른 주요 원인은 할로겐이다.

할로겐이란 무엇인가?

할로겐은 주기율표에 있는 한 그룹으로 요오드, 염소, 브롬, 불소 및 아스타틴 astatine 을 포함하는 원소 그룹이다. 갑상선 호르몬은 그 구조에 요오드를 포함하고 있다. 문제는 불소, 염소, 브롬과 같은 다른 할로겐이 갑상선 호르몬 분자에서 요오드를 밀어내어 기능 장애를 일으키고 갑상선 기능 저하증을 유발한다는 것이다.[14] 이러한 할로겐은 어디에서 왔을까?

현대의 환경에서는 그것은 어디에나 존재하며 점점 더 피하기 어려워지고 있다. 염소는 식수와 가공식품에 포함되어 있고 독성이 있으며 소화기관을 통해 매우 잘 흡수된다. 염소로 소독한 수영장에서 수영을 하면 피부를 통해 다량의 염소를 흡수하게 된다. 또한 수영장 물 위에 두꺼운 염소 가스층이 떠다니므로 수영 중 폐를 통해서도 흡입하게 된다.

브롬화물은 모든 플라스틱 식품 포장지와 플라스틱 병에 들어 있다. 브롬화물은 살충제(예: 딸기에 다량 사용)와 식품 첨가물(빵 및 기타 제빵 제품의 브롬화 칼륨, 브롬화 식물성 기름)의 주요 성분이다.[15] 브롬화물은 옷, 가구 덮개, 카펫에 사용되는 난연제의 주요 성분이다. 불소는 독성이 매우 강하며, 식수(수돗물 불소화 지역), 치약(및 기타 치과용 제품), 테프론 및 기타 물질로 코팅하는 눌어붙지 않는 프라이팬에 함유되어 있다.[16] 이러한 환경 할로겐(염소, 브롬, 불소)은 화학적으로 요오드보다 강하며 체내에서 요오드를 대체하여 요오드 결핍을 유발한다.

우리 몸의 모든 세포는 요오드를 사용한다. 갑상선 외에도 요오드는 뇌와 나머지 신경계, 피부, 소화 기관, 기타 내분비계(췌장, 흉선, 고환, 난소) 및 기타 여러 신체 기관에 광범위하게 필요하다. 침샘은 요오드를 다량으로 흡수하기 때문에 침을 이용해 체내 요오드 수치를 검사한다. 우리의 뇌는 요오드를 매우 효과적으로 흡수하며, 요오드는 뇌 활동을 자극하는 효과가 있어 주의력과 정신력을 향상시킨다. 우리가 음식에서 이 필수 원소를 충분히 섭취하고 있음에도 불구하고 환경 호르몬에 노출되면 체내 요오드 결핍을 유발하기 때문에 우리의 모든 장기가 고통받는다. 요오드 결핍은 암, 특히 위암, 식도암, 유방암, 난소암, 자궁내막암, 갑상선암의 발병 배경이 된다.[17] 여성 호르몬(에스트로겐)은 요오드 흡수를 억제하는 것으로 보인다. 이 사실은 갑상선 기능 저하증이 남성보다 여성에서 9:1의 비율로 더 흔한 이유에 대한 설명이 될 수 있다.[18] 앞서 설명한 제노에스트로겐은 요오드 흡수도 억제할 수 있다.

갑상선 호르몬이 갑상선 이외의 다른 기관에서도 생성될 수 있다는 것은 흥미로운 사실이다. 난소는 요오드를 농축하여 T2(디요오드 티로닌)라는 갑상선 호르몬을 생성하며, 이 호르몬은 신체에서 T3(트리요오드 티로닌)와 T4(레보티록신)를 만드는 데 필요하다. 백혈구도 갑상선 호르몬을 만들 수 있다.[19]

우리 뇌가 갑상선 자극 호르몬 TSH 을 생성하여 체내 갑상선 호르몬의 생성을 조절한다는 사실은 오래전부터 알려져 있다. 최근 연구에 따르면 뇌 외에도 장 벽의 상피 세포와 다양한 면역 세포(T세포, B세포, 비장 수지상 세포, 골수 조혈세포 및 림프구)에서도 갑상선 자극 호르몬이 생성될 수 있다는 사실이 밝혀졌다. 즉, 장과 면역계가 갑상선 기능을 조절한다는 뜻이다! 면역력의 약 85%가 장 벽에 있다는 점을 고려할 때, 이러한 조절 요소의 대부분은 장에서 찾을 수 있다. 갭스인의 대다수가 갑상선 질환을 앓고 있는 것은 당연한 결과이다!

요오드 결핍과 루골 요오드 용액

요오드 결핍 여부를 검사하고 요오드를 보충하는 가장 쉬운 방법은 루골 Lugol's 요오드 용액을 사용하여 자신의 손바닥 크기로 피부 어딘가에 바르는 것이다. 루골 요오드 용액은 다양한 농도(2~15%)가 있으며 쉽게 구입할 수 있다. 이 용액을 피부에 바르면 피부가 갈색으로 변하고 몸에서 요오드를 흡수하게 된다. 요오드 결핍이 없는 경우, 신체가 그 용액을 흡수하는 데 평균 24시간이 걸린다(24시간 동안 피부에 갈색이 보이다가 사라진다). 12시간 이내에 갈색이 사라진다면 요오드 결핍이 있는 것이다. 루골 요오드 용액을 피부에 바르는 것은 테스트뿐만 아니라 요오드를 보충하는 매우 안전한 방법이기도 하다. 우리는 이를 갭스 프로토콜에서 요오드 페인트라고 부르며 어린이와 성인을 위해 사용한다.

매일 잠자리에 들기 전 피부에 요오드를 바르고 다음 날 아침에 피부를 확인한다. 갈색이 완전히 사라졌다면 몸에 요오드가 더 필요하다는 뜻이다. 매일 잠자리에 들 때마다 자신의 손바닥 크기의 면적에 바른다. 루골 용액을 같은 부위에 여러 번 바르면 피부 자극을 유발할 수 있으므로 여러 피부 부위에 돌아가며 바른다.

몇 주 동안 피부에 요오드를 발랐는데도 여전히 요오드 결핍이 확인되면 경구 요오드 보충을 고려해야 할 때이다. 가장 쉬운 방법은 오랫동안 치료제로 쓰였던 요오도랄 Iodoral : 요오드/요오드화 칼륨 보충제 을 복용하는 것이다. 요오도랄은 12.5mg과 50mg의 두 가지 용량의 정제가 있으며, 저용량부터 시작하는 것이 현명하다. 이를 몇 주 동안 복용하면서, 요오드 용액을 발라보며 더 필요한지 테스트하면서 복용량을 서서히 조절해 나간다.

어떤 사람들은 다양한 용량의 루골 용액을 물에 떨어뜨려 요오드를 보충하려고 시도한다. 이럴 경우 요오드 보충은 매우 복잡해질 수 있으며, 이 주제를 깊이 있게 다루는 것은 이 책의 범위를 벗어난다. 더 많은 용량의 요오드를 섭취하려 한다면 이 주제에 대해 공부하고 숙련된 의사와 상담하길 바란다. 요오드 과다 복용의 가능성이 있으므로 고용량 요오드 보충제는 전문가의 감독하에 매우 신중하게 복용해야 한다.

갑상선 기능 저하는 류마티스 관절염, 섬유근육통, 만성 피로 증후군, 다발성 경화증 및 기타 여러 자가 면역 및 신경 질환, 천식, 알레르기, 정신 질환, 편두통, 만성 방광염, 신장병, 건선 등 만성 질환자에게 흔히 나타나는데 이 병명들은 모두 장과 인체생리/정신심리 증후군에 속하는 모든 질환을 말한다. 갑상선 기능 저하의 증상은 발목이 붓고, 눈이 부어오르거나, 항상 추위를 느끼고, 손발이 차가워지는 가벼운 증상부터 심각할 경우에는 완전한 갑상선 기능 저하증까지 다양하다.

장에서 나온 독소, 특히 지용성 독소는 갑상선에 축적될 수 있다.[20] 이는 면역계의 관심을 끌게 되고, 갑상선에 염증(갑상선염)이 생기거나 하시모토 갑상선염, 오드 Ord's 갑상선염(갑상선 기능 저하를 동반한다) 또는 그레이브스병(갑상선 기능 과다)과 같은 자가 면역 갑상선 질환이 발생할 수 있다. 갑상선에 독성이 축적되면 갑상선종이나 암과 같은 다른 문제가 발생할 수 있다.

갑상선 기능 저하에 대한 주류 치료법은 합성 호르몬 대체제 복용이다. 많은 환자가 이러한 접근 방식에 거부감을 느끼고 대신 동물의 갑상선을 동결 건조하여 만든 천연 갑상선 보충제를 사용한다. 이러한 천연 보충제는 갑상선이 생성하는 모든 호르몬과 물질을 자연스럽게 균형을 맞춰 공급한다.

이 방법을 사용하면 편해질 수도 있다. 하지만 상황을 완전히 처리하고 문제의 근원을 해결하려면 신체의 독성 부하를 줄여야 한다. 그러기 위해서는 음식, 물, 환경에 포함된 할로겐, 요오드 결핍, 환경호르몬 등 체내 독성의 모든 원인을 해결해야 한다. 그러나 가장 중요한 것은 소화 기관에서 나오는 '독성의 강'을 막아야 한다는 것이다. 장내 미생물군을 바꾸고 장 벽을 치유해야 한다.

2) 부신 기능 이상

부신은 우리를 위해 많은 기능을 수행하지만, 부신과 가장 연관성이 높은 단어는 바로 스트레스다. 신장 위에 있는 이 작은 분비샘은 스트레스가 많은 상황을 처리하는 역할을 담당한다. 부신은 아드레날린, 노르아드레날린 및 스테로이드를 생성하여 신체의 모든 것을 변화시켜 투쟁 또는 도피 반응에 대비한다.

스테로이드는 지방을 분해하여 신체에 충분한 에너지를 공급하고, 단백질로부터 생성되는 포도당과 글리코겐도 같은 일을 하도록 한다. 부신 호르몬은 면역계와 소화계를 억제하여 투쟁과 도피 반응에 방해되지 않도록 한다. 스테로이드 호르몬인 알도스테론은 혈액량과 혈압을 적정 수준으로 유지하여 뇌와 근육의 혈액 순환을 원활하게 하여 경각심을 갖고 위험으로부터 도망칠 수 있도록 해준다. 부신 피질에서 생성되는 안드로겐은 신속하고 공격적인 결정을 내리는 데 적합한 정신적, 육체적 상태를 만들어 준다. 뇌와 감각이 예민해지고 집중력이 높아지며, 근육이 수축할 준비가 되고, 포도당과 지방으로부터 충분한 에너지가 공급되는 등 신체의 모든 기관이 스트레스 상황에 대처할 준비를 하는 것이다.

우리 몸의 부신은 매우 효율적이며 오랫동안 인류에게 꼭 필요한 일을 해주고 있었다. 안타깝게도 현대 사회에서 부신은 독소와 각성제라는 매우 다른 스트레스를 처리해야 한다. 환경의 독소와 건강에 해로운 장내 미생물들의 활동은 부신 기능을 약화시킬 수 있다.[21] 갭스인의 경우 음식 알레르기와 과민증, 장에서 나오는 독성으로 인해 신체에 지속적인 스트레스가 발생한다. 부신은 꽤 오랫동안 압박을 받으며 기능할 수 있지만, 어느 순간 '탈진'해서 부신 기능이 저하된다.

부신 기능 저하의 첫 번째 증상은 특히 오후에 나타나는 피로감이다. 이때 사람들이 커피를 마시기 시작한다. 커피는 중독성이 있어 처음 몇 잔은 피로를 푸는 데 도움이 되는 것처럼 보일 수 있다. 하지만 곧 효과가 없어지고 당신은 하루에 마시는 커피의 양을 늘리기 시작한다. 커피, 설탕, 초콜릿, 담배, 차는 각성제로서 부신을 '찰싹 때리듯이 깨우는' 역할을 한다. 부신은 이러한 각성제를 잠시 동안은 견딜 수 있지만 결국에는 지칠 수 있다. 다음은 부신 피로의 가장 흔한 증상이다.

- 하루 종일 피곤하다. 그런데 저녁에는 비정상적으로 활력이 넘치기도 한다.
- 피곤하지만 긴장을 풀고 잠들기 어렵다.
- 아침에 일어나기 힘들고 상쾌한 기분이 들지 않는다.
- 스트레스를 처리하지 못하고 쉽게 '흥분'한다.
- 압박을 받으면 손이 떨리는 경향이 있다.
- 짜고 기름진 음식에 대한 갈망이 있다.
- 면역계가 약하고 감염에 취약하다.
- 성욕이 감소한다.
- 누운 자세에서 일어날 때 어지럽다.
- 운동 후 극심한 피로감이 있다.
- 알레르기, 천식, 관절통, 저혈압, 저혈당, 근육 긴장도 저하, 혈액 순환 장애, 체중 증가, 허리 통증, 손가락과 발가락 저림 등의 신체적 문제가 있다.

부신 피로를 호소하는 사람들에게 가장 먼저 권하는 것은 휴식이다. 당연히 휴식이 중요하지만 부신 피로를 영구적으로 없애려면 문제의 근본 원인을 해결해야 한다. 부신을 적절하게 지원해 주고 신체의 독성 부하를 줄여야 한다. 체내 독성의 대부분은 장에서 발생하므로 장 벽을 치유하고 보호해야 한다. 그러기 위해서는 장내 미생물군을 개선해야 한다. 그리고 부신에 적절한 영양을 공급할 수 있도록 식단을 바꿔야 한다.

부신은 굶주린 기관이므로 양질의 영양을 공급해야 한다. 이는 부신에 문제가 있는 사람들에게 특히 중요하다. 놀랍게 들릴 수도 있지만, 부신에 필요한 가장 영양이 풍부한 식품은 동물성 식품이다. 여기엔 신선한 육류, 생선,

달걀, 발효 유제품이 있으며, 이것들은 특히 고지방 식품이다. 수제 고기 육수, 젤라틴이 함유된 육류, 신선한 달걀 및 콜라겐과 인지질이 풍부한 기타 식품은 부신에 영양을 공급하고 부신의 조직을 회복시킨다.

많은 부신 호르몬은 스테로이드다. 우리 몸의 모든 스테로이드 호르몬은 콜레스테롤에서 만들어진다. 이 필수 분자는 분비샘 자체에서 생성되며 혈류에서도 나온다. 혈중 콜레스테롤은 간에서 조절하며, 간에는 콜레스테롤을 제조하는 '공장'이 있어 콜레스테롤을 저밀도 지단백질(LDL)로 포장하여 혈류로 보내 부신과 다른 기관으로 전달한다. 부신은 콜레스테롤을 스테로이드 호르몬으로 전환한다. 따라서 건강한 부신 기능을 유지하려면 충분한 콜레스테롤이 필요하다.[22]

안타깝게도 전 세계적으로 콜레스테롤을 충분히 생성하지 못하는 사람들이 늘고 있다. 이는 그들의 몸에 독소가 너무 많거나 영양 결핍이 있어서 간과 부신의 콜레스테롤 생산에 방해를 받기 때문이다. 결과적으로 그들은 충분한 스테로이드 호르몬을 생산할 수 없다! 이것이 왜 중요한지 설명해 보겠다.

부신에서 만드는 아드레날린 호르몬은 스트레스 호르몬이라고 부른다. 그러나 우리가 일상적인 스트레스에 대처하기 위해서는 아드레날린뿐만 아니라 모든 종류의 부신 호르몬이 필요하다. 혈중 콜레스테롤 수치가 낮은 사람은 부신에서 아드레날린은 많이 분비하지만 스테로이드 호르몬은 충분하지 않을 수 있다! 아드레날린이 과도하면 스트레스를 차분하고 균형 잡힌 방식으로 처리할 수 없게 된다. 이런 사람들은 성격이 급하고, 논쟁적이며, 방어적이고, 공격적일 수 있으며, 압박감을 견디지 못하고, 짜증을 내거나, 통제할 수 없는 분노와 신경쇠약에 걸리기 쉽다. 많은 갭스인이 이 범주에 속한다.

콜레스테롤 저하제(스타틴)는 간에서 콜레스테롤을 생성하는 '공장'을 손상해 생명에 필수인 물질을 빼앗아 가기 때문에 이러한 상황을 유발할 수 있다.²³ 결과적으로 혈중 콜레스테롤이 낮아지고 인체는 스테로이드 호르몬을 충분히 생산할 수 없게 된다.

혈중 콜레스테롤이 낮다면 인체에 매우 심각한 상황이며 가능한 한 빨리 치료해야 한다! 많은 갭스 환자는 충분한 콜레스테롤을 생산할 수 없기 때문에 음식에서 콜레스테롤을 얻어야 한다. 이것이 바로 매일 콜레스테롤이 풍부한 음식을 섭취하는 것이 갭스인들에게 매우 중요한 이유 중 하나이다! 콜레스테롤은 부신과 기타 콜레스테롤에 의존하는 기관에 중요한 도움을 줄 수 있다. 나는 자제력이 부족하고 공격적인 행동을 하는 사람들이 콜레스테롤이 풍부한 음식을 많이 먹기 시작하자마자 성격이 극적으로 변하는 사람들을 많이 보았다. 이런 사람들은 차분하고 유쾌해지며 균형 잡힌 방식으로 일상적인 스트레스를 처리할 수 있게 된다. 콜레스테롤에 대한 자세한 정보는 이 책의 다른 챕터와 내 책 <심장 건강은 먹는 음식에 달려있다 : Put your heart in your mouth>에서 확인할 수 있다. 심장병이란 무엇이며 이를 예방하고 되돌리기 위해 무엇을 할 수 있는지 알아보길 바란다.

갑상선과 부신은 함께 작용한다. 한쪽이 '탈진'하면 다른 쪽도 보통 같은 방식으로 탈진하게 되어, 갑상선 기능 저하와 부신피로의 증상은 겹치는 부분이 많다. 시중에는 동물의 부신과 갑상선을 동결 건조한 보충제를 판매하고 있다. 이 두 가지를 함께 복용하여 분비샘을 지원하는 것이 좋다. 부신 지원에 사용하는 몇 가지 허브(감초 뿌리, 아슈와간다, 마카 뿌리, 가시오가피, 홍경천 등)가 있다. 그러나 가장 중요한 치료법은 환자의 식단을 바꾸는 것이다. 장기적인 회복을 위해서는 장내 미생물군을 정상화하고 장을 치유하며 체내 독성 부하를 줄이기 위해 노력해야 한다.

스트레스가 신체에 미치는 영향을 이해하려면 **치유** 챕터를 읽어보길 바란다.

3) 생식샘

부신 외에 생식샘(여성은 난소, 남성은 고환)에서도 스테로이드 호르몬을 생산한다. 에스트로겐, 프로게스테론, 테스토스테론, 안드로겐 및 기타 성호르몬이 콜레스테롤로 만들어진다. 남성과 여성의 몸은 모든 종류의 성호르몬을 생산한다. 그러나 그 균형은 남성과 여성에 따라 다르며 매우 복잡하고 미세하게 조정된다. 이는 환경과 신체 활동의 변화에 따라 끊임없이 변화한다.

장내 미생물들은 성호르몬에 매우 중요한 영향을 미치며 이 분야의 최신 연구는 이전 챕터에서 설명하였다.[24] 장에서 오는 독성과 영양 결핍은 체내 성호르몬의 균형을 방해하고 여러 가지 증상을 유발할 수 있다. 나는 진료실에서 성조숙증이나 성 발달 지연을 겪는 갭스 아이들을 많이 본다. 많은 갭스 청소년들은 비정상적이고 '혼란스러운' 성 발달을 보이며, 외모와 행동에 있어 남성과 여성의 특징이 일부 섞여 있을 수 있다. 많은 여성들의 월경 주기가 비정상적이며, 월경 전 증후군 PMS, 자궁내막증, 다낭성 난소, 불임 및 기타 문제로 고통받고 있다. 남성은 불임, 여성형 유방(큰 가슴), 성욕 문제 및 다양한 형태의 성기능 장애로 고통받을 수 있다. 비정상적인 체형과 혼란스러운 성적 행동은 남녀 모두에게 흔하게 나타날 수 있다.

안면 홍조가 장내 미생물 활동으로 인해 발생한다는 것은 의심의 여지가 없다! 안면 홍조는 여성과 남성 갱년기의 주요 증상이다. 하지만, 내 임상 경험에 따르면 어린이, 젊은 여성(완경하기에는 너무 어리다)과 남성(나이가 많든 적든)도 안면 홍조를 겪을 수 있다. 이러한 사람들은 장내 미생물군이 비정상적이며 그것들이 호르몬 유사 물질과 기타 화학 물질을 생성한다. 호르몬 유사 물질들은 안면 홍조와 기분 변화, 피로, 우울증, 공격성 등 기타 여러 가지 불쾌한 호르몬 증상을 유발한다.[25]

대자연은 갱년기(여성과 남성 모두)를 원래 쉽고 편안한 과정으로 설계했다. 갱년기는 질병이 아니라 인생의 자연스러운 단계이다. 이 과정에서 큰 증상이나 문제가 없어야 한다. 장내 미생물군이 손상된 사람은 일반적으로 매우 힘든 갱년기를 겪는다.

호르몬 대체 요법 HRT 은 갱년기 증상을 개선하기 위해 개발되었다. 그러나 이 요법은 많은 사람들에게 도움이 되지 않고 오히려 호르몬 의존성 암(유방암, 자궁암, 전립선암 및 기타 호르몬에 민감한 기관)을 유발한다.[26] 합성 호르몬 피임약 및 HRT 을 사용하여 신체의 호르몬 균형을 방해하는 것은 어리석은 일이다! 호르몬 균형은 무한히 복잡하며, 우리는 그에 대해 안전하게 간섭할 수 있는 지식은 고사하고 아직 균형에 대해 완전히 이해하지도 못하고 있다. 장내 미생물들과 신진대사를 바로잡는 자연적인 방법만이 갱년기를 편안하고 증상 없이 보낼 수 있게 할 것이다. 여러분이 그럴 수 있도록 갭스 영양 프로토콜이 도와줄 것이다.

여성은 주기적 특성을 가진 존재로서 매달 호르몬 변화를 겪는다. 생리 주기의 전반부는 에스트로겐이 담당하여 면역력을 강하게 유지하여 기회주의적 미생물들이 활개를 치지 못하게 한다.[27] 그러나 후반부는 임신을 위해 여성의 몸을 준비시키는 또 다른 호르몬인 프로게스테론이 우세하다. 가임기 여성의 몸은 매달 임신을 준비하며 수정란이 착상할 수 있도록 자궁에 부드러운 영양 많은 조직을 만드는데, 이것이 바로 프로게스테론이 하는 일이다. 프로게스테론은 난자를 받아들이게 하기 위해 면역력을 억제한다.

결과적으로 신체의 기회주의적 미생물은 월경 주기의 후반기에 활성화되고 월경에 가까울수록 더 활동적이며, 독소를 생성하고 신체의 많은 기능을 방해한다. 월경 전 증후군 PMS 은 그들의 활동 결과다. 이러한 독소는 편두통과 정서적 불안정(여성이 한순간 화를 내거나 공격적으로 변했다가 눈물을 흘리며 우울해지는 경우), 수면 문제, 혈당 및 혈압 이상, 근육 경련 및 기타 증상을 유발한다.[28] 이는 '미쳐가는' 것이 아니라 몸에 상주하는 미생물이 당신의 몸을 가지고 노는 것이다.

이러한 기회주의적 미생물 중 하나가 효모(칸디다)이다. 현대 사회의 많은 남성과 여성은 항생제와 피임약을 정기적으로 사용하여 효모가 과도하게 증식한 칸디다증을 앓고 있다. 여성의 경우 월경주기의 후반부는 습하고 따뜻한 곳에서 효모가 활성화되어 칸디다증을 유발하는 시기다. 남성의 경우 칸디다증은 지속적이거나 재발할 수 있다. 가장 흔한 부위는 사타구니와 질, 유방 아래, 겨드랑이, 입과 목, 귀 뒤와 외이도, 소화기 계통의 점막, 호흡 통로 및 부비동이다.

효모를 제어하려면 이러한 신체 부위에 유익한 미생물이 서식할 수 있도록 유지하는 것이 중요하다. 이를 위해 나는 사람들이 수천 년 동안 사용해 온 오래된 전통적 방법을 추천한다. 수제 케피어가 담긴 유리병을 욕실에 두고 매일 소량을 모든 문제 부위에 바르길 바란다. 케피어는 유아의 기저귀 습진 부위에 바르는 최고의 '크림'이며, 몸 곳곳에 효모가 과도하게 증식하는 어린이에게 필수이다.[29]

케피어는 매우 다양하고 균형 잡힌 미생물군을 가지고 있다. 케피어를 피부와 점막에 바르면 케피어의 미생물들이 해당 부위의 정상적인 미생물군을 증가시키고 병원성 효모는 감소시킨다. 비살균 유기농 우유 또는 크림으로 케피어를 만드는 것이 가장 좋다. 그 안에 들어있는 영양물질은 피부나 점막의 손상을 진정시키고 치유한다. 소화계의 효모를 제어하기 위해 수제 발효 식품을 정기적으로 섭취하자. 갭스 영양 프로토콜을 따르면 장기적으로 효모 및 기타 기회주의적인 미생물을 줄일 수 있다. 효모는 우리 몸에 정상적으로 존재하는 미생물이지만, 다른 미생물군과 적절한 균형을 이루도록 해주어야 한다.

장내 미생물군이 비정상적인 사람은 모든 종류의 생식기 질환을 앓게 될 가능성이 높다. 생식 기관은 신체의 호르몬 변화에 매우 민감하게 반응하기 때문이다. 장내 미생물군은 호르몬의 매우 큰 공급원이다! 장내 미생물들이 더 많이 손상될수록 호르몬 이상도 더 심각해진다. 나는 20대에서 30대 초반인데 월경이 너무 고통스럽고 장애가 심해 자궁과 난소 제거 수술을 고려하고 있었던 젊은 여성들을 만나왔다. 또 온갖 종류의 성 발달과 행동에 혼란을 겪고 삶의 질에 지대한 영향을 받고 있는 갭스 환자들을 만나왔다. 그리고 그들이 자궁내막증, 다낭성 난소, 불임 및 성기능 장애와 같이 '불치병'으로 알려진 질병에서 회복하는 것을 보아왔다.

결론:

장내 미생물군은 호르몬 균형에 매우 중요한 역할을 한다. 이들은 영양소, 호르몬, 신경 전달 물질, 효소 및 기타 활성물질을 생산하여 내분비계와 상호 작용하고 여러 기능에 영향을 미친다. 장내 미생물 생태계가 비정상적이면 이러한 상호작용에 문제가 생긴다. 게다가 수많은 산업적 인공 독성 물질이 현대인의 몸을 오염시키고 있다. 이러한 독소 중 다수는 내분비 교란 물질로 작용하여 내분비샘과 이곳에서 생성하는 호르몬의 기능을 방해한다.

호르몬은 우리 몸의 신진대사를 관장하며, 신체의 모든 세포와 기관에 영향을 미치는 역할을 한다. 호르몬의 균형이 깨지면, 다양한 건강 문제가 발생한다. 갭스 영양 프로토콜은 내분비계를 치유하고 호르몬을 정상적인 균형으로 되돌리기 위한 기초를 제공할 것이다. 내분비계를 치유하는 것이 회복의 중요한 부분이라는 사실을 환자가 인식하는 것이 중요하다.

6. 간과 폐

"미래의 의사는 약을 주는 대신에 환자의 신체 관리, 식단, 질병의 원인과 예방에 관심을 가질 것이다."

토마스 에디슨

소화기관에서 신체의 나머지 기관으로 영양분과 독소가 유입되는 흐름은 어떻게 작용할까? 이것은 크게 두 가지 흐름으로 나뉜다. 하나는 혈액으로 들어가고, 다른 하나는 림프로 들어가는 흐름이다.

혈액은 물을 기본으로 하기 때문에 수용성 영양소와 독소가 혈액으로 흡수된다. 장에서 나온 혈액은 정맥 시스템(문맥 시스템이라고 함)으로 모이고, 이 정맥은 간으로 연결된다. 따라서 간은 장 벽을 통해 흡수되는 수용성 물질이 가장 먼저 도착하는 곳이다. 림프는 지방을 주성분으로 하는 체액이다. 그래서 장에서 들어온 지용성 영양소와 독소는 일반적으로 림프계로 들어간다.

림프는 척추를 따라 올라가는 긴 관(흉관이라고 함)으로 모아져 왼쪽 쇄골하 정맥으로 연결된다. 이 정맥은 혈액-림프 혼합물을 오른쪽 심장으로 가져가서 신속히 폐로 직접 펌프질한다. 따라서 폐는 소화 기관에서 나오는 지용성 영양소와 독소를 가장 먼저 받아들이는 곳이다.

이제 이 두 가지 중요한 장기인 간과 폐에 대해 자세히 알아보자.

1) 간

간은 우리를 위해 수많은 기능을 수행하는 놀라운 기관이다. 간은 장에서 들어온 영양소를 처리하고, 콜레스테롤, 효소, 항산화제 등 필수 영양소와 활성물질을 생산한다. 그리고 수백만 개의 활성 분자(효소, 호르몬, 신경전달물질)를 재활용하고, 기타 중요한 일을 한다.

간은 우리 몸의 주요 해독기관으로, 장에서 배출되는 독소와 신체의 다른 부위에서 유입되는 독소를 처리하여 독소를 파괴하고 재활용한다.[1] 이러한 해독 기능 때문에 많은 사람이 동물의 간을 먹어도 안전한지 묻는다. 간은 독소를 축적하지 않으므로 먹어도 안전할 뿐만 아니라 간을 식단에 정기적으로 포함하면 신체가 독소를 더 효과적으로 처리하는 데 도움이 된다.[2]

간에서 파괴할 수 없는 독소는 담즙으로 배출하는데 소화기관으로 흘러 들어간 다음 대변으로 배출된다. 담즙은 간이 생성하는 매우 중요한 물질이다. 담즙은 담관을 통해 서서히 이동하여 담낭에 모이고, 담낭은 담즙을 십이지장으로 분비하여 지방을 소화 시킨다.

담즙이 없으면 식이 지방을 소화할 수 없고 지방, 지용성 비타민(비타민 A, D, E, K) 및 필수 지방산(오메가 3, 6, 7, 9)이 결핍될 수 있다. 이러한 물질이 부족하면 신체가 제대로 기능하지 못하고, 세포 재생에 문제가 생기며(신체가 조직을 치유하거나 재건할 수 없음), 면역계가 무너진다. 인체를 건조 시켰을 때 그 중량의 약 50%를 차지하는 게 지방이며, 지방은 장기의 수많은 기능에 필수 요소다.[3]

담즙이 부족한 사람은 지방을 소화하지 못하고 지방이 대변으로 배출되어 대변의 색이 기름지고 희끄무레해진다. 지방 결핍은 그 외에도 몸에서 많은 문제와 증상을 유발한다. 여기엔 면역력 저하 및 감염에 대한 취약성 증가, 에너지 부족, 기억력 및 인지 능력 저하(뇌라는 장기엔 지방이 매우 많다!), 내분비 문제, 골다공증, 피부 및 모발 건조 등이 있다. 지용성 비타민과 필수 지방산의 결핍은 또 다른 쇠약 문제를 일으킬 수 있다. 우리 몸의 어떤 기관도 이러한 물질 없이는 기능할 수 없다!

많은 갭스인이 지방을 소화하기 어려운 유형에 속한다. 따라서 지방 섭취를 제한해야 하며, 그렇지 않으면 식사 후 구역감이나 메스꺼움을 느끼며 몸이 좋지 않다. 수술을 통해 담낭을 잃은 사람들도 담즙이 축적될 곳이 없기 때문에 지방을 소화하는 것이 어려울 수 있다.

그리고 주류 의학의 지방 혐오 또는 저지방 조언을 따르는 사람들도 종종 이 문제를 겪는다.[4] 간이 담즙의 흐름을 유지하려면 매 식사마다 천연 지방을 섭취해야 한다. 음식에 함유된 지방은 간 피막 capsule 을 수축시키고 담관의 벽을 이완시켜 넓혀서 담즙이 간과 담낭에서 십이지장으로 쉽게 흐르도록 해준다. 이러한 자극이 오랫동안 일어나지 않으면 담관이 담석으로 막힐 수 있다.

담석은 어떻게 생길까?

우리 몸에서는 항상 담석이 만들어지고 있으며 이는 지극히 정상적인 일이다.[4,5] 담석을 반으로 잘라 현미경으로 관찰하면 그 안에 미생물 덩어리, 독성 금속 또는 기타 독소가 포함된 미네랄 결정, 기생충 조각 및 인체가 제거하려고 하는 기타 모든 것을 발견할 수 있다. 간이 위험한 물질(독소, 미생물 또는 기생충)을 파괴할 수 없는 경우, 간은 담즙으로 코팅하여 담즙 결석을 만들어 이를 '제거'한다. 일단 형성된 담석은 작고 부드러워서 담관을 쉽게 통과한다. 지방 함량이 높은 식사를 하면 이 작은 결석이 장으로 흘러 들어가 대변을 통해 몸 밖으로 배출된다.

저지방 식사를 하면 간이 수축할 자극이 없는 것이므로 결석이 담관에 너무 오래 머물게 된다.[4,5] 그 결과 결석의 바깥 부분에 칼슘염이 축적되어 표면이 거칠고 단단해지면서 결석이 커진다. 이런 종류의 결석은 간 담관을 통과하기 어려워 간의 담관에 걸려 담관을 막는다. 갭스인은 장내 미생물군이 비정상적이고 체내 기생충이 많을 수 있다. 그 결과 결석이 너무 많이 형성되어 간에서 결석을 충분히 빨리 배출하지 못하고 결석이 커지고 단단해질 수 있다. 결석으로 담관이 대부분 막히면 담즙이 나오지 않아 지방을 소화할 수 없게 된다.

담즙 외에 또 다른 주요 소화액인 췌장액도 십이지장으로 흐르지 않을 수 있다. 대부분의 경우 췌관은 십이지장으로 들어가기 전에 담관과 연결되어 있다. 이는 하나의 공유 통로를 형성한다. 만약 담도에 결석이 가득 차면 이 공유 통로를 막아 췌장액의 흐름을 방해할 수 있다.

대부분의 사람의 췌장에는 담관과는 별개로 십이지장으로 통하는 또 다른 관인 산토리니 관 duct of Santorini 이 있다. 덕분에 췌장에게는 스스로 췌장액을 배출할 수 있는 또 다른 방법이 있는 것이다. 담관이 막히면 흐르지 못하는 췌장액에 있는 효소가 췌장을 손상해 급성 또는 만성 췌장염을 유발할 수 있다. 그러므로 이 별개의 관은 자연이 췌장에 준 훌륭한 보험이다.

췌장액은 지방뿐만 아니라 단백질, 탄수화물 및 기타 음식 성분의 소화에 필수다. 두 번째 관이 있음에도 불구하고, 주된 췌관이 막히면 췌액의 흐름이 감소하고 췌장 기능 부전이라는 상태가 발생할 수 있다[6] (이에 대해서는 나중에 설명할 것이며 **갭스 상태 리스트** 챕터를 참조하길 바란다). 췌장액이 나오지 않으면 음식을 소화하기가 매우 어렵다!

비누가 어떻게 만들어지는지 아는가? 전통적으로 비누는 지방, 재, 잿물 또는 다른 알칼리성 염을 함께 가열하여 만들었다. 담석이 많은 사람의 몸에선 담즙이 지방 소화를 위해 십이지장으로 들어가지 못한다. 결과적으로 소화되지 않은 지방은 장에서 알칼리(췌장에서 생성)와 결합하여 비누 같은 형태를 형성한다. 이 '비누'는 만성 변비의 주요 원인이 된다.[7] 이 비누가 장 벽과 음식물 입자에 달라붙어 음식물이 정상적으로 통과하는 과정에 문제를 일으키기 때문이다. 만성 변비 환자의 대다수가 이 문제를 가지고 있다.

이 문제가 있는 또 다른 부류의 사람들은 수술을 통해 담낭을 제거한 사람들이다. 이 매우 흔한 수술을 하게 되는 일반적인 이유는 담석 통과 중 느껴지는 통증이다. 그 통증은 심할 수 있지만 통증이 시작될 때쯤이면 결석은 이미 담낭을 떠나 십이지장으로 이동하기 시작한 상태다. 따라서 대부분의 경우 결석이 이미 사라졌기 때문에 담낭을 제거할 필요가 없다.[8] 실제로 담낭 절제술이라고 하는 이러한 수술의 대부분은 잘라낸 담낭에서 돌은 없고 '찌꺼기'만 발견된다.

불행히도, 주류 의학에서 담낭 제거는 '담낭 부위'에 통증이 있는 모든 사람에게 시행하는 표준 절차가 되었다. 담낭은 굳이 없어도 되는 기관이 아니라 중요한 기관이다! 담낭이 없으면 지방 소화에 문제가 생기기 때문에 많은 심각한 결과를 초래한다. 수술을 피하고 담석을 자연적으로 처리하는 게 가장 좋다.

담낭을 이미 제거한 사람들에게는 정상적인 지방소화를 회복하기 위해 다음 절차를 권장한다. 담낭이 없는 많은 사람들이 갭스 영양 프로토콜을 통해 지방 소화 기능을 회복했으며, 매 식사마다 문제없이 많은 양의 지방을 섭취할 수 있게 되었다.

담낭 결석을 제거하고 지방 소화를 회복하려면 어떻게 해야 할까?

장기적으로는 하루에 두 번 **갭스 쉐이크**를 섭취하게 한다.

갭스 쉐이크 레시피

1 당근 1개 + 사과 2~3개(또는 같은 양의 파인애플) + 샐러리 1개 + 비트 뿌리 작은 조각 + 흰 양배추 또는 적양배추 작은 조각으로 착즙 주스를 만든다. 여기에 약간의 레몬과 채소를 추가할 수도 있다.

2 이 주스에 날달걀 1~2개(노른자와 흰자 모두)와 비살균유*로 만든 수제 사워크림 4~5큰술을 추가한다. 아직 사워크림을 먹을 단계가 아닌 경우 비슷한 양으로 실온에서 부드러워진 비가열 생버터 또는 기버터 또는 냉압착 코코넛 오일을 추가한다. 소기름, 돼지기름, 양지방, 거위 지방과 같은 동물성 지방이나 올리브 오일도 넣을 수 있다.

3 블렌더로 갈거나 휘핑 도구로 젓는다. 이 '쉐이크'는 생지방과 콜레스테롤을 포함한 훌륭한 비가열 영양소를 제공하면서 맛도 좋다.

　이 스무디에 대구 간유를 첨가하면 간유의 맛을 매우 효과적으로 감출 수 있다. 하루에 1~2큰술(어린이의 경우 1~2티스푼) 정도의 소량의 갭스 쉐이크로 시작하자. 한 잔을 먹을 수 있게 되면 식사 사이에 하루에 2잔까지 서서히 늘린다. 한 입 먹을 때마다 '씹으면서' 천천히 마신다. 쉐이크는 공복에 섭취해야 하므로 아침 일찍과 오후 한낮에 섭취하는 것이 좋다. 갭스 쉐이크는 담석의 딱딱한 껍질을 천천히 부드럽게 녹이며, 간 피막을 부드럽게 자극해서 수축하게 만들어 결석을 밀어낼 수 있게 한다.

　갭스 쉐이크의 일일 섭취량을 늘리면서 동물성 지방을 식단에 천천히 도입하는 것을 권장한다. 견딜 수 있는 양부터 시작하여 서서히 양을 늘려가자. 지방 소화를 돕기 위해 일반적으로 몇 가지 허브와 함께 소 담즙 보충제를 복용하는 것도 좋다. 식사마다 1~2캡슐을 섭취하면 지방을 소화하는 데 도움이 된다. 매 끼니마다 충분한 양의 동물성 지방을 섭취할 수 있게 되면 점차적으로 보충제 복용을 중단한다. 나는 그 후에도 계속해서 갭스 쉐이크를 오래 마시는 것을 추천한다. 담석을 제거하고 간을 정화하는 것을 떠나서, 맛도 매우 좋아서 식단의 일부로 즐길 수 있다.

　성인의 경우 정기적인 커피 관장을 권장한다. 이 간단한 절차는 간을 강력하게 정화하여 많은 담석을 제거하는 효과가 있다. 관장에 대해선 **장 관리** 챕터에서 자세히 읽어보기를 바란다.

---

*파스퇴르화 등의 가열 공정을 거치지 않은 우유

담석 배출하기

담석 배출은 담낭 부위의 통증, 메스꺼움, 구토를 유발하기 때문에 유쾌하지 않다. 하지만 몸이 담석을 배출하기로 결정하면 우리 몸은 담석 제거를 위한 준비를 하게 될 것이다. 수술로 담낭을 제거하기로 결심한 게 아니라면, 이 과정을 믿고 병원 방문을 서두르지 말길 바란다. 통증이 시작되면 이미 담석이 담낭을 떠났을 가능성이 높으므로 병원에 가면 이 중요한 장기를 합리적 이유 없이 뗄 수도 있다.

담석 제거를 위해 우리 몸은 간과 담낭뿐만 아니라 췌장도 적절하게 준비시킨다. 담도는 십이지장으로 연결되기 전에 췌관과 합류한다는 사실을 기억하자. 우리 몸은 담석이 췌관에 끼지 않게 배출하는 방법을 알고 있다. 결석이 췌관에 끼면 급성 췌장염을 유발할 수 있다. 결석이 췌관에 끼는 합병증은 내시경적 역행성 담췌관 조영술과 같은 인위적 개입이나 '간 청소'(자몽이나 레몬 주스와 함께 다량의 올리브 오일을 섭취하는 경우)라고 불리는 대체 시술 중에 발생할 가능성이 더욱 높다.[9] 나는 갭스인이 갭스 영양 프로토콜을 시작할 때 간 청소를 하는 것을 권장하지 않는다. 몇 년 후 소화 기능이 훨씬 좋아지고 간 청소를 정말 시도하고 싶을 때 하는 것이 훨씬 더 안전할 것이다.

담석을 빠르고 통증 없이 배출하는 데 도움이 되는 방법은 다음과 같다. 몸을 따뜻하게 하고 뜨거운 물주머니를 간의 위치* 위에 올려놓는다. 2~3컵의 엡솜염 Epsom salt 을 넣은 욕조에서 뜨겁게 목욕하고 편안할 때까지 욕탕물에 머물러 있는다. 엡솜염을 탄 따뜻한 용액(따뜻한 물 한 컵에 엡솜염 1큰술을 녹인다. 꿀을 조금 넣어 달콤하게 할 수도 있다)을 마셔보자. 엡솜염은 담관의 평활근을 이완시켜 담석이 더 쉽게 통과할 수 있도록 해준다.[10] 같은 효과가 있는 약물(드로타베린 또는 파파베린 : drotaverine or papaverine)을 처방받아 먹어 볼 수도 있다. 물론 약은 미리 처방받아야 하지만, 집에 마그네슘 보충제가 있다면 두 배

---

* 오른쪽 젖가슴 아래에 있는 갈비뼈의 안쪽

로 복용해 볼 수 있다. 페퍼민트 오일과 페퍼민트 차도 도움이 될 수 있다. 페퍼민트 에센셜 오일을 사용하려면 차에 1~5방울을 떨어뜨리거나 배의 아픈 부위에 오일을 문지르면 된다.[11]

담석이 통과할 때 메스꺼움과 구토가 흔하게 발생한다. 이 때문에 무언가를 마시는 게 매우 어려울 수 있다. 이 경우 약물이나 마그네슘 보충제를 혀 밑에 넣어 녹이고, 엡솜염 용액을 몇 분간 입안에 머금고 있다가 뱉어내면 된다. 입안의 풍부한 모세혈관 네트워크는 상당한 양의 근육 이완 물질을 흡수한다. 마그네슘 오일은 피부에 바르기 때문에 상당히 도움이 될 수 있다. (만약 의욕이 충분하다면) 커피 관장이 이러한 상황에서 매우 도움이 될 수 있다. 커피 관장이 간에서 담즙을 씻어 내고 담석을 더 빨리 제거하기 때문이다(커피 관장에 대한 자세한 내용은 **장 관리** 챕터를 참조하길 바란다).[12]

(담석이 통과할 때) 전반적으로 평온을 유지하자. 아무것도 하지 말고 휴식을 취하며 몸을 따뜻하게 유지하기만 해도 몸은 담석을 안전하고 효과적으로 배출한다. 그 과정에 시간이 그렇게 많이 걸리진 않는데 약 15~30분(최대 3시간) 정도 소요된다. 통증과 메스꺼움이 가라앉으면 몸이 필요로 하는 만큼 숙면을 취한다. 잠에서 깨어나면 따뜻한 물이나 따뜻한 고기 육수를 마신다. 담석 통과 후 며칠 동안은 담낭과 장이 완전히 치유될 수 있도록 갭스 도입 식단의 1단계 또는 2단계에 포함된 음식만 섭취한다. 갭스 식이요법을 장기적으로 실천하면 이러한 상황이 다시는 발생하지 않을 것이다.

많은 사람들이 만성 B형 간염에 대해 문의한다. 이는 주류의학에서 쉽게 진단할 수 있는 질환으로, 많은 검사와 약물 복용(완치는 불가능하지만 '관리'를 위해 권장됨)에 대한 압박으로 이어진다. B형 간염 바이러스는 매우 흔하며, 인류의 상당수가 이 바이러스에 감염되어 있다. 우리는 아직 이 바이러스에 대한 모든 것을 알지 못한다! 완벽하게 건강한 많은 사람들이 이 만성 감염을 앓고 있으며, 이는 종종 우연히 발견된다.

따라서 나는 이 바이러스에 대해 걱정하지 않아도 된다고 생각한다. 인체는 많은 바이러스의 서식지이며 대부분은 아직 연구되지 않았다. 우리 게놈의 약 8~10%는 바이러스에서 기원하였다.[13] 이러한 바이러스 중 하나가 체내에 존재한다는 사실을 진단할 수 있다고 해서 반드시 그 바이러스가 위험하고 없애야 한다는 것을 의미하지는 않는다. 인위적인 오염으로부터 몸을 깨끗하게 유지하고 적절한 영양을 공급한다면, 아무리 많은 종류의 바이러스가 존재하더라도 간은 잘 기능할 것이다.

이 책에서 모든 간 질환을 다루기에는 무리가 있다. 담즙이 잘 흐르도록 해주면, 간이 스스로를 정기적으로 해독할 수 있게 도와주는 셈이며 이를 통해 많은 간 문제를 예방할 수 있다.

울혈된 간 congested liver 의 첫 징후는 두통, 특히 편두통이며 메스꺼움도 또 다른 징후이다. 간 울혈이 너무 오래 지속되면 피부와 눈 흰자위가 노랗게 변색하는 경미한 황달이 발생할 수 있다. 러시아 전통 음료인 비트 크바스 beetroot kvass , 다양한 모듬 야채 발효, 다른 종류의 크바스, 홈메이드 콤부차 등 수제 발효 음료를 많이 마시는 것이 매우 도움이 될 수 있다. 간 기능에는 천연 전해질이 중요하므로 물을 너무 많이 마시지 않도록 주의한다. 물을 너무 많이 마시면 전해질이 희석되어 신장을 통해 체외로 배출되는 양이 증가할 수 있다.[14] 항상 생 레몬, 사과 발효식초 또는 약간의 천연 소금을 물에 타서 마셔도 좋다.

성인인 경우 커피 관장을 하고, 매일 갭스 '쉐이크' 를 마시고, 지방 섭취량을 점진적으로 늘리고 시간이 지나면 담즙이 정상적으로 흐르는 데 도움이 될 것이다. 민들레 잎과 뿌리, 치커리 뿌리, 강황, 페퍼민트, 큰 애기똥풀, 밀크씨슬 씨앗 등 간에 도움이 되는 허브들이 있다.[15] 물론 술과 담배, 개인 위생용품, 기타 인공 화학 물질, 방사선 및 전자기 오염을 피하여 간에 가해지는 독성 부하를 줄이는 데 최선을 다하는 것이 중요하다.

2) 폐

폐는 체내 수용성 독소를 해독하는 데 있어서 간 다음으로 중요한 해독 기관이다. 간에서 걸러진 혈액은 심장으로 직행한 뒤 심장에 의해 바로 폐로 보내진다. 지용성 독소는 일반적으로 간을 우회하여 림프를 통해 폐로 직접 오기 때문에 지용성 독소의 경우 폐가 첫 번째 해독 기관이다.

폐는 이 기능에 매우 적합하다. 많은 독성 물질, 특히 기체로 전환될 수 있는 독성 물질은 폐를 통해 제거된다. 다른 독소와 병원균은 폐의 면역세포(대식세포와 소식세포)에 의해 '삼켜지고', 호흡 통로를 감싸고 있는 상피 세포로 구성된 점액질 섬모 수송체를 통해 배출된다.[16] 이 세포의 표면에는 모두 위로 향하는 작은 털이 있어, 모든 이물질을 호흡 통로 위로 밀어내어 기침으로 배출한다. 이는 폐가 우리 몸에서 독소를 제거하는 정상적인 방법 중 일부이다.

안타깝게도 장내 미생물군이 비정상적인 사람은 자연스러운 기능만으로는 폐로 유입되는 독소의 양과 특성에 대처하지 못할 수 있다. 독소와 병원균은 손상된 장 벽을 통과해 그대로 흘러 들어가서 혈류와 림프로 들어간다. 간은 엄청난 양의 독성을 감당하지 못할 수 있다. 그러면 많은 독소가 혈액으로 다시 빠져나와 폐로 전달될 수 있다.[17]

림프는 지방과 지용성 물질을 운반하는 매개체이며, 폐는 신체에서 이러한 지방의 흐름을 가장 먼저 받아들이는 기관이다. 대자연은 왜 이런 식으로 설계했을까? 그것은 바로 폐가 기능하기 위해서는 많은 양의 지방, 지용성 비타민, 콜레스테롤 및 기타 지용성 물질이 필요하기 때문이며 포화 지방은 폐 건강에 특히 중요하기 때문이다.

세계적인 지방 전문가였던 고(故) 메리 에닉 Mary Enig 은 이 주제에 대해 이렇게 말하였다. "우리 폐의 기능에 관련해서 이야기할 때 폐 계면활성제를 빠뜨릴 수 없다. 이는 100% 포화지방산으로 이루어진 특수한 인지질이며 디팔미토일포스파티딜콜린 DPPC 이라고 부른다. 이 물질은 두 개의 포화된 팔미트산 분자가 결합되어 있다. 사람들이 부분적으로 수소화된 지방과 오일을 많이 섭취하면 원래 인지질에 포화지방산이 있어야 할 자리에 트랜스 지방산이 들어간다. 그러면 폐가 효율적으로 작동하지 않을 수 있다."[18]

트랜스 지방산이 포함된 수소화된 지방과 오일*은 오늘날 음식 조리에 광범위하게 사용하는 식물성 기름에서 나온다. 폐 계면활성제 DPPC 및 기타 는 폐 조직에 필수이며 80~90%가 포화 지방, 콜레스테롤, 약 10%가 단백질로 되어있다.[19] DPPC의 핵심 성분은 아미노산 콜린으로, 달걀과 간을 섭취할 때 충분히 얻을 수 있다. 계면활성제가 없으면 폐에 공기가 채워지지 않아 폐 세포가 찌그러질 수 있다. 미숙아는 폐 계면활성제가 결핍되어 있으며, 이는 천연 계면활성제 치료법이 개발되기 전까지 미숙아 사망의 주요 원인 중 하나였다. 이 아기들에게 동물의 폐 조직을 정제한 계면활성제를 투여하면 생명을 구할 수 있다.[20] 미숙아뿐만 아니라 폐 질환(폐렴, 기관지염, 만성 폐쇄성 폐질환, 천식, 낭포성 섬유증, 암 등)을 가진 모든 사람이 계면활성제 결핍증을 앓을 수 있다. 따라서 급성 또는 만성 폐 질환에서 진짜 도움이 되는 것은 천연의 동물성 지방, 단백질 및 콜레스테롤이다. 이러한 영양소가 풍부한 음식은 필수다!

폐는 지방에 많이 의존하는 만큼 지용성 독소에 취약하다. 수은, 납, 알루미늄, 그리고 기타 독성금속, 많은 산업 화학물 및 비정상적인 장내 미생물들이 생성한 독소는 지용성이며 림프가 운반한다. 폐가 장에서 나오는, 특히 폐가 처리하도록 설계되지 않은 독성 물질을 너무 많이 처리하는 상황이면 폐가 손상될 수 있다.[21] 이는 천식, 폐기종, 만성 폐쇄성 폐질환 COPD, 만성 기관

---

* 경화유라고 한다.

지염, 감염 및 암과 같은 모든 폐 질환으로 이어질 수 있다.

만성 폐 질환이 있는 경우 무엇보다도 먼저 환자의 소화계 상태를 살펴보는 것이 좋다. 장은 폐의 건강과 질병에 강력한 영향을 미치는 원천이다! 소화기관을 치료하면 신체의 다른 부위와 마찬가지로 폐도 완벽하게 건강해질 수 있는 토대를 마련할 수 있다.

인체의 다른 기관과 마찬가지로 폐에도 고유한 미생물 생태계가 있다.[22] 이 분야에 대한 연구는 초기 단계지만, 일부 박테리아 그룹(주로 프로테오박테리아, 퍼미큐테스, 박테로이데스)이 확인된 바 있다. 건강한 사람의 폐에는 박테리아 외에도 곰팡이(특히 뉴모시스티스 Pneumocystis 속), 고세균 및 기타 미생물 군집이 많이 존재한다.[23] 이 정상적인 폐 미생물군은 폐 건강에 중요한 역할을 하며, 질병이 발생하면 그 구성이 바뀐다. 폐 미생물 생태계의 활동이 모든 폐 질환에서 중요한 역할을 한다는 것은 의심의 여지가 없다.

가장 흔한 폐 질환 중 하나인 천식에 대해 알아보자.

천식

천식은 갭스 질환이다. 천식은 비정상적인 장내 미생물군으로 장 벽이 손상되어 적절히 처리되지 못한 독소들이 폐로 들어가 처리되면서 발생한다.[24] 이때 동시에 면역계의 균형이 깨져서 아토피가 유발된다(**면역계** 챕터에서 설명한 바 있다). 첫 번째 천식 발작은 보통 어린 시절에 발생하지만, 장내 미생물들이 손상된 후에는 살면서 언제든 발생할 수 있다. 대부분의 사람들은 아이스크림이나 이와 유사한 고지방 가공식품을 먹은 후 첫 천식 발작을 겪는다.[25] 아이스크림의 지방은 지용성 독소(아이스크림에 첨가된 화학물질)를 림프와 폐로 직접 운반한다. 또한, 아이스크림의 설탕은 장내 병원성 미생물들의 먹이가 되어 독소로 전환되며, 이 중 많은 양이 폐로 운반된다. 면역계는 독소에

자신의 세포와 복합체를 부착하여 염증이나 알레르기 반응을 일으킬 준비를 할 수 있다.[26]

　이러한 독소와 면역 복합체가 폐로 들어가면 폐 조직과 기관지에 손상을 입힌다. 대자연은 이러한 상황에 대처하기 위해 기관지 경련이라는 좋은 방법을 만들어 냈다. 기관지 경련이 일어나면 기관지 벽의 평활근이 수축하여 호흡 통로의 손상된 부분을 닫아 복구할 수 있다.[27] 복구 과정은 보통 수 분에서 25분 정도 걸리며, 손상이 복구되면 기관지가 다시 열린다. 이 과정에서 숨이 가빠지고 쌕쌕거리는 숨소리가 나기 시작하여 놀랄 수 있다. 그러나 오래 지속되지 않으며, 경련이 끝나면 폐가 새것처럼 완전히 회복된다. 자연적인 기관지 경련은 특히 어린 시절에 신체가 닫힌 부분을 보상하기 위해 충분한 폐 조직을 열어두기 때문에 위험하지 않다. 따라서 침착하게 가만히 있으면서 신체가 스스로 제 기능을 할 수 있도록 해 주는 것이 중요하다.

　기관지 경련은 필수적인 과정이다. 고속도로에서 큰 사고가 발생하여 노면이 손상되었다고 가정해 보자. 고속도로를 수리하려면 건설업자들이 작업을 할 수 있도록 고속도로를 폐쇄해야 한다. 폐에서도 같은 일이 일어난다. 기관지 경련으로 폐의 손상된 부분을 폐쇄하면 인체가 이를 복구할 수 있다. 이 과정은 천식 치료제를 발명하기 전까지 수백만 년 동안 우리에게 완벽하게 작동했다. 발명된 천식 치료제는 기관지 경련을 멈추게 하여 기관지 고속도로가 닫히지 않도록 한다. 트럭과 자동차가 시속 70마일로 지나가는 동안 건설업자가 고속도로를 수리하려고 한다고 상상해 보자. 그들은 복구 작업을 할 수 없다! 천식 치료제를 복용할 때 폐에서도 같은 일이 발생한다. 인체는 손상된 기도를 치유하고 복구할 수 없다.[28]

　천식은 전 세계 어린이들에게 가장 흔한 만성 질환이다.[29] 어린이는 어떻게 천식에 걸릴까? 전형적인 상황은 다음과 같다. 아이가 처음으로 기관지 경련을 겪는 시기는 보통 1~2세 사이이며, 보통 두 번째는 주로 아이스크림

(또는 설탕, 지방 및 화학 물질로 가득한 음식)을 먹은 후에 발생한다. 이 음식들은 장에서 폐로 빠르게 독성 물질로 전환되었기 때문이다. 아이는 숨이 가빠지고 쌕쌕거리기 시작한다. 부모는 구급차를 부르고 병원으로 달려간다. 천식 진단이 내려지고 아이는 기관지 경련을 막기 위해 개발된 항 천식 약물이 포함된 흡입기를 처방받는다. 이 약을 사용한 결과 천식 발작 후 어린이의 손상된 기도는 복구되지 않은 상태로 남아 있게 된다. 며칠 후 아이는 또 다른 아이스크림을 먹고 기관지의 다른 부분도 같은 방식으로 손상된다. 인체는 폐의 이전 부분이 손상되었다는 것을 알기 때문에 기관지 경련이라는 방식으로 폐의 두 부분을 동시에 복구하려고 시도한다. 아이는 항 천식 약물을 다시 복용하게 되고, 폐의 두 부분이 손상되고 복구되지 않은 채로 마무리된다.

다음 천식 발작이 발생하면 기관지 경련으로 인해 이전에 복구되지 못했던 부위와 이번에 손상된 부위가 모두 폐쇄되어 이전 기침 발작보다 더 심해지며, 약물을 다시 사용하면 회복되지 않는다. 이런 일이 거듭될수록 아이는 폐는 점점 더 손상되고 회복되지 않는 상태로 남게 된다. 이 과정은 다음 천식 발작으로 폐가 아주 많이 닫혀 생명을 위협할 때까지 계속된다. 오래된 의학 서적에서는 천식을 자연적으로 치유되는 양성 질환으로 기록했다. 천식은 치료가 필요 없었고 의사들은 천식으로 인한 사망 사례를 본 적이 없었다. 오늘날 천식이 치명적인 질병이 된 것은 천식 약물을 광범위하게 사용한 덕분이다.[28]

어린아이가 처음으로 쌕쌕거리는 호흡을 하기 시작하면 부모는 어떻게 해야 할까?

아이가 처음 천식 발작을 일으켰을 때 서둘러 병원으로 데려가지 말길 바란다! 대신 담요로 아이를 감싸서 무릎에 앉힌다. 아이를 따뜻하게 해주고, 안정시키며, 안전하다고 느끼게 한 다음 티스푼으로 아주 따뜻한 물이나 순한 카모마일 차를 마시게 한다. 몇 분 안에 위기는 지나가고 아무 일도 없었다는 듯이 아이가 다시 행복하게 노는 모습을 보게 될 것이다. 이때 가장 중요한 것은 아이의 폐가 손상을 회복하고 정상 상태로 돌아가기 때문에 아무 일도 없었던 것처럼 느낄 것이라는 점이다.

천식 발작을 유발한 원인을 기록하고 이를 피하길 바란다. 종종 아이스크림과 같이 달고 기름진 가공식품이 요인이며 장내 병원균이 이를 빠르게 독성 물질로 변환하고 이 물질들이 손상된 장벽을 통해 흡수되어 발생한다. 장기적으로는 장 벽을 치유하고 봉합하고 장내 미생물군을 정상화하는 등 아이의 소화 시스템을 치유하는 데 집중해야 한다. 체내 독성이 감소하면 폐가 더 이상 기관지 경련을 일으키지 않고도 간과 폐가 제 역할을 적절하게 할 수 있다.

한동안 천식을 앓아 약을 복용하고 있는 아이는 어떻게 할까?

약을 중단하지 말길 바란다. 갭스 영양 프로토콜을 이용하여 아이의 소화 시스템을 치유하기 위한 노력을 시작하자. 장이 치유되기 시작하면 자녀의 천식 발작이 덜 빈번하고 경미해지는 것을 관찰할 수 있다. 이 단계에서는 약물의 용량을 서서히 줄이고 경미한 발작에는 약물을 전혀 복용시키지 않는다. 장이 치유되면 천식 발작이 멈추고 더 이상 약물이 필요하지 않게 된다.

수년 동안 약을 복용한 만성 천식을 앓는 성인은 어떨까?

성인 천식은 어린이보다 회복하는 데 시간이 더 오래 걸릴 수 있다. 성인 천식은 치명적인 질병이 될 수 있으므로 약물 치료를 갑자기 중단하지 않는 것이 중요하다. 약을 바꾸지 않고 장내 미생물군을 바꾸고 장을 치유하기 위한 노력을 먼저 시작하자. 장에서 폐로 가는 독소의 흐름이 줄어들면 천식 발작 시 약을 점점 더 적게 복용하게 되고, 가벼운 발작에는 약을 아예 먹지 않을 수 있다. 점진적으로 천천히 약물을 완전히 끊을 수 있지만, 이 과정을 억지로 하지 말고 몸에 귀를 기울이는 것이 중요하다.

내 임상 경험에 따르면 천식은 갭스 영양 프로토콜로 치료하기가 매우 쉽다. 천식 외에도 소화기 증상, 알레르기, 학습 장애, 정신 질환, 자가 면역 질환, 호르몬 문제 등 다른 많은 건강 문제를 가지고 있는 경우가 많다. 이러한 다른 질환을 치료하는 동안 천식은 조용히 사라지는 경우가 많았다.

결론:

우리의 몸은 아름답게 설계되었다! 간과 폐는 장을 통해 들어올 수 있는 해로운 물질로부터 신체를 보호한다. 동시에 이 기관들은 소화 기관에서 들어오는 영양분을 가장 먼저 처리한다. 왜 그럴까? 간과 폐는 매우 열심히 일하고 양질의 영양을 필요로 하기 때문이다.

갭스 환자는 음식을 잘 소화하거나 흡수하지 못하여 여러 가지 영양 결핍이 발생한다. 이러한 상황은 간과 폐를 위험에 빠뜨려 약해지고 기능을 최적으로 수행할 수 없게 만든다. 이 장기들은 우리 몸에서 매우 중요한 해독 시스템의 일부이다. 이 시스템은 체내 신진대사의 부산물과 외부에서 들어오는 독성을 처리하여 항상 우리 몸을 정화한다.

간과 폐가 건강하지 않은 장에서 나오는 독소에 압도되면 해독 시스템이 제대로 작동하지 않고, 심지어 망가질 수 있다. 이런 일이 발생하면 신체는 독소를 축적하기 시작하며, 그 결과 서구 세계에서는 기생충 감염이라는 또 다른 문제가 빈생하고 있다. 이깃에 대해 한번 실펴보자.

7. 독소 및 기생충

"자연에는 보상도 처벌도 없다. 선택에 따른 결과만 존재할 뿐이다."
로버트 그린 잉거솔

독소와 기생충은 항상 공존한다. 산업화 될수록 우리 몸에는 더 많은 독소가 축적된다. 지금까지 인류는 자연계에 존재하지 않는 약 10만 종류 이상의 새로운 화학물질을 발명했으며,[1] 우리가 먹는 음식에는 농약과 식품 산업계에서 첨가하는 화학물질이 가득하다. 숨 쉬는 공기, 마시는 물, 복용하는 약, 입는 옷, 살고 있는 건물, 사용하는 기술 모두 우리의 몸을 오염시키고 독성 물질을 생성한다. 우리는 이 독성 부담을 지닌 채 살아가야 한다.

임산부는 임신 중 태아에게 독소를 전달한다.[2] 우리 아이들은 매년 그 수치가 증가하고 있는 인공 독성 물질로 가득한 세상에서 살아가고 자란다. 그리고 그 독성의 정도는 매년 증가하고 있다. 독성 부하가 높은 채 태어난 아이들의 체질은 이를 잘 처리하지 못한다. 이 아이들은 점점 더 늘어나는 상업적 예방접종, 가공식품 및 유전자 변형 식품, 분유 수유, 약물, 공해 및 기타 독성 영향에서 받는 손상이 더 크고 이를 해결하지 못하면 더 이상 살아남을 수 없다. 산업화된 현대 사회에서 여러 세대의 사람들이 점점 더 많은 독성 물질을 지닌 채 태어난다. 그들은 환경으로부터 오는 더 많은 독성을 받아들이며 성장해 왔다. 매년 인체에 축적되는 독성 수준의 증가는 전 세계적으로 계속 증

가하는 건강 문제를 설명하는 이유 중 하나이다.[3]

그렇다면 이 상황에서 우리는 무엇을 해야 할까? 치유는 커녕 오염된 몸을 어떻게 청소할 수 있을까? 어려운 문제다. 청소와 치유를 하는 것은 대자연이다. 우리 몸은 자연의 일부이기 때문이다. 우리는 대자연이 이걸 어떻게 하는지를 지켜보고 이 과정을 적극적으로 도와야 한다.

추후 산업 화학 물질로 오염된 토양을 볼 기회가 있다면 주의를 기울여 보자. 산업이 떠나고 토양이 그대로 방치되면 대자연은 어떻게 토양을 정화하고 회복시킬까? 무엇보다 가장 먼저, 곰팡이류에 속하는 곰팡이와 이끼가 그 토양에서 자랄 것이다. 왜 그럴까?

곰팡이는 독소를 흡수하고 중화시키는 능력이 뛰어나기 때문이다. 더러운 곳을 청소하는 것은 자연에서 곰팡이가 받은 임무다.[4] 이들이 제 역할을 하려면 몇 년이 걸릴 수 있으며 해당 장소가 충분히 깨끗해지면 쐐기풀, 민들레, 엉겅퀴, 소리쟁이 및 기타 잡초라고 부르는 식물들이 곰팡이에 합류하게 될 것이다. 이 식물들은 영양이 매우 부족하고 상당한 양의 독소가 남아있는 질이 좋지 않은 토양에서 자랄 수 있다. 식물과 곰팡이는 동물, 곤충, 미생물을 끌어들여 토양을 풍요롭게 하고 생명을 불어넣을 것이다. 잡초, 곤충, 미생물, 동물이 토양을 풍요롭게 하고 땅을 청소한 후 몇 년이 지나면 다른 식물, 즉 더 좋은 품질의 토양을 필요로 하는 식물들이 그곳에서 자랄 수 있다.

이러한 작용은 산업에 의해 손상된 토양이 완전히 치유되고 회복될 때까지 몇 년 동안 계속된다. 그 후에 유기물과 미네랄을 매개로 미생물, 지렁이, 곤충 및 기타 생물이 풍부하게 서식하는 건강한 토양, 즉 생명을 유지할 수 있는 토양이 된다. 이 과정이 완료되어야만 여기에서 나무, 덤불, 채소, 과일이 자랄 수 있게 된다.

인공 화학 물질로 오염된 인체에서도 매우 유사한 일이 일어난다. 인공 화학 물질로 오염된 사람의 몸은 전신적인 곰팡이 fungus 증식을 피할 수 없다. 곰팡이 mold, 세균과 공생하는 유기체인 지의류 lichens, 칸디다가 자신의 몸을 청소하기 위해 자랄 것이다! 많은 독성물질을 가지고 태어난 아기는 모두 곰팡이 과증식을 겪는다. 몸이 독소로 오염된 모든 어린이와 성인의 몸에선 소화기관, 점막, 소장, 대장, 피부 및 신체의 모든 곳에서 곰팡이가 과도하게 증식한다.

안타깝게도 곰팡이는 청소 작업을 하는 동안 자체적으로 대사 부산물을 생성하는데, 이것이 여러 증상을 유발한다. 이것의 영향을 받은 어린이 또는 성인은 뇌가 '흐리멍덩한 foggy' 상태, 에너지와 체력 부족, 무기력증, 습진, 천식, 알레르기, 자가 면역 질환, 근육, 뼈 및 관절의 통증과 통증, 소화기 증상, 하지 불안 등 모든 기관과 시스템에서 수백 가지의 불쾌한 증상을 겪게 된다. 이것이 이른바 '칸디다 증후군'이다.

약물이나 천연 항진균 물질로 곰팡이를 공격하면 역효과가 나는 경우가 많은데 곰팡이가 가지고 있는 독소가 체내로 다시 방출되기 때문이다. 이로 인해 몸이 더 나빠질 수 있다.[5] 이전 챕터에서 설명한 것처럼 곰팡이와 독소의 관계는 수은을 예로 들 수 있는데, 체내 칸디다는 수은을 흡수하여 보유하므로 결과적으로 우리 몸은 어느 정도 수은으로부터 보호된다. 따라서 장기는 곰팡이의 독성 영향과 수은 중독 중 하나를 선택해야 한다. 수은은 곰팡이보다 독성이 훨씬 강하기 때문에 신체는 곰팡이가 과도하게 증식하는 것이 수은 중독보다는 낫다고 판단한다. 수은을 동시에 제거하지 않고 칸디다를 공격하면 이 독성 강한 금속이 체내로 다시 방출되어 더 큰 질병을 일으킬 수 있다. 곰팡이는 우리 몸에서 수은 외에도 다른 독성 금속, 석유 화학 물질, 농약, 용제, 가소제 등 많은 독성 물질을 처리한다.

칸디다에 대한 공격을 중단하면 그들은 즉시 다시 자란다! 왜 그럴까? 우리 몸이 칸디다를 다시 불러들이기 때문이다! 우리 몸은 특정 화학 물질을 처리할 수 있는 좋은 도구가 없을 때 이 일을 다른 생명체에게 위임한다. 분명히 말하지만 우리 몸은 어떤 곰팡이, 연충(편충, 회충), 흡충류, 원생 동물, 바이러스, 박테리아 또는 기타 생명체가 특정 화학물질을 먹고 중화시킬 수 있는지 알고 있다. 축적된 독성 혼합물에 따라 우리 몸은 이러한 화학 물질을 처리하기 위해 특정 생물을 '초대'한다.[6] 일부는 외부에서 들어올 수 있지만 일부는 내부, 즉 우리 몸의 미생물 군집에서 선택될 수 있다. 이러한 생물은 화학 물질을 중화시켜 자기가 흡수한다. 그리고 그 일이 끝나면 우리 몸은 고마운 마음으로 그 손님들을 내보낸다. 그들은 우리를 아프게 했던 독소를 제거하고 떠나기 때문에 우리 몸은 손상을 치유하는 일을 잘 할 수 있다.

이 치유 과정은 당신이 화학 물질에 더 이상 노출되지 않을 때 일어날 수 있다. 그러나 화학 물질이 지속적으로 체내로 들어오면 이 '작업'은 결코 완료될 수 없으며 이러한 생물체는 결코 체내를 떠날 수 없다. 그 결과 감염이 만성화되고, 바로 그때부터 우리는 이 생명체를 '기생충'이라고 부르기 시작한다. '기생충'은 이 생명체들에게 적합한 이름이 아닐 수도 있다. 오히려 '청소 회사'가 더 적절한 이름일 것이다.

칸디다와 같은 곰팡이는 오래전에 '기생충'이라는 이름을 얻었다. 그것이 건강한 신체에 가득 차 있음에도 불구하고 말이다. 인체에서 발견되는 모든 연충들은 '기생충'이라고 불려 왔다. 하지만 이제 우리는 기생충이 우리 몸의 면역계를 건강하고 균형 있게 유지하는 데 필수라는 사실을 알고 있다. 오늘날에는 특정 연충을 의도적으로 체내에 주입하는 기생충 요법 the helminth therapy 이라는 새로운 형태의 치료법도 있다.[7] 이 요법은 놀랍도록 좋은 결과를 가져올 수 있다.

곰팡이 및 기타 '기생충'을 공격하는 대신, 더 많은 미생물을 체내에 추가하여 몸의 정화 과정을 돕고 가속하는 것이 좋다. 이것이 바로 갭스 영양 프로토콜에서 우리가 하는 일이다. 즉 유익한 곰팡이, 박테리아 및 기타 미생물과 결합한 발효 식품을 섭취하는 것이다. 체내 곰팡이 과증식에 대한 최고의 치료법 중 하나는 케피어다. 케피어 알갱이는 곰팡이, 박테리아, 바이러스 등 다양한 미생물의 자연적으로 균형 잡힌 커뮤니티로 자체 생물막인 바이오필름 내에 살고 있다. 콤부차 스코비 Symbiotic Culture Of Bacteria and Yeast, SCOBY 는 또 다른 자연 미생물군이다. 홈메이드 케피어와 콤부차는 다양하고 유익한 곰팡이의 훌륭한 공급원이다. 케피어와 발효 채소 및 음료를 정기적으로 섭취하면 신체가 거쳐야 하는 곰팡이 청소 단계가 빨라진다. 거기에 더해, 발효 식품에 서식하는 다양한 미생물이 체내의 병원성 미생물을 먹고 그것의 부담을 줄여줄 것이다.

인체는 미생물(및 다른 생물)로 가득 차 있다는 사실을 기억하자. 우리는 그들을 없앨 수 없다! 현명한 방법은 병원성 생물을 유익한 생물로 대체하고 다양성을 늘리는 것이다. 그리고 원칙은 다다익선(많으면 많을수록 더욱 좋음)이다.

다시 인체가 생물을 사용하여 스스로를 정화하는 방법으로 돌아가 보자. 곰팡이의 정화 단계가 진행됨에 따라 곰팡이와 독소를 먹고 사는 다른 생명체들이 인체에도 서식한다. 우리가 '기생충'이라고 부르는 다양한 박테리아, 원생동물, 바이러스, 선충 및 기타 크고 작은 생명체는 소화기관과 신체의 모든 곳에서 증식한다. 기생충은 곰팡이와 마찬가지로 '청소' 과정의 필수 부분이다. 인체가 화학적으로 더 많이 오염될수록 더 많은 '기생충'이 있게 된다. 이러한 상황 중 하나가 전 세계적으로 유행병 수준으로 번지고 있는 라임병이다.

라임병

이른바 만성 라임병으로 진단받은 대부분의 사람들은 진드기에 물린 기억은 없지만 오랜 기간 동안 만성 증상을 겪고 있다. 이 질환에 대한 검사는 신뢰도가 낮고 고려할 만한 주류 치료법도 없다. 만성 라임병은 화학적으로 오염된 인체에서 많은 미생물과 다른 생명체의 작용을 통해 자연적으로 일어나는 '정화' 과정의 전형적인 예이다.

과학자들은 글리포세이트(흔한 제초제 라운드업의 화학 성분)를 라임병을 유발하는 대표적인 화학물질 중 하나로 보고 있다.[8] 이 독성 화학물질은 우리의 산업화된 농업에서 매우 널리 사용되고 있다. 이것은 유기농으로 생산한 많은 식품을 포함하여 우리가 먹는 모든 식품에 포함되어 있으며, 그 사용량의 증가는 라임병 및 기타 만성 질환의 유행과 완벽한 상관관계가 있다. 전 세계에서 글리포세이트에 가장 많이 오염된 인구는 북미 지역일 가능성이 높으며, 북미는 만성 라임병으로 고통받는 사람들의 수 또한 가장 많다.[9] 이것은 화학물질 중 하나에 불과하며, 그 외에도 전자기 오염, 유전자 변형 '식품' 및 기타 인간이 지구상에서 점점 더 빠른 속도로 만들어내고 있는 혐오스러운 것들이 수천 가지나 있다.

진드기에게 물려 전형적인 급성 라임병에 걸린 사람은 항생제로 치료한다. 이 치료법은 일부 환자에게는 효과가 있지만, 많은 경우 적극적인 항생제 치료에도 불구하고 질병이 만성화된다. 라임병을 더 많이 연구할수록 이 질병의 원인은 보렐리아 버그도페리 Borrelia burgdorferi 가 아니라 사람의 몸속에 군집을 이루어 살아가는 다양한 미생물이라는 사실을 알게 된다.[10] 이 군집에는 칸디다 및 기타 진균, 바르토넬라 bartonella, 바베시아 babesia, 에를리키아 ehrlichia, 아나플라즈마 anaplasma, 마이코플라즈마 micoplasma, 야토균 tularaemia, 리케치아 rickettsia, 바이러스, 원충, 연충 및 기타 생물이 포함될 수 있다. 만성 라임병의 증상은 이 모든 생물에 의해 발생하며, 현재 이 상황에 다발성 전신 감염성 증후군 MSIDS : Multiple Systemic Infectious Disease 이라는 새로운 이름이 붙여지고 있다.[11] 그렇기 때문에 많은 경우 항생제를 장기 투여하여 보렐리아를 공격해도 환자를 치료하는 데 거의 도움이 되지 않는 것이다. 사실, 이는 신체에 또 다른 오염 물질을 추가하여 더 많은 '기생충'을 조장하는 꼴이다.

기생충 제거를 시작하려면 사람의 몸에서 '오염을 제거'해야 한다. 이러한 상황에서는 몸에 적절한 영양을 공급하고(스스로 청소할 수 있도록), 장내 미생물군과 면역계를 회복하고, 허브, 보충제 및 기타 자연적인 접근법 등 자연적인 치료 방법만이 효과적이다. 라임병에 대한 자세한 정보는 **갭스 상태 리스트** 챕터를 확인해 보길 바란다.

대자연은 일을 올바르게 하기 때문에 그 어떤 것도 급하게 하지 않는다! 기생충으로 정화하고 내보내는 과정은 수년이 걸릴 수 있고 개인의 전적인 협조와 적극적인 도움이 필요하며 결국 적절한 정보를 필요로 한다. 당사자는 몸을 오염시키는 일을 중단하고 올바른 음식을 섭취하며 정화를 위한 적극적인 조치를 취해야 한다. 그렇게 하지 않으면 인체는 모든 종류의 생명체를 끌어들여서 이러한 정화 작업을 수행한다.

암

신체의 특정 부위에 독성 덩어리가 축적되었을 때, 특히 독소가 계속 유입되면 그 독소에 끌린 '기생충'이 그 부위에 오랫동안 정착할 수 있다. 우리 인간은 새로운 장소로 이사할 때 어떻게 하는가? 우리는 살 집을 짓고 필요한 다양한 자원을 찾는다. 기생충도 마찬가지다. 기생충은 둥지를 만들어 스스로 집을 만든다. 우리 몸은 이 둥지 주위에 두꺼운 단백질 막을 만들어 면역계로부터 보호한다.

기생충이 사용하는 단백질은 우리 몸에서 유래한 것이기 때문에 우리 면역계가 둥지를 '알아차릴' 수 없다. 그런 다음 기생충은 둥지 주변에 광범위한 혈관 네트워크를 구축하여 음식과 기타 자원을 공급받고, 우리 몸은 이 과정에 전적으로 협조한다. 해당 부위의 세포는 이미 독성 물질이 축적되어 기생충로부터 스스로를 보호할 수 없다. 따라서 이 생물은 이 세포를 둥지의 건축 자재로 사용하고, 돌연변이를 일으키고, 자신의 유전체를 추가하고, 구조를 변경하여 자신에게 유리하게 만든다.

무슨 얘기인가? 우리는 양성 또는 악성이 될 수 있는 종양에 대해 이야기하고 있다. 암에는 바이러스, 곰팡이, 박테리아, 원생동물, 흡충류, 연충류 등 기생충이 서식한다는 사실을 연구자와 의료진이 여러 차례 관찰했다.[12] 종양은 기생충의 둥지로 볼 수 있다.[13] 이러한 생물이 암을 일으키는지는 알 수 없지만, 이들은 발암성 화학 물질, 방사선, 공해 및 기타 인간 활동의 독성 산물의 축적에서 시작되는 전체 과정에 참여한다.

미생물은 서로 유전자를 교환하며 인간 세포와도 유전자를 교환할 수 있다는 사실을 기억하자. 암세포는 일부는 인간의 것이고 일부는 기생충에 속하는 잡종이다.[14] 그렇기 때문에 암세포는 정상세포로서 기능하지 못하고 신체는 이를 거부한다. 이러한 돌연변이 미생물/인간 세포는 미생물처럼 매우 빠르게 분열하고 증식하는데 이것이 일반적으로 암이 자라는 방식이다. 세대를 거듭할수록 이 세포는 더 많이 변이되어 점점 더 인간과 달라지고 미생물과 비슷해진다.[15]

나는 기생충이 인체의 허락 없이 인체에 침입하지 않는다고 믿는다. 우리 몸은 기생충에 무력한 희생자가 아니고 그에 대처할 수 있는 능력을 갖추고 있다! 인체는 우리가 기생충이라고 부르는 모든 생물과 함께 이 지구상에서 진화해 왔다. 기생충은 어디에나 존재하며, 그들과의 접촉은 절대적으로 피할 수 없다! 우리 모두는 기생충을 가지고 있으며, 수백만 년 동안 이들과 완벽하고 행복하게 공존해왔다.

그런데 무슨 일이 일어났을까? 우리는 전례 없는 규모로 우리 몸을 오염시키는 환경을 만들었다. 우리가 환경을 오염하고 손상하면서도 자신은 '깨끗하게' 남을 수 있다고 정말로 믿고 있는가? 이러한 오염에 대처하기 위해 우리 몸은 다른 생물의 도움이 필요하다. 종양의 주요 '기생충'이 무엇이든 간에 효모, 칸디다 또는 다른 곰팡이 종과 같은 기생충이 항상 하나 이상 존재하는 것으로 보인다.

곰팡이는 자연에서 보편적인 청소기이며 항상 '더러운' 장소에 존재한다. 이것은 논리적인 사실이다. 곰팡이는 독소가 있는 신체 부위에 반드시 존재하며, 이는 세포의 에너지 생산 방식을 바꿀 수 있다. 포도당, 지방 또는 단백질을 사용하여 에너지를 생산하는 정상적인 과정 대신 세포가 포도당을 발효하여 알코올, 젖산 및 기타 건강에 해로운 부산물을 생성하기 시작한다. 종양학에서는 이를 워바그 효과 Warburg's effect 라고 한다. 암세포는 건강한 세포가 사용하는 방식이 아닌 혐기성 발효를 이용하는데 곰팡이도 그들에겐 정상인 이 방식을 이용하여 에너지를 생산한다.[16]

향후 연구로 모든 종양은 한두 가지가 아닌 매우 다양한 기생충에 의해 발생한다는 것을 발견할 것이다. 사실 수술은 암을 신체의 다른 부위로 전이(확산)시키는 주요 원인이다. 암이 기생충 둥지라면 암을 잘라낼 때 알과 유충이 혈류로 퍼질 수 있다는 것은 분명하다. 이 때문에 전이를 막기 위해 대부분 종양 수술 절차 후 이어서 방사선 또는 화학 요법을 한다. 안타깝게도 이러한 방법은 사람의 면역계와 해독 시스템을 파괴하여, 신체가 더 이상 자연스러운 방식으로 상황을 처리할 수 없게 만든다.

암에 대해 계속 이야기하는 것은 이 책의 범위를 벗어난다. 우리가 이해해야 할 것은 사람이 강력한 해독 시스템과 강력한 면역계를 가지고 있다면 이런 일이 일어날 수 없다는 것이다. 강력한 해독시스템과 면역계는 애초에 인체가 오염되는 것을 허용하지 않으므로 우리가 오염을 처리하기 위해 다른 생물을 끌어들일 필요가 없는 것이다. 그리고 이미 우리 몸에 살고 있는 생물은 건강한 균형을 유지하는 한 우리에게 이익만 가져다준다. 암에 대한 자세한 내용은 **갭스 케토제닉 식단** 챕터를 읽어보길 바란다.

기생충의 공식적인 정의는 다음과 같다. '기생충은 다른 생물(숙주)의 내부에 살거나 붙어서 숙주의 영양소를 빼앗아 이득을 얻는 생물체이다.' 이 정의에 따르면, 인체의 장내 미생물군과 인간의 나머지 미생물 생태계도 우리 몸속에 살고 있는 기생충으로 볼 수 있을까? 기생충에 대한 공식적인 정의는 이 세상은 '적자생존'에 의해 지배되며, 이 세상의 모든 것은 서로를 잡아먹고 파괴하며 '가장 강한 자만이 살아남는다'는 오랜 명제에 기초하고 있다. 그러나 또 다른 입장은 모든 생명체가 주변의 다른 생명체를 위한 환경, 서식지, 먹이의 원천을 만드는 협동 위에서 세상이 존재한다고 본다.

아름다운 지구에 여전히 존재하는 건강한 자연환경을 관찰해 보면 미생물, 토양 공동체, 식물, 곤충, 동물 등 서식지에 존재하는 모든 형태의 생명체가 협력하여 건강하게 번성하고 있다는 것을 알 수 있다. 예를 들어, 아프리카의 얼룩말 무리는 사자 무리 옆에서 평화롭게 풀을 뜯고 있다. 얼룩말과 사자는 모두 광활한 아프리카 초원이라는 하나의 서식지에 살고 있다. 최근 연구에 따르면 사자와 다른 포식자들은 초원 생태계에 꼭 필요한 존재로, 초식 동물들이 무리를 지어 사바나를 가로질러 이동하게 한다.[17] 이는 초원을 잘 유지하고, 생태계 전체의 건강과 생존을 돕는 역할을 한다. 사자가 없다면 얼룩말은 초원을 빠르게 파괴할 것이다. 사사가 없으면 초원은 급속도로 악화되고 얼룩말과 사자 모두 서식지를 잃게 될 것이다. 얼룩말과 사자, 초원이 야생에서 공존하는 방식은 적자생존이 아니라 지적인 협동이다!

'적자생존' 이론은 전체 상황을 제대로 이해하지 못한 데서 비롯된 것이다. 하지만 안타깝게도 이 이론은 자연과학과 현대 의학에 널리 퍼져 있으며, 우리 주변이나 몸속에서 미생물이나 다른 생물을 발견하자마자 두 번 생각할 것 없이 죽이고 싶어 한다. 이러한 태도는 지구와 인류에게 많은 문제를 야기했으며, 그 중 하나가 바로 비정상적인 장내 미생물군의 유행이다.

서양의학은 안타깝게도 기생충을 발견하고 다루는 데 역부족이다. 기생충을 연구하는 과학인 기생충학은 연구 자금이나 관심을 거의 받지 못하는 '신데렐라 과학' 분야이다. 기생충에 대한 일반적인 대변 검사는 대부분 시간 낭비다. 일반적으로 기생충을 치료하기 위해 주류 의사에게 의존하는 것은 좋은 생각이 아니다. 대체 의학은 기생충을 검사하고 기생충을 치료하는 더 나은 방법을 제공할 수 있지만, 이 분야에 대한 연구가 거의 없으며 그 결과도 실망스러울 수 있다.

기생충을 다루려 할 때는 오염과 기생충 자체 모두를 다루는 것이 중요하다! 그러나 가장 중요한 것은 우리 몸이 스스로 상황을 처리할 수 있도록 최대한의 자원을 갖춰주는 것이다. 스스로 정화하고 치유해야 하는 것은 우리 몸이라는 것을 기억하자! 외부에서 우리 몸에 행하는 모든 것은 스스로 처리하는 능력에 보조만 할 수 있을 뿐이다. 갭스 영양 프로토콜을 따르면 우리 몸에 필요한 영양소를 공급하여 오염 물질과 기생충을 효과적으로 처리할 수 있는 자원을 제공한다. 이 기초에 더해 다른 치료법(허브, 사우나, 동종요법, 에센셜 오일 등)을 추가하면 신체가 독성 및 이와 관련된 기생충을 제거하는 데 도움이 된다.

결론 :

산업화된 세계에서 기생충 감염이 증가하고 있다. 이 유행병의 원인은 지구와 우리의 몸을 오염시키는 산업 오염이다. 이는 인간이 만들어 낸 것이며 오염은 갈수록 증가하고 있다. 나는 미생물, 연충 및 기타 '기생충'이 자연에서 다양한 독소를 흡수하고 중화시키는 정화기 역할을 한다고 생각한다.

우리 몸이 스스로 독성을 처리할 수 없는 경우, 몸은 오염을 처리하기 위해 그러한 생명체를 '끌어들인다.'

기생충으로부터 자유로워질 수 있는 유일한 방법은 우리 몸의 오염을 제거하고 산업 독성에 대한 노출을 최대한 줄이는 것이다. 이를 효과적으로 하기 위해서는 환경을 바꿔야 한다! 인체가 다른 생물의 도움 없이 스스로 독성을 처리하기 위해서는 면역계와 해독 시스템을 돌보는 것이 필수다.

우리의 몸은 자연의 일부다. 우리는 이 아름다운 행성 하나에 수조 개의 생명체가 살고 있는 놀라운 생태계의 한 형태일 뿐이다. 지구상의 모든 생명체는 서로 의존하고 서로에게 영향을 미치는데, 우리 인간도 예외는 아니다. 인류는 뼈아픈 교훈을 배워야 한다는 결론에 도달하게 된다! 그리고 그 교훈을 배울 때까지 전 세계에서 점점 더 많은 사람들이 대량의 독성 물질과 그와 함께 항상 동반되는 수많은 '기생충'으로 인해 고통을 겪을 것이다.

갭스 영양 프로토콜은 몸이 스스로를 깨끗하게 유지하는 데 필요한 강력한 해독 시스템을 유지할 수 있게 할 것이다. 또한 이는 영양을 공급하고 면역계를 강하게 유지해서 미생물과 기생충을 퇴치하고 그들의 균형을 유지한다. 이 프로토콜은 현대 사회에서 점점 널리 퍼지고 있는 오염과 기생충으로부터 자신과 가족을 보호하는 데 매우 효과적인 예방 조치로 사용될 수 있다. 기생충에 감염된 사람은 이 프로토콜을 기본 치료법으로 사용해서 신체가 스스로 오염과 기생충을 제거할 수 있는 최상의 기회를 얻어야 한다. 많은 사람들의 사례에서 갭스 프로토콜을 따르는 것만으로도 문제를 해결할 수 있다. 어떤 사람들은 동종요법, 허브, 독성 금속 킬레이션, 자연 해독 치료 등 다른 방법을 추가해야 할 수도 있다. 기생충과 그 대처법에 대한 자세한 내용은 **갭스 상태 리스트** 챕터에서 확인해 보길 바란다.

8. 뼈와 치아

"전체가 건강하지 않으면 부분도 결코 건강할 수 없다."
플라톤

영양은 치아와 뼈 건강의 가장 중요한 기초이다! 대부분의 갭스인은 치아 문제와 골다공증을 가지고 있다. 그 이유를 알아보자.

치아는 우리 몸의 뼈와 비슷한 구조를 가지고 있다. 현미경으로 보면 모든 뼈의 형태는 '책장 선반'에 빗대어 설명할 수 있다. '책장 선반'은 주로 콜라겐과 같은 단백질로 이루어져 있고, 그 안을 '책'에 해당하는 미네랄(칼슘, 마그네슘, 붕소 등)이 채우고 있다. 뼈 손실과 충치는 일반적으로 책이 부족해서가 아니라 책장 선반이 부족하기 때문에 발생한다. 가공식품으로 가득한 현대인의 식단은 뼈와 치아에 튼튼한 '책장 선반'을 만들기 위한 영양소를 줄 수 없다. 선반이 부러지고 약해지면 책을 넣을 곳이 없기 때문에 칼슘과 기타 미네랄이 뼈와 치아에서 씻겨 나가게 된다. 그러므로 골다공증이나 충치가 있는 사람에게 더 많은 미네랄을 공급하는 것은 의미가 없다! 콜라겐을 많이 생성할 수 있도록 몸에 건축 자재를 공급하여 책장 선반을 먼저 만들어야 한다.[1]

콜라겐은 단백질이며 육류, 생선, 달걀, 유제품 섭취 시 체내로 들어 오는 아미노산으로 만들어진다. 식물성 식품은 콜라겐을 만드는 데 적합한 아미노산을 충분히 공급하지 못한다.(이에 대한 자세한 내용은 **채식주의** 챕터에서 확인하길 바란다). 동물성 콜라겐이 풍부한 음식을 섭취하는 것은 뼈와 치아에 특히 좋은 영양을 공급한다. 이런 음식에는 푹 익힌 동물의 인대, 피부, 관절, 닭발과 껍질, 생선 껍질, 자투리 부위와 근막 및 기타 콜라겐이 풍부한 조직이 있다.

이러한 조직을 물에 끓이면 콜라겐을 형성하는 아미노산이 매우 풍부한 육수(고기 육수)가 만들어진다. 이 육수를 마시고 또 이를 활용해 수프와 스튜를 만들면 뼈와 치아에 매우 좋은 영양을 공급할 수 있다. 체내 콜라겐 형성에 중요한 또 다른 영양소는 비타민 C이다. 비타민 C 결핍증인 괴혈병은 심각한 콜라겐 결핍 증상으로 잇몸에서 피가 나고 쉽게 멍이 들며(혈관은 대부분 콜라겐으로 만들어짐) 치아가 빠지는(치아를 제자리에 고정하는 인대는 콜라겐으로 만들어짐) 증상을 나타낸다. 간은 비타민 C의 좋은 공급원이며 뼈와 치아에 탁월한 영양을 공급하는 다른 많은 영양소도 함유하고 있다. 발효된 신선한 채소와 과일도 비타민 C를 공급한다.

인체에 변하지 않는 조직은 없으며 모든 조직은 끊임없이 새롭게 만들어진다. 인간의 골격은 10년마다 완전히 재생하는 것으로 알려져 있는데, 오래된 뼈 조직은 분해하여 제거하고 그 자리에 새로운 조직을 만든다. 뼈와 치아는 항상 재생될 뿐만 아니라 나이와 생활 방식에 따라 모양과 형태도 바뀐다. 성장하고, 아이를 낳고, 일하고, 나이를 먹으면서 삶의 새로운 단계에 적응하기 위해 골격의 모양이 크게 변하는데, 이 과정을 골격 리모델링이라고 한다.[2]

뼈와 치아의 구조를 형성하고 유지하는 것은 무엇일까? 뼈의 회전율과 리모델링을 담당하는 것은 무엇일까? 뼈 조직에는 조골세포 osteoblasts 와 파골세포 osteoclasts 라는 두 세포 그룹이 있다. 이 두 세포는 우리를 위해 복잡한 기능을 수행한다. 조골세포는 뼈를 만드는 세포다(치아에서 이에 상응하는 세포를 치조골세포라고 부른다).

조골세포는 '책장'을 만들고 '책'으로 채워 넣으며 전체 '도서관'의 구조와 기능을 유지하는 창조자다. 그들은 뼈 조직의 중심이며 모든 세포에는 긴 '팔'이 있어 인접한 세포와 '손을 잡고' 뼈의 놀라운 격자 구조를 형성한다.

모든 세포는 정보를 전달하고 다른 세포와 주변 조직에 영양분을 전달한다.

파골세포는 뼈의 파괴자로서 뼈 구조를 녹이고 해체하는 물질을 생성하여 새로운 뼈가 그 자리를 차지할 수 있도록 해준다. 인체는 파골세포와 조골세포의 활동 간의 균형을 매우 세심하게 유지한다. 적절한 영양소의 공급, 뇌 활동, 면역계, 호르몬, 신경 전달물질 및 기타 여러 가지 요인이 뼈의 대사와 구조에 관여한다.[3]

두 세포 그룹 모두 태어나서 제 역할을 다한 후 죽는다. 파골세포의 수명은 약 2주, 조골세포는 약 3개월이다. 새로 태어난 파골세포와 조골세포는 죽은 세포를 대체한다. 이것은 우리 몸의 모든 세포가 겪는 놀라운 세포 재생 과정이다.

여기서 흥미로운 점은 이러한 세포들이 골수에서 만들어진다는 점이다. 골수는 우리 몸의 많은 세포의 모태로, 거의 모든 혈액세포, 면역세포, 내피세포, 섬유아세포, 줄기 세포 등이 골수에서 만들어진다. 골수는 적색 골수와 황색 골수 또는 기질 stroma 의 두 부분으로 구성되며, 파골세포와 조골세포가 생성되는 곳은 기질이다.

골수 기질은 지방이 매우 많은 기관으로 동물성 지방과 지용성 비타민을 충분히 공급해야 제대로 기능할 수 있다. 연구에 따르면 동물성 지방뿐만 아니라 지용성 비타민(D, A, E, K2)이 없으면 우리 몸은 충분한 뼈를 만들 수 없다는 증거가 많이 축적되었다.[3,4] 세 가지 지용성 비타민(A, D, K2)은 한 팀으로 작용하여 뼈와 치아 구조에 칼슘, 인 및 기타 미네랄을 침착시킨다: 비타민 A와 D는 신체에서 올바른 단백질이 생성되도록 하고, 비타민 K2는 이를 활성화한다.[4] 뼈를 만들고 유지하는 세포는 골수에서 생성하며, 골수에는 이러한 영양소들이 필요하다. 이것들은 인체의 모든 세포 재생에도 필수적인 영양소들이다!

우리 몸은 동물성 단백질, 동물성 지방, 지용성 비타민 없이는 어떤 세포도 생성할 수 없다.[5] 따라서 골다공증과 충치 및 기타 형태의 골손실을 치료하려면 양질의 고지방 육류, 생선, 달걀, 유제품을 섭취하는 것이 필수이다. 이러한 식품은 콜라겐을 만들고 파골세포와 조골세포를 생성하며 튼튼한 뼈와 치아를 만드는 데 필요한 모든 건축 자재를 제공해 준다.

치아는 끊임없이 스스로를 치유하고 재건한다. 산성 음식을 씹은 후 양치질을 하면 치아의 에나멜은 미네랄을 잃게 된다. 그러나 식사 사이와 수면 중에는 침과 입안의 미생물군이 에나멜에 미네랄을 보충해 준다. 식사를 제대로 하지 않으면 미네랄 보충이 미네랄 손실을 따라잡지 못해 에나멜이 약해진 부분이 생길 수 있다. 이러한 치아 에나멜의 미네랄 함량이 낮아진 부위에 초기 충치가 있다고 한다.[6,7]

주류 치과의사들은 이러한 부위를 긁어내고 합성 재료로 충치를 메우는 훈련을 받았으며, 이렇게 하면 평생 동안 드릴링과 충전을 반복하게 된다. 통합적 holistic 치료를 하는 치과에서는 이러한 미네랄이 빠진 에나멜 부위는 신체가 치유할 수 있기 때문에 충전을 권장하지 않는다. 우리가 해야 할 일은 식단을 바꾸고 양질의 단백질, 지방, 지용성 비타민을 충분히 섭취하는 것뿐이다.[7]

치아를 치료할 수 있다는 사실은 새로운 사실이 아니다. 20세기 초 치과의사인 웨스턴 프라이스 Weston A. Price 는 대구 간유와 고함량 비타민이 포함된 버터 오일* 형태로 비타민 A, D, K2를 보충해 주면 충치를 치료할 수 있다는 사실을 입증했다.[8] 그는 24개 치아에 생긴 42개의 충치를 7개월간 보충제를 복용시켜 치료한 14세 소녀의 사례를 설명하였다. 그의 연구는 이후 수십 년 동안 재현되어 동일한 긍정적인 결과를 얻었다. 안타깝게도 우리의 주류 치과에서는 이 연구에 대해 잘 알지 못한다. 따라서 치아에 충치가 생기기 시작하면 서둘러 긁어내고 메워서 돌이킬 수 없을 정도로 치아를 손상시키

---

* 낮은 온도로 버터를 가열했을 때 상층에 뜨는 투명층이다. 웨스턴 프라이스가 처음으로 치료제로 사용했다.

지 말고, 식습관을 바꾸고 적절한 보충제를 섭취하여 충치를 치료하는 것이 좋다.

가공된 '식품'은 뼈와 치아를 위한 건축 자재를 제공하지 않는다. 오히려 많은 가공식품이 뼈와 치아 구조를 파괴하는 것으로 알려져 있다. 인산 및 기타 산을 함유한 청량음료(탄산음료)가 특히 치아 파괴자로 잘 알려져 있다. 젊은 층의 많은 충치와 뼈 손실은 이러한 음료 섭취로 인한 것이다.[9] 가공 탄수화물(밀가루, 설탕, 콩, 식물성 기름으로 만든 것)은 몸에서 영양분을 빼앗아 가고 뼈 손실과 충치를 촉진하는 환경을 조성한다. 모든 가공식품은 뼈 건강뿐만 아니라 신체의 나머지 부분의 건강도 해친다.

골다공증 또는 뼈 구조가 얇아지는 상태는 서구에서는 어린아이부터 10대, 청년 및 노년층까지 모든 연령대의 사람들에게 매우 흔한 질환이다.[10] 이것은 정상적 현상이 아니다! 불과 얼마 전까지만 해도(30년 정도) 이 질환은 여성 노인에게만 발생했다(에스트로겐은 여성의 골량 유지에 필요하고 완경 후 에스트로겐 수치가 감소하기 때문). 미끄러지면서 뻗은 손을 바닥에 짚었다가 손목이 부러지는 골절은 골다공증의 증상이기 때문에 '갱년기 여성의 외상'이라고 부른다. 실제로 이 외상을 입은 환자의 대다수는 고령의 여성이었다.

오늘날 이 외상은 젊은 남성과 여성은 물론 어린이들에게도 흔히 발생하는데, 이는 젊은 인구의 상당수가 골다공증을 앓고 있다는 것을 보여주는 것이다! 건강한 뼈는 탄력이 있고 약간 구부러지며 외상의 충격을 흡수하는 능력이 있다. 건강한 사람의 뼈가 부러지려면 매우 강한 힘이 필요하다. 골다공증이 없는 한, 젖은 바닥에서 미끄러지거나 넘어지면서 손을 뻗어 짚어도 손목의 뼈가 부러질 만큼 강한 힘이 가해지지는 않는다. 골다공증이 있는 사람의 뼈는 약해져서 아주 작은 힘에도 쉽게 부러질 수 있다. 골다공증은 뼈에 단백질(콜라겐)이 부족하기 때문이다. 골다공증을 예방하고 치료하려면 매일 콜라겐이 풍부한 식품(동물성 식품), 지용성 비타민, 비타민 C가 풍부한 식품(간, 발

효 식품, 신선한 채소 및 과일)을 섭취해야 한다.[11]

콜라겐 공급이 부족하면 치주 질환과 같은 흔한 문제가 발생하기 쉽다. 우리의 치아는 턱에 단단히 고정되어 있지 않고 주변 조직(치주)에 느슨하게 끼워져 있다. 모든 치아에는 주변 조직에 단단히 자신을 고정하는 인대(샤피섬유 Sharpey's fibres)가 있다. 샤피섬유는 음식을 씹을 때 치아가 미끄러지거나 살짝 튀어나오게 하는 기능을 한다.[12] 치아가 이러한 유연성을 갖는 것이 중요한 이유는 치아가 부러지지 않고 단단한 음식을 씹을 수 있게 해주기 때문이다.

이러한 인대는 콜라겐으로 만들어지며 콜라겐 생성을 위한 적절한 영양을 공급받지 못하면 느슨해지거나 손상된다. 또한, 염증과 자가 면역으로 인해 콜라겐이 손상되면 콜라겐 장애가 발생하는 갭스 환자도 많다. 그 결과 치아가 더 이상 주변 조직에 잘 고정되지 않고 느슨해지며 심지어 빠질 수도 있다. 서구에서는 성인의 약 70~80%가 치주 질환을 앓고 있다. 그리고 그 수가 점점 증가하고 있다는 사실은 명백하다. 잇몸이 주저앉는 것도 동일한 문제 상황의 일부다.[12]

골다공증과는 다르게 골연화증(어린이의 경우 구루병으로 나타남)은, 뼈 구조의 '책장 선반'은 존재하지만 '책'이 없어 뼈에 필요한 강도를 제공하기에 충분한 칼슘이 뼈에 정착하지 못하는 질환이다. 결과적으로 뼈가 부드러워지고 구부러질 수 있다. 칼슘과 기타 미네랄이 뼈에 정착하려면 햇빛 비타민인 비타민 D가 필요하다.[13]

어린아이에게 나타나는 구루병의 첫 징후는 첫 발 떼기를 꺼리는 것이다. 일반적으로 아기는 돌 무렵부터 걷기 시작한다. 돌이 지났는데 걷기 시작하기를 꺼려한다면 비타민 D를 공급하기 위해 가능한 한 아기를 햇빛에 많이 노출시켜야 한다. 며칠 동안 일광욕을 하면 문제가 해결되고 아기는 걸을 수 있을 것이다. 일광욕을 할 때는 옷을 입히지 않아야 한다.

일광욕을 할 수 없다면 대구 간유를 보충하고 의사에게 비타민 D 보충제를 요청하길 바란다. 비타민 K2는 뼈의 무기질화에 꼭 필요한 영양소이다.[14] 이것은 고지방 동물성 식품과 발효 식품에서 얻을 수 있는데, 서양에서는 고지방 치즈가, 동양에서는 발효 콩 제품(특히 낫또)이 좋은 공급원이다. 엄마가 지용성 비타민이 결핍되지 않았다면 모유 수유중인 아기는 모유에서 이 비타민을 섭취한다. 분유를 먹는 아기는 이 비타민이 결핍될 수 있으므로 충분히 공급하기 위한 조치를 취해야 한다. 양질의 대구 간유(비타민 A와 D)와 기버터(비타민 K2)를 보충하는 것이 가장 좋은 방법이다.[15]

서구에서는 임신 중 엄마의 영양 결핍으로 인해 치아가 뻐드렁니인 어린이가 점점 더 많아지고 있다.[15] 임신 중 엄마가 지용성 비타민(A, D, K1, K2, E), 동물성 지방, 동물성 단백질(육류, 간, 생선, 달걀, 유제품)을 충분히 섭취하지 않고 빵과 기타 가공 탄수화물을 많이 섭취하면 아기는 성장하는 치아를 수용할 공간이 부족한 작은 턱을 가지고 태어날 수 있다.[16] 치아 건강이 나빠질 뿐만 아니라 일부 어린이는 비강이 좁아져(때로는 닫히기도 함) 입으로 숨을 쉬고 만성 부비동염을 유발하기도 한다. 이러한 아이들은 결국 수술이나 치과 치료를 받고 치아 교정기를 착용하게 된다.

교정기는 현대 어린이들에게 흔한 일이 되었으며 이는 참 안타까운 일이다. 이 아이들은 턱이 비정상적으로 작고 치아가 자랄 공간이 충분하지 않다. 안타깝게도 표준 치료법은 일부 치아를 발치하고 턱에 교정기를 착용하여 턱을 뭉개고 더 작게 만드는 것이다. 수십 년 동안 주류 치과에서 사용하여 온 이 치료법으로 인해 오늘날에는 매우 좁은 얼굴과 작은 턱을 가진 젊은이와 중년층을 많이 볼 수 있다. 통합 치료를 하는 치과 의사들은 이러한 어린이들의 문제에 대한 새로운 접근법을 연구하고 있다. 이들은 성장하는 치아에 공간을 마련해주려고 수술로 턱을 넓혀주려고 한다.[16] 수술 받은 어린이들은 더 매력적인 얼굴과 더 멋진 미소를 갖게 된다. 안타깝게도 모든 어린이에게 이 수술이 가능한 것은 아니다.

웨스턴 A. 프라이스는 임신 중 산모의 식습관이 좁은 얼굴과 작은 턱(과 밀치)의 원인이라는 사실을 입증한 최초의 치과의사다.[15] 오늘날 많은 여성들이 임신 중 영양소가 매우 결핍된 식단을 섭취하는데, 이는 태아에게 뼈를 제대로 형성할 수 있는 충분한 구성 물질을 제공하지 못한다. 최근에는 임산부에게 비타민 A가 풍부한 음식을 피하라는 잘못된 주류의 조언으로 인해 상황이 더욱 악화되고 있다. 그 이유는 오늘날 가공식품에 합성 비타민 A가 광범위하게 첨가되어 있어 이로 인해 서구 사람들에게 합성 비타민 A가 과잉되고 있기 때문이다. 특히 합성 비타민 A를 과잉 섭취하면 태아에게 손상을 줄 수 있을 뿐 아니라 사람들에게 다른 많은 건강 문제도 유발할 수 있다. 늘 그렇듯이 주류 의학은 임신부에게 가공 식품을 먹지 말라고 조언하는 대신 비타민 A가 풍부한 자연 식품, 특히 간을 먹지 말라고 한다.[17]

간은 합성 비타민 A와 비교할 수 없는 천연 비타민 A와 다른 지용성 비타민, B 비타민 전체, 비타민 C, 단백질 및 기타 많은 영양소를 제공하는데 이 모든 영양소들은 성장하는 태아에게 절대적으로 필요하다.[18] 전 세계 대부분의 전통 문화권에서 모든 임산부의 의무는 매일 간을 먹는 것이었다! 사람들은 경험을 통해 간을 먹으면 아기가 아름답고 건강하게 태어날 수 있다는 것을 알고 있었다.

오늘날 의사들은 임신부에게 간을 먹지 말라고 하면서도 가공식품에 함유된 합성 비타민 A는 충분히 섭취할 수 있도록 지도한다. 이러한 잘못된 조언으로 인해 서구 세계에 더욱 좁은 얼굴과 턱, 빽빽한 치아와 치아 교정기, 좁은 비강, 입으로 숨을 쉬어 많은 고통을 겪게 될 새로운 세대의 아이들이 등장했다. 아기의 얼굴 뼈 외에도 골반, 척추, 흉곽 등 신체의 다른 뼈도 제대로 형성되지 않을 수 있다. 예를 들어, 여아의 좁은 골반은 매우 흔하게 발생하여 나중에 출산에 문제를 일으킬 수 있다. 좁은 흉곽(잦은 호흡기계 문제로 이어지는)과 만성 척추 문제도 임신 중 산모의 잘못된 식습관으로 인해 발생하는 경우가 많다.[19]

새로운 후성유전학 연구는 이 문제에 접근하는 데 있어 또 다른 차원을 열어준다. 그건 바로 손상이 세대를 거쳐 전달된다는 것이다. 임신 중 잘못된 식습관은 그녀의 아이뿐만 아니라 손자, 심지어 증손자에게도 좋지 않은 영향을 미칠 수 있다. 그 피해는 3대에 걸쳐 지속될 수 있다! 산업화된 세계에서 적어도 3세대 동안 실제로 매우 열악한 식단을 먹어왔기 때문에 요즘 세대들에서 좁은 얼굴, 빽빽한 치아, 좁은 비강(입으로 호흡하는 경우) 및 기타 뼈 형성의 문제가 유행병처럼 퍼진 것이다.[20]

우리의 소화 시스템은 치아에서 시작한다. 음식물을 씹으면 잘게 분해되어 침과 섞여 타액의 효소가 섞인 탄수화물을 소화하기 시작한다. 음식을 제대로 소화하려면 음식을 잘 씹는 것이 중요하다. 그런데 이것은 치아 상태에 달려있다! 안타깝게도 충치는 전 세계적으로 큰 문제다. 만성적으로 감염되었거나 독성 화학 물질(치과에서 주입한)로 때운 치아로 음식을 씹으면, 이 독소는 음식과 섞여 삼켜진다.[21] 이로 인해 가장 먼저 고통받는 곳은 위장이다. 그러나 이러한 독소가 혈류로 흡수되면 몸의 다른 곳에서도 문제를 일으킬 수 있다.

구강을 건강하게 유지하는 데 매우 중요한 요소는 침이다. 침은 항균 성분, 미네랄, 단백질, 비타민, 지질 및 기타 물질을 함유한 놀라운 액체다. 침은 입안의 pH*를 정상으로 유지하여 치아 에나멜에 미네랄을 더하고 치유하며 입안의 미생물군을 올바르게 유지한다.[22]

---

* pH는 산성도와 알칼리도를 측정하는 단위로, 숫자 0부터 14까지의 척도로 표시된다. pH 7은 중성을 의미하며, 7보다 낮으면 산성, 높으면 알칼리성이다. 예를 들어, 레몬 주스는 pH 약 2로 산성이 강하고, 비누는 pH 약 9로 알칼리성이다.

안타깝게도 일반적으로 처방되는 400여 가지 의약품은 침의 생산을 감소시켜 입안을 건조하게 만든다.[23] 이는 전체 구강 환경을 비정상적으로 만들고 충치, 잇몸 질환 및 기타 구강 문제를 유발한다. 아말감 충전물 및 기타 치과용 재료도 마찬가지다. 또한 만성 스트레스와 식품 첨가물도 침 분비를 감소시킬 수 있다. 건강한 인체는 매일 약 1.5L의 침을 만든다.[24] 체내 히스타민이 과도하게 생성되는 사람(소위 히스타민 과다증)은 정상보다 훨씬 더 많은 침을 생성하므로 충치가 거의 발생하지 않는다.[25] 히스타민 과다증인 사람들은 식단으로 자주 고당분 음식을 섭취하지만, 침을 과도하게 생성하므로 충치로부터 보호된다.

우리의 치아는 치면세균막이라는 매우 특별한 막으로 덮여 있다. 이는 침과 음식에서 나오는 단백질, 지질, 비타민, 미네랄 및 기타 영양소로 만들어진 미세한 그물망이다.[24] 치면세균막은 치아를 미끄럽게 만들어 윤활유를 공급하고 기계적 손상으로부터 치아를 보호한다. 연구에 따르면 음식과 함께 섭취하는 천연 지방이 많을수록 치면세균막은 더 강해진다.[26] 천연 지방을 충분히 섭취하면 치아를 위한 튼튼한 구조를 만들 수 있다. 또한 시중에서 판매하는 치약 대신 올리브 오일, 코코넛 오일 또는 기타 천연 지방을 사용하여 양치질을 하면 치아를 보호하고 치유하는 데 도움이 된다.[27] 미생물 군집 전체가 치아의 치면세균막 위에 서식하면서 자체 물질을 추가하고 치아에 바이오필름을 형성한다. 이 군집을 적절하게 균형을 이루고 건강하게 유지하는 한, 이것이 치아, 잇몸 및 기타 구강 부위의 건강을 관리해 준다.[24]

안타깝게도 우리의 주류 치의학계는 충치가 이러한 미생물의 활동으로 인한 결과라고 말하며 입안의 미생물을 두려워하고 공격하도록 훈련받았다. 이 믿음에 따라 모든 종류의 구강 세정제, 치약 및 기타 화학 물질 혼합물 사용을 권장한다. 주류 치의학에서 영양에 대해 유일하게 언급한 것은 설탕이다. 이는 미생물이 설탕을 먹고 산을 생성하여 치아의 에나멜을 손상시킬 수 있기 때문이다. 치아가 열악한 건축 자재로 만들어져 영양 부족으로 인해 건강하지 않다는 사실은 오늘날 치과에서 고려하고 있지 않다.

하지만 거의 100년 전, 웨스턴 A 프라이스와 다른 저명한 치과의사들은 치아 건강을 결정하는 것은 영양 상태라는 사실을 밝혀냈다![28] 그의 독창적인 연구에 따르면 사람들이 비타민 A, D, K2를 충분히 섭취하면 타액의 박테리아 수가 급격히 감소하고 미네랄이 타액에서 치아 조직으로 이동하는 것으로 나타났다. 이러한 영양소가 결핍되면 타액의 박테리아 수가 많아지고 미네랄이 치아에서 침으로 침출된다.[28,29] 이후 수십 년 동안의 추가 연구는 이러한 사실을 확인했다.

침샘에는 특히 중요한 비타민 K2가 다량으로 농축되어 있어서 부족해지면 치아에서 미네랄이 빠져나와 약해진다. 우리 몸에서 비타민 K2의 농도는 췌장 다음으로 침샘에서 가장 높다는 것은 흥미로운 사실이다.[29] 충치는 이 비타민이 결핍되었다는 신호다! 치아가 양질의 재료로 만들어졌다면 입안의 미생물이 치아를 손상시킬 기회가 없을 것이다! 미생물은 인류가 지구상에 존재하는 동안 인간의 입 안에 계속 있었다. 하지만 인류학에 따르면 영양소가 풍부한 천연 식품을 밀가루, 설탕 및 기타 가공식품으로 대체하기 전까지는 충치가 인간에게 거의 존재하지 않았다고 한다. 오늘날에는 건강한 치아를 만들기 위한 적절한 영양소가 부족한 식단으로 인해 인구의 대다수가 손상된 치아를 가지고 있다.[30] 충치가 만연하고 사람들은 온갖 종류의 치과 치료, 충전물, 크라운, 임플란트 등을 받고 있다.

문제는 미생물 이론이 오히려 입안의 미생물을 박멸하기 위해 온갖 종류의 제품을 판매하는 매우 수익성 높은 비즈니스를 만들어낸다는 것이다. 상식적인 사람이라면 누구나 입속 미생물을 박멸할 수 없다는 사실을 알고 있을 것이다! 미생물은 우리 구강 생태계의 정상적이고 필수인 부분이다. 구강 내 미생물군은 입안의 모든 기관의 건강을 유지하는 데 매우 중요한 역할을 하지만, 신체의 다른 곳과 마찬가지로 이들도 균형을 유지해야 한다. 항균 구강 세정제, 일반 치약 및 기타 화학 물질을 사용하면 구강 내 미생물들의 균형이 깨지고 독성 화학물질이 추가될 뿐이다.[31]

대부분의 시중 치과제품에 함유되어 있는 불소는 잘 연구된 독성 물질 중 하나다. 불소는 인체에 다양한 손상을 일으킨다. 그러나 서구 인구의 상당수에서 불소가 가장 눈에 띄게 보이는 곳은 바로 치아다. 불소화증* 또는 치아의 얼룩이 매우 흔해졌다.[32] 다음에 사람들과 이야기할 때 주의해서 보면 치아에 하얀 반점이 보일 것이고, 이것이 종종 치아 가장자리 주위에 축적되어 있는 것을 볼 수 있을 것이다. 이것은 치아 에나멜에 불소 독성이 축적되는 불소화증이다. 이는 우리가 직접 볼 수 있는 손상이다. 그런데 눈에 보이지는 않지만 많은 사람들은 뼈에도 불소가 축적되어 의심의 여지 없이 뼈 질환, 특히 골암에 기여하는 요인이 되기도 한다.[33] 불소의 독성 영향에 대해서는 정보가 많으므로 공부해 보고 이 독성이 함유된 치약이나 기타 제품을 피하도록 하자.

현대 치의학에 신의 가호가 있기를! 치의학이 없다면 현대 인구의 대다수는 입안에 치아가 거의 없는 상태가 될 것이다. 하지만 현대 치과에서 사용하는 대부분의 재료는 독성이 있다. 우리는 치과를 방문한 후 몇 주 동안 이 물질들을 삼키고 있는 셈이다. 예를 들어, 아말감 충전재의 수은은 입 안에 있는 동안 침으로 침출된다. 수은은 세계에서 가장 치명적인 독소 중 하나이며 구리 함량이 높은 현대의 아말감 충전재는 이전 재료보다 더 많은 수은을 배출한다.[34] 이 구리 함량이 높은 새로운 아말감의 도입은 서구에서 다발성 경화증 및 기타 만성 질환의 유행과 매우 밀접한 관련이 있다.[35]

독성 물질로 가득 찬 손상된 치아로 음식을 씹을수록 이러한 물질이 음식에 더 많이 방출되어 삼켜진다. 치아에 아말감 충전재를 씌운 사람은 보통

---

* 치아 불소화증(Fluorosis)은 과도한 불소 섭취로 인해 치아 에나멜(치아의 가장 바깥층)이 손상되어 나타나는 상태다. 이러한 손상은 치아의 색이 변하거나, 표면이 거칠어지는 것이 특징이다.

소화불량, 역류, 위염, 트림 등 위장 문제를 겪는다.[36] 수은이 위벽에 축적되면, 이를 중화시키기 위해 인체가 곰팡이와 다른 미생물의 증식을 촉진한다.[37] 위장에 곰팡이가 과도하게 증식하면 음식의 탄수화물을 발효시켜 많은 가스를 생성한다. 수은과 미생물 과다 증식은 모두 위장에 염증을 유발한다. 또한, 많은 미생물이 위벽의 근육을 마비시켜 위 마비와 배변 장애를 유발할 수 있는 물질을 생성한다. 위장에 미생물이 과도하게 증식한 사람은 이들이 위산 분비를 저해하기 때문에 일반적으로 위 산도가 낮다. 위산은 우리가 음식을 제대로 소화하는 데 필수다. 위 산도가 낮은 사람은 음식을 충분히 소화하지 못해 음식 알레르기와 과민증, 영양 결핍이 있는 경우가 많다.

위장병이 있는 사람은 치아를 꼭 검사해야 한다! 수은뿐만 아니라 다른 많은 독소가 신경치료, 충전물, 브릿지, 크라운, 치과 임플란트 및 기타 인공 치과 재료에서 침출될 수 있다. 이는 위장뿐만 아니라 나머지 소화 기관에도 영향을 미친다. 많은 사람이 치아에서 나오는 독성 때문에 설사, 변비, 복통, 헛배부름을 경험한다.[38]

신경치료한 치아는 체내 만성 감염의 원인이다.[39] 치과 의사가 아무리 잘 치료해도 '깨끗한' 신경치료란 존재하지 않는다. 모든 치아는 구조적으로 미세한 구멍이 많다. 상아 세관이라고 불리는 작은 관들이 치아의 상아질에 수백만 개 존재하며, 이 관들은 접근하기조차 어렵고 더 나아가 미생물을 완전히 제거한 상태를 유지하는 것이 불가능하다.

신경치료한 치아 자체는 생명을 유지하는 혈관과 신경이 없기 때문에 죽은 치아이다. 자연의 모든 죽은 것들은 미생물에 의해 재빨리 분해되어 다른 생명체를 위한 건축 재료로 전환된다. 이것이 바로 자연의 법칙이다! 신경치료를 한 치아는 몸속에서 썩도록 방치된 사체다. 대부분의 충치균은 혐기성 감염으로 인해 매우 강력한 독을 생성할 수 있으며, 몇백만 분의 1의 독만으로도 사람을 아프게 할 수 있다.[40] 이러한 독은 침에 스며들어 삼켜질 뿐만 아니라 치아에서 직접 혈류로 흡수되는 경우도 많다. 만성적으로 감염된 치아가 만성 피로, 만성 관절염, 섬유 근육통, 심장 질환, 신장 손상, 정신 문제 및 신경 질환(특히 다발성 경화증 및 신경 병증)을 유발할 수 있다는 것은 잘 알려진 사실이다.[41]

물론 면역계가 상황에 대처하고 치아의 감염으로부터 신체를 보호하기 때문에 많은 사람들이 신경치료를 한 치아를 가지고 있어도 아프지 않다. 이 경우 감염된 치아를 제거할 필요가 없을 수도 있다. 그러나 위장 문제, 기타 소화기 질환, 만성 피로, 다발성 경화증 및 기타 만성 퇴행성 질환이 있는 사람의 경우 감염된 모든 치아를 제거해야 하므로 신경치료를 한 치아를 모두 제거해야 한다!

인류 역사상 가장 저명하고 계몽적인 치과 의사였던 웨스턴 A 프라이스 1870-1948 는 감염된 신경치료 부위와 관련해서 개인적인 비극을 겪었다. 그의 외아들 도널드는 아버지가 충전재로 마감해 준 신경치료한 치아가 감염되어 사망했다. 이를 계기로 프라이스는 인체의 만성 및 급성 질환의 치과적 원인에 대한 집중적인 연구에 착수하였다. 안타깝게도 주류 치과에서는 이 연구에 대해 거의 알지 못한다.

임플란트는 종종 감염을 일으켜 타액과 혈류로 독소를 배출한다. 현대 치과의 임플란트는 임플란트와 인공 치아가 부착된 나사 두 개로 구성되어 있다. 임플란트를 먼저 뼈에 장착하고 몇 주 후에 치아를 나사로 고정한다. 치아가 임플란트에 아무리 단단히 고정되어 있어도 미생물이 서식할 수 있는 충분한 공간은 항상 존재한다. 미생물 활동의 부산물은 독성이 매우 강할 수 있다.[41] 그런 부산물을 삼키면 만성 소화장애 및 기타 만성 질환을 유발할 수 있다. 대부분의 경우 임플란트는 티타늄으로 만드는데, 이는 그 자체로 많은 건강 문제를 일으킬 수 있는 금속이다.

입안에 금속이 있는 것은 위험하며, 생물학적 또는 통합 치료를 하는 치과 의사라면 누구나 이 사실을 알려줄 것이다. 그들은 모든 금속을 제거하고 티타늄 임플란트를 포세린(지르코늄)으로 대체하기 위해 최선을 다할 것이다. 치아의 금속은 입 안 뿐만 아니라 전신에 문제를 일으킬 수 있다. 금속에 대한 알레르기는 흔하며 구강 갈바니즘 oral galvanism 이라는 현상은 많은 피해를 줄 수 있다. 이 상황에서는 입 안의 금속 사이에 전류가 흐른다. 이 전기는 신경계와 면역계를 손상할 수 있어 만성 질환을 유발할 위험이 있다.[42]

신체에 많은 만성 질환을 유발할 수 있는 또 다른 문제는 치아에 생긴 구멍 cavitation 이다. 치아 구멍은 치아를 잘못 발치한 후 턱뼈에 생기는 빈 공간을 말한다.[40] 이 공간은 일반적으로 부서지기 쉬운 괴사 조직으로 채워져 있으며 거의 항상 혐기성 감염으로 채워져 있다. 치아를 발치할 때 반드시 제거해야 하는 뿌리 끝에는 인대가 있다. 이 인대를 제거하지 않으면 구멍이 생길 수 있다.[40] 통합 치료를 하는 치과 의사는 이 문제를 잘 알고 있으며 구멍을 발견하는 방법과 대처 방법에 익숙하다. 안타깝게도 일반 치과 의사는 이 문제를 인지하지 못할 수도 있다.

주류 치과 의사들이 잘 모르는 또 다른 사실은 우리 몸의 면역계는 7일 주기로 작동한다는 것이다.[40] 많은 면역세포 그룹이 7일 동안 활동하다가 죽고 새로 태어난 세포로 대체되기 때문이다. 우리 몸이 독성 물질에 노출되면 (예를 들어 아말감 제거 과정에서 다량의 수은이 체내로 방출되는 경우), 많은 면역세포 그룹이 그 독소를 기억하고 처리한다. 하지만 7일이 지나면 이 세포 그룹은 죽고 대체된 세포가 새로운 정보를 학습하고 독소를 처리하기 시작하려면 시간이 걸린다. 이때, 대체 세포가 그 일을 하는 동안 우리 몸은 무방비 상태가 된다. 그렇기 때문에 사람들은 일반적으로 특정 독소에 노출된 후 7일, 14일, 21일, 28일 및 35일에 증상이 더 나빠진다고 한다.

통합적 치료를 하는 치과 의사들은 이 현상을 알고 있으며, 이는 면역계의 주기적 특성을 설명하고 이를 치과에서 활용하는 방법을 설명한 현대의 통합 치의학 선구자인 작고한 할 허긴스 박사 Dr. Hal Huggins 의 가르침 덕분이다.[40] 일부 암 치료 의사들도 이 현상을 알고 있으며, 환자의 면역계가 가장 강한 시기를 고려하여 화학 요법이나 방사선 치료를 한다.[43] 개인의 면역 주기를 평가하려면 일련의 검사를 수행해야 하며 일반적으로는 C 반응성 단백질과 백혈구 수치를 측정한다. 7일마다 그 수치가 최고조에 달했다가 떨어진다. 그러므로 면역계가 최고조인 날이거나 최고조를 향해 올라가는 날에 아말감 충전물을 제거하거나 기타 독소를 생성하는 치료를 하는 것이 가장 좋다.

안타깝게도 대부분의 의료계와 치과 의사들은 이러한 현상을 인지하지 못하고 있다. 따라서 이 사실을 알리고 검사를 요청하는 것은 환자의 몫이다. 치과 의사가 첫 번째 아말감을 제거한 후 7일, 14일, 21일 또는 그 이상의 기간에 두 번째 아말감을 제거하면 면역계의 기능이 가장 낮을 수 있고 수은의 공격으로부터 보호할 수 없기 때문에 만성 질환이 발생할 가능성이 훨씬 더 높아진다.[40]

현대 치과 치료는 전 세계 만성 퇴행성 질환의 주요 원인이다! 따라서 일반적으로 통합치료적 사고와 훈련을 받은 의사와 협력하는 것이 좋으며, 특히 갭스 환자의 경우 더욱 그렇다. 아말감 충전물을 올바르게 제거하고, 감염된 치아, 충치 및 기타 치아 문제를 처리하는 데는 고려할 세부 사항이 많다. 통합적 치료 치과 의사는 신체에 만성적인 건강 문제를 일으키지 않는 방식으로 이러한 상황을 처리하도록 훈련받았다.

통합적 치과 치료*는 일반 치과 치료보다 비용이 많이 든다. 하지만 이러한 의사에게 진료를 받으면 나중에 발생할 수 있는 많은 건강 문제를 예방할 수 있어 향후 많은 고통과 비용을 절약할 수 있다.[41] 안타깝게도 대부분의 국가에서 통합적 치료를 할 수 있는 치과 의사가 부족하다. 이 문제를 해결할 수 있는 방법은 바로 이들에 대한 수요를 늘리는 것이다!

* 한국에는 이러한 전문가를 양성하는 과정이 없다.

결론:

　뼈와 치아의 건강은 섭취하는 음식의 직접적인 결과이다. 뼈와 치아는 자체적으로 혈관과 신경 및 면역계를 갖추고 있는 살아있는 기관이다. 뼈는 항상 스스로 재생하며, 이 작용을 위해 적절한 건축 자재가 식단을 통해 제공되어야 한다. 남녀노소 누구에게나 골다공증이 있는 것은 정상이 아니다! 얼굴이 좁고 치아가 빽빽한 것은 정상이 아니다! 그리고 우리의 치아를 건강하게 유지하는 것은 치과 의사의 일이 아니다! 이러한 문제를 일으킨 것은 현대의 식습관과 생활 방식이다. 치아와 뼈를 건강하게 하는 진정한 방법은 몸에 적절한 영양을 공급하고 뼈와 치아에 양질의 건축 자재를 충분히 공급하는 것이다.

다음은 앞서 설명한 내용을 입증할 수 있는 몇 가지 임상 사례다.

"갭스 식이요법을 시작한 지 5개월 만에 치아의 색이 변한 것을 발견했어요. 치아가 짙은 선이 있는 대리석처럼 변했고, 뿌리 부분부터 나뭇 가지 모양으로 변했으며 그 사이는 투명해졌습니다. 처음에는 겁이 났지만 곧 치아가 더 이상 나빠지지 않는다는 것을 깨달았습니다. 예전에는 치아가 매우 예민했지만 지금은 그 증상이 사라졌어요. 꿈도 꿀 수 없는 일이었습니다! 그리고 잇몸이 자라기 시작했는데 치주과 의사로서는 믿을 수 없는 이야기입니다! 그러다가 웹사이트 gaps.me 의 FAQ에서 제 치아에 무슨 일이 일어나고 있는지에 대한 설명을 찾았습니다. 제 치아는 칼슘으로 채워져 있었어요! 현재 치아에 투명한 반점 몇 개만 있고 잇몸은 계속 자라고 있습니다. 제 뼈도 칼슘으로 채워졌으면 좋겠어요."

-익명의 호주인-

64세의 마리아(가명)는 만성 피로, 다발성 경화증, 심한 소화 장애, 건선, 여러 가지 알레르기, 전자기기에 대한 심한 민감성으로 수년 동안 고통받고 있었다. 그녀는 주류 및 대체 요법 등 많은 치료법을 시도했지만 별다른 개선이 없었다. 그녀는 갭스 영양 프로토콜로 많이 치유되었고 치아 상태를 해결할 수 있을 만큼 강해졌다고 느꼈다.

그녀는 통합적 치료를 하는 치과 의사의 진료로 입안에서 아말감 충전물 8개와 신경치료한 치아 4개를 제거했다. 턱뼈에서 3개의 구멍이 발견되어 외과적으로 제거해야 했고, 모두 만성 현기성 감염과 아말감 충전재의 잔여물이 있는 것으로 밝혀졌다. 마리아는 받는 치료마다 회복하는 데 시간이 필요했기 때문에 치과 치료를 완료하는 데 3년이 걸렸다. 하지만 치료를 받을 때마다 마리아의 전반적인 건강이 개선되어 활력이 높아지고, 다발성 두드러기 증상이 감소하기 시작했으며, 알레르기가 가라앉고, 화학물질과 전자기기에 덜 민감해졌다. 치과 치료가 완료된 후 그녀는 갭스 영양 프로토콜을 통해 모든 질병에서 진정으로 회복하기 시작했다.

9. 비뇨생식기 문제

1) 만성 방광염
2) 여성 문제
3) 남성 문제

1) 만성 방광염

장내 미생물군이 비정상적인 사람은 손상된 장 벽을 통해 혈액과 림프로 독성 물질이 흘러 들어간다. 병원성 미생물, 소화되지 않은 음식, 면역 복합체 및 살아있는 미생물들이 생성하는 독성 화학 물질은 갭스인의 몸속을 순환하며 많은 피해를 입힌다.

어느 시점에 몸은 이를 배출하게 되며, 주요 배출 경로 중 하나는 소변이다. 갭스인의 소변에는 독성이 가득하며, 이는 환자가 섭취한 음식과 비정상적인 장내 미생물군 활동에 따라 매일 달라진다.[1] 이 독성 소변이 방광에 축적되면 방광 벽에 염증을 일으키는 방광염이 발생한다. 방광염의 전형적인 증상은 방광 부위의 불편함이나 통증, 불편하거나 고통스러운 배뇨, 빈뇨(종종 소량의 소변) 및 급박뇨다. 많은 사람들이 밤에 야뇨증을 겪고, 일부 사람들은 웃거나 무거운 것을 들거나 긴장을 할 때 소변을 조금 지릴 수 있다.

만성 간질성 interstitial 방광염은 감염으로 인한 것이 아니기 때문에 일반적으로 소변검사에서 감염이 발견되지 않는다. 만성 간질성 방광염은 비정상적인 장내 미생물들의 활동으로 인한 독성 화학 물질로 인해 발생한다.[2] 주류 의학은 아직 이 방광염의 원인을 알지 못하는 것 같다. 만성 간질성 방광염은 특히 여성에게 흔한 질환이며, 남성 환자도 많고, 어린이 환자도 증가하고 있다.

야뇨증은 장내 미생물군이 비정상적인 어린이에게 매우 흔하며, 성인 중 상당수도 이 문제를 가지고 있다. 깊은 잠에 빠져 방광에 소량의 녹성 소변이 쌓이면 방광은 스스로를 보호하기 위해 잠에서 깨어나지는 않으면서 방광을 비우기 위해 소변이 나올 수 있다. 갭스가 야뇨증의 주요 원인이다! 야뇨증을 완전히 치료하기 위해서는 장내 미생물군을 바꾸고 장내를 치유해야 하는데, 여기에는 시간이 걸린다. 단기적으로는 밤에 아이를 몇 번 깨워 화장실에 가도록 하는 것이 좋다.

많은 식물성 식품에는 요로에 매우 자극적인 옥살산염과 살리실산염이 포함되어 있다.[3] 장내 미생물들이 건강한 사람의 경우 이러한 물질은 올바른 형태와 모양으로 소화 흡수되어 해를 끼치지 않는다. 하지만 갭스인들의 경우, 이러한 물질들이 제대로 소화되지 못한 채 손상된 장 벽을 통해 흡수되어 몸 전체를 순환하면서 여러 장기와 시스템에 큰 손상을 입힌다. 그 후 그것들은 소변으로 배출될 때, 자극을 주면서 방광과 요도에 손상을 일으킬 수 있다.

옥살산염과 살리실산염이 풍부한 식품은 푸른 잎채소, 견과류, 베리류, 과일, 차, 커피, 초콜릿, 향신료, 많은 채소(특히 생채소), 기타 식물성 식품, 와인 및 맥주다. 이러한 음식은 만성 방광염, 야뇨증 및 해당 부위에 기타 문제가 있는 사람의 식단에서 제외해야 한다. 갭스 영양 프로토콜을 통해 장을 치유하고 장내 미생물군을 변화시키면 결국 이런 모든 문제를 해결할 수 있다. 따라서 언젠가는 옥살산염과 살리실산염이 함유된 식품을 다시 식단에 도입할 수 있게 될 것이다.

이들 식품을 섭취하려고 할 때 요로결석 증상이 다시 나타난다면, 이는 신체가 아직 이런 식품을 섭취할 준비가 되지 않았다는 신호다. 그렇다면 몇 주간 해당 식품을 멀리했다가 다시 시도해 보자. 몇 달 동안 갭스 도입 식단을 하면 장 벽의 치유 속도가 빨라지고 이러한 식품을 더 빨리 도입해볼 수 있게 된다. 항상 소량부터 시작하고 한 번에 한 가지 식품씩 시도하길 바란다. 하지만, 시금치와 같은 일부 음식은 영영 다시 먹지 못할 수도 있다.

당신의 방광, 요도, 남성의 전립선에는 다양한 미생물이 서식하고 있는데, 이 미생물은 대부분 장에서 유래한 것으로[4,5,6] 사타구니를 통해서 유입되는 것이다. 장내 미생물군이 비정상적인 사람은 해당 부위의 미생물들도 비정상적일 가능성이 높다. 이는 염증을 일으키고 많은 독성 물질을 생성한다. 독소가 가득한 소변은 방광 미생물군을 더욱 손상할 수 있다.

갭스 영양 프로토콜은 불균형한 장내 미생물군을 개선하고 소화 시스템을 치유하여 소변을 정화한다. 그러나 비뇨기 계통을 완전히 치유하기 위해서는 방광과 요도의 국소 미생물군을 회복하는 것이 중요하다. 이를 위해 나는 전통적으로 해왔던 방식을 추천한다.

사타구니, 방광, 요도 및 생식기의 국소 미생물 군집을 복원하는 방법

욕실에 신선한 케피어가 담긴 병을 둔다. 매일 목욕이나 샤워 후 사타구니 전체에 소량의 케피어를 바른다. 옷을 입기 전에 이를 약간 말린다. 이 간단한 절차는 해당 부위에 유익한 미생물을 채워 병원균을 제거하고 손상을 치료할 수 있다. 시간이 지나면서 이 유익한 미생물은 요도를 통해 방광으로 이동한다. 질에 문제가 있는 여성은 케피어를 적신 손가락이나 면 솜을 사용해 케피어를 질에 주입할 수 있다.

관장을 통해 장을 청소하면 급성 방광염을 완화하는 데 매우 도움이 될 수 있다. 관장 후에는 체내 독성 물질의 양이 급격히 감소하기 때문이다.[7] 홈메이드 유청 한 컵을 관장액에 더하여 사용하면 관장을 통해 장에 유익한 미생물들을 채울 수 있다. 발효 음료와 레몬을 넣은 물을 많이 마시는 것이 도움이 된다. 혼합 허브 차, 특히 이뇨 작용이 있는 허브가 도움이 될 수 있다. 크랜베리, 허브 우바 우르시, D-만노스 D-mannose 가 함유된 보충제도 증상을 완화할 수 있다. 하지만 장기적으로는 장내 미생물군과 소화를 정상화해야 한다. 장 벽을 치유하고 봉하여 독소가 장벽을 통해 흡수되는 것을 막아야 한다. 그러면 소변이 깨끗해지고 방광이 스스로 치유할 기회를 얻게 된다.

만성 방광염은 갭스인에게 가장 흔한 요로 질환이다. 자주 발생하지 않는 문제에 대한 자세한 내용은 **갭스 상태 리스트** 챕터의 **신장문제**를 참조하실 바란다.

2) 여성 문제

여성의 생식 기관에는 풍부한 미생물 군집이 있다.[8] 여자 아기는 출생과 동시에 엄마의 질 내 미생물군을 물려받는다. 사춘기까지 질 내 pH는 7.0에 가까워 매우 다양한 미생물 군집(포도상구균, 코린폼 Coryneforms, 펩토스트렙토코쿠스 Peptostreptococci, 박테로이데스, 클로스트리디아, 유박테리아 Eubacteria 등)이 서식한다. 사춘기가 되면 질벽은 유산균의 성장을 촉진하는 당분인 글리코겐을 분비하기 시작한다.[9] 유산균은 질의 풍부한 미생물 집단을 지배하고 pH를 3.5~4.5 수준으로 낮추어 병원성 미생물에 적대적인 환경을 만든다. 폐경 후 질 내 pH는 사춘기 이전 수준으로 돌아간다.

오랫동안 질 상부의 여성 생식기관은 무균 상태라고 여겨져 왔다. 그러나 최근 연구에 따르면 자궁경부, 자궁, 나팔관 및 난소에는 자체 미생물 군집이 존재한다는 사실이 밝혀졌다.[8,9,10] 자궁에서만 278개 이상의 미생물 속이 확인되었다. 임신 중 태반은 자체 미생물 군집으로 풍부하게 채워지며, 아기는 이를 물려받아서 소화 기관, 피부 및 신체의 나머지 부분에 이미 형성된 미생물 종을 가지고 태어난다.[11,14] 난소와 나팔관에는 유산균이 지배하는 자체 미생물 군집이 있으며, 흥미롭게도 이 군집은 같은 여성이라도 한쪽 난소와 다른 쪽 난소의 상태가 다를 수 있다.[12]

생식 기관의 미생물 군집은 여성을 감염과 질병으로부터 보호한다. 그러나 현대 사회에서는 정기적인 항생제 치료, 피임약, 농약 및 기타 영향으로 인해 이러한 미생물 군집이 손상될 수 있다.[15] 그 결과 병원성 미생물들이 우세해지기 시작하고 이는 항상 건강문제를 일으킨다.

나팔관의 비정상적인 미생물군은 불임으로 이어질 수 있다. 난소와 나팔관의 비정상적인 미생물군은 자궁 내막증, 불임 및 기타 문제를 일으킬 수 있다. 자궁의 비정상적인 미생물군은 임신을 방해하고 사산이나 유산을 유발하기도 한다.[12,13] 비정상적인 태반 미생물군은 임신 시 과도한 체중 증가 및 조산과 같은 좋지 않은 출산 결과와 관련이 있다.[13] 또한 자궁 경부 및 질의 비정상적인 미생물 군집은 해당 부위에 많은 문제를 일으킬 수 있다.[14] 그 결과 질(자궁경부 포함)은 비정상적인 미생물들로 인해 감염성 미생물로부터 보호받지 못하고 질 내 pH가 변한다. 그에 따라 다양한 박테리아, 곰팡이, 바이러스 및 기타 미생물이 침투하여 비정상적인 분비물, 가려움증, 작열감, 부종, 통증, 궤양, 불쾌한 냄새 및 기타 증상을 보이는 감염을 일으킬 수 있다. 효모 감염인 곰팡이증은 특히 흔하며 만성화될 수 있다.

여성이 질 내 미생물군을 관리하는 것은 매우 중요하다! 그러기 위해서는 신선한 생 케피어 또는 사워크림이 담긴 병을 욕실에 두고 매일 사타구니 전체에 소량을 평소 샤워나 목욕 후에 바르자. 이 간단한 조치로 해당 부위의 많은 문제를 예방할 수 있다.

임신은 자연스러운 면역 억제 상태이기 때문에 임신 중에 이 작업을 수행하는 것이 특히 중요하다. 곰팡이증이나 기타 질 질환이 있는 여성은 임신 중에 그것이 더 심해질 가능성이 높다.[12] 홈메이드 케피어나 요거트에서 얻은 신선한 유청으로 정기적으로 질 세척을 하면 해당 부위에 유익한 미생물들이 채워지고 pH가 낮아지며 질 곰팡이증 및 기타 일반적인 감염을 제거할 수 있다. 유청은 유익한 미생물뿐만 아니라 질 내벽과 자궁경부에 많은 치유물질과 비타민을 제공한다.

임신 중에도 유익한 미생물이 질에 잘 서식하도록 유지하면 아기를 위한 산도를 살 준비하게 된다. 자연분만 시 아기는 엄마의 길에서 깅내 미생물을 포함한 많은 체내 미생물 군집을 물려받는다.[14] 아기가 태어날 산도를 준비하는 것은 전통 사회에서 일반적 관행이었다. 여성들은 생식 기관에 문제가 생기지 않도록 직접 만든 케피어, 요거트, 유청, 사워크림을 활용했다. 그리고 그들은 성관계 전에 사타구니에 케피어를 발라 남편의 성기에 유익한 미생물을 전달하여 남성을 보호하는 데도 이 간단한 방법을 사용하였다(종종 남성

모르게). 폐경기에는 사워크림을 질 건조증을 예방하는 데 사용하여 왔는데, 이는 질 내벽에 치유에 도움 되는 지방, 비타민 A, D, K 및 기타 유익한 물질을 제공하기 때문에 이 문제에 대한 최선의 치료법이라고 할 수 있다. 현대 사회에서 여성들은 이러한 관행을 되살려 딸과 손녀에게 가르치는 것이 좋을 것이다.

3) 남성 문제

갭스가 있는 남아 및 젊은 남성의 경우 장 일부가 음낭으로 내려오는 현상인 서혜부 탈장 inguinal hernia 이 흔하게 발생한다. 태아 발달 과정에서 고환은 신장 근처에서부터 시작해 상당히 먼 거리를 이동하여 음낭으로 내려온다. 고환이 내려갈 때 고환은 서혜낭*을 뒤로 당기는데, 서혜낭은 출산 중에 닫히는 것이 정상이다. 일부 남아의 경우 서혜낭이 열려 있어 서혜부 탈장으로 이어질 수 있으며 수술로 사타구니 관을 닫고 탈장을 교정한다.

그런데, 나는 갭스 콜라겐 장애가 이 문제의 중요한 요인이라고 생각한다(**면역계** 챕터에서 자세히 읽어보길 바란다). 콜라겐 장애는 복벽을 약하게 하여 탈장이 쉽게 발생할 수 있게 한다.

노년 남성에게 가장 흔한 문제는 전립선이다. 전립선은 직장 앞벽의 방광 아래에 있는 호두 크기 정도의 작은 남성 내분비 기관이다. 직장 벽과 전립선 피막은 다공성 구조로 되어 있어 장과 전립선 사이에서 물질 전달이 가능하다.[16]

최근 연구에서 장내 미생물군의 특정 미생물이 남성 호르몬인 안드로겐을 생성하여 직장과 전립선 사이의 벽을 통해 침투하여 전립선의 기능에 영향을 미친다는 사실이 밝혀졌다.[17] 장내 미생물군이 건강한 사람은 이 과정이 건강하고 정상적이다. 그러나 불행히도 오늘날 서구 사회에서 점점 더 많아지고 있는 비정상적인 장내 미생물군을 가진 사람의 경우 이 과정에 문제가 생긴다. 병원성 미생물이 안드로겐을 에스트로겐 및 기타 물질로 전환하고, 이것이 전립선으로 흡수되어 염증(전립선염), 전립선 비대 및 전립선암을 유발한다.[18,19,20]

전립선암은 남성에게 가장 흔한 암이며, 발병률은 매년 증가하고 있다. 에스트로겐이 전립선암을 촉발하고 심지어 이 암을 일으키는 제일 중요한

---

* 복강에서 사타구니를 거쳐 음낭으로 연결되는 관

요인일 수 있다는 사실이 밝혀졌다.[19] 전립선암 조직에서 이 호르몬의 수치가 높은 것으로 밝혀졌으며, 이러한 호르몬이 어떻게 암을 유발하는지에 대한 몇 가지 기전들이 이미 연구되었다.[19,20] 연구자들은 전립선암 환자의 높은 에스트로겐의 출처를 확신하지 못했는데, 그 이유는 전립선 조직의 에스트로겐 농도는 높았지만 혈중 에스트로겐의 농도는 그만큼 결코 높지 않은 것으로 밝혀졌기 때문이다. 이제 한 가지 설명이 가능해졌다. 이 호르몬은 직장과 전립선이 공유하는 작은 벽을 가로질러 전립선으로 들어올 수 있는 남성의 장에서 나올 수 있다.[21,22]

과도한 에스트로겐과 기타 독소가 전립선에 도달하는 또 다른 확실한 방법은 소변이다.[23] 전립선은 방광 아래에 위치하며 요도는 전립선을 바로 통과한다. 장내 미생물군이 비정상적인 사람은 이것들이 생성하는 수많은 화학물질을 흡수한다. 이러한 대사 산물의 대부분을 소변을 통해 몸 밖으로 배출한다.[24] 비정상적인 장내 미생물군이 생성한 많은 에스트로겐 화합물은 이 경로를 따라 소변을 통해 전립선으로 직접 유입된다. 남성이 소변을 볼 때마다 이러한 독성 및 손상성 화학 물질이 전립선에 영향을 미쳐 염증을 일으키고 비대하게 만들며 결국 암을 유발할 수 있는 것이다.

전립선 문제는 50세 이상의 남성에게 가장 흔하게 발생한다. 자신을 지키기 위해선 장내 미생물군을 관리하는 것이 필수다. 올바른 식단, 발효 식품 및 프로바이오틱스를 섭취하면 장내 미생물들이 직장/전립선 벽과 소변을 통해 전립선에 적절한 호르몬을 공급할 수 있도록 도와줄 수 있다. 그 결과 하루에 여러 번 전립선을 통과하는 소변에는 깨끗하고 건강한 대사 물질만 있게 된다. 장내 미생물군은 건강한 호르몬과 기타 물질을 공급하여 전립선에 영양을 공급하고 손상으로부터 보호한다.

전립선 비대증 양성 전립선 비대증-BPH 은 매우 흔한 질환으로, 서구에서는

50세 이후 남성 3명 중 1명이 앓고 있다. 건강한 남성은 전립선 문제없이 편안하게 나이를 먹기 때문에 전립선 비대증은 노화때문이 아니다. 이는 해당 부위의 염증이 소변의 흐름을 제한하기 때문이다.[21] 내 생각에 이 염증은 만성 간질성 방광염을 일으키는 것과 동일한 기전에 의해 발생한다.

    미생물 군집이 비정상적인 사람의 소변에는 독성 화학물질이 가득하다. 장내 병원성 미생물, 소화되지 않은 음식물, 면역 복합체, 살리실산염 및 옥살산염, 기타 수많은 자극 및 손상을 주는 물질에 의해 생성된 대사 산물이 손상된 장 벽을 통해 혈류로 흡수되어 몸속을 순환한 후 소변으로 배출된다. 이러한 독성 소변은 방광, 요도 및 전립선에 만성 염증을 유발한다.[25] 이런 상황이 오래 지속될수록 해당 부위의 염증이 만성화되어 결국 암으로 이어질 수 있다. 남성의 요로에는 미생물군이 서식하고 있다. 이들은 독성 소변의 흐름에 의해 변화하고 비정상적으로 변하여 전체 문제에 기여하게 된다.

    나는 전립선 비대증이나 전립선염으로 고통받는 모든 남성에게 갭스 식이요법을 강력히 권장한다. 전형적인 증상은 소변 흐름이 제한되어 배뇨가 느리고 불완전하며, 방광을 비우기 위해 힘을 주어야 하고, 배뇨 시 통증이나 불편함을 느끼는 것이다.

    완전 갭스 식이요법에서 시작하여 추후 어느 시점에 도입단계의 식이요법으로 전환할 수 있다. 처음에는 요로에 강한 자극을 주는 살리실산염과 옥살산염이 풍부한 음식을 멀리하는 것이 중요하다. 나중에 장내 미생물군이 개선되고 장 벽이 스스로 치유되면 이러한 음식 중 일부를 다시 섭취할 수 있다.

    갭스 영양 프로토콜로 배뇨가 정상화되고 모든 증상이 사라질 것이다. 전립선 문제가 있는 많은 남성은 평생 동안 완전한 갭스 식단을 유지하면서 다른 음식은 휴가 중이나 친구가 방문했을 때 가끔 섭취하는 것을 선택한다.

완전한 갭스 식단은 노년층에게 이상적이다. 전립선뿐 아니라 신체의 다른 모든 기관과 시스템이 건강하게 유지되어 편안하고 우아하게 늙어갈 수 있다. 노화는 질병이 아니다! 노화는 삶의 자연스러운 단계이며 건강하게 보낼 수 있다.

결론:

이 챕터에서는 여성과 남성 갭스인의 가장 흔한 문제에 초점을 맞추었다. 이 분야의 모든 문제에 초점을 맞추는 것은 이 책의 범위를 벗어난다. 그러나 개인의 문제가 무엇이든 비뇨기 계통과 생식 기관에 서식하는 미생물군의 역할을 고려하길 바란다. 그리고 매우 큰 미생물군을 가진 장이 이 기관들 가까이에 있다는 사실도 생각해 보자. 미생물은 우리 몸 어디에나 존재하며, 대다수를 차지하며 항상 신체의 모든 기능 또는 기능 장애에 관여한다. 미생물이 없는 것은 불가능하므로 모든 장기와 조직에서 건강하고 균형 잡힌 미생물 공동체가 번성할 수 있도록 체내에 적절한 환경을 조성해야 한다. 건강한 미생물 군집은 모든 연령대의 비뇨기계와 생식 기관을 건강하게 유지해 준다.

10. 갭스 관련 행동

"용기에서 배려가 나온다."
노자

최근 연구에서 장내 미생물들이 우리의 행동을 좌우할 수 있다는 사실이 밝혀졌다.[1] 모든 감정의 기저에는 호르몬, 신경전달물질, 효소 등 다양한 활성 물질들이 마치 폭풍처럼 몸속에서 휘몰아친다. 여기엔 호르몬, 신경전달물질, 효소 및 기타 활성 물질의 생산이 있다. 감정은 화학물질의 산물이며, 장내 미생물들이 많은 화학 물질을 생산한다! 다양한 감정, 동기, 호불호, 감정 폭발 및 기타 행동은 우리가 만들어낸 것이 아니라 장내 미생물 활동에서 비롯된다.

과민성 대장 증후군 환자는 병원성 미생물이 장내 미생물 생태계를 점령한 상태로 장내 미생물군이 비정상적이다. 이 병원성 미생물은 독성 화학 물질을 생성하며, 이는 흡수되어 뇌로 들어간다.[2] 독성에 노출된 뇌는 다양한 증상을 나타낼 수 있으며, 이는 정신 질환으로 진단될 정도로 심각하지는 않지만 개인의 삶에 충분히 영향을 미칠 수 있다. 많은 갭스 환자는 어느 정도 우울하고 정서적으로 불안정하며 가벼운 불안을 겪을 수 있다. 이 모든 것이 당사자의 행동과 다른 사람과의 상호작용에 영향을 미친다. 결과적으로 가족 중 갭스인이 있다면 함께 지내기 어려운 사람인 경우가 많다.

특히 독성이 강한 화학 물질이 뇌에 축적되면 뇌는 이를 정화하는 작용으로 이러한 독소를 '태우고' 없애는 데 도움이 되는 일련의 활동을 시작한다.[3,4] 이러한 활동은 심한 짜증, 모든 종류의 불안정 및 감정폭발부터 뇌전증 발작과 같은 증상으로도 나타난다. 뇌전증에 대한 주제는 첫 번째 갭스 책 <발달장애 지연치료 식이요법 갭스 GAPS>에서 다루었다. 여기에선 덜 알려져 있거나 사람들이 잘 모르는 반응에 대해 이야기하려고 한다.

우선 분노발작부터 시작하겠다. 갭스 장애를 가진 어린이와 성인 모두 정서적으로 불안정하고 짜증을 내기 쉬우며, 화를 내고, 눈물을 흘리고, 공격적이고, 잘 진정되지 않고, 소리를 지르고, 비명을 지르고, 울고, 욕을 하고, 물건을 던지고, 바닥에 몸을 던지고, 달아나는 등의 행동을 보인다.

이러한 행동은 보통 특별한 이유 없이 나타나며, 사소한 일로 인해 촉발될 수 있다. 예를 들어, 한 여자아이가 머리에 '잘못된 색'의 리본을 달았다는 이유로 학교에 가는 내내 소리를 지르고, 긁고, 욕설을 퍼붓고, 발로 차는 행동을 보인다. 한 소년이 생일에 '잘못된 장난감'을 받았다는 이유로 비명을 지르고 발로 차며 바닥에 몸을 던진다. 한 여성이 남편과 아이들이 가게에서 '잘못된 종류의' 빵을 사와서 한 시간 동안 경박한 소리를 지르며 울부짖으며 분노에 휩싸여 있기도 하다.

한 남자가 사소한 가정 내 의견 차이로 인해 화가 나서 벽을 발로 차서 발뼈가 부러지기도 한다. 반응의 크기는 이 반응을 촉발하는 이유와 일치하지 않으며, 그 어떤 것도 그 사람을 진정시킬 수 없다. 잦은 화를 내는 갭스 아들을 둔 한 부모는 "이건 일종의 발작이라서 지나갈 때까지 기다릴 수밖에 없어요. 우리가 뭘 해도 아이의 짜증을 멈출 수 없어요. 그냥 내버려두고 아이가 그 상황을 겪도록 둬야 해요!"라고 말했다. 이러한 행동은 갭스 환자의 장에서 생성하는 독성 화학물질이 뇌로 들어가서 발작을 일으키기 때문에 발생한다. 이 사람은 이 상황을 통제할 수 없기 때문에 그 어떤 것으로도 위로하거나 진정시킬 수 없다. 뇌가 화학 물질을 '태워버릴' 때까지 환자는 계속 짜증

을 낼 것이다.[4]

이러한 반응 중 일부는 갑작스럽게 나타나는 극도의 불안과 공포가 밀려오는 공황 발작의 형태로 나타날 수 있다. 공황 발작의 신체적 증상은 심한 가슴 두근거림, 메스꺼움, 떨림, 현기증, 호흡 곤란, 땀을 많이 흘리고 귀가 울리거나 신체 여러 부위가 마비되는 등 공포를 더욱 악화시킬 수 있다. 뇌의 독성으로 인해 교감신경계가 활성화되고 다량의 스트레스 호르몬이 분비된다.[5,6] 극심한 공포로 인한 공황 발작은 도망치고 숨고 싶은 마음, 여러 가지 비이성적인 두려움, 죽거나 심장 마비가 올 것 같은 느낌 등 비이성적이고 부적절한 행동을 유발할 수 있다. 뇌의 독성이 제거되면 발작이 멈추는데, 여기에는 보통 20~30분 정도 걸리지만 더 오래 지속될 수도 있다.

공황 발작 외에도 갑작스러운 충동적, 공격적, 폭력적 행동이나 사소한 상황으로 인한 분노의 언어적 폭발과 같은 다른 '발작'이 나타날 수 있다. 이러한 반응의 정도는 항상 그 '이유'에 비해 지나치게 과한 경우가 많다. 뇌가 처리하려고 하는 화학적 부하로 인해 가정 폭력, 난폭운전이나 보복운전, 소유물 및 재산 손상 및 기타 심각한 행동으로 이어질 수 있다. 이러한 발작 중에는 그 사람이 까칠하고 불쾌한 행동을 할 수 있지만, 화학 물질이 제거되면 확 달라져 상냥해지고 자신의 행동에 대해 부끄러워하며 용서를 구할 수 있다.

샙스인은 알코올, 내마조, 저방약 및 기타 독소에 대해 병적인 반응을 보이는 것으로 알려져 있다.[7,8]

다음은 알코올에 대해 비정상적인 반응을 보인 사람의 임상적 예다.

"존은 항상 소화기 질환과 알레르기로 고생하는 갭스 환자였습니다. 그는 수줍음이 많고 친구를 사귀는 데 어려움을 느낍니다. 이제 막 대학에 입학하여 입학 첫 주에 동료 학생 중 한 명이 파티에 초대했습니다. 파티는 그 학생의 집에서 열렸습니다. 파티에서 존은 한 번도 마셔본 적 없는 독한 술을 한 잔 받았습니다. 그 후 얼마 지나지 않아 존은 밖으로 나가 뒷마당에서 도끼를 집어 들고 집 안으로 뛰어 들어가 도끼를 흔들고 소리를 지르며 사람들을 공격하려고 하였습니다. 한 손님이 존을 제압하고 도끼를 빼앗을 수 있어 다행스러운 일이었습니다. 그는 정원의 기둥에 3시간 동안 묶여 있고 난 뒤 진정하고 안전하게 풀려날 수 있었습니다. 존은 이 에피소드에 대해 매우 어렴풋한 기억을 가지고 있습니다."

이것은 발작으로, 존의 뇌가 알코올에 반응하여 발작을 일으킨 것이다. 존은 자신의 행동을 통제할 수 없었고 그 사건을 제대로 기억하지도 못했다. 대마초(마리화나) 흡연도 이러한 반응을 일으킬 수 있다. 대마초는 서구에서 널리 보급되어 현재 젊은이들의 정신병을 유발하는 주요 원인이 되고 있다.[7] 이 식물에 정신병적 증상을 보이는 젊은이들의 대다수(전부는 아니더라도)가 갭스 환자들이라는 것은 의심의 여지가 없다. 그들의 몸은 대마초, 알코올 또는 기타 약물을 처리하기에는 체내의 독성이 이미 너무 강해서 뇌가 심각한 증상을 일으키지 않으면 안 될 정도인 것이다.

분노발작이나 짜증을 내는 동안 많은 갭스인들은 주변 사람들에게 비난을 퍼붓는 데 능숙해, 부모나 보호자가 갭스인의 고통에 책임이 있다고 느끼게 만든다. 비난, 짜증, 분노발작, 공격, 까칠하고 과격한 행동은 당사자의 뇌에서 일어나는 화학적 폭풍이라고 이해를 하는 것이 중요하다. 이는 누구의 잘못도 아니며 환자는 그것을 어찌할 수 없다! 이 폭풍을 극복하기 위해서는 침착하고 자비로운 태도만이 필요하다. 그 사람이 발작 중에 말하는 것을 진지하게 받아들여서는 안된다. 종종 그들은 자신이 말한 내용조차 기억하지 못한다. 그 사람이 갭스 영양 프로토콜에 따라 생활해 가면 이러한 에피소드는 점점 더 적게 발생하고 결국에는 완전히 사라질 것이다.

갭스 환자인 가족과 함께 사는 것은 항상 어려운 일이다. 다른 가족 구성원들은 갭스인은 이 식이요법을 계속 따르는 것이 식이요법을 하지 않으면서 발작하는 것보다는 쉬운 상황이라는 것을 이해해야 한다! 식단은 발작, 짜증, 공격 및 기타 행동 문제를 사라지게 한다. 처음에는 식이요법이 힘든 일처럼 보일 수 있지만, 까칠하고 비이성적이며 우울하고 때로는 공격적인 사람보다 차분하고 유쾌한 사람과 함께 사는 것이 더 쉬울 것이다.

이러한 행동의 대부분은 음식 중독으로 인해 발생한다. 이에 대해 더 자세히 알아보자.

11. 음식 중독

"육지에서 벗어날 용기가 없다면 새로운 바다를 발견할 수 없다."
안드레 기드 Andre Gide

장내 미생물은 우리의 음식 취향을 결정한다.[1] 장내를 지배하는 미생물 그룹이 무엇이든, 자신들에게 최적의 음식을 '요구'하여 우리가 거부할 수 없는 욕구를 불러일으킨다. 갭스 환자는 장내 미생물군이 비정상적이며, 그 결과 음식과 비정상적인 관계를 맺는다.

비정상적인 장내 미생물군을 가진 대부분의 사람들은 단 음식과 전분이 많은 음식에 갈망을 보이는 것이 일반적이다. 장내에서 과도하게 증식하는 가장 흔한 병원균이 이러한 음식을 좋아하기 때문에 많은 갭스 사람들이 빵, 파스타, 단 음료, 비스킷, 케이크, 과자, 피자, 아침 시리얼, 초콜릿, 감자칩 및 프렌치 프라이 등을 위주로 식사한다. 이러한 상황은 특히 갭스 어린이에게 두드러진다. 자녀가 편식을 하며 적절한 식사를 거부하고, 대신에 설탕과 전분이 많은 대체 식품을 요구한다면 이는 자녀가 갭스에 걸렸다는 분명한 신호다. 심한 편식은 이 질환의 주요 증상이다.

우리가 해로운 음식을 찾게 만드는 원인은 무엇일까? 이러한 식품에 중독되는 데에는 확실한 생리적 이유가 있으며, 장내 미생물은 이러한 중독에 중요한 역할을 한다. 장내 미생물은 영리하여 가공된 탄수화물을 먹고 여러 가지 독성 물질로 전환한다.[2] 독성 물질 중 일부는 뇌에 쾌락신호를 보내는 화학 물질인 아편과 엔도르핀의 형태이다.³ 따라서 뇌는 더 많은 것을 원하게 되고 이 화학 물질에 중독된다. 그 결과, 몸에 해로운 음식이 '좋아하는' 음식이 되며 이에 중독되는 것이다.

'하지만 나는 마약도 안 하고 술을 과하게 마시지 않잖아!' 라고 생각하겠지만 그것이 문제가 아니다! 왜냐하면 당신이 '좋아하는' 음식을 즐길 때마다 장내 미생물들이 대부분 중독성 물질을 생산하고 있기 때문이다. 예를 들어, 소화기관에서 효모가 과도하게 증식하면 밀가루와 설탕으로 만든 모든 것이 알코올로 전환된다.⁴ 이는 항생제를 복용한 사람들에게 매우 흔한 상황이다. 효모 과증식증이 있는 경우 빵, 설탕, 감자, 아침 시리얼 또는 기타 탄수화물을 먹을 때마다 장에서 알코올이 생성되므로, 알코올이 신체에 미치는 모든 해로운 영향을 알기 위해 굳이 그것을 마셔보지 않아도 된다.

곡물과 설탕이 중독성이 있다는 것은 사실이다. 분명히 설탕은 지구상에서 가장 중독성이 강한 물질이다!⁵ 전 세계의 많은 사람들이 빵, 파스타, 피자, 케이크, 초콜릿, 청량음료, 과자 및 밀가루, 설탕 및 이를 함유한 모든 것, 감자 및 이를 함유한 모든 것, 기타 가공 탄수화물로 만든 음식에 중독되어 있다. 하지만 '누구나 먹기 때문에' 사람들은 이런 음식이 중독성이 있다는 사실을 깨닫지 못한다. 게다가 많은 가공식품, 스낵, 간식에는 중독성 화학 물질이 첨가되어 있으며, 이러한 식품을 '거부할 수 없게' 만들기 위해 제조사는 의도적으로 이를 첨가한다.⁶

병원성 장내 미생물들은 아편과 엔도르핀을 생성하여 뇌가 탄수화물에 중독되게 만드는 것 외에도 몸 전체에 영향을 미치는 수많은 화학 물질을 생성한다.⁷ 이러한 화학 물질은 뇌를 '안개 낀 상태'로 만들어서 자신에게 무슨 일이 일어나고 있는지 인식할 수 있을 만큼 충분히 집중할 수 없게 만든다. 또한 이것들은 기분과 감정에 영향을 미쳐 불안정하게 만든다. 이 물질들은 불안, 우울증, 강박증, 적대적 반항장애 및 기타 모든 형태의 불안정하거나 비정상적인 기능을 유발하여 판단력과 신체 상태를 인식하는 능력을 흐리게 할 수 있다.

많은 사람들이 설탕, 밀가루 및 기타 가공 탄수화물에 중독되는 것은 어린 시절부터 시작된다. 설탕 중독은 나중에 알코올, 마약, 담배, 일, 섹스, 위험하고 무모한 행동 등 다른 중독으로 발전하는 기초가 된다.[8] 설탕 중독은 또한 어린이와 성인에게 정신 질환을 일으키는 가장 흔한 원인이기도 하다. 영국의 인기 배우 스테판 프라이 Stephen Fry 의 자서전을 읽어보면 어린 시절부터의 설탕 중독과 그로 인해 초래된 결과를 정확하고 유머러스하게 묘사하고 있다.

갭스 아이들은 어떻게 중독자가 될까? 첫 번째 갭스 책 <발달장애 자연치료 식이요법 갭스 GAPS>에서 나는 갭스 아동의 편식에 대해 설명했다. 이 아이들은 자신을 해치는 바로 그 음식에 대한 갈망과 의존의 악순환에 갇혀 있다는 것이 갭스의 전형적인 증상이다. 사실상 이 아이들은 약물에 중독된 것과 같다. 가공 탄수화물을 먹을 때 장내의 비정상적인 미생물들이 그 '약물'을 생성하고 있는 것이다. 이 아이들이 자라면서 음식 중독은 사라지지 않으며, 오히려 더 심각한 상황으로 발전할 수 있다. 내 경험상 마약, 알코올 또는 기타 중독으로 고통받는 모든 성인은 어린 시절에 이미 설탕 및 기타 가공 탄수화물에 중독된 것으로 시작되었다. 어떻게 이런 일이 일어나는지 살펴보자.

많은 갭스 아동은 가벼운 증상을 보이며 특정 질환으로 진단 받지는 않는다. 이들은 학습 및 사회성에 약간의 문제를 가지고 어린 시절을 보내며, 학교에서 학업이나 운동을 잘하지 못하고 친구를 사귀는 데 어려움을 겪는다. 알레르기, 천식, 면역력 저하, 소화기능 저하, 시력 저하, 협응 저하, 과도하게 유연한 관절 같은 신체적 문제가 있는 경우가 많다. 그리고 편식이 심해서 다른 어떤 것보다 가공 탄수화물을 선호한다. 증상이 경미하기 때문에 교사와 부모는 아이의 상태에 대해 그럴듯한 이유를 대기 쉽고, 실행장애, 난독증, ADD/ADHD가 흔하지만 의료계에서는 진단명을 붙이는 것을 피한다.

이러한 아이들은 청소년기에 접어들면 약물, 알코올, 담배 또는 그 밖의 다른 것에 중독되기 쉽다. 왜 그럴까? 여기에는 두 가지 이유가 있는데, 하나는 심리적 이유고 다른 하나는 신체적 이유다.

심리적 이유

이러한 아이들은 성장하면서 사회성이 부족하고 다른 아이들이 함께 놀기를 원하지 않으며 종종 괴롭힘을 당한다. 그 결과 자신감과 자존감이 떨어진다. 이 아이들은 10대가 되면 또래 집단에 어울리고, 여자 친구나 남자 친구를 사귀고, 파티에 초대받기 위해 무엇이든 할 것이다. 마약을 시도하고 무모하고 위험한 행동으로 주의를 끌게 되는데, 이런 아이들은 종종 인기를 얻기 위해 이런 길을 택한다.

신체적 이유

세로토닌, 도파민, 가바 GABA;Gamma Amino-Butyric Acid 와 같은 주요 신경전달물질이 생성되는 방식에 기인한다.[9] 이것들은 주로 소화기관에서 만들어지며, 뇌로 전달되어 다양한 뇌 구조에서 사용된다. 갭스는 소화기계 장애다. 그래서 갭스 어린이의 장은 이러한 신경전달물질을 충분히 만들지 못한다. 세로토닌과 도파민이 부족하면 우울하고 부정적이며 냉담해진다. 가바가 부족하면 불안, 수면 부족, 긴장을 풀지 못하는 증상이 나타날 수 있다. 이 아이들은 이러한 증상을 가지고 자랐지만 성격 특성이나 개인의 성격으로 치부할 수 있을 정도로 증상이 경미했을 수 있다.

나는 우리가 행복하기 위해 태어났다고 믿는다! 완전한 행복, 삶의 기쁨, 기분 좋은 상태는 어떻게 도달할 수 있을까? 부분적으로는 우리의 뇌가 분수처럼 샘솟는 신경전달물질을 받아 그 농도가 특정 수준에 이를 때 가능하다. 장에서 신경전달물질 생산이 부족하여 갭스 아동은 이러한 느낌을 한 번도 경험하지 못했을 수 있으며, 어린 시절에 어떤 형태의 우울증이나 불안을 겪을 수 있다. 불법 약물(헤로인, 모르핀, 대마초 등), 과도한 음주 및 흡연, 위험한 무모한 행동 및 기타 중독성 있는 활동은 몇 분 동안 뇌의 신경전달물질 수치를 높여 그것의 '분수'를 만들 수 있다. 이때 청소년들은 처음으로 삶의 기쁨, 우울증과 무관심에서 벗어나는 짜릿함을 경험할 수 있다. 인생이란 바로 이런 것이라는 것을 깨닫는 순간이다! 그리고 그들은 다시 그 느낌을 원한다. 그렇다면 누가 그들을 비난할 수 있을까. 바로 그때부터 마약, 알코올 또는 다른 어떤 것에 대한 신체적 중독이 시작된다.

서구 사회에서 중독은 유행병 수준에 이르렀다. 중독자가 회복하려면 장에 집중하여 병원균을 몰아내고 건강한 미생물 군집을 재건하고 장 벽의 구조적 완전성을 회복하며 몸에 영양을 공급하고 회복해야 한다. 하지만, 갭스 식이요법을 시작하면 모든 중독자는 마약, 알코올, 담배 등의 중독은 문제의 표면적인 부분일 뿐이며, 그 기저에 설탕, 밀가루, 감자 및 기타 가공 탄수화물에 대한 음식 중독이 있다는 사실을 깨닫게 된다. 마약 및 알코올 중독 또는 기타 중독적 행위에서 벗어나려면 이런 음식 중독을 직시하고 제거해야 한다.

다음은 약물 및 알코올 남용에서 회복한 사람의 말을 인용한 것이다:

모든 알코올 중독자들은 갭스 상태입니다!...마약, 섹스, 도박 중독자들은 갭스 상태입니다!... 그리고 음식 중독자, 폭식증 환자, 거식증 환자 등 뚱뚱한 사람이나 마른 사람이나 모두 마찬가지예요. 모두 갭스 상태입니다! 이것이 바로 우리가 가진 문제입니다! 바로 이거예요!

(제럴드, <갭스 이야기>, 189쪽)

첫 번째 갭스 책에서 나는 아이의 심한 편식에 대처하는 행동적 접근법을 설명했다(**어떻게 잘 먹일 수 있을까?** 챕터). 당신이 보살피고 있는 성인을 다루는 것은 어렵고 이게 자신의 문제라면 훨씬 더 어렵다! 갭스 영양 프로토콜에서 허용되지 않는 특정 음식에 대한 욕구가 생길 때마다 멈추고 생각해 보자. '내 몸이 이 음식을 요구하는 걸까? 아니면 장내 병원성 미생물이 이 음식을 요구하는 걸까?' 대부분의 경우, 비정상적인 장내 미생물들이 여러분에게 명령을 내리고 있다는 사실을 깨닫게 될 것이다.

장내 미생물을 과소평가하지 말기 바란다. 장내 미생물은 살아있는 세포 수로 보면 당신보다 10배, 유전학적으로 수백 배 더 많다! 그리고 중독된 뇌는 중독성 식품을 먹어야 하는 이유에 대한 온갖 핑계와 이유를 대며 당신이 좋지 않은 음식을 먹도록 설득하는 데 매우 창의적인 노력을 기울일 것이다.

어느 갭스인이 보낸 다음의 편지는 우리가 논의하고 있는 내용을 잘 보여주는 좋은 예다.

식료품점에서 저는 그냥 정처 없이 돌아다니곤 했습니다. 무엇을 사야 했는지 기억해 내려고 애쓰면서 말이죠. 빵 냄새는 에어컨을 통해 확산되며 제 뇌의 쾌락 중추를 자극했고, 약간의 빵은 나쁠 리가 없다고 스스로를 설득했죠. 결국에는 마치 중독자처럼 확신에 차서 말했어요.

"나는 탄수화물을 좋아하는 사람인 게 틀림없어!"
"딱 이번 한 번 정도는 괜찮을 거야!"

갭스 프로토콜을 따를 때 우리가 특정 식품에 중독되어 있다는 것을 아는 것이 중요합니다. 중독되어 있다면 해당 식품을 빨리 섭취하고 싶은 충동을 느끼게 되죠. 우리는 프로토콜에서 벗어나 권장 목록에 없는 것을 먹을 겁니다. 그리고 항상 변명을 할 거예요… 내 생일이었고 초대해준 사람을 불쾌하게 하고 싶지 않았어…힘든 하루를 보낸 후 비참한 기분이 들었어…등등! 프로토콜을 지키지 않는 데에는 항상 좋은 핑계가 있을 수 있습니다. 하지만 약 500번째 (제 경우에는!) 치팅을 하고 나면 그 찰나의 실수가 얼마나 고통스러웠는지 깨닫기 시작할 것입니다. 마침내 다시 한번 곰곰이 생각해 보고 제대로 돌아보게 되면 입 안에 2분간 머물렀던 케이크가 5일 동안의 불편함을 감수할 만한 가치가 없었다는 것을 깨닫게 됩니다. 문제를 있는 그대로 보는 데는 오랜 시간이 걸립니다.

회복 중인 다른 중독자들과 마찬가지로 우리도 대체 식품을 찾아요. 자당 형태의 설탕이나 전분 식품이 없으면 과일(그리고 꿀)로 대체합니다! '몸에 좋고 하루에 5~15조각의 과일을 먹는 게 일반적인 권장 사항이니까.' 라는 생각에 과일을 많이 먹죠. 이런 대체 식품으로 인해 우리 중 많은 사람들이 저처럼 건강을 잃는다는 것을 알게 될 거예요. 우리는 중독된 마음을 이해하고 가라앉히고 그 행동을 알아차려야 합니다.

저는 이 '중독'의 깊이를 이해하지 못했기 때문에 제 자신을 치유하는 과정에서 상당히 멀리 돌아가는 길을 택했습니다. 이러한 행동의 근원을 깨닫고 프로토콜을 완전히 따르면서 중독을 정면으로 해결하는 것이 중요하다는 것을 알았다면 그렇게 오래 걸리지 않았을 겁니다. 지금은 맑고 깨끗한 두뇌와 집중력, 높은 활력, 안정된 기분, 중독에서 벗어난 자유로움 속에서 이 말을 쉽게 할 수 있게 되었습니다.

제가 해냈듯이 여러분도 할 수 있어요! 하지만 이건 정말 정말 어렵습니다! 당신 내부의 미생물들이 당신에게 그 케이크, 초콜릿, 아이스크림이 괜찮으니 먹으라고 잔소리를 합니다. 그들은 소화가 덜 된 잔류물을 사랑할 뿐이에요. 미생물은 자신이 좋아하는 음식에 대한 우리의 식욕을 자극합니다. 우리는 적어도 식욕 정도는 스스로 통제할 수 있다고 생각하지만 그렇지 않아요!

인구의 대부분은 무언가에 중독되어 있지만, 사람들은 자신은 중독되지 않았다고 생각합니다. 마약과 알코올 중독자는 회복 과정을 거치면서 스스로와 타인에게 자신이 중독자라는 사실을 깨닫고 인정해야 하며, 이러한 깨달음을 얻으면 치유를 시작할 수 있어요. 욕망의 원인과 그에 따른 행동을 인식하면 다시 통제할 수 있게 됩니다.

이는 www.Doctor-Natasha.com에 게재된 사례로 류마디스 관절염과 크론병에서 회복한 카트리나의 이야기다.

결론 :

갭스인은 비정상적인 장내 미생물군이 자신을 중독자로 만든다는 사실을 이해해야 한다. 이 사실을 받아들이는 일은 결코 쉽지 않다! 음식에 대한 욕구와 선호를 내가 통제할 수 없다는 것, 그리고 내 배 속의 누군가가 그것을 조종하고 있다는 현실을 인정하는 일은 참으로 어려운 일이다. 이 사실을 직시해야만 설탕, 초콜릿 및 밀가루, 감자 및 기타 가공 탄수화물로 만든 품목에 대한 중독을 극복할 수 있다. 이러한 '음식'을 중단해야만 만성 질환으로부터의 회복을 시작할 수 있다! 따라서 가공 탄수화물 및 기타 식품에 대한 중독을 극복하는 것은 필수이며 치유 여정의 초기에 반드시 극복해야 한다. 가까운 사람들에게 이 사실을 설명해서 의도치 않게 그들이 당신의 사기를 꺾지 않게 하는 것이 중요하다. 당신이 겪고 있는 일을 충분히 이해하고 지지해 주는 가족과 친구들이 주변에 있는 것은 매우 중요하다!

12. 음식

갭스 식단 중 허용 음식과 제한 음식

많은 사람들이 '나는 먹어봤기 때문에 음식을 잘 안다!'고 생각한다. 우리는 가족과 사회가 말하는 '몸에 좋다'는 음식에 대한 의견을 받아들이며 성장한다. 병에 걸렸을 때, 우리가 먹은 음식이 병과 관련이 있을지도 모른다는 생각을 하는 사람은 많지 않다. 많은 사람들이 '음식이 내 병과 무슨 상관이 있겠어? 평생 먹어온 음식인데!'와 같이 생각한다.

나는 영양학을 정식으로 공부하고 나서야 음식에 대해 알아야 할 것이 얼마나 많은지 깨달았다. 그리고 환자들을 위해 음식을 약으로 사용하기 시작했을 때, 인간의 건강에 미치는 영향을 미치는 것 중 음식만큼 강력한 것은 없다는 것을 깨달았다! 사람들은 하루에 세 번, 때로는 더 자주 식사를 한다. 입에 넣는 모든 음식은 신진대사, 호르몬 균형, 전해질 균형, 교감/부교감 신경계 균형 등 우리 몸의 모든 것을 변화시킨다.

갭스 식이요법은 수년에 걸쳐 신체적, 정신적으로 쇠약해진 건강 문제를 회복하는 데 도움이 된다는 명성을 얻었다. 갭스 식단의 기본은 뇌의 기능에 초점을 맞춘 나의 이전 갭스책인 <발달장애 자연치료 식이요법 갭스 GAPS>에 설명되어 있다. 지금 이 책에서는 신체의 나머지 부분에 초점을 맞추고 있지만 식단은 동일하다. 이전 갭스책에 익숙하지 않은 분들을 위해 이전 책에 제시된 몇 가지 필수 정보를 다시 말하고자 한다.[1]

1) 제한 음식

피해야 할 음식을 이해하려면 음식이 소화관에서 어떻게 흡수되는지 살펴볼 필요가 있다. 주로 소장의 처음 두 부분인 십이지장과 공장에서 소화된 음식물을 흡수한다. 이 소화 기관의 벽에는 융모라고 하는 손가락 모양의 작은 돌기가 형성되어 있어 흡수 표면이 매우 넓어지는 효과가 있다. 이 융모에는 장 세포라고 하는 세포들이 늘어서 있다.[2] 장 세포는 음식물을 흡수하여 혈류로 전달해 우리 몸에 영양을 공급하는 세포다. 장 세포가 건강에 미치는 영향은 아무리 강조해도 지나치지 않다.

이 세포는 융모 기저부에서 태어나 짧은 생애 동안 융모 꼭대기까지 이동하며 그 과정에서 천천히 성숙해진다. 이 세포가 융모 꼭대기에 도달할 때쯤에는 너무 많은 일을 수행하면서 늙고 낡아 버렸기 때문에 떨어져 나간다. 이러한 장 세포의 지속적인 재생 과정은 장 세포에 서식하는 유익한 미생물들이 좌우한다.[3] **장내 미생물군** 챕터에서 이미 언급했듯이 유익한 미생물은 장 세포가 건강하고 제 역할을 수행할 수 있도록 해준다.

유익한 미생물이 없고 대신 장의 흡수 표면이 병원성 미생물로 가득 차 있으면 장 세포는 건강할 수 없으며 제 역할을 수행할 수도 없다. 동물 연구에 따르면 건강한 미생물이 없으면, 장세포는 형태가 바뀌고 융모 꼭대기까지 이동하는 시간이 너무 길어져서 암으로 변할 수 있다고 한다. 그런데 무엇보다 중요한 것은 장 세포가 음식물의 소화와 흡수라는 본연의 임무를 수행할 수 없게 된다는 점이다.[2,3] 장 세포가 탄수화물, 단백질, 지방 등 다양한 영양소 그룹을 어떻게 처리하는지 살펴보자.

탄수화물

모든 탄수화물은 단당류라고 하는 작은 분자로 이루어져 있다. 탄수화물에는 여러 가지가 있지만 가장 흔한 것은 포도당, 과당, 갈락토스다. 이러한 단당류는 장 벽을 쉽게 통과할 수 있으며 별도의 소화과정이 필요하지 않다. 포도당과 과당은 과일과 채소에 풍부하게 함유되어 있다. 꿀은 대부분 과당과 포도당으로 구성되어 있으며 소화 과정이 간단하다. 갈락토스는 요거트, 케피어, 사워크림, 치즈와 같이 시큼한 유제품에 들어있다.[4] 단당류는 소화하기 가장 쉬운 탄수화물로, 만성 질환이 있는 사람들은 탄수화물 중에서 이러한 단당류를 주로 선택하는 것이 좋다. 만성 질환이 있는 경우 장은 스트레스를 받고 있으므로 장에게 부담을 주지 말아야 한다.

그 다음으로 큰 탄수화물 분자는 단당 두 분자로 이루어진 이당류 또는 이중당이다. 가장 흔한 것은 자당(일반적인 정제 설탕), 유당(락토스), 전분을 분해하여 나오는 맥아당이다. 이당류는 장 세포의 상당한 작업 없이는 흡수되지 않는다. 브러쉬 경계 brush border 라고 부르는 장세포 표면의 작은 털(미세 융모)은 이당류 분해효소라는 효소를 생성하여 이당류를 단당류로 분해해서 흡수될 수 있게 한다.[4]

장내 미생물들이 비정상적인 사람들에게 가장 큰 문제는 바로 이 부분이다. 병든 장 세포는 장 벽의 브러쉬 경계 효소를 생성하는 능력을 상실한다. 그 결과 자당, 유당 및 전분의 소화 산물과 같은 이당은 단당류로 분해되지 않아 흡수되지 않는다. 이들은 장에 남아 병원성 박테리아, 칸디다 및 기타 미생물의 주요 먹이가 되어 장내에서 독소의 강물을 이룬다. 이는 장 벽을 더욱 손상시키고 몸 전체를 중독시킨다.

이당류 분해 효소의 결핍은 거의 항상 소화 장애와 많은 만성 질환을 동반하며, 이 효소의 결핍은 소화 증상과 관련이 없는 것 같은 많은 만성질환(예: 류마티스 관절염, 다발성 경화증 및 기타 자가 면역 질환)에도 거의 항상 동반된다.[5,6] 따라서 갭스 어린이와 성인의 식단에서 이당류는 비정상적인 세균총을 먹이지 않기 위해 배제해야 한다. 병든 장 세포를 없애고 건강한 장 세포를 만들어 장벽이 회복할 수 있는 시간을 주는 것이 필수다.

우리는 전분 소화의 결과물인 맥아당에 대해 살펴봤다. 전분은 설탕(자당)을 제외하고 우리가 섭취하는 탄수화물의 주된 형태다. 모든 곡물, 대부분의 콩과 식물과 일부 뿌리채소(감자, 참마, 고구마, 돼지감자, 카사바, 파스닙)에는 전분이 풍부하게 함유되어 있다. 전분은 수백 개의 단당류가 여러 갈래의 긴 가닥으로 연결된 거대한 분자다. 전분을 소화하려면 소화기관의 많은 노력이 필요하다. 그리고 건강한 사람이라도 그 복잡한 구조로 인해 많은 양의 전분을 소화할 수 없다.[4] 소화되지 않은 전분은 장내 병원성 미생물에게 완벽한 먹이가 되고 이러한 미생물들이 과성장하여 독소를 생성하게 한다.

어떤 전분이든 소화되면 맥아당 분자가 된다. 맥아당은 이당류로서 장세포에서 단당류로 분해되지 않으면 흡수되지 않는다. 비정상적인 장내 미생물군을 가진 사람의 경우, 장세포는 이당류를 분해하지 못하여 맥아당이 장내 미생물들의 먹이가 된다. 장세포가 회복하고 비정상적인 미생물군의 먹이가 되지 않게 하려면 갭스 어린이와 성인의 식단에서 전분을 빼야 한다. 즉, 곡물이나 곡물로 만든 식품, 전분이 많은 콩과 식물, 전분이 많은 채소를 먹지 않아야 한다. 임상 사례에 따르면 충분한 기간 동안 이당과 전분 없이 장에게 시간을 주면 장이 회복될 가능성이 높다는 것이 나타난다. 장이 회복되면 많은 사람이 부작용 없이 다시 곡류와 전분질 채소를 섭취할 수 있게 된다.

물론, 자연의 모든 일을 흑백으로만 구분할 수 없다. 대부분의 과일, 특히 덜 익은 과일에는 이당류인 자당이 약간 포함되어 있다. 그렇기 때문에 잘 익은 과일을 먹는 것이 매우 중요하다. 대부분의 채소와 일부 과일에는 약간의 전분이 함유되어 있다. 그러나 과일과 전분이 없는 채소에 함유된 자당과 전분의 양은 곡물, 콩류, 전분이 많은 채소 및 설탕에 비해 매우 적다. 소화 장애와 만성 퇴행성 질환을 앓고 있는 많은 사람들의 장 벽은 잘 익은 과일과 전분이 없는 채소에 함유된 소량의 당분과 전분 정도는 처리할 수 있다.

단백질

위와 십이지장에서 단백질 소화 효소에 의해 소화된 단백질은 펩타이드의 형태로 장 세포에 도달한다. 펩타이드는 적은 수의 아미노산이 형성하는 사슬이다. 펩타이드는 일반적으로 단일 아미노산으로 분해될 때까지 흡수되지 않아야 한다.[4]

이 과정은 장 세포에서 일어난다. 털로 덮인 건강한 장 세포의 표면 brush border 에는 펩티다아제라고 하는 펩타이드 분해 효소가 있다. 각 펩티다아제는 특정 펩타이드 사슬과 이 사슬이 결합한 화학 결합에만 특정하게 작용한다. 이 효소는 펩타이드를 단일 아미노산으로 분해하여 흡수되도록 한다. 비정상적인 장내 미생물군을 가진 어린이 또는 성인의 경우 장 세포의 기능이 좋지 않을 수 있다. 그들은 많은 펩티다아제를 생산할 수 없거나 단백질 분해 및 아미노산 흡수의 마지막 단계를 수행할 수 없다. 동시에 병원성 박테리아, 곰팡이 및 바이러스가 장 벽을 손상시켜 소화되지 않은 펩타이드가 새어 나오게 한다.

제대로 분해되지 않고 펩타이드 형태로 흡수되는 단백질 중 가장 많이 연구된 두 가지는 곡물의 글루텐과 우유의 카제인이다. 이러한 펩타이드 중 일부는 아편과 유사한 구조를 가지고 있으며 글루테오모르핀 gluteomorphine 과 카소모르핀 casomorphine 이라고 불린다.[7] 이들은 아편과 유사한 방식으로 뇌에 흡수되어 들어가게 된다. 글루테오모르핀과 카소모르핀에 대한 연구는 원래 사례 스펙트럼과 조현병(정신분열증)에 초점을 맞춘 것이었는데, 이 물질은 이러한 장애의 특징적인 정신 증상을 유발하는 것으로 밝혀졌다. 이러한 심각한 질환이 없는 사람이라도 소화되지 않은 글루텐과 카제인을 섭취하면 우울증, 기억력 장애, 집중력 저하, 수면 장애 및 기타 만성 질환 환자에게 흔히 나타나는 정신적 증상을 경험할 수 있다.[1]

음식에는 글루텐과 카제인 외에도 제대로 소화되지 않고 펩타이드로 흡수되어 신체에 문제를 일으키는 다른 단백질이 많이 있다. 아직 모든 단백질이 완전히 연구되지는 못했지만, 인간이 소화하기 가장 어려운 단백질이 식물성 단백질이라는 것은 확실하다. 곡물, 대두콩, 기타 콩류, 견과류 및 기타 식물성 물질에는 우리가 소화할 수 없는 단백질이 많이 들어있으며 그 아미노산 구성이 인체 생리에 적합하지 않다.

가장 많이 연구된 식물성 단백질은 글루텐이다. 인류의 대다수가 글루텐을 잘 소화하지 못한다는 결론에 빠르게 도달하고 있다.[8] 게다가 글루텐은 장벽의 치밀한 결합 구조를 손상시켜 구멍을 내고 새는 현상이 나타나도록 만드는 능력이 있다. 글루텐이 소화되지 않은 채 흡수되면 정신적 증상부터 관절염, 신장병, 자가 면역 질환에 이르기까지 다양한 건강 문제를 일으킬 수 있다. 개인의 일반적인 건강 상태와 체질에 따라 글루텐에 대한 내성의 형태는 본격적인 셀리악병부터 가벼운 증상까지 매우 다양하다. 빵(식단에서 글루텐의 주요 공급원)은 전 세계적으로 잘 알려진 주식이지만 많은 사람들이 매일 빵을 먹기 때문에 만성 두통, 관절염, 건선, 우울증, 알레르기 및 기타 건강 문제가 발생한다고는 전혀 생각하지 못할 수 있다.[9]

한편, 단백질은 우리에게 필수 영양소다. 소화하기 쉽고 영양가 높은 단백질의 가장 좋은 공급원은 달걀, 육류, 생선 및 잘 발효된 유제품이다. 이러한 동물성 식품의 단백질은 인체가 성장하는 데 적합한 아미노산 조성을 제공한다.[10] 갭스 어린이와 성인의 경우 소화기관이 최대한 쉽게 기능하도록 소화가 잘되는 단백질을 섭취하는 것이 중요하다. 육류와 생선을 조리하는 방법도 소화율에 영향을 미친다. 삶거나 졸이거나 데친 육류와 생선은 튀기거나 구운 것보다 소화가 훨씬 쉽다. 달걀은 우수한 품질의 단백질, 비타민, 미네랄 및 기타 유용한 영양소가 풍부한 자연의 보물상자 중 하나다.[11] 환자에 알레르기를 명백히 보이지 않는 한 달걀은 식단의 중요한 부분이어야 한다. 곧이어 유제품에 대해 이야기 해보자.

지방

지방이 소화되고 흡수되려면 담즙이 필요하다. 장 세포는 지방을 흡수할 때는 많은 일을 할 필요가 없다. 그렇기 때문에 식단에 포함된 천연 지방, 특히 동물성 지방은 소화 장애가 있는 사람들도 잘 소화할 수 있다는 것이 임상에서 밝혀졌다.

그러나 만성 질환을 앓고 있는 많은 사람은 지방을 소화하기 어렵다는 것을 알게 된다. 이전 챕터에서 지방 소화가 잘 안되는 가장 흔한 이유로 담석이 간에 축적되어 담즙의 흐름을 방해하는 것에 대해 설명했다. 담석 외에도 장내 미생물군이 비정상적인 사람에게는 또 다른 문제가 있을 수 있다.

장 벽은 점막으로 덮여있다. 모든 점막은 병원균의 공격을 받으면 스스로를 보호하기 위해 많은 양의 점액을 생성한다. 소화장애가 있는 사람은 점액을 과도하게 생산할 수 있다. 이러한 다량의 점액은 지방을 포함한 음식물의 소화를 방해한다. 점액은 음식물 입자를 코팅하여 담즙과 소화 효소가 음식물 입자에 닿지 못하게 한다. 그 결과 많은 지방이 소화되지 않고 창백하고 기름진 변으로 나오는 경우가 많다. 지방 흡수 장애는 지방과 지용성 비타민의 결핍을 유발한다.

임상 경험에 따르면, 전분과 이당류를 식단에서 충분히 오랫동안 제외하면 점액 생성이 정상화되고 담석이 자연적으로 배출되는 것이 발견됐다. 그 결과 지방과 지용성 비타민의 흡수가 정상화된다.

요약

갭스 환자가 피해야 하는 식품은 다음과 같다.

밀, 호밀, 쌀, 귀리, 옥수수, 수수, 보리, 메밀, 기장, 스펠트 밀, 라이밀, 불거, 타피오카, 퀴노아, 쿠스쿠스(일부는 엄밀히 말하면 곡물이 아니지만 일반적으로 곡물로 인식됨) 등

모든 곡물 및 곡물로 만든 모든 음식

곡물에는 전분 및 기타 복합 탄수화물, 단백질들(글루텐, 호르데인*, 세칼린**)과 항영양소라고 불리는 물질이 함유되어 있다. 이것들은 소화가 매우 어렵고 장 벽과 다른 조직과 기관을 손상시킬 수 있다.[12-15] 이러한 물질은 장내 미생물군이 손상되고 소화 기관이 민감한 사람은 물론 건강한 사람에게도 해를 끼칠 수 있는 것으로 밝혀졌다. 신체적 또는 정신적 만성 퇴행성 장애가 있는 사람이 곡물을 먹지 말아야 한다는 것은 의심할 여지가 없다. 이렇게 하면 식단에서 많은 전분과 모든 글루텐이 제외된다. 실제로, 모든 곡물을 제외하면 진정한 글루텐 프리 식단이 된다.[16]

감자, 참마, 고구마, 파스닙, 돼지감자, 카사바, 칡, 토란 등 모든 전분질 채소와 그 재료로 만든 모든 식품

감자(및 기타 전분 채소)에는 전분 외에도 인체의 여러 장기에 해로운 영향을 미칠 수 있는 항영양소가 포함되어 있다.

설탕과 설탕을 함유한 모든 음식

설탕은 장내 미생물에게 완벽한 먹이다. 설탕을 완전히 피하지 않고는 소화기관이나 신체의 다른 어느 곳도 치유할 수 없다. 설탕에 대해서는 곧 더 자세히 이야기하겠다.

전분이 많은 콩류, 견과류, 대두, 녹두, 가르반조 콩, 콩나물, 병아리콩, 파바콩 및 기타 여러 품종

전분 외에도 콩류에는 많은 항영양소가 포함되어 있으며 일반적으로 소화가 어렵다.[17] 이들 중 일부는 섭취하기 전에 적절히 준비하면 갭스 식단에 허용한다. 그러나 이러한 식품은 소화기관이 충분히 치유된 경우에만 섭취할 수 있으며, 많은 사람이 1년 이상 섭취하지 않는 것이 좋다.

유당 및 유당을 함유한 모든 식품

이는 모든 종류의 액상 또는 건조 우유, 상업적으로 생산된 요거트, 버터밀크, 우유 및 사워크림, 유당이 첨가된 가공 식품을 포함한다. 유당은 장내 병원성 미생물의 완벽한 먹이가 되므로 만성 질환이 있는 사람은 피해야 한다.[18] 발효 박테리아가 유당을 좋아하기 때문에 우유를 24시간 동안 발효시키면 유당이 없는 우유가 된다. 홈메이드 요거트, 케피어, 사워크림, 치즈는 유당이 없으며 갭스 식단에서 중요한 부분을 차지한다.

---

*   보리의 단백질

** 호밀의 단백질

항영양소는 천연식품에 들어있지만 인체에 손상을 입히고 음식의 소화를 방해하며 영양 결핍을 유발하는 물질이다. 항영양소는 식물성 식품, 특히 씨앗(곡물, 콩류, 씨앗 및 견과류)에서 거의 대부분 발견된다.[12-17] 식물이 씨앗을 형성할 때, 씨앗은 식물의 아기와 같다. 식물은 씨앗이 다른 생물에게 먹히지 않고 살아남기를 바라며 성장한다.

식물은 씨앗을 보호하고 식용으로 매력적이지 않게 만들기 위해 씨앗에 특수 물질인 항영양소를 넣는다. 일부 항영양소는 우리 몸의 필수 효소를 차단하는 기능이 있는데 이를 효소 억제제(프로테아제 억제제, 리파아제 억제제, 아밀라아제 억제제 등)라고 부른다. 이들은 소화, 단백질 합성, 호르몬 및 신경 전달 물질의 기능 및 기타 중요한 기능을 방해할 수 있다. 렉틴은 면역계, 장 벽, 관절 및 기타 여러 장기를 손상시킬 수 있는 항영양소 그룹이다. 씨앗의 또 다른 항영양소인 피트산 phytic acid 은 필수 미네랄, 특히 칼슘, 마그네슘, 철, 구리, 아연에 결합하여 신체가 이를 사용할 수 없게 만든다.

옥살산염과 옥살산은 체내 미네랄과 결합하는 또 다른 항영양소 그룹으로, 행동 이상, 배뇨통, 만성 방광염 등 여러 가지 불쾌한 증상과 반응을 일으킬 수 있다. 녹색 잎채소에는 특히 옥살산염이 풍부하다. 브로콜리, 콜리플라워, 양배추, 방울양배추 등 십자화과 채소에서 발견되는 글루코시놀레이트 Glucosinolates 는 요오드와 결합하여 갑상선 문제를 일으킬 수 있다. 식물의 폴리페놀 화합물, 알칼로이드, 살리실산염, 사포닌, 탄닌, 플라보노이드는 모두 문제를 일으킬 수 있으며, 특히 소화가 살되지 않을 때 더욱 문제가 될 수 있다.[12-17]

갭스인은 소화기관이 손상되어 많은 항영양소를 처리할 수 없다. 그렇기 때문에 식물성 식품은 이 환자 그룹에게 가장 큰 도전 과제다. 곡물과 같은 가장 해로운 음식은 식단에서 제외해야 하며, 채소와 씨앗(콩, 견과류 등)은 소화가 잘 되도록 조심스럽게 준비해야 한다.

이러한 식품 외에도 피해야 할 또 다른 범주의 제품이 있다. 가공된 '식품'이 그것인데 이 주제에 대해 좀 더 자세히 이야기해 보자.

가공식품 금지!

우리는 고도로 가공된 식품인 간편식의 시대에 살고 있다. 대자연은 인간을 만들 때 건강하고 활동적이며 에너지가 넘치는 상태를 유지하는 데 필요한 모든 음식을 제공해 주었다. 그러려면, 우리는 이러한 음식을 자연이 만든 형태 그대로 먹어야 한다.

자연 식품에 손을 대기 시작하면 문제가 발생하기 시작한다. 모든 가공은 식품의 화학적, 생물학적 구조를 변화시킨다. 우리 몸은 이렇게 변화된 식품을 위해 설계되지 않았다! 식품을 더 많이 가공할수록 영양소가 고갈되고 화학적으로 변형된다. 가공식품은 원재료의 영양가를 잃는 것 외에도 맛, 향, 색 등 대부분의 다른 특성을 잃어버린다. 이를 보완하기 위해 향미 증진제, 색소, 다양한 첨가제 및 방부제와 같은 다양한 화학 물질이 첨가된다.[19-29] 이런 화학 물질 중 다수는 많은 만성 건강 문제를 포함해 신체적, 정신적 건강에 문제를 일으키는 것이 확실히 밝혀졌다.

자연 식품은 장기간 보관이 어렵기 때문에 업계에서는 유통기한을 늘리기 위해 식품에 변화를 줘야 한다. 이를 위해 자연 식품을 고열, 압력, 효소, 용매 및 기타 수많은 화학물질로 처리하고 지방은 수소화시키고, 단백질은 변성시킨다. 그 결과 자연 식품은 다양한 화학 물질의 혼합물로 바뀌고, 그 후 예쁘게 포장되어 우리에게 '식품'이라는 이름으로 버젓이 팔린다.

이 '식품'은 건강을 고려하지 않은 채 상업적 목적에 맞게 만들어진 것이다. 제조업체는 라벨에 모든 성분을 표시해야 할 의무가 있다. 그러나 이미 가공되었거나 가공된 물질을 재료로 쓴 경우는 제조업체는 해당 성분이 무엇으로 만들어졌는지 표시할 의무가 없다. 따라서 설탕이나 글루텐과 같은 특정 성분을 피하려는 경우 성분표를 읽는 것이 항상 도움이 되는 것은 아니다.

슈퍼마켓 진열대를 보면 가공식품의 대부분이 탄수화물이라는 것을 알 수 있다. 아침용 시리얼, 칩, 비스킷, 크래커, 빵, 페이스트리, 파스타, 초콜릿, 과자, 잼, 젤리, 조미료, 설탕, 캔 과일 및 채소, 전분과 반죽이 들어간 사전 조리 냉동 식품은 모두 고도로 가공된 탄수화물 식품이다. 그중 몇 가지를 자세히 살펴볼 것이다. 가장 먼저 그룹별로 살펴 보겠다.

음식의 모든 탄수화물은 대부분 단당류인 포도당으로 소화 흡수된다. 자연은 우리에게 과일, 채소, 곡물의 형태로 풍부한 탄수화물을 제공한다. 가공하지 않은 자연 그대로의 탄수화물을 먹으면 천천히 흡수되어 혈당을 느리게 올리도록 설계되었다. 그러나 가공 탄수화물은 매우 빠르게 흡수되어 혈당이 비정상적으로 빠르게 상승하게 한다.[30] 혈당은 우리 몸이 일정 범위 내에서 유지하려는 요소 중 하나이며, 높은 혈당과 낮은 혈당 모두 해롭다. 고혈당증이라고 불리는 혈당의 급격한 증가는 신체를 쇼크 상태로 몰아넣고 과도한 포도당을 처리하기 위해 많은 양의 인슐린을 매우 빠르게 분비하도록 한다. 이러한 인슐린 과다 분비의 결과로 약 한 시간 후에는 오히려 혈당이 매우 낮은 저혈당 상태가 된다.

아침에 단맛이 나는 시리얼을 먹은 후 한 시간 만에 다시 배가 고파지는 것을 느낀 적이 있는가? 이것이 바로 저혈당증이다. 사람들이 보통 아침 그 시간에 배고픔을 달래기 위해 무엇을 먹을까? 비스킷, 초콜릿 바, 커피 등을 먹으면 고혈당과 저혈당의 전체 사이클을 다시 돌게 된다. 이렇게 혈당이 오르락내리락하는 혈당 롤러코스터는 성인과 어린이에게 매우 해롭다. 취학 아동들과 직장에서 일하는 성인들의 많은 과잉 행동, 과민성, 집중력 및 학습 능력 저하, 주의력 결핍 및 기타 행동 이상이 이러한 포도당 롤러코스터의 직접적인 결과라는 것이 입증되었다.[31,32] 고혈당 단계에서는 과잉 행동 및 조증 경향과 함께 '기분이 좋다'는 느낌이 드는 반면, 저혈당 상태에서는 두통, 기분 저하, 짜증, 공격성, 과도하게 땀이 나는 것과 함께 전반적인 피로감으로 몸이 좋지 않은 상태가 된다. 저혈당 증상에 대한 두려움은 단 음식과 초콜릿에 의존하게 만들어서 식단에서 가공 탄수화물을 제외하기가 매우 어려워질 수 있다.

가공 탄수화물의 또 다른 중요한 점은 장내 미생물들에 미치는 해로운 영향이다. 가공 탄수화물은 장내 병원성 박테리아와 곰팡이의 먹이가 되어 이들의 성장과 증식을 촉진한다. 그 외에도 장내에서 다양한 미생물들과 기생충이 서식하고 번식하기 좋은 끈적끈적한 접착제 같은 환경을 조성한다. 이 생물들은 탄수화물을 독성 물질로 전환하고 이 물질들이 혈류로 흘러 들어가 말 그대로 사람을 '중독' 시킨다. 가공 탄수화물을 많이 섭취할수록 '독성' 물질이 많아지고 신체적, 정신적 증상이 더 많이 나타나게 된다.[33-35]

이전 챕터에서는 갭스 환자의 면역계 상태에 대해 자세히 살펴보았다. 면역력 저하는 갭스 발병에 중요한 역할을 한다. 가공 탄수화물은 장내 미생물들을 부정적으로 변화시킴으로써 사람의 면역계를 손상하는 데 핵심적인 역할을 한다. 그러나 그 이외에도 가공 식품, 특히 가공 탄수화물과 설탕이 대식세포, 자연 살해 세포(NK cells) 및 기타 백혈구의 기능을 직접적으로 약화시키고 모든 감염에 대한 전신의 저항력을 약화시킨다는 충분한 증거가 있다.[36-38] 면역력이 약한 사람이 매일 단 음료와 과자를 먹으면 이러한 식품 선택으로 인해 면역계의 상태가 악화될 수 있다.

이게 전부가 아니다. 가공 탄수화물은 현대 사회에서 건강을 가장 위협하는 질병인 심장병, 비만, 당뇨병, 치매(알츠하이머병) 및 암의 원인이다. 가공 탄수화물은 혈당을 지속적으로 올려서 이러한 모든 건강 문제의 기초가 되는 대사 증후군이라는 만성 질환을 유발한다.[39] 이에 대해 자세히 알아보려면 **갭스 상태 리스트** 챕터의 **대사 증후군**을 살펴보길 바란다. 그리고 내가 쓴 책인 <심장 건강은 무엇을 먹는지에 달려 있다.>를 읽어보고 심장병의 진정한 원인과

그것을 예방하고 되돌리기 위해 할 수 있는 일을 알아보길 바란다.[40]

이제 가장 일반적인 형태의 가공 탄수화물 몇 가지를 살펴보자.

아침 시리얼

시리얼은 건강식이다. 그렇게 생각하지 않았던가? 수많은 TV 광고가 우리에게 건강식이라고 말하지만 안타깝게도 진실은 정반대다.[41,42]

아침 시리얼은 고도로 가공된 탄수화물로 설탕, 소금 및 기타 건강에 해로운 물질로 가득 차 있다. 아침 시리얼 한 그릇으로 하루(또는 자녀의 하루)를 시작하면 혈당 롤러코스터의 첫 번째 라운드가 시작되어 여러 가지 불쾌한 증상을 유발할 수 있다.

가공 탄수화물의 훌륭한 공급원인 아침 시리얼은 장내 병원성 박테리아와 곰팡이의 먹이가 된다. 이는 새로운 독소를 생성하여 갭스의 악순환을 지속시킨다.

섬유질은 어떨까? 제조업체들은 자사 제품 한 그릇으로 필요한 모든 식이섬유를 섭취할 수 있다고 주장한다. 안타깝게도, 이는 갭스인과 비갭스인 모두에게 잘못된 종류의 섬유질이다. 아침 시리얼의 섬유질은 장에 좋지 않고 건강을 해치는 항영양소로 가득 차 있다. 게다가 섬유질은 갭스인의 장내 병원성 미생물의 먹이가 되어 염증과 소화기 증상을 유발한다.[43]

한 식품 실험실에서 흥미로운 실험을 했다. 연구진은 일부 브랜드의 아침 시리얼과 시리얼이 포장된 상자의 영양가를 비교분석했다. 분석 결과, 목재 펄프로 만든 포장상자가 안의 내용물인 시리얼보다 유용한 영양소를 더 많이 함유하고 있는 것으로 나타났다.[44] 실제로 아침 시리얼은 영양가가 매우 낮다. 제조 업체는 이를 보완하기 위해 합성 비타민을 첨가하여 아침 시리얼 한 그릇을 먹으면 하루 필요 비타민을 모두 섭취할 수 있다고 주장한다. 그런데, 인체는 천연 비타민을 인식하고 사용하도록 설계되었기 때문에 합성 비타빈은 흡수율이 매우 낮으며, 대부분 아무런 도움도 주지 못하고 소화관을 통과하여 배출된다. 흡수된 비타민의 양이 얼마가 되더라도 신체에서 음식으로 인식되지 않고 곧바로 신장으로 이동하여 소변으로 배설되는 경우가 많다. 그래서 현대의 영양제 남용 사회에서 '비싼 소변 증후군'이라는 새로운 증후군이 생겼다.

따라서, 광고에서 뭐라고 말하든 아침 시리얼은 갭스인은 물론 누구에게나 건강에 좋을 것이 없다.

감자칩, 감자튀김 및 기타 전분이 많은 스낵류

감자칩, 감자튀김, 팝콘 및 기타 스낵은 고도로 가공된 탄수화물로 장내 미생물들에 해로운 영향을 미친다.[41] 그러나 이것이 전부가 아니다. 이러한 스낵은 매우 높은 온도로 가열된 식물성 기름으로 가득 차 있다. 식물성 오일은 고열로 가열되면 불포화 지방산의 구조가 변하여 해로운 트랜스 지방산으로 구조가 변한다.[45] 트랜스 지방산이 체내에서 하는 일은 세포 구조 내의 정상적인 지방산을 대체하여 세포의 기능에 장애를 일으키는 것이다. 섭취한 트랜스 지방산은 면역계를 직접 손상시킨다. 암, 심장병, 습진, 천식 및 많은 신경 및 정신 질환이 식단의 트랜스 지방과 관련이 있다. 지방 가공에 대한 자세한 내용은 이 챕터의 **지방 : 좋은 지방과 나쁜 지방** 에서 확인해 보길 바란다.

몇 년 전, 아크릴아마이드라는 물질이 논란이 되면서 감자칩과 감자튀김 섭취를 반대하는 바람이 불었다.[46-48] 2002년 봄, 스웨덴 국립 식품 관리국과 스톡홀름 대학은 감자칩, 감자튀김, 빵 및 기타 구운 전분 식품에서 신경독성과 발암성이 높은 물질을 발견했다고 보고했다. 이 물질이 아크릴아마이드라는 사실을 노르웨이, 영국, 스위스의 과학자들이 확인했다. 그들은 또한 고온에서 튀기거나 구운 전분 식품에서 아크릴아마이드를 발견했다. 최근에는 인스턴트 커피가 이러한 매우 위험한 물질을 함유한 식품 목록에 추가되었다.

세계보건기구, 유엔식량농업기구, 미국 식품의약국은 아크릴아마이드가 암, 신경학적 손상, 불임을 유발할 수 있기 때문에 식품에서 아크릴아마이드가 어떻게 형성되는지, 그리고 이를 제거하기 위해 무엇을 할 수 있는지 파악하기 위한 계획을 세웠다. 아크릴아마이드는 건강에 매우 해롭기 때문에 식품 포장재에 이 물질에 대한 허용 한도를 설정했다. 수년 동안 정부 기관은 플라스틱 식품 포장재의 아크릴아마이드 함량을 규제하는 데 많은 관심을 기울였지만, 그 포장재 안에 들어 있는 식품은 아무도 살펴보지 않았다. 현재 이러한 플라스틱 포장재에 들어 있는 일부 식품에는 허용 한도를 훨씬 초과하는 엄청난 양의 아크릴아마이드가 들어있다는 사실이 밝혀졌다. 아크릴아마이드 이슈는 감자칩, 감자튀김 및 기타 전분이 많은 스낵 식품과 기타 모든 가공된 '식품'을 피해야 하는 또 다른 이유를 보여준다.

밀, 호밀, 옥수수 및 기타 곡물로 만든 가루

글루텐을 끊는 것은 셀리악병, 정신 질환 및 기타 만성 질환에 널리 권장되며, 글루텐이 없는 밀가루로 만든 글루텐 프리 제품은 건강 문제가 점점 늘어나는 사람들에게 필수품이 되었다. 하지만 글루텐 유무에 관계 없이 곡물 가루를 전체적으로 살펴보자.

곡물에는 가루로 가공되는 과정에서 손상되고 보관하는 동안 산화되어 더 손상되기 쉬운 물질들이 많이 포함되어 있다.[49] 곡물 가루는 고도로 가공된 물질이다. 서양에서는 제과점이 다양한 종류의 빵, 비스킷, 페이스트리를 만들기 위해 반죽형태의 재료를 미리 포장된 상태로 받는다. 이러한 반죽 혼합물은 이미 가공되면서 최상의 영양소를 잃은 상태다. 그 외에도 몇 가지만 추려봐도 방부제, 벌레를 막는 살충제, 수분 흡수를 막는 화학 물질, 색상 및 향미 개선제, 연화제 등이 들어있다.

생산자는 이러한 혼합물에서 글루텐만을 제거하여 글루텐 프리 제품을 만든다. 그러므로 우리는 여전히 모든 화학 첨가물이 그대로 들어있는 가공 탄수화물이지만 글루텐이 없다고 하는 제품을 만난다. 빵 한 조각을 먹으면 이것은 접착제 같은 넝어리가 되고 장내 기생충과 병원성 박테리아 및 곰팡이의 먹이가 되어 일반적인 독성 과부하를 유발하는 데 일조한다. 곡물 가루는 전 세계 대부분의 가공식품의 주원료이며, 그 중 밀가루가 가장 흔하다. 전 세계적으로 주식으로서의 곡물은 남미에서는 옥수수, 아시아에서는 쌀, 그 외 지역에서는 밀인데 식품 알레르기 및 과민증을 일으키는 가장 큰 원인이기도 하다.[44]

설탕 및 설탕으로 만든 모든 제품

설탕은 한때 '하얀 독 the white death' 이라고 불렸다. 이것은 100% 타당한 호칭이다.[50-54] 설탕은 고도로 가공된 물질이며, 전 세계의 설탕 소비량은 엄청나게 증가했다. 설탕은 어디에나 있으며 설탕이 없는 가공 식품을 찾기는 어렵다.

설탕은 혈당 롤러코스터를 유발하고 장내 미생물군에 해로운 영향을 미칠 뿐만 아니라, 갭스 환자의 경우 이미 손상되어 있는 면역계에 직접적인 손상을 입히는 것으로 나타났다. 이 외에도 설탕의 맹공격에 대처하기 위해 신체는 사용 가능한 미네랄, 비타민 및 효소를 놀라운 속도로 빠르게 소비해야 하며, 결국 이러한 필수 물질이 고갈될 수 있다.

예를 들어, 설탕 한 분자를 대사하는 데는 약 56개의 마그네슘 분자가 필요하다. 설탕 섭취는 현대 사회에 만연한 마그네슘 결핍의 주요 원인으로 고혈압, 신경계, 면역 및 기타 여러 문제를 유발한다.[55,56] 만성 질환을 앓고 있는 사람은 이미 마그네슘과 기타 여러 필수 영양소가 결핍되어 있으므로 어떤 형태로든 설탕을 섭취해서는 안 된다. 케이크, 과자(사탕) 및 기타 제과류는 설탕과 밀가루를 주원료로 하며 색소, 방부제, 향료 등과 같은 많은 화학물질로 만든다. 건강 문제가 있는 사람의 식단에서 설탕을 제외하는 것은 말할 필요도 없이 당연한 일이다.

청량음료는 현대인의 식단에서 설탕의 주요 공급원이며, 수많은 화학 첨가물도 포함되어 있다.[57-59] 탄산음료 한 캔에는 5~10티스푼의 설탕이 들어 있다. 가공된 과일 주스에는 가공한 과일 당분과 곰팡이가 가득하다. 갓 짜낸 것이 아니라면 가공된 과일 주스를 식단에 포함시켜서는 안 된다.

사람들이 설탕이 인체에 미치는 해로운 영향에 대해 알기 시작하면서 업계는 설탕을 대체할 다른 감미료를 개발하기 시작했다. 이러한 감미료는 모두 합성 화학 물질이거나 고도로 가공된 물질로 건강에 좋지 않다. 예를 들어,

소위 '다이어트' 음료의 설탕 대체재인 아스파탐은 발암성 및 신경독성이 있는 것으로 밝혀졌으며 모든 어린이와 성인이 피해야 한다.[60-63] 아스파탐의 섭취는 특히 다발성 경화증의 발병과 관련이 있다.

제발 대두는 먹지 말자!

대두는 특히 미국에서 사업성이 매우 큰 농작물이다. 업계의 상당수가 유전자 변형 대두를 사용하는데 전 세계에서 생산되는 대두의 약 95%가 유전자 변형 대두이다.[64] 대두는 생산 비용이 저렴하고 수익성이 매우 높다. 대두는 많은 가공식품, 마가린, 샐러드 드레싱 및 소스, 빵, 비스킷(쿠키), 피자, 이유식, 어린이 간식, 과자, 케이크, 채식주의자용 식품, 유제품 대용식, 유아용 조제 분유 등에 함유되어 있다.

여기에 어떤 문제가 있을까? 지금부터 몇 가지 사실을 살펴보자.

1. 전통적으로 대두는 일본을 비롯한 동양 문화권에서 간장, 두부, 된장, 템페, 낫또 등 통째로 발효시킨 콩 음식의 재료였다.[65] 대두는 소화가 매우 어렵고 건강에 해로운 항영양소를 많이 함유하고 있기 때문에 전통 문화권에서는 소화가 잘되도록 또 항영양소를 제거하기 위해 시간과 정성을 들여 대두를 전처리하였다. 안타깝게도 이러한 지혜는 서양에 전해지지 않았다. 서양에서 사용하는 대두의 형태는 대두 분리 단백이라고 한다.[66] 이것은 어떻게 만들어질까? 알칼리성 용액으로 섬유질을 제거한 대두를 산성 용액으로 세척하는 대형 알루미늄 탱크에 넣는다. 이런 과정으로 대두가 알루미늄을 흡수하여 최종 제품에 남게 된다.[64] 알루미늄은 치매 및 알츠하이머병과 관련이 있으며, 실세로 최근 대두 섭취와 이러한 정신 질환의 연관성에 대한 많은 보도가 있었다.[67,68] 알루미늄 탱크에서 산성 용액으로 세척한 대두는 암 발생과 관련이 있는 질산염을 포함한 다른 많은 화학 물질로 처리된다.[65] 최종 제품은 거의 맛이 없는 분말로, 사용하기 쉽고 어떤 음식에나 첨가할 수 있다. 서양의 모든 대두 제품은 이 고도로 가공한 분말로 만들며, 이것은 대부분의 가공식품, 빵, 두유 제품 및 대두 유아용 조제분유에 들어있다.

2. 대두는 자연에서 발견되는 갑상선종 유발 물질인 고이트로젠 goitrogen 으로 갑상선 기

능을 손상시키는 능력이 있다.[65,71] 갭스인은 다양한 독소로 인해 거의 예외 없이 갑상선 기능 저하증을 앓고 있으며, 이는 갑상선 기능이 이미 손상되었음을 의미한다. 갑상선 기능 저하는 성인과 어린이에게 매우 심각한 영향을 미친다. 식단에 대두 제품을 포함하면 갑상선 기능이 더욱 손상될 수 있다.

3. 대두에는 피트산이 매우 많이 함유되어 있다.[73,74] 이는 모든 곡물, 특히 껍질에서 발견되는 항영양소다. 피트산은 미네랄, 특히 칼슘, 마그네슘, 철분, 아연의 흡수를 방해하는 강력한 결합력을 가지고 있다. 만성 질환을 앓고 있는 어린이와 성인은 이미 이러한 필수 미네랄이 결핍되어 있으므로 식단에 대두를 추가하면 이러한 결핍이 더욱 심화될 수 있다. 대두에서는 효소 억제제와 렉틴과 같은 다른 항영양소들도 발견되었다.[64,66,69]

4. 대두는 강력한 알레르기 유발물질이다. 많은 연구에 따르면 서양의 대두 제품은 어린이와 성인에게 다양한 형태의 알레르기와 기타 면역 이상을 유발하는 것으로 나타났다.[64] 민감한 사람, 특히 습진, 천식, 건초열 및 알레르기가 있는 사람은 대두가 함유되지 않은 달걀, 육류 및 우유를 찾는 것이 중요하다. 이는 동물에게 어떤 형태로든 대두를 먹여서는 안 된다는 것을 의미한다. 생산된 대두의 대부분은 동물용 영양 보충제를 포함한 동물 사료로 사용되기 때문에 진정한 대두 무함유 식품을 찾기가 어려울 수 있다. 농부가 직접 동물 사료를 만들지 않는 한, 대두를 완전히 피할 수는 없을 것이다. 민감한 사람들은 사료를 구입하지 않고 직접 마련하는 그런 농부들을 찾아서 달걀, 고기, 우유를 직접 구입해야 할 수도 있다. 안타깝게도 내 경험상 달걀, 육류 또는 우유에 대두가 들어 있지 않다고 표시되어 있지만 실제로는 그렇지 않은 경우가 많았다.

5. 대두에는 천연 에스트로겐 또는 식물성 에스트로겐이 함유되어 있어 서양에서 갱년기 치료제로 인기를 얻었다.[70,71,72] 이제 이 물질은 갱년기 여성에게는 유용하지 않으며 나머지 사람들, 특히 어린이에게는 완전히 위험하다는 것을 알고 있다. 영유아가 두유와 유아용 조제분유를 통해 섭취하는 식물성 에스트로겐의 양에 대한 보건 전문가들의 우려가 커지고 있다.[75,76] 어린이든 성인이든 퇴행성 질환을 앓고 있는 사람은 이미 체내 호르몬 균형이 비정상적인 상태. 식물성 에스트로겐의 형태로 몸을 또 다른 방식으로 교란하는 것은 좋지 않다.

6. 서양의 대두 제품이 암, 심장병, 당뇨병, 정신 질환 및 학습 장애, 자가 면역 질환 및 기타 여러 만성 질환과 관련이 있다는 연구 결과가 더 많이 발표되고 있다.[64-76]

간장, 두부, 템페, 낫토 등 자연 그대로의 전통 문화 안의 대두는 어떨까? 갭스 식단을 따르는 첫 몇 년 동안은 발효된 대두라도 피해야 한다. 몸이 완전히 회복되면 전통적인 대두 제품을 식단에 천천히 추가할 수 있다.

대두, 설탕, 밀가루는 너무 많이 사용되고 있어 슈퍼마켓 진열대에서 이들 성분이 없는 가공식품을 찾기가 매우 어려울 수 있다. 정신적 또는 신체적 만성 질환을 앓고 있는 환자의 식단에는 가공식품이 전혀 포함되지 않아야 한다. 모든 식품은 가능한 한 자연이 만든 방식에 가깝게 신선하게 구입하여 집에서 조리해야 한다.

소화관은 긴 튜브와 같다. 그 튜브에 무엇을 채우느냐가 건강에 직접적인 영향을 미친다. 갭스인의 소화기관은 손상되어 있고 매우 민감하다. 따라서 어떤 식품 제조업체가 당신의 튜브를 잘 채워 줄 것이라고 믿어서는 안 된다. 대신 갓 조리한 영양이 풍부한 음식으로 여러분이 재료가 정확히 무엇인지, 어떻게 조리되는지 관리하고 책임지면서 직접 소화기관(또는 여러분이 돌보는 어린이나 성인의 장)을 채우길 바란다.

외식을 많이 하는 것은 건강에 매우 좋지 않은 습관이며(테이크아웃 음식도 포함해서) 엄격하게 제한해야 한다. 음식을 어떻게 준비하고 어떤 재료를 썼는지 알 수 없기 때문이다.

다음은 갭스 식이요법에서 피해야 할 식품의 목록이다.

피해야 할 음식

가르반조 콩 / 감자 / 견과류(소금을 뿌리고 볶아 코팅한 것) / 고구마 / 고야 bitter guard / 곡물 가루 / 곡물(모든 종류) / 과당 / 과일(통조림 또는 보존 처리한 것) / 구운 콩 / 귀리 / 그뤼에르 치즈 / 기장 / 꿀벌 화분 bee pollen(꿀벌이 자신의 타액과 미세한 꽃가루를 뭉쳐서 만드는 작은 덩어리)

녹두 / 뇌샤텔 치즈 / 뉴트라스위트(아스파탐)

당밀 / 대두 / 덱스트로스(포도당, 사탕재료) / 동부콩 black-eye beans

라이밀 triticale / 리코타 치즈

마가린 및 버터 대체품 / 맥주 / 메밀 / 모든 동물성 우유(콩, 쌀) / 모짜렐라 치즈 / 목화씨 / 밀 / 밀싹

발사믹 식초 / 밤과 밤가루 / 버터밀크 / 버터콩 butter bean / 병아리콩 / 보리 / 볼로냐 소시지 / 불구르 bulgar / 브랜디

사고 sago(야자나무 전분) / 사과 주스 / 사워크림(시중판매) / 사카린 / 생선(보존 처리한 것, 훈제한 것, 소금에 절인 것, 빵가루를 입히거나 소스와 함께 통조림 한 것) / 설탕(모든 종류) / 세몰리나(파스타용 밀) / 셀룰로오스 검 / 소시지(시중 판매) / 술 / 쉐리주(와인의 일종) / 쉐브르 치즈 / 스펠트 밀 / 시리얼(모든 아침 시리얼을 포함) / 식용유 / 쌀

아가베 시럽 / 아마란스 / 아세설팜 / 아스파탐 / 아이스크림(시중 판매) / 알로에 베라 / 여주 / 예루살렘 아티초크 / 오크라 / 옥수수 / 옥수수 시럽 / 옥수수 전분 / 요거트(시중 판매) / 우엉 뿌리 / 우유 가루 / 유당 / 유산균 우유 / 유청(분말 또는 액상) / 육류(가공된 것, 보존된 것, 훈제한 것, 소금에 절인 것) / 육수(시판용 고체 혹은 과립)

잼 / 전분 / 제빵용 효모 / 제토스트 치즈(캐러멜같은 노르웨이 치즈) / 젤리 / 중탄산소다를 제외한 모든 베이킹 파우더 및 팽창제

차(인스턴트) / 참마 / 채소(통조림 또는 보존 식품 형태) / 초콜릿 / 츄잉껌 / 치즈(가공 치즈 및 치즈 스프레드) / 치커리 뿌리 / 칠면조 구이(시중 판매) / 칡

카넬리니 콩 / 카라기난 / 캐롭 carob(쥐엄나무 열매) / 캔 코코넛 밀크 / 캔에 든 야채 및 과일 / 커피(인스턴트 및 커피 대체품) / 케첩(시중 판매) / 코디얼(음료의 일종) / 코코아 가루 / 코티지 치즈 / 콩가루와 콩나물 / 쿠스쿠스 / 퀴노아 / 크림 / 크림 치즈

타르타르 크림 / 타피오카 / 탄산 음료
파바 콩 / 파스닙 / 파스타(모든 종류) / 페타 치즈 / 펙틴 / 포스툼(볶은 곡물가루로 만든 커피 대용품) / 프락토올리고당 / 프리모스트 치즈

한천 / 핫도그 / 햄 / 해조류 / 호밀 / 황기

2) 허용 음식

갭스 식이요법은 장 벽을 치유하고 단단히 결합시켜 음식이 정상적으로 소화되도록 설계되었다. 이것은 영양소가 풍부한 식단이며 영양 결핍을 매우 빠르게 교정한다. 장 벽이 스스로를 봉인하면 장으로부터 몸속으로 흐르던 독성의 강이 멈출 것이다. 이렇게 하면 우리 몸은 기존에 남은 독소를 제거하고 스스로 회복을 시작할 수 있다.

장에서 아무리 멀리 떨어진 부위에 세부적인 증상이 보이더라도 장 벽을 치유하고 봉합하는 것이 회복의 첫 번째 단계가 되어야 한다. 건강의 뿌리는 장에 있다! 만성 질환을 치유하기 위한 탄탄한 토대를 마련하려면 먼저 그 뿌리를 돌보는 것이 필수다. 그렇기 때문에 나는 신체적, 정신적 만성 질환을 치유하기 위한 기초로 갭스 식이요법을 추천한다. 이제까지 우리는 무엇을 피해야 하는지 살펴보았다. 이제 매일 무엇을 먹을지 살펴보자.

육류 및 생선

모든 신선육, 냉동육, 야생 고기, 내장육, 가금류, 생선 및 조개류를 권장한다. 육류와 생선은 훌륭한 영양 공급원이다. 일반적인 관념과는 달리 육류, 생선 및 기타 동물성 식품에는 인간이 매일 필요로 하는 비타민, 아미노산, 영양 가득한 지방, 미네랄 및 기타 영양소가 가장 많이 들어있다.[77] 또한 육류와 생선에 들어 있는 이 모든 영양소는 우리가 가장 소화하기 쉬운 형태로 들어온다.

일부 영양학 서적에 나오는 비타민 표에서 식물이 모든 비타민을 제공한다고 주장하는 것은 오해의 소지가 있다. 우선, 식물에 함유된 비타민의 형태는 우리가 소화하기 어렵다. 둘째, 육류, 생선 또는 기타 동물성 식품에 함유된 비타민의 양을 식물과 비교하면 동물성 식품에 더 많다.[78-80] 그중 몇 가지를 살펴보자.

비타민별 가장 풍부한 공급원

비타민 B1(티아민) : 돼지고기, 간, 심장, 신장
비타민 B2(리보플라빈) : 달걀, 육류, 우유, 가금류, 생선
비타민 B3(나이아신) : 육류, 가금류
비타민 B5(판토텐산) : 육류
비타민 B6(피리독신) : 육류, 가금류, 생선, 달걀
비타민 B7(비오틴) : 간, 달걀 노른자
비타민 B12(사이아노코발라민) : 육류, 가금류, 생선, 달걀, 우유
비타민 A : 간, 생선, 달걀 노른자, 버터

지금 나는 몸이 실제로 사용할 수 있는 진짜 비타민 A에 대해서 말하는 것이다. 많은 문헌에서 과일과 채소에서 카로티노이드 형태의 비타민 A를 얻을 수 있다고 말하고 있다. 카로티노이드는 체내에서 실제 비타민 A로 전환되어야 하는데, 문제는 체내 독성이 너무 강하거나 계속 염증이 있어 이를 전환할 수 없는 사람이 많다는 것이다.[79] 따라서 실제 비타민 A를 함유한 동물성 식품을 섭취하지 않으면 당근을 많이 먹는다 해도 이 필수 비타민 결핍증이 생길 수 있다. 비타민 A 결핍은 면역력 저하, 눈 문제, 학습 및 발달 장애로 이어질 수 있다.[77] 갭스인은 카로티노이드를 실제 비타민 A로 전환할 수 없으므로 동물성 식품에 들어있는 이미 활성화된 형태로 섭취해야 한다. 반면 많은 가공 식품에는 체내에서 작용하지 않고 일반적으로 독성이 있는 합성 비타민 A가 첨가되어 있다.[81]

비타민 D: 생선 간유, 달걀, 생선(특히 간과 알)

서구에서 비타민 D 결핍증이 유행하고 있으며, 식품업계는 가공식품에 이 비타민을 첨가하기 시작했다. 이것 역시 다른 합성 비타민과 마찬가지로 효과가 없다. 오직 자연식품과 햇빛 노출만이 인간에게 진정한 비타민 D를 제공할 수 있다.[82]

엽산 유도체: 간

녹색 잎채소는 엽산 함량이 훨씬 적고 소화가 더 어렵지만 좋은 엽산 공급원으로 간주된다. 인간의 소화기관은 동물성 식품에서 영양소를 더 쉽게 추출한다. 임신 중에는 아기의 신경관 결손을 예방하기 위해 엽산 유도체는 특히 필수다. 그렇기 때문에 모든 전통 문화권에서는 소화와 흡수가 쉬운 생화학적 형태로 엽산 및 다른 많은 영양소를 임산부에게 줄 수 있도록 정기적으로 간을 먹도록 했다.[83]

비타민 K2(메나퀴논): 내장육, 지방이 풍부한 치즈, 양질의 버터와 크림(방목한 동물에서 착유했으며 노란색과 주황색을 띄는 것), 동물성 지방, 달걀 노른자, 낫또

이 비타민은 신체의 많은 기능 중 정상적인 칼슘 대사에 필수이며, 결핍되면 연조직에 칼슘이 침착되고 염증이 시작되는 반면 뼈와 치아에는 충분한 칼슘이 공급되지 못한다.

고지방 음식 외에도 비타민 K2의 중요한 공급원은 장내 미생물들이다. 장내 프로바이오틱 미생물은 비타민 K2를 생성하고 방출한다. 발효 과정에서 박테리아가 비타민 K2를 생성하기 때문에 발효 식품에는 비타민 K2가 풍부하다. 낫또(콩 발효 식품)는 비타민 K2가 가장 풍부한 식물 공급원 중 하나다.[84]

우리가 아는 한 육류와 생선에 없는 것으로 알려진 두 가지 비타민은 비타민 C와 비타민 K1 phylloquinone, 필로퀴논 이다. 이 비타민은 채소와 과일에서 섭취해야 한다. 그러나 최근 연구에 따르면 동물의 간이 비타민 C의 좋은 공급원이라는 것이 밝혀졌다.[85] 아보카도와 레몬을 제외한 과일은 일반적으로 육류의 소화를 방해하므로 식사 사이에 섭취해야 한다. 그러나 채소는 육류 및 생선과 잘 어울리므로 부족한 영양소를 보충할 수 있다.

갭스 환자의 대부분은 빈혈이 있다. 이런 사람들은 빈혈에 가장 좋은 음식인 붉은 고기(특히 양고기, 소고기, 야생고기 및 내장육)를 정기적으로 섭취하는 것이 필수다. 육류는 인체가 가장 잘 흡수하는 형태인 혈색소 형태의 철분을 공급할 뿐만 아니라 빈혈 치료에 꼭 필요한 비타민 B군과 기타 영양소도 가지고 있다. 또한 육류는 채소와 과일에 함유된 비헴 철분 non-heme iron 의 흡수를 촉진하고, 채소와 녹색 채소의 비타민 C는 육류의 철분 흡수를 촉진한다. 대규모 역학 연구에 따르면 전 세계 여러 나라에서 붉은 육류 섭취가 많으면 철분 결핍 및 빈혈 발생률이 훨씬 낮은 것으로 나타났다.[86]

빈혈 환자(및 기타 영양결핍 환자)에게 절대적인 회복제는 간을 섭취하는 것이다. 간은 최고의 영양 공급원이다.[87] 어떤 영양소든 간에 풍부하게 함유되어 있으며, 갭스 환자에게 결핍된 영양소도 모두 간에서 찾을 수 있다. 갭스 환자가 정기적으로 간을 섭취하는 것은 세계에서 가장 좋고 비싼 보충제보다 환자의 영양 상태에 이루 말할 수 없이 많은 도움이 될 것이다. 빈혈 환자는 빈혈이 사라질 때까지 매일 간과 다른 내장육을 먹어야 한다. 그 후에는 적어도 일주일에 한 번 간 한 조각을 먹어야 한다.

고기와 생선을 신선하거나 냉동된 상태로 구매하고, 절대 보존된 상태로 구매하지 말아야 한다. 보존육과 보존 처리한 생선에는 소화기관을 치유하지 못하게 하는 많은 첨가물(유럽연합 허용 첨가제, 방부제, 전분, 설탕, 잘못된 종류의 소금, 유당 및 기타 성분)이 들어 있기 때문이다. 따라서, 햄, 베이컨, 델리 미트 및 시중에서 판매되는 모든 소시지는 보존육이므로 피해야 한다.

소시지는 인기 있는 음식이므로 순수한 육류 소시지를 만들어 줄 수 있는 현지 정육점을 찾는 것이 좋다. 소시지에 들어가는 재료는 지방이 많은 다진 고기, 소금, 후추뿐이어야 한다. 다진 고기에 신선한 마늘, 양파 또는 신선한 허브를 추가하는 것은 괜찮다. 상업용 시즈닝이나 소시지 믹스를 첨가하지 않도록 강조하는 것이 중요하다. 많은 시판용 소시지의 조미료에는 향미 증진제인 글루타민산나트륨 MSG 이 함유되어 있어 갭스인은 먹어서는 안 된다.

육류, 뼈, 생선 육수는 영양과 소화를 돕는 훌륭한 음식이다.[87] 육류, 뼈, 생선을 물에 조리하면 많은 영양소가 물로 우러나온다. 수프나 스튜를 만들거나 식사 전후에 따뜻한 치료 음료로 먹도록 하자. 이 책 뒤쪽의 레시피 섹션에서 고기, 뼈, 생선 육수를 만드는 방법에 대한 자세한 지침을 찾을 수 있다.

시중에서 판매하는 모든 고체형과 과립형 육수를 피해야 한다는 것은 말할 필요도 없다. 그것들은 수제 고기육수가 발휘하는 치유력이 전혀 없으며 좋지 않은 성분으로 가득 차 있다. 물로 조리한 육류는 소화 기관이 민감한 사람이 소화하기 더 쉽다. 이때 살코기만 먹지 않도록 한다. 고기 부위에 붙은 적절한 지방, 콜라겐 및 기타 물질을 함께 섭취해야만 우리 몸은 살코기의 영양도 이용할 수 있다. 갭스인은 동물성 지방을 충분히 섭취해야 하므로 지방으로 잘 덮여 있는 고기를 선택하도록 하자. 가금류를 먹을 때는 고기는 물론 껍질과 지방도 함께 먹는 것이 중요하다. 생선을 먹을 때는 고기뿐만 아니라 껍질도 먹어야 하므로 요리하기 전에 항상 비늘을 먼저 제거해야 한다.

최고의 고기는 대자연이 설계한 대로, 즉 햇빛을 받으며 유기농 목초지에서 자유롭게 풀을 뜯으며 사는 동물에서 얻을 수 있다. 하지만 유기농 고기를 구입하는 것은 비용이 많이 들 수 있다. 나는 비용에 대해 큰 부담을 느끼는 환자들이 아무 고기나 사서 먹었는데도 완치된 경우를 많이 보았다! 동물은 자신의 강력한 해독 시스템으로 농작물의 독소를 끊임없이 중화시킨다. 그렇기 때문에 농약을 뿌린 채소를 먹는 것보다 유기농이 아닌 관행적으로 사육된 고기라도 이쪽을 먹는 것이 훨씬 더 안전하다.

동물의 간은 독소를 축적하지 않고 중화시킨다. 따라서 내 임상 경험상 간을 먹는 것은 유기농이든 비 유기농이든 상관없이 안전하고 매우 유익하다.

고기를 구매하는 데 많은 비용이 들 필요는 없다. 나는 환자들에게 좋은 지역 정육점을 찾아 정기적으로 고기를 사 먹으라고 권한다. 주인과 친해지면 많은 정육점에서는 고기 육수, 사골 육수, 수프를 만들 수 있도록 뼈와 자투리 부위를 많이 무료로 주기도 한다. 이러한 부위와 뼈는 동물에게 가장 영양가가 높은 부위이지만, 대부분의 사람들이 순수 근육(스테이크, 갈비 등)을 구매하기 때문에 일반적으로 버려진다. 내장육은 서양에서 인기 있는 음식이 아니기 때문에 정육점은 간, 혀, 심장 및 기타 장기를 매우 저렴하게 판매하거나 심지어 무료로 주기도 한다(물론 다른 고기를 이미 결제한 상태라면!). 나는 농부나 소규모 농가로부터 직접 고기를 대량으로 구입하는 것을 추천한다. 자연스럽게 사육한 양 한 마리, 돼지 반 마리, 닭 12마리, 소 ¼ 마리를 사면 전체적으로 더 저렴한 가격에 구입할 수 있다.

당신은 동물의 뼈, 살코기, 내장과 그 외 부위를 모두 얻을 수 있을 것이다(정말 버릴 게 없다). 매일 훌륭하게 저녁을 잘 먹으려면 중고 대용량 냉동고를 구입하여 고기로 채우면 된다. 고기를 사러 가게로 달려가는 대신 아침에 냉동고에서 한 조각을 꺼내 저녁 요리용으로 해동하거나, 냉동 고기를 물에 익혀 수프를 만들거나, 아침에 슬로우 쿠커에 냉동육을 넣고 물, 소금, 향신료와 함께 조리하면 저녁 시간에는 바로 먹을 수 있는 고기 요리가 완성된다. 농장에서 직접 고기를 대량으로 구입하면 시간과 노력을 많이 절약할 수 있고, 집에서 키운 건강한 동물을 더 저렴한 가격에 구입할 수 있다.

달걀

달걀은 지구상에서 가장 영양가가 높고 소화하기 쉬운 식품 중 하나다. 날달걀 노른자는 소화가 필요 없이 거의 100% 흡수되기 때문에 모유와 비견되기도 한다. 달걀 노른자는 대부분의 필수 아미노산, 다양한 비타민(B1, B2, B6, B12, A, D, 비오틴), 필수 지방산, 아연, 마그네슘 및 치유에 필요한 기타 많은 영양소가 들어있다.[86] 달걀에는 특히 신경계의 정상적인 발달과 면역에 필수인 비타민 B12가 풍부하다. 갭스 환자의 대다수는 비타민 B12가 결핍되어 있어 빈혈이 있다.

달걀 노른자에는 신경계와 간 기능에 필수 아미노산인 콜린이 매우 풍부하게 함유되어 있다. 콜린은 아세틸콜린이라는 신경전달 물질의 구성 요소로, 뇌의 여러 기능 중 인지 또는 학습 과정과 기억에 필요한 물질이다.[88] 콜린 보충제는 신경 손상, 기억 상실, 학습 능력 저하가 있는 사람에게 권장된다. 콜린은 간 문제가 있는 사람에게도 처방된다. 갭스 환자는 식단에 콜린을 추가하면 거의 대부분이 효과를 본다. 특히 익히지 않은 달걀 노른자는 콜린의 가장 좋은 식품 공급원이다.

안타깝게도, 달걀은 영양가가 훌륭함에도 불구하고 일부 잘못된 '과학'과 상업적 홍보로 인해 인기가 없어졌다. 이는 달걀에 콜레스테롤이 들어있다는 것 때문에 일어났다. 지난 수십 년 동안 달걀 섭취가 심장병이나 죽상 동맥경화증과 관련이 없다는 것을 확인하는 임상 연구가 많이 진행되었다.[89] 실제로 달걀을 섭취하는 사람들은 이러한 건강 문제의 위험이 더 낮다. 지방에 관한 챕터에서 콜레스테롤과 콜레스테롤의 신체 내 역할에 대해 자세히 설명하겠다. 만약 심장병의 원인과 예방 및 역전시키는 방법에 대해 알아보려면 내 책 <심장 건강은 무엇을 먹는지에 달려있다 : Put your heart in your mouth>를 읽어보길 바란다.

믿을 만한 곳에서 달걀을 구입하는 것을 추천한다. 방목한 유기농 달걀이 최고인 이유는 암탉의 영양 상태가 훨씬 좋고, 일반 사료를 먹이지 않고, 항생제 및 농약을 사용하지 않으며, 푸른 목초지에서 햇볕을 쐬며 신선한 공기를 마시기 때문이다. 살모넬라균에 대한 우려의 관점에서도 자연 방목 유기농 달걀이 더 안전하다. 미국 달걀 마케팅 위원회에 따르면 달걀 7,000개 중 1개에서 살모넬라균이 검출될 수 있다고 한다. 이는 닭장에 갇힌 닭이 낳은 달걀을 대상으로 조사한 것이다. 살모넬라균에 감염된 달걀은 감염된 암탉에게서 나온다. 자연 방목으로 사육한 닭은 면역계가 훨씬 건강하기 때문에 살모넬라균에 감염될 가능성이 훨씬 낮다. 날달걀 노른자는 익힌 것보다 영양가가 더 높다.

그러나 구입한 달걀의 출처가 확실하지 않다면 자신이 원하는 방식으로 조리하길 바란다. 살모넬라균은 달걀을 완전히 익히면 파괴된다. 방목한 닭이 낳은 천연 유기농 달걀을 잘 찾아서 노른자를 날로 섭취하는 것이 안전하다. 흰자는 보통 익혀서 먹는데, 이는 대부분의 사람들이 날것의 흰자 맛을 좋아하지 않기 때문이다. 날달걀 흰자만 먹은 사람이 비오틴 결핍증에 걸린 사례가 보고된 적이 있지만,[86] 날달걀의 흰자를 먹지 말아야 하는 이유에 대한 결정적인 증거는 아직 없다. 그러나 달걀 알레르기의 경우, 흰자에 매우 복잡한 단백질과 항원이 포함되어 있기 때문에 대부분의 환자가 반응하는 부분은 일반적으로 달걀의 흰자이다. 노른자는 사실상 소화가 필요 없는 단일 아미노산으로 구성되어 있어 달걀 알레르기가 있는 많은 사람들도 노른자를 흰자와 조심스럽게 분리하면 먹을 수 있다.

달걀 알레르기 테스트 방법

위험할 수 있는 달걀 알레르기가 의심되는 경우 먹기 전에 민감도 테스트를 실시하도록 한다. 이때 노른자와 흰자를 따로 테스트해야 한다. 날달걀 노른자 한 방울(흰자와 조심스럽게 분리하여 섞이지 않도록)을 환자의 손목 안쪽에 바른다. 취침 시간에 환자가 잠들기 전에 한 방울을 피부에 떨어뜨려 말린다. 아침에 그 부위를 확인한다. 만약에 가렵고 부어오른 붉은 피부 반응이 나타나면 몇 주 동안 노른자를 피한 다음 다시 검사를 실시한다. 반응이 없으면 소량부터 점차적으로 노른자를 섭취해 본다. 다른 날 취침 시간에 달걀 흰자도 같은 방식으로 민감도 테스트를 한다.

갭스 어린이 또는 성인이 달걀 알레르기가 있어 피해야 하는 경우, 이 책의 **레시피** 섹션에서 달걀 없이 맛있는 음식을 만드는 레시피를 찾을 수 있다.

달걀 알레르기가 없다면 식단에 달걀을 포함시켜 정기적으로 먹어야 한다. 일반적으로 갭스 어린이는 하루에 익히지 않거나 살짝 익힌 달걀 노른자를 2~6개(흰자 포함 또는 제외), 성인은 흰자를 포함하거나 제외하여 하루에 4~8개를 섭취할 것을 권장한다.

우유 및 유제품

갭스 식단은 유당이 함유되지 않은 유제품을 허용한다. 유당은 이중 분자를 가진 우유의 당분이다. 유당은 신선한 우유와 시중에서 판매되는 많은 유제품에 들어있다. 다양한 출처에 따르면 전 세계 인구의 25%~90%가 락타아제라는 유당 소화효소가 부족해서 유당을 소화할 수 없다고 한다.[90] 갭스가 있는 어린이와 성인, 장에 문제가 있는 사람은 유당을 소화할 수 없으므로 유제품을 피해야 한다. 케피어, 요거트, 사워크림, 천연 치즈와 같이 잘 발효된 유제품은 발효 과정에서 발효 박테리아가 유당을 먹이로 삼기 때문에 유당이 거의 함유되어 있지 않다.

우유에는 유당 외에도 갭스 환자에게 문제가 될 수 있는 다른 물질이 포함되어 있다. 가장 많이 연구된 물질은 우유 단백질 카제인이다. 카제인을 잘 소화하지 못하면 자폐증, 조현병, 우울증 및 기타 환자의 소변에서 발견되는 아편 구조의 펩타이드인 카소모르핀의 형태로 흡수될 수 있다.[91] 카소모르핀은 카제인이 부적절하게 소화될 때 발생한다. 그것은 손상된 장 벽을 통해 갭스 환자의 혈류로 흡수되어 혈액-뇌 장벽을 통과하여 뇌의 기능에 영향을 미친다. 그리고 실제로 일부 (전부는 아님) 자폐증 아동이나 정신 분열증 환자의 식단에서 유제품을 완전히 제거하면 임상 증상이 개선되는 것을 관찰할 수 있으며 때로는 매우 극적인 경우도 있다.

모든 카제인이 아니라 어떤 특정 형태의 카제인이 문제인지에 대한 논쟁이 있었으며 베타 카제인이라는 단백질 그룹이 가장 많은 관심을 받고 있다. 예를 들어, 케이드 Cade 와 다른 연구자들은 건강하지 않은 소화 시스템에서 베타 카제인이 베타 카소모르핀-7로 전환되어 뇌의 32개 영역에서 흡수되는데 이 중 많은 영역이 시각, 청각 및 의사 소통을 담당한다는 사실을 보여준 바 있다.[92]

유제품의 또 다른 문제는 알레르기와 불내증을 유발하는 능력이 강하다는 점이다. 유제품에는 다양한 항원(다양한 면역 글로불린)이 있기 때문에 우유에 대한 실제 알레르기는 현존하는 가장 흔한 알레르기 중 하나다. 다양한 연구 논문에 따르면 이것이 영아 산통*의 주요 원인이다. 모유 수유를 하는 아기의 경우에도 엄마가 유제품을 섭취하면 모유를 통해 전달되는 유제품 항원에 민감하게 반응하여 산통이 발생할 수 있다. 많은 경우 모유 수유 중인 엄마가 유제품 섭취를 중단하면 아기의 산통이 사라지는 경우가 많다.

발효라는 놀라운 자연 과정을 고려하지 않으면 위에 말한 내용이 맞다. 그러나 우유를 집에서 제대로 발효하면 단백질의 상당 부분이 미리 소화되고 면역 글로불린이 분해되며 발효 미생물이 유당을 미리 소비한다. 발효는 인간의 장이 우유를 훨씬 쉽게 받아들일 수 있게 한다. 또한, 발효 박테리아는 장 벽을 치유하고 진정시키는 효과가 있는 젖산을 생성한다. 또 발효 과정에서 많은 중요한 비타민(비타민 B, 비오틴, 비타민 K2 등)과 활성 효소를 생성한다.[93] 안타깝게도 시중에서 판매하는 발효 유제품은 갭스 환자에게 적합할 만큼 우유를 충분히 오래 발효시키지 않는다. 게다가 발효 후 저온 살균하는 경우가 많아 프로바이오틱 미생물이 죽고 효소와 비타민이 파괴되며 제품의 단백질, 지방 및 기타 영양소 구조가 변한다.

그렇기 때문에 갭스인에게는 집에서 만든 발효 유제품만 권장한다. 내 경험에 비추어 볼 때, 대부분의 갭스 어린이와 성인은 수제 요거트, 사워크림, 케피어를 갭스 도입 식단의 일부로 완벽하게 잘 견뎌낸다. 당신이 갭스 그룹에 속하는지 여부에 관계없이 유제품에 대한 실제 알레르기가 있는지 확인하기 위해 민감도 테스트를 해보는 것이 좋다. 직접 만든 요거트, 사워크림 또

---

* 생후 4개월 미만의 신생아가 이유 없이 발작적으로 울고 보채는 증상

는 케피어 한 방울을 취침 시간에 환자의 손목 안쪽에 한 방울을 떨어뜨리고 환자가 잠들기 전에 말린다. 아침에 그 자리를 확인하고 별다른 피부 반응이 없으면 도입 식단의 음식으로 유제품을 포함시킨다.

만약 피부에 부어오르고 붉은 반응이 있으면 알레르기가 있다는 것이다. 이 경우 유제품 없이 도입 식단을 진행해야 하며, 이후 식단의 모든 단계에서 민감도 테스트를 거쳐서 유제품 도입 단계를 따를 수 있다. 유제품 도입 단계는 **완전한 갭스 식단** 챕터에 자세히 설명되어 있다.

많은 민감한 환자들에게 좋은 소식은 유제품을 영원히 끊을 필요는 없다는 것이다. 장 벽이 치유되면서 유제품에 반응하던 많은 갭스 환자들이 반응을 멈추고 요거트, 사워크림, 케피어, 치즈, 버터를 섭취할 수 있게 된다. 유제품은 맛도 좋고 식단에 다양성을 더해주므로 도입할 가치가 있다! 그러나 시작하기 전에 올바른 우유 공급처를 찾는 것이 중요하다.

올바른 우유는 어디서 구해야 할까? 우리는 농업 과학이 광범위하게 교배하지 않은 토종 품종의 우유를 찾아야 한다. 서구의 슈퍼마켓에서 판매되는 대부분의 우유 제품은 홀스타인–프리지안 Holstein-Friesian 품종에서 생산된다. 이 품종은 매우 큰 소를 생산하도록 선택적으로 사육되어 토종 품종보다 최소 3배 더 많은 우유를 생산한다는 사실을 알고 있는가?[94,95] 이 동물들은 질병과 감염에 걸리기 쉬워 항생제, 호르몬 및 기타 약물을 정기적으로 투여받는다. 이들 중 상당수는 어느 때고, 수시로 유방염에 걸리고 관절염을 앓으며 암으로 사망한다.[95] 건강하지 않은 동물은 건강에 좋지 않은 우유를 생산한다! 현대 과학은 유제품이 알레르기, 자가 면역, 심장병에서 정신 질환과 암에 이르기까지 인간에게 질병을 일으킬 수 있다는 것을 보여주는 수많은 연구를 축적해왔다. 이러한 연구의 거의 대부분은 이러한 현대 품종에서 나온 유제품에 관한 연구였다!

갭스 식단에서는 마켓에서 판매하는 대부분의 유제품을 허용하지 않는다. 저지 Jersey, 건지 Guernsey, 에어셔 Ayrshire, 쇼트혼 Shorthorn, 브리티시 프리

지안 British Friesian 등 고유한 품종을 키우는 유기농 목장에서 직접 우유를 구매하거나 세계 각지의 토종 품종에서 나오는 우유를 구매하길 바란다.

민감한 환자는 소 이외의 다른 동물의 우유를 더 잘 견디는 경우가 많다. 가장 쉽게 구할 수 있는 것은 산양유이며, 유기농 목초지에서 자란 자연 품종의 산양유를 선호한다. 양 우유, 당나귀 우유, 사슴 우유, 말 우유, 낙타 우유도 일부 나라에서 구할 수 있으며 먹을 수 있다. 이러한 동물의 우유를 섭취하면 건강에 많은 이점이 있다는 연구 결과가 있다. 전통 문화권에서는 모든 동물의 우유를 요거트, 사워크림, 치즈와 같은 발효된 형태로 주로 섭취해 왔는데, 이는 갭스 식이요법에서 하는 것과 정확히 일치한다.

자연에서 자란 동물로부터 유기농 우유를 얻을 수 있는 농장을 찾았다면 반드시 비살균 우유 raw milk 를 구입하도록 한다! 이것은 저온 살균, 균질화 또는 다른 방식으로 처리하지 않고 동물에서 바로 얻은 우유이다. 이 우유에는 소화시키는 효소가 풍부하게 들어 있어 인간의 소화 기관이 거의 일을 할 필요가 없기 때문에 '살아있는' 우유라고 할 수 있다. 유당을 소화할 수 없는 사람들도 비살균유를 문제없이 섭취할 수 있다. 비살균유에는 우리 몸에 필요한 생화학적 형태의 '살아있는' 비타민, 아미노산, 단백질, 필수 지방 및 기타 많은 영양소가 풍부하게 함유되어 있다.[94,95]

우유를 저온 살균하면 이러한 영양소가 파괴된다. 이때 생화학적 구조가 바뀌면서 소화와 흡수가 어려워지고 결과적으로 알레르기 및 기타 문제를 일으킬 수 있다.[96] 균질화는 우유를 미세한 그물망에 통과시켜 지방구체를 분해하는 것을 말한다. 이는 순전히 보기 좋게 하기 위한 목적인 것이며 우유를 자연 상태에서 한 걸음 더 멀어진 가공된 상태로 만드는 것이다.

수천 년 동안 사람들은 아기에게 동물의 비살균유를 그대로 먹여왔는데, 이는 아무런 문제 없이 큰 혜택을 제공해왔다. 하지만 가공되어 죽은 우유를 아기에게 먹이기 시작하면서부터 문제가 생기기 시작했다. 전세계 많은 나라에서 사람들은 여전히 아기에게 살균하지 않은 생우유를 먹이고 있다.

그들은 저온 살균, 끓이거나 균질화 또는 다른 방식으로 가공된 우유를 아기에게 먹이면 오히려 병에 걸릴 수 있기 때문에 먹여서는 안된다는 것을 알고 있다. 서구 국가의 수의사들은 가공 우유의 해로운 영향을 잘 알고 있기 때문에 고양이, 개 또는 다른 동물에게 가공 우유를 먹이는 것을 권장하지 않는다. 어쨌든 이 모든 동물들은 비살균유로 잘 자란다. 어떤 이유에서인지 인간의 건강은 충분히 자세한 관심을 받지 못했고, 우리는 가공 우유가 건강에 미칠 수 있는 해로움에 대해 듣지 못하였다.

우유를 저온 살균하는 이유는 무엇인가? 몇 년 전만 해도 비살균유로 인한 심각한 감염의 위험이 있었기 때문이다. 하지만 이러한 감염은 감염된 소와 염소에게서만 나온다. 동물이 건강하고 수의사에게 정기적으로 검사를 받는다면 우유로 인한 감염 위험은 없다. 사실 살모넬라균, 대장균 및 기타 많은 유해 미생물은 원유에 자연적으로 존재하는 유익한 박테리아, 효소 및 면역 복합체에 의해 파괴되어 비살균유에서 생존할 수 없게 된다.[94-96]

그러나 저온 살균으로 인해 원유의 효소와 유익균이 파괴되기 때문에 이러한 병원성 미생물이 저온 살균된 우유에 들어가면 통제되지 않고 번성하게 된다. 그렇기 때문에 여전히 저온 살균 우유를 마시고 심각한 감염이 발생하는 것이다. 서구에서는 대부분의 우유가 저온 살균되기 때문에 농부들은 젖소의 건강을 충분히 엄격하게 관리할 의무가 없다. 병에 걸린 젖소에서 얻은 우유가 감염되었다면 저온 살균으로 감염을 파괴하면 되기 때문이다.

다행히도 보다 양심적으로 접근하는 낙농가들이 있으며, 이들은 동물의 건강을 잘 관리하여, 그 결과 소비자에게 감염 위험 없이 유기농 원유를 공급할 수 있다. 이러한 농가의 최신 목록을 보려면 www.westonprice.org 및 www.realmilk.com(미국 내 공급처)에서 확인하길 바란다. 건강한 소나 염소가 생산한 유기농 원유를 현지에서 공급받을 수 있는 곳을 찾았다면 요거트, 케피어, 사워크림은 모두 이 원유와 크림으로 만들고 생버터를 구입하자. 유기농 비살균유를 구할 수 없다면 자연 품종의 소나 염소가 생산한 저온 살균 유기농 우유를 찾아보자. 저온 살균 우유를 발효시키면 발효 미생물이 다시 생명을 불어넣어 준다.

갭스 환자는 우유를 먼저 발효시키지 않고는 마실 수 없다. 그러나 소화 시스템이 회복된 후, 집에서 만든 모든 발효된 비살균 우유 제품을 잘 견디고, 치즈를 먹을 수 있는 식단까지 시작했다면 많은 갭스 환자들이 유기농 비살균유를 마실 수 있다는 것을 알게 된다. 모든 유제품과 마찬가지로 소량부터 서서히 시작하자. 매장에서 판매되는 모든 우유는 '죽은 우유'이므로 갭스인들이 우유로 마셔서는 안 된다는 것은 말할 필요도 없다. 우리가 몸에 유익하게 마시려면 유익균으로 발효시켜 다시 우유를 '살아있게' 만들어야 한다.

유제품에 대해 한 가지 더 중요한 점은 유청, 요거트 및 케피어를 식단에 추가하면 설사를 하는 사람들에게 기적을 일으킨다는 것이다. 시큼한 우유 제품의 다양한 물질, 특히 젖산은 장 벽을 진정시키고 강화하며 장을 통한 음식물 통과 속도를 늦추고 대변을 단단하게 한다. 따라서 환자가 설사를 하는 경향이 있다면 갭스 도입 식단을 따르고 처음부터 발효유 제품을 도입하길 바란다.

그러나 변비는 다른 문제다. 당신이나 당신의 환자가 만성 변비가 잘 오는 사람들이면 처음부터 소금에 절인 양배추나 발효 야채의 즙을 식단에 넣되 유제품은 주의하길 바란다. 내 경험상 만성 변비가 있으면 기버터, 버터, 사워크림과 같은 고지방 유제품은 도움이 되지만 요거트, 유청, 케피어, 치즈와 같은 고단백 유제품은 도움이 되지 않는다 : 고단백질 유제품은 변비를 악화시킬 수 있다. 사람마다 장내 미생물군이 다르기 때문에 이게 모든 변비 환자에게 해당하는 것은 아니지만, 내 경험에 따르면 절반 이상의 변비 환자에게서 이러한 현상이 나타난다.

전분이 없는 신선한 야채

갭스 식단에서는 프렌치 아티초크, 비트, 아스파라거스, 브로콜리, 방울양배추, 양배추, 콜리플라워, 당근, 오이, 샐러리, 껍질콩, 애호박(주키니), 가지, 마늘, 양파, 케일, 상추, 버섯, 파슬리, 완두콩, 모든 색의 고추, 늙은 호박, 깍지콩, 땅콩호박, 시금치, 토마토, 순무, 물냉이를 허용한다.

전분, 설탕 등이 입혀지지 않았다면 냉동 채소도 사용할 수 있다. 설사, 복통 및 기타 소화기 증상이 완전히 사라질 때까지 모든 채소는 껍질을 벗기고 씨를 제거한 후 익혀야 한다. 그 후에는 천천히 식사와 함께 또는 간식으로 섭취할 수 있다.

채소 섭취의 장점에 대한 자료가 많이 있으므로 여기서는 이 주제를 깊게 다루진 않겠다. 그러나 한 가지 중요한 점은 유기농 채소가 비유기농 채소보다 낫다는 것이다. 특정 채소를 먹으면 설사를 계속하던 환자가 유기농 채소로 바꾸고 나서야 설사를 멈춘 경우가 있다. 갭스 환자의 민감한 소화 시스템은 의심할 여지 없이 비유기농 채소의 살충제 및 기타 화학 물질에 반응할 것이다.

가지과 식품(토마토, 가지, 고추)에 민감하다면 처음에는 피하는 것이 좋다. 도입 식단을 완료하면 이 채소들에 더 이상 반응하지 않을 수 있다. 한 번에 하나씩 서서히 도입하자.

베리를 포함한 모든 익은 과일

과일은 신선한 것, 익힌 것, 날 것, 말린 것(소르빈산, 아황산염, 설탕, 전분 또는 기타 첨가물이 없는 것), 냉동된 것(과일에 아무것도 첨가되지 않은 것)이 모두 섭취 가능하다. 설사나 복통이 있는 환자는 처음에는 과일을 피한다. 설사가 가라앉으면 익힌 과일(조리하기 전에 껍질을 벗기고 씨를 제거한 것)을 시도하기 시작한다. 대변이 정상적으로 나오면 식사 사이에 간식으로 생과일을 천천히 섭취할 수 있다.

과일이 육류의 소화를 방해할 수 있으므로 식사와 함께 생과일을 섭취하는 것은 좋지 않다. 육류와 잘 어울리는 과일로는 레몬, 신선한 레몬즙, 아보카도, 신맛이 나는 사과 품종 등이 있다.

덜 익은 과일에는 전분이 너무 많으므로 과일은 잘 익은 것이어야 한다. 예를 들어, 바나나에는 껍질에 갈색 반점이 있어야 한다. 과일이 익으면서 전분이 소화하기 쉬운 단당류로 전환되기 때문이다.

아보카도는 영양가가 높은 과일로 육류와 잘 어울린다. 이것은 소화하기 쉽고 특히 영양이 많은 오일이 풍부하다. 아보카도가 잘 익었는지 확인하고 육류, 생선, 조개류 및 샐러드와 함께 먹는다. 아보카도로 맛있는 스무디도 만들 수 있다(**레시피** 섹션을 참조하길 바란다).

베리류는 훌륭한 영양 공급원이다. 여기엔 비타민, 미네랄 및 다양한 항암 및 해독 물질이 풍부하다. 딸기, 블루베리, 라즈베리, 블랙 커런트, 레드 커런트, 화이트 커런트, 블랙베리, 엘더베리, 산자나무 열매 등 모든 종류의 식용 베리는 식단에 허용된다. 그러나 설사나 복통이 있는 사람은 베리류를 먹지 않는다. 설사를 완전히 멈추면 익힌 베리를 서서히 도입한다. 익힌 베리를 먹을 수 있으면 생 베리도 계속 먹을 수 있다. 소화기관이 너무 예민한 경우에는 익힌 베리를 체에 걸러서 씨를 제거해야 하는 경우도 있다.

만성 질환을 앓고 있는 많은 사람은 항상 소화기계를 비롯한 체내에 효모가 과도하게 증식한다. 효모는 과일의 당분을 먹고 가스를 생성하여 트림, 복부 팽만감, 헛배 부름, 복부 경련 및 대변 이상과 같은 불쾌한 증상을 유발한다. 그렇기 때문에 많은 사람들이 특히 식단의 초기 단계에서는 과일을 피하는 것이 현명하다. 많은 갭스인들은 대부분 일생 동안 과일을 피해야 한다는 사실을 알게 된다.

그런데 고려해야 할 점은 장내 효모가 독소를 가지고 있다는 것이다. 우리가 과일을 먹으면 효모가 매우 빠르게 과일 안으로 자라며, 일부 독소를 과일의 섬유질로 옮긴다. 이 섬유질은 사람이 소화하지 못하며, 대변을 통해 독소가 몸 밖으로 배출된다. 그렇기 때문에 과일은 인체에 해독 효과가 있다. 몸을 해독하고 싶다면 잘 익은 매우 신선한 유기농 과일을 먹을 수 있을 때만 과일을 먹자. 즉, 덤불에서 직접 열매를 따서 바로 먹거나 유기농으로 재배한 사과 나무에서 완전히 익은 사과를 따서 먹어야 한다. 마켓에서 파는 과일은 상업적으로 생산되고 덜 익은 상태로 따서 장거리 운송된 것이므로 부적합하다. '유기농' 라벨이 붙은 시판 과일도 갭스인들에게는 건강에 도움이 되지 않는다.

견과류 및 씨앗

호두, 아몬드, 브라질너트, 피칸, 헤이즐넛, 캐슈넛, 땅콩, 해바라기씨, 호박씨, 참깨를 섭취할 수 있다. 견과류와 씨앗은 껍질째 혹은 갓 껍질을 벗긴 것을 구입해야 한다. 볶거나 소금을 입히거나 절이는 등 다른 방식으로 가공한 제품은 구입하지 않는다. 땅콩 알레르기가 없고 소화기관이 땅콩을 견딜 준비가 되어 있다면 땅콩과 소금만 넣은 땅콩버터는 먹을 수 있다. 땅콩 알레르기의 대부분은 곰팡이 및 곰팡이의 독소 오염으로 인한 것이므로 좋은 품질의 땅콩을 구입한다. 물에 불려서 껍질을 벗긴 뒤 만든 아몬드 가루(견과류 가루)는 건강식품 매장에서 제빵용으로 구입할 수 있다. 아몬드를 가루로 만들면 바로 산화되어 영양가가 떨어지기 시작하므로 아몬드 가루는 냉동실에 보관하는 것이 좋다. 아몬드를 통째로 구입하여 집에서 가루로 만드는 것이 가장 좋다.

코코넛 가루도 시중에서 구입할 수 있지만 생산 방법에 대한 업계 표준은 없다. 일부 회복 중인 갭스 환자는 시중에서 판매되는 코코넛 가루를 견딜 수 있지만, 더 민감한 사람은 집에서 직접 만들어야 한다.

견과류와 씨앗은 우리가 소화할 수 있다면 풍부한 영양을 제공한다. 여기엔 마그네슘, 셀레늄, 아연, 오메가6 및 오메가3 오일 등 미네랄, 아미노산 및 지방이 풍부하게 들어있다. 역학 연구에 따르면 견과류와 씨앗을 정기적으로 섭취하는 사람은 심장병, 암 및 기타 여러 퇴행성 질환의 발병률이 낮다고 한다.[97] 갭스 식이요법은 견과류와 씨앗을 광범위하게 사용한다.

주의할 점은 모든 견과류와 씨앗은 사람이 소화할 수 있고 항영양소가 중화되도록 적절히 조리해야 한다는 것이다. 견과류와 씨앗을 조리하는 방법은 **레시피** 섹션을 참조하자. 견과류와 씨앗류는 섬유질 함량이 높으므로 설사와 복통이 가라앉을 때까지 섭취해서는 안 된다. 설사가 가라앉은 후에는 적절하게 준비된 견과류를 가루나 페이스트 질감으로 갈아 구워도 된다. 견과류와 씨앗이 들어간 구운 제품을 먹을 수 있게 되면 생 견과류를 식사 사이에 간식으로 천천히 넣어볼 수 있다.

설사가 가라앉을 때까지는 해바라기씨, 호박씨, 참깨도 식재료로 사용해서는 안 된다. 12~24시간 동안 물에 담가 싹을 틔우거나 발효시키는 것이 가장 좋다. 이렇게 하면 소화가 훨씬 쉬워지고 영양도 더 풍부해진다. 불려서 발아시킨 씨앗을 샐러드나 이미 다 만든 요리에 뿌려 먹는다. 베이킹 반죽에 넣거나 갈아서 밀가루처럼 사용할 수 있다. 타히니(참깨 크림), 아몬드 버터, 헤이즐넛 버터, 땅콩 버터, 호박씨 버터를 베이킹에 사용할 수 있는데, 첨가물이 없는 순수한 제품을 가능한 한 신선하게 구입하는 것이 좋다.

콩 종류

말린 흰콩, 리마콩(말린 것과 신선한 것), 강낭콩, 렌틸콩, 완두콩을 섭취할 수 있다. 언급된 콩류를 제외한 다른 모든 콩류는 전분이 너무 많아서 갭스 환자에게 적합하지 않다. 모든 말린 콩, 렌틸콩, 완두콩은 제대로 준비하는 것이 매우 중요하다. 최소 12시간(가급적 그 이상) 동안 물에 담근 다음 물기를 빼고 흐르는 물에 잘 헹구어 유해 물질을 제거해야 한다. 많은 전통 문화권에서는 콩을 불린 후 요리하기 전에 발효시키거나 싹을 틔워 사용한다. 시중에서 판매하는 콩가루는 콩을 가루로 만들기 전에 제대로 처리하지 않았기 때문에 갭스인들에게 허용하지 않는다.

견과류 알레르기가 있는 경우, 빵을 만들 때 적절히 조리하고 익혀 으깬 흰 강낭콩을 견과류 대신 사용할 수 있다. 설사 및 기타 소화기 증상이 완전히 사라질 때까지 콩류는 피해야 한다. 콩류는 일반적으로 많은 항영양소와 전분을 함유하고 있기 때문에 일반적으로 소화하기 어렵다. 그렇기 때문에 이러한 식품군을 환자 식단에 서서히 도입하는 것이 중요하며, 충분히 불려서 깨끗이 씻고 발효 또는 발아시킨 후 잘 조리하는 것이 필수다. 콩류를 올바르게 조리하는 방법은 **레시피** 섹션을 참조하자.

꿀

천연 꿀은 허용한다. 냉압착한 꿀로서 가공하지 않은 꿀이 바람직하다. 많은 생산자들이 벌집에서 꿀을 빨리 추출하기 위해 꿀을 가열하는데 이 과정에서 꿀이 손상된다. 꿀은 식용 설탕보다 단맛이 강하고 갭스 소화 시스템이 처리할 수 있는 단당류를 함유하고 있어 꿀을 감미료로 이용한다. 식이요법의 초기 단계에서는 장내 효모의 성장을 촉진하고 혈당 수치의 불균형을 초래할 수 있으므로 꿀을 포함한 모든 단 음식을 제한하는 것이 좋다.

꿀은 자연의 힘이 만들었으며 자연의 무한한 지혜를 담고 있다. 17세기 설탕이 등장하기 전에는 인류가 식단에 사용한 유일한 김미료가 바로 꿀이었다. 17세기 말부터 더 저렴하고 쉽게 구할 수 있게 된 설탕은 점차 사람들의 식단에서 꿀을 대체하기 시작했고, 설탕과 관련된 건강문제의 시대가 시작되었다. 꿀은 우리 몸에 훨씬 더 자연스럽고 건강을 해치지 않으면서도 건강에 유익한 성분을 많이 함유하고 있다. 꿀은 수천 년 동안 식품과 의약품으로 사용되어 왔다.[98-105]

그리스 신화에서 꿀은 '신이 먹기에 적합한 음식'으로 여겨졌다. 건강에 유익한 천연 벌꿀의 효능에 관한 책은 이미 수십 권이 있다. 꿀은 방부제 및 치유제로 작용하며 비타민, 미네랄, 아미노산 및 기타 여러 가지 생리 활성 물질을 제공한다. 꽃의 종류에 따라 다양한 맛과 영양소, 생리 활성 물질의 구성이 달라질 수 있다.

꿀은 화학적 조성 외에도 복잡한 생물리학적 구조를 가지고 있으며, 꿀을 생산한 꿀벌 군집의 고유한 에너지 패턴을 지니고 있다. 이 에너지 패턴은 꿀의 치유 능력에 중요하며 가열, 화학 물질의 적용 또는 방사선에 의해 변경되어서는 안 된다.

전통적으로 꿀은 소화 장애, 호흡기계 및 인후 감염, 관절염, 빈혈, 불면증, 두통, 쇠약 및 암 치료에 사용되어 왔다. 상처, 습진, 피부 발진, 피부 및 구강 궤양과 피부 점막 손상에 치료제로 사용할 수 있다.[98-105]

음료

갭스 어린이 또는 성인은 물, 갓 짜낸 주스, 고기/생선 육수를 마셔야 한다. 성인의 경우 우유를 넣지 않은 약한 차와 커피는 허용한다. 차와 커피는 인스턴트가 아닌 갓 만든 것이어야 한다. 차에 레몬 한 조각을 넣어도 좋다. 허브 차는 시중에서 판매하는 허브 티백이 아닌 신선하거나 말린 단일 허브로 만든 것이라면 허용한다. 갓 만든 생강차는 소화에 좋다. 홈메이드 아몬드 밀크와 홈메이드 코코넛 밀크 등 일부 우유 대체품은 섭취해도 된다. 만드는 방법은 **레시피** 섹션을 참조한다.

물을 마시는 것은 매우 건강한 습관이지만, 정수하지 않은 수돗물을 마시는 것은 바람직하지 않다. 수돗물은 염소 처리되어 장내 미생물군의 균형을 해친다. 병에 든 생수나 정수한 물을 마시는 것이 가장 좋다. 갭스인의 하루는 개인 취향에 따라 항상 차갑거나 따뜻한 생수 또는 정수한 물 한 잔으로 시작해야 한다. 물에 레몬 한 조각이나 발효 사과식초 한 티스푼을 넣으면 도움이 된다.

이는 식사 사이에도 똑같이 마셔야 한다. 식사 중 물을 많이 마시는 것은 소화를 방해할 수 있으므로 권장하지 않는다. 식사와 함께 따뜻한 수제 고기 육수를 마시면 위장에서 소화액 생성을 자극하는 데 좋다. 차가운 것을 마시면 소화가 잘되지 않으므로 식사 중에는 따뜻한 음료를 마시는 것이 중요하다.

과일과 채소를 갓 짜낸 착즙을 적극 권장한다. 이것은 신체의 해독 과정을 가속화하고 간기능을 도와준다. 집에 좋은 착즙기가 있어야 한다. 착즙기는 종종 따라오는 레시피북과 함께 구입하지만 자신만의 조합으로 즙을 짜볼 수 있다(**레시피** 섹션 참조). 착즙에 대한 자세한 내용은 **갭스 환자를 위한 해독** 챕터를 참조하자.

갓 착즙한 주스 이외에 시중에서 판매하는 주스는 추천하지 않는다. 시중에서 파는 주스는 저온 살균 처리한 것이라서 주스의 영양이 파괴되고 가공한 설탕이 많이 들어있다. 일부 시판 주스 라벨에는 방부제, 감미료 및 기타 물질의 첨가 여부가 표시되어 있지 않다. 시중에서 판매하는 대부분의 주스에는 곰팡이와 균류가 생기기 쉬운데 갭스인들은 매우 민감하게 반응한다. 모든 코디얼*과 기타 청량음료는 식단에서 제외돼야 한다는 것은 말할 필요도 없다.

알코올성 음료는 간이 처리해야 할 독성을 증가시키므로 갭스 증후군이 있는 사람은 피하는 것이 가장 좋다. 그러나 가끔이라면 소량의 드라이 와인, 진, 스카치 위스키, 버번, 보드카는 허용할 수 있다. 맥주는 탄수화물 함량이 높기 때문에 완전히 피해야 한다.

---

* 코디얼 : 과일 주스에 물과 설탕을 탄 음료

지방과 기름

　동물성 지방과 유제품 지방(버터와 기버터)은 갭스인에게 가장 좋은 지방이다. 동물성 지방은 면역력, 장 및 신경계 회복에 필요한 모든 영양소를 제공한다.[106] 그들은 이러한 지방을 충분히 섭취해야 한다. 실제로 동물성 지방을 많이 섭취할수록 당신의 환자의 회복 속도가 빨라질 것이다.

　동물성 지방은 가열해도 화학 구조가 변하지 않기 때문에 요리할 때 가장 적합하다. 모든 식용유나 식물성 기름에는 손상되어 유해한 지방산이 가득하므로 피해야 한다.[106] 요리할 때는 버터, 기버터, 돼지기름(라드), 소 지방(탤로), 양 지방, 거위 지방, 오리 지방 또는 닭 지방을 사용해야 한다. 오리를 구울 때 나오는 지방을 베이킹 트레이에서 모아 체나 무명천에 걸러내면 훌륭한 요리용 지방이 큰 병 하나가 나온다.

　거위를 구우면 더 많은 지방을 얻을 수 있다. 베이킹에 버터와 기버터를 사용하는 것이 걱정된다면 대신 거위 지방으로 베이킹할 수도 있다. 경화 처리를 하지 않은 천연 코코넛 오일을 구할 수 있다면 요리와 베이킹에 사용할 수 있다. 안타깝게도 서구에서 판매하는 많은 브랜드의 코코넛 오일은 수소 경화 처리되어 있으므로 피하는 것이 좋다.

　엑스트라 버진 냉압착 올리브 오일을 제외한 모든 시판 오일을 피하자. 열을 가하면 많은 영양소가 파괴되고 일부 불포화 지방산이 손상되므로, 올리브 오일로 요리하는 것은 좋은 생각이 아니다. 바로 먹을 수 있는 음식, 샐러드, 야채에 드레싱으로 충분한 양을 사용한다. 아마씨 오일, 달맞이꽃 오일, 아보카도 오일 등과 같은 다른 냉압착 오일도 매우 유익하나, 다시 한번 강조하지만 절대 가열해서는 안 되며 신선한 것을 구입해야 한다(산화가 매우 빠르다).

　마가린이나 버터 대용품과 같은 모든 인공 지방을 피하고 이러한 지방으로 조리한 모든 음식들도 피하자.

지방과 기름에 대한 자세한 설명은 **지방 : 좋은 지방과 나쁜 지방** 챕터를 참조하길 바란다.

소금

우리는 전체 소금 생산량 중 극히 일부만을 식용으로 소비한다. 인류는 생산된 소금의 90% 이상을 비누, 세제, 플라스틱, 농약, PVC 등을 만드는 산업적 용도로 소비한다.[107] 이러한 산업 분야에서는 순수한 염화나트륨이 필요하다.

그러나 자연 상태의 소금에는 다양한 성분이 많이 포함되어 있다. 실제로 암염과 바다소금인 천일염에는 인체를 구성하는 모든 미네랄과 미량 원소가 들어 있다. 이러한 자연 상태의 소금은 우리에게 좋을 뿐만 아니라 필수다.[108,109] 그러나 산업에서는 순수한 염화나트륨을 필요로 하기 때문에 다른 모든 원소와 미네랄을 소금에서 제거한다. 우리는 이를 '정제소금'이라는 이름으로 섭취하며, 필연적으로 이것은 모든 가공식품에 다량 함유되어 있다.

이런 종류의 소금은 악당처럼 우리 몸에 들어와 가장 기본적인 수준의 항상성을 무너뜨린다. 우리 몸은 천연 소금이 제공하는 다른 모든 미네랄 및 미량 원소와 함께 염화나트륨을 받아들이도록 설계되어 있다. 공장에서 나온 정제소금의 염화나트륨은 수분을 끌어당겨 고혈압, 조직 부종, 혈액 순환 장애와 같은 여러 가지 부작용을 유발한다.[107-111] 인체는 과도한 염화나트륨을 처리하려고 노력하면서 각종 유해한 산과 담낭 및 신장 결석을 만들어낸다. 체내 나트륨은 다른 많은 미네랄 및 미량 원소(칼륨, 칼슘, 마그네슘, 구리, 아연, 망간 등)와 함께 작용하기 때문에 이 물질들이 정상적인 균형을 잃게 된다. 정제 소금 섭취의 해로운 결과는 다양하고 심각할 수 있다. 그렇기 때문에 주류 의사를 포함한 대부분의 의료 종사자들은 소금을 많이 섭취하지 말라고 하는 것이다.[112]

지구에는 우리가 섭취할 수 있는 양질의 소금이 풍부하다. 인류 역사에서 소금은 '백금'이라고 부를 정도로 높은 가치를 인정받아 왔으며, 로마 제국에서는 병사들에게 소금을 급여로 지급하였다(급여와 소금은 어원이 같다)*. 천연소금은 물과 마찬가지로 우리 인체 생리의 기본이다.[107-112] 그러므로 우리는 암염(예: 히말라야 소금)이나 가공하지 않은 천일염(예: 켈틱 소금)등 자연 그대로의 형태로 소금을 섭취해야 한다. 전 세계에는 양질의 소금을 판매하는 여러 회사들이 있다.

슈퍼마켓 진열대의 유기농 라벨을 믿어도 될까?

매우 슬픈 사실이지만 믿을 수 없다! 서구 전역에서 농화학 산업이 유기농 생산을 빠르게 대체하고 있다. 이제 '가짜 유기농' 농산물이라는 새로운 용어가 생겼다.[113]

현재 미국 마트에서 판매되는 모든 '유기농' 가금류와 달걀의 약 80%는 닭을 닭장에 가두고 인공 사료를 먹이며 햇빛을 보지 못하게 하는 대규모 공장인 집중 사육 농장 CAFO 에서 생산된 것이다. 미국 마켓에서 판매되는 모든 '유기농' 우유의 절반 이상이 소들이 콘크리트 위에서 목초지를 밟아보지 못한 채 살아가는 대규모 인증 '유기농' CAFO에서 생산된다. 동시에 진짜 유기농 우유 생산자들은 가짜 유기농 우유를 생산하는 대형 생산자들과 경쟁할 수 없어 폐업하고 있다.[113]

수경 재배 채소와 과일은 이제 '유기농' 시장을 지배하고 있다. 토마토, 고추, 상추, 베리류에 인공 화학 물질을 사용하고 인공 조명 아래서 흙에 닿지 않게 하면서 재배한다. 속임수와 노골적인 거짓말이 업계 전반을 지배하고 있지만, 대중은 이런 사실을 거의 알지 못하며 여전히 유기농 라벨을 신뢰하

---

* 소금을 의미하는 영어 단어인 salt는 라틴어 sal에서 유래했으며, 급여를 뜻하는 salary의 어원은 라틴어 salarium으로 알려져 있다.

고 있다. 동북 지역 유기농 협회 NOFA 에 따르면, 실제 유기농 농부들이 사라질 위험에 처해있다고 한다. 미국이 수입하는 가짜 유기농 곡물 규모는 2억 5천만 달러에 달하며, 연간 '유기농' 판매액 중 60억 달러가 가짜 유기농으로 추정된다.[113] 이러한 상황은 미국뿐만 아니라 다른 서방 국가에서도 발생하고 있다.

이는 놀라운 일이 아니다. 유기농 식품에 대한 수요는 엄청나게 증가했으며 지금도 계속 증가하고 있다. 1990년 미국에서만 10억 달러 규모의 유기농 식품 시장이 2017년에는 437억 달러로 성장했으며 2025년에는 704억 달러로 성장할 것으로 예상된다. 물론 산업화된 화학 농업도 '이 시장의 한 몫'을 챙기길 원한다! 이 산업은 서구 정부의 농업 정책을 조종하는 데 탁월한 능력을 가지고 있으며, 지난 10년 동안 유기농 관련 법과 규정을 상업적 어젠다에 맞게 성공적으로 변경해왔다.[113-117]

그렇다면 소비자인 우리는 어떻게 해야 할까? 진짜 유기농 식품을 구입하려면 어떻게 해야 할까? 확실히 슈퍼마켓에서 사는 것은 아니다! 가짜 '유기농' 농산물을 찾고 싶다면 슈퍼마켓에 가면 된다. 그 대신 농장을 직접 방문하여 농부를 만나고, 농장과 동물들을 보고, 동물들이 어떻게 관리되는지 물어봐야 한다.

우리가 정직한 유기농 농부로부터 직접 식품을 구매할 때 진짜 유기농 산업을 지원하는 동시에 가족에게 진짜 식품을 먹일 수 있다. 이미 많은 사람들이 협동조합을 결성하여 도시 외곽의 유기농 농장으로 가서 가족들이 번갈아 가며 식재료를 가져오는 방식으로 이러한 활동을 하고 있다. 많은 사람들이 직접 농산물을 재배하고 닭, 염소 및 기타 동물을 기르기 시작했다. 그 결과는 언제나 노력할 만한 가치가 있다! 정직한 음식을 먹고, 정직한 사람들을 만나고, 정직한 친구를 사귀고, 땅과 자연에 더 가까이 다가갈 때 더 나은 건강과 더 행복한 라이프스타일을 누릴 수 있다.

허용 음식

가금류 / 가지 / 감귤 / 강낭콩(적절히 전처리 된 것) / 개암 / 거위(냉장 또는 냉동) / 건포도 / 검은 무 / 겨자(허용되지 않은 재료가 들어가지 않은 것) / 견과류 가루(물에 불린 뒤 껍질을 벗긴 아몬드 가루) / 견과류(볶지 않고, 소금을 뿌리지 않고, 코팅하지 않고, 갓 껍질을 벗긴 모든 견과류) / 계피 / 고다 치즈 / 고르곤졸라 치즈 / 고수(신선하거나 말린 것) / 고추(다양한 색상) / 구연산 / 근대 / 금귤 / 기버터(홈메이드) / 까망베르 치즈 / 꿩

넛맥

달걀 / 닭고기 / 당근 / 대추(신선하거나 첨가물 없이 말린 것, 시럽에 담그지 않은 것) / 돼지고기(신선 또는 냉동) / 드라이 와인 / 딜(신선하거나 말린 것) / 땅콩 버터(첨가물 없는 것) / 땅콩(생 것이거나 껍질째 볶은 것)

라임 / 레몬 / 렌틸콩 / 로마노 치즈 / 로크포트 치즈 / 리마 콩(건조됐거나 신선한 것) / 림부르크 치즈

마늘 / 망고 / 메추라기(신선 또는 냉동) / 멜론 / 몬테레이 치즈 / 물냉이 / 뮌스터 치즈

바나나(껍질에 갈색 반점이 있는 정도로 잘 익은 것만) / 방울양배추 / 배 / 배추 / 버섯 / 버터 / 베리류(모든 종류) / 보드카(아주 가끔씩만) / 복숭아 / 브라질 너트 / 브로컬리 / 브리 치즈 / 브릭 치즈 / 블루 치즈 / 비둘기(신선 또는 냉동) / 비트

사과 / 살구 / 샐러리 / 샐러리 뿌리 / 생강(신선한 것) / 생선 통조림(기름이나 물과 함께 유리병에 담긴 것) / 생선(신선, 냉동 또는 자체 진액 또는 기름과 함께 유리병에 담긴 것) / 셀룰로오즈(보충제에 들어 있는) / 쇠고기(신선 또는 냉동) / 순무 / 스웨디시(순무와 비슷한 뿌리채소) / 스위스 치즈 / 스카치 / 스카치 위스키(가끔) / 스틸톤 치즈 / 시금치 / 식초(발효 혹은 화이트 식초, 알레르기 주의)

아몬드(볶은 것, 아몬드 버터 및 오일 포함) / 아보카도(아보카도 오일 포함) / 아스파라거스 / 아지아고 치즈 / 애호박(주키니) / 야생 고기 / 양고기(신선 또는 냉동) / 양배추 / 양상추(모든 종류) / 양파 / 에담 치즈 / 오렌지 / 오리(신선 또는 냉동) / 오이 / 올리브 오일(버진 등급 이상의 냉압착유) / 올리브(설탕이나 허용되지 않은 재료 없이 보존된 것) / 완두콩 / 요거트 / 육류(신선, 냉동)

자두(첨가물 없이 말린 자두 또는 착즙) / 자몽 / 조개류 / 쥬스(허용된 채소나 과일을 착즙한 것)

차(유기농, 연한 차, 인스턴트가 아닌 갓 만든 차) / 천도복숭아 / 천연 꿀 / 천혜향 / 청경채 / 체다 치즈 / 체리 / 체리모야(커스터드 애플) / 치커리 / 칠면조

카이엔 페퍼 / 캐슈넛(신선한 것만) / 커피(인스턴트가 아니며, 연하고 갓 만든 것) / 케일 / 케이퍼 / 코코넛 / 코코넛 밀크 / 코코넛 오일 / 콜라드 그린 / 콜리플라워 / 콜비 치즈 / 콩류(적절히 전처리한 말린 흰콩, 강낭콩, 리마콩 등) / 쿠스쿠스 / 쿠키 / 크롬 분말 / 크롬 치즈 / 크림 치즈 / 키위

토마토 / 토마토 주스 / 토마토 퓨레

파마산 치즈 / 파슬리 / 파인애플 / 파파야 / 패션프루트 / 포도 / 포도주 / 포르살뤼 치즈 / 프렌치 아티초크 / 피칸 / 피클

하바티 치즈 / 해리콧 콩 / 해조류(도입 식단이 완료되면 신선하거나 건조한 해조류 섭취 가능) / 향신료 / 허브 / 허브 차 / 헤이즐넛 / 호두 / 호박 / 흰 강낭콩(전처리 한 것)

2장
치료 가이드

치료 가이드

> "천 리 길도 한 걸음부터"
> 노자

이 책에서 소개한 모든 질환에 대해서는 자연요법과 전통요법 등 다양한 치료법이 제시되어 있다. 모든 갭스인은 각자의 고유한 체질이 있고 개인적인 상황이 다르다. 그렇기 때문에 치료법이 모든 사람에게 다 맞을 수는 없다.

당신이 케이크를 만들려는 상황을 상상해 보자. 케이크를 장식할 체리에 대해서 생각하기 전에 먼저 케이크 시트부터 구워야 한다. 갭스 영양 프로토콜로 장을 치유하는 것은 케이크 시트를 굽는 것이다. 중금속 킬레이션, 기생충 치료, 적외선 사우나, 고압 산소 치료, 침술, 자연요법 및 카이로프랙틱 치료, 동종 요법, 물리치료, 최면 요법, 허브, 생체 동일 호르몬 Bio-identical Hormone 치료 등과 같은 다른 치료법은 '케이크 위에 장식으로 얹는 체리'다. 이 치료법들은 모두 매우 도움이 될 수 있으며, 모든 갭스 환자는 각자의 '체리'로 자신의 '케이크'를 장식한다. 그러나 내 임상 경험에 따르면, 많은 사람들에게는 '체리'가 필요하지 않으며, 그들은 갭스 영양 프로토콜을 실행하는 것만으로도 충분히 회복할 수 있다. 그러므로 체리를 고민하기 전에 케이크 시트를 먼저 굽길 바란다. 체리를 너무 일찍 사용하면 비싸기만 하고 비용 대비 효과가 없을 수 있다. 먼저 갭스 영양 프로토콜로 회복을 위한 좋은 토대를 먼저 마련하자.

인체는 필요한 도움을 받으면 스스로 치유할 수 있는 놀라운 능력을 가지고 있다. 나무가 아프면 잎과 가지를 치료하기 전에 뿌리를 치료해야 하는 것과 같은 이치이다. 이전 챕터에서 설명했듯이 우리 몸의 건강의 뿌리는 소화기관에 있으므로, 우리 몸이 모든 '가지와 잎'을 치유할 수 있도록 하기 위해서는 뿌리인 소화기관부터 시작해야 한다. 소화 시스템이 제대로 작동하기 시작하면 장에서 멀리 떨어진 부위에 나타나던 많은 증상이 얼마나 빨리 사라지는지 놀라게 될 것이다. 여기엔 관절과 근육 통증이 멈추고, 생리통이 사라지고, 피부가 맑아지고, 활력이 돌아오고, 잠을 잘 자고, 기억력과 집중력이 향상되고, 오랫동안 잃어버렸던 체력을 되찾아 일상 업무를 수행할 수 있고, 감기에 걸리지 않고, 천식이 사라지고, 한여름이 되어서야 올해 꽃가루 알레르기가 없었음을 알 수 있었고, 두통이 사라지고, 만성 방광염이 사라지는 등의 변화가 있다는 것을 깨닫게 된다. 당신과 담당 의사가 결코 소화기계와 관련된 것으로 생각해보지 않았던 증상들이 사라진다는 것은 본인이 장을 치유하려고 올바른 일을 해냈다는 것을 의미한다.

대자연은 서두르지 않는다. 매우 빨리 병에 걸릴 수 있지만 회복하는 데는 항상 더 오래 걸린다. 사람마다 개인차가 있지만 대부분의 갭스인들은 장을 치유하는 데 최소 2년이 걸린다. 당신이 어떤 만성 질환(신체적 또는 정신적)을 앓고 있든, 회복을 위한 좋은 토대를 마련하기 위해 갭스 영양 프로토콜을 따르는 것이 좋다.

1. 갭스 영양 프로토콜

> "몇 년을 헤매고 고군분투한 끝에 드디어 깨달았습니다. 갭스 프로토콜이 얼마나 정교하게 설계되었는지, 그리고 그 원칙을 피해갈 방법은 없다는 사실을요. 이 방법을 따르지 않고, 그냥 제 방식대로 하겠다고 고집부린다면? 그 댓가는 명확합니다. 평생 건강을 되찾지 못한 채 살아가게 되는 거죠."
>
> 카트리나 (크론병과 류마티스 관절염에서 회복한 사례자)

갭스 영양 프로토콜은 내 가족과 관련된 개인적인 경험과 전 세계 수천 명의 어린이와 성인에 대한 임상 경험을 통해 발전해왔다. 이것은 지난 20년 동안 모든 종류의 만성 질환에서 회복할 수 있도록 환자 자신과 가족을 돕는 국제적인 운동이 되었다. 이 프로토콜의 내용은 무엇일까?

식이요법 갭스 질환은 본질적으로 소화계 장애다. 소화기관은 긴 관과 같아서 그 관에 무엇을 채우느냐가 건강에 직접적으로 영향을 미친다. 따라서 식이요법은 가장 중요하며 최고의 치료법이다. 다른 모든 것은 2순위다.

보충제

해독과 라이프스타일 변화

이 세 가지 요소를 각각 자세히 살펴보자.

2. 갭스 식단 가이드

갭스 식이요법은 기존의 특정 탄수화물 제한 식이요법 SCD : Specific Carbohydrate Diet 을 기반으로 한다. SCD는 20세기 전반 미국의 저명한 영양학자인 시드니 발렌타인 하스 박사 Dr.Sidney Valentine Haas 가 창안했다. 하스 박사와 그의 동료들은 수년간 셀리악병 및 기타 소화 장애에 대한 식단의 효과를 연구했다. 이 연구 결과는 1951년 시드니 하스 박사와 메릴 하스 박사가 저술한 종합 의학 교과서 <셀리악병의 관리>에 실렸다.[1] 당시 이 책에 기술된 식단을 전 세계 의학계가 셀리악병의 치료법으로 받아들였고 시드니 하스는 소아과 분야에서 선구적인 업적을 남긴 공로를 인정받았다.

안타깝게도 그 후 몇 년 동안 셀리악병은 글루텐 불내증 또는 글루텐 장병증 enteropathy 으로 재정의되었고 SCD는 시대에 뒤떨어진 것으로 간주되었다. 그런데, 작고한 엘레인 곳쉘 Elaine Gottschall 은 1958년 자신의 어린 딸이 심각한 궤양성 대장염과 학습 문제로 고통받고 있을 때 하스 박사의 연구를 발견하여 이를 부활시켰다. 엘레인은 딸에게 적용한 SCD로 성공적인 회복 효과를 거둔 후 수년 동안 크론병, 궤양성 대장염, 셀리악병, 게실염 및 다양한 유형의 만성 설사로 고통받는 수천 명의 사람들을 도왔다. 그녀는 수년

간 식단의 생화학적, 생물학적 근거에 대한 연구에 전념하여 1994년 <악순환의 고리 끊기 ; 식이요법을 통한 장 건강 : Breaking the Vicious Cycle. Intestinal Health Through Diet>이라는 책을 출간했다.[2] 전 세계적으로 많은 사람들이 SCD를 따르고 있으며, 나는 수년 동안 클리닉에서 이를 적용해 왔다. 나는 귀중한 임상 경험을 축적하면서 이 식단이 환자들에게 더욱 적합하도록 몇 가지를 조정했다. 수년 동안 내 환자들은 이 식이요법을 '갭스 식이요법(GAPS Diet)'이라고 이름 붙였다.

식단 실행하기

수년에 걸쳐 갭스 식이요법이 전 세계적으로 알려지면서 어린이와 성인이 매우 심각한 건강 문제에서 회복하는 데 도움이 되었다. 그리고 나는 이 식단을 점점 더 치유가 어려운 환자에게 적합하도록 계속 발전시켜 왔다. 완전한 갭스 식단 Full GAPS Diet 은 일부 사람들이 가장 쉽게 실천해 볼 수 있고 심지어 평생 라이프스타일로 삼기에 매우 좋은 식단이다. 그러나 많은 사람들은 따르기에 더 어려운 갭스 도입 식단 GAPS Introduction Diet 을 거쳐야 하며, 이 식단은 장과 신체의 나머지 부분을 더 깊이 치유한다. 특히 소화 장애가 심한 사람들, 중증 정신 질환 및 일부 심각한 신체 질환을 앓고 있는 사람들이 한동안 식물 배제 갭스 식단 No-Plant GAPS Diet 을 통해 큰 도움을 받았다. 가장 심각한 경우, 암, 다발성 경화증, 라임병 및 기타 매우 심각한 건강 문제를 가진 환자들은 갭스 케토제닉 식단 GAPS Ketogenic Diet 이 자신에게 가장 적합한 접근법이라는 것을 알게 되었다. 그 외에도 더 많은 식물성 식품을 먹어야 건강하다고 느끼는 사람들이 있는데, 이들은 더 많은 식물을 허용하는 갭스 식단 More Plant GAPS Diet 을 즐긴다. 어떤 상황에서는 고형 식품을 섭취하지 않고 휴식을 취하는 것이 필요한데, 이런 경우에는 갭스 액상 단식 GAPS Liquid Fast 을 따를 수 있다.

갭스 식이요법의 전체 스펙트럼

1) 갭스 도입 식단
2) 완전한 갭스 식단(더 많은 식품을 허용함)
3) 식물 배제 갭스 식단
4) 갭스 케토제닉 식단
5) 더 많은 식물 허용 갭스 식단
6) 갭스 액상 단식

그러면 각 접근 방식에 대해 자세히 살펴보자.

1) 갭스 도입 식단 GAPS Introduction Diet

도입 식이요법은 장 벽을 빠르게 치유하고 봉합하도록 설계되었다. 이는 세 가지 요소를 통해 이러한 목표를 달성한다.

1. 아미노산, 젤라틴, 글루코사민, 콜라겐, 지방, 비타민, 미네랄 등 장 벽을 위한 다량의 영양 물질이 함유되어 있다. 이전 챕터에서 설명한 바와 같이, 장 벽은 오래되고 낡은 세포를 제거하고 새로운 세포를 생성하여 항상 스스로 재생한다. 건강한 새 세포를 생성하기 위해서는 장 벽에 매우 특별한 영양분이 필요한데, 이 식단은 이를 풍부하게 공급해 준다.

2. 대부분의 갭스인들은 장 벽에 염증과 궤양이 있지만 특별한 증상이 항상 나타나지는 않기 때문에 자각하지 못할 수 있다. 그러나 이들의 장 벽은 아프고 매우 민감한 상태일 수 있다. 따라서 갭스 도입 식단은 장을 자극하거나 손상시키고 치유 과정을 방해할 수 있는 섬유질과 기타 물질들을 배제하여 매우 부드럽게 구성되어 있다.

3. 장 벽의 세포 재생 과정은 장 표면에 정상적으로 서식하는 유익한 미생물이 통제하고 조절한다.[3,4] 미생물이 없으면 치유가 불가능하다! 갭스 도입 식단은 처음부터 프로바이오틱 미생물을 섭취하게 한다.

도입 식단이라는 이름 자체가 이 식단으로 시작한다는 것을 의미한다. 하지만 모든 사람이 갭스 도입 식단부터 시작해야 하는 것은 아니다!

대부분의 갭스 환자는 치료의 어느 단계에서든 도입 식단을 따르는 것이 좋다. 갭스 도입 식단이 장과 인체의 치유 과정을 최적화하는 데 최고의 기회를 제공하기 때문이다. 그러나 이 식단은 매우 까다롭고 따르기 어려울 수 있다. 라이프스타일과 상황에 따라 완전한 갭스 식단부터 시작하고 나중에 도입 식단으로 넘어가는 것도 좋다.

요리를 잘하고 주방이 잘 갖추어져 있으며 필요한 모든 식재료를 구할 수 있다면 처음부터 도입단계 식단으로 시작할 수 있다. 안타깝게도 많은 사람들이 그렇지 못하다. 요리를 많이 하기 위해 삶과 주방을 정돈해야 하고, 적절한 식재료 공급처를 찾아야 하며, 바쁜 직장에서 휴가를 내고, 자녀를 학교에 보내지 않거나 긴 방학을 기다려야 한다.

보통은 일단 완전한 갭스 식단부터 시작한 후 나중에 도입단계 식단을 계획하는 것이 합리적이다.

여행 중이거나 바쁘게 일하느라 요리할 준비가 되어 있지 않다면, 완전한 갭스 식단부터 시작하는 것이 더 쉽다. 완전한 갭스 식단에서는 외식이 가능하며 허용되는 음식의 선택 폭이 훨씬 넓다. 나중에 6개월 또는 1년 정도 지나면 도입 식단을 따르는 데 익숙해질 수 있다.

식단을 잘 따르지 못하는 사람을 치유하려고 할 때는 완전한 갭스 식단부터 시작하는 것이 현명하다. 1년 정도 지나면 많이 치유될 것이고, 그 사람은 도입 식단의 엄격한 과정도 견디고 잘 따를 준비가 될 수 있다. 많은 청소년과 젊은이들이 이 그룹에 속한다. 그들은 쉽게 밖에서 사먹을 수 있는 용돈도 있을뿐더러 또래 친구들의 눈치를 보기도 한다. 이 그룹과 함께 도입 식단을 실행하는 것은 불가능한 경우가 많으므로 완전한 갭스 식단부터 시작하는 것이 좋다. 음식과 관련한 감각들을 올바르게 재정립할 수 있도록 10대 자녀가 식사 준비에 참여하도록 해보자. 아이들은 일반적으로 다른 사람이 만들어 준 음식보다는 자신이 직접 요리한 음식을 더 잘 먹는다. 자녀가 치유되기 시작하고 효과를 보기 시작하면 아이가 도입 식단을 따를 준비가 될 가능성이 높아진다. 만성 변비가 있는 사람은 완전한 갭스 식단을 시작하면 더 좋아진다. 이 그룹은 보통 섬유질 보충제에 의존해서 변을 배출하려고 한다. 도입 식단에서는 섬유질을 제외하기 때문에 변비가 더 심해질 수 있다. 완전한 갭스 식단으로 변비가 해결되면, 더 깊은 치유를 위해 도입 식단을 시도할 수 있다.

심각한 소화기 증상이 없는 사람은 완전한 갭스 식단부터 시작할 수 있다. 도입 식단을 전혀 거치지 않고도 병이 낫는 경우도 있었는데 그들 중 우울증, ADHD 및 자가 면역 질환을 앓고 있는 환자들이 있었다. 그러나 이러한 케이스의 사람들은 상당히 적다. 대부분의 사람들은 치유의 어느 단계에서 도입 갭스 식단을 거쳐야 하며 그것은 한 번 하는 것만으로 끝나지 않는 경우가 많다.

만성 설사, 복통, 복부 팽만감, 역류성 위 식도염, 대변에 피나 점액이 섞어 나오는 경우, 궤양성 대장염, 크론병, 급만성 위염, 장염, 식도염 및 기타 심각한 소화 장애 등 심각한 소화기 증상이 있는 사람은 도입 식단을 완벽하게 따르는 것이 절대적으로 필요하다. 이 식단은 증상을 빠르게 완화하고 소화 기관의 치유 과정을 시작할 것이다. 건강한 사람이라도 본인이나 자녀가 '배앓이' 또는 다른 형태의 설사를 하는 경우, 며칠 동안 도입 식단을 따르면 대개 약을 먹지 않고도 증상이 빠르고 영구적으로 사라질 것이다.

음식 알레르기와 불내증이 있는 사람들은 장 벽을 치유하고 봉인하기 위해 도입 갭스 식이요법을 거쳐야 한다. 알레르기와 음식 과민증의 원인은 유해한 미생물군에 의해 장 벽이 손상되는 이른바 '새는 장 증후군' 때문이다. 음식물이 손상된 장 벽을 통해 흡수되기 전에 제대로 소화되지 않아 면역계가 이에 반응하게 된다.

많은 사람들이 자신에게 문제가 되는 음식을 찾고 싶어 한다. 그러나 장 벽이 손상되면 대부분 덜 소화된 음식이 흡수될 가능성이 높으며 이로 인해 즉각적인 면역 반응이 나타나거나 하루, 며칠 또는 몇 주 후 지연 반응이 나타날 수 있다. 이러한 반응은 서로 겹치기 때문에 특정 날에 보이는 반응이 언제 먹었던 음식 때문인지 확신할 수 없다. 음식 알레르기 검사는 신뢰성이 떨어지는 것으로 악명이 높다. 만약 2주 동안 하루에 두 번씩 검사를 받으면 먹는 모든 음식에 '알레르기'가 있다는 결과가 나올 수 있다.

장 벽이 손상된 상태로 있는 한, 계속해서 식단을 조정하고 다양한 음식을 제거해도 아무런 개선을 보지 못할 수 있다. 그러므로 내 임상 경험에 비추어 볼 때, 갭스 도입 식이요법을 통해 장 벽을 치유하는 데 집중하는 것이 가장 좋다. 장 벽이 치유되면 음식이 흡수되기 전에 제대로 소화되어 대부분의 음식 불내증과 알레르기가 사라진다. 특정 음식에 강하게 반응하는 경우는 갭스 도입 식이요법으로 장 벽을 치유하는 동안 해당 음식을 제외하는 것이 좋다. 장이 치유되면 해당 식품을 다시 식단에 넣을 수 있다.

식품 민감도 테스트

특정 식품에 대해 아나필락시스형 알레르기(위험할 수 있음)가 의심 되는 경우, 해당 식품을 섭취하기 전에 민감도 테스트를 실시하자. 해당 식품을 한 방울 떨어뜨려(고형 식품인 경우 으깨서 약간의 물과 섞어) 취침 전에 손목 안쪽에 바른다. 잠들기 전에 한 방울을 피부에 떨어뜨려 말린다. 아침에 그 부위를 확인한다. 발적 반응이 나타나면 몇 주 동안 해당 음식을 피하고 다시 시도한다. 반응이 없으면 소량부터 서서히 도입한다. 항상 실제 먹는 상태의 음식을 테스트한다. 예를 들어 날달걀 노른자를 먹이려는 경우, 달걀 전체나 익힌 달걀이 아닌 날달걀 노른자로 테스트 해야 한다.

도입 식단은 증상의 정도에 따라 증상이 괜찮은 한 빨리 또는 천천히 진행할 수 있다. 처음 두 단계에서는 대부분의 소화기 증상(설사, 복통, 복부 팽만감 등)이 가라앉기 시작할 것이다. 다음 단계로 넘어갈 때 이러한 증상이 다시 나타나면 장이 새로운 음식을 받아들일 준비가 되지 않았다는 신호다. 그러므로 이전 단계로 돌아가 더 오래 유지한 후 다음 단계로 넘어가길 바란다. 장이 충분히 치유되면 이전 증상이 재발하지 않고 다음 단계로 넘어갈 수 있다.

예를 들어, 하루나 이틀 만에 1단계를 통과한 후 2단계에서 2주(또는 그 이상)를 머무를 수 있다. 2단계의 식단은 신체가 성장하는 데 필요한 모든 영양분을 공급하므로 서둘러 다음 단계로 이동할 필요가 없다. 어떤 사람들은 도입 식단의 2단계를 1년 이상 유지하면서 건강 상태가 좋거나, 계속해서 좋아지는 경우도 있다. 뇌성마비, 다운증후군, 중증 자폐증, 레트 증후군 및 이와 유사한 질환이 심한 경우와 같이 일부 환자의 경우, 도입 식단의 2단계를 어느 정도 영구적으로 유지하는 것을 추천한다.

(1) 갭스 도입 식단 실행하기

생수나 정수된 물 한 잔으로 하루를 시작하자. 프로바이오틱스를 섭취한다. 차가운 물은 소화관을 따라 내려가며 수축을 일으켜 상태를 악화시킬 수 있으므로 차갑지 않은 미지근한 물이나 적어도 상온의 물을 마셔야 한다. 갭스 목록에 있는 음식만 허용되며 다른 음식은 먹지 않아야 한다.

첫 번째 단계에서는 복통, 설사 및 복부 팽만감의 가장 심한 증상이 극적으로 빠르게 가라앉을 것이다. 새로운 음식을 도입했을 때 설사, 복통 또는 기타 증상이 나타나면 해당 음식을 도입할 준비가 되지 않은 것이다. 일주일 정도 기다렸다가 다시 시도하자.

step 1. 첫 번째 단계

- **직접 만든 고기 육수 또는 생선 육수**

    고기 육수와 생선 육수는 빠르게 성장하는 장 벽 세포의 구성 요소를 제공하고 장의 염증 부위를 진정시키는 효과가 있다. 그렇기 때문에 수세기 동안 소화를 돕고 소화관을 치유하는 민간 요법으로 알려져 왔다.

    시중에서 판매되는 고체 육수나 과립 육수는 사용하면 안 된다. 이러한 제품은 고도로 가공되고 해로운 성분으로 가득 차 있기 때문에 장을 치유하지 못한다. 고기 육수와 사골 육수에 대해 혼동하는 경우가 있는데, 이 주제에 대한 자세한 정보는 **우리가 먹어야 할 음식과 그 이유, 몇 가지 레시피** 챕터에서 확인할 수 있다. 여기서는 갭스 영양 프로토콜의 **고기 육수**에 초점을 맞춘다.

    닭고기 육수는 특히 위장에 부담이 적고 갭스 영양 프로토콜을 시작하기에 아주 좋다. 좋은 고기육수를 만들려면 관절, 뼈, 뼈에 붙은 고기, 전체 닭 한 마리, 닭, 거위 또는 오리의 발과 내장, 비둘기, 꿩 또는 기타 저렴한 고기가 필요하다. 뼈와 관절은 치유 물질을 제공하기 때문에 살코기가 아닌 뼈와 관절을 사용하는 것이 필수다. 정육점 주인에게 큰 소뼈를 반으로 잘라달라고 요청하면 요리 후 골수를 꺼내 섭취할 수도 있다.

- 뼈, 관절, 살코기를 큰 냄비에 넣고 물을 붓는다. 요리를 시작할 때 취향에 따라 가공하지 않은 천연 소금과 거칠게 으깬 검은 후추 약 1티스푼을 넣는다. 끓여서 뚜껑을 덮고 약한 불에서 2.5~4시간 동안 끓인다(슬로우 쿠커를 사용하는 경우 밤새 끓인다).

  생선을 통째로 또는 생선 지느러미, 뼈, 껍질, 머리를 사용하여 같은 방법으로 생선 육수를 만들 수 있으며, 생선 육수를 만드는 데는 약 1~1.5시간이 걸린다. 조리 후 뼈와 고기를 건져내고 육수를 체에 걸러 작은 뼈와 후추를 제거한다. 나중에 수프에 추가하기 위해 뼈에서 모든 연조직을 떼어낸다. 뼈의 연조직을 모두 먹는 것이 중요하다. 두꺼운 나무 도마에 뼈를 두드려서 아직 따뜻할 때 큰 관 모양의 뼈에서 골수를 빼낸다. 뼈와 골수 주위의 젤라틴 연조직은 장 벽과 면역계에 최고의 치유제이므로 끼니마다 섭취해야 한다. 생선 육수를 만들 때는 생선 뼈와 머리의 연한 조직을 모두 떼어내고 나중에 수프에 넣을 수 있도록 남겨둔다.

  고기 육수나 생선 육수는 최소 7일 동안 냉장고에 보관하거나 냉동 보관할 수 있다. 따뜻한 육수는 하루 종일 식사와 함께 그리고 식사 사이에 계속 마시게 한다. 육수 등을 데울 때 전자레인지를 사용하지 말고 일반 스토브를 사용한다(전자레인지는 음식을 파괴하고 발암 물질을 생성한다).[5,6,7] 지방은 치유 과정에 필수이므로 육수와 뼈에서 나온 지방을 모두 섭취하는 것이 매우 중요하다. 마시는 모든 육수에 프로바이오틱스 식품을 첨가하자(프로바이오틱스 식품 섭취에 대한 자세한 내용은 아래 참조).

- **직접 만든 고기 육수 또는 생선 육수를 넣은 홈메이드 수프**

  우리가 먹어야 할 음식과 그 이유, 몇 가지 레시피 에서 아이디어를 꼭 찾아보길 바란다. 여기서는 도입 식단과 관련된 몇 가지 세부 사항을 살펴보겠다.

  고기 육수를 끓여서 양파, 당근, 브로콜리, 콜리플라워, 애호박, 주키니, 갭스 허용 호박들, 파 중에서 골라 다지거나 얇게 썬 채소를 넣고 25~35분간 끓인다. 모든 종류의 양배추와 샐러리와 같이 섬유질이 많은 채소는 피하고 시중에서 구할 수 있는 모든 채소를 조합하여 활용해도 좋다. 호박의 껍질과 씨, 브로콜리와 콜리플라워의 줄기, 기타 섬유질이 많은 부분은 모두 제거해야 한다. 집에서 만든 발효 채소 몇 가지와 신선한 채소도 육수에 넣고 익혀 수프를 만들 수 있다. 발효 채소는 발효 과정에서 미생물에 의해 미리 소화되며, 조리하면 소화하기가 더욱 쉬워진다. 야채가 정말 부드러워지도록 잘 익혀준다.

  야채가 잘 익으면 다진 마늘 1~2큰술을 넣고 한소끔 끓인 후 불을 끈다. 이 수프를 뼈에서 발라낸 골수, 고기, 기타 연한 조직과 함께 먹는다. 블렌더를 사용하여 수프를 갈아도 되고 그대로 먹어도 된다. 수프를 한 그릇 먹을 때마다 항상 프로바이오틱 식품을 같이 먹는다(프로바이오틱 식품을 식단에 넣는 것에 대한 자세한 내용은 아래 참조). 삶은 고기와 뼈에서 발라낸 연한 조직이 들어 있는 수프는 하루 종일 먹고 싶은 만큼 자주 먹어야 한다. 큰 냄비에 수프를 만들어두면 5~6일 동안 냉장고에 보관할 수 있으므로 필요할 때 조금씩 데워 먹을 수 있다. 이 방법은 피로에 시달리고 잦은 요리가 힘들다고 느끼는 사람들에게 매우 유용할 수 있다.

- 프로바이오틱 식품은 처음부터 도입하는 것이 필수다. 이것은 유제품 또는 식물을 기반으로 한 프로바이오틱스가 될 수 있다. 심한 반응을 피하려면 프로바이오틱 식품을 점진적으로 도입한다. 2~5일 동안 하루에 1~2티스푼, 다음 2~5일 동안 하루에 3~4티스푼과 같은 방식으로 고기 육수 한 컵과 수프 한 그릇당 프로바이오틱 식품 몇 티스푼을 넣을 수 있을 때까지 양을 늘려나간다. 먼저 집에서 만든 사워크라우트, 발효 채소 또는 모듬 채소 발효에서 나온 즙을 고기육수나 스프를 먹을 때 그릇에 넣는다. 채소 자체는 섬유질이 많으므로 아직 넣지 말아야 한다. 채소를 발효하는 방법은 우리가 먹어야 할 음식과 그 이유, 몇 가지 **레시피** 챕터를 살펴보자. 발효된 채소에서 나온 즙은 프로바이오틱 박테리아를 제공하는 것 외에도 정상적인 위산 생성 기능을 회복하는 데 도움이 된다. 열이 유익균을 파괴할 수 있으므로 프로바이오틱 식품을 넣을 때 음식이 너무 뜨겁지 않은지 확인한다.

일부 아주 드문 경우를 제외하면, 발효 채소즙은 갭스인이 잘 먹을 수 있다. 그런데 유제품 기반 발효 식품은 다른 문제다. 내 경험에 비추어 볼 때, 대부분의 갭스인은 잘 발효된 홈메이드 유청, 요거트 또는 사워크림을 처음부터 잘 견뎌낼 수 있다. 그러나 일부는 그렇지 못하다.

따라서 유제품을 섭취하기 전에 민감도 테스트를 해보자. 먼저 홈메이드 요거트를 넣은 자루를 매달아 흘러나온 유청으로 테스트한다(이때 떨어지는 유청은 우유의 단백질이 많이 제거된 상태). 만약 민감도 테스트에서 반응이 없으면 유청을 식단에 넣는다.

하루에 1티스푼의 유청을 수프 또는 고기육수에 첨가하는 것에서 시작한다. 매일 유청 1티스푼을 2~5일간 섭취해본 다음 하루 2티스푼으로 늘리는 방법으로 식사와 함께 하루 ½컵의 유청을 먹을 수 있을 때까지 섭취량을 늘린다.

이 단계에서는 홈메이드 요거트를 하루에 1티스푼씩(유청을 따로 빼지 않고) 첨가하여 점차적으로 일일 섭취량을 늘려간다. 요거트와 병행하여 집에서 만든 사워크림(요거트 종균 배양으로 발효)을 도입할 수 있는데 사워크림에는 면역계와 장 벽을 위한 훌륭한 지방산이 들어있다.

요거트 다음에 수제 케피어를 도입한다. 케피어는 요거트보다 훨씬 더 강력하며 일반적으로 더 뚜렷한 다이 오프 반응을 일으킨다. 그렇기 때문에 케피어를 시작하기 전에 요거트를 먼저 먹어보는 것이 좋다. 만약 요거트에 대한 반응이 없다면 처음부터 케피어를 먹을 수 있다. 유제품에 분명하게 반응하는 사람은 유제품 도입 단계를 참조한다. 갭스 도입 식단을 시작하기 전에 요거트, 케피어 및 기타 발효 유제품을 섭취해왔고 이에 대한 별다른 문제가 없었던 사람이라면, 하루에 한 티스푼부터 시작할 필요 없이 평소 섭취하던 양으로 계속 섭취해도 된다.

식단에 유청, 요거트 및 케피어를 추가하면 설사를 자주 하는 사람들에게 기적 같은 일이 일어난다. 시큼한 유제품의 다양한 물질, 특히 젖산은 장벽을 진정시키고 강화하며 장에서 음식물 통과 속도를 늦추고 대변을 상당히 빠르게 단단하게 만든다. 따라서 설사가 잦다면 처음부터 발효유 제품을 섭취하는 것이 좋다.

그러나 변비는 다른 문제다. 만성 변비에 시달리고 있다면 처음부터 사워크라우트나 발효 채소의 즙을 섭취하되 유제품은 주의해야 한다. 내 경험상 변비가 있는 사람들은 기버터, 버터, 사워크림과 같은 고지방 유제품은 잘 먹지만 요거트, 유청, 케피어, 치즈와 같은 고단백 유제품은 오히려 변비를 악화시킬 수 있다. 사람마다 장내 미생물군이 다르기 때문에 모든 변비 환자에게 해당되는 것은 아니지만, 내 경험에 따르면 절반 이상에서 고단백 유제품에 대해 변비가 발생했다.

생강, 민트 또는 카모마일 차에 약간의 꿀을 넣어 식사 사이에 마신다. 생강차를 만들려면 신선하거나 얼린 생강을(약 1티스푼)를 갈아서 작은 주전자에 넣고 끓는 물을 부어 뚜껑을 덮고 3~5분간 그대로 둔 후 체로 거른다.

묽은 설사가 심한 경우 식단에서 야채를 제외해야 한다. 매 시간 따뜻한 육수에 프로바이오틱 식품(유청, 사워크림 또는 요거트, 유제품을 견딜 수 없는 경우 발효 채소 주스)을 넣고 잘 익힌 젤라틴이 많은 육류와 생선(육수를 만들었던)을 섭취하고 날달걀 노른자를 서서히 추가하는 것이 좋다. 설사가 가라앉기 전까지는 채소를 섭취하지 않는다. 장 벽에 심한 염증이 생기면 매우 적은 양의 섬유질조차도 견딜 수 없다. 그렇기 때문에 야채를 먹는 것을 서두르지 말아야 한다 (아주 잘 익힌 경우에도). 설사가 지속되면 식물 배제 갭스 식단 또는 갭스 액상 단식 GAPS Liquid Fast 을 살펴보길 바란다.

step 2. 두 번째 단계

- 골수, 삶은 고기나 생선, 뼈의 연부 조직(특히 젤라틴과 지방이 많은 부분)이 들어간 수프를 계속 섭취한다. 고기 육수와 생강차를 계속 마신다. 매 고기 육수 및 스프 한 그릇마다 프로바이오틱스 음식(사워크라우트 즙, 발효 채소액 또는 모듬채소 발효액, 그리고/또는 홈메이드 유청, 사워크림, 요거트)을 추가하여 계속 먹는다.

- 유기농 생 달걀 노른자를 추가한다. 달걀 알레르기가 우려되는 경우 먼저 날달걀 노른자로 민감도 테스트를 해보자. 수프와 고기 육수를

먹을 때마다 그릇에 날달걀 노른자를 넣는 것이 가장 좋다. 하루에 노른자 1개를 먹는 것부터 시작하여 수프 한 그릇을 먹을 때마다 노른자 한 개를 먹을 수 있을 때까지 점차적으로 늘려간다. 노른자를 잘 먹게 되면 수프에 반숙 달걀(흰자는 익고 노른자는 여전히 흐르는 상태)을 추가한다. 달걀 흰자를 식단에 넣기 전에 알레르기가 걱정된다면 먼저 날달걀 흰자로 민감도 테스트를 해본다. 노른자는 소화가 거의 필요 없을 정도로 빠르게 흡수되고 가장 필요한 영양을 공급해주므로 하루에 섭취하는 노른자 수를 제한할 필요가 없다. 신선하고 방목한 유기농 달걀을 믿을 수 있는 곳에서 구입하자.

- 고기와 야채로 만든 스튜와 냄비 요리인 캐서롤을 추가한다. 이 단계에서는 향신료를 사용하지 말고 소금과 신선한 허브로만 스튜를 만든다. 스튜는 고기와 야채가 잘 익도록 천천히 오랫동안(최소 2.5시간) 조리해야 한다(예를 들어, **우리가 먹어야 하는 음식과 그 이유, 몇 가지 레시피** 챕터에서 이탈리아 캐서롤 레시피를 찾아보길 바란다). 이러한 식사에서 지방을 상당히 많이 먹어야 한다. 동물성 지방을 많이 섭취할수록 더 빨리 회복할 수 있다. 끼니마다 프로바이오틱 식품을 추가한다.

- 홈메이드 사워크림, 요거트, 케피어의 일일 섭취량을 계속 늘려간다.(식단에 도입한 경우) 사워크라우트 주스, 발효 채소액 또는 모듬 채소 발효액의 양을 늘려간다.

- 하루 한 조각부터 시작하여 점차적으로 발효 생선을 도입한다. **우리가 먹어야 할 음식과 그 이유, 몇 가지 레시피** 챕터에서 레시피를 찾아보기 바란다.

홈메이드 기버터를 식단에 넣는다. 유제품을 먹고 있었다면 하루에 몇 스푼부터 시작하여 점차적으로 늘릴 수 있다. 유제품을 아직 먹고 있지 않았다면 하루에 1티스푼부터 시작하여 점차적으로 늘린다.

step 3. 세 번째 단계

- 이전에 먹던 음식을 계속 먹는다.

- 잘 익은 아보카도를 으깨서 수프에 추가한다. 1~3티스푼부터 시작하여 양을 점차 늘려간다.

- 식단에 팬케이크를 추가한다. 하루에 한 개부터 시작하여 점차 양을 늘린다. 이 팬케이크는 세 가지 재료로 만든다.

  1) 유기농 견과류 버터(아몬드, 호두, 땅콩 등)
  2) 달걀
  3) 신선한 겨울 호박, 주키니 또는 애호박 한 조각(껍질을 벗기고 씨를 제거한 후 푸드 프로세서에서 잘 섞음)

- 위의 재료를 섞어 팬케이크 반죽과 같은 농도로 만든다. 거위, 오리, 돼지, 양 또는 소의 지방 등 직접 만든 동물성 지방을 사용하여 작은 팬케이크를 만든다. 팬케이크가 타지 않도록 주의하고 약한 불로 조리한다.

- 기버터, 거위 지방, 돼지 지방 또는 오리 지방을 넉넉히 넣고 부드럽게 부치거나 스크램블한 달걀을 먹는다. 이를 아보카도(몸에 맞는 경우)와 익힌 야채를 곁들여 먹는다. 익힌 양파는 소화 기관과 면역계에 특히 좋다. 팬에 오리 지방이나 기버터 5큰술을 녹이고 큰 흰양파를 얇게 썰어 넣고 뚜껑을 덮는다. 약불에서 양파가 부드럽고 달콤하며 반투명해질 때까지 20~30분간 조리한다.

- 사워크라우트와 발효 채소를 식단에 넣는다. 한동안 이러한 채소의 발효액을 마셨으므로 장은 섬유질이 많은 양배추 자체를 받아들일 준비가 되어 있을 것이다. 소량부터 시작하여 점차적으로 매끼마다 사워크라우트 또는 다른 발효 채소를 1~2큰술로 늘린다.

step 4. 네 번째 단계

- 이전에 먹던 음식을 계속 먹는다.

- 구워서 조리한 고기를 서서히 추가한다(단, 바베큐하거나 튀긴 고기는 제외). 타거나 너무 갈색인 고기는 피한다. 익힌 야채와 사워크라우트(또는 기타 발효 야채)와 함께 고기를 먹는다. 식사와 함께 따뜻한 고기 육수를 한 컵 마신다(고기 육수에 프로바이오틱 식품을 첨가한다).

- 냉압착 올리브 오일을 식단에 추가하여 한 끼에 몇 방울씩으로 시작하여 점차 양을 늘려 한 끼에 1~2큰술씩 섭취한다.

- 당근 착즙 몇 숟가락부터 시작하여 갓 짜낸 주스를 식단에 추가한다. 주스가 맑은지 확인하고 잘 걸러낸다. 따뜻한 물로 희석하거나 수제 요거트와 섞어 마신다. 몸이 잘 견디면 하루에 한 컵까지 점차적으로 늘리자. 당근 주스 한 컵에 문제가 없으면 샐러리, 양상추, 신선한 민트잎으로 착즙하여 추가해본다. 주스는 항상 공복에 마셔야 하므로 아침 공복 상태와 오후 한낮이 먹기 좋은 시간이다.

- 아몬드 또는 기타 견과류와 씨앗(해바라기씨 및 호박씨)으로 만든 가루로

빵을 구워보다. 이 가루는 굽기 전에 발효시켜야 한다. 레시피는 **우리가 먹어야 할 것과 그 이유, 몇 가지 레시피** 챕터를 참고한다. 여기에는 서너 가지 재료만 필요하다.

1) 발효 견과류/씨앗 가루
2) 달걀
3) 약간의 천연 지방(기버터, 버터, 거위, 돼지 또는 오리 지방)
4) (선택 사항) 신선한 겨울 호박(또는 주키니나 애호박, 껍질을 벗기고 씨를 빼고 잘게 썬 것) 한 조각

여기에 약간의 소금으로 맛을 낸다. 하루에 작은 크기의 빵부터 시작하며, 점차 양을 늘린다. 이 빵을 먹는 동안 대변을 관찰하자. 변이 묽어지면 이 단계를 시작할 준비가 되지 않은 것이다.

step 5. 다섯 번째 단계

- 이전의 모든 음식을 몸이 잘 견딘다면 사과 퓌레의 형태로 익힌 사과를 먹어보자. 잘 익은 사과의 껍질을 벗기고 속을 파낸 후 약간의 물을 넣고 부드러워질 때까지 끓인다. 익으면 기버터를 넉넉히 넣고 감자으깨는 도구로 으깬다. 기버터를 아직 먹고 있지 않다면 오리, 돼지 또는 거위 지방을 넣는다. 하루에 몇 숟가락부터 시작한다. 어떤 반응이 있는지 관찰한다. 별다른 반응이 없으면 서서히 양을 늘린다.

- 양상추의 부드러운 부분과 껍질을 벗긴 오이부터 시작해 생야채를 추가한다. 생야채는 꼭꼭 씹어 먹어야 한다. 대변의 변화에 주의한다. 설

사나 변비가 생기면 아직 이 단계를 시작할 준비가 되지 않았다고 생각해야 한다. 다시 말하지만, 소량에서 시작하여 몸이 잘 견디면 점차적으로 늘려간다. 몸이 이 두 가지 채소를 잘 견디면 당근, 토마토(가지과 채소에 문제가 없는 경우), 양파, 양배추 등 다른 생채소를 점차적으로 추가한다.

- 당근, 샐러리, 양상추, 민트로 만든 착즙주스를 잘 견디면 사과, 파인애플, 망고와 같은 과일을 추가한다. 이 단계에서는 감귤류 과일은 피한다.

step 6. 여섯 번째 단계

- 도입한 모든 음식을 몸이 잘 견디면 껍질을 벗긴 생사과를 먹어본다. 점차적으로 생과일과 더 많은 꿀을 도입한다. 모든 탄수화물의 소화는 입안에서 침의 작용으로 시작되므로 과일을 아주 잘 씹어야 한다.

- 식단에서 허용되는 직접 구운 케이크 및 기타 단 음식을 점차적으로 도입한다. 베이킹에 감미료로 말린 과일을 사용한다.

앞서 말했듯이 개인의 증상에 따라 도입 식단을 더 빨리 또는 더 느리게 진행할 수 있다. 복통과 대변의 변화가 가장 큰 신호이므로 설사가 멈추기 시작하면 다음 단계로 넘어간다. 개인의 민감도에 따라 이 프로그램보다 늦게 일부 음식을 도입해야 할 수도 있다. 도입 식단을 완료한 후에도 수프와 고기 육수는 하루에 한 번 이상 계속 섭취하길 바란다.

식단에서 섬유질을 제거하면 일부 사람들은 변비 증상을 겪게 된다. 변비에 대한 즉각적인 치료법으로 나는 관장을 권장한다. 정기적인 관장은 변비를 해결해줄 뿐만 아니라 장에서 오래된 노폐물을 제거하여 인체가 더 빨리 해독할 수 있게 해준다. 관장에 대해 자세히 알아보려면 **장 관리** 챕터를 참조하길 바란다.

도입 식단을 완료하고 소화 장애가 대부분 사라지면 완전한 갭스 식단으로 전환한다.

2) 완전한 갭스 식단 Full GAPS Diet

완전한 갭스 식단으로 넘어가기 전에 갭스 도입 식단을 해보았다면, 이 치유 프로토콜 방법에 대해 이미 상당한 경험이 있을 것이다. 이전 챕터에 나오는 허용 및 비허용 식품 목록에 따라 식단을 확장하기만 하면 된다.

완전한 갭스 식단부터 시작하기로 결정했다면, 먼저 도입 식단을 주의 깊게 공부해야 한다. 도입 식단은 영양 프로토콜의 가장 중요한 요소인 육수, 수프, 발효 식품에 관한 필수 정보를 제공한다. 이러한 식품은 가장 처음부터 완전한 갭스 식단에 포함해야 한다.

완전한 갭스 식단에서는 빵, 케이크, 디저트를 굽는 것을 포함하여 다양하고 맛있는 레시피를 참조할 수 있다. 하지만, 아무리 빵이나 디저트가 맛있다고 해도 그것으로 식이요법을 시작하면 안 된다는 점을 명심하자. 매일 섭취하는 모든 음식의 약 85%는 육류(내장육 포함), 생선육수, 고기육수, 달걀, 발효 유제품, 채소(일부는 잘 익힌 것, 일부는 발효된 것, 일부는 날 것)로 구성해야 한다. 베이킹과 과일은 식사 사이의 간식으로만 제한해야 하며 이것이 주 식사를 대체해서는 안 된다.

완전한 갭스 식단을 시작하는 경우, 몇 주 동안은 베이킹 식품과 과일을 식단에서 제외했다가 증상을 관찰하면서 서서히 도입해야 한다. 그것들을 먹을 준비가 되었는지는 몸이 당신에게 알려줄 것이다. 몸이 준비되지 않았다면 과일, 견과류, 베이킹 식품을 피했을 때 사라졌던 증상이 그것들을 먹으면 다시 나타나기 시작할 것이다. 집에서 만든 고기 육수, 수프, 스튜, 천연 지방은 선택 사항이 아닌 주식이 되어야 한다.

모든 음식은 집에서 신선한 재료로 조리해야 한다. 최소 2년 동안은 갭스에서 허용되지 않는 모든 음식을 완전히 제외해야 한다. 즉, 모든 곡물, 설탕, 감자, 파스닙, 참마, 고구마 및 이들로 만든 모든 것을 피해야 한다. 요리와 베이킹에 사용하는 가루는 아몬드 가루, 코코넛 가루(또는 기타 견과류, 해바라기씨, 호바씨를 밀가루와 같은 농도로 갈아 만든 것)로 대체할 수 있으며, 이러한 가루는 굽기 전에 발효를 거쳐야 한다. **우리가 먹어야 할 음식과 그 이유, 몇 가지 레시피** 챕터에서 이러한 가루로 베이킹하는 방법에 대한 모든 정보를 확인할 수 있다.

발효 식품을 식단에 넣는다. 만약 발효 식품을 이미 먹고 있었다면 섭취량을 천천히 늘리자. 채소, 과일, 우유, 생선을 발효시킬 수 있다(**우리가 먹어야 할 음식과 그 이유, 몇 가지 레시피** 챕터를 참고). 콤부차 또는 신선한 유기농 과일과 채소에 서식하는 천연 미생물(예시: 비트 크바스)을 사용하여 발효 음료를 만들 수 있다.

끼니마다 발효 식품을 섭취하면 소화 효소 보충제를 따로 보충하지 않아도 소화하는 데 도움이 된다. 모든 새로운 발효 식품은 다이 오프 반응을 일으킬 수 있기 때문에 식단에 도입할 때는 하루에 1~2티스푼부터 서서히 시작해야 한다.

갭스인이 구매하기에 가장 좋은 식품은 달걀, 육류 및 생선, 조개류, 신선한 채소 및 과일, 견과류 및 씨앗, 마늘, 올리브유다. 육류와 생선은 훈제, 통조림 또는 다른 방식으로 가공한 것이 아닌 신선하거나 냉동된 것을 구입하고 집에서 조리해야 한다. 채소는 익혀서 먹는 것뿐만 아니라 샐러드나 스틱 형태의 날 것으로 섭취하는 것도 중요하다. 이렇게 먹으면 그들은 귀중한 효소와 해독 물질을 제공하여 육류 소화에 도움이 될 것이다. 생과일은 소화 패턴이 매우 다르고 위장에 부담을 줄 수 있으므로 식사와 함께 먹지 말고 따로 섭취해야 한다. 대부분의 갭스 환자들은 처음에는 과일을 피하는 것이 좋다. 소화기 증상이 사라지거나 현저히 줄어들면 식사 사이에 간식으로 과일을 섭취해도 좋다.

갭스인은 육류(동물성 지방), 버터, 기버터, 코코넛 오일, 냉압착 올리브유 등을 통해 천연 지방을 매끼 충분히 섭취하는 것이 매우 중요하다. 식사의 지방 함량은 혈당 수치를 조절하고 탄수화물에 대한 갈망을 조절해준다. 요리는 고기에서 직접 추출한 동물성 지방으로 해야 한다. (**우리가 먹어야 할 음식과 그 이유, 몇 가지 레시피** 챕터 참조) 동물성 지방은 면역계, 신경계 및 장을 치유하는 데 필요한 영양소를 풍부하게 제공하기 때문에 섭취하는 총 지방의 대부분은 동물성 지방이어야 한다. 요리할 때는 동물성 지방을 넉넉하게 사용하자. 동물성 지방을 많이 섭취할수록 회복 속도가 빨라질 것이다.

식물성 오일은 냉압착한 양질의 오일이어야 한다. 가장 안정적이고 믿을 수 있는 식물성 오일은 냉압착 올리브 오일이다. 이는 쉽게 구할 수 있으며 비타민 E와 기타 항산화 물질의 좋은 공급원이다. 원한다면 대마유, 호두 기름, 아보카도 오일, 호박씨 오일 등 다른 냉압착 오일을 사용할 수 있다. 이러한 오일은 절대로 가열하지 말고 조리된 음식에 바로 드레싱으로 사용하자. 식물성 오일은 빛, 열, 산소에 매우 취약해 쉽게 손상될 수 있다. 산패한 냄새나 맛이 나면 아무리 비싸게 주고 샀더라도 사용하지 말길 바란다. 코코넛 오일은 매우 안정적이며 요리하거나 조리된 음식에 첨가하기에 좋다. 유기농 기 버터는 또 다른 안정적인 지방으로 요리할 때와 조리된 음식에 첨가하기에 매우 좋다.

어떤 형태든 설사가 발생하면 설사가 완전히 없어질 때까지 며칠 동안 고기 육수, 수프, 고기 및 야채 스튜, 생선, 달걀, 발효 유제품, 잘 익힌 채소 등 갭스 도입 식단의 1단계 또는 2단계로 돌아가자. 며칠 동안 변이 정상적으로 나오면, 생야채를 한 번에 하나씩 적은 양에서 시작해서 천천히 식단에 넣어 본다. 채소를 먹게 되면 견과류, 기름진 씨앗, 과일을 서서히 먹도록 한다.

인체의 필요에 따라 식사의 균형을 맞추는 것이 중요하다. 이 문제를 완전히 이해하려면 **한 사람이 먹는 고기가 다른 사람에게는 독이 될 수 있다** 챕터를 읽어 보길 바란다. 우리 모두는 신진대사가 다른 독특한 개인이다. 세상 그 누구도 매 끼니마다 단백질이 풍부한 식품(육류, 생선, 달걀, 유제품)과 채소를 정해진 비율로 섭취해야 한다고 말할 수 없다. 답은 오직 내 몸만이 알고 있으며, 몸이 당신의 감각을 통해 매일 음식을 선택하는 방법을 알려줄 것이다.

전자레인지는 음식을 파괴하고 발암물질을 생성하므로 사용하지 말자.[5,6,7] 일반 오븐과 스토브를 사용하여 음식을 조리하고 데워야 한다. 갭스 식이요법을 진행하면서 당신은 몸이 음식에 어떻게 반응하는지에 대한 전문가가 될 것이다. 이것은 독특하고 매우 귀중한 지식이며 평생 도움이 될 수 있다. 따라서 도입 식단부터 그 이후까지 음식 도입 과정과 개별 증상 및 반응을 기록하는 일종의 식사 일기를 쓰는 것이 좋다.

완전한 갭스 식단은 약 2년 동안 지켜야 한다. 가벼운 질환을 가진 사람은 1년 정도면 식단에서 허용되지 않는 식품을 섭취할 수 있지만, 어떤 사람은 수년 동안, 어떤 사람은 평생 이 식단을 엄격하게 지켜야 한다. 건강 문제가 사라지고 최소 6개월 이상 건강 상태가 양호하면 갭스 식단에서 벗어나는 것을 고려할 수 있다. 이 단계에 대해서는 이 책의 관련 챕터를 살펴보기를 바란다. 어쨌든, 많은 사람들에게 완전한 갭스 식단은 지속 가능한 라이프스타일이 되어야 한다.

완전한 갭스 식단을 시작하는 경우 유제품을 올바르게 도입하는 것이 매우 중요하다. 여기서부터는 완전한 갭스 식단을 시작한 사람이 유제품을 어떻게 식단에 넣는지에 대한 구조적인 접근 방식을 알려주고자 한다.

유제품 도입 방법

이 단계는 다음과 같은 사람들을 위한 방법이다:

- **민감도 테스트에서 유제품에 알레르기가 있는 것으로 나타났으며, 그 결과 갭스 도입 식단 중 유제품을 섭취할 수 없는 사람들**

- **갭스 도입 식단을 하지 않고 완전한 갭스 식단으로 시작하는 사람들**
  도입 식단은 장이 더 빨리 치유되고 회복될 수 있도록 도와준다. 그렇기 때문에 도입 식단의 일부로 발효 유제품을 처음부터 시도할 수 있다. 일부 사람들, 특히 심각한 소화 장애가 없는 사람들은 완전한 갭스 식단을 바로 시작하기로 결정한다. 이 경우 이 유제품 도입 방법을 따르는 것이 좋다.

우유 단백질이나 유당이 거의 들어있지 않은 유지방은 일반적으로 다른 유제품에 알레르기가 있는 사람을 포함하여 대부분의 사람이 잘 견뎌낼 수 있다. 순수 유지방은 기 또는 정제버터라고 한다. 이는 유기농 버터로 집에서 쉽게 만들 수 있다 (**우리가 먹어야 할 음식과 그 이유, 몇 가지 레시피** 챕터를 참조). 기버터를 구입하는 경우 방부제 및 기타 첨가물이 포함되어 있지 않은지 확인하자. 순수한 기버터를 만들기 위해선 집에서 직접 만드는 것이 가장 좋다. 기버터는 귀중한 영양소가 많이 함유되어 있으며 요리와 베이킹에 아주 좋다.

유제품 알레르기가 심한 일부 사람들은 기버터조차도 견디지 못하므로 피해야 한다. 하지만 내 경험상 대부분의 갭스 어린이와 성인은 기버터에 대해 아무런 반응을 보이지 않으며 처음부터 식단에 기버터를 도입할 수 있었다. 환자가 민감도 테스트에서 요거트, 케피어, 사워크림에 반응을 보인 경우, 도입 식단의 두 번째 단계에서 기버터를 도입할 수 있다. 하지만 기버터도 도입하기 전에 먼저 민감성 테스트를 해보아야 한다.

기버터 다음으로 식단에 추가해야 할 유제품은 버터다. 버터는 거의 순수한 유지방이며 유청을 아주 소량만 함유하고 있어 식단의 특정 단계에서 환자가 일반적으로 감당할 수 있는 양이다. 비유기농 버터에는 비유기농으로 사육된 소가 섭취한 살충제, 호르몬 및 항생제가 많이 포함되어 있기 때문에 버터는 유기농으로 구입해야 한다.

민감한 사람의 경우 일반적으로 식이요법 6주 후에 버터를 도입하는 것이 좋다. 민감도 테스트를 통해 환자가 버터를 소화할 준비가 되었는지 알 수 있다. 일반적으로 버터를 보존하려고 넣는 것은 가공 소금이며 종종 다른 화학 물질(유동제 및 기타 첨가제)이 소금에 첨가되기 때문에 무염 버터를 먹는 것이 바람직하다. 여기서 강조하고 싶은 것은 버터와 기버터에는 어린이와 성인에게 귀중한 영양소가 많이 들어있으며 아나필락시스 유형의 알레르기가 없는 한 피하지 말아야 한다는 것이다. 버터와 기버터는 건강에 중요한 이점을 제공하는 다양한 지방산, 비타민 A, D, E, K2, 베타카로틴 및 기타 영양 물질을 소화하기 쉬운 형태로 제공한다.

기버터와 버터를 잘 먹으면 이후 6~12주 내에 요거트, 사워크림, 케피어, 치즈 등 유당이 없고 단백질이 함유된 유제품을 점진적으로 섭취할 수 있다. 장내 미생물군이 회복되고 소화 시스템이 치유되면 많은 갭스 환자는 아편과 유사한 형태의 카소모르핀을 흡수하지 않고 우유 단백질을 소화할 수 있게 된다.

그러나 모든 환자는 다르다. 어떤 환자는 몇 달 안에 이 단계에 도달할 준비가 되지만, 어떤 환자는 훨씬 더 오랜 시간이 걸린다. 우유 단백질이 함유된 식품을 한 번에 하나씩 도입하고 소량으로 시작하여 반응을 관찰하면서 매우 신중하고 천천히 진행하는 것이 중요하다. 어린이 또는 성인 갭스 환자에게서 퇴행의 징후인 관절 통증, 수면 장애, 불안, 기분 변화 및 과잉 행동, 대소변을 가리는 아이에게서 다시 나타나는 야뇨증, 습진 재발 또는 알레르기 악화 등이 나타난다면 아직 준비가 안 된 것일 수 있다.

모든 환자에게는 나름의 전형적인 증상이 있다. 어떤 경우에는 유제품 단백질을 평생 피해야 하는데, 특히 뇌전증, 자가 면역 질환, 심한 천식 및 습진이 동반된 장기간의 정신 질환의 경우에 더욱 그렇다. 식단에 처음으로 도입할 수 있는 단백질 함유 유제품은 홈메이드 요거트와 사워크림이다.

진료실에서 일부 환자들은 다른 동물의 우유가 젖소의 우유보다 소화가 훨씬 더 잘 된다고 얘기한다. 따라서 처음에는 염소 우유, 산양유 또는 낙타 우유로 케피어나 요거트를 만드는 것을 시도해 볼 수 있다. 해당 지역에서 대체 우유를 구할 수 없다면 소 우유로 요거트를 만들어보자. 나의 환자 중 대부분이 이 방법으로 좋은 결과를 얻었다.

여기서 매우 중요한 점은 유기농 우유만 사용하는 것이다. 이는 환자들을 관찰한 결과 비 유기농 요거트와 유기농 요거트의 사이에서 효과가 눈에 띄게 차이 있기 때문이다. 비 유기농 요거트에 민감한 반응하는 사람들도 유기농 요거트는 완벽하게 잘 먹는 경우가 많다. 그 이유는 비 유기농으로 사육된 동물은 항생제에서 살충제에 이르기까지 다양한 화학 물질에 노출되었으며 이 물질들이 우유로 나오기 때문이다. 유기농 목초지에서 자란 소, 염소 또는 기타 동물의 토종 품종에서 생산된 유기농 비살균유를 선택하는 것이 가장 좋다.

수제 요거트는 점진적으로 도입하는 것이 중요하다. 하루에 한 티스푼으로 시작하여 하루에 한두 컵까지 천천히 양을 늘린다. 그 이유는 요거트가 살아있는 프로바이오틱 박테리아를 제공하여 다이 오프 반응을 일으킬 수 있기 때문이다.

다이 오프 Die-off 반응이란?

프로바이오틱 박테리아가 장내 병원균을 공격하여 죽이면 병원균은 독소를 방출한다. 이 독소가 바로 사람을 아프게 하는 독소다. 장내 병원균이 죽으면 나타나는 증상은 사람마다 매우 다양하며 프로바이오틱 식품을 꾸준히 섭취하면 장내 독소 배출 증상을 조절할 수 있다(프로바이오틱스 챕터에서 이 주제에 대해 자세히 알아볼 수 있다).

요거트는 홈메이드 수프와 스튜에 첨가하거나 과일과 꿀을 곁들인 디저트로 먹거나, 과일 스무디 및 음료와 섞어 먹을 수 있다. 요거트를 무명천에 걸러서 걸쭉한 요거트나 코티지 치즈를 만들 수도 있다. 요거트와 동시에 사워크림(요거트 배양액으로 발효시킨 생크림)을 넣으면 면역력과 신경계에 탁월한 영양을 공급할 수 있다. 요거트와 마찬가지로 하루에 한 티스푼부터 시작하여 점차적으로 사워크림을 도입하자. 요거트와 사워크림을 도입하면 식단이 더 다양해질 것이다.

그러나 환자의 소화 시스템이 유제품을 받아들일 만큼 준비되어야 한다는 것을 반복하여 강조하고 싶다! 그러니 이 단계를 서두르지 말길 바란다!

갭스 환자가 홈메이드 요거트와 사워크림을 아무 문제 없이 견딜 수 있게 되면 케피어를 도입할 수 있다. 케피어는 요거트와 비슷하지만 여기에 들어있는 발효 박테리아와 곰팡이의 조합은 더 강력하다. 판매 회사에서 케피어 스타터를 사거나 온라인에서 구할 수 있는 케피어 알갱이를 사용할 수 있다. 케피어는 일반적으로 요거트보다 더 뚜렷한 다이 오프 반응을 일으킨다. 그렇기 때문에 케피어보다 요거트를 먼저 도입하는 것을 추천한다.

갭스 환자는 병원성 효모, 특히 칸디다에 의해 영향을 받는다. 케피어에 있는 유익한 효모는 병원성 효모를 통제하는 데 도움이 된다. 케피어 배양액으로 유크림을 발효시킨 것과 우유를 케피어 알갱이로 발효시킨 케피어를 동시에 도입할 수 있다. 요거트와 마찬가지로 하루에 1티스푼으로 시작하여 점차적으로 케피어의 일일 섭취량을 늘려간다. 케피어를 도입하는 중에도 요거트와 사워크림(요거트를 발효시킨)을 적당량 섭취하는 것을 이어 나가자.

요거트, 사워크림 및 케피어를 잘 도입하면 다음엔 천연 유기농 치즈를 시도해 볼 수 있다. 치즈는 매우 농축된 우유 단백질이기 때문에 도입하기 어려운 유제품 중 하나라고 할 수 있다. 또한 치즈는 효모와 곰팡이가 번식하기 좋은 식품으로, 많은 갭스 환자들이 견디지 못하는 식품이기도 하다. 일부 갭스 환자들은 홈메이드 요거트는 문제없이 먹을 수 있지만 치즈는 절대 먹을 수 없다고 한다. 그러나 많은 케이스에서, 갭스 어린이와 성인은 소화기관이 충분히 회복되었을 때 체다나 파마산과 같이 다양한 천연 치즈를 즐길 수 있다.

케피어 및 요거트와 마찬가지로 환자의 반응을 지켜보면서 치즈를 한 번에 하나씩 아주 소량(한 입 이하)부터 시도한다. 치즈를 안전하게 도입한 후 몇 달이 지나면 많은 환자가 시중에서 판매하는 천연 생요거트(첨가물이 없는), 사워크림, 크렘 프레슈*를 먹을 수 있을 정도로 소화기관이 양호한 상태가 된다. 식이요법 2년 차가 끝나면 생크림을 추가할 수 있다. 그리고 일부 사람들은 유기농 목초지에서 자란 토종 가축에서 짜낸 비살균 유기농 우유를 마시기 시작할 수 있다.

유제품 도입 단계 요약

1단계

4~6주 동안 모든 유제품을 피한다. 이렇게 하면 몸에서 시판된 유제품에서 나온 모든 찌꺼기를 제거할 수 있다. 판매용으로 가공된 유제품이 그동안 체내에 축적되었기 때문에 그 정도의 시간이 걸린다! 이 클렌징은 건강에 많은 개선을 가져올 수 있으며, 이는 당신 몸이 시판용 유제품에만 반응했다는 것을 증명해 줄 것이다.

2단계

집에서 유기농 생버터**로 만든 기버터를 도입한다. 이때 발효 버터를 이용하는 것이 좋다. 발효 버터는 발효 크림을 휘저어 만든 것으로, 유당이 없으며 남은 단백질은 발효 미생물에 의해 미리 소화된 것이다. 기버터를 만드는 방법에 대해서는 **우리가 먹어야 할 음식과 그 이유, 몇 가지 레시피** 챕터를 살펴보길 바란다. 식사와 함께 기버터 1티스푼을 먹어본다. 그런 다음 2-3일 동안 증상을 관찰한다. 아무 일도 일어나지 않았다면(평소 증상이 악화되지 않았고 이전 증상이 재발하지 않았다면) 점차적으로 기버터를 식단에 규칙적으로 사용한다. 내 경험상 대부분의 사람들은 기버터를 견딜 수 있었다. 기버터에 좋지 않은 반응이 있다면 몇 달 동안 기다렸다가 다시 시도해본다. 몸이 충분히 치유되면 많은 것이 바뀔 것이다. 그러면 지금은 견딜 수 없는 다른 음식뿐만 아니라 유제품도 견딜 수 있게 될 수도 있다.

3단계

비살균 유기농 발효 버터(발효된 크림을 휘저어 만든 버터)를 도입한다. 식사와 함께 1티스푼을 섭취한 후 2~3일 동안 증상을 관찰한다. 이 버터에는 약간의 단백질과 소량의 유당이 남아있을 수 있다. 이 시점까지 우리 몸이 그 양을 견딜 수 있을 만큼 충분히 치유되었기를 바란다. 아무런 반응이 없다면 점차적으로 버터를 일상적인 식단의 일부로 한다. 발효 버터를 잘 견디면 일반 버터(발효하지 않은 유크림으로 만든 버터)를 먹어본다. 버터와 기버터는 건강에 많

---

* 사워크림과 비슷한 발효 유제품

** 비살균유로 만든 버터

은 이점을 가져다주는 훌륭한 식품이다. 식단에 도입할 가치가 있다!

4단계

요거트 배양액을 유기농 비살균유와 크림에 넣어 만든 홈메이드 요거트와 사워 크림을 도입한다. **우리가 먹어야 할 음식과 그 이유, 몇 가지 레시피** 챕터를 살펴보길 바란다. 하루에 1티스푼부터 시작하여 섭취량을 점진적으로 늘려나간다. 이러한 음식에 대한 욕구와 입맛에 따라 하루 섭취량을 상당히 많은 양(한 컵 이상)까지 점진적으로 늘린다. 이를 수프와 스튜, 야채와 샐러드에 넣거나 꿀이나 말린 과일을 조금 곁들여 먹어도 좋다.

5단계

케피어 배양액을 유기농 비살균유와 크림에 넣어 만든 홈메이드 케피어와 사워 크림을 도입한다. **우리가 먹어야 할 음식과 그 이유, 몇 가지 레시피** 챕터를 살펴보길 바란다. 케피어는 요거트보다 더 강력하고 뚜렷한 다이 오프 반응을 일으키지만 완벽히 도입하면 훨씬 더 많은 치유 효과가 있을 것이다. 하루에 한 티스푼부터 시작하여 점차적으로 늘려간다.

6단계

홈메이드 요거트나 케피어를 무명천에 담아 묶어 걸어두어 밤새 유청을 떨어뜨린 후 남은 내용물을 걸러 코티지 치즈를 만든다. 다시 말하지만, 서서히 도입하길 바란다.

7단계

이제 시중에서 판매하는 전통 천연 치즈를 맛볼 수 있다. 일반적으로 이 단계에 도달했다면 이것을 먹어도 아무런 문제가 없으며, 특히 부드럽고 크리미한 이탈리아와 프랑스 치즈를 포함하여 금세 전 세계의 다양한 모든 전통 치즈를 섭취할 수 있게 된다.

많은 갭스인들이 2년 동안 식단을 유지한 후 허용 목록에 없는 크림과 치즈를 포함한 모든 천연 유제품을 가끔 먹어도 아무런 문제가 없다는 사실을 알게 된다. 그러나 이러한 제품은 가끔만 섭취하고 식단에서 허용되는 유제품을 안전하게 섭취하는 것을 추천한다. 이 단계에서 어떤 사람들은 비살균유와 비살균 크림을 문제없이 식단에 점진적으로 도입할 수 있다.

완전한 갭스 식단의 대표 메뉴

레몬 한 조각 또는 사과 발효 식초 한 티스푼을 넣은 생수나 정수된 물 한 잔으로 하루를 시작한다. 이 음료는 취향에 따라 따뜻하거나 실온이어도 된다. 착즙기가 있다면 갓 짜낸 과일/야채 주스 한 잔으로 하루를 시작해도 된다.

하루를 시작하기에 좋은 주스는 사과 40% + 당근 55% + 비트 5%를 섞은 것이다(물론 모두 생으로 준비하자). 다양하게 착즙 믹스를 만들 수 있지만 일반적으로 치료 성분이 50%가 되도록 한다. 치료 성분에 해당하는 재료에는 당근, 소량의 비트(착즙 혼합물의 5% 이하), 샐러리, 양배추, 상추, 푸른 잎채소(시금치, 파슬리, 딜, 바질, 신선한 쐐기풀 잎, 비트 윗부분, 당근 윗부분, 민들레 잎 등), 흰 양배추, 적양배추가 있다. 나머지 50%는 치료 성분의 맛을 부드럽게 하는 맛있는 재료(파인애플, 사과, 오렌지, 자몽, 포도, 망고 등)다. 이 착즙은 그대로 마시거나 물로 희석하여 마실 수 있다.

착즙이 준비되면 여기에 날달걀 1~2개(노른자와 흰자 모두)와 홈메이드 생사워크림 또는 코코넛 오일 2큰술(또는 녹여서 실온으로 식힌 홈메이드 동물성 지방)을 추가할 수 있다. 혼합물 전체를 휘저으면 밀크셰이크와 같은 질감으로 변한다. 내 환자들은 이를 **갭스 쉐이크**라고 부른다. 이 혼합물은 급할 때 한 끼 식사를 대신할 수 있다.

하지만 가장 중요한 것은 이게 간에서 담석을 제거하는 데 도움이 된다는 것이다. 많은 갭스 환자의 몸에선 간 담관에 담석이 축적되어 담즙의 흐름을 늦추고 지방 소화를 방해한다. 담낭을 제거한 사람도 많은데, 이 역시 지방 소화에 문제를 일으킨다. 지방 소화가 어렵다면 하루에 두 번 갭스 쉐이크를 섭취하면 담즙의 흐름을 개선하고 간에서 담석을 배출하여 이러한 상황을 해결할 수 있다. 착즙과 갭스 쉐이크는 공복에 섭취해야 하므로 아침 일찍과 오후 한낮에 마시는 것이 좋다. 착즙과 갭스 쉐이크는 담석을 천천히 부드럽게 배출하게 해주고, 시간이 지남에 따라 지방 소화를 개선한다.

우리 몸은 매일 24시간 주기로 활동과 휴식, 음식 섭취와 청소(해독) 과정을 거친다. 오전 4시경부터 오전 10시경까지 우리 몸은 클렌징 또는 디톡스 모드에 들어간다. 신선한 과일과 채소, 레몬이나 발효 식초를 넣은 물, 갓 짜낸 착즙이나 갭스 쉐이크, 프로바이오틱 식품을 섭취하면 이 과정에 도움이 된다. 이때 다른 음식으로 몸을 채우면 해독을 방해한다. 그렇기 때문에 우리 중 많은 사람들이 아침 일찍 배고픔을 느끼지 않는다.

인체가 해독 단계를 완료하고 먹을 준비가 되면 오전 10시경에 아침 식사를 하는 것이 좋다. 이 단계에서 우리는 보통 배고픔을 느끼기 시작한다. 아이들에게는 어른보다 일찍 아침을 줄 수 있으며 때로는 어른들도 아침 일찍 풍성한 아침 식사를 할 준비가 되어 있기도 하다. 배고픔에 귀를 기울이면 몸이 무엇을 언제 먹어야 하는지 알려줄 것이다.

아침 식사 예시

- 개인 취향에 맞게 요리한 달걀에 고기와 야채를 곁들인다. 일부 야채는 익혀서, 일부는 샐러드(토마토, 오이, 양파, 샐러리, 신선한 샐러드 채소 등)로 신선하게 섭취할 수 있다. 그리고 일부는 발효된 채소로 곁들여 먹는다. 달걀 노른자는 익히지 않고 흰자는 살짝 익히는 것이 가장 좋다. 냉압착 올리브 오일을 드레싱으로 샐러드와 달걀에 충분히 뿌린다. 미리 불리거나 싹을 틔운 해바라기씨나 참깨, 호박씨 한 스푼을 샐러드에 섞어도 좋다. 익힌 고기, 생선, 베이컨(소금만 넣어 만든) 또는 소시지를 추가할 수 있다. 소시지는 소금과 후추만 순수하게 첨가한 다진 고기와 지방으로 만들어야 한다(다진 양파, 마늘 또는 신선한 허브를 추가할 수도 있다). 소시지에 상업용 조미료, 화학 첨가물 또는 MSG(글루타민산 나트륨)가 들어 있지 않은지 확인해야 한다. 순수한 소시지를 만들어주는 현지 정육점을 찾아 주문하는 것이 좋다. 설사가 있는 경우 야채를 잘 익혀야 하며 이 단계에서는 씨앗을 제외해야 한다. 따뜻한 수제 고기 육수 한 컵을 음료로 마신다.

- 육류, 생선 또는 조개류, 생채소, 발효되고 익힌 채소, 레몬, 그리고 냉압착 올리브 오일을 곁들인 아보카도와 따뜻한 고기 육수 한 컵을 음식과 함께 마신다.

- 사워크림과 젤라틴 가득한 고기를 곁들인 홈메이드 수프

- 견과류 가루(견과류를 가루로 갈아 만든 것) 또는 코코넛 가루로 만든 팬케이크

    팬케이크를 만들기 전에 가루를 발효시켜야 한다. 이 팬케이크는 버터, 사워크림, 꿀을 곁들여 먹거나 고소한 간식으로도 맛있게 즐길 수 있다. 신선한 베리류나 해동한 베리를 꿀과 함께 섞으면 팬케이크에 곁들일 수 있는 맛있는 잼이 된다. 레몬을 곁들인 허브티와 생강차 또는 신선한 민트차를 함께 마셔도 좋다.

- 머핀, 과일 케이크, 빵 등 집에서 직접 구운 모든 갭스 음식

점심 식사 예시

- 사워크림과 고기 또는 생선을 곁들인 홈메이드 수프 또는 스튜

- 육류, 생선, 조개류, 생채소 또는 익힌 채소

    여기 아보카도를 추가할 수 있다. 올리브 오일에 레몬을 약간 짜서 드레싱으로 사용한다. 따뜻한 홈메이드 고기 육수 한 컵을 음료로 곁들인다.

- 야채와 프로바이오틱 식품을 곁들인 모든 육류/생선 요리

저녁 식사 예시

- 점심 또는 아침 식사 메뉴 중 하나를 선택하여 먹는다.

- 환자나 보호자는 식사 사이에 간식으로 과일, 견과류, 집에서 구운 음식을 먹을 수 있다.

- 잠자리에 들기 전에 무언가를 먹고 싶다면 뜨거운 고기 육수, 홈메이드 요거트, 케피어 또는 사워크림을 꿀과 함께 준다. 러시아식 커스터드를 시도해 볼 수도 있다(**우리가 먹어야 할 음식과 그 이유, 몇 가지 레시피** 챕터 참조).

3) 식물 배제 갭스 식단 No-Plant GAPS Diet

최근 몇 년 동안 환자들의 증상이 점점 더 복잡해지고 심각해지고 있다는 데 많은 의료진이 동의할 것이다. 식품 단백질 유발 장염 증후군 FPIES:Food Protein Induced Enterocolitis Syndrome 을 앓고 있는 영유아, 제1형 당뇨병을 앓고 있는 영유아, 크론병과 궤양성 대장염을 앓고 있는 어린이와 성인, 중증 정신 질환과 자가 면역 질환을 앓고 있는 사람들의 수가 급격히 증가하고 있다. 이러한 환자들을 도우려고 했을 때 그들의 소화 시스템이 너무 많이 손상되어 갭스 도입 식단의 첫 단계조차도 잘 견디지 못한다는 것을 알게 되었다. 잘 익힌 채소를 아주 소량만 먹었음에도 불구하고 그들은 설사, 복통, 구토로 계속 고통받았다. 따라서 문제를 일으키는 모든 식물을 식단에서 배제하는 것이 논리적인 수순이었다.

그들을 치료하는 과정에서 식물은 어떤 작은 잎사귀 하나도 허용하지 않았다. 따르기 어려운 과정이었지만 환자들은 치료를 시도했고 우리는 성과를 얻기 시작했다! 설사가 사라지고, 구토가 멈추고, 수면이 개선되었다. 영양실조 환자들이 살이 찌기 시작하고, 아이들이 성장하기 시작했으며 행동도 좋아지기 시작했고 개별 증상이 사라지기 시작했다.

식물 배제 갭스 식단을 따랐던 첫 번째 환자 그룹은 식품 단백질 유발 장염 증후군인 FPIES를 앓고 있는 아기들이었고, 다음 그룹은 궤양성 대장염을 앓고 있는 어린이와 정신 질환을 앓고 있는 성인이었다. 중증 류마티스 관절염을 앓고 있는 한 환자는 매우 좋은 결과를 보였다. 이느 정도 임상 경험을 쌓은 결과, 이제 나는 갭스 도입 식단과 완전한 갭스 식단을 시도했지만 여전히 소화기 증상이나 기타 만성 증상으로 고생하는 모든 사람에게 이 방법을 추천한다.

나는 현재 4년 이상 식물 배제 갭스 식이요법을 유지하고 있는 환자들을 보고 있으며, 그들은 건강하게 잘 지내고 있다. 이러한 경험은 인간이 식물을 전혀 먹지 않고도 완벽하게 안전하고 건강하게 살 수 있다는 것을 입증한 것이다! 다시 말해, 인간은 동물성 식품만으로도 건강하게 살 수 있으며, 식물은 인간에게 꼭 필요한 것은 아닌 것으로 보인다. 이에 대한 자세한 내용은 **채식주의** 챕터에서 확인하기를 바란다.

동물성 식품은 우수한 품질의 단백질과 지방을 제공한다. 하지만, 일부 사람들은 식물 배제 갭스 식단에서 탄수화물 섭취에 대해 우려할 수 있다. 놀랍게 들릴지 모르지만 동물성 식품에도 탄수화물이 포함되어 있다.

우선 글리코겐이라는 매우 특별한 분자를 소개하고자 한다. 이 분자는 식물성 전분과 비견되는 동물성 물질로 동물의 근육, 간, 혈액 세포(백혈구 및 적혈구), 신장 및 뇌 조직에 저장되어 있다. 전분과 글리코겐은 모두 포도당의 농축 저장고이며, 글리코겐은 전분보다 훨씬 더 조밀하게 포도당 분자들로 구성되어 있다. 글리코겐은 동물의 간의 5~6%, 근육(살코기)에서는 근육량의 1~2%를 차지한다.[8] 고기를 발효시킬 수 있는 것은 글리코겐이라는 탄수화물이 들어있기 때문이다. 판체타, 살라미, 건조 숙성 햄 및 그 외 등 고대의 전통적 건조 숙성 cured 육류 조리법은 육류의 발효 가능한 탄수화물(글리코겐) 함량을 기반으로 한다. 실제로 글리코겐은 프랑스의 유명한 생리학자 클로드 베르나르 Claude Bernard, 1813-1878 가 간 조직의 발효를 통하여 처음 발견했다.[9] 글리코겐은 전분 및 식물에 들어있는 기타 탄수화물보다 사람이 소화하기 훨씬 쉬우며, 아마도 우리가 글리코겐에서 흡수하는 당분 총량은 전분이 풍부한 식사에서 흡수하는 양보다 더 많을 것이다.

글리코겐 외에도 육류와 관절의 젤라틴 부분인 결합 조직(인대, 관절낭, 근막)에는 단백질과 당이 결합된 분자(당단백질, 프로테오글라이칸, 글루코사미노글라이칸)가 포함되어 있다.[8] 이러한 결합 조직에도 상당한 양의 탄수화물이 있다. 젤라틴이 많은 고기 부위를 물에 넣고 몇 시간 동안 조리하면 이러한 분자가 소화 및 흡수되기 쉬워지며 갭스 식이요법에서는 이러한 젤라틴이 함유된 고기를 매일 먹는 것을 매우 중요하게 생각한다. 따라서 식물성 식품을 먹지 않는 갭스 식이요법에 탄수화물이 없는 상태가 아닌 것이다! 물론 식물성 식품에 비해 동물성 식품에 함유된 탄수화물의 양은 훨씬 적다. 그러나 임상적 관점과 관찰에 따르면 소량으로도 충분하다. 이러한 환자들은 순전히 동물성 식품만 먹고도 건강하게 잘 지낼 뿐만 아니라 심각한 쇠약성 질환에서도 회복되었다.

식물 배제 갭스 식단을 하는 환자는 어디서 비타민 C를 섭취할까?

오랫동안 비타민 C는 식물에서만 얻을 수 있다고 여겨져왔다. 그러나 최근 연구에 따르면 동물의 간을 먹어도 비타민 C를 충분히 섭취할 수 있다고 한다.[10] 또한 발효 채소액도 몸이 이용 가능한 비타민 C를 제공한다.[11] 환자가 식물 배제 갭스 식단으로 건강을 유지하고 영양 결핍의 징후를 전혀 보이지 않는다는 사실은 우리가 아직 비타민 C에 대해 모든 것을 알지 못한다는 사실을 입증한다!

오랫동안 장내 미생물들에 가장 중요한 식품은 탄수화물이라고 생각돼왔다. 그러나 최근 연구에 따르면 장내 미생물 건강에 결정적인 영향을 미치는 것은 식이 단백질이라는 사실이 밝혀졌다.[12] 단백질은 장내 미생물에게 탄수화물로는 공급할 수 없는 질소를 공급한다. 탄소와 질소는 장내 미생물에게 두 가지 필수 요소로 간주된다. 장내 미생물군에 중요한 것은 음식의 탄수화물과 단백질의 균형이며, 이 균형은 사람마다 매우 다를 가능성이 있다. 식물 배제 갭스 식단의 임상적 성공은 동물성 식품만으로도 심각한 소화 장애, 정신 질환 및 일부 심각한 신체적 문제가 있는 사람들의 장에 탄수화물과 단백질을 적절한 균형으로 제공할 수 있다는 것을 보여준다.

동물성 식품은 식물성 식품보다 소화하기 훨씬 쉽다. 식물성 식품은 손상된 소화 기관에 상당히 가혹할 수 있다. 식물 배제 갭스 식단에서 섭취하는 음식은 장 벽을 치유하고 재건하며, 장내 미생물들이 번성할 수 있도록 적절한 영양소를 제공한다. 장내 미생물군이 잘 기능하지 않으면 장이 치유될 수 없다! 내 환자들이 식물 배제 갭스 식이요법을 통해 잘 회복되었다는 사실은 식물을 전혀 섭취하지 않아도 장내 미생물들이 번성하여 소화 시스템에서 제 역할을 할 수 있었다는 것을 보여준다.

식물 배제 갭스 식단을 시도하고 싶다면 공인 갭스 전문가*와 상담하는 것이 좋다. 이러한 전문가들의 전체 명단은 www.gaps.me 에서 확인할 수 있다. 다음과 같은 상황에 있다면 식물 배제 갭스 영양 프로토콜을 시도할 것을 권장한다.

- 식품 단백질 유발 장염 증후군 FPIES 이 있는 성장부진 아기
- 최근에 1형 당뇨병 진단을 받은 어린이와 성인
- 심각한 형태의 궤양성 대장염, 크론병 및 기타 염증성 장 질환 환자
- 심각한 정신 질환을 가진 환자

다른 문제를 가졌는데 완전한 갭스 식단과 갭스 도입 식단으로 좋은 결과를 얻지 못한 환자는 이전에 따랐던 식단에서 점차적으로 식물 배제 갭스 식단으로 전환하기를 권한다. 예를 들어, 모유 수유 중인 아기는 이 식단을 따르기 시작하면서 모유 수유를 계속해야 한다(엄마는 적절한 품질의 모유를 공급하기 위해 완전한 갭스 식단을 따라야 한다). 이미 갭스 식단을 하고 있던 사람은 식물 배제 갭스 식단으로 넘어가는 데 시간이 별로 걸리지 않을 것이다.

---

* (2024년 기준) 한국엔 아직 공인 갭스 전문가가 없다.

식물 배제 갭스 식단 실천 방법

1. 닭, 오리, 거위, 꿩, 비둘기, 칠면조 등 가금류 한 마리와 그 내장, 양 관절, 돼지 관절, 신선한 생선(머리와 껍질 포함), 토끼, 말, 당나귀, 염소 또는 야생 고기로 만든 고기 육수부터 시작한다. 주거 지역 근처에서 쉽게 구할 수 있는 고기를 사용하자. 쇠고기는 대부분의 환자들이 잘 견디지 못하므로(우유와 항원이 비슷하기 때문에) 소화기가 어느 정도 회복된 후에 도입하는 것이 좋다. 곡물과 콩 항원이 육류에 남아있어 매우 민감한 환자에게는 영향을 미치기 때문에 대부분의 환자(전부는 아님)의 경우 옥수수와 콩을 먹지 않은 닭(곡물이나 콩을 전혀 먹이지 않은 것)을 찾아야 한다. 닭 한 마리 또는 고기를 통째로 냄비에 넣고 정수된 물 4~5L와 천연 소금 한 스푼을 넣는다. 물이 끓어오른 후 불을 줄이고 뚜껑을 덮고 2~4시간 동안 끓인다. 준비가 되면 육수를 체에 걸러 깨끗하고 마른 팬에 붓는다. 고기 육수를 하루에 몇 티스푼부터 시작하여 하루 몇 컵을 마시는 것까지 점차적으로 양을 늘린다. 이 고기 육수를 며칠 먹은 후 육수를 만드는 데 사용했던 고기의 젤라틴 부분(가금류의 껍질, 지방, 몸통에서 갈색 고기가 약간 남은 인대, 가금류의 다리와 날개, 양이나 다른 동물 관절의 지방이 많은 젤라틴 부분, 골수, 생선의 껍질*과 부드러운 지방 부분)을 육수에 넣고 갈아준다. 시일이 지날수록 고기 육수를 조금씩 더 진하게 만들어라. 이것은 환자가 오랫동안 매일 여러 번 먹어야 하는 '수프'다. 육수를 만들었던 관절에 붙은 고기와 지방을 점차적으로 환자에게 별개의 식사로 주기 시작하여 환자가 스스로 씹어 먹을 수 있도록 한다. 이 고기와 함께 맑은 고기 육수를 한 컵 마셔야 한다. 모든 식사의 지방 함량이 높아야 하므로 고기와 육수에 더해 천연 지방을 먹게 한다. 항상 큰 뼈에서 추출한 골수를 수프에 첨가하자.

2. 고기 육수를 만드는 동안 염소, 양, 당나귀, 낙타 또는 순록의 비살균 유기농 우유를 정기적으로 공급해줄 곳을 찾자. 소 우유에 민감한 사람들은 알레르기를 유발할 수 있으므로 이 단계에서는 피해야 한다. 케피어 알갱이(온라인에서 구입할 수 있음)를 구입하고 이 책의 레시피에 따라 우유를 발효해 보자. 최소 2주 동안 고기 육수와 젤라틴이 풍부한 고기를 끓인 후 수프에 케피어 1~2방울을 추가하기 시작한다.(케피어의 유익한 미생물이 파괴되지 않을 정도로 수프가 약간 식었는지 확인하고 넣어

---

* 생선을 요리하기 전에 껍질의 비늘을 제거해야 한다.

야 한다.) 이 정도의 양으로 케피어를 식단에 도입하면서 며칠 동안 환자를 관찰한다. 많은 환자에서 피부 발진, 습진, 행동 문제, 우울증, 두통, 수면 부족, 메스꺼움 및 구토, 심장 박동 및 두근거림 또는 기타 개인적 증상이 나타날 수 있다. 어느 정도의 다이 오프 반응은 견뎌야겠지만, 감내할 수 있는 한도 내에서 유지해야 한다. 탈모가 너무 심하면 케피어 섭취를 중단하고 탈모 증상이 사라질 때까지 며칠간 기다렸다가 3~4일에 한 방울씩 다시 시작한다. 이 소량의 케피어를 견딜 수 있게 되면 서서히 하루에 적어도 한 컵이 될 때까지 늘려간다. 모든 수프에 첨가하여 환자에게 그대로 마시도록 한다. 몸이 케피어에 매우 강한 반응을 보인다면 홈메이드 요거트부터 시작하는 것이 좋다. 요거트는 일반적으로 케피어보다 약한 다이 오프 반응을 일으킨다.

3. 이 책의 레시피에 따라 케피어나 요거트를 만들면서 다양한 모듬 야채 발효를 만들어 보길 바란다. 케피어가 너무 어려워 도입하기 어렵다면 이 레시피의 발효액으로 대체한다. 하루에 1~2방울의 모듬 야채 발효액을 마시는 것부터 시작하자. 많은 환자들이 이것을 '채소 강장제'라고 부른다. 이 음료는 프로바이오틱스 음료이며 다이 오프 반응을 일으킬 수도 있다. 다이 오프 증상의 정도에 따라 이 발효액을 마시는 양을 하루에 몇 큰 술까지 점차적으로 늘려간다. 몸이 케피어를 잘 견디는 경우 케피어를 식단에 도입한 꽤 빠른 시일 내에 이 발효액을 도입할 수 있다. 이 두 가지 모두 환자의 소화 시스템을 치유하는 데 좋은 프로바이오틱 미생물의 조합을 제공한다.

4. 몸이 케피어나 요거트를 잘 받아들이면 같은 동물의 비살균 생크림(소를 제외한 염소, 양, 당나귀, 낙타, 순록의 우유로 만든 것)을 발효해 본다. 사워크림을 만들기 위한 스타터로 케피어의 일부를 사용한다. 매일 조금씩 소량으로 시작하여 점차 늘린다. 사워크림은 환자의 면역계와 뇌에 훌륭한 지방과 지용성 비타민을 제공한다. 과다 섭취할 염려가 없으니, 수프나 다른 식사에 추가해도 된다.

5. 하루에 1~2방울씩 생 달걀 노른자를 섭취한다. 달걀은 햇볕이 잘 드는 푸른 목초지에서 콩을 먹지 않고 자란 건강한 유기농 닭이 낳은 것이어야 한다. 노른자와 흰자를 아주 조심스럽게 분리한다. 달걀 알레르기가 있는 사람은 미리 민감도 테스트를 해보는 것이 좋다 : 취침 전에 날달걀 노른자를 한 방울 떨어뜨려 환자의 손목에 바르

고 말린다. 아침에 그 부위에 반응이 있는지 확인한다. 붉은 발적이나 가려운 반응은 아직 이 음식을 먹을 수 없다는 것을 의미한다. 피부에 반응이 없으면 입술에 한 방울 떨어뜨리고 환자에게 핥지 말라고 한다. 달걀에 실제로 알레르기가 있으면 몇 분 안에 입술이 부어오르고 빨갛게 된다. 달걀 알레르기가 있는 사람은 보통 흰자에 알레르기 반응이 있어도 노른자는 안전하게 섭취할 수 있다. 달걀은 특히 날로 섭취할 때 영양이 풍부한 경이로운 식품이다. 몸이 잘 견딜 수 있다면 하루에 날달걀 노른자를 6~8개까지 서서히 늘리자. 시간이 지나면 대부분의 환자들이 날달걀 흰자를 소량에서 시작하여 점차적으로 늘릴 수 있다.

6. 간, 신장, 혀, 뇌, 심장, 위, 소장, 대장 등 내장육을 식단에 도입한다. 처음에는 천연 소금만 넣은 물에 익혀 서서히 도입한다. 익숙해지면 좋아하는 레시피에 따라 요리할 수 있다.

7. 거주 지역 근처에서 구할 수 있는 신선한 생선과 조개류를 식단에 도입한다. 다른 재료 없이 물과 소금으로만 조리해야 한다. 생선의 가장 좋은 영양소는 껍질과 껍질 바로 밑에 있으므로 생선을 조리하기 전에 반드시 비늘을 제거한다. 생선 머리의 연조직은 모두 섭취한다(연조직에는 기름과 지방산, 비타민이 풍부하다).

8. 식물 배제 갭스 식단에서는 사골 국물을 권장하지 않으며 신선한 고기육수만 권장한다. 이 두 가지의 차이점과 준비 방법은 **우리가 먹어야 할 음식과 그 이유, 몇 가지 레시피** 챕터를 주의 깊게 읽어보길 바란다. 매우 민감한 환자 그룹에게 사골 국물은 자극적일 수 있다. 그러나 이것이 모든 환자에게 적용되는 것은 아니다. 일부 환자는 사골 국물을 견딜 수 있다. 시도해보고 싶다면 고기 육수와 다른 모든 음식을 잘 먹을 수 있을 때 식단 후반부에 도입하자.

9. 음식에 천연 소금을 충분히 사용하는 것이 필수라는 점을 강조하고 싶다! 식단에서 탄수화물을 줄이면 우리 몸은 나트륨을 많이 배설하는데, 이때 나트륨과 함께 과도한 수분과 독소가 많이 제거되기 때문에 그 자체로는 나쁘지 않다. 그러나 나트륨은 우리에게 필수 미네랄이다. 우리 몸은 나트륨이 심각하게 결핍되지 않도록 조절할 것이나 경미한 결핍이 있으면 근육통, 에너지 저하, 변비, 약간의 어지러움 및 기

타 문제를 보일 수 있다. 천연 소금을 넣은 고기 육수는 체내 나트륨과 기타 미네랄을 보충하는 훌륭한 방법이다. 매일 수제 고기 육수를 많이 마실수록 몸 상태가 더 좋게 느껴질 것이다. 또한 모듬 야채 발효액(양배추 강장제)에는 미네랄이 매우 풍부하다. 반드시 천연 소금만 사용해야 한다는 점을 강조하고 싶다! 가공되지 않은 천연 소금에는 약 92가지 미네랄과 미량 원소가 포함되어 있으며 이 모든 것이 우리에게 꼭 필요하다. 시중에서 판매하는 소금은 이러한 필수 물질이 대부분 제거된 상태로 가공되어 질병을 유발하므로 어느 누구도 섭취해서는 안 된다. 천연 암염이나 천일염은 온라인이나 건강 식품점에서 구입할 수 있다.

이것들만이 식물 배제 갭스 식단에서 허용되는 유일한 재료다. 내 진료실에는 자녀의 식단에 다양성이 부족하다고 걱정하는 부모님들이 몇 사람 있었다. 생각해 보면, 인류는 자신이 사는 지역에서 구할 수 있는 제한된 식품을 먹으며 진화해 왔다. 그리고 제철 음식의 종류가 다르므로 여름에 먹을 수 있어도 겨울에는 먹을 수 없는 경우도 있었다. 인간 아기는 수개월 동안 모유만 먹으며 다양한 음식을 먹지 않고도 잘 자란다. 내 경험에 비추어 볼 때, 어린이와 성인은 건강에 좋고 집에서 만든 음식이라면 매우 제한된 음식 종류만으로도 매우 잘 치유되고 성장할 수 있다. 식물 배제 갭스 식이요법은 평생 계속하는 것이 아니라 일시적인 것이다. 질병에서 치유되면 식물을 섭취하면서 음식 선택의 폭을 넓힐 수 있다.

궤양성 대장염과 학습 장애를 앓고 있는 어린 소년이 3년 동안 식물 배제 갭스 식단을 유지한 사례 연구

제임스는 전형적인 갭스 질환이 있던 아이였습니다. 생후 초기에 부모로부터 비정상적인 장내 미생물군을 물려받아 설사, 복통, 음식 거부, 메스꺼움, 구토로 고통 받았습니다. 생후 첫 18개월 동안 반복되는 귀 감염으로 여러 차례 항생제를 투여받고, 장내 미생물군이 더욱 손상되었습니다. 이것은 그의 발달에 영향을 미쳤습니다. 제임스는 과잉 행동과 공격성을 보였고, 사회성이 부족하고 학습 능력이 떨어졌습니다. 이후 세 살 때 궤양성 대장염 진단을 받았습니다. 주류 약물과 대체 치료법으로는 별다른 진전을 보이지 못했습니다. 심지어 여섯 살 때 그는 피와 점액이 섞인 심한 설사, 복통, 천식, 건초열, 빈혈과 학습 장애가 있었습니다.

제임스는 또래에 비해 체구가 작았고 매우 창백하고 영양실조 상태였습니다. 그는 궤양성 대장염과 건초열로 약을 복용하고 있었습니다. 부모님은 제임스를 위해 식물 배제 갭스 식단을 시도해 보기로 했습니다. 평생을 고생한 제임스는 새로운 식단을 매우 잘 따랐습니다. 그는 고기 육수, 삶은 고기, 신선한 생선, 날달걀, 홈메이드 고기 젤리*를 섭취하기 시작했습니다. 비살균 염소유 케피어도 하루에 몇 방울씩 점차적으로 섭취하기 시작했습니다.

몇 주 만에 제임스는 극적으로 호전되었습니다. 대변이 정상으로 돌아왔고 복통이 거의 발생하지 않았으며 부모는 설파살라진**과 항히스타민제 등의 약물을 줄이기 시작했습니다. 제임스의 학업 능력도 향상되었고 학교에서 친구도 사귀기 시작했습니다. 케피어의 일일 섭취량을 늘릴 때마다 제임스는 공격성을 보이고 매우 피곤해하며 심장이 두근거리고 맥박이 빨라지는 등의 다이 오프 반응을 보였습니다.

---

* 한국식 족편과 같음

** 궤양성 대장염 치료제

기버터, 거위 지방 및 기타 동물성 지방을 사용하여 식단의 지방 함량을 점차적으로 늘렸고 생선 기름 또한 점차적으로 도입했습니다. 식이요법 6개월 후 모든 약을 끊었습니다. 제임스는 정상적인 대변을 보고 복통도 없었으며, 체중이 증가하고 성장하기 시작했습니다. 식이요법 8개월 후에는 사워크림(비살균 염소유 크림으로 만든)과 내장육(간, 신장, 심장, 혀)을 먹을 수 있게 되었습니다. 식단에 새로운 음식이 도입될 때마다 이상 행동, 피로감, 심장 박동, 피부 발진 등의 반응이 나타났습니다. 1년 반 동안 식물 배제 갭스 식단을 한 결과, 천식과 환경성 알레르기, 건초열이 사라지고 제임스는 매우 건강해졌습니다. 그는 잘 자랐고 운동을 시작할 수 있었습니다.

이후 대변에서 요충이 발견되었고 제임스는 변비를 앓기 시작했습니다. 부모는 취침 시간에 관장을 시작했고, 제임스는 기생충 치료를 위해 소량의 규조토 DE:diatomaceous earth 를 복용하기 시작했고 점차 그 양을 늘렸습니다. 제임스는 규조토 복용과 관장을 시작한 후 약 60개의 담석(녹색을 띠고 물에 뜨는)과 많은 기생충을 배출해 냈고, 담석을 배출한 후에는 식단에서 훨씬 더 많은 지방을 섭취할 수 있게 되었습니다. 그는 관장을 통해 변에서 다양한 기생충을 배출했는데, 일부는 크기도 크고(최대 10cm 길이) 피가 가득했으며, 일부는 큰 검은 민달팽이처럼 생겼고, 일부는 버섯처럼 생겼으며(갈색과 흰색, 고무질감, 지름 3-4cm), 일부는 흰 지렁이 같은 기생충과 유충이었습니다.

2년 4개월 동안 식물 배제 갭스 식단을 한 후 궤양성 대장염에 대한 주요 검사 결과가 음성으로 나왔습니다. 제임스는 소화기관에 염증도 없고 증상도 없었으며 2년 동안 모든 약을 복용하지 않았습니다. 그가 섭취한 유일한 식물성 식품은 발효한 수제 야채 혼합물(양배추, 마늘, 비트)에서 나온 1.5작은술의 즙뿐이었습니다. 이 액체를 하루에 몇 방울씩 아주 서서히 식단에 도입했습니다.

제임스가 먹었던 다른 모든 음식은 동물성 식품이었습니다. 3년 동안 모든 식물성 식품을 엄격하게 피한 후 하루에 구운 마늘 한 쪽을 도입하는 데 성공한 다음 하루 한 방울의 올리브 오일을 추가로 도입했습니다. 이 음식들은 다이 오프 반응을 일으켰고 대변에서 더 많은 기생충(간흡충과 길쭉한 흰색 회충)이 나왔습니다. 마늘과 올리브 오일로 변비가 해결되어 관장도 중단했습니다. 제임스는 매일 정상적인 대변을 보기 시작했습니다. 7개월 후에는 익힌 애호박, 익힌 브로콜리, 익힌 시금치, 익힌 콜리플라워, 생아보카도, 생마늘 등 다른 채소도 점차적으로 먹을 수 있게 되었습니다. 제임스는 익힌 고기, 생선, 달걀, 비살균 발효 산양유와 크림을 곁들인 고지방 식단을 계속 진행했습니다.

채소 없는 식단을 시작한 지 4년이 지난 지금 제임스는 아주 잘 지내고 있습니다. 그는 가지과 식물(토마토, 가지, 고추)을 제외한 모든 채소를 갭스 식단에서 허용하는 대로 먹고 있습니다. 구운 사과와 사워크림, 발효 채소, 시판 치즈(체다, 카망베르, 브리, 파마산)를 곁들여 먹고 있습니다. 그러나 식단의 대부분은 여전히 고기 육수, 육류, 생선, 달걀, 발효 유제품 등의 동물성 식품입니다. 전반적으로 제임스는 매우 건강하고, 활기차 보이며, 학교에서 잘 지내고, 스포츠를 즐기고, 좋은 친구도 몇 명 있습니다. 그는 자신의 삶을 즐기고 있으며 궤양성 대장염이나 학습 장애의 징후도 없습니다. 요약하자면 그는 3년 동안 동물성 식품만 먹었습니다.

식물 배제 갭스 식단을 졸업하는 방법

환자가 이 식단을 따르는 동안 사워크라우트, 발효한 모듬 야채, 김치 및 다른 방식으로 발효한 야채를 준비한다. 이러한 채소는 발효 기간이 길수록 소화가 더 쉬워진다. 사실, 가장 좋은 사워크라우트는 작년에 만든 것이다. 오래될수록 좋다. 왜냐하면 양배추가 충분히 소화되어 있고 히스타민이 거의 없어 예민한 환자들이 잘 견딜 수 있기 때문이다. 채소를 발효할 때 처음에는 실온에서 발효시킨다. 야채 혼합물이 가스 생성을 멈추면 서늘하고 어두운 곳으로 옮겨 숙성을 계속한다.

고기 육수에 잘 발효된 야채 한 티스푼을 넣어 수프를 만든다. 특히 민감한 사람에게는 고기 육수 1L당 소량의 발효 야채를 넣어 시작하자. 이 수프를 최소 30분 이상 잘 익힌다. 환자에게 이 수프 한 그릇을 먹게 하고 일기장에 기록한다. 이 첫 번째 수프 한 그릇에 대한 반응을 3~4일 동안 관찰한다. 반응이 없으면 점차적으로 이 수프를 매일 식단의 일부로 포함시킨다. 수프에 들어가는 발효 야채의 양을 점차적으로 늘려간다.

마늘을 구워서 껍질을 벗기고 소량을 고기 육수와 섞는다. 다시 한번 음식 일지에 기록하고 3~4일 동안 어떤 반응이 있는지 관찰한다. 반응이 없으면 서서히 구운 마늘을 넣어준다.

마늘과 발효 야채가 들어간 수프를 잘 먹게 되었다면 껍질이나 씨 없이 조리한 호박, 브로콜리 또는 콜리플라워를 아주 소량부터 시작해 고기 육수에 넣어 요리한다. 다시 말하지만, 음식 일기에 메모하고 3~4일 동안 반응을 관찰한다. 반응이 없으면 서서히 늘려 먹는다. 한 번에 하나의 야채를 천천히 그리고 인내심을 가지고 도입한다. 모든 채소는 유기농이어야 하며, 자신의 정원에서 직접 재배한 것이라면 더욱 좋다.

축하한다! 여기까지 왔다면 당신의 환자는 이제 갭스 도입 식단의 첫 번째 단계에 들어섰다. 이제부터 갭스 도입 식단의 단계를 따르면 된다.

식품 단백질 유발 장염 증후군 FPIES*를 앓고 있는 아기의 사례 연구

로라는 태어날 때부터 모유만 먹었습니다. 생후 12주가 되자 대변에 피가 섞인 설사를 시작하였습니다. 의사는 모유 수유를 중단하고 로라에게 특수 가수분해 분유를 먹일 것을 권했지만 설사는 멈추지 않았습니다. 이유식을 시작했을 때 로라는 뿜어내는 구토, 무기력증, 산성변을 보였습니다. 검사 결과 로라는 대부분의 음식에 함유된 단백질에 알레르기가 있는 것으로 밝혀졌고 FPIES 진단을 받았습니다. 생후 18개월이 되었을 때 로라는 여전히 가수분해 분유를 먹으며 설사, 구토, 빈혈로 고통받고 있었습니다. 로라는 성장도 발달도 하지 못했습니다.

우리는 로라에게 발효 양배추 즙과 함께 식물 배제 갭스 식단을 시작했습니다. 이 식단을 시작한 지 4개월이 지나자 로라는 활기를 되찾았으며, 체중이 증가하고 성장하기 시작했습니다. 설사와 구토도 멈췄습니다. 그러다 습진이 생겼습니다. 우리는 로라가 옥수수를 먹인 닭에 반응한 것으로 의심했습니다. 로라의 어머니는 옥수수를 먹이지 않은 닭을 찾아서 수프를 끓였고 로라의 습진이 사라졌습니다.

로라는 지금까지 3년째 식이요법을 하고 있으며 아주 잘 지내고 있습니다. 현재 로라는 갭스 도입 식단의 세 번째 단계에 접어들었기 때문에 음식 선택은 여전히 상당히 제한적입니다. 하지만 전반적으로 건강하고 정신적, 신체적 발달이 정상이며 아이는 아주 잘 자라고 있습니다.

---

* 식품 단백질 유발 장염 증후군은 식품 알레르기/식품 과민증의 새로운 변종이다. 일반적으로 생후 첫 해에 모유를 먹는 아기에게 발생하며 설사, 구토, 탈수 증상이 나타난다. 검사를 통해 아이는 대부분의 식품(우유 유제품, 콩, 달걀, 육류, 곡물, 많은 채소, 종종 모유)에 함유된 단백질에 알레르기가 있는 것으로 밝혀진다. 일반적으로 아이는 단백질을 단일 아미노산으로 분해한 분유를 먹게 되고, 부모는 아이에게 단백질이 함유된 음식을 먹이지 말고 일부 채소만 먹이도록 지시받는다. 종종 면역 억제 약물을 사용하지만 효과적인 주류 치료법은 아직 없다. 식품 단백질 유발 장염 증후군을 앓는 어린이에게선 성장 장애와 정신적, 신체적 장애가 나타날 수 있다.

식물 배제 갭스 식단은 갭스 영양 프로토콜의 가장 극단적인 형태이다. 실천하기 어려우며 다른 방법으로 효과가 없는 상황에서만 시도해야 한다. 이 식단을 따르기 위해서는 강한 의지와 철저한 준수가 필요하다. 많은 사람이 이 식단이 케토제닉 식단인지 묻는다. 이 문제에 대해 살펴보자.

4) 갭스 케토제닉 식단 GAPS Ketogenic Diet

케톤(아세토아세트산, 베타하이드록시 뷰티르산, 아세톤)은 체내에서 지방을 사용하여 에너지를 만들 때 생성되는 수용성 물질이다. 우리 몸은 정상적인 건강 상태에서는 식사 구성, 활동 수준 및 기타 요인에 따라 포도당과 지방을 모두 사용할 수 있다. 지방은 인체 대부분의 장기와 조직이 선호하는 에너지원이기 때문에 혈중에 케톤이 존재하는 것은 정상이다. 신체가 에너지를 얻기 위해 자체적으로 체내 지방을 연소할 때마다 케톤이 생성되며, 이것은 에너지 생산에도 사용될 수 있다.[8]

주류 의료계는 당뇨병 환자에게 발생할 수 있는 매우 위험한 케톤산증 때문에 케톤을 경계하도록 교육받았다. 케톤산증이 발생하면 혈중 포도당과 케톤 수치가 모두 매우 높아진다. 혈중 포도당 수치가 높은 상태는 항상 위험하다! 케톤산증이 일어나면 신체는 포도당을 에너지 생산에 사용할 수 없어서 그 대신 지방을 사용하므로(따라서 케톤 수치가 높다) 남겨진 포도당이 조직에 많은 손상을 주게 된다.

이러한 상황은 주로 제1형 당뇨병과 매우 심한 제2형 당뇨병 환자에게서 발생하는데, 이는 정상적인 에너지 생산 기전이 망가졌기 때문이다. 당뇨병이 없는 사람의 경우, 케톤은 간에서 보통 생성되어 혈중 케톤 수치는 낮게 유지된다. 신체가 에너지를 생산하기 위해 지방만 사용하기 시작하면 생리적 케토시스 physiological ketosis 상태가 되는데, 이는 지극히 정상적이고 건강한 상태이며 당뇨병성 케톤산증과는 아무런 관련이 없다.[8]

식단을 바꾸면 의도적으로 포도당 대신 지방을 에너지원으로 사용하도록 신체 대사를 전환할 수 있다. 이렇게 지방을 사용하여 에너지를 생산하는 결과로 케톤이 생성되므로 이 식단을 케토제닉 식단이라고 한다. 케토제닉 식단은 수십 년 동안 인기를 얻고 있다. 케톤 식단은 암, 간질, 라임병, 만성 피로 증후군, 비만, 정신 질환 및 기타 심각한 건강 문제를 치료하는 데 효과적

으로 활용되고 있다.[13,14]

케토제닉 식단을 따를 때는 혈중 케톤 수치를 목표치인 0.5~ 3mmol/L에 도달하고 유지하도록 정기적으로 측정하는 것이 필수다. 케톤 수치는 혈액, 호흡, 소변으로 측정할 수 있으며, 온라인이나 약국에서 다양한 측정기를 구입할 수 있다. 소변으로 케톤을 측정하는 것이 가장 비용이 적게 들지만, 혈액과 호흡으로 케톤을 측정하는 것보다 신뢰도가 떨어지는 것으로 알려져 있다. 호흡으로 케톤을 측정하는 방법은 신뢰할 수 있고 비침습적이기 때문에 가장 널리 사용되고 있다.

놀랍게도 식물 배제 갭스 식단이 반드시 케토제닉 식단은 아닐 수도 있다. 이는 개인의 체질과 신진대사에 따라 달라진다. 어떤 사람들은 쉽고 빠르게 케토제닉 상태로 전환하는 반면, 어떤 사람들은 그렇지 않다. 그 주된 이유 중 하나는 장내 미생물군의 구성이 사람마다 다르기 때문이다. 장내 미생물에는 단백질과 지방에서 포도당을 생산할 수 있는 미생물이 많다.[15] 이들은 스스로 포도당을 생산하여 케토시스에 도달하려는 모든 노력을 방해할 만큼 충분한 양의 포도당을 일반 혈류로 방출할 수 있다. 갭스 환자는 장내 미생물군이 비정상적이기 때문에 생리적 케토시스에 도달하기 어려울 수 있다.

케토제닉 식이요법의 규칙은 탄수화물과 단백질은 제한하고 지방은 다량 섭취하는 것이다. 식물 배제 갭스 식단에서는 탄수화물 섭취량이 매우 적다. 그러나 단백질 섭취량은 많을 수 있다. 우리 몸은 포도당 신생이라는 과정을 통해 단백질을 포도당으로 전환할 수 있다. 따라서 케토시스에 도달하기 위해서는 단백질을 점차적으로 줄이면서 지방으로 대체해야 한다. 코코넛 오일과 기버터는 그다지 소화가 필요치 않고 흡수가 빠른 중쇄 지방산을 함유하고 있어 생리적 케토시스 상태에 도달하는 데 가장 도움이 되는 두 가지 지방이다. MCT 오일은 고도로 가공되어 인체가 섭취하기에 자연스럽지 않으므로 권장하지 않는다. 갭스 영양 프로토콜은 무엇보다도 천연 식품을 기반으로 하며, 모든 인공적인 생산품을 피한다.

내 경험에 따르면, 대다수의 갭스인들이 케토시스 상태에 들어갈 필요가 없으며, 기본 갭스 식단을 따르는 것만으로도 치유에 필요한 모든 자원을 얻을 수 있다. 갭스 식단에서 케토시스 상태로 전환해야 하는 경우는 언제일까? 케토제닉 식단이 유용한 것으로 밝혀진 상황 중 하나는 암이다.[14,16] 많은 암세포는 에너지를 생산하기 위해 지방을 사용할 수 없다. 암세포가 생존하고 성장하려면 포도당이 있어야 한다. 케토시스 상태가 되면 암은 에너지가 부족해진다. 이 접근 방식은 많은 암 환자에게서 성공적인 결과를 보였지만 모든 사람에게 효과가 있는 것은 아니다.

뇌전증은 케토제닉 식단으로 오랫동안 치료되어 왔으며, 많은 경우에 효과가 있지만 또 모두에게 효과가 있는 것은 아니다.[15] 라임병, 중증 자가 면역 질환, 비만 및 당뇨병 등 기타 건강 문제를 가진 전 세계의 사람들이 치료를 위해 케토제닉 식단을 시도하고 있으며 일부는 효과를 보았다. 하지만 암이 아니라면, 대부분의 갭스인들이 건강을 회복하기 위해 케토시스 상태에 있을 필요는 없다고 생각한다.

케토제닉 식단에 대해 자세히 설명하는 것은 이 책의 범위를 벗어난다. 생리적 케토시스로 전환하기 전에 이러한 정보를 얻을 수 있는 매우 좋은 자료들이 있으니 잘 살펴보기 바란다. 매일 혈액이나 호흡에서 케톤을 측정하는 것이 중요하므로 적절한 기구를 사서 모든 측정값을 꼼꼼하게 기록해야 한다. 한동안 갭스 식이요법을 해온 사람이 생리적 케토시스 상태가 되었을 때 건강이 더 개선될 수 있다고 판단한다면 그렇게 해도 좋다.

갭스 영양 프로토콜에서 생리적 케토시스로 전환하는 방법

1. 먼저 식물 배제 갭스 식단을 시작하고 몇 주 동안 적응한다. 이는 천천히 그리고 점진적으로 케토시스에 도달하는 데 도움이 될 것이다.

2. 그런 다음 단백질(육류, 생선, 달걀)을 서서히 줄이고 유기농 생 코코넛 오일과 유기농 기버터를 중심으로 지방 섭취를 늘려간다. 고기 육수 한 컵에 이 두 지방의 양을 늘리고 하루에 5~6컵을 마시도록 노력한다.

3. 모든 식사에 지방 함량이 높은 음식이 포함되어 있는지 확인한다. 동물성 지방에 집중하되, 식사에 양질의 올리브 오일을 충분히 첨가할 수도 있다. 고지방 치즈에 버터 한 조각을 곁들여 간식으로 먹는다. 소화 기관이 괜찮으면 신선한 견과류와 기름진 씨앗(해바라기, 호박, 참깨)을 간식으로 먹어도 좋다. 견과류와 씨앗을 불리거나 발아 또는 발효시켜 소화가 잘 되게 하는 것이 좋다.

4. 케피어와 요거트를 홈메이드 사워크림으로 대체한다.

5. 모든 식사에 천연 소금을 충분히 사용하여 나트륨을 보충하는 것을 잊지 말자. 케토제닉 식단은 체내에서 다량의 수분과 나트륨을 배출한다.[16]

6. 물을 충분히 마시고, 마시는 물 한 컵에 발효 식초 1큰술을 넣거나 레몬 반 개를 짜서 넣어 마신다. 케토시스는 몸을 상당히 산성으로 만들 수 있으므로 레몬은 몸의 pH 균형을 맞추는 데 도움이 된다.

7. 장 건강이 가장 중요한 목표라는 점을 명심하자! 케토시스에 들어가려고 할 때 이 관점을 놓치지 말자. 갭스 영양 프로토콜의 허용 식품 목록을 준수하고 고기 육수, 젤라틴 및 내장육, 발효 식품을 충분히 섭취하는 것을 잊지 않는 것이 중요하다.

케토제닉 식단을 따르는 데 도움이 되는 좋은 레시피 책이 시중에 많이 있으며, 이를 통해 즐겁게 식이요법을 할 수 있다. 당신이 케토시스 상태를 유지하려면 지방과 단백질의 개별적인 비율을 찾아야 한다. 장내 미생물군의 구성에 따라 이 비율은 다른 사람이나 책에서 제안하는 것과 당신의 비율은 상당히 다를 수 있다. 장내 미생물의 활동으로 인해 갭스인이 생리적 케토시스 상태에 도달하여 안정적으로 유지하는 데는 시간이 걸릴 수 있다.

5) 더 많은 식물 허용 갭스 식단 The More-Plant GAPS Diet

사람마다 체질과 신진대사가 다 다르다. 탄수화물을 더 많이 섭취해야 컨디션이 좋아지는 사람들도 있다. 그리고 동물성 식품을 주로 섭취하는 사람들도 때에 따라 몸이 더 많은 식물성 식품을 요구하는 시기가 있다. **한 사람에게 좋은 고기가 다른 사람에게는 독이 될 수 있다!** 챕터에서 이 주제에 대해 더 자세히 설명했다.

우리는 몸의 메시지를 듣고 몸이 필요로 하는 것을 찾아 먹는 법을 배워야 한다. 그리고 몸에 필요한 음식은 항상 변한다. 갭스 식이요법은 유연하게 진행할 수 있으며, 장이 준비되었을 때는 식물을 충분히 섭취할 수 있다. 이것은 특히 대사 유형을 구분하는 관점에 따른 소위 '탄수화물형 사람'에게 적용한다 **한 사람에게 좋은 고기가 다른 사람에게는 독이 될 수 있다!** 챕터 참조. 이 유형의 사람은 식단에서 더 많은 양의 탄수화물을 필요로 한다. 이러한 신진대사 유형인 사람들은 한동안은 갭스 식이요법을 통해 건강을 유지할 수 있지만, 탄수화물이 충분하지 않고 다량의 동물성 지방으로는 이를 견디지 못하겠다고 느끼기 시작할 수 있다. 또한, 퓨린이 적은 육류(흰 살코기 및 생선)와 저지방 유제품을 먹거나 유제품을 전혀 먹지 않는 것이 더 좋다고 느낄 수도 있다. 진정한 '탄수화물형' 사람은 드물지만, 자신이 이 유형에 속한다고 생각되면 대사 유형을 조사하여 자신만의 고유한 영양 요구량을 파악하기를 바란다.

이러한 형태의 갭스 식단을 따르기 위해서는 설사(특히 대변에 피와 점액이 섞여 나오는 경우)나 복통이 없는지 확인해야 한다. 이러한 증상이 있는 경우, 더 많은 식물을 허용하는 갭스 식이요법을 고려하기 전에 먼저 갭스 도입 식단을 따르길 바란다.

익힌 식물은 날 것보다 소화가 훨씬 쉽고 소화기관에 더 부드럽다. 식물성 식품을 더 많이 섭취해야 한다고 생각되면 익힌 식물을 먹자. 채소는 육수에 조리하여 수프를 만들거나 굽거나 볶거나 쪄서 먹을 수 있다. 동물성 지방을 소화하기 어렵다면 올리브유나 코코넛 오일을 기호에 맞는 양만큼 사용한다.

전분이 정말 먹고 싶다면 익힌 겨울 호박과 익힌 순무, 스웨디스*, 당근, 샐러리 등을 충분히 섭취하자. 이러한 채소에는 소량의 전분이 함유되어 있지만 갭스 식단에서는 허용한다. 이러한 채소를 먹을 때 소화기관이 보내는 신호에 귀를 기울이자 : 복부 팽만감, 설사, 변비 또는 기타 증상이 나타나면 아무리 전분을 갈망해도 아직 전분을 섭취할 준비가 되지 않은 것이다. 소화 시스템이 회복될 때까지 섭취를 중단한 후 천천히 다시 먹어보자. 익힌 야채와 함께 고기 육수를 마시고 발효 식품을 섭취해야 한다. 이 채소 종류들을 소화 기관에서 잘 견디고 식단에 도입하는 데 충분한 시간을 할애했다면 **갭스 식단 졸업하기** 챕터를 살펴보고 감자와 곡물 섭취를 시도해 볼 수 있다.

과일도 마찬가지다. 익힌 과일은 날 것보다 훨씬 소화하기 쉽다. 사과 퓨레, 스튜처럼 익힌 베리, 자두, 배 및 기타 과일은 생과일보다 소화가 훨씬 쉽다. 과일을 먹을 때는 항상 적당한 양의 지방(동물성 지방 또는 올리브유나 코코넛 오일과 같은 식물성 지방)을 첨가해서 먹는다. 단맛을 내기 위해 꿀이나 말린 과일을 약간 첨가할 수 있다. 익힌 과일에 지방을 첨가해 먹는 이유는 지방이 인체가 과일의 당분을 적절히 사용하고 혈당 수치를 정상 범위 내로 유지하는 데 도움이 되기 때문이다. 지방을 첨가하지 않고 익힌 과일을 섭취하는 것은 갭스인에게 좋지 않으며, 지방을 더 많이 첨가할수록 과일을 먹은 후 기분이 좋아질 것이다. 계피, 백두구, 육두구와 같은 향신료를 첨가하면 익힌 과일의 맛이 더욱 좋아지고 소화에 도움이 된다. **우리가 먹어야 할 음식과 그 이유, 몇 가지 레시피** 챕터에서 몇 가지 과일 파이 레시피를 참고하길 바란다. 과일에 적절하게 조리한 견과류를 추가하면 과일의 탄수화물과 식물성 단백질 및 지방의 균형을 맞출 수 있다.

강낭콩, 렌틸콩 및 말린 완두콩은 적절하게 조리되었고 당신의 몸이 소

---

* 순무와 비슷한 채소

화할 수 있다면 식단에 정기적으로 포함시킬 수 있다. 콩은 씨앗이다. 식물은 자신의 씨앗이 먹히는 것을 원하지 않기 때문에 씨앗을 먹는 동물의 소화 기관을 손상할 수 있는 항영양소라고 하는 물질을 내포하고 있다. 강낭콩, 렌틸콩, 마른 완두콩을 요리하기 전에 불리거나 싹을 틔우거나 발효시키면 항영양소의 양이 줄어들고 소화가 훨씬 더 잘된다. **우리가 먹어야 할 음식과 그 이유, 몇 가지 레시피** 챕터에서 제대로 조리하는 방법에 대한 몇 가지 레시피를 살펴보길 바란다.

해바라기씨, 참깨, 호박씨와 같은 견과류와 기름진 씨앗은 빵, 파이, 디저트를 만드는 데 사용할 수 있다. 이들도 씨앗이므로 요리하기 전에 적절히 준비해야 한다.

생야채, 견과류, 과일을 먹고 싶다면 소화할 수 있는지 확인하자. 장이 생채소를 소화할 준비가 되지 않은 경우, 섭취 후 며칠 동안 복부 팽만감, 경련성 통증 또는 비정상적인 대변을 볼 수 있다. 이러한 증상은 생채소, 견과류, 과일 섭취를 자제하고 익힌 식물성 식품에 집중하라는 신호다.

발효는 식물성 물질을 더 잘 소화할 수 있게 하는 강력한 방법이다. 갖가지 종류의 채소를 발효시켜 끼니마다 조금씩 섭취하자.

좀 더 많은 식물 허용 갭스 식단은 채식이 아니다. 우리는 육류, 생선, 달걀, 발효 유제품을 계속 섭취해야 한다. 자신의 고유한 신진대사에 따라 퓨린이 적은 육류와 생선을 선호하거나 혹은 퓨린이 많은 음식을 즐길 수 있다.

매 끼니에 동물성 음식과 식물성 음식의 양을 조절하여, 자신만의 단백질, 지방, 탄수화물의 적절한 비율을 찾아야 한다. 몸이 원하는 경우 일부 끼니는 채식으로도 가능하다. 음식에 대한 욕구, 후각, 미각, 음식 섭취에 따른 만족감 등 인체의 필요에 따라 식사마다 식물성 식품과 동물성 식품의 비율을 조절하길 바란다. 더 많은 식물 허용 갭스 식단을 시작하기 전에 **한 사람에게 좋은 고기가 다른 사람에게는 독이 될 수 있다!** 챕터를 읽어보기를 바란다.

6) 갭스 액상 단식 GAPS Liquid Fasting

"휴식은 게으른 행동이 아니며 여름날 나무 아래 잔디밭에 누워 휴식을 취하는 것도 게으른 행동이 아니다. 물소리를 듣거나 하늘에 떠다니는 구름을 바라보는 것은 결코 시간 낭비가 아니다."

존 러벅 John Rubbock

당신의 소화기관이 피곤해서 휴식을 취해야 한다고 느끼는가? 몸에 독소가 너무 많이 쌓인 것 같은 느낌이 드는가? 식욕이 떨어지고 음식을 먹고 싶지 않은가? 급성 궤양성 대장염이나 크론병을 앓고 있는데, 갭스 도입 식단이나 식물 배제 갭스 식단으로 증상이 개선되지 않는가? 그렇다면 갭스 액상 단식을 고려하는 것이 좋다.

단식은 우리 몸의 내부를 청소하는 가장 오래되고 효과적인 방법 중 하나다. 우리 몸은 음식을 소화하고 대사하는 데 많은 양의 에너지를 소비한다. 식사를 중단하면 신체는 독소와 기생충을 배출하고 스스로를 치유하는 등 다른 일에 에너지를 재분배한다. 단식은 류마티스 관절염부터 암에 이르기까지 모든 종류의 '난치성' 질환을 치료하는 데 탁월한 효과가 있다. 심각한 질병이 없는 사람들도 규칙적인 단식을 통해 몸을 깨끗하게 하고 활력을 되찾으며 질병을 예방할 수 있다. 갭스 액상 단식의 목적은 고형식을 피하고 투명한 액체만 마심으로써 소화기관에 휴식을 주는 것이다.

물 단식은 영양실조와 독소로 가득 찬 몸으로 하기엔 너무 힘들기 때문에 갭스인에게는 권장하지 않는다. 갭스 영양 프로토콜의 목적은 장 치유에서 출발하여 몸을 치유하는 것이다. 우리는 단단한 음식을 피하여 장에 충분한 휴식을 주고 장이 스스로 치유하는 데 자원을 사용할 수 있도록 하는 것이다. 갭스 액상 단식에서는 물뿐만 아니라 모든 종류의 맑은 액체를 마신다. 미네랄, 비타민, 효소, 프로바이오틱스, 지방, 단백질이 풍부한 액체는 부작용 없이 최대의 효과를 누리며 단식을 진행하는 데 도움이 된다.

단식에 주의가 필요한 사람은 누구일까?

저체중이거나 마른 사람은 한 번에 24시간 이상의 단식을 해서는 안 된다(단식 사이에 최소 한 달의 휴식 기간을 두어야 한다). 이들의 신체는 장기간의 단식을 수행할 수 있는 충분한 자원을 가지고 있지 않다. 임신부와 수유부도 마찬가지다. 임신 초기 며칠 동안 메스꺼움이 심하고 식욕이 없는 경우, 갭스 액상 단식이 태아를 위해 상당히 도움이 될 수 있다. 그러나 메스꺼움이 가라앉고 식욕이 돌아오면 바로 완전한 갭스 식단으로 돌아가야 한다. 급성 궤양성 대장염과 크론병 환자는 저체중일 수 있지만 장이 단단한 음식을 처리할 수 없기 때문에 체중에 관계없이 갭스 액상 단식을 따라야 한다.

단식이 필요한 사람은 누구일까?

우리 몸은 음식으로부터 휴식을 취하고 싶을 때 식욕을 억제하여 이를 알려준다. 자신의 몸에 귀를 기울여야 한다. 먹고 싶지 않다면 먹지 말자(이는 신경성 식욕부진증 환자에게는 적용되지 않으며, 이 질환에 대해서는 첫 번째 갭스 책인 <발달장에 자연치료 식이요법 갭스 GAPS >에서 읽어보길 바란다). 고형식에 대한 식욕이 돌아올 때까지 액체만 마신다. 이때까지 어떤 사람은 하루, 다른 사람은 한 달이 걸릴 수 있다. 독성 부하가 높은 사람, 증상이 지속되는 사람, 과체중인 사람, 심한 알레르기가 있는 환자, 치유가 '멈춰있다'고 느끼는 사람은 갭스 액상 단식이 큰 도움이 될 수 있다. 급성 궤양성 대장염이나 크론병과 같은 심각한 소화기 질환이 있는 사람은 고형 식품을 피하고 액체만 섭취하는 것이 도움이 될 수 있다.

3세 이상의 어린이는 갭스 액상 단식을 해도 안전하다. 일반적으로 어린이는 성인보다 몸과 더 잘 연결되어 있어서 식욕이 없을 때는 음식을 거부한다. 단식을 종료할 시기가 되었을 때 당신의 자녀는 고형식에 관심을 보임으로써 단식을 끝낼 때가 되었음을 알려줄 것이다. 음식을 먹지 않는 아이를 침착하게 대하며 다른 가족들과 함께 저녁 식탁에 앉도록만 해준다. 아이는 자신이 준비가 되었을 때 식사를 시작할 것이다.

갭스 액상 단식 중 어떤 액체를 섭취할까?

단식 중에 한 음료를 다 마시고 나자마자 바로 다음 음료를 마시는 것처럼 단순한 음료만 너무 많이 마실 수는 없다. 다음은 갭스 액상 단식에서 섭취해야 하는 액체 종류다.

- 고기육수

육수는 맑아야 하기에 고형물은 걸러내고, 뜨겁거나 따뜻하게 해서 마신다. 고기 육수는 소화 기관이 스스로를 재건하고 손상을 치유하는 데 도움이 되는 강력한 능력을 가지고 있어 갭스 식단의 핵심이다. 육수는 콜라겐과 기타 단백질, 미네랄, 아미노산 등 장 벽과 신체의 나머지 부분을 구성하는 다양한 성분을 제공한다. 관절과 인대가 있는 뼈, 고기, 껍질, 발, 머리 등을 끓인 물에 천연 소금, 후추, 월계수 잎을 넣어 젤라틴화한 고기육수를 만든다. 기호에 따라 좋아하는 향신료와 양파, 당근, 샐러리, 양배추, 채소 등 야채도 추가할 수 있다. 육수는 각 재료를 다음의 시간 동안 끓여야 한다.

- 생선 : 1시간
- 닭고기 및 기타 가금류 : 1.5~2시간
- 소고기, 돼지고기, 양고기 : 3~4시간

조리가 끝나면 갓 다진 마늘과 파슬리를 넣고 체에 걸러서 마시도록 한다. 지금 당장 지방을 소화할 수 없다고 느끼지 않는 한 육수에서 지방을 제거할 필요는 없다. 나는 갭스 단식을 할 때 사골 국물을 권장하지 않는다. 사골 국물은 아미노산이 너무 풍부해서 일부 사람들, 특히 갭스 영양 프로토콜을 처음 접하는 사람들에게는 반응을 일으킬 수 있기 때문이다. 그러나 이전에 사골 국물을 섭취한 적이 있고 이에 익숙하다면 음료 목록에 추가할 수 있다. 고기 육수와 사골 국물은 매우 다르게 준비된 것이며 영양소 구성이 다르고 신체에 미치는 영향이 다르므로 혼동해서는 안 된다. 갭스 액상 단식에서는 직접 만든 신선한 고기 육수를 섭취한다. 매시간 또는 몇 시간마다 육수 한 컵을 마셔야 하며, 하루에 육수를 많이 섭취할수록 더 빨리 치유된다.

- **모둠 야채 발효액**

모둠 야채 발효액은 단식 시 섭취할 수 있는 훌륭한 치료식이다. 미네랄, 효소, 비타민, 항산화제, 프로바이오틱스 및 기타 여러 물질이 풍부하여 소화 기계와 신체의 다른 시스템 및 장기를 도와준다. 단식 중에는 많은 양의 소금(염화나트륨)을 배출하게 되는데, 모둠 야채 발효액은 짠맛이 나기 때문에 이 중요한 물질을 보충해준다. 그러나 어떤 이유로든 이것을 먹을 수 없다면 마시는 모든 물 한 잔마다 천연 소금을 약간 첨가한다(한 잔당 약 0.5티스푼).

- **집에서 발효시킨 야채의 소금물**

집에서 발효시킨 야채의 소금물은 미네랄, 효소, 소금, 젖산 및 기타 보조 영양소가 풍부한 또 다른 훌륭한 음료다. 마늘, 오이, 고추, 양배추 또는 집에서 기타 채소 모둠을 발효시킨 소금물을 사용한다. 취향에 따라 물로 희석하여 마시면 되고 한 입 마실 때마다 천천히 '씹어' 마시는 것이 중요하다. 모둠 야채 소금물은 강력한 장운동 자극 효과가 있어, 빨리 마시면 설사를 유발할 수 있나(종종 설사의 색깔이 모둠 야채 발효액 또는 야채를 발효시킨 소금물과 같음). 단식 중 설사를 하는 것은 반가운 일이다. 전 세계의 모든 주요 단식 클리닉에서는 환자에게 설사를 유도하기 위해 완하* 효과가 있는 소금을 투여하여 장을 정화하고 몸에서 다량의 독성 물질을 제거한다. 소금물이나 모둠 야채 발효액을 천천히 마시면 설사의 강도가 줄어들고 더 편안해질 수 있다.

* 장의 운동이나 음식물의 장내 통과 속도를 빠르게 촉진시키는 것

- **야채 육수**

　　야채 육수는 따뜻하고 편안하게 해주는 또 다른 액체로, 갭스 액상 단식 중 섭취하기에 아주 좋다. 야채수프는 시중에서 구할 수 있는 모든 종류의 야채를 물에 몇 시간 또는 하룻밤 동안 천천히 익혀서 만든다. 야채 육수를 만드는 방법은 다음과 같다 :

　　다진 채소(브로콜리, 양배추, 콜리플라워 줄기, 호박의 껍질과 조각들, 마늘, 양파 등 일반적으로 버려지는 채소의 일부를 사용할 수 있다)를 비금속 조리용 냄비(도자기 또는 유리)에 거의 끝까지 채우고 소금, 후추, 월계수 잎, 신맛을 위한 재료(발효 채소 한 줌과 발효 채소에서 나온 소금물 또는 발효 사과 식초 ½컵)를 추가한다. 맛이 별로인 발효 채소가 있다면 이를 사용할 수 있는 좋은 기회다. 스토브나 오븐에서 밤새 뭉근히 끓인다. 아침에 액체(채소 국물)를 걸러내고 채소를 버린 다음, 다진 마늘과 파슬리를 넣고 체에 걸러서 마신다. 유청이나 모듬 야채 발효액을 추가해 보자.

- **좋아하는 허브를 섞어 만든 허브차**

　　티백이 아닌 약한 맛의 허브차가 가장 좋다. 말린 허브나 신선한 허브에 끓는 물을 붓고 따뜻한 곳에 5분간 그대로 두면 된다. 신선한 생강차는 소화 기관과 기타 신체 기관을 진정시키고 치유하는 데 매우 효과적이다. 생강차를 만들려면 신선하거나 얼린 생강을 갈아서 끓는 물을 넣고 5분간 우려내어 체에 걸러 마신다.

- **홈메이드 케피어 또는 요거트의 신선한 유청**

　　집에서 만든 신선한 케피어 또는 요거트를 무명천에 붓고 천의 네 모서리를 묶은 다음 밤새 매달아 그릇으로 액체를 떨어뜨려 받는다. 아침에 그릇에 모인 노란색 액체가 유청이다. 유청은 유리병에 넣어 냉장고에 보관하면 오래 보관할 수 있으며, 갭스 단식 중 훌륭한 음료이다. 프로바이오틱스와 젖산이 풍부하고 장 벽에 깊은 치유 효과가 있다. 변을 단단하게 해 주는 이 효리는 모든 채소 발효액과 발효 채소의 소금물의 변비 완하제 효과와 균형을 이룬다. 많은 사람이 짭짤한 맛을 좋아하므로 취향에 따라 유청에 소금을 약간 첨가한다. 유청을 물로 희석하거나 그대로 마셔도 좋으며, 고기 육수를 마실 때마다 추가해서 마실 수 있다.

- **오이, 샐러리, 채소(양상추, 케일, 근대, 파슬리 및 기타 가능한 모든 채소), 마늘, 생강, 레몬으로 만든 녹색 채소 착즙**

과일 주스는 너무 달기 때문에 단식 중에는 섭취하지 않는다. 약간의 단맛을 원한다면 녹즙에 당근이나 오렌지를 조금 넣으면 된다. 일반적으로 단맛이 있는 음식은 갭스인에게 좋지 않으며, 갭스 액상 단식 중엔 신맛의 음식이 좋다.

- **천연 광천수 및 샘물, 정수 및 탄산수(물 속의 가스 기포가 물의 에너지 특성을 향상시킴)**

차가운 물을 마시면 소화 기관에 스트레스를 주고 치유 능력을 방해할 수 있으므로 상온 또는 따뜻한 물을 마시는 것이 중요하다. 물 한 컵에 레몬 한 조각을 짜서 넣어야 한다(짜낸 후 레몬 자체를 유리잔에 떨어뜨리면 항산화제, 미네랄 및 기타 유익한 물질을 물에 첨가할 수 있게 됨). 그 대신 유기농 사과 발효 식초를 물에 넣을 수도 있다(잔당 1큰술). 단식은 몸을 상당히 산성화시키는데 그냥 물을 마시는 것은 이 문제에 도움이 되지 않는다. 레몬과 발효 식초는 우리 몸이 정상적인 산-알칼리성 균형을 유지하는 데 도움이 되는 적설한 미네랄 성분을 함유하고 있다. 생수는 플라스틱이 아닌 유리병에 담긴 것을 구입하자! 플라스틱병에선 독성 화학 물질이 물속으로 침출된다. 수돗물을 마시지 말자! 전 세계 대부분 지역의 수돗물에는 인공 화학 물질이 다량 함유되어 있다.

보다시피, 갭스 액상 단식 기간 마실 수 있는 좋은 선택지가 많다. 평소에 이것들을 준비해두고 마시고 싶은 것을 선택한다. 몸에 귀를 기울이면 특정 음료에 대한 욕구를 통해 몸이 원하는 것이 무엇인지 알려줄 것이다. 이렇게 하면 단식 중에도 배고픔을 느끼지 않는다. 차갑게는 마시지 말고 모든 것은 따뜻하거나 뜨겁거나 실온으로 마셔야 한다.

단식 중에 수분을 충분히 섭취했는지 어떻게 알 수 있을까?

소변은 맑고 옅은 색이어야 하며, 그 양은 평소만큼 또는 그보다 많아야 한다. 소변의 색이 어둡고 농축되어 있다면 수분을 충분히 마시지 않고 있으며 신장이 독소를 제거하는 데 어려움을 겪고 있는 것이다. 이미 마시고 있는 수분보다 더 많은 수분을 섭취하기 어렵다면 관장을 한다. 이를 통해 신체가 부족한 수분을 보충하고 다량의 독성을 제거하여 신장에 가해지는 압력을 줄일 수 있다.

얼마나 오래 단식해야 할까?

단식을 얼마나 오래 할지는 당신에게 달려 있다. 하루만 단식하는 사람도 있고, 3주 이상 단식하는 사람도 있다(42일을 넘겨선 안 된다). 단식 기간은 생활 방식이 허락하는 범위와 몸이 보내는 신호에 따라 크게 달라진다. 방해받지 않고 필요한 만큼 잠을 자면서 휴식을 취할 수 있고 책임지고 해야 할 일이 그다지 많지 않다면 집에서 길게 단식할 수 있다. 가족을 돌보거나 일을 하거나 다른 책임이 있는 경우, 자신을 돌볼 여력이 있고 편안하게 느껴지는 동안만 단식한다.

단식을 하면 우리는 몸을 정화하고 독소를 제거하며 쌓인 손상을 복구하는 데 자원을 집중한다. 단식은 부교감 신경을 자극하는 활동이기 때문에 단식 중 피곤하고 졸릴 수 있다. 장을 비우기 위해 이틀에 한 번 또는 매일 관장을 해야 할 수도 있으며, 이 과정에는 시간이 걸린다. 단식 기간은 자신에게 집중하고 몸을 이완시킬 수 있는 시간을 얼마나 확보할 수 있는지에 따라 달라진다. 어떤 사람들은 집에서 단식을 할 수 있지만 다른 사람들은 단식 클리닉이나 수련회에 가는 것이 가장 좋다. 이렇게 하면 모든 책임을 내려놓고 휴식과 치유에 집중할 수 있다.

단식 클리닉에 갈 때는 반드시 모듬 야채 발효액과 발효 야채의 소금물, 유청 몇 병, 작은 발효 식초 한 병, 유기농 레몬 한 봉지, 그리고 클리닉에 머무는 기간에 따라 필요한 모듬 야채 발효액을 만들기 위한 재료(큰 유리병, 신선한 비트, 마늘, 양배추, 딜 씨앗, 천연 소금, 야채를 썰기 위한 칼)를 준비해 간다. 대부분의 단식 클리닉은 양질의 물, 주스, 야채 육수를 제공한다. 단식 클리닉에서 고기 육수를 만들 수 있는 시설을 제공하지 않을 수도 있으므로, 고기육수를 만들 수 있는 시설이라면 모든 재료를 가져가야 한다. 또는 집에서 고기 육수를 만들어 냉동하여(1컵씩 봉투에 담아서) 가져갈 수도 있다. 클리닉에 고기 육수를 보관할 수 있는 냉동실을 제공해 달라고 요청해야 한다. 또한 매일 2~4컵을 해동하여 데울 수 있는 시설이 필요하다.

단식 중 관장

놀랍게도 단식 중에 음식을 먹지 않아도 계속 대변이 나온다. 많은 독소가 이러한 방식으로 체외로 배출되며 독소가 축적되자마자 장이 이를 내보낼 수 있게 도움이 필요할 수 있다. 따라서 관장은 모든 단식 프로토콜에서 중요하다. 관장은 격일로 하는 것이 좋지만, 매일 하는 것이 도움이 되는 사람도 있다.

기본 관장 용액으로 장을 청소하는 것이 가장 좋다. 관장 용액을 만드는 방법은 다음과 같다. 유리병에 알루미늄이 없는 중탄산소다 1티스푼을 넣고 끓는 물 약 1컵을 넣는다. 중탄산염이 가스 방출을 멈추면 천연 소금 1티스푼을 넣고 섞어 녹인다. 그런 다음 1L가 될 때까지 충분한 찬물을 부어 용액의 온도가 체온에 가까워지도록 한다. 이 기본 용액을 사용하여 장을 정화한다. 두통이 있거나 특히 기운이 없는 경우, 기본 관장액을 모두 사용한 후 커피 관장을 한다. 커피 관장을 하기 전 이상한 변이 나오지 않는지 확인한다. **장 관리** 챕터에서 관장에 대해 자세히 알아가길 바란다.

모듬 야채 발효액과 발효 야채의 소금물을 섭취하면 설사를 할 수도 있는데 이는 단식 중에 유익한 현상이다. 설사를 하고 변이 많이 나오지 않는 특정한 날이 있다면 그날은 관장을 하지 않아도 된다. 단식 중에는 피곤하고 졸릴 때가 많은데, 이런 상태에서 관장을 하는 것은 힘든 일이 될 수 있다.

어느 시점에서 장은 모듬 야채 발효액이나 소금물을 먹었음에도 불구하고 단단하거나 좀 덜 단단한 변을 만들기 시작할 것이다. 이러한 변을 본 후 기분이 좋다면 관장을 할 필요가 없다. 이는 장이 오래된 찌꺼기를 스스로 청소하고 정상적인 기능을 회복하기 시작했다는 신호이며 이때 관장을 하면 불필요하게 몸을 방해할 수 있다. 유청, 모듬 야채 발효액 및 소금물을 마시면 프로바이오틱스, 효소 및 치유 물질이 몸에 들어와 장이 정상적인 미생물 군집으로의 복원을 시작한다. 우리는 장이 이 작업을 할 수 있게 해줘야 한다.

단식 중에는 무엇을 해야 할까?

휴식, 수면, 독서, 명상, 유쾌하고 행복한 영화를 보는 것을 추천한다. 우리는 신체에서 치유와 회복이 일어날 때 부교감 신경이 활성화된 상태를 유지해야 한다. 그렇기 때문에 단식은 일반적으로 외로운 활동이다! 사람과 함께 있으면 부교감 모드에서 벗어나게 하는 대화를 하거나 감정을 불러올 수 있다. 그러므로 사랑하는 사람과 함께 단식할 수 있으면 위로가 되겠지만, 다른 사람은 피하는 것이 좋다. 단식 중에는 스트레스를 유발하여 교감 신경계를 자극할 수 있으므로 이 기간에는 일을 하는 것이 좋지 않을 수 있다. 단식 기간 동안 이전에는 못했던 차분하고 사색적인 일에 집중할 수도 있을 것이다.

　단식 중 격렬한 운동을 하는 것은 좋지 않다. 신체는 정화, 치유 및 회복에 모든 가용 자원을 사용하므로 상당히 피곤하고 에너지가 부족할 수 있다. 지압, 발 및 머리 마사지, 인도 및 태국 마사지 및 기타 부드러운 형태의 마사지는 매우 기분이 좋고 도움이 될 수 있다. 부드러운 운동 요법 Gentle kinesiology, 보웬 기법 Bowen technique, 레이키 Reiki, 정골 요법 osteopathy 및 기타 이완 및 교정 요법도 좋다. 사우나, 자쿠지에서의 휴식, 물 마사지, 머드 팩, 따뜻한 물에서의 부드러운 수영은 빠른 회복에 도움이 된다. 바다, 강 또는 호수에서 하는 일광욕과 편안한 수영은 신체 치유에 도움이 된다. 자연 속에서 편안하게 걷거나 호흡 운동을 하는 것도 도움이 된다. 기분이 나아지고 몸에 편안한 것만 하자! 우리 몸은 이미 많은 일(스스로 정화하고 회복하는 일)을 하고 있으므로, 여기에 격렬한 활동까지 시키지 말자.

갭스 액상 단식 끝내기

　갭스 액상 단식을 끝낼 때는 갭스 도입 식단을 첫 단계부터 시작하면 된다. 도입 식단의 단계를 따르면서 유청과 모듬 채소 발효액을 평소와 같은 양으로 계속 마신다. 단식을 끝내면서 바로 식물 배제 갭스 식단으로 전환할 수도 있다. 크론병이나 궤양성 대장염 환자와 같이 소화 기관이 아직 식물을 소화할 수 없다고 느끼는 사람은 식물 배제 갭스 식이요법을 해야 한다. 갭스 액상 단식 기간에는 전반적으로 배고프거나 박탈감을 느끼지 않아야 한다. 이때는 휴식과 묵상을 위한 시간이다. 몸과 영혼이 여러분에게 고마워할 것이다!

　이것이 바로 모든 상황에 맞게 유연한 선택을 할 수 있는 갭스 식이요법의 전체 스펙트럼이다. 갭스 도입 식단을 마친 후에는 완전한 갭스 식단, 더 많은 식물을 허용하는 갭스 식단, 심지어 식물 배제 갭스 식단으로 넘어갈 수 있다. 케토제닉 식이요법을 하려면 식물 배제 갭스 식단을 거쳐야 한다. 반복해서 도입 식단을 할 필요가 있을 때는 도입 식단을 매일의 다양한 식단 중에 끼워 넣을 수 있다. 그리고 일정 기간 동안 고형식을 먹지 않고 휴식을 취하고 싶을 때는 마시면서 하는 갭스 액상 단식을 실천하면 된다.

갭스 영양 프로토콜을 통해 건강을 증진할 수 있지만, 우리 몸이 이 프로토콜을 벗어나기 힘들어 한다는 것을 알게 될 수도 있다. 현대 산업에서 생산된 식품이나 전형적인 현대 생활방식의 다른 요소가 조금이라도 들어오면 우리 몸은 이를 받아들이기 버거운 위협으로 받아들일 것이다. 한 번의 잘못으로 몇 달간의 노력이 수포로 돌아가고 삶이 다시 비참해질 수 있다. 이러한 사람들에게는 이전 생활 방식으로 돌아갈 수 없다는 사실을 받아들이는 것이 매우 어려울 수 있다. 그런 경우엔 완전한 갭스 식이요법을 평생 지속해야 하며, 일시적인 문제를 해결하기 위해 몇 주 동안은 갭스 도입 식이요법, 갭스 액상 단식 또는 식물 배제 갭스 식이요법으로 돌아가야 할 때가 있을 수 있다. 남은 평생 갭스 영양 프로토콜을 준수하면 당신과 환자의 건강이 유지될 것이다.

건강 문제가 비교적 가벼운 사람들은 갭스 식단에서 벗어날 수 있는 시기가 올 수도 있다. 이러한 사람들의 몸은 새 음식을 시도해 볼 수 있을 만큼 충분히 잘 회복될 것이다.

7) 갭스 식단 졸업하기

대부분의 사람은 최소 2년 동안 엄격하게 갭스 식단을 준수해야 한다. 질환의 중증도에 따라 어떤 사람들은 더 빨리 회복하는 반면 훨씬 오래 걸리는 사람들도 있다. 당신 또는 당신이 돌보는 환자가 최소 6개월 동안 소화 상태가 정상인 경우에만 식단에 허용되지 않는 음식을 시도해 볼 수 있다. 서둘러서 단계를 넘어가지 말자!

가장 먼저 섭취해 볼 수 있는 음식은 감자와 발효시킨 글루텐 프리 곡물(메밀, 기장 및 퀴노아)이다. 이 챕터에서는 곡물을 발효하는 방법과 함께 **우리가 먹어야 할 것과 그 이유, 몇 가지 레시피**를 설명한다. 감자는 가지과 식물이라는 것을 잊지 말자. 이 식물군에 민감한 사람들은 감자를 먹기 전에 토마토, 가지 및 고추를 먼저 먹어보아야 한다.

한 번에 한 가지 음식을 도입하고 항상 소량으로 시작한다: 환자에게 새로운 음식을 소량씩 주고 2~3일 동안 반응을 관찰한다. 소화 문제가 재발하지 않거나 환자가 가지고 있었던 특정 증상이 나타나지 않으면 며칠 후 다른 음식을 시도한다. 반응이 없으면 음식의 양을 서서히 늘린다. 보통 민감한 반응을 보이는 음식은 전분이 많은 음식이므로 전분 소화를 늦추기 위해 충분한 양의 지방(버터, 기버터, 올리브유, 모든 동물성 지방, 코코넛 오일 등)과 함께 먹는 것을 잊지 않는다. 이렇게 새로운 음식을 도입하는 것을 서두르지 않는다. 이를 제대로 하는 데 몇 달이 걸릴 수 있다.

새롭게 감자와 발효 곡물을 먹게 되면 양질의 밀가루 또는 호밀 가루로 집에서 사워도우를 만들어보자. 수제 사워도우로 팬케이크나 빵을 만들 수 있다. (**우리가 먹어야 할 음식과 그 이유, 몇 가지 레시피** 챕터 참조) 몸이 홈메이드 사워도우를 잘 견디면 시중에서 판매하는 양질의 사워도우 빵을 구입해서 먹어볼 수 있다.

이 단계에서는 당신 또는 당신이 돌보는 환자가 발효하지 않은 메밀, 기장 및 퀴노아 요리를 소화할 수 있고, 점차 다양한 전분질 채소와 적절하게 조리한 곡물 및 콩류를 먹어도 된다는 것을 알게 될 것이다.

> 당신의 환자는 설탕, 인공 및 가공 재료, 기타 해로운 '음식'으로 가득 찬 전형적인 현대식 식단으로 돌아갈 수 없다. 수년간의 갭스 영양 프로토콜을 통해 평생 건강한 식습관을 기르도록 하자!

결론 :

언뜻 보기에 갭스 식단은 힘든 일처럼 보인다. 하지만 이것은 매우 통합적이고 건강한 식단이며 장내 미생물군의 균형을 재조정하고 장 벽을 치유하고 봉인하며 평생 건강을 위한 강력한 기반을 마련해 줄 것이다. 소화 시스템이 정상적으로 작동하기 시작하면 전 세계인이 일반적으로 섭취하는 대부분의 건강식을 점차 섭취할 수 있게 된다. 그러므로 많은 갭스인은 특별한 식단을 평생 고수할 필요는 없다. 어떤 사람들은 2년 안에 이 목표를 달성하고 어떤 사람들은 더 오래 걸린다. 이는 상태의 심각성과 환자의 나이에 따라 개인차가 있다.

갭스 식단을 일단 해보면 일반적인 요리나 가족 식사 준비보다 어렵지 않을 것이다. 재료 쇼핑도 매우 간단하다. 가공하지 않은 신선한 것을 구입하기만 하면 된다.

갭스 식이요법에 대한 이 챕터를 마무리하면서 마지막으로 한 가지 더 말하고 싶은 것은 식사 시간의 감정과 분위기다.

8) 갭스 식사 시간 규칙

"음식은 세심한 주의가 필요해요. 뭘 먹어야 할지 뿐만 아니라, 언제 그리고 어떻게 먹어야 할지도 알아야 해요. 그리고 식사할 때 무슨 말을 해야 할지도 중요하죠. 네, 그렇습니다. 만약 소화를 생각하신다면, 제 충고는 이겁니다. 식사 중엔 절대 뉴스나 의학 얘기는 하지 마세요. 그리고 제발, 식사 전에 신문을 읽지 마세요!"

<개의 심장(The Dog's Heart)>의 저자 미하일 불가코프 Mikhail Bulgakov

우리는 무엇을 먹어야 하는지에 대해 많이 이야기했다. 이제 매우 중요한 문제, 즉 어떤 상태에서 음식을 먹어야 하는가에 대해 이야기해보자.

'음식이 곧 우리 몸을 만든다.'라는 말은 여러 번 들어봤을 것이다. 하지만 아무리 좋은 음식이라도 제대로 소화하거나 동화*하지 못하면 몸에 아무런 도움이 되지 않는다. 음식물의 적절한 소화와 동화를 담당하는 인체 신경계의 일부를 자율 신경계라고 한다. 자율 신경계는 일반적으로 교감 신경계와 부교감 신경계의 두 가지로 나뉘는데, 서로 상반된 작용을 한다. 우리가 섭취한 음식을 잘 소화하고 그 혜택을 제대로 누리기 위해서는 부교감 신경 상태가 되어야 한다. 현대 사회에서 우리는 음식을 섭취하기 전에 부교감 상태를 유지하기 위해 특별한 노력을 기울여야 한다. 특히 소화기 질환이나 만성 퇴행성 질환을 앓고 있는 사람들에게는 부교감 신경이 매우 중요하다.

가족들이 식사 시간에 모였는데 아버지는 여전히 일에 대해 생각하고 있고, 딸은 SNS에서 친구들에게 문자를 보내고 있으며, 최신 컴퓨터 게임 생각에 빠져 있는 아들은 게임을 할 수 없다는 것에 약간 짜증을 내고 있고, 아기는 낮잠에서 막 깨어난 후 칭얼대고 있다고 상상해 보자. 어머니는 열심히 식사를 준비해서 식탁에 올려놓았지만 가족은 그것을 먹을 생각조차 하지 않는다. 그래서 엄마는 가족들이 음식을 좋아하지 않거나 먹지 않을까봐 불안

---

* 동화(Anabolism): 신체에서 에너지를 사용하여 작은 분자를 큰 분자로 합성하는 과정으로, 세포 성장, 조직 수복, 근육 형성 등과 관련된 대사 반응

하다. 모두가 스트레스 하우스의 2층 어딘가에 교감신경 우세인 상태에 있다 (**치유** 챕터에서 이에 대해 읽어보길 바란다)! 이 가족은 이 음식을 잘 소화할 것인가? 그럴 리가 없다! 교감 신경이 활성화되면 인체는 소화 시스템을 차단하고 식욕을 감소시키며 신체의 자원과 에너지를 스트레스가 많은 일상 업무를 처리하는 데 사용하기 때문이다.

그렇다면 어떻게 해야 할까? 식사를 시작하기 전에 온 가족이 부교감 신경 활성 상태로 전환되도록 해야 한다. 가족들이 음식에 집중할 수 있도록 해야 한다. 그러려면 어떻게 해야 할까?

전 세계 많은 문화권에서 사람들은 매 식사 전에 기도를 하곤 했다. 오늘날 이러한 전통은 대부분 사라졌다. 식사 전 기도가 사람들을 부교감 신경 활성 상태로 인도하는지는 확실치 않지만 확실히 분명히 그들의 마음을 음식에 집중시킨다.

여기 여러분을 위한 짧은 구절을 준비했다! 당신과 가족이 음식에 온전히 집중하고 편안히 소화시키는 데 도움이 될 수 있다. 가족 모두가 식탁에(물론 갭스 식단으로 차려진!) 둘러앉아 가능한 한 진심을 다해(서로의 손을 잡으면 더 좋다) 이 구절을 읊어 보는 것을 권한다.

> "와, 나는 지금 배가 고프다. 나는 맛있는 음식이 먹고 싶다. 이 음식은 보기에도 좋고 참 맛있다. 한입 한입 맛있게 먹어야지. 나는 지금 속이 아주 편하다. 감사히 잘 먹겠습니다~!"

마지막에는 다 같이 음식 냄새를 깊이 들이마시고 크게 숨을 내쉬는 것으로 구절을 마무리한다. 숨을 깊게 들이마시고 내쉬는 동작은 부교감 신경을 활성화하는 마법의 힘을 가지고 있다. 이 짧은 문장을 웃음으로 마무리하면 더욱 도움이 된다. 이 짧은 구절을 식사 시간에 늘 하는 의식으로 만들어 보자.

이 구절이 마음에 들지 않는다면 당신과 가족이 공감할 수 있는 자신만의 운율과 노래를 만드는 것을 추천한다. 한 가지 명심할 것은 이 짧은 운율에서처럼 모든 구절은 명확한 긍정문이어야 한다는 것이다. 망설임이 담기거나, '아마도', '소망한다', '바란다', '믿는다'와 같은 표현을 써서는 안 된다. 잠재의식이 부교감 신경계를 활성화하려면 현재 시제로 확고한 명령을 내려야 한다. 이 구절로 저녁식사 전에 하던 모든 일에서 마음을 떼어내서 음식에 집중하고, 즐기며, 소화하도록 할 필요가 있다.

식사가 시작되면 식탁에서 스트레스를 유발하는 주제에 대해 이야기하지 않는다. 모든 대화는 부교감 신경 상태를 만들고 유지하는 방향으로 해나가야 한다. 우스꽝스러운 농담, 가벼운 주제, 행복한 계획 등 즐거운 주제를 통해 웃음과 상상력, 행복한 가족의 포근한 분위기를 조성하자. 자녀들이 가족식사 시간을 평생 행복한 순간으로 기억할 수 있도록 해주자! 문제나 해야 할 일에 대한 긴장감 있는 토론으로 식사 시간을 망칠 순 없다. 이런 이야기를 나눌 수 있는 다른 시간은 얼마든지 많으니, 식사 시간만큼은 제발 그러지 않도록 하자!

음식을 맛있게 즐기길 바란다!

9) 우리가 먹어야 할 음식과 그 이유, 몇 가지 레시피

'균형 잡힌 식사'가 무엇을 의미하는지 생각해본 적이 있는가? 주류 의학은 탄수화물, 단백질 및 지방의 비율을 기준으로 말할 것이다. 아니다, 균형 잡힌 식사란 그런 게 아니다!

균형 잡힌 식사란 우리의 모든 미뢰가 먹는 음식에 찬사를 보내고 있다는 것을 의미한다. 우리의 미뢰는 각각 역할이 다르다. 일부는 단맛, 일부는 신맛, 일부는 짠맛, 일부는 떫은맛, 일부는 매운맛, 일부는 쓴맛을 감지한다. 이러한 모든 맛이 식사에 포함되어야 한다. 따라서 식사를 할 때 단맛을 내는 채소(예: 당근과 비트), 쓴맛을 내는 채소(예: 샐러리 잎, 짙은 녹색 잎, 가지, 애호박, 향신료와 허브), 매운맛을 내는 고추, 마늘, 양파 또는 허브, 떫은맛을 내는 천연 소금과 해초, 브로콜리, 콜리플라워, 아스파라거스, 순무, 신맛을 내는 발효 채소, 식초 또는 레몬을 추가해 보도록 하자. 이 가이드 라인을 따르면 맛있고 균형 잡힌, 그리고 만족스러운 식사를 할 수 있을 것이다. 그러나, 물론 모든 식사에서 가장 중요하고 깊게 인식되어야 할 부분은 고기와 지방이다!

독성이 없는 주방 용품을 사용하자. 알루미늄이나 음식이 눌어붙지 않는 (테프론 코팅) 프라이팬이나 냄비는 사용하지 말자! 플라스틱은 피한다. 스테인리스에 대한 우려가 있을 수 있지만, 스테인리스는 눌어붙지 않는 주방 용품이나 알루미늄보다 훨씬 낫고 대부분의 사람들이 구입할 수 있는 저렴한 제품이다. 따라서 프라이팬과 냄비는 유리나 스테인리스 스틸로 만든 것을 사야 한다.

에나멜 팬, 점토 및 토기 냄비, 오븐 트레이도 사용할 수 있다. 무쇠, 특히 에나멜 처리된 무쇠 용기를 사용할 수 있다. 나무나 스테인리스 스틸로 만든 주걱과 국자를 사용하고 유리로 된 보관 용기와 그릇을 사용한다. 제발 전자렌지나 인덕션을 사용하지 말자! 가스, 전기, 나무 또는 기름으로 가열하는 일반 스토브로 요리한다. 수저와 젓가락, 포크는 스테인리스 스틸, 은, 나무 또는 도자기로 만든 것을 사용한다. 안타깝게도 이 세상에 인간이 만든 제품 중에 완벽한 것은 없지만, 우리는 현실에서 실용적인 해결책을 찾아야 한다. 따라서 음식에 닿는 모든 것이 음식에 독성 물질을 전달하지 않는 재료로 만들어졌는지 확인하자. 신소재가 계속해서 발명되기 때문에, 새로운 제품을 주방에 도입하기 전에 이 주제에 대해 계속 연구하고 질문하자.

이 챕터에는 당신에게 소개할 몇 가지 기본적인 갭스 식단 레시피가 담겨있다. 하지만 갭스 영양 프로토콜은 2004년부터 전 세계 사람들이 적용해오고 있다. 수년 동안 여러 언어로 된 훌륭한 갭스 레시피 책이 많이 출판되었고 새로운 책이 계속 나오고 있다. 일반적으로 이러한 책들은 갭스 식단을 통해 심각한 건강 문제에서 회복한 사람 혹은 갭스 아이들을 둔 부모들이 집필한 것들이다.

이러한 도서의 최신 목록은 참고 섹션의 www.gaps.me에서 확인할 수 있다.

이제부터 다양한 식품군을 중요도 순으로 살펴볼 것이다.

레시피 목차

(1) 고기 육수와 수프 — 334

- 왜 고기 육수가 필요한가? — 335
- 고기 육수 만드는 법 — 337
- 양고기, 돼지고기, 소고기 또는 사냥한 동물의 고기 육수 — 337
- 닭 육수(기타 가금류로 대체 가능) — 338
- 생선 육수 — 340
- 기본 수프 레시피 — 341
- 소꼬리 수프 — 343
- 봄 쐐기풀 수프 — 344
- 러시아 보르시(수프) — 344
- 생선 수프 — 345
- 미트볼 수프 — 346
- 겨울 호박 수프 — 347
- 고기 젤리 — 347

(2) 발효 음식 — 348

- 사워크라우트 스타일의 발효 — 351
- 소금물로 발효시키기 — 353
- 발효한 오이(딜 오이) — 354
- 미생물 배양액을 넣어 발효한 채소 — 355
- 러시아식 겨울 식초 샐러드 — 356
- 프로바이오틱 발효 음료 — 356
- 모듬 야채 발효액 — 357
- 케피어 또는 요거트 유청 — 358
- 비트 크바스 — 358
- 여러 과일과 채소로 만든 크바스 — 358
- 프로바이오틱 토마토 주스 — 359
- 요거트, 케피어, 사워크림 — 359
- 요거트 만드는 방법 — 361
- 케피어 만드는 방법 — 362
- 요거트와 케피어로 유청과 코티지 치즈 만드는 방법 — 363

- 사워크림 만드는 방법   364
- 발효 콩류(강낭콩, 렌틸콩, 말린 완두콩)   365
- 이중 발효한 콩   366
- 고기, 야채, 이중 발효한 콩으로 만든 칠리   367
- 발효 생선   368
- 발효한 청어 또는 고등어   369
- 발효 정어리   369
- 발효 곡물   370

(3) 요리용 지방   371

- 기버터   371
- 거위 또는 오리 지방   372
- 돼지, 양 또는 소 지방   372
- 코코넛 오일   373
- 소지방(탤로)   373
- 소지방 스킨 크림   373
- 살로(러시아, 우크라이나 및 동유럽) 또는 라르도(이탈리아)   374

(4) 육류, 내장육 및 생선   375

- 이탈리안 미트 캐서롤   381
- 속을 채운 파프리카   382
- 미트볼   382
- 미트 커틀릿(버거)   383
- 생선 커틀릿   384
- 스웨덴식 그라브락스(소금에 절인 연어)   384
- 양념에 절인 야생 연어(그라브락스의 변형)   385
- 구운 콩 또는 프렌치 카슐레   386
- 칠면조 캐서롤   387
- 기본 간 파테   388
- 뚝배기에 조리한 간   389
- 간단한 간 요리   389
- 아기와 어린이를 위한 간 푸딩   390
- 소 혀(우설)   390
- 블랙 푸딩   391

(5) 조미 양념 — 392

- 케첩 — 393
- 과카몰레 — 393
- 마요네즈 — 393
- 살사 — 394
- 가지 딥 — 394
- 과일 처트니 — 395

(6) 샐러드 — 396

- 비트 샐러드 — 396
- 양배추와 사과 샐러드 — 397
- 토마토와 오이 샐러드 — 397
- 러시아식 샐러드 — 397
- 당근 샐러드 — 398

(7) 채소 — 398

- 양배추를 맛있게 요리하는 방법 — 399
- 간편 조리 야채 믹스 — 399
- '감자' 같은 콜리플라워 — 400
- 구운 야채 — 400

(8) 홈베이킹 — 401

- 빵/케이크/머핀 기본 레시피 — 407
- 해바라기씨 빵 — 408
- 피자 — 409

(9) 디저트 — 410

- 구운 사과 — 410
- 크림 캐러멜 — 410
- 사과, 당근, 살구 파이 — 411
- 사과, 호박, 블랙커런트 파이 — 411

- 겨울 호박 케이크 　　　　　　　　　　　412
- 러시안 커스터드 　　　　　　　　　　　412
- 사과 소스 또는 퓨레 　　　　　　　　　412
- 바나나 아이스크림 　　　　　　　　　　413
- 유제품 아이스크림 　　　　　　　　　　413
- 신선한 코코넛 　　　　　　　　　　　　414
- 코코넛 디저트 　　　　　　　　　　　　415

(10) 달걀 없는 레시피 ——————— 416

- 달걀을 넣지 않은 빵/케이크/머핀 반죽 　416

(11) 음료 ——————————————— 417

- 견과류/씨앗 우유 　　　　　　　　　　417
- 코코넛 밀크 　　　　　　　　　　　　　418
- 생강차 　　　　　　　　　　　　　　　418
- 갓 짜낸 착즙 주스 　　　　　　　　　　419
- 갭스 쉐이크 레시피 　　　　　　　　　　420
- 과일 스무디 　　　　　　　　　　　　　421

(1) 고기 육수 및 수프

집에서 만든 고기 육수는 갭스 식단의 기본이다. 환자는 고기 육수를 많이 섭취할수록 더 빨리 회복한다. 고기 육수에는 장 벽을 스스로 복구하고 치유하는 데 필요한 모든 영양소가 들어있어, 장 벽의 모든 구멍(일명 '새는 장 증후군')을 메우고 회복하는 데 도움을 준다.

인체는 항상 스스로를 재생한다. 우리 몸의 모든 세포와 구조는 수명이 짧다. 수명이 다하면 제거되고 새로 태어난 세포와 구조로 대체되는데, 이는 우리 몸이 스스로를 재생하고 손상을 치유하는 방법이다. 장 벽은 세포와 조직의 교체 속도가 매우 빠르기 때문에 재건할 수 있는 기회가 많다. 장 벽이 스스로 재건하기 위해서는 건축 자재가 필요하다. 갭스 식단 가이드에 따라 만든 고기 육수와 수프는 장 벽 스스로가 건강하고 튼튼한 세포와 구조를 새로 재건할 수 있도록 필요한 모든 재료를 제공한다.

내가 지금 말하는 것은 사골 육수가 아니라 고기 육수라는 점을 강조하고 싶다! 적어도 1년 동안, 어떤 사람들에게는 그보다 훨씬 더 오래(몇 년) 갭스 식단 중 사골국물을 권장하지 않는다. 사골국물은 약간의 산과 함께 물에 오랫동안 조리한 뼈(종종 이전 식사에서 남은 익힌 뼈)로 만든다. 여기엔 미네랄과 아미노산이 풍부하지만 갭스 영양 프로토콜에서는 그보다 더 많은 것이 필요하다!

고기 육수는 항상 동물의 뼈, 관절, 근막, 연골, 지방 및 충분한 양의 살코기로 만든다. 육수를 만들 때는 닭, 오리, 꿩 또는 기타 조류의 껍질을 벗기지 않고 발, 목, 내장, 머리까지 통째로 사용하거나 돼지, 양, 소 또는 사냥한 동물의 고기(목, 갈비, 꼬리, 척추, 발, 머리, 다리, 어깨, 사태 등)의 관절 부위를 사용한다. 생선 육수를 만들 때는 껍질, 머리, 꼬리, 뼈, 지느러미 등 생선을 통째로 사용한다. 고기 육수를 만들 때는 질기고 쫄깃한 조직이 있는 부위, 즉 물에 오래 끓여야 먹고 소화할 수 있을 만큼 부드러워지는 부위를 모두 사용한다. 따라서 순수한 산코기(스테이크용 고기 등)는 적합하지 않다. 고기 육수를 만드는 데는 몇 시간이 걸리지만, 잘 익은 고기와 맛있는 육수를 가족들과 한 끼 식사로 먹을 수 있다. 이 육수는 따로 마시기에도 좋고 수프를 만들 때도 유용하다.

왜 고기 육수가 필요한가?

제대로 만든 고기 육수는 소화를 도와 수 세기 동안 소화 기관을 포함한 전신을 치유하는 민간 요법으로 알려져 왔다. 고기 육수에 무엇이 들어있기에 이토록 치유력과 영양가가 높을까? 고기 육수에는 생체 이용률이 매우 높은 형태의 미네랄, 비타민, 아미노산 및 기타 다양한 영양소가 풍부하다. 그러나 가장 중요한 것은 콜라겐, 엘라스틴, 프로테오글라이칸, 당단백질, 히알루론산 및 모든 동물(인간 포함)의 결합 조직을 형성하는 기타 분자가 풍부하게 함유되어 있다는 것이다.[1] 뼈와 근육의 구조, 관절과 피부, 근막과 지방 조직, 연골과 인대, 내부 장기의 모든 막과 지지 구조(장기의 기질), 모든 혈관과 신경계의 지지 구조, 심장과 폐의 대부분, 기타 많은 장기와 조직 등 우리 몸의 대부분은 결합 조직으로 이루어져 있다. 우리의 장은 대부분 결합 조직으로 이루어진 긴 관으로, 이를 치유하기 위해서는 결합 조직의 모든 요소가 건축 자재처럼 다량으로 필요하다.

갭스인들의 결합 조직은 약한 편이다. 독소가 많이 쌓여 있고, 질이 떨어지는 성분으로 이루어져 있으며 면역계에 의해 손상되어 있는 상태이다(**면역계, 장의 콜라겐 장애**에서 자세한 내용을 읽어보길 바란다). 만성 질환에서 회복하려면 건강한 포유류, 조류, 어류의 결합 조직에서만 얻을 수 있는 양질의 재료로 결합 조직을 재건해야 한다. 수천 년 동안 전 세계 모든 문화권에서 사람들은 수제 고기 육수를 만들기 위해 동물의 모든 부위를 사용했으며, 요리하는 동안 동물의 결합 조직에 있는 필수 영양분들이 물에 우러나오도록 하였다. 이 육수를 섭취함으로써 사람들은 자신의 신체 구조, 즉 결합 조직을 유지하여 나이가 들어도 몸을 튼튼하고 유연하게, 피부를 매끄럽고 아름답게, 뼈를 치밀하고 잘 부러지지 않게, 혈관을 깨끗하고 탄력 있게 유지했다.

집에서 만든 고기 육수는 냉장고에서 식으면 다량의 콜라겐과 결합 조직의 다른 요소로 인해 젤리처럼 변한다. 콜라겐은 인체에 가장 많이 존재하는 단백질로, 체내 단백질의 약 ⅓이 콜라겐이다.[2] 어떤 질병이든 치유 과정에 많은 양의 콜라겐이 필요하다. 고기 육수를 만드는 데 사용하는 동물 부위는 콜라겐이 풍부하므로 수프의 일부로 섭취해야 한다. 조리 후에는 결합 조직이 부드러워져 뼈에서 쉽게 떨어진다. 인대와 근육, 혈관과 신경, 연골과 피부, 지방과 골수, 내분비샘과 장기, 근막과 관절낭 등 모든 연조직을 한입 크기로 잘라 수프에 넣으면 모든 연조직을 먹을 수 있다.

이렇게 만든 갭스 수프에는 젤라틴화된 육수와 고기 조각이 들어 있다. 이는 환자의 장 벽과 전신의 구조에 필수인 결합 조직을 재건하는 데 중요한 역할을 한다. 이런 성분이 담긴 육수로 만든 수제 고기육수 한 컵 또는 수프 한 그릇 이상을 매일 섭취해야 한다! 만성 질환을 앓고 있는 모든 사람은 질이 떨어지는 성분으로 형성된 불량한 결합 조직을 가지고 있다. 영양분이 풍부한 식재료를 섭취해서 결합 조직을 재건하여 몸과 건강이 어떻게 변화하는지 지켜보자!

직접 만든 고기 육수는 냉장실에서 최소 일주일 동안 보관이 가능하며, 냉동할 경우 더 오래 보관할 수 있다. 이 고기 육수로 수프, 그레이비 소스, 스튜를 만들거나 한 컵을 데워 식사와 함께 또는 식사 사이에 마실 수 있다. 냉장고에 항상 고기 육수가 있다면 온 가족을 위해 영양가 있는 식사를 매우 쉽고 빠르게 준비할 수 있음을 알게 될 것이다. 야채를 고기 육수에 넣고 15~20분간 끓여서 야채가 부드러워진 후 한 입 크기로 썬 결합 조직을 냄비에 넣으면 따뜻하고 영양이 풍부한 수프가 완성된다. 이 수프는 적어도 일주일 동안 냉장고에 보관할 수 있다. 지방을 소화하는 데 문제가 없다면 고기 육수에서 지방을 빼지 말고 육수와 함께 섭취하는 것이 중요하다. 갭스 영양 프로토콜에서는 지방을 제대로 소화할 수 있도록 돕기 때문에 어느 시점이 되면 어떤 양의 지방도 문제없이 소화할 수 있게 될 것이다.

좋은 고기 육수를 만들려면 고기, 관절, 껍질, 뼈, 내장 등이 필요하다. 고기육수의 재료로 소, 양, 돼지, 사냥한 고기, 가금류, 생선은 모두 매우 적합하며 이를 사용하여 각기 다른 풍미와 영양 성분을 가진 육수를 만들 수 있다. 다양한 고기 육수를 번갈아 가며 활용하여 다양한 영양소를 섭취할 수 있도록 하자. 정육점에서 보통 싸게 팔거나 공짜로 주는 부위를 이용하면 매우 저렴하게 양질의 육수를 만들 수 있다. 고기와 뼈는 신선하거나 냉동 상태일 수 있으며 요리하기 전에 해동할 필요가 없다. 뼈, 관절, 껍질, 살코기, 그리고 큰 냄비, 깨끗한 물, 약간의 소금과 후추만 있으면 된다.

고기 육수 만드는 방법

- **양고기, 돼지고기, 소고기 또는 사냥한 동물의 고기 육수**

뼈와 연골이 있는 관절, 질긴 결합 조직(인대와 관절 낭), 혈관과 신경, 근막과 돼지 껍데기, 지방, 그리고 충분한 양의 살코기를 이용한다. 재료는 신선하거나 냉동된 큰 덩어리로 하나 또는 여러 개로 나눈 작은 덩어리들을 사용할 수 있다. 고기를 오래 보관할 때(특히 플라스틱에 보관할 때) 자연적으로 형성되는 표면의 산화 물질을 우선 차가운 물로 씻어 제거한다.

큰 냄비에 고기를 넣고, 흑후추(삭은 설구 방망이로 으깬) 1~2디스푼을 넣고, 맛을 내기 위한 소금을 넣은 후 냄비에 물을 붓는다. 물과 고기의 비율은 약 3:1로 고기가 잠기는 정도가 적당하다. 물이 끓어오를 때까지 가열한 다음 뚜껑을 덮고 고기가 부드러워지고 뼈에서 잘 분리될 때까지(보통 3~4시간) 약불로 끓인다.

준비가 되면 이 육수를 별도의 냄비에 붓는다. 이때 육수를 체에 걸러서 작은 뼛조각과 후추를 제거하고 고기는 냄비에 넣는다. 냄비는 깨끗하고 잘 마른 상태여야 하며, 미생물을 죽이기 위해 뜨거운 상태 그대로 육수를 팬에 붓는다. 이렇게 하면 육수를 상하지 않게 오랫동안 팬에 보관할 수 있다. 이 육수로 수프를 만들거나 나중에 먹을 수 있게 냉장고에 보관할 수 있다.

고기가 손으로 만져도 될 만큼 충분히 식으면 뼈에서 연조직을 모두 떼어내고 한입 크기로 자른다. 수프를 바로 만들 거라면 야채가 익었을 때 마지막에 이 연조직 조각을 수프에 넣어야 한다. 수프를 나중에 만들 예정이라면 이 고기를 냉장고에 보관한다. 이 고기를 저녁이나 점심 식사의 메인으로 먹는 것도 좋다.

큰 뼈에서 골수를 빼내야 한다. 이를 위해 요리하기 전에 커다란 관 모양의 뼈를 반으로 잘라야 한다. 조리한 후 두꺼운 나무 도마 위에 놓고 뼈를 두드려 골수가 빠져나오게 한다. 골수가 쉽게 빠져 나오려면 상당히 따뜻해야 하므로 뼈를 완전히 식히지 않아야 한다. 골수는 뜨거울 때 약간의 소금과 후추를 곁들여 먹으면 맛있고, 포크로 으깨서 육수에 다시 넣어도 맛있다. 골수는 면역계에 대한 자연 민간 요법이며 갭스인들은 가능한 한 자주 섭취해야 한다.

- 닭 육수(기타 가금류로 대체 가능)

닭 육수는 맛있고 쉽게 만들 수 있어 많은 사람이 좋아하는 요리다. 신선하거나 냉동된 닭 한 마리를 통째로 사용한다. 좋은 육수를 만들기 위해 매우 중요한 부분은 닭의 껍질, 발, 목, 머리, 내장이며 결합 조직이 풍부해 장 벽과 몸 전체를 치유하는 데 도움이 된다. 내장을 구할 수 있다면 닭 한 마리와 함께 냄비에 넣는다. 고기를 오래 보관할 때 자연적으로 형성되는 표면의 산화 물질(특히 플라스틱 용기에 보관 시)을 제거하기 위해 요리하기 전에 항상 모든 고기를 찬물로 씻는다.

닭의 모든 부위를 큰 냄비에 넣고, 물 2~4L를 부은 후 소금을 넣고, 뚜껑을 덮어 끓을 때까지 가열한다. 물이 끓어오르면 불을 줄여 뭉근히 끓인다. 고기가 부드러워지고 뼈에서 쉽게 떨어질 때까지 2시간 동안 끓인다. 시판 닭고기의 경우 보통 1.5~2시간 정도 조리하면 충분하다. 집에서 사육한 토종닭의 경우 3시간이 걸릴 수 있다. 불을 끄고 육수를 체에 걸러 다른 냄비에 붓는다. 냄비가 깨끗하고 잘 말랐는지 확인하고 팬에 있을지 모르는 미생물을 없애기 위해 육수를 뜨거운 채로 붓는다. 이렇게 하면 육수를 상하지 않게 오랫동안 보관할 수 있다. 이 육수는 바로 수프로 만들거나 나중에 먹을 수 있도록 냉장고에 보관할 수 있다.

이렇게 조리한 닭고기는 맛있으며 야채와 갓 만든 따뜻한 닭 육수를 곁들여 저녁 식사로 즐길 수 있다. 가족들에게 닭 발, 목, 머리, 몸통의 연한 조직을 모두 먹어보게 하고 얼마나 맛있었는지 알아보자. 또는 닭의 모든 연조직을 떼어내 한입 크기로 잘라도 좋다. 수프를 바로 만들 계획이라면 야채가 익었을 때쯤 이 조각들을 수프에 넣어야 한다. 나중에 수프를 만들 계획이라면 이 고기를 따로 냉장고에 보관하자. 익힌 닭에서 나오는 것은 어느 것도 버려서는 안 된다! 골수, 껍질, 지방, 연골 및 기타 모든 연조직을 전부 사용해야 한다.

닭고기 대신 오리, 칠면조 또는 거위, 꿩, 비둘기, 호로새 등 다른 가금류를 사용하여 맛있는 육수를 만들 수 있다. 다리, 날개, 껍질, 목, 머리, 발, 내장, 고기 등 결합 조직이 많은 부위를 사용해야 한다. 시판 닭, 칠면조 및 기타 가금류는 특별히 가슴살이 커지도록 사육되기 때문에 너무 오래 조리하면 건조하고 질겨진다. 육수를 만들기 전에 생닭에서 가슴살을 발라내고 껍질은 남겨두는 것이 좋다. 껍질 없는 가슴살은 나중에 다른 레시피에 사용할 수 있으며, 부드럽고 촉촉하게 따로 요리할 수 있다.

- **생선 육수**

　좋은 생선 육수를 만들려면 뼈, 지느러미, 껍질, 머리 등 결합 조직이 필요하며 뼈에 약간의 생선살이 남아 있어야 한다. 따라서 생선을 통째로 구입하자. 요리하기 전에 반드시 비늘을 벗겨내야 한다! 껍질은 생선의 결합조직 중 영양가가 높은 부분이기 때문에 절대 버리지 말고 섭취해야 한다. 비늘은 내장을 제거하거나 자르기 전에 벗기는 것이 더 쉽기 때문에 직접 벗기거나 생선 장수에게 부탁하자. 비늘을 제거한 후에는 찬물로 씻어야 한다. 큰 생선이라면 뼈에서 생선살을 발라내어 따로 요리하고 나머지 부위들은 생선 육수를 만드는 데 사용할 수 있다. 작은 생선의 경우 요리하기 전에 비늘을 벗기고 씻어서 내장을 제거한다.

　좋은 육수를 만들려면 최소 250g의 생선이 필요하다. 작은 생선이나 큰 생선의 머리, 뼈, 지느러미, 껍질을 적당한 크기의 냄비에 넣고 검은 후추(작은 절구 방망이로 살짝 으깬 것) 1티스푼을 넣은 다음 생선이 잠길 만큼 물을 붓는다(물과 생선의 비율은 약 3:1). 물이 한소끔 끓어오르면 약불로 줄이고 1~1.5시간 동안 끓인다. 요리가 끝나면 소금을 넣는다. 준비가 되면 불을 끄고 체에 육수를 걸러 깨끗하고 마른 냄비에 붓는다. 육수는 뜨거울 때 부어 냄비에 있을지 모를 미생물을 살균한다. 이렇게 하면 오랫동안 상하지 않게 육수를 보관할 수 있다.

　이 육수로 바로 수프를 만들거나 나중에 먹을 수 있도록 냉장고에 보관할 수 있다. 생선이 만져도 될 만큼 충분히 식으면 뼈에서 연조직(껍질, 살코기, 지방)을 모두 떼어내고 수프에 넣을 수 있도록 한 입 크기로 자른다. 조리 후 뼈가 부드러워지면 푸드 프로세서를 사용하여 거르고 남은 생선 잔여물을 모두 갈아서 부드러운 페이스트로 만든 다음 생선 육수에 넣을 수 있다. 모두 섞어 체에 한 번 더 걸러준다. 이렇게 하면 딱딱한 뼈가 추려지고 생선 육수가 훨씬 더 풍부해진다.

- **기본 수프 레시피**

　어떤 수프에서든 가장 중요한 부분은 육수다! 집에서 직접 만든 맛있고 진한 고기 육수로 만든 수프는 그 자체만으로 만족스러운 한 끼 식사를 만들어 준다. 어느 국민이든 건강이 악화되기 시작한 시점은 사람들이 육수 대신 맹물을 사용해 수프를 만들기 시작했을 때로 거슬러 올라갈 수 있다!

　시중에서 판매하는 알갱이로 되어있는 스톡 육수나 고체 육수 큐브는 절대 사용하지 않는다. 이러한 제품은 고도로 가공되어 해로운 성분으로 가득 차 있다. 이러한 상업용 제품을 통해서는 어떠한 치유 효과도 얻을 수 없다.

　수프를 만들려면 직접 만든 고기 육수를 끓인 후 다지거나 얇게 썬 채소를 넣고 20~25분간 또는 채소가 부드러워질 때까지 끓인다. 양파, 양배추, 당근, 브로콜리, 컬리플라워, 다양한 갭스 허용 호박들, 파, 순무 등 갭스 식단에서 허용되는 모든 채소들을 선택할 수 있다. 수프를 갈아 먹을 계획이라면 야채를 원하는 크기로 대충 자르면 된다. 갈지 않으려면 요리하기 전에 채소를 작게 자르거나 깍둑썰기한다. 양, 돼지, 소의 여러 부위로 만든 육수에는 말린 프랑스산 또는 이탈리아산 버섯을 한 줌 넣으면 훌륭한 풍미가 살아난다. 말린 버섯은 수프에 넣기 전에 손으로 부스러뜨려 넣는 것이 일반적이다. 닭고기 수프에는 양배추와 콜리플라워가 일반적으로 잘 어울리지 않는 듯하지만 양파, 당근, 파, 애호박, 이외 여러 호박, 브로콜리는 잘 어울린다.

　수프에서 모든 맛을 느낄 수 있어야 한다는 것을 기억하자. 쓴맛, 톡 쏘는 맛, 단맛, 신맛을 내기 위해 야채와 히브를 추가하자. 고기 육수에서는 이미 짠맛이 난다. 신맛을 내기 위해서는 당근, 샐러리, 양배추, 비트, 녹색잎 채소, 오이, 김치 등 홈메이드 발효 채소를 한 줌 넣는 것을 강력히 추천한다. 잘 발효되어 맛이 좋은 야채는 요리가 끝날 때 추가하는 것이 좋다. 다소 맛이 떨어지게 발효된 채소는 수프를 만들 때 쓰면 특히 좋고, 이를 넣는다면 요리 초반에 넣어야 한다. 예를 들어 발효한 샐러리, 녹색잎 채소, 비트, 방울 양배추는 그대로 먹기에는 맛이 좋지 않을 수 있는 채소들이다. 그러나 요리를 시작할 때 수프에 넣으면 맛있게 신맛을 내고 전체가 어우러져 요리했을 때 맛이 좋아진다.

프로바이오틱 미생물은 살아 있지 않아도 건강에 유익하다는 것을 알아두자. 익힌 발효 채소는 이러한 미생물뿐만 아니라 미리 소화된 채소 물질 및 기타 유익한 물질을 제공한다.

채소가 부드러워지면 원하는 경우 블렌더로 갈아준다. 그런 다음 육수를 만들고 난 뼈에서 떼어낸 연조직을 한입 크기로 썰어 넣는다. 수프가 다시 끓어오르면 다진 마늘 1~2큰술을 넣고 불을 끈다. 수프를 먹기 전에 몇 분간 그대로 식힌다. 다음 중 원하는 다양한 조합을 수프에 더해서 먹을 수 있다.

- 다진 파슬리, 고수, 딜 및 기타 채소
- 사워크라우트, 발효 마늘 또는 다른 발효 채소 조금
- 모듬 야채 발효 레시피 등의 발효 야채즙
- 껍질을 벗기고 잘게 자른 삶은 달걀 또는 반숙 달걀
- 넉넉한 한 스푼의 홈메이드 사워크림, 케피어, 유청 또는 요거트
- 아주 작게 자른 적양파
- 가늘게 썬 파 또는 쪽파
- 익힌 뒤 갈아 놓은 간 한 숟가락

이 기본 레시피를 바탕으로 자신만의 레시피를 자유롭게 만들 수 있다. 아래에 몇 가지 수프 아이디어를 담았다.

소꼬리 수프

(냉장 또는 냉동) 소꼬리 1kg, 잘게 다진 양배추 200g, 곱게 다진 양파(큰 것) 1개 또는 채썬 대파 1대, 얇게 썬 당근(큰 것) 1개, 말린 버섯 2큰술, 홈메이드 발효 채소(양배추, 당근, 채소 또는 샐러리) 4큰술, 다진 마늘 한 줌

이렇게 조리한 소꼬리는 맛있고 메인 식사로 먹기에 좋다. 이 요리는 다량의 결합 조직을 포함하고 있어서 충분히 오랫동안 물에 끓여서 부드럽게 만들어야 한다. 소꼬리는 많은 사람들이 처음 먹어 보고 이 고기와 사랑에 빠질 정도로 맛있어서 어느 전통문화에서나 진미로 간주한다.

소꼬리를 찬물로 씻는다. 소꼬리를 냄비에 넣은 후 물 2~3L를 붓고, 소금으로 간을 맞춘 후, 후추 1티스푼을 넣는다. 물과 소꼬리의 비율은 약 2:1로 소꼬리가 충분히 잠길 수 있게 한다. 불을 올린 뒤 물이 끓어오르면 뚜껑을 덮고 약불에서 고기가 부드러워지고 뼈에서 쉽게 떨어질 때까지(보통 2~3시간 동안) 끓인다. 다 되면 육수를 체에 걸러 별도의 마른 깨끗한 냄비에 붓고 작은 뼈와 후추를 제거한다. 냄비에 있는 미생물을 없애기 위해 뜨거운 채로 육수를 붓는다. 이렇게 하면 육수를 상하지 않게 오랫동안 보관할 수 있다. 이때 필요하다면 소금과 후추로 간을 맞춘다.

수프를 만들려면 발효 야채와 마늘을 제외한 모든 야채를 육수에 넣는다. 채소가 부드러워지고 씹기 쉬워질 때까지 20~25분간 조리한 다음 발효 채소를 넣는다. 물이 다시 끓어오르면 불을 끄고 마늘을 넣는다. 고기를 수프에 넣을 계획이라면 뼈에서 연조직을 모두 떼어내고 한입 크기로 잘라 수프에 추가한다. 골수를 꺼내서 잘게 썰어 수프에 넣는다. 또는 자투리 고기를 수프와 함께 담아내면 사람들이 손으로 뼈에 붙은 고기를 발라 먹을 수 있다. 이 수프에 사워크림, 케피어 또는 요거트, 다진 파슬리 또는 딜을 곁들여 먹는다.

봄 쐐기풀 수프

홈메이드 고기육수(소, 돼지, 양 또는 닭) 1½~2L, 봄 쐐기풀 크게 한 다발, 말린 버섯 2큰술, 양파(중간 크기) 1개, 당근(중간 크기) 1개, 껍질을 벗긴 애호박(주키니) 2개 또는 단호박 ¼개, 홈메이드 발효 야채 2큰술(당근, 녹색 채소 또는 샐러리), 삶은 달걀 4개

봄에 돋아나는 어린 쐐기풀은 놀라운 영양으로 가득 차 있어 철분, 마그네슘, 구리, 아연, 비타민 C, 카로티노이드 및 기타 유용한 물질이 풍부하다. 이 요리를 위해서는 장갑과 긴팔 셔츠를 착용하고 봄 쐐기풀을 한 묶음 크게 모아야 한다.

쐐기풀을 헹구고 남은 물기를 털어낸다. 가위로 쐐기풀의 잎과 연한 싹을 작게 자르고 단단한 줄기는 버린다. 준비된 쐐기풀을 요리에 사용할 수 있도록 따로 둔다.

이 레시피에서는 이미 고기를 건져 먹고 남은 홈메이드 고기 육수를 사용하는 것이 좋다.

주키니 또는 애호박은 깍둑 썰기하고, 당근은 얇게 썰고, 양파는 다진다. 홈메이드 고기 육수를 끓인다. 프랑스 또는 이탈리아산 말린 버섯을 손으로 잘게 부숴서 넣고 모든 야채를 추가한다. 뚜껑을 꼭 닫고 15~20분간 끓인다. 요리 말미에 발효 야채를 넣고 다시 끓인다. 준비된 쐐기풀을 넣고 섞은 다음 즉시 불에서 내린다. 작게 자른 삶은 달걀 1~2큰술과 수제 사워크림, 케피어 또는 요거트 한 숟가락을 곁들여 낸다.

러시아 보르시(수프)

홈메이드 고기육수(소, 돼지 또는 양) 2L, 잘게 다진 양파(중간 크기) 1개, 잘게 썬 당근(중간 크기) 1개, 잘게 썬 흰 양배추(중간 크기) ¼개, 생 비트나 익힌 것, 중간 크기 2개 또는 작은 크기 4개, 발효 비트, 당근, 사워크라우트 또는 기타 발효 채소 2~3큰술, 껍질을 벗긴 마늘 한 줌, 잘게 썬 토마토 1개, 육수를 만들 때 남은 한입 크기의 고기 조각들

- **익힌 비트를 사용할 경우(식초물이 아닌 그냥 물에 조리)**

    육수를 끓인 후 양파, 당근, 양배추를 넣는다. 뚜껑을 덮고 20분간 끓인다. 그동안 익힌 비트를 길고 얇게 썰어 수프에 넣는다. 동시에 발효 야채, 다진 토마토, 한입 크기로 썰어 준비한 고기 조각을 추가한다. 잘 섞고 5분간 더 끓인다. 불을 끄고 다진 마늘을 넣는다. 10분간 그대로 둔다. 사워크림이나 집에서 만든 케피어 또는 요거트를 한 큰 숟가락 넣고, 잘게 썬 파슬리와 또는 두툼하게 썬 완숙 달걀을 곁들여 낸다.

- **생 비트를 사용할 경우**

    비트를 씻고 먹기에 적합하지 않은 부분을 손질한다. 손이나 푸드 프로세서를 사용하여 얇고 길게 자른다. 양파, 당근, 양배추를 자른다. 육수를 끓이다가 비트, 양파, 당근, 양배추를 넣는다.

    야채가 부드러워져서 숟가락으로 뚝뚝 잘라낼 수 있을 때까지 20~25분간 끓인다. 발효된 야채, 다진 토마토, 한입 크기로 자른 고기 조각을 추가한다. 불을 끄고 다진 마늘을 넣은 후 10분간 그대로 둔다. 사워크림, 케피어 또는 홈메이드 요거트를 큰 스푼으로 떠서 잘게 썬 파슬리 및 또는 두툼하게 썬 완숙 달걀 한 조각을 곁들여 낸다.

생선 수프

홈메이드 생선 육수 1L, 잘게 다진 양파(큰 것) 1개, 얇게 썬 당근 1개, 껍질을 벗기고 깍둑썰기한 애호박(또는 주키니 등의 다른 호박) 1개, 발효 야채 1~2큰술(발효 당근이 효과적), 육수를 만들고 남은 생선살

    생선 육수를 끓이면서 모든 야채를 넣는다. 뚜껑을 덮고 야채가 부드러워질 때까지 10~15분간 끓인 후 불을 끈다. 남은 생선살을 추가한다. 사워크

림, 케피어 또는 사워크림, 케피어 또는 요거트를 한 숟가락 올리거나, 완숙 달걀(슬라이스 또는 다진 것)을 함께 낸다. 전통적인 방법으로 먹어보고 싶다면 서빙할 때 이 수프에 갓 짜낸 레몬즙(레몬 반 개)과 다진 딜을 추가한다.

    수프에 생선을 더 넣고 싶다면 신선한 생선 살코기(껍질을 벗기고 뼈를 제거한 것)를 추가해도 된다. 한입 크기로 썬 생선살을 조리 마지막 5분 전에 끓는 수프에 넣는다.

미트볼 수프

다진 고기 400~500g(돼지고기와 소고기를 섞는 것이 가장 좋음), 정수한 물 또는 고기육수(소, 돼지 또는 양) 1~1½L, 잘게 썬 양파(큰 것) 1개, 얇게 썬 당근(큰 것) 1개, 껍질을 벗기고 깍뚝썰기한 겨울 호박 또는 애호박 1컵, (선택 사항) 잘게 다진 양배추 1컵, 홈메이드 발효 야채(당근, 샐러리, 오이 등) 2~3큰술, 다진 마늘 2큰술, 소금과 후추

    이 수프를 만들기 전에 다진 고기를 몇 시간 동안 숙성하는 것이 가장 좋다. 숙성은 고기, 특히 돼지고기를 소화하기 쉽게 만든다. 수제 발효 야채 1~2큰술을 고기에 넣고 치댄다. 잘 발효되지 않은 채소도 괜찮다. 고기 반죽을 둥글게 빚은 다음 뚜껑을 덮고 실온에 2~4시간 동안 그대로 둔다.

    물을 끓인 후 소금과 후추로 간을 맞춘다. 이 레시피는 육수를 사용하면 진한 맛을 낼 수 있지만, 다진 고기로도 충분한 풍미를 낼 수 있으므로 육수 대신 물로만 조리할 수 있다. 손으로 지름 2cm 정도의 미트볼 모양을 만들어 한 번에 하나씩 끓는 물에 넣는다. 미트볼이 서로 달라붙지 않도록 한다.

    약불에서 30~40분간 끓인다. 발효 야채와 마늘을 제외한 모든 야채를 넣고 뚜껑을 덮고 야채가 부드러워질 때까지 약불에 20분간 더 끓인다. 이때 발효 야채를 넣고 다시 끓인다. 불을 끄고 마늘을 넣는다. 사워크라우트, 홈메이드 사워크림, 케피어 또는 요거트, 잘게 썬 파슬리 또는 딜과 함께 곁들여낸다.

겨울 호박 수프

홈메이드 고기육수(소, 돼지, 양, 칠면조 또는 닭고기) 1.5~2L, 씻어서 얇게 썬 브로콜리 몇 송이, 대파 1대, 중간 크기 땅콩버터 호박 ½개 또는 단호박이나 속살이 주황색인 달콤한 겨울 호박 ⅓개, 발효된 당근 3~4큰술, (선택) 기호에 따라 고춧가루 또는 카이엔 페퍼 약간, (선택) 딜 또는 캐러웨이 씨앗 ½작은술, (선택) 껍질을 벗기고 다진 마늘 한 줌

호박 껍질을 벗기고 씨를 제거한 후 덩어리로 자른다. 호박, 대파, 브로콜리 조각을 수프 냄비에 넣고, 고기 육수, 카이엔 페퍼, 딜이나 캐러웨이 씨앗을 넣고 끓인다. 불을 약하게 줄이고 뚜껑을 덮고 약 30분간 또는 모든 야채가 부드러워질 때까지 끓인다. 발효 당근을 넣고 끓인다. 불을 끄고 다진 마늘을 넣고 수프를 블렌더로 간다. 한입 크기로 썬 고기를 수프에 넣고, 고기가 식으면 다시 끓여도 된다. 사워크림, 케피어 또는 요거트 한 스푼과 함께 낸다.

고기 젤리

족발 2~4개 또는 돼지 머리 1개, 당근 큰 것 1개, 껍질을 벗기고 굵게 다진 마늘 두 줌, 소금과 통후추

큰 냄비에 돼지 족발이나 머리를 넣고 물을 재료가 잠길 만큼 붓는다. 소금은 간에 맞춰 넣고 검은 후추는 2~3티스푼을 넣는다. 물이 끓어오르면 불을 최소한으로 줄이고 뚜껑을 덮고 3~6시간 동안 또는 고기가 매우 부드러워지고 뼈에서 쉽게 떨어질 때까지 끓인다. 조리가 끝나면 육수를 맛보고 소금으로 간을 맞춘다. 그동안 큰 당근을 쪄서 익히고 식힌 다음 얇게 자른다.

고기가 익으면 육수를 체에 걸러 깨끗하고 마른 팬에 붓는다. 돼지 족발이나 돼지 머리는 식힌다. 뼈에서 모든 연조직(피부, 인대, 근육 및 기타 연조직)을 완

전히 발라낸다. 고기를 작은 조각으로 자른다. 크고 깊은 트레이에 고기 조각, 얇게 썬 당근, 마늘을 놓는다. 가족 취향에 따라 마늘을 더 넣거나 덜 넣어도 된다. 육수를 트레이의 ¾ 정도까지 부어 고기를 덮을 정도로 채운다. 다진 파슬리나 딜을 위에 뿌린다. 트레이를 냉장고에 넣어 굳힌다.

이 젤리를 다른 용기나 접시에 1인분씩 담을 수도 있다. 이것은 더운 여름날 먹기에 아주 좋다. 고기젤리는 당신의 결합 조직을 위한 모든 영양분을 담고 있으며 소화기계 문제에 대한 민간요법으로 알려져 있다.

(2) 발효 음식

> "발효 음식을 먹지 않는 사람은 병에 걸릴 수밖에 없다!"
> 수단 속담

지난 백여 년 전까지만 해도 음식은 계절에 따라 달랐고, 지역에서만 구할 수 있었으며 매우 쉽게 상했다. 사람들은 음식을 보존하는 방법을 찾다가 음식을 오래, 때로는 몇 년까지도 먹을 수 있게 보존할 수 있는 최고의 방법이 미생물을 이용한 발효라는 것을 알아냈다. 전 세계 사람들은 채소, 곡물, 견과류, 강낭콩, 렌틸콩, 과일, 우유, 육류, 생선, 심지어 달걀까지 다양하게 발효하는 방법을 개발했다.[3,4] 서양에서 가장 잘 알려진 전통 발효 식품은 치즈와 요거트, 사워크라우트, 맥주, 식초, 와인, 절인 청어, 지중해 햄과 살루미(살라미, 판체타, 발효 소시지 등) 등이다. 김치, 된장국, 간장 등 일부 아시아 발효 식품은 서구에도 잘 알려져 있다. 이렇게 일반적으로 알려진 음식 외에도 전 세계 전통 문화권에서 활용하지만 잘 알려지지 않은 수백 가지의 발효 레시피가 있다.

지난 10년 동안 발효가 다시 인기를 끌면서 여러 나라의 전통 레시피가

책과 온라인 출판물을 통해 전 세계로 퍼져나가는 아름다운 일이 일어나고 있다. 그뿐만 아니라 이제 사람들은 다양한 전통 레시피를 융합하고 수성하여 새로운 방식의 발효 식품을 만들어내고 있다.

발효는 음식을 더 오래 보관하는 것 외에도 음식의 소화와 흡수를 훨씬 쉽게 만드는 또 다른 주요 장점이 있다. 미생물은 식물과 동물을 소화하여 단단한 구조를 분해하고, 여기에서 영양소를 끄집어내어, 새로운 영양소(예: 비타민 B와 비타민 K2)를 생성하는 데 탁월한 능력을 가지고 있다.

그 결과 발효 식품은 날 것보다 훨씬 더 영양가가 높은 식품이 되었다. 예를 들어, 한 줌의 소금에 절인 양배추(발효 양배추)에는 몸이 이용 가능한 비타민 C가 같은 양의 생양배추보다 거의 20배 더 많이 들어있다![5] 생양배추의 비타민 C는 양배추의 세포 구조에 갇혀 있어 우리의 소화기계에서 추출할 수 없다. 그러나 소금에 절인 양배추에서는 미생물이 비타민 C를 추출하여 우리가 쉽게 흡수할 수 있도록 해주는 것이다.

중세 영국 범선에는 '잇몸 출혈(괴혈병)'을 예방하기 위해 항상 '시큼한 양배추'를 통으로 싣고 다녔다는 기록이 있다. 당시 사람들은 비타민 C에 대해 잘 몰랐지만, 장시간 항해하는 동안 비타민 C 결핍을 예방하는 방법을 알고 있었다. 발효 채소와 과일은 세계 최고의 비타민 C '보충제'가 될 수 있다.[3,4] 발효 과정에서 비타민 C는 채소의 단단한 구조에서 방출될 뿐만 아니라 다른 많은 영양소도 함께 방출된다. 그리고 식물 전체 구조가 훨씬 더 소화하기 쉽고 영양가 높은 형태로 변한다.

발효 식품을 섭취함으로써 얻을 수 있는 세 번째 주요 장점은 발효 식품에 서식하는 유익한 (프로바이오틱스)미생물이다. 이 미생물은 음식물 입자 속에 작은 집을 짓고 위산으로부터 보호받는다. 이러한 음식물 입자는 프로바이오틱 미생물을 소화기관 전체로 운반하여 장의 모든 부분에서 좋은 작용을 할 수 있도록 한다. 발효 식품은 천연 프로바이오틱스이며, 치유 능력을 가진 살아 있고 활동적인 모든 유익한 미생물을 제공한다.[3-5] 이러한 미생물은 음식 소화에 도움이 되는 효소를 생성한다. 또한 장내 pH 및 기타 매개 변수를 변화시켜 다른 미생물의 성장을 촉진하고 장내 미생물의 다양성을 증진한다. 또한 면역계에 관여하여 면역계가 더 균형 잡히고, 더 나은 훈련을 받고, 복잡한 일을 제대로 수행할 수 있도록 도와준다.

발효 식품은 시중에서 판매하는 프로바이오틱스보다 훨씬 저렴하며, 특히 직접 만든 발효 식품은 프로바이오틱스 '보충제'로서 매우 효과적일 수 있다. 전 세계적으로 가장 일반적인 발효 방법은 젖산 발효다. 유산균은 모든 식물과 동물성 식품에 자연적으로 서식하며 탄수화물을 좋아한다. 유산균은 혐기성이기 때문에 적절한 조건을 만들어주면 우리를 위해 알아서 척척, 매우 아름답게 발효를 해낸다. 물론, 음식은 천연 식품이어야 하며 농약이나 이 미생물 군집에 해를 끼칠 수 있는 다른 어떤 것으로도 덮여 있지 않아야 한다.

미생물은 음식물에서 성장하고 번식하면서 탄수화물을 소비하고 젖산을 생성하여 음식을 보존하고 신맛을 내는 역할을 한다. 이러한 미생물이 증식하여 젖산을 생성하는 데는 시간이 걸리기 때문에 전통적으로 사람들은 부패성 미생물을 억제하고 유산균이 증식할 시간을 벌어주기 위해 발효할 때 소금을 첨가했다. 즉 젖산 발효는 소금만 첨가하기 때문에 흔히 음식을 '염장'한다고 하였다. 이 방법을 사용하면 채소, 과일, 녹색 채소 및 향신료, 육류, 우유, 생선, 곡물, 씨앗, 견과류 및 음료의 모든 혼합물을 발효할 수 있다. 갭스 식단에서는 젖산 발효를 광범위하게 이용하며, 모든 식사에 소량의 발효 식품을 날 것 또는 익힌 상태로 포함하도록 하고 있다.

음식을 발효하는 또 다른 방법은 아시아에서 유래한 것으로, 익힌 콩과 곡물을 발효하기 위해 곰팡이와 고초균 Bacillus subtilis 을 이용하는 알칼리성 발효법이다. 전통적으로 사용하는 두 가지 곰팡이는 템페를 만드는 데 사용되는 리조푸스 rhizopus 종과 누룩과 된장을 만드는 데 사용되는 아스페르길루스 aspergillus 종이다. 서양 문화는 곰팡이를 이용한 발효를 널리 받아들이지 않는다. 곰팡이 발효에 관심이 있다면 참고할 만한 좋은 책들이 있다.[3,6]

고초균은 토양에 자연적으로 서식하며 인간 장내 미생물군의 정상적인 구성원이다. 이 균을 음식에 넣으면 암모니아를 생성하여 pH를 8.0~9.0의 알칼리성 수준으로 높여 식품을 보존한다. 일본에서는 낫또를, 한국에서는 청국장을 만드는 데 이용하며, 익힌 콩을 발효시켜 장기간 보존하는 두 가지 레시피다.[6] 우리는 이러한 레시피를 변형하여 강낭콩과 다른 콩류를 발효시켜 소화하기 쉽게 만들고, 항영양소를 분해하며, 콩을 보존하고, 영양 구성을 풍부하게 하는 갭스 식단을 만들려고 한다.

사워크라우트 스타일의 발효

사워크라우트는 독일, 러시아 및 동유럽에서 주로 먹는 발효된 양배추(혹은 붉은 양배추)이다. 사워크라우트는 소화 효소, 프로바이오틱 박테리아, 비타민, 미네랄이 풍부하여 소화기관을 치유하는 훌륭한 식품이다.[3-6] 식사와 함께 섭취하면 위산 분비를 촉진하는 효능이 있어 소화 기능을 개선한다. 위산이 적게 분비되는 사람은 식사 10~15분 전이나 식사와 함께 사워크라우트 (또는 발효액) 몇 티스푼을 섭취하는 것이 좋다. 어린이의 경우 처음에는 사워크라우트 즙 1~3큰술을 식사에 추가한다.

신선한 양배추에는 천연 유산균이 살고 있어 발효되므로 사워크라우트에는 별도의 유산균 스타터를 추가할 필요가 없다. 가장 좋은 양배추는 자신의 텃밭이나 다른 사람의 텃밭에서 화학 물질을 사용하지 않고 재배한 것이다. '유기농'이라고 표시되었더라도 슈퍼마켓의 양배추는 그렇지 않을 수 있다. 커다란 양배추를 얇게 썰고 당근 2개를 채썰어 넣는다. 이때 적양배추만 써도 되고 흰 양배추와 적양배추를 섞어 만들 수도 있다. 그리고 2~3큰술의 소금을 넣는다. 이때 소금은 반드시 넣어야 한다. 소금은 양배추를 주무르는 동안 양배추에서 즙을 끌어내며, 발효 초기 단계에서 박테리아가 병원균을 죽이기에 충분한 젖산을 생성할 때까지 부패성 미생물을 억제한다.

주니퍼 베리*, 고수 씨, 딜 씨, 캐러웨이 씨, 회향 씨, 검정, 빨강 또는 녹색 고추, 후추, 파프리카, 녹색채소 및 껍질을 벗긴 마늘, 정향과 같은 향기로운 씨앗이나 향신료를 혼합물에 추가할 수 있다. 큰 그릇에 혼합물을 넣고 즙이 많이 나올 때까지 손으로 섞고 주무른다(5~10분 정도 걸릴 수 있다). 양배추에서 나온 즙이 부족하면 갓 만든 소금물, 다른 발효 야채에서 나온 숙성된 소금물 또는 정수물 약간을 추가한다.

이 혼합물을 입이 넓은 큰 유리병에 넣고 단단히 눌러 안에 공기가 들어가지 않도록 하고 양배추가 자체에서 나온 즙에 잠기도록 한다. 발효는 혐기성 과정이므로 양배추가 공기에 노출되면 발효되지 않고 썩어버린다. 발효 중에 이산화탄소(CO_2) 가스가 생성되어 내용물이 팽창하므로 용기 상단에 5cm 정도의 공간을 남겨둔다. 양배추 혼합물 위를 신선한 서양 고추냉이 잎으로 덮어 곰팡이의 성장을 억제하는 것이 좋다. 서양 고추냉이 잎을 구할 수 없는 경우 양배추 잎을 사용하여 상단을 덮는다. 양배추 위에 무거운 것을 올려놓아 야채가 항상 액체에 잠겨있도록 한다. 일부 발효 키트에는 무게추로 사용할 수 있는 유리 링이 포함되어 있다. 또는 무게추 대신 적당한 크기의 작은 유리병을 넣으면 큰 병의 뚜껑을 닫았을 때 뚜껑이 병을 아래로 밀어줘서 양배추가 물에 잠기도록 할 수 있다. 이때, 무게추 대신 사용할 작은 병은 라벨이나 뚜껑이 없고 깨끗하고 건조한 상태인지 확인한다.

뚜껑을 단단히 닫고 어두운 곳에서 실온에 보관한다. 발효 중 액체가 넘치는 것을 대비해 병을 그릇이나 쟁반 위에 올려두는 것이 좋다. 소금에 절인 양배추가 잘 발효되는 데는 주변 온도에 따라 일주일에서 한 달 정도 걸릴 수 있다. 발효가 완료되면 이 사워크라우트에서는 톡 쏘는 신맛이 나며 더 이상

*베리를 닮은 향신 열매

가스가 나오지 않는다. 신맛 때문에 소금에 절인 양배추를 그대로 먹기 어려운 사람, 특히 치아가 예민한 사람도 있다. 소금에 절인 양배추를 다른 음식과 섞으면 이 맛을 피하는 데 도움이 되므로 모든 샐러드, 수프 및 스튜에 소량을 추가해서 먹는 것이 좋다. 어린이와 치아가 민감한 사람은 소량의 사워크라우트를 푸드 프로세서에 갈아서 별도의 유리병에 담아 냉장고에 보관했다가 식사에 첨가하면 도움이 된다.

이 소금에 절인 양배추 발효 방식으로 모든 채소 또는 채소 모듬을 발효시킬 수 있다. 이를 직접 실험해 보길 바란다. 한국 김치가 인기를 얻고 있다. 김치는 사워크라우트와 같은 방식으로 발효된 것으로 배추에 무, 고추, 생강, 양파, 마늘, 채소 등 사용 가능한 채소들을 잘 섞어 소금으로 절여 즙이 잘 나오게 하고 발효시킨 것이다. 한국인들은 채소의 종류에 따라 다양한 종류의 김치를 만들며, 일부 지역에서는 발효 전에 날생선을 넣기도 한다.

채소를 직접 재배하는 경우, 비트, 당근, 샐러리, 무, 녹색잎 채소 등의 자투리를 버리지 말고 늘 발효시키자. 채소에 항상 향신료와 향기로운 씨앗(주니퍼 베리, 고수 씨, 딜 씨앗, 캐러웨이 씨앗, 회향 씨앗들), 검정, 빨강 또는 초록 통후추, 붉은 고추, 파프리카, 마늘을 추가할 수 있다.

수분이 많은 채소는 주무르는 동안 즙이 충분히 나오므로 물이나 소금물을 더 넣을 필요가 없다. 수분이 별로 없는 채소이거나 모양을 유지하고 싶을 때는 소금물을 넣을 수 있다.

소금물로 발효시키기

방울양배추, 오이, 무, 마늘 정향, 양배추, 콜리플라워, 브로콜리, 사과, 토마토를 통째로 발효시키려면 전날 소금물을 만들어야 한다.

- **야채 및 과일 발효를 위한 신선한 소금물 만드는 법**

　큰 냄비에 정수한 물을 채우고 몇 L가 들어가는지 계량한다. 물을 끓인 후 천연 소금을 물 1L당 70~90g을 넣는다. 소금이 녹을 때까지 저어준 다음 다시 끓인다. 불을 끄고 뚜껑을 덮은 후 하룻밤 동안 완전히 식힌다. 이 소금물은 유리병에 담아 실온에서 오랫동안 보관할 수 있으므로 여러 가지 발효 레시피에 사용할 수 있다.

- **지난해에 발효시킨 야채에서 남은 숙성된 소금물**

　발효 야채에서 나온 숙성된 소금물을 새롭게 야채를 발효시키는 스타터로 사용하는 것이 좋다. 이 오래된 소금물은 미네랄, 효소 및 프로바이오틱스가 풍부하므로 절대 버려서는 안 된다! 맛이 훌륭하고 수 세기 동안 식중독, 배탈, 메스꺼움, 숙취에 대한 민간요법으로 사용하여 왔다. 이는 임신부가 메스꺼움으로 고생할 때도 매우 유용하다. 그대로 섭취하거나 물로 희석하여 섭취할 수 있다. 수프, 스튜 및 기타 요리에 첨가하기도 한다. 새롭게 채소를 담글 때 이 오래된 소금물을 조금 넣으면 발효가 잘 될 것이다.

발효한 오이(딜 오이)

　매우 신선한 작은 오이를 씻어서 입구가 넓은 큰 유리병(깨끗하고 건조한 상태)에 넣고 딜(줄기, 잎, 꼭지), 월계수 잎, 껍질을 벗긴 마늘, 검은 후추, 고수 씨, 겨자 씨로 오이 사이의 공간을 채운다. 상단에 5cm의 공간을 남겨둔다. 오이를 신선한 서양 냉이고추 잎으로 덮는다. 서양 고추냉이가 없으면 월계수잎 몇 개로 덮는다. 병에 신선한 소금물을 채운다(차갑거나 실온). 뚜껑을 단단히 닫고 서늘한 곳(약 12~18℃)에서 발효시킨다.

　며칠만 지나도 이미 오이는 맛있게 먹을 수 있게 되지만, 더 오래 발효시키면 몇 년 동안 보관할 수 있다. 발효된 오이를 샐러드, 수프, 스튜에 넣으면 맛있다. 소금물은 맛있으며 수프와 스튜에 첨가할 수 있을 뿐만 아니라 위장 문제에 대한 민간요법으로도 사용할 수 있다. 이 레시피를 사용하여 무, 방울양배추, 통 마늘, 토마토, 양배추, 사과, 자두를 통째로 발효하거나, 브로콜리, 콜리플라워, 당근 조각, 비트 또는 야채와 과일의 혼합물을 발효시킬 수 있다. 한번 해보면 이 레시피가 얼마나 쉽고 만족스러운지 알게 될 것이다. 이 보존 식품은 몇 년 동안 저장할 수 있으며 해마다 소화하기 더 쉬워질 것이다. 물론 과일과 채소는 화학 물질 없이 재배한 것이어야 한다.

미생물 배양액을 넣어 발효한 채소

시판되는 스타터나 홈메이드 유청(요거트나 케피어로 만든)을 활용하면 야채와 과일을 발효시킬 수 있다. 이 방법은 소금을 전혀 넣지 않고도 발효할 수 있어 일부 사람들은 이 방식을 선호한다. 발효 채소를 생산하는 회사들은 상업용 스타터를 사용한다. 이는 화학물질로 오염될 수 있고 유산균이 충분하지 않을 수 있는 상업 농가에서 재배된 채소를 사용해야 하기 때문이다. 미생물 스타터를 추가하면 매번 같은 모양과 같은 맛의 확실한 발효 결과물을 얻을 수 있다.

양배추(흰색, 빨간색 또는 기타 품종), 비트 뿌리, 마늘, 콜리플라워, 당근과 같은 채소를 한 입 크기로 썰거나 대충 채를 썬 다음 원하는 향신료를 넣고 1L 유리병에 담는다. 정수한 차가운 물 500mL에 시판 미생물 스다디 봉지 내용물을 녹인다. 또는 직접 만든 유청 반 컵을 물에 넣어도 된다. 이 물을 야채가 잠길 정도로 넣는다. 채소 윗부분이 마르면 곰팡이가 피기 때문에 채소가 물에 완전히 잠기게 하는 것이 중요하다. 발효 과정에서 채소가 팽창할 수 있으므로 항아리 상단에 5cm 정도의 공간을 남겨두는 것을 잊지 말자. 뚜껑을 단단히 덮고 실온에서 일주일 이상 발효시킨다.

러시아식 겨울 식초 샐러드

큰 순무 1개, 신선한 비트 4개(대~중대형), 흰양파 또는 적양파(큰 것) 2~3개, 당근(큰 것) 6개, 발효한 오이(큰 것) 4개, 사워크라우트 또는 김치 1컵, 냉동 완두콩 한 줌, 엑스트라버진 올리브오일

큰 순무와 당근을 젓가락이 잘 들어갈 정도로 찌거나 약간의 물에 끓여 익힌다(함께 익혀도 된다). 비트도 잘 익어 무르게 될 때까지 따로 쪄서 익힌다. 이 야채들을 식힌다.

큰 유리나 도자기 그릇이 필요하다. 모든 채소는 푸드 프로세서를 사용하기보다는 잘 드는 칼로 직접 자르는 것이 좋다. 양파를 잘게(약 5mm) 썰어 그릇에 넣는다. 발효된 오이를 잘게 썰어 양파와 섞어준다. 순무와 당근은 껍질을 벗기고 작게(약 10mm) 자른 후 양파, 발효 오이와 함께 볼에 섞는다. 비트의 껍질을 벗기고 잘게 썰어 그릇에 있는 나머지 채소와 섞는다. 사워크라우트나 김치를 넣고 잘 섞어준다. 사워크라우트에 들어있는 양배추 조각이 크다면 먼저 푸드 프로세서로 갈아주는 것이 좋다. 여기에 완두콩을 추가한다. 올리브 오일을 충분히 넣고 잘 섞어준다.

실온에 한 시간 동안 두었다가 냉장고에 보관한다. 이 샐러드는 일주일에서 열흘 동안 냉장 보관을 할 수 있다. 맛있는 발효 야채를 매일 먹을 수 있는 아주 좋은 방법이다. 어떤 요리가 성공하려면 단맛, 톡 쏘는 신맛, 짠맛, 쌉싸래한 맛, 매운맛, 떫은맛 등 모든 맛이 어우러져 있어야 한다. 이 채소 샐러드는 이 모든 맛을 느낄 수 있다.

프로바이오틱 발효 음료

유청을 스타터로 사용하면 온 가족을 위한 맛있는 발효 음료를 만들 수 있다. 발효 과정에서 과일과 채소에서 방출되는 유익한 박테리아, 효소 및 다

양한 영양소를 섭취할 수 있다.

모듬 야채 발효액

이 프로바이오틱 식품은 맛있는 발효 야채와 훌륭한 영양, 효소 및 유익한 미생물로 가득한 훌륭한 음료다. 다양한 야채를 섞어 발효시킨 주스는 식물 배제 갭스 식단에 사용되며, 갭스 도입 식단 초기에도 먹을 수 있다.

5L 에나멜 팬이나 큰 유리병에 대충 자른 양배추, 중간 크기로 썬 비트 뿌리, 딜 씨앗 또는 딜 1 작은 술, 허브(신선하거나 말린 것) 및 껍질을 벗긴 마늘 한 줌을 넣는다. 채소를 팬에 반 정도 채워야 한다. 고수 씨, 캐러웨이 씨, 검은 통후추, 겨자씨 또는 주니퍼 베리를 추가할 수도 있다. 양질의 천일염 2큰술과 케피어 유청 1컵을 넣고 팬에 가득 찰 때까지 차가운 정수물을 부어준다. 팬에서 발효시키는 경우, 소금물 위에 유리 접시를 얹어 채소가 완전히 잠기도록 한다. 채소 윗부분이 마르면 곰팡이가 생길 수 있다. 유리병에 담아 발효시키는 경우 뚜껑을 단단히 닫아준다(발효할 때 방출되는 이산화탄소 가스가 병 안의 산소를 대신하여 곰팡이가 생기지 않도록 해준다).

실온에서 며칠~일주일 동안 발효시킨다. 발효가 잘되면 야채는 부드럽고 톡 쏘는 맛이 나며 액체는 선홍빛을 띠고 맛있어진다. 발효를 멈추려면 팬(또는 병)을 냉장고로 옮긴다. 수프와 스튜에 이 모듬 야채 발효액을 넣고, 식사와 함께 또는 식사 사이에 물로 희석한 소금물을 마시거나 고기와 함께 먹을 수도 있다. 소금물과 채소의 양이 줄어들면 신선한 양배추, 비트 뿌리, 마늘, 약간의 소금을 더 넣어 간을 맞추고 물을 부은 다음 실온에서 다시 발효시킨다. 이 발효 모듬 야채에 콜리플라워, 얇게 썬 당근, 방울 양배추, 브로콜리 송이 몇 개를 넣을 수도 있다. 신선한 채소를 계속 추가하는 한, 이 모듬 야채 발효액은 계속 먹을 수 있다.

이 발효액은 복통, 잇몸 통증 및 인후염에 탁월한 치료제다.

케피어 또는 요거트 유청

요거트나 케피어에서 나오는 액체를 걸러서 받아낸 투명한 노란색 액체를 유청이라고 한다. 유청은 영양이 풍부한 음료로, 효소와 프로바이오틱 미생물의 훌륭한 공급원이며 위염, 위궤양 및 위-식도 역류에 대한 전통적인 치료제다. 유청은 갓 짜낸 주스, 수프, 스튜에 첨가할 수 있고, 약간의 소금과 향신료를 넣고 그대로 마시거나, 물로 희석하여 마실 수 있다. 유청을 야채, 과일, 생선 및 곡물을 발효시키기 위한 스타터로도 사용할 수 있다(몸이 곡물을 먹을 수 있을 정도로 준비되었을 때). 유청 만들기에 대한 자세한 지침은 이 챕터의 뒷부분에 나와 있다.

비트 크바스

비트 크바스는 옛날부터 전해져 온 소화제이며 만들기가 매우 쉽다. 중간 크기의 비트 뿌리를 칼로 얇게 썬다. 비트 뿌리를 푸드 프로세서로 갈면 너무 빨리 발효되어 알코올을 생성하므로 갈지 않는다. 비트를 2L 병에 넣고 양질의 천일염 1~2큰술, 유청 1컵, 마늘 5쪽, 좋아하는 향신료와 향기로운 씨앗, 방금 간 생강 1작은술(선택 사항)을 넣고 물을 채운다. 따뜻한 곳에서 2~5일 동안 발효시키고, 이후에는 냉장고에 보관한다. 발효액을 물에 희석하여 마신다. 물을 계속 채워 넣으면 크바스를 오랫동안 유지할 수 있다. 붉은색이 옅어지기 시작하면 비트를 다 사용한 것으로, 새로운 재료로 다시 발효시킨다.

여러 과일과 채소로 만든 크바스

과일, 딸기 및 채소의 모든 조합으로도 크바스를 만들 수 있으니, 여러 조합을 시도해 보라. 또 다른 좋은 레시피는 사과, 생강, 라즈베리 크바스다. 사과 한 개를 속을 포함하여 통째로 썰고 간 생강(약 1큰술)과 신선한 라즈베리 한 줌을 준비한다. 이 모든 재료를 1L 병에 넣고 유청 ½컵을 넣은 후 물을 부어준다. 실온에서 며칠간 발효시킨 후 냉장고에 보관한다. 물로 희석하여 마신다. 물을 계속 보충해 가면서 먹다가 과일을 다 먹으면 새 재료로 다시 시작한다.

프로바이오틱 토마토 주스

유청 1컵, 진한 토마토 퓨레 또는 토마토 페이스트 1~2큰술, 물 1컵, 소금과 후추를 약간 섞어 맛을 낸다. 차게 해서 먹자!

요거트, 케피어, 사워크림

초기 단계에서 많은 갭스 환자(전부는 아니지만)는 우유보다 염소 유제품을 더 잘 견뎌낸다. 나는 유기농 우유만 사용하는 것을 강력히 권한다. 유기농 산양유를 찾을 수 없다면 소 우유를 사용해 보자. 가장 좋은 우유는 저온 살균하지 않고 어떤 방식으로도 가공하지 않은 비살균 유기농 우유다. 전 세계 대부분의 마켓에서 판매하는 우유는 저온 살균 처리되어 우유의 구조가 바뀌고 유용한 영양소가 많이 파괴되어 있다. 비살균 우유에 대한 자세한 내용은 **식품** 챕터에 있는 갭스 식단 중 허용 음식과 제한 음식의 우유 및 유제품을 읽어보길 바란다.

마켓 진열대에 있는 많은 우유는 저온 살균 외에도 우유가 포장용기 안에서 층이 분리되지 않게 하기 위해 균질화 처리된 것이다(단순히 보기 좋게 하기 위함). 이 과정에서 작은 지방 알갱이들이 분해되고 우유의 구조가 더욱 변화하여 몸에 해로울 수 있다.

전혀 가공되지 않은 유기농 우유를 구입하자. 저온 살균하지 않은 우유를 구입할 수 없다면 저온 살균 외에는 다른 가공을 거치지 않은 우유를 구입하자. 그것이 불가능하다면 '신선'이라고 표시된 유기농 우유를 구입하는 데 최선을 다하자. 저온살균 및 균질화 과정을 거쳤음에도 불구하고 발효 과정을 거치면 영양가를 회복하는 데 많은 도움이 된다.

염소유 요거트와 케피어는 소우유 요거트나 케피어보다 유청이 더 많다. 음료로 마시거나 걸쭉하게 만들고 싶다면 무명천에 싸서 매달아 놓아 액체를 방울방울 떨어뜨려서 마실 수 있다. 때때로 소 우유 요거트나 케피어도 유청이 많을 수 있기 때문에 걸쭉한 요거트나 코티지 치즈를 만들기 위해서는 무명천 드립 방식*을 이용할 수 있다.

요거트를 만들려면 우유에 유산균을 넣고 특정 온도(40~45℃)에서 발효시켜야 한다. 시중에서 판매하는 요거트 스타터는 많은 건강 식품점이나 소규모 공급업체에서 구입할 수 있다. 또는 시중에서 구할 수 있는 비살균 생 요거트**를 스타터로 사용할 수도 있다. 첫 번째 요거트를 만든 후, 많은 사람이 다음 요거트를 만들 때 이것을 스타터로 사용하여 계속 요거트를 만들어낸다. 이것을 만들고 걸러낸 액체, 즉 유청을 깨끗한 마른 병에 담아 냉장고에 보관했다가 다음 요거트를 만들 때 스타터로 사용할 수도 있다. 만약 어느 순간에 직접 만든 요거트나 유청이 효과가 없어지면 시중에서 판매하는 스타터 또는 시판 생 요거트로 다시 시작해야 한다.

요거트를 섭취한 뒤 몸에서 잘 받아들인다면 케피어를 시도해볼 것을 권한다. 케피어는 좀 더 강한 다이 오프 반응을 일으키기 때문에 좀 더 순한 요거트를 먹인 후 문제가 없을 때 섭취하는 것이 좋다. 건강한 몸에는 좋은 박테리아 외에도 유익한 효모를 포함한 여러 미생물이 있으며, 이는 칸디다 알비칸스 과다 증식과 같은 병원성 효모로부터 우리를 보호한다. 케피어에는 이러한 유익한 효모(유익한 박테리아 및 기타 여러 미생물)가 포함되어 있어 병원성 효

* 요거트나 케피어를 무명천에 싸서 매달아 놓아 액체를 떨어뜨리는 것
** 반드시 비살균유 발효된 것이 아니라도 요거트가 만들어진 이후에 살균하지 않은 요거트

모를 억제하는 데 도움이 된다.

요거트 만드는 방법

저온 살균된 우유를 사용하는 경우 우유(산양유 또는 젖소유) 1L를 냄비에 넣고 가끔 저어주면서 끓기 직전까지 가열한다. 이는 저온 살균 우유에 남아 발효를 방해할 수 있는 박테리아를 파괴하기 위함이다. 단, 우유의 구조와 맛이 변할 수 있으므로 우유가 보글보글 끓을 정도로 가열해선 안 된다.

가열 후 팬을 불에서 내린다. 뚜껑을 덮고 찬물에 팬을 넣어 우유의 온도가 약 40~45°C가 될 때까지 식힌다. 적절한 온도계가 없는 경우 손으로 적당한 온도를 측정한다. 깨끗한 마른 스푼을 사용해 팬에서 우유 한 작은 술을 떠서 손목 안쪽에 우유를 묻혀보고 약간 따뜻하게 느껴지면 온도가 적당한 것이다.

저온 살균하거나 다른 방식으로 가공하지 않은 비살균 유기농 우유를 사용하는 경우, 가열할 필요가 없으므로 이 단계를 건너뛸 수 있다. 단, 비살균유는 자체적으로 미생물이 존재하므로 발효 과정을 예측하기 어렵다는 점을 염두에 두자. 요거트가 예상보다 더 묽거나 덩어리가 생기거나 신맛이 날 수 있다. 항상 비살균유의 요거트를 섭취하는 게 좋지만 특정 농도의 요거트만 고집하는 까다로운 환자를 돌보는 경우라면 비살균유를 끓는 점에 가깝게 가열하여 발효를 더 예측 가능하게 만드는 게 나을 수도 있다. 가정에서 우유를 부드럽게 가열하는 것은 시중에 판매되는 제품의 저온 살균 방식만큼 우유를 파괴하지는 않는다.

분말 형태의 시판 요거트 스타터를 사용하는 경우, 분말을 팬에 넣기 전에 약간의 우유에 녹여야 한다. 직접 만든 요거트나 시판 생 요거트를 사용하는 경우 우유에 ⅓컵을 추가한다. 잘 저은 후 뚜껑을 덮고 40~45°C의 따뜻한 곳에 둔다. 이 온도를 유지하기 위해 깨끗한 마른 보온병, 요거트 메이커, 전기 가열판, 보일러 상단 또는 찬장(충분히 따뜻하다면)을 이용할 수 있다. 요거트를 최소 24시간 동안 발효시킨다.

발효가 완료되면 요거트를 마르고 깨끗한 유리병에 옮겨 뚜껑을 덮고 냉장 보관한다.

케피어 만드는 방법

케피어는 요거트와 비슷하지만 효과는 훨씬 더 강력하다. 케피어의 기원, 전통 및 역사를 읽으면 흥미롭다. 케피어는 약 200여 종의 미생물들이 '케피어 그레인'이라고 불리는 자신들만의 바이오필름에서 서식하며 서로 완전한 균형을 갖춘 집단이다. 케피어 알갱이는 콜리플라워 꽃송이와 비슷하게 생겼지만 촉감이 부드럽고 약간 반투명하다. 케피어 미생물들은 우유에 살고 있으며 24시간마다 신선한 우유를 먹이로 줘야 한다. 잘 관리하면 매우 빠르게 번식하여 더 많은 케피어 알갱이로 늘어나 친구 및 이웃과 나눌 수 있다.

전 세계 어떤 실험실에서도 케피어를 새로 만들어낼 수는 없다. 수백 년이 된 케피어는 세대를 거쳐 현재까지 전해져 왔다. 일부 제조업체는 케피어 알갱이를 건조시켜 분말로 만들어 케피어 스타터로 판매한다. 그러나 가장 좋은 케피어 스타터는 온라인이나 주변 지인들 중 자기 가족을 위해 케피어를 만들고 생 케피어 알갱이를 나눠줄 수 있는 곳에서 받는 것이다.

케피어는 균형 잡히고 안정된 미생물 집단(곰팡이, 박테리아, 바이러스 등)이며, 소화기 계통, 또는 신체의 어느 곳에서나 과증식한 곰팡이(곰팡이증), 피부 문제 및 기타 질병에 대한 강력한 천연 의약품이다. 케피어는 면역계를 자극하고 균형을 재조정하며, 장내 및 신체 다른 곳의 미생물 군집의 균형을 맞춰주고, 우유에 영양을 더해주며 소화를 훨씬 쉽게 만들어 준다.

케피어를 만들기 위해 우유를 저온 살균하거나 끓이거나 데울 필요가 없으며, 따뜻한 온도에서부터 꽤 서늘한 온도까지 어떤 실내 온도에서도 발효

된다. 케피어 알갱이는 냉장고에서 몇 달 동안 살아있을 수 있으므로 우유로 충분히 덮어두면 오랫동안 집을 비울 때도 보관이 된다. 우유에 존재하는 어떤 미생물도 케피어를 이길 수 없으므로 비살균 우유든 저온 살균한 우유든 살균할 필요가 없다.

케피어 알갱이는 금속이나 플라스틱에서 잘 활성화되지 않으므로 유리, 나무, 점토 및 무명천을 사용한다 (폴리프로필렌 거름망도 허용된다). 깨끗하고 마른 유리병에 신선한 우유(차갑거나 실온 상태)를 채우고 케피어 알갱이를 넣고 뚜껑을 덮고 24시간 동안 어두운 곳에 둔다. 이 시간 동안 케피어 알갱이는 우유를 시큼하고 덩어리진 질감의 요거트같은 '케피어'로 만든다. 여기에서 케피어 알갱이를 분리하려면 전체 혼합물을 무명천이나 폴리프로필렌 체로 걸러 유리 용기에 붓는다. 케피어 알갱이를 다시 원래의 병에 넣고 신선한 우유를 붓고 뚜껑을 덮은 후 어두운 곳에 다시 24시간 동안 놓아둔다. 케피어 제조를 준비하는 데 걸리는 시간은 하루에 3~5분이며 동일한 유리병에서 계속 증식시키면 영구적으로 계속 만들 수 있다. 가장자리에 곰팡이가 생기지 않는 한 병을 씻을 필요도 없다. 그냥 깨끗한 천으로 닦아내면 된다.

이제 용기에는 케피어 알갱이가 없는 마시는 케피어가 남는다. 이는 그대로 마시거나 물로 희석하여 약간의 소금과 향신료, 꿀과 계피로 약간 단맛을 가미하여 마실 수 있다. 매일 마시는 신선한 케피어 한 컵은 최고의 질병 예방법 중 하나다.

요거트와 케피어로 유청과 코티지 치즈 만드는 방법

요거트나 케피어에서 액체를 좀 빼려면 큰 그릇(금속이나 플라스틱이 아닌 유리나 도자기)에 무명천을 두 겹 깔고 그 안에 요거트나 케피어를 붓는다. 무명천의 네 모서리를 묶어 '자루' 모양으로 만든 다음, 이 '자루'를 그릇 위에 몇 시간 또는 하룻밤 동안 걸어둔다. 유청은 투명한 노란색 액체로 천을 통해 흘러내린다. 천에 남은 것은 코티지 치즈지만, 얼마나 매달아 두는지에 따라 부드러운 코티지 치즈나 걸쭉한 요거트를 만들 수 있다.

코티지 치즈는 베이킹, 샐러드 및 수프에 추가하거나 꿀, 사워크림 및 과일과 함께 디저트로 먹을 수 있다. 유청은 위염이나 기타 위장 문제에 대한 훌륭한 치료제다. 물이나 갓 짜낸 주스로 희석하면 훌륭한 프로바이오틱스 음료가 되며, 다른 식품을 발효할 때 스타터로도 사용할 수도 있다. 깨끗하고 마른 유리병에 담아 냉장 보관한다. 케피어에서 유청을 뺐다면 케피어를 최소 두 달 이상 냉장 보관할 수 있다.

사워크림 만드는 방법

홈메이드 사워크림은 맛이 뛰어나며 샐러드, 수프, 스튜, 베이킹에 사용하거나 꿀과 베리와 함께 디저트로 활용하기 좋다. 약간의 꿀과 냉동 과일 또는 베리를 섞어 즉석에서 아이스크림을 만들 수도 있다. 사워크림은 지방산의 구성 비율이 면역계와 두뇌에 영양을 공급하는 데 훌륭하므로 갭스 환자의 식단에 아낌없이 활용하자. 원하는 만큼 먹어도 괜찮다!

비살균 유기농 생크림으로 사워크림을 만드는 것이 가장 좋다. 비살균 유기농 생크림을 찾을 수 없다면 저온살균 생크림을 사용하자. 사워크림을 만들 때는 유리, 도자기 또는 나무 용기만 사용한다(금속이나 플라스틱은 사용하지 않는다).

크림 1L에 생 케피어 또는 요거트 ½컵 또는 시판 요거트 스타터 1봉지를 넣는다. 크림에 케피어 알갱이는 넣지 말길 바란다! 크림이 시어지면 굳어져서 케피어 알갱이를 분리해 낼 수 없기 때문이다! 체에 걸러 알갱이를 분리한 후 나온 신선한 케피어 용액을 넣어 발효시킨다.

비살균 크림인 경우, 건조하고 깨끗한 유리병에 붓고 약간의 케피어를 넣고 섞은 다음 상온에서 24시간 동안 발효시킨다. 요거트 스타터로 만들려면 이에 맞는 특정한 온도를 유지해야 한다: 요거트 메이커, 전열판 또는 기타 장치를 사용하여 40~45°C를 유지해야 한다.

저온 살균한 유크림에 신선한 케피어를 스타터로 사용하는 경우, 발효하기 전에 크림을 가열할 필요가 없을 수도 있다. 그냥 케피어를 넣고 24시간 동안 발효시키기만 하면 된다. 요거트 스타터를 사용하는 경우 요거트를 넣기 전에 크림을 가열해야 할 수도 있다.

특히 비살균 크림으로 집에서 사워크림을 만드는 것은 예술에 가깝다. 만들 때마다 질감과 맛에 차이가 있을 수 있다. 비살균 크림에는 발효에 참여하는 자체 미생물 군집이 포함되어 있어 전체 과정을 예측하기 어렵다. 그러나 대다수의 사람은 이 맛이 괜찮다고 한다. 일관된 맛과 질감의 사워크림을 만들어야 하는 경우, 미생물을 제거하기 위해 크림을 가열해야 할 수도 있다. 이렇게 하면 발효 과정이 예측되는데, 특히 입맛이 까다로운 환자를 위해 일정한 맛과 질감을 내기 위해 아주 유용하다. 크림을 계속 저으면서 가열하되 끓는 점까지는 도달하지 않게 한다. 냄비는 항상 뚜껑을 덮은 채 찬물에 넣어 식힌다. 요거트 스타터를 사용하는 경우 온도를 40~45°C로 유지해야 한다. 요거트 스타터를 넣고 같은 온도를 유지하면서 24시간 동안 발효시킨다. 케피어를 스타터로 사용하는 경우, 온도에 신경 쓸 필요가 없으며 어떤 실온에서도 잘 발효된다.

발효 콩류(강낭콩, 렌틸콩, 말린 완두콩)

콩과 식물은 씨앗이다. 모든 씨앗과 마찬가지로 콩은 소화하기 어려운데, 이는 소화도 어렵고 영양 흡수를 방해하는 항영양소가 다량 포함되어 있기 때문이다. 콩을 제대로 조리하지 않으면 소화계가 매우 건강한 사람들도 소화에 어려움을 겪는다. 콩을 불리고, 발효시키고, 싹을 틔우면 소화율을 높이고 영양가를 높이는 데 도움이 된다. 갭스인은 장이 충분히 치유되기 전까지는 이 식물군을 소화할 수 없으므로 우리는 꽤 오랫동안 이를 먹어보기 전에 몇 년 동안 안 먹을 수도 있다. 소화기관이 준비되면, 콩을 불리고 두 번의 발효를 통해 사전에 소화 과정을 거쳐 민감한 소화 기관을 가진 사람도 소화할 수 있도록 만든 후 먹어 볼 수 있다.

이중 발효한 콩

이 레시피에서는 젖산 발효와 알칼리성 발효를 차례로 이용한다. 유산균은 콩류에 자연적으로 서식하므로 추가할 필요가 없지만, 발효 속도를 높이기 위해 케피어를 조금 넣을 수 있다. 알칼리성 발효는 낫또라고 불리는 일본식 발효 콩 레시피의 고초균을 사용하는 것이다. 온라인이나 전문점에서 구할 수 있는 신선한 낫또 또는 낫또 스타터가 필요하며 신선한 낫또 2~3큰술이면 충분하다.

갭스 식이요법에서 허용하는 말린 흰 강낭콩을 사용할 수 있다. 하지만 이 레시피에서는 이중 발효를 시키므로 강낭콩, 렌틸콩 또는 말린 완두콩을 혼합하여 사용할 수 있다. 큰 그릇에 콩류 1kg을 넣고 정수한 물을 넣는다. 24시간 동안 불리면 콩이 수분을 흡수하여 크기가 커진다. 물을 따라내고 흐르는 물에 헹군다. 다시 깨끗한 물을 콩이 잠길 정도로 넣어 실온에서 3~4일 동안 발효시킨다. 발효 속도를 높이려면 케피어 또는 케피어의 유청 몇 큰술을 추가할 수 있다. 젖산 발효이기 때문에 물에 거품이 생기기 시작하고 냄새가 약간 시큼해질 것이다. 물을 버리고 콩을 다시 헹군다. 물이 끓을 때 냄비에 콩을 넣고 뚜껑을 덮고 부드러워질 때까지 삶는다. 콩의 물기를 빼고 뚜껑을 덮어 따뜻하게 유지한다.

신선한 낫또 또는 낫또 스타터를 크고 깨끗한 마른 트레이(유리 또는 도자기)에 올려놓고 약간의 끓는 물을 붓는다. 스타터를 끓는 물과 섞어 트레이 안에 펴바른다. 삶아서 뜨거운 콩을 즉시 트레이에 넣고 스타터와 잘 섞어준다. 고 초균이 활성화되려면 열 충격이 필수다. 트레이는 콩이 얇게(두께 2~3cm) 펼쳐질 수 있을 만큼 충분히 커야 한다. 수분이 유지되도록 랩으로 트레이를 덮되 랩이 콩에 닿지 않게 한다. 트레이를 37~45°C의 어둡고 따뜻한 곳에 놓는다.

공기 순환식 캐비닛, 전열판 등을 사용해 발효 과정 중 온도를 일정하게 유지하려면 미리 온도 설정을 익혀둘 필요가 있다. 트레이를 2~4일 동안 발효시키면서 매일 확인한다. 콩은 끈적끈적한 필름과 강한 낫또 냄새가 나야 한다. 이 시점에서 콩을 소분하여 작은 봉지에 넣고 얼릴 수 있다. 이 냉동 콩한 봉지를 수프, 다진 고기 또는 야채 스튜 요리 초기에 넣는다. 음식이 익을 때쯤이면 냄새와 콩의 질감에 대해 걱정하지 않아도 된다. 일반적으로 냄새는 더 이상 문제가 되지 않는다. 소량의 콩(한 컵 이하)과 야채, 고기, 소금, 후추, 향신료를 넣고 조리한다.

콩의 이중 발효는 민감한 사람들도 쉽게 소화할 수 있도록 도와준다. 이러한 방식으로 콩을 가공하는 것은 번거롭고, 결과물의 맛이 모두의 취향에 맞지 않을 수 있다는 것을 감안해야 한다. 또한, 일부 갭스인은 콩류를 절대 먹을 수 없다는 사실을 알게 될 수 있다. 그런 사람들의 소화 시스템은 아무리 잘 준비되고 치유되어도 이 식물 그룹에 대처하기 어렵다. 발효 콩을 소화할 수 없는 그룹에 속하지만 콩류를 꼭 섭취하고 싶다면 미소(된장), 낫또, 누룩, 템페를 만드는 고대 기술을 살펴봐야 할 수도 있다.[6]

고기, 야채, 이중 발효한 콩으로 만든 칠리

지방이 풍부한 다진 고기 500g(돼지고기와 소고기를 섞어 사용하는 것이 가장 좋음), 홈메이드 발효 채소 1컵(양배추, 비트, 샐러리, 당근 등), 이중 발효 콩 1컵(냉동 보관 가능), 양파(큰 것) 2~3개, 빨강/주황/녹색 고추 2~3개, 애호박(주키니) 2~3개 또는 같은 양의 신선한 호박 1~2개, 가지(큰 것) 1~2개, 맛을 내기 위한 고춧가루, 고추 1개, 다진 생마늘 6큰술, 토마토 퓨레 3큰술 또는 간 토마토소스 200~300mL는 대충 썬 신선한 토마토 4~5개로 대체 가능, 소금과 후추로 맛을 냄

다진 고기를 홈메이드 발효 야채와 섞어 실온에서 2~6시간 동안 발효시킨다. 육류, 특히 돼지고기는 요리하기 전에 발효시킨 것이 소화가 가장 잘 된다.

다진 고기와 발효 야채 혼합물을 큰 냄비에 넣고 물을 충분히(고기 부피의 두 배) 붓는다. 발효 콩류, 소금, 후추를 넣고 끓인다. 고기가 잘 익을 때까지 가끔 저어가며 약 한 시간 동안 끓인다. 소금으로 간을 맞춘다. 고기의 지방이 충분하지 않으면 동물성 지방을 추가한다. 최고의 풍미를 내는 것은 지방이다. 물이 졸아들면 물을 조금 더 추가하여 자박자박한 스튜 농도가 되도록 한다.

각각 크기로 자른 모든 야채와 칠리 페퍼, 토마토 퓨레를 추가한다(취향에 따라 선택). 잘 섞어 야채가 부드러워지고 지방과 수분이 많이 흡수될 때까지 끓인다. 잘 섞은 후 불을 끈다. 다진 마늘과 파슬리를 넣는다. 15분 동안 그대로 두었다가 준다. 이것은 다른 음식에 곁들이지 않아도 그대로 완벽한 식사다.

발효 생선

세계 여러 지역에는 전통적으로 생선을 발효하는 방식이 있다. 네덜란드의 마리네이드 청어, 러시아의 소금에 절인 청어, 스칸디나비아의 그라브락스, 영국의 블로터*, 아시아(한국, 일본, 중국, 베트남)와 아프리카의 다양한 발효 레시피는 수천 년 동안 각 국민들에게 큰 사랑을 받아왔다. 날생선을 발효시키면 귀중한 영양소가 보존되고 미생물이 생선을 미리 소화한다. 생선에 거부 반응을 보였던 사람이 다시 생선을 먹어보고 싶다면 발효 생선부터 시작해 보자. 이것이 바로 갭스 도입 식단에서 신선한 생선을 섭취하는 방식이다.

---

* 소금에 절이고 약하게 훈제한 청어

발효한 청어 또는 고등어

아주 신선하고 큰 청어 또는 고등어 3~4마리, 흰 양파(작은 것) 1개, 물 1L당 소금 1~2큰술을 넣은 소금물, 통후추 1큰술, 월계수 잎 5~7장, 고수 씨 1작은술, 신선한 딜 또는 딜 씨앗 약간, 케피어 유청 1컵, 적절한 유리병

생선 껍질을 벗기고 큰 뼈를 제거한 후 한 입 크기로 자른다. 양파는 껍질을 벗기고 얇게 썬다. 자른 생선을 유리병에 넣고 통후추, 자른 흰 양파, 고수 씨, 월계수 잎, 딜 씨 또는 딜 허브와 섞는다. 별도의 용기에 천일염 1큰술을 물에 녹이고 케피어 유청 반 컵을 넣는다. 이 소금물을 유리병에 생선이 완전히 잠길 만큼 붓는다. 생선이 잠기지 않으면 물을 더 추가한다. 병을 단단히 닫고 실온에서 3~5일 동안 발효시킨 후 냉장고에 보관한다. 달걀, 야채, 신선한 딜, 파, 홈메이드 마요네즈와 함께 곁들여 먹는다. 1~3주 이내에 섭취하도록 한다.

발효 정어리

매우 신선한 정어리 5~7마리, 소금 1~2큰술, 통후추 1큰술, 월계수 잎 5~7장, 고수 씨 1작은술, 신선한 딜 또는 딜 씨앗 약간, 케피어 유청 1컵, 적절한 유리병

생선의 비늘과 머리, 내장을 깨끗이 제거하고 유리병이나 도자기 팬에 넣는다. 다른 재료도 모두 넣는다. 생선이 완전히 잠기도록 물을 가득 채운다. 팬을 사용하는 경우, 생선 위에 작은 접시를 얹어서 생선이 소금물에 잠기도록 한다. 팬을 덮거나 병에 뚜껑을 덮고 실온에서 3~5일 동안 발효시킨다. 생선이 준비되면 뼈에서 생선살을 발라내어 한입 크기로 자른 다음 달걀, 신선한 딜, 다진 적양파와 곁들여 낸다.

발효 곡물

이 레시피를 사용하기 전에 **갭스 식단 졸업하기** 챕터를 읽기를 바란다. 2년 이상 식단을 유지하고 모든 소화 문제가 사라지면 메밀, 기장, 퀴노아 등 글루텐이 없는 곡물을 섭취할 준비가 된 것이다. 발효 과정을 거치면 소화가 잘되므로 먼저 발효 곡물을 시도해 보자.

메밀, 기장 또는 퀴노아를 발효하려면 곡물을 씻어 물을 붓고 유청 ½컵을 넣는다. 퀴노아는 1~2일, 메밀은 2~3일, 기장은 5~7일 동안 실온에서 며칠 동안 발효시킨다. 발효가 완료되면 물을 따라내고 수제 고기 육수 또는 물에 소금을 약간 넣고 곡물을 익힌다(곡물 1컵에 고기 육수 또는 물 2컵 추가). 끓는 육수에 곡물을 넣고 잘 섞은 다음 물이 끓어오르면 뚜껑을 덮고 불을 최소한으로 줄인다. 가끔 저어 주면서 20~30분 동안 끓인다. 곡물이 익으면서 육수를 모두 완전히 흡수하여 곡물이 부드럽고 폭신해져야 한다.

발효 곡물은 고기와 야채를 곁들여 먹거나 밀가루 대신 베이킹에 사용할 수도 있다. 하루에 1~2작은술부터 시작하여 몸의 반응을 관찰하면서 점차적으로 식단에 넣자. 곡물은 반드시 충분한 천연지방(버터, 기버터, 올리브유, 코코넛 오일 또는 동물성 지방)과 함께 먹어야 한다. 지방은 곡물의 소화 속도를 늦추고 혈당을 정상 수준으로 조절하는 데 도움을 준다. 이는 갭스 영양 프로토콜을 시작하기 전에 혈당 조절이 잘 되지 않았던 사람들에게 특히 중요하다. 메밀이나 퀴노아부터 시작하여 항상 한 번에 한 종류의 곡물을 천천히 점진적으로 섭취하자. 기장은 대부분의 사람이 소화하기 가장 어려운 곡물이므로 제일 나중에 시도해야 한다.

(3) 요리용 지방

동물성 지방은 안정적이고 일반적인 조리 온도에서 가열해도 화학 구조가 변하지 않으므로 돼지, 거위, 오리, 소, 양 지방, 버터 및 기버터와 같은 동물성 지방을 사용하여 조리(구이, 튀김, 베이킹 등)해야 한다. 코코넛 오일은 요리와 베이킹에도 사용할 수 있다. 특히 좋은 지방은 동물의 내장 지방, 즉 심장, 신장, 창자 및 기타 내부 장기를 둘러싼 지방이다. 수에 Suet, 소나 양의 내장 지방을 다진 것 라는 이름으로 판매되며, 오븐에서 녹이면 탤로라고 부르는 액체 지방이 만들어진다. 이러한 지방은 시중에서 많이 구입할 수 있다. 또한 이 지방은 집에서 쉽게 만들 수 있어서 내용물이 무엇인지 정확히 알 수 있다는 장점이 있다. 여기서 다시 한번 강조하고 싶은 것은 갭스인이 매일 충분한 양의 동물성 지방을 섭취해야 한다는 것이다. 환자가 아침, 점심, 저녁으로 동물성 지방을 많이 섭취할수록 회복이 더 빨라진다. 이 주제에 대한 자세한 내용은 **지방 : 좋은 지방과 나쁜 지방** 챕터를 참조하길 바란다.

기버터

기버터는 맑은 버터다. 전 세계 여러 문화권에서 전통적으로 요리와 베이킹에 기버터를 사용해왔다. 버터는 요리에 매우 효과적으로 사용할 수 있지만 버터에 함유된 소량의 유청은 종종 타버리는 경우가 있다. 또한 유청에 있는 유당과 일부 우유 단백질은 많은 갭스 환지기 식단 초기 단계에서 피해야 하는 성분이다. 반면에 기버터는 유청, 우유 단백질, 유당이 들어 있지 않고 유지방만 들어 있으며 일반 조리 온도에서 타지 않는다.

기버터를 만들려면 오븐을 약 100~110°C로 예열한다. 오븐용 팬에 유기농 버터(가급적이면 무염 버터) 큰 덩어리를 넣고 25~30분간 오븐에 넣어둔다. 위쪽의 녹은 황금색 지방(기버터)을 무명천을 통해 걸러서 유리병에 조심스럽게 붓고 흰색 액체가 팬의 바닥에 남아 있는지 확인한다. 흰색 액체가 남아 있다면 버린다. 기버터는 유리병에 담아 냉장 보관한다. 또는 팬에 버터를 넣고 불로 가열하여 녹인 다음(타지 않도록 주의) 무명천에 걸러 만들 수 있다.

일부 버터의 경우 흰색 액체가 상단에 뜨게 된다. 이 경우 접시를 냉장고에 넣으면 기버터는 단단해지므로 상단에 모인 액체는 따라내고 나머지 남은 수분기는 종이 타월로 닦아낸다.

거위 또는 오리 지방

일반적인 방법으로 오븐에서 거위나 오리를 굽는다. 거위나 오리를 꺼낸 후 무명천이나 고운 금속 체로 모인 기름을 걸러낸다. 기름은 유리병에 담아 냉장 보관한다. 이 지방은 모든 요리, 베이킹, 튀김에 사용할 수 있으며 특히 구운 야채에 좋은 풍미를 더한다. 요리할 때 넉넉하게 사용하자.

돼지, 양 또는 소 지방

이러한 지방은 오리 및 거위 지방과 거의 같은 방식으로 얻을 수 있다. 정육점에서 종종 거의 무료로 얻을 수 있는 동물의 내장 지방층을 이용하는 것이 특히 좋다. 상당히 작은 조각에서 얼마나 많은 지방이 나오는지 알면 놀랄 것이다. 지방은 다양한 독소를 위한 자연적인 신체 저장소이기 때문에 독소가 가장 적은 지방을 얻기 위해서는 유기농 방식 사육 동물의 지방으로 만드는 것이 현명하다. 1년에 한두 번 많은 양의 유기농 지방 덩어리를 구입하여 요리용 지방을 만들어 놓으면 몇 달 동안 사용할 수 있기 때문에 매우 경제적이다.

지방 덩어리를 약한 불(120~130℃)에서 크기에 따라 2~6시간 동안 구워준다. 모인 기름을 무명천이나 고운 금속 체에 걸러내고 유리병에 담아 냉장 보관한다. 모든 요리, 베이킹, 튀김 요리에 넉넉하게 사용한다.

코코넛 오일

열대 국가에서는 전통적으로 코코넛 오일을 요리에 사용해왔다. 코코넛 오일은 포화 지방이 많기 때문에 가열해도 화학 구조가 변하지 않고 매우 안정적이다. 좋은 품질의 천연 유기농 코코넛 오일을 구입하자.

소 지방(탤로)

탤로는 자연에서 가장 치유력이 뛰어난 지방 중 하나다! 건조하거나 염증이 있는 피부(습진, 건선 또는 모든 종류의 피부염)에 가장 적합한 스킨 크림을 만드는 데 쓰인다. 또한 소화 시스템과 다른 모든 기관 및 시스템에 매우 좋은 치유 효과가 있다.

일반적으로 소나 양으로 탤로를 만들려면 풀을 먹인 동물의 내장 지방(심장, 신장 및 소화 기관 주변의 지방)이 필요하다. 내장 지방 조각을 100~110°C 정도의 상당히 낮은 온도의 오븐에서 몇 시간(또는 하룻밤) 동안 녹인다. 그러면 노란색 지방이 녹아 나오는데 이것이 바로 탤로다. 이 기름을 체에 걸러 유리병에 붓고 냉장 보관한다.

탤로는 모든 요리에 사용할 수 있다. 오븐용 팬에서 자체 기름으로 바삭하게 튀겨진 지방 조각들은 그냥 먹어도 맛있으며 요리에도 활용한다. 푸드 프로세서에서 페이스트로 만들거나 작은 조각으로 잘라 냉장고에 보관할 수 있다.

소 지방 스킨 크림

유리병에 탤로를 ⅔까지 채우고 따뜻하다고 느껴지는 정도로 식힌다. 나머지는 올리브 오일로 채운다. 좋아하는 에센셜 오일을 10~15방울 떨어뜨린다(대부분의 사람이 라벤더 오일을 선호한다). 잘 섞어 냉장고에 넣는다. 크림이 굳고 나면 욕실에서 실온에 보관하면서 매일 사용할 수 있다. 자극을 받거나 염증이 생긴 피부를 완전히 치유하고 얼굴, 손 및 기타 신체 부위의 스킨 크림으로도 효능이 아주 좋다.

살로(러시아, 우크라이나 및 동유럽) 또는 라르도(이탈리아)

살로는 가정에서 사육한 돼지의 피하 지방층을 소금으로 숙성한 것이다. 지방의 두께는 보통 10~15cm 정도이며 껍질은 그대로 둔다. 살로는 일단 숙성되면 약 1년 동안 상하지 않고 보관할 수 있으며, 전통적으로 익히지 않고 섭취한다. 한입 크기로 잘라 팬에 녹여 요리에도 사용할 수 있다. 살로는 달걀을 튀기고 야채를 요리하거나 고기, 생선, 달걀, 야채가 들어간 모든 요리에 사용할 수 있다. 생으로 섭취하는 살로는 우리 몸이 바로 사용할 수 있는 생지방으로서 건강에 매우 유익하다. 전통적으로 우크라이나 사람들은 살로를 매일 먹으면 건강과 체력이 좋아진다고 믿는다.

다음의 레시피는 돼지를 직접 키우거나 신선한 돼지 피하 지방층을 대량으로 구할 수 있는 사람들에게 도움이 될 것이다.

- 지방에서 근육을 모두 제거한다.
- 조리대 위에 큰 면포를 깔고 소금(약 1~2cm 층으로)을 뿌린다.
- 신선한 돼지 생고기의 지방을 껍질이 아래로 향하게 하여 소금 위에 놓는다.
- 지방 덩어리의 모든 면을 소금으로 덮고 그 위에 소금을 1~2cm 더 뿌린다.
- 첫 번째 지방 덩어리 위에 또 다른 지방 덩어리를 껍질이 위로 향하도록 한장 더 얹는다.
- 모든 면을 소금으로 덮는다.
- 소금이 잘 스며들도록 천으로 단단히 싸서 냉장고에 넣는다.
- 2주간 매일 뒤집어 가며 냉장한다.
- 그러면 먹을 수 있는 상태의 살로가 될 것이다.

소금은 털어내거나 헹구고 가장자리를 얇게 잘라 변색 또는 산패된 부분을 제거한다. 살로 안쪽은 약간 분홍빛을 띠고 맛이 좋을 것이다. 이걸 얇게 썰어서 먹으면 된다! 껍질이 부드러우면 그대로 먹어도 좋고, 잘라서 수프나 스튜를 만들 때 사용해도 좋다. 살로는 냉장고에서 몇 주 동안 보관할 수 있다. 플라스틱과 접촉하지 않도록 면포에 싸서 보관한다. 더 오래 보관하려면 소금 묻은 그대로 천으로 싸서 통째로 비닐봉지에 넣어 냉동실에 보관한다. 이렇게 하면 상하지 않게 1년 정도 보관할 수 있다.

(4) 육류, 내장육 및 생선

육류, 내장육, 생선은 갭스 식단 중 매일 섭취한다. 이러한 식품은 인체가 가장 소화하기 쉬운 최고 품질의 단백질, 지방, 비타민, 미네랄, 심지어 탄수화물까지 제공한다.

고기 육수 챕터에서 이미 논의했듯이, 우리는 동물의 순수한 근육 덩어리(살코기 스테이크)에는 관심이 없다. 대신 결합 조직이 풍부하고 콜라겐과 지방이 다량 함유되어 있으며 근육 섬유가 일부 섞여 있는 부위에 관심이 있다. 이러한 부위는 질긴 결합 조직의 구조를 느슨하게 하여 부드럽게 씹히고 소화하기 쉽도록 보통 물을 약간 넣고 약불에서 오래 조리해야 한다. 수 세기 동안 전통 문화권에서는 지방과 결합 조직이 없는 동물의 살코기를 먹는 것이 건강에 좋지 않다는 것을 상식처럼 여겨왔다.[4]

현대 영양학은 계속해서 '고기는 건강에 해롭다.'고 말한다. 여기서 말하는 '고기'는 동물의 살코기를 의미하며, 대다수 서구 사람도 '고기'는 살코기가 전부라고 이해한다. 전통 문화권에서는 누구도 살코기만 먹지 않았고, 항상 지방과 잘 익힌 결합 조직을 함께 섭취해왔다. 따라서 갭스 영양 프로토콜에서 '고기'라는 단어는 근육, 지방, 뼈, 근막, 신경, 혈관, 피부 및 해당 동물 부위에 속하는 모든 결합 조직을 포함하는 적절한 부위를 의미한다. 모든 조직은 영양학적으로 나름의 기여를 하기 때문에 버릴 것이 없다.

- **내장육**

동물의 뇌, 간, 콩팥, 비장, 심장, 혀, 폐, 위, 창자 및 내분비샘은 동물의 근육보다 영양가가 몇 배 더 높다.[2] 수천 년 동안 전통 문화권에서는 내장육을 근육보다 더 중요하게 생각하여 별미로 여기고 동물을 도축할 때 가장 먼저 섭취했다.[4,5] 심장, 폐, 비장, 췌장, 식도, 횡격막 및 큰 혈관은 일반적으로 일부 장기(특히 심장)를 둘러싸고 있는 지방과 함께 다지는 것이 내장육을 요리하는 가장 쉬운 방법이다. 위와 소장과 대장도 여기에 첨가할 수 있다(잘 씻어내야 한다). 다진 혼합육은 맛있고 귀중한 영양소가 풍부하다. 다진 고기가 필요한 모든 레시피에 활용하거나 추후 요리를 위해 냉동 보관할 수 있다.

콩팥은 매우 빨리 익기 때문에 요리가 끝날 때쯤 고기 요리(스튜, 수프, 칠리) 또는 익힌 야채 요리에 넣는다. 가위로 콩팥의 부드러운 부분을 작게 자르고 질긴 부분은 나중에 나머지 장기와 함께 다지기 위해 남겨둔다. 뜨거운 팬에 작게 자른 콩팥을 넣고 끓인 다음 불을 끈다. 짧은 시간 안에 콩팥 조직이 익어 요리에 좋은 풍미를 더해줄 것이다.

간은 대부분의 비타민 B군, 비타민 A 및 기타 지용성 비타민, 철분, 많은 아미노산과 단백질, 효소, 기타 여러 영양소, 심지어 비타민 C의 최고 공급원이기 때문에 전통 사회에서 간은 어린이, 임신부 및 기타 영양 요구량이 많은 사람들이 자주 섭취했다.[5] 간은 빈혈을 치료하는 최고의 방법으로 빈혈을 겪는 사람은 반드시 매일 간을 섭취해야 한다.

많은 사람들이 '간이 독소를 처리하기 때문에 섭취하기에는 독성이 있지 않을까?' 우려한다. 그렇다, 간은 독소를 처리하지만 독소를 저장하지는 않는다! 만약 간이 독소를 저장하는 곳이었다면 우리는 생후 몇 주를 넘기지 못했을 것이다! 간은 독성을 자체 조직에 저장하지 않고 독소를 중화하여 신체의 다른 곳(주로 피하지방 조직)에 저장하도록 보낸다. 따라서 동물의 간을 섭취하는 것은 안전하고 필수적이며, 특히 갭스인들에게는 더욱 그렇다!

사람들이 간을 섭취할 때 우려하는 또 다른 문제는 기생충이다. 간은 일부 기생충의 자연 서식지가 될 수 있지만, 건강한 동물은 이런 문제가 없다. 신선한 간을 최소 2주 동안 냉동하면 기생충이 죽기 때문에 2주 동안 냉동 보관한 간만 조리하는 것이 좋다.

전통 사회에서는 신체의 어느 장기에 병이 생기면 동물의 같은 장기를 먹어야 치료할 수 있다는 믿음이 있었다. 콩팥 질환이 있다면 동물의 콩팥을 먹어야 한다. 췌장이 건강하지 않다면 동물의 췌장을 먹는다. 심장에 문제가 있다면 동물의 심장을 섭취한다. 동물의 장기는 병든 장기를 치유하고 재건하는 데 필요한 모든 종류의 특정 '건축 자재'를 제공한다.

- **조류**

닭, 오리, 거위, 칠면조, 호로새, 비둘기, 꿩 등은 갭스 식이요법에서 매우 중요한 식재료다. 다시 말하지만, 우리는 새의 살코기(순수 근육)만을 먹지 않고 전체 부위, 특히 결합 조직과 장기를 중요시한다. 영양학적으로 가장 가치 있는 새의 부위는 피부, 발, 목, 머리, 날개, 다리, 관절, 연골, 뼈다.

이러한 조직들은 물에 몇 시간 동안 조리하여 부드럽고 소화하기 쉽게 만들어야 한다. 가슴살 근육(특히 시판용 닭고기 품종)은 너무 오래 조리하면 퍽퍽하고 질겨진다. 따라서 요리하기 전에 잘라서 볶음이나 다른 요리를 위해 보관하는 것이 좋다. 닭의 나머지 부분은 소금, 후추, 허브, 채소와 함께 물에 몇 시간 동안 익혀야 맛있는 고기 육수를 만들 수 있고, 이것은 예민한 소화 기관을 진정시키고 치유하는 데 매우 효과적이다. 요리 후에는 뼈에서 모든 연조직을 발라내어 한입 크기로 자른 다음 육수에 다시 넣어 풍부한 치유 수프를 만들어야 한다. 내장은 영양학적으로 매우 가치 있으므로 육수를 만들 때 항상 냄비에 같이 넣어야 한다. 익힌 후에는 한입 크기로 잘라 육수에 다시 넣는다.

- **생선과 조개류**

생선과 조개류는 갭스 식단에서 중요한 부분을 차지한다. 생선의 가장 영양학적으로 가치 있는 부위는 껍질, 연골, 머리 및 기타 결합 조직이 풍부한 부위다. 생선을 조리하기 전에 비늘을 벗겨야 껍질을 먹을 수 있다. 생선살은 오래 조리하면 수분이 빠지고 질겨지므로 아주 짧게 조리하거나 익히지 않고 섭취해야 한다. 실제로 이 방식은 생선을 아주 빨리 조리하거나 날 것으로 섭취하는 대부분의 전통 요리법에 반영되어 있다(마리네이드한 것, 소금에 절인 것, 말린 것 또는 발효한 것). 생선 육수는 영양가가 높고 치유력이 뛰어나므로 큰 생선의 껍질, 머리, 뼈, 지느러미, 꼬리 또는 작은 생선 몇 줌(비늘을 벗기고 내장을 제거한 것)으로 만들어야 한다.

- **육류**

다른 모든 음식과 마찬가지로 육류도 먼저 발효한 뒤 조리하여 먹으면 가장 잘 소화된다. 이는 특히 돼지고기에 적용되는데, 생 돼지고기에는 신진대사에 부정적인 영향을 미칠 수 있는 몇 가지 성분이 있다. 돼지고기에서 우리 몸에 해를 끼칠 수 있는 성분이 정확히 무엇인지에 대한 연구는 아직 충분

하지 않지만 돼지고기를 소금에 절여 발효시켜 숙성하면 이러한 부정적인 영향이 사라진다.[3,7]

전 세계 전통 문화권에서는 경험을 통해 이러한 사실을 알게 되었기 때문에 많은 사람들이 돼지고기를 먹기 전에 발효시켜 먹었다. 스페인의 하몽과 초리소, 이탈리아의 프로슈토, 달마티아의 프주트 przut, 프랑스, 폴란드, 러시아 및 기타 여러 나라의 숙성 소시지 등이 좋은 예다. 이 모든 레시피에서 돼지고기는 소금에 절인 다음 일정 시간 동안 발효되도록 놔둔다. 고기가 제대로 발효되면 지중해 국가의 여름 더위에도 냉장 보관하지 않고도 몇 년 동안 보관할 수 있다. 한국 사람들은 대부분의 고기를 요리하기 전에 발효시킨다. 영어권에서 전통적으로 만드는 베이컨, 햄, 소시지 역시 소금에 절인 후 한동안 매달아 발효시킨다.[3]

서양에서 '발효' 대신 자주 사용되는 용어는 '마리네이드'다. 마리네이드는 음식을 양념할 때 소금, 허브, 향신료, 식초를 섞어 일정 시간 동안 두는 것을 말한다. 그 시간 동안 모든 신선한 날 것의 음식에 서식하는 천연 미생물이 활성화되어 음식을 약간 발효시켜 우리가 소화하기 쉽게 만든다. 많은 환자들이 생고기는 소화하기 힘들어하지만, 조리하기 전에 미리 발효하면 이 문제가 사라진다. 발효는 고기를 어느 정도 미리 소화하고 풍미를 더하며 고기를 더 부드럽고 맛있게 만든다.

그렇다면 집에서 고기를 어떻게 발효시킬 수 있을까? 쉬운 방법은 발효된 야채를 고기에 넣고 잠시 두었다가 요리하면 된다. 다진 고기와 잘게 썬 고기는 발효 당근, 양파, 마늘, 후추, 호박 또는 무, 양배추 또는 집에 있는 다른 발효 채소 한 줌, 소금(발효 채소는 이미 짠 편이므로 너무 많이 넣지 않는다), 후추를 넣어 맛을 내고 섞은 다음 유리, 도자기 또는 나무 그릇에 넣어두면 된다. 플라스틱이나 금속 그릇은 발효 과정에서 독성 물질이 용출되어 고기에 스며들 수 있기 때문에 사용하지 않도록 한다.

고기를 손으로 눌러 가능한 한 많은 공기를 짜낸 다음 접시로 덮어두어야 한다. 올리브 오일이나 동물성 지방으로 고기 위를 덮을 수도 있다. 건강한 발효는 일반적으로 산소가 없는 혐기성 과정이므로 고기를 발효 야채와 그 즙의 혼합물에 담가야 한다. 또한 공기와 접촉하면 혼합물에서 효모가 자라게 되므로, 그 자체로는 해롭지 않지만 고기의 질감과 풍미가 좋지 않게 바뀔지도 모른다. 고기를 조리하기까지 몇 시간 밖에 남지 않았다면 실온에 둔다. 며칠 후 조리할 예정이라면 접시로 덮어 냉장고에 보관한다. 레시피에 따라 발효된 야채를 걷어내지 않고 고기를 조리 해도 된다.

구워 먹을 고기 부위가 있다면 그것도 발효시킬 수 있다. 고기가 들어갈 정도로 작은 유리, 도자기 또는 나무 그릇에 고기를 넣고 발효된 채소를 약간 덮은 다음 절임물을 부어 고기를 완전히 덮는다.

물 위에 작은 접시를 얹어 고기가 잠기도록 한다. 며칠 동안 냉장고에 두거나 실온에 몇 시간 동안 둔다. 요리할 준비가 되면 소금물에서 꺼내 예열된 오븐에 넣는다.

발효의 가장 큰 장점은 실수로 냉장고에 장시간 동안 발효를 시켜도 고기가 상하지 않는다는 것이다. 발효 채소의 유익한 미생물은 병원성이나 부패성 미생물을 자라지 못하게 하므로 고기가 잘 보존된다. 전 세계에 육류, 생선 및 내장 요리를 위한 수백 가지의 훌륭한 요리법이 있다. 여기서는 몇 가지 레시피만 소개하고자 한다.

이탈리안 미트 캐서롤*

이 요리는 훌륭한 고기 육수를 만드는 또 다른 방법이며 동시에 온 가족을 위한 한 끼 식사가 될 수 있다. 이 요리에는 뚜껑이 달린 큰 캐서롤이 필요하다.

> 고기(양 다리나 어깻살, 돼지, 소, 사슴의 무릎부위, 꿩 2마리, 비둘기 2~4마리, 메추라기 2마리, 닭 한 마리 전체 또는 칠면조 다리 중 하나), 소금, 후추, 고춧가루, 말린 향신 허브, 월계수 잎, 작은 로즈마리 가지, 수제 발효 야채, 다양한 채소(브로코리, 콜리플라워, 양파, 방울양배추, 순무, 당근 등)

- 고기 관절이나 새 한 마리를 캐서롤에 넣는다.
- 용기의 ⅔를 채울 수 있는 물, 약간의 소금, 후추, 고춧가루, 말린 향신 허브, 월계수 잎 및 작은 로즈마리 가지를 추가한다.
- 수제 발효 야채(방울 양배추, 당근, 양배추, 녹색 채소, 샐러리 등) 몇 가지를 추가하는 것이 좋다.
- (선택) 시간 여유가 있다면 재료를 담은 냄비를 오븐에 넣기 전에 실온에 몇 시간 동안 두어 약간 발효시킨다.
- 뚜껑을 덮고 5~6시간 동안 약한 불(140~160℃)의 오븐에 넣는다.
- 저녁 식사 40~50분 전에 브로콜리와 콜리플라워, 껍질을 벗긴 작은 적양파 또는 흰양파, 방울양배추, 순무 조각, 큰 당근 조각 등 다양한 채소를 추가해서 굽는다.
- 고기와 야채를 꺼내서 가족에게 내어준다.
- 모은 고기 육수를 체에 걸러서 컵에 담아 저녁 식사와 함께 제공한다.

이렇게 먹고 남은 고기 육수는 냉장고에 잘 보관했다가 다른 수프를 만들거나 따뜻하게 데워 영양 음료로 마실 수 있다.

---

* 찜용으로 적합한 뚜껑이 있는 큰 냄비

속을 채운 파프리카

큰 파프리카 6개(녹색, 빨간색, 노란색, 주황색 조합), 지방이 많은 다진 고기 500g(돼지고기와 소고기를 반반씩 혼합하는 것이 가장 좋음), 당근(중간 크기) 2개, 양파(큰 것) 1개, 소금, 후추, 마른 고추, 향신료, 홈메이드 발효 채소(샐러리, 양배추, 당근, 비트, 김치, 녹색 잎채소 등) 한 줌

- 다진 고기를 발효 야채와 섞고 실온에서 2~6시간 동안 그대로 둔다.
- 당근을 갈거나 썰고 양파를 자른다.
- 소금, 후추, 향신료를 고기와 섞어 맛을 낸다.
- 파프리카의 윗부분을 잘라내고 씨를 제거한다.
- 고기와 야채의 혼합물로 파프리카를 채운다.
- 속을 채운 파프리카를 팬에 똑바로 세워 넣는다(팬의 크기는 모든 파프리카를 세워 서로가 지탱이 되도록 딱 맞아야 한다).
- 팬 바닥에 물 3~4컵을 붓고 뚜껑을 덮고 불을 올린다.
- 물이 끓으면 불을 약하게 줄이고 한 시간 동안 끓인다.
- 한 사람 앞에 파프리카 한 개와 국물 한 국자를 떠서 그릇에 담아 준다(수프 그릇에 담는 것이 가장 좋다).
- 다진 마늘 한 쪽과 홈메이드 사워크림 또는 요거트 한 스푼을 섞어서 곁들인다.
- 다진 파슬리를 뿌려서 장식한다.

미트볼

지방이 많은 다진 고기 500g(돼지고기와 소고기를 섞어 사용하는 것이 가장 좋다), 홈메이드 발효 채소(샐러리, 양배추, 당근, 비트, 김치, 녹색잎 채소 등) 한 줌, 양파(큰 것) 1개, 빨간 파프리카 1개, 애호박 1개(주키니), 다진 생마늘 2큰술, 토마토 퓨레 1큰술, 소금, 후추, 월계수 잎 2~3장

- 다진 고기를 발효 야채와 섞어 2~6시간 동안 실온에 둔다.
- 팬(모든 미트볼이 팬 밑바닥 한 층에 들어갈 수 있을 만큼 충분히 큰 팬을 사용해야 한다) 바닥에 3~4cm 높이로 물을 붓고 토마토 퓨레, 소금, 후추를 넣고 끓여 소스를 만든다.
- 다진 고기를 지름 4~5cm 정도의 공 모양으로 만든다.
- 미트볼을 한 번에 하나씩 끓는 소스에 넣는다.
- 뚜껑을 덮고 약불에서 30분간 끓인다.
- 그동안 야채를 준비한다. 양파와 파프리카를 잘게 썰고, 애호박을 깍둑썰기하고, 마늘을 다진다.
- 미트볼을 30분간 조리한 후 다진 양파, 후추, 애호박을 넣고 미트볼의 모양이 유지되도록 소스와 부드럽게 섞어준다.
- 뚜껑을 덮고 25분간 더 조리한다.
- 월계수 잎과 마늘을 넣은 후 뚜껑을 덮고 불을 끄고 10분간 그대로 둔다.
- 잘게 다진 고수 또는 파슬리를 뿌리고 익힌 야채를 곁들여 준다.

미트 커틀릿(버거)

지방이 많은 다진 돼지고기 500g, 지방이 많은 다진 소고기 또는 양고기 500g, 홈메이드 발효 채소(샐러리, 양배추, 당근, 비트, 김치, 녹색잎 채소 등) 한 줌, 잘게 다진 큰 양파 1개, 소금, 후추, 향신료

- 다진 고기를 발효 야채와 섞어 실온에서 2~6시간 동안 둔다.
- 모든 재료를 손으로 잘 섞어 약 4~5cm 두께의 타원형 패티를 만든다.
- 패티를 동물성 지방으로 기름칠을 한 베이킹 트레이에 올리고 180°C로 예열한 오븐에서 약 1시간 동안 굽는다.
- 익힌 야채 및 샐러드와 함께 먹는다.

생선 커틀릿

상당히 큰 민물고기 또는 바다 생선 2~3마리(여러 가지 생선을 섞어 먹으면 효과적), 홈메이드 발효 채소(샐러리, 양배추, 당근, 비트, 김치, 녹색잎 채소 등) 한 줌, 달걀 1개, 버터(기버터, 거위 지방, 오리 지방, 돼지기름 또는 코코넛 오일) 3~5큰술, 잘게 썬 코코넛 과육 1~2컵, 소금, 후추

- 껍질과 큰 뼈를 제거하고 생선살을 모두 발라낸다. 뼈, 머리, 껍질은 영양이 풍부한 생선 육수를 만드는 데 사용한다(**고기육수** 및 **수프** 섹션의 레시피 참조). 아니면 이미 껍질과 큰 뼈를 제거한 생선살만 구입할 수도 있다.
- 푸드 프로세서에 생선살, 발효 야채, 달걀 1개, 버터, 소금, 후추를 취향에 맞게 넣고 갈아서 다짐육을 만든다. 고기 분쇄기가 있다면 그것으로 간다.
- 실온에서 30~60분 동안 그대로 둔 후 손으로 잘 섞어 약 2cm 두께로 타원형의 납작한 패티를 만든다.
- 패티의 겉에 잘게 썬 코코넛 과육을 묻힌다.
- 기름칠한 큰 오븐 팬에 패티를 올린다.
- 물 ⅓컵을 넣고 160°C로 예열된 오븐에 넣어 20~30분간 굽는다.

스웨덴식 그라브락스*

껍질과 뼈를 제거한 연어 필렛(생선은 매우 신선해야 한다), 실온의 물 1L, 소금 1.5큰술, 꿀 1큰술, 신선한 레몬 2개 분량의 즙, 신선한 딜, 굵게 간 후추

- 생선을 0.5cm 두께로 썰어 깊은 트레이에 넣는다(도자기나 유리로 된 베이킹 트레이도 괜찮다).
- 잘게 다진 딜과 후추를 뿌린다.
- 소금과 꿀을 물에 녹여 절임물을 만들고 레몬즙을 섞는다.

---

* 생선 절임

- 절임물로 생선을 덮고 실온에 1~1시간 30분 동안 둔다.
- 소금물에서 생선을 꺼내 양상추, 아보카도, 올리브 오일과 함께 먹는다.

　　이 요리는 특히 야생 연어와 잘 어울린다. 생선을 익히지 않기 때문에 모든 필수 지방산과 기타 영양소가 보존된다. 보관할 경우 냉장 보관하고 이틀 이내에 섭취한다.

양념에 절인 야생 연어(그라브락스의 변형)

껍질이 있는 자연산 연어 필렛 6개(각 필렛은 1인분 분량) 또는 껍질이 있는 큰 연어 1마리(생선은 매우 신선해야 한다), 큰 레몬 3~4개, 천연 천일염 1큰술, 입자가 곱고 연한 머스터드 1큰술, 딜 씨앗 ½작은술 또는 신선한 딜 약간, 굵게 간 후추

- 적당한 크기의 유리 또는 도자기 베이킹 트레이에 연어 필렛 세 개를 껍질이 아래로 향하도록 놓는다. 필렛을 서로 딱 붙여 놓아서 트레이를 꽉 채운다.
- 별도의 그릇에 양념액을 만든다.
- 레몬을 반으로 잘라 즙을 짜낸 다음 과육은 도려내어 그릇에 넣는다.
- 나머지 재료를 넣고 잘 섞어준다(레몬 과육이 덩어리져 있어도 괜찮다).
- 트레이의 생선에 양념액을 붓고 나머지 세 개의 생선 필렛을 껍질이 위로 오도록 놓는다.
- 양념액이 생선을 완전히 덮을 수 있도록 무거운 물건으로 두 층의 생선을 함께 눌러준다. 무거운 물건을 담은 다른 베이킹 트레이나 깨끗한 돌로 눌러도 된다.
- 24시간 동안 냉장고에 넣어 재워둔다.
- 생선을 꺼내서 껍질을 벗긴다(이때 꽤 쉽게 벗겨질 것이다).
- 가위로 생선을 한입 크기로 자르고 양념액을 드레싱으로 사용하여 아보카도와 양상추와 함께 먹는다.

이 요리는 맛있고 소화하기도 쉽다. 생선을 익히지 않기 때문에 모든 필수 지방과 기타 영양소가 살아있다.

구운 콩 또는 프렌치 카슐레*

흰 강낭콩 500g, 오리 1마리, 홈메이드 발효 채소(샐러리, 양배추, 당근, 비트, 김치, 녹색잎 채소 등) 한 줌, 다진 양파(큰 것) 2개, 얇게 썬 당근(큰 것) 1개, 소금 1큰술, 토마토 퓨레 2큰술(또는 홀토마토 500mL), 카이엔 페퍼, 흑후추, 월계수 잎 5~6개, 로즈마리 가지 1개, 타임 또는 오레가노 1작은술

- 콩류는 일반적으로 항영양소를 많이 함유하고 있기 때문에 소화가 어렵다. 콩을 불려서 발효시키면 소화 기관이 민감한 사람도 대부분 쉽게 소화할 수 있다.
- 콩을 12~24시간 동안 물에 담가두었다가 물기를 빼고 찬물에 잘 헹군 다음 다시 물기를 제거한다.
- 냄비에 물과 콩을 넣고 끓인다.
- 콩의 겉껍질이 터지면 뜨겁지 않게 식힌다.
- 냄비에 홈메이드 유청, 케피어 또는 요거트 4~5큰술을 추가한다(콩이 물에 완전히 잠겨 있는지 확인한다).
- 실온에서 4~6일 동안 발효시킨다.
- 발효가 끝나면 물기를 빼고 잘 헹군다. 이제 콩을 요리할 준비가 되었다.
- 오리의 어깨 부위, 다리, 날개를 분리하고 나머지 부위를 1인분 분량으로 뼈째 토막 낸다.
- 내장을 작게 자른다.
- 큰 뚝배기나 유리 냄비(오븐에 넣을 수 있는)에 콩, 오리고기, 다른 모든 재료를 넣고 섞고 1~2L의 물을 붓는다.

---

* 남프랑스식 스튜요리

- 만약 오리에 지방이 충분하지 않으면 버터 또는 다른 동물성 지방(거위, 오리, 양, 소 또는 돼지 지방) 300~500g을 추가한다.
- 용기의 뚜껑을 덮고 160~180°C의 오븐에 넣고 가끔 확인하며 4~5시간 동안 조리한다.
- 콩이 마르면 물을 더 추가한다.
- 콩과 오리가 부드러워지고 물은 걸쭉한 소스로 변할 때까지 조리한다.
- 조리가 끝나면 약간 식혀서 먹는다.
- 이 식사에서 먹고 남은 구운 콩은 냉장고에 오랫동안 보관할 수 있으며 다른 요리와 함께 먹을 수 있다. 고기를 넣지 않고도 이 요리를 만들 수 있으며, 그때는 동물성 지방(오리, 돼지, 거위, 소, 양지방이나 기버터 등)을 충분히 넣는다.
- 이 요리는 뜨거운 상태에서 소독한 유리병에 붓고 냉장 보관하면 약 1년 동안 보관할 수 있다. 유리병과 뚜껑(금속 또는 유리)을 살균하려면 예열하지 않은 오븐에 넣고 약 120°C로 30~40분간 가열하면 된다. 살균할 때는 용기에 뚜껑을 덮지 말고 따로 오븐에 넣어 가열한다.

칠면조 캐서롤

껍질을 벗기지 않은 칠면조의 다리, 날개, 몸통 및 기타 부위(껍질 없는 가슴살은 제외!), 물 1L, 홈메이드 발효 채소(샐러리, 양배추, 당근, 비트, 김치, 녹색잎 채소 등) 한 줌, 소금 1~2작은술, 통후추 6~10알, 갓 으깬 카이엔 페퍼, 생 또는 건조 허브(오레가노, 로즈마리, 월계수잎), 다음의 새소 중에서 원하는 채소를 선택하여 조합: 당근, 겨울 호박, 애호박, 수키니, 껍질을 벗긴 양파(중간/작은 크기), 콜리플라워, 브로콜리, 파프리카, 가지, 방울양배추

- 큰 오븐용 냄비에 발효 야채, 물, 소금, 토마토 퓨레, 후추, 카이엔 페퍼, 허브를 넣고 칠면조 고기를 추가한다.
- 물 위에 드러난 칠면조 부위에 거위 지방(또는 오리 지방, 기버터, 돼지, 소, 양 지방)을 넉넉히 발라준다. 칠면조는 원래 지방이 적기 때문에 동물성 지방

- 을 충분히 추가한다.
- 냄비 뚜껑을 덮지 않고 160~180℃의 오븐에서 2시간~2시간 30분간 조리한다.
- 조리가 끝나기 약 50분 전에 큼직큼직하게 자른 채소에 지방을 넉넉히 버무려서 냄비에 넣고 소스에 잘 섞어 조리한다.
- 야채가 익어서 젓가락이 잘 들어갈 정도가 되면 냄비를 오븐에서 꺼낸다.
- 고기와 야채에 갓 다진 파슬리와 마늘을 곁들여 준다.

기본 간 파테

간 100g(송아지, 돼지 또는 양 간), 홈메이드 사워크림 1컵(시중에서 판매하는 사워크림이나 기버터 사용 가능), 소금과 후추로 간을 맞춤, 껍질을 벗긴 마늘 한 줌

- 간을 씻고 물기를 닦아 한입 크기로 자른다.
- 소금과 후추로 간을 하고 계속 저으면서 충분한 동물성 지방에 미디엄 레어(속은 여전히 분홍색이지만 피가 나오지 않는 상태)가 될 때까지 볶는다.
- 불을 끄고 식힌다.
- 푸드 프로세서나 블랜더에 볶은 간, 사워크림, 마늘을 넣고 곱게 갈아 페이스트로 만든다.
- 맛을 보면서 소금과 후추로 간을 맞춘다. 이 레시피는 다른 요리보다 소금과 후추가 꽤 많이 필요하다.
- 파테의 맛이 완벽해지면, 유리병이나 깊은 접시에 부어 냉장고에서 굳힌다.
- 파테가 굳으면 녹인 버터나 기버터를 부어 마르지 않도록 윗부분을 덮어준다. 버터나 기버터 대신 젤라틴이 많은 고기 육수를 사용해도 된다.
- 이 파테는 냉장고에 일주일 동안 보관하거나 냉동 보관할 수 있다.

- 어떤 음식과도 잘 어울리며 수프, 스튜, 익힌 야채, 샐러드에 섞어 먹을 수 있다

뚝배기에 조리한 간

간(송아지 또는 양 간) 100g, 양 심장 100g, 큰 양파 1개, 씨 째 말린 자두 10개, 천연 요거트 또는 사워크림 1병 가득(집에서 만든 요거트, 버터 또는 기버터 ½컵으로 대체 가능), 향신 열매인 올스파이스, 후추, 소금

- 간을 씻어 물기를 제거하고 한입 크기로 자른다. 양 심장을 한입 크기로 자른다. 간과 심장, 잘게 썬 양파와 자두를 뚝배기에 넣는다. 사워크림이나 요거트에 소금, 후추, 올스파이스를 넣고 잘 섞어준다. 이것을 뚝배기에 넣고 고기와 섞어준다. 물 한 컵을 넣고 섞어준다. 뚜껑이나 호일로 냄비를 덮는다. 약 1시간 동안 160~180°C의 오븐에 굽는다.

간단한 간 요리

간 100g, 큰 양파 1개 마늘 6~7쪽, 버터/기버터(또는 동물성 지방) ½컵, 생 파슬리 또는 딜, 소금과 후추

- 간을 씻어서 물기를 제거하고 한입 크기로 자른다.
- 팬에 버터 또는 기버터를 녹이고 얇게 썬 양파를 넣어 노릇해지기 시작할 때까지 살짝 볶는다.
- 잘라둔 간, 소금, 후추를 넣고 약 4~5분간 볶는다.
- 다진 마늘을 넣고 빠르게 섞은 다음 불을 끈다.
- 다진 파슬리 또는 딜과 올리브 오일을 뿌려 바로 먹는다.

아기와 어린이를 위한 간 푸딩

간(송아지, 돼지 또는 양 간) 100g, 달걀 1개, 버터(또는 기버터, 거위/오리 지방) 4~5큰술, 중간 크기 양파 1개, 파슬리, 소금

- 간을 씻어 키친타월로 물기를 닦은 후 푸드 프로세서로 갈아준다.
- 반죽을 체에 한 번 걸러서 보울에 담는다.
- 보울에 소금, 달걀노른자, 버터, 잘게 썬 파슬리, 잘게 썬 양파를 넣는다.
- 달걀흰자를 뻣뻣할 정도로 휘핑한다.
- 휘핑한 달걀을 보울에 넣고 주걱으로 접듯이 섞는다.
- 반죽을 적당한 접시에 붓고 베이킹 페이퍼로 덮은 다음 찜기나 큰 팬을 사용해서 약 1시간 동안 찐다. 팬에서 찌려면 팬 바닥에 물을 약간 붓고 반죽 접시를 그 안에 넣는다. 팬에 물이 너무 많지 않은지 확인하여 찌면서 접시에 물이 들어가지 않도록 한다. 팬을 뚜껑으로 덮고 스토브에 올려놓는다.
- 구운 겨울 호박과 넉넉한 양의 버터와 함께 먹는다. 다른 조리된 야채도 이 요리와 잘 어울린다.

소 혀(우설)

(소금에 절이거나 다른 방법으로 가미하지 않은) 신선한 소 혀 1개, 물 2L, 소금과 후추, 신선한 다진 마늘과 다진 파슬리 한 줌

- 소 혀를 씻어 냄비에 넣고 잠길 만큼 물을 붓고 불을 올린다.
- 물이 끓으면 뚜껑을 덮고 혀에 젓가락이 쑥 들어갈 정도로(부드러운 버터처럼) 부드러워질 때까지 약불로 1~2시간 동안 끓인다.
- 혀를 꺼내서 손으로 만져도 될 만큼 식힌다.
- 혀가 충분히 식으면 손으로 혀의 껍질(혀를 덮고 있는 질긴 흰색 막)을 벗겨낸다. 혀를 너무 많이 식히면 막을 제거하기가 매우 어려워진다. 막은 버리거나

개나 고양이에게 준다.
- 혀를 3~4cm 두께로 썰어 깊은 유리 접시(뚜껑이 있는 것이 좋다)에 담는다.
- 갓 간 후추, 마늘, 파슬리를 넣는다.
- 혀를 요리하고 남은 육수에 소금을 넣고 맛을 본다(육수는 평소보다 조금 더 짠 맛이 나야 한다). 이 육수를 혀 조각들이 잠길 만큼 붓는다. 혀는 건조해지기 쉬우므로 혀가 육수에 잠기게 하는 것이 중요하다. 음식은 식혀서 냉장 보관한다.
- 겨자 또는 고추냉이에 곁들여서 먹는다.

이 요리는 엄청난 진미이며 대부분의 사람은 처음 먹어보고서 사랑에 빠진다!

블랙 푸딩

신선한(또는 냉동) 선지 1kg, 소금, 후추, 향신료, 허브, 오븐에서 익혀 으깬 겨울 호박(씨를 제거한 것) 300g, (선택 사항) 냉동 또는 신선한 신맛이 나는 베리류 100g(산자 열매, 레드 커런트, 라즈베리), 한 줌의 발효 채소(샐러리, 비트 뿌리, 당근 또는 양배추), 잘게 다진 양파(큰 것) 2개, 살로(라르도), 탤로, 라드, 거위 지방 500g

- 전통적인 농장에서는 가축을 도축할 때 신선한 피를 채취한다. 선지는 영양학적으로 매우 귀중하므로 낭비해서는 안 된다. 나중에 요리하기 위해 선지를 냉동 보관하는 경우가 많으므로 냉동 선지를 쓴다면 먼저 해동을 해야 한다.
- 피를 체에 걸러 불순물을 제거한다. 응고된 부분은 손으로 잘게 으깬다.
- 취향에 따라 소금, 후추, 향신료, 허브를 넣고 잘 섞는다. 이 요리는 많은 양의 허브와 향신료가 들어갈 수 있으며 평소보다 더 많은 소금이 필요하다.

후추, 고추, 파프리카, 고수 씨, 딜 씨, 캐러웨이 씨, 강황, 회향 씨, 주니퍼 베리, 말린 오레가노, 생 또는 말린 로즈마리, 올 스파이스, 넛맥, 계피, 커민 등의 향신료가 잘 어울린다.
- 다진 양파와 익혀서 으깬 겨울 호박을 넣는다.
- 살로를 한입 크기로 잘라 섞는다. 살로를 구할 수 없으면 다른 지방을 사용한다(녹여서 섞어준다).
- 깊은 오븐 트레이에 기름을 바르고 반죽을 붓는다.
- 180℃의 오븐에서 40분간 굽는다.
- 마른 젓가락으로 찔러서 푸딩이 다 되었는지 확인한다. 젓가락이 푹 들어가며 뺐을 때 아무것도 묻어나오지 않아야 한다.
- 조리가 끝나면 완전히 식힌다.
- 약 10~15cm 크기의 정사각형으로 자른 후 개별 봉지에 넣고 냉동 보관한다.

블랙 푸딩은 전통적인 영국식 아침 식사의 일부다. 고기나 야채를 곁들인 모든 요리에 곁들여 영양가를 높이고 식탁에 맛있는 풍미를 더할 수 있다.

(5) 조미 양념

대부분의 신선한 샐러드의 드레싱은 올리브 오일과 신선한 레몬즙, 요거트, 케피어 또는 사워크림으로 만들 수 있다. 다음은 몇 가지 손품이 드는 양념의 간단한 예다.

케첩

토마토 주스 2컵, 화이트 식초 1~3큰술, 꿀 첨가, 월계수 잎(선택 사항), 소금과 후추

- 꿀을 제외한 모든 재료를 함께 섞고 끈적이지 않도록 자주 저어주면서 걸쭉해질 때까지 스토브에서 끓인다.
- 원하는 농도가 되면 꿀을 넣어 간을 맞추고 불을 끈다.
- 국자로 떠서 소독한 병에 넣고 즉시 밀봉하거나 작은 용기에 담아 냉동 보관한다.(레시피 출처: 일레인 곳샬-Elaine Gottschall)

과카몰레

잘 익은 아보카도 2개, 오렌지 1개 착즙, 으깬 마늘 1쪽, 소량의 물

- 모든 재료를 푸드 프로세서로 함께 간다.

야채를 찍어 먹거나 모든 식사에 곁들여 먹는다. 이 레시피는 다양하게 변형할 수 있다. 다진 신선한 토마토와 양파, 채소, 허브, 올리브 오일을 추가할 수 있다.

마요네즈

달걀 1개, 올리브 오일 1컵 또는 약간 더, 화이트 식초 또는 신선한 레몬즙 1큰술, 마른 겨자 가루 ¼작은술, 소금과 후추, 맛을 내기 위한 꿀 약간

- 푸드 프로세서에 달걀, 레몬즙(또는 식초), 겨자, 소금, 후추, 꿀을 넣고 몇 초간 블렌딩한다. 기계가 작동하는 동안 오일을 조금씩 더한다. 오일을 한번에 빨리 넣지 않는다(최소 60초는 걸려야 한다).
- 마요네즈가 걸쭉해지면 블렌더의 소리가 더 낮고 묵직하게 들릴 것이다.

마요네즈 활용 레시피

- 그레이비를 걸쭉하게 할 때: 약 1컵의 고기 육수에 마요네즈 2큰술을 넣고, 약한 불에서 1~2분간 저어가며 데우기
- 다진 딜 피클(무가당) ½컵과 다진 양파 ¼컵을 추가하여 타르타르 소스의 베이스로 사용하기도 한다.
- 강판에 간 체다 치즈를 추가하여 홀란데이즈 소스 비슷하게 활용한다(치즈를 먹을 수 있는 경우).
- 익힌 콜리플라워나 브로콜리와 같은 야채 위에 마요네즈를 펴 바른 후 뚜껑을 덮고 오븐에서 굽는다.
- 홈메이드 요거트와 마요네즈를 1:1로 섞어 샐러드 드레싱으로 활용한다. (레시피 출처: 일레인 곳샬-Elaine Gottschall)

살사

중간 크기 토마토 4개, 파프리카 반 개(녹색, 빨간색, 주황색 또는 노란색), 중간 크기 양파 1개(흰양파 또는 적양파), 마늘 3쪽, 딜과 파슬리, 김치 또는 기타 발효 채소 2~3큰술, 올리브 오일, 소금과 후추로 간을 맞춘다.

- 모든 재료를 푸드 프로세서에 넣고 굵게 다진다.
- 살사는 고기와 야채와 함께 먹을 수 있다. 고기 요리에도 활용이 가능한데 살사를 끓여서 다진 고기(소, 돼지, 양, 닭)와 버터(또는 동물성 지방)를 넉넉히 넣고 뚜껑을 덮고 30분간 끓인다.

가지 딥

가지 2개, 소금, 중간 크기 토마토 3개, 마늘 3~4쪽, 올리브 오일 ⅓컵, 신선한 딜 또는 파슬리

- 가지를 1cm 두께로 자르고 소금을 뿌린 뒤 동물성 지방을 잘 발라준다.
- 가지를 베이킹 트레이에 올리고 180℃에서 30~40분간 또는 가지에 젓가락이 쑥 들어갈 때까지 굽는다.
- 가지가 다 구워지면 식힌다.
- 구운 가지, 토마토, 마늘, 허브, 올리브 오일을 푸드 프로세서에 넣고 블렌더로 갈아준다.
- 고기와 생선을 곁들이거나 야채를 찍어 먹는다.

과일 처트니

요리용 사과 1kg, 자두 500g, 씨를 뺀 말린 대추(또는 말린 무화과) 1kg, 피망 3개(녹색, 빨간색 또는 노란색), 중간 크기 양파 3~4개, 발효 사과 식초 2컵, 으깬 검은색/녹색/빨간색 통후추 1작은술, 커민, 고수, 딜, 회향 등 향기로운 씨앗 1~2작은술., 카이엔 페퍼 또는 고춧가루 ½작은술, 천연 소금 1작은술

- 큰 팬에 대추와 물 ½컵을 넣고 천천히 끓인다.
- 대추가 부드러워지면 감자 으깨는 도구로 으깨거나 블렌더로 갈아준다.
- 그런 다음 속을 파내고 크게 자른 사과, 씨를 제거한 자두, 잘게 썬 피망과 양파, 식초 및 나머지 재료를 추가하고 잘 섞는다.
- 아주 약한 불에서 가끔 저어 주면서 1시간~1시간 반 동안 요리하거나 슬로우 쿠커에서 몇 시간 동안 조리한다. 사과와 자두가 잘 익으면 잘게 부서져 나머지 재료와 섞여서 거친 질감의 페이스트처럼 된다.
- 처트니가 익는 동안 유리병과 뚜껑(금속 또는 유리)을 예열 없이 처음부터 오븐에 넣고 약 120℃로 30~40분간 가열하여 살균한다. 살균할 때는 병뚜껑을 닫지 않고 열어서 따로 놓는다.
- 뜨거운 처트니를 국자로 떠서 병에 넣고 뚜껑을 닫는다. 식으면 냉장고에 넣

는다. 냉장 보관하면서 육류 및 생선에 곁들여 먹는다.

(6) 샐러드

설사가 멈추면 샐러드를 먹어본다. 샐러드의 영양가를 높이려면 굵게 다진 호두나 기름진 씨앗(해바라기 씨, 호박씨 또는 참깨)을 위에 뿌려주는 것이 좋다. 씨앗은 하룻밤 동안 물에 담근 다음 2~3일 동안 싹을 틔워야 한다. 씨앗을 불려서 싹을 틔우면 영양이 풍부해지고 소화가 더 쉬워진다.

비트 샐러드

작은 비트 뿌리 8개 또는 큰 비트 뿌리 4개, 껍질 벗긴 호두 ⅓컵, 마늘 4~6쪽, 씨째 말린 자두 8개, 홈메이드 마요네즈, 소금 ⅓작은술

- 비트 뿌리를 씻고 쪄서 무르게 익힌 다음 식힌다. 또는 이미 익힌 비트 뿌리(식초가 아니라 물에 익힌 것)를 구입할 수도 있다.
- 식힌 비트를 굵은 강판에 갈아준다.
- 푸드 프로세서로 호두, 마늘, 자두를 함께 갈아주고 강판에 간 비트와 잘 섞는다.
- 소금, 마요네즈를 섞어준 후 고기와 야채와 함께 먹는다.

양배추와 사과 샐러드

흰 양배추 100g, 큰 사과 1개, 홈메이드 요거트 또는 사워크림 ½컵, 꿀 1작은술, 소금 한 꼬집, 건포도 2큰술

- 양배추를 강판으로 갈아준다.
- 사과는 껍질을 벗긴 후 속을 파내고 갈아준다.
- 건포도를 버터에 살짝 볶아 부드럽게 한다.
- 요거트에 꿀과 소금을 섞은 후 모든 재료를 함께 섞는다.

토마토와 오이 샐러드

토마토 2개, 길쭉한 오이 ⅓개, 샐러리 줄기 1개, 파, 딜 또는 파슬리, 소금

- 오이는 0.5 cm 두께로, 토마토는 한 입 크기로, 샐러리는 작게 자른다.
- 채소에 소금을 뿌린다.
- 파, 딜, 파슬리를 다진 후 모든 재료를 섞고 냉압착 올리브 오일을 뿌린다.

러시아식 샐러드

길쭉한 오이 ½개, 찐 당근(큰 것) 1개, 익힌 고기 또는 소시지 100g(남은 음식도 좋다), 양파 1개, 삶은 달걀 2개, 사워크라우트 또는 김치 2큰술, 신선한 딜과 파슬리 중 하나 또는 둘 다, 소금, 마요네즈 ⅓작은술, 요거트 또는 사워크림

- 오이와 당근을 작게 깍뚝썰기한다. 고기와 소시지 중 하나 또는 둘 다 같은 크기로 깍뚝썰기 한다. 양파를 잘게 썬다. 삶은 달걀도 껍질을 벗기고 같은 크기로 자른다. 딜과 파슬리를 잘게 썬다. 별도의 냄비에 마요네즈와 요구르트를 같은 비율로 섞고 소금으로 간 한다. 모든 재료를 함께 섞는다.

당근 샐러드

큰 당근 1개, 건포도 1큰술, 굵게 다진 호두 1큰술, 요거트 1큰술

- 건포도를 버터에 살짝 볶아 부드럽게 만든다. 당근을 곱게 갈아준다. 당근, 건포도, 호두, 요거트를 섞는다.

(7) 채소

익힌 채소는 영양이 풍부하고 따뜻하며 소화하기 쉽고 장 벽에 부드럽게 작용하므로 꾸준히 식단에 포함해야 한다. 채소는 찌기, 볶기, 조림, 구이, 굽기 또는 수프 등의 방법으로 조리할 수 있다. 채소를 삶는 대신 찌는 방법을 추천하는 이유는 삶으면 많은 영양소가 물로 빠져나가 버려지기 때문이다. 쪄서 먹기에 가장 좋은 채소는 브로콜리, 콜리플라워, 방울양배추, 껍질콩(붉은 껍질콩, 강낭콩 등), 당근, 아스파라거스, 프렌치 아티초크, 비트 등이다.

고기 없이 채소만으로도 요리할 수 있지만 충분한 양의 지방을 첨가해야 한다! 지방이 모든 풍미를 살리고 지방에 용해되는 유익한 영양소의 추출을 도와준다. 가장 좋은 지방은 베이컨 지방, 돼지기름, 소지방, 양 지방, 거위 지방, 버터 및 기버터와 같은 동물성 지방이다. 지방은 우리 몸이 미네랄, 비타민, 단백질 및 기타 여러 영양소를 사용하는 데 꼭 필요하다. 따라서 식단에 동물성 지방을 맘 편히 더 많이 추가할수록 신체는 더 많은 영양분을 얻을 수 있다.

설사를 하지 않는다면 생야채도 매 끼니에 포함해야 한다. 생야채에는 활성 효소가 많이 함유되어 있어 소화에 도움이 된다.

당근, 오이, 토마토, 녹색잎 채소, 양배추, 양파, 마늘, 양상추, 시금치, 샐러리, 콜리플라워 모두 샐러드로 제공하거나 송이나 스틱으로 잘라 소스에(마요네즈, 과카몰레, 간 파테, 가지 딥 등)에 찍어 먹을 수 있다.

양배추를 맛있게 요리하는 방법

잘게 썬 양배추 ½통, 잘게 썬 큰 당근 1개, 잘게 썬 양파 ½개, 잘게 썬 토마토 1개, 다진 마늘 1큰술, 소금과 후추, 발효 채소 한 줌

- 수제 고기육수를 팬에 자작할 정도로 붓는다.
- 동물성 지방 3~5큰술을 추가하고 끓인다.
- 양배추, 당근, 양파, 소금, 후추를 넣는다.
- 뚜껑을 덮고 약한 불에서 30분 동안 조리한다.
- 다진 토마토와 마늘을 넣고 섞어 3분 더 조리한 다음 불을 끈다.
- 수제 케피어, 요거트 또는 사워크림 ½컵을 섞은 후 고기와 함께 먹는다.

간편 조리 야채 믹스

애호박 2개 또는 중간 크기 주키니 ¼개, 큰 양파 1개, 마늘 10쪽, 고추 1개(빨강, 노랑, 초록 또는 여러 가지 색 조합), 토마토 퓌레 1큰술, 소금과 후추, 발효 채소 한 줌

- 프라이팬에 버터 또는 동물성 지방 약 50~100g을 녹인다.
- 얇게 썬 애호박이나 주키니, 양파, 마늘, 얇게 썬 고추, 토마토 퓌레를 넣고 섞은 후 소금과 후추로 간을 맞춘다.
- 뚜껑을 덮고 약불에서 10분간 그대로 두거나 약한 불에서 볶아도 된다.
- 잘 섞어 냉압착 버진 올리브 오일과 갓 다진 딜 또는 파슬리와 함께 먹는다.
- 고기나 생선에 곁들여 먹는다.

'감자' 같은 콜리플라워

큼직하게 썬 큰 콜리플라워 1개, 버터 ¼컵 또는 홈메이드 요거트 또는 사워크림 ¼컵, 소금과 후추, 장식용 파슬리와 파프리카

- 콜리플라워가 부드러워질 때까지 익힌 후 물기를 뺀다.
- 푸드 푸로세서로 갈아 퓨레를 만든다.
- 버터나 요거트, 소금, 후추를 넣고 잘 섞는다.
- 재가열하여 파슬리와 파프리카로 장식한 다음 먹는다.

퓨레로 만든 콜리플라워를 베이킹 접시에 담고 강판으로 체다 치즈를 갈아 뿌린 다음 치즈가 녹을 때까지 오븐에서 데워서 먹을 수도 있다. (레시피 출처- 일레인 곳샬(Elain Gottshall)

구운 야채

다음 채소를 원하는 대로 조합하여 구울 수 있다.

양파, 흰색 또는 자색 또는 샬롯*, 고추(빨간색, 노란색, 주황색 또는 녹색), 방울양배추, 애호박 또는 주키니, 겨울 호박, 큰 버섯, 순무, 가지

- 양파는 껍질을 벗기고 반 또는 4등분으로 자른다. 샬롯은 껍질을 벗길 필요 없이 껍질째 굽기만 하면 된다.
- 고추를 4등분 하고 씨를 제거한다.
- 방울양배추를 깨끗이 씻는다.
- 애호박, 주키니, 호박의 껍질을 벗기고 크게 자른다.
- 애호박과 주키니의 씨를 제거한 후 소금을 뿌린다.
- 겨울 호박은 껍질을 벗겨 씨를 제거하고 얇게 썬다.

* 작은 양파와 비슷하다.

- 순무는 껍질을 벗기고 감자칩/튀김처럼 자른다.
- 가지는 크게 자르고 소금을 뿌린다.
- 채소에 동물성 지방을 넉넉히 바르고 베이킹 트레이에 올려 180℃에서 20~40분간 또는 젓가락이 쑥 들어갈 때까지 구워준다.
- 기름 아래에 육즙이 조금 남아 있다면 그것을 끼얹어주면 야채의 풍미가 더욱 좋아진다.
- 고기나 생선과 곁들여 먹는다.

(8) 홈베이킹

갭스 식이요법에서는 견과류, 기름진 씨앗, 익힌 콩을 사용하여 빵, 케이크, 머핀, 팬케이크, 와플 및 다양한 디저트를 만들 수 있다. 아몬드, 호두, 브라질너트, 피칸, 헤이즐넛, 잣, 캐슈넛, 코코넛 등은 갭스 식단에 허용된다. 엄밀히 말하면 땅콩은 견과류가 아니라 콩류지만 베이킹에 사용할 수도 있다. 기름진 호박씨, 해바라기씨 및 참깨도 사용할 수 있다. 우리는 곡물로 만든 밀가루를 대체하기 위해 이러한 견과류나 씨앗을 밀가루처럼 곱게 갈아서 사용한다. 하지만 이 새로운 '가루'를 사용하려면 먼저 견과류, 씨앗, 콩류를 적절히 전처리해야 한다.

모든 견과류, 콩류, 곡물은 씨앗이다. 식물은 씨앗에 항영양소라고 하는 특수 화학 물질을 넣어 동물의 소화 기관을 통과하는 동안 살아남을 수 있도록 한다. 동물이 씨앗을 통째로 섭취하면 씨앗은 그대로 이동하여 완벽한 비료(동물의 분뇨 또는 새의 배설물)가 되어 땅에 떨어진다. 이 단계는 많은 나무, 풀, 허브가 번식하고 새로운 지역으로 퍼져나가는 데 중요한 역할을 한다. 따라서 천연 씨앗은 대부분 소화가 되지 않는다. 동물이 삼키기 전에 씨앗을 씹으면 항영양소가 소화 시스템에 부정적인 영향을 미치고 흡수되면 신체에 손상을 입힐 수 있다. 특히 사람의 장은 씨앗과 그 씨앗에 포함되어 있는 효소 억제제, 렉틴, 피트산, 옥살산염, 살리실산염 등 다양한 항영양소를 소화할 수 있는 능력이 매우 부족하다.

수천 년 동안 전통 문화권의 사람들은 경험을 통해 이 사실을 깨달았고, 항영양소를 제거하고 씨앗을 더 쉽게 소화하기 위해 섭취 전에 전처리하는 방법을 개발했다. 이러한 방법에는 불리기, 발아 및 발효가 있다. 여기서 여러 가지 기법들을 간략하게 정리해 보려고 한다. 이러한 기술은 모니카 코라도 Monica Corrado 의 <갭스 식이요법을 위한 완벽한 요리 기법 : The Complete Cooking Techniques for the GAPS Diet>에도 자세히 설명되어 있다.

대자연은 산화, 빛, 곰팡이 및 기타 유해한 영향으로부터 보호하기 위해 견과류를 껍질로 보호한다. 따라서 견과류는 껍질째 통째로 구입하는 것이 가장 좋다. 두 번째로 좋은 방법은 껍질을 벗긴 견과류를 구입하되 조각조각 난 것이나 가루가 아닌 알맹이 통째로 구입하는 것이다. 호두와 피칸은 알맹이를 조각으로 부수지 않고는 껍질을 벗길 수 없으므로 껍질째 구입하여 집에서 깨 먹는 것이 가장 좋다.

견과는 쉽게 산화되는 불포화 지방을 많이 가지고 있어서 산화되면 냄새가 나고 산패된 맛이 난다. 호두, 브라질너트, 마카다미아는 특히 산화에 취약하므로 껍데기 채로 구입해야 한다. 이러한 견과류를 섭취하는 가장 좋은 방법은 사용 직전에 집에서 껍데기를 깨는 것이다. 잣도 산패가 빠르지만 집에서 껍데기를 까는 것은 너무 힘들기 때문에 바깥 껍데기를 벗긴 채로 구입하되 가능한 한 신선한 것을 구입하는 것이 좋다.

아몬드와 헤이즐넛은 산화에 더 잘 견디며, 조각내지 않고 통째로 보관한다면 껍데기를 벗긴 상태로 구입할 수 있다. 생 캐슈넛은 독성이 있으므로 열을 가해 가공한 후 판매된다. 따라서 시중에서 판매되는 모든 캐슈넛은 미리 조리된 상태이며 집에서 많은 가공이 필요하지 않다. 캐슈넛을 1~3시간(최대 6시간) 동안 물에 불리는 것이 중요하며, 그 후에는 빵이나 디저트를 만드는 데 사용할 수 있다.

아몬드 가루 또는 다른 견과류로 만든 가루를 구입하는 경우 신선하고 냉동 보관되었는지 확인하자. 불행히도 이러한 가루는 이미 어느 정도 산화되어 있으므로 피하는 것이 가장 좋다. 시중에서 판매하는 코코넛 가루는 장에 너무 좋지 않고 제조 방법에 대한 업계 표준이 없기 때문에 권장하지 않는다. 코코넛 가루는 집에서 쉽게 만들 수 있고 소화가 더 잘된다. 천연 건조 코코넛(잘게 썬 코코넛)을 구입하여 푸드 프로세서로 갈아서 사용하면 된다.

갭스 베이킹과 디저트에 사용하기에 가장 좋은 가루는 집에서 껍질을 벗긴 신선한 견과류로 만든 것이다. 껍질을 벗긴 후 레시피에 사용하기 전에 두 가지 방법으로 준비할 수 있다.

1. 견과류를 가루로 갈아준다(특히 호두나 피칸과 같이 잘게 부서지는 경우). 유청, 케피어 또는 요거트 반 컵을 넣어 섞은 후 물을 약간 추가하여 죽과 같은 질감으로 만든다. 혐기성인 젖산 발효를 사용하므로 혼합물의 윗부분이 공기에 노출되어 마르지 않게 주의한다. 천으로 덮고 이 혼합물을 5~7일 동안 발효시킨다. 매일 섞어주고 필요한 경우 물을 조금 더 추가하고 상단을 덮어놓는다.

2. 아몬드나 헤이즐넛과 같이 통 견과류인 경우 불려서 싹을 틔울 수 있다. 12~24시간 동안 불린 다음 헹구고 물기를 제거한 후 유리병에 넣은 후 천으로 덮어둔다. 특히 민감한 사람은 불린 후 견과류의 섬유질인 갈색 껍질을 세서아는 것이 좋다. 매일 견과류를 헹구어준다. 며칠 안에 견과류의 성장 지점에 작은 싹이 보일 것이다. 싹이 트면 견과류를 페이스트 질감으로 갈아서 레시피에 사용한다. 싹을 틔우는 것만으로는 견과류를 소화하기에 충분하지 않을 수 있으므로 갈아낸 후 위와 같이 며칠 동안 또 발효시키는 것이 좋다.

간식으로 마른 견과류를 먹고 싶다면 껍질을 벗긴 후 불리거나 싹을 틔우거나 발효한다. 물기를 제거한 후 탈수기를 사용하거나 오븐의 가장 낮은 온도에서 말린다. 햇볕이 잘 드는 따뜻한 지역에 거주하는 경우 야외에서 햇볕에 말려도 된다.

껍질을 벗긴 해바라기씨는 갭스 베이킹에 아주 유용하다. 해바라기씨를 하룻밤 동안 물에 담가두었다가 물기를 빼고 1~3일 동안 싹을 틔우는 것이 중요하다(작은 싹이 자랄 때까지). 이때 페이스트로 만들어서 바로 베이킹에 사용할 수 있다(**홈베이킹** 챕터의 레시피 참조). 발아 해바라기씨는 샐러드 및 기타 요리에도 넣을 수 있으며 소화하기 쉽고 바삭바삭한 식감과 좋은 맛을 낸다. 껍질을 벗긴 호박씨는 싹이 트기 어려울 수 있으며 발효하는 것이 더 쉽다. 갈아서 따뜻한 물과 섞고 유청, 케피어 또는 요거트를 약간 첨가한다. 혼합물을 며칠 동안 발효시킨 다음 베이킹에 사용한다.

견과류 또는 씨앗으로 만든 버터는 쉽게 구매할 수 있으며, 보통 헤이즐넛, 아몬드, 땅콩, 참깨씨(타히니) 등으로 만들어진다. 시중에서 판매하는 견과류 가루와 마찬가지로 씨앗을 버터화하기 위해 갈기 전에 제대로 전처리를 하지 않았을 수 있다(요즘은 일부 회사에서 이렇게 하는 경우도 있지만). 이러한 제품들도 산패 문제가 있을 수 있다.

어떤 사람들은 견과류를 잘 소화할 수 있지만 소화기계가 더 민감한 사람들은 집에서 견과류나 씨앗 버터를 만드는 것이 가장 좋다. 견과류나 씨앗을 물에 불린 다음 싹을 틔우거나 발효시켜 푸드 프로세서를 사용하여 갈아 버터처럼 만든다. 땅콩, 흰강낭콩, 리마콩, 렌틸콩은 콩과 식물로 제빵에 사용할 수 있다. 가공하지 않은 날 것으로 구입해야 한다. 특히 갭스 식단을 하는 사람은 소화가 잘 되게 하려면 집에서 불리기, 발아 및/또는 발효를 통해 적절하게 준비해야 한다. 강낭콩과 렌틸콩을 발효시켜 익힌 후 밀가루 대신 베이킹에 사용할 수 있다.

콩류를 준비하려면 12~24시간 동안 물에 담가두었다가 물기를 빼고 찬물에 잘 헹군 다음 다시 물기를 제거한다. 콩을 끓는 물에 담가 질긴 껍질을 벗기고 식힌 다음 홈메이드 유청, 케피어 또는 요거트 한 컵을 넣고 콩이 물에 완전히 잠기도록 한다. 실온에서 4~6일 동안 발효시킨다. 물기를 빼고 잘 헹군다. 큰 냄비에 물을 끓이고 콩을 넣는다. 물이 다시 끓어오르면 불을 줄이고 콩이 매우 부드러워질 때까지 오랫동안 끓인다. 콩마다 익는 시간이 매우 다를 수 있으며(30분에서 몇 시간), 일부 렌틸콩의 경우 30분 정도 소요된다. 콩이 정말 부드러워지면 물기를 빼고 식힌다. 이제 그것을 페이스트로 갈아서 베이킹 레시피에 사용할 수 있다. 이런 식으로 미리 많은 양의 콩을 준비한 다음 나중에 사용할 수 있도록 작은 봉지에 소분하여 냉동하는 것이 편리하다.

　　모든 콩류의 경우, 적절한 준비 과정을 거친 후에도 많은 갭스 환자들은 여전히 소화가 어려울 수 있다는 점을 명심해야 한다. 콩류를 섭취한 후 소화기 이상 증상이 다시 나타나면 1년 이상 콩류를 피한 후 다시 시도해야 할 수도 있다. 민감한 사람이면서 콩을 꼭 먹고 싶다면 **이중 발효한 콩 레시피**를 참고하기를 바란다.

　　코코아(초콜릿, 카카오빈, 카카오 파우더)는 갭스 식이요법에 허용되지 않는다. 초콜릿은 전 세계적으로 많은 사랑을 받고 있으며, 일부 사람들은 프로토콜 후반부에 소화기 문제가 사라지면 초콜릿을 성공적으로 도입하기도 한다.

　　코코아에는 장에 자극을 주고 뇌의 혈당 수치와 신경전달물질의 균형을 깨뜨릴 수 있는 물질(편두통, 불안정한 기분 및 행동 이상 유발)이 많이 포함되어 있으므로 환자의 몸이 코코아를 즐길 준비가 되었는지 확인해야 한다. 코코아 파우더를 레시피에 사용하기 전에 발효시켜야 할 수도 있다. 발효를 위해서 코코아 파우더와 견과류 가루(견과류를 가루로 간 것), 유청, 케피어 또는 요거트 한 컵을 섞어준다. 물을 약간 추가하여 죽과 같은 질감을 만들고 일주일 동안 발효시킨 후 레시피에 사용하자. 이 발효는 혐기성 발효이므로 하루에 한 번 저어주고 약간의 물로 공기에 노출되지 않게 위를 덮어준다(혼합물 표면이 마르지 않아야 한다).

인류는 빵에 중독되어 있다! 이 중독에는 신체적 중독과 심리적 중독이라는 두 가지 요소가 있다. 밀가루나 기타 곡물로 만든 가루 대신 견과류와 기름진 씨앗으로 빵을 만들어 먹으면 가공 탄수화물과 글루텐에 인체가 중독되는 것을 막을 수 있다. 그러나 빵을 자르고, 무언가를 바르고, 토스트나 샌드위치를 만들어 한입 베어 물었을 때의 편안한 느낌과 같은 심리적 요소는 그대로 느낄 수 있다.

중독 행동들은 쉽고 빠르며 에너지가 들지 않는다. 이는 무의식적 행동으로, 무엇을 먹고 있는지, 몸에 적절한 영양을 공급하기 위해 무엇이 필요한지 생각하지 않고 자동으로 행해진다. 대부분의 사람은 어린 시절에 이러한 습관이 든다. 이 빵 중독을 조심하자! 주변 사람들을 관찰해 보면 빵은 그들이 매일 먹는 모든 음식의 큰 부분을 차지한다. 수프 한 그릇을 만들거나 달걀과 베이컨, 고기를 야채와 함께 요리하는 대신 빵 한 조각을 자르는 것은 너무 쉽다. 일반 빵 대신 갭스 원칙에 맞는 빵을 먹으면 이러한 중독에서 벗어날 수 있고 질병이 금방 회복될 것이다.

만성 질환에서 회복하고 이후에도 건강을 유지하려면 중독, 특히 빵에 대한 중독을 극복해야 한다! 식습관을 완전히 바꾸는 데 초점을 맞추는 것이 중요한데, 이는 갭스식으로 만들어진 빵이더라도 아주 가끔 특별한 간식으로만 먹고, 이를 일상적인 식사 대용으로 의존하지 않는 행동 변화를 의미한다.

구운 식품과 디저트는 식단에 추가하기 좋은 음식이다. 하지만 이를 먹기 위해서는 장이 준비되어 있어야 한다! 적절하게 전처리를 한 씨앗류와 견과류도 소화가 어려울 수 있으며, 그동안 고치려 했던 문제 증상을 다시 불러올 수 있다. 따라서 이러한 식품의 섭취를 서두르지 않는 것이 좋다. 또한 견과류를 과도하게 섭취하면 면역계의 불균형을 초래하여 상주하는 바이러스의 활성화로 이어질 수 있다는 점을 명심해야 한다.

코코아(초콜릿, 카카오 콩)도 이와 같은 맥락에서 강력한 불균형을 초래하는 식품 중 하나다. 이 면역계 불균형의 첫 번째 징후는 유두종 바이러스의 활성

화로 가려운 새로운 사마귀가 생기는 것이다(특히 겨드랑이와 피부가 접혀서 따뜻하고 땀이 나는 부위). 다음 단계는 헤르페스 바이러스가 활성화되어 입술이나 다른 곳에 구순 포진을 유발할 수 있다. 이러한 증상이 나타나면 당분간 견과류와 씨앗류 섭취를 중단하고 면역계 균형을 회복하기 위해 진한 수프와 스튜를 섭취하여 몸에 있는 바이러스를 제어할 수 있도록 해야 한다.

빵/ 케이크/ 머핀 기본 레시피

- 적절하게 전처리한 견과류, 해바라기씨 또는 호박씨 2컵을 갈아 페이스트로 만든다.
- 부드럽게 만든 버터(또는 코코넛 오일, 거위, 오리 지방 또는 기타 동물성 지방, 홈메이드 요거트 또는 사워크림) $\frac{1}{4}$ 컵
- 달걀 3~6개(견과류 페이스트의 농도에 따라 다름)

- **이 레시피를 위해 견과류를 준비하는 방법**

좋아하는 견과류나 혼합 견과류를 사용해도 된다. 견과류 혼합물에 호박씨를 추가할 수 있다. 견과류를 물에 하룻밤 동안 불린다. 캐슈넛은 예외이므로 6시간 이상 담가두지 않는 것이 좋고 가급적 1~3시간만 담가둔다.

아침에 견과류의 물기를 빼고 그대로 발효시키거나 갈아서 페이스트로 만든 다음 발효시킨다. 견과류나 페이스트에 따뜻한 물을 붓고 유청, 케피어 또는 요거트 1작은술을 추가한다. 실온에서 1~6일 동안 발효시킨다. 상단에 곰팡이가 생기는지 확인하고, 곰팡이 흔적이 보이면 견과류가 충분히 발효된 것이다. 물기를 빼고 레시피에 사용한다.

통아몬드를 사용하는 경우, 발효하기 전에 약간 싹을 틔우는 것이 좋다. 아몬드를 하룻밤 동안 불린 후 물기를 제거하고 유리병에 담아 햇볕이 잘 드

는 곳에 두면 싹을 틔울 수 있다. 아몬드가 촉촉하게 유지되도록 하루에 한두 번 헹구어 준다. 보통 2~3일이면 작은 싹이 나타나기 시작한다. 아몬드의 소화율을 높이려면 싹을 틔운 후 갈색 껍질을 제거하는 것이 좋다. 이때 아몬드를 갈아서 페이스트로 만들어 레시피에 사용할 수 있다. 이보다 더 아몬드를 더욱 소화하기 좋게 만들고 싶다면 따뜻한 물, 약간의 케피어 또는 요거트를 섞어 페이스트 위에 붓고 2~3일 동안 발효시킨다.

모든 재료를 푸드 프로세서에 넣고 블렌딩한다. 견과류 페이스트에 달걀로 양을 조절하여 죽과 같은 질감이 되도록 한다. 베이킹 팬에 베이킹 페이퍼를 깔고 버터나 기버터를 바른 후 반죽을 넣는다. 170℃의 오븐에서 40~60분간 굽는다.

가끔 마른 젓가락으로 찔러봤을 때 묻어 나오는 것이 없으면 빵이 완성된 것이다. 이 빵을 다르게 즐기고 싶다면, 소금, 후추, 말린 허브, 토마토 퓨레, 강판으로 간 체다 치즈(몸이 잘 견디는 경우), 말린 과일, 신선한 또는 냉동 베리, 요리용 사과 썬 것, 강판에 간 당근 또는 호박, 호박 썬 것(껍질과 씨를 제거한 것)을 추가할 수 있다. 반죽에 단맛을 더하고 싶다면 말린 과일(대추, 살구, 건포도, 무화과) 한 컵이나 잘 익은 바나나 2개 중 하나를 선택하거나 모두 함께 추가해도 좋다. 말린 과일이 너무 단단해서 블렌딩하기 힘들다면 몇 시간 동안 물에 담가서 부드럽게 하거나 약간의 물을 넣고 끓여준다.

즉석에서 나만의 취향에 따라 만들어 보자. 이 반죽으로 빵이나 케이크를 굽거나 작은 종이컵에 담아 머핀으로 만들거나 피자 베이스를 만들 수 있다. 요리 경험이 없는 이들도 매우 쉽고 간편하게 만들 수 있다.

해바라기씨 빵

껍질을 벗긴 유기농 해바라기씨 1컵, 소금 1작은술, 달걀 4~8개

- 해바라기씨를 물에 담가 하룻밤 불린다.
- 아침에 물기를 빼고 유리병에 담아 밝은 곳에 두어 싹이 트도록 놔둔다.
- 씨앗이 촉촉하게 유지되도록 하루에 한두 번 헹구어준다.
- 2~4일 안에 작은 싹이 나올 것이다. 이 상태의 해바라기씨와 소금, 달걀을 푸드 프로세서에 넣고 걸쭉한 죽과 같은 질감이 되도록 갈아준다.
- 기호에 맞게 소금으로 간을 조절한다.
- 기름을 바른 베이킹 페이퍼를 깐 빵틀에 반죽을 넣고 170℃에서 40~60분 간 굽는다.
- 마른 젓가락으로 찔렀을 때 젓가락에 묻어나오는 것이 없으면 빵이 완성된 것이다.

피자

- 기본 레시피에 따라 소금을 약간 넣어 페이스트리를 만든다.
- 유산지를 깐 베이킹 트레이에 반죽을 약 2cm 두께로 얇게 펴 바른다.
- 오븐에서 약 30분간 굽는다. 마른 젓가락으로 잘 익었는지 확인한다. 다 되면 식힌다.
- 토마토 퓨레를 위에 펴 바르고 소금을 뿌린다.
- 토마토 퓨레 위에 색색의 파프리카 조각, 버섯, 익힌 고기 또는 소시지, 토마토 슬라이스, 다진 채소, 멸치, 생선, 새우, 파인애플 등 원하는 토핑 재료를 얹을 수 있다.
- 환자의 몸이 치즈를 견딜 수 있는 단계라면 강판에 간 단단한 치즈(체다 및/또는 파마산)를 토핑 위에 얹어 준다. 아직 치즈를 견디지 못하는 사람이라면 홈메이드 마요네즈를 대신 사용할 수 있다. 치즈가 녹을 정도로 그릴이나 오븐에 몇 분간 구워준다.

(9) 디저트

다양한 레시피를 제공하는 것은 이 책의 목적을 벗어난다. 여기서는 몇 가지 레시피만 소개한다. 웹사이트 www.gaps.me의 참고 문헌란에 다양한 갭스 레시피를 담은 좋은 책들이 여러 권 소개되어 있다.

구운 사과

큰 요리용 사과 여러 개, 사과 1개당 씨를 제거한 대추 2~3개, 사과 1개당 버터, 기버터 또는 기타 동물성 지방 1~2큰술, 사과 1개당 계피가루 한 꼬집(카다몬, 올스파이스, 육두구 및 팔각과 같은 다른 향신료를 추가할 수 있다.)

- 칼로 사과의 씨와 과육을 어느 정도 도려낸다.
- 채울 속을 만들려면 대추를 뜨거운 물에 20분간 담가 부드럽게 만든다.
- 대추를 불린 물과 함께 푸드 프로세서에 넣고 지방, 계피(원하는 경우 다른 향신료)와 함께 간다.
- 각 사과에 소를 채운다.
- 160~180℃의 오븐에서 20~25분간 또는 사과가 부드러워질 때까지(칼이 쉽게 들어갈 때까지) 굽는다.

크림 캐러멜

재료 (1인분): 달걀 1개, 물 3큰술, 꿀, 계피가루 1작은술

- 인원수에 맞춰 재료를 계량하고 모든 재료를 잘 섞는다.
- 오일을 칠한 얕은 작은 테라코타 접시(1인당 접시 하나)에 반죽을 붓는다.
- 위에 시나몬을 약간 뿌리고 150℃로 예열한 오븐에 30~40분간 굽는다. 더 높은 온도에서 굽는 경우 접시를 물에 살짝 담가두면 도움이 된다.

사과, 당근, 살구 파이

큰 요리용 사과 4개, 달걀 2개, 당근 1kg을 착즙하면 나오는 당근 찌꺼기 또는 간 당근 500g, 말린 살구 10개, 뜨거운 물에 불린 후 씨를 제거한 대추 ½컵, 무염 버터, 기버터, 탤로 또는 기타 동물성 지방 ½컵

- 사과를 조각으로 잘라 베이킹 접시 바닥에 놓는다(베이킹 페이퍼를 사용할 필요는 없다).
- 말린 살구를 작게 잘라 사과 위에 뿌린다.
- 대추 불린 물을 넣는다.
- 푸드 프로세서에 달걀, 버터, 당근 찌꺼기, 대추를 함께 넣고 갈아준다.
- 혼합물을 살구와 사과 위에 펴서 살짝 섞어준다.
- 160°C의 오븐에서 약 40분간 굽는다.

사과, 호박, 블랙커런트* 파이

큰 요리용 사과 4개, 건포도 한 줌, 신선한 또는 냉동 블랙 커런트 1컵, 껍질을 벗기고 잘게 썬 신선한 호박 2~3컵, 씨를 제거한 말린 대추 1~2컵, 적절하게 준비된 견과류 또는 씨앗 1컵, 달걀 2~6개

- 물 한 컵에 대추를 넣고 2~3시간 또는 하룻밤 동안 담가둔다.
- 대추를 건져 물기를 빼고 불린 물은 베이킹 트레이에 붓는다.
- 씨를 빼고 얇게 썬 사과, 호박 조각, 건포도, 블랙커런트를 추가한다.
- 푸드 프로세서에 대추야자, 달걀, 적절히 준비한 견과류를 넣고 갈아준다.
- 죽과 같은 질감이 되도록 달걀의 개수를 조절하여 넣는다.
- 이것을 파이 위에 숟가락으로 떠서 고르게 펴 바른다.
- 150~170°C에서 1시간 동안 굽는다.

---

* 블루베리와 비슷한 베리류 과일

겨울 호박 케이크

달걀 6개, 단맛이 나는 주황색 속살의 겨울 호박(땅콩호박 등)을 갈아 꾹꾹 눌러 담은 2컵, 뜨거운 물에 불린 후 씨를 제거한 대추 ½컵, 버터(또는 기버터, 코코넛 지방, 거위, 오리 지방 또는 기타 동물성 지방) ⅓컵, 적당히 손질한 아몬드 3컵, 중간 크기 사과 3개

- 베이킹 팬에 기름을 바르고 사과의 속을 파낸다.
- 얇게 자른 사과(환자의 소화 기관이 민감한 경우 사과 껍질을 벗긴다. 그렇지 않으면 껍질을 그대로 두어도 된다.)를 바닥이 덮이도록 깐다.
- 나머지 재료를 푸드 프로세서에 넣고 섞은 후 사과 층 위에 올려준다.
- 윗면을 매끄럽게 다 듬고 150 - 170℃에서 40~50분간 굽는다.

러시안 커스터드

1인분: 달걀 노른자 2개, 꿀 ½~1작은술

- 인원수에 맞춰 재료를 준비한다.
- 달걀 노른자와 흰자를 분리하고 꿀을 넣어 걸쭉하고 옅은 색이 될 때까지 휘핑한다.
- 러시안 커스터드는 과일에 크림 대신 얹거나 단독으로 먹을 수 있다. 발아한 해바라기씨를 위에 뿌리거나 과일 조각을 얹어내도 된다. 케이크를 만들 때 크림 대신 러시안 커스터드를 사용할 수도 있다. 이 커스터드는 맛있는 디저트일 뿐만 아니라 영양도 풍부하다. 믿을 수 있는 곳에서 달걀을 구입하자. 콩을 사료로 먹이지 않고 방목하여 키운 유기농 달걀이 가장 좋다.

사과 소스 또는 퓨레

큰 요리용 사과 5~6개, 버터, 기버터, 코코넛 오일, 거위, 오리 지방 또는 기타 동물성 지방 ½

컵, 단맛을 내기 위한 꿀, 물 1~2컵

- 사과는 껍질을 벗기고 속을 파낸 후 조각조각 자르고 팬에 물을 넣고 부드러워질 때까지 익힌다.
- 불을 끄고 버터나 다른 지방을 추가한 다음 식힌다.
- 재료를 으깬다.
- 취향에 따라 꿀로 단맛을 가미한다. 배는 원래 단맛이 강하기 때문에 꿀을 넣지 않아도 되고, 같은 방법으로 배 소스를 만들 수 있다.
- 이 소스는 냉장 보관할 수 있으며 요거트, 싹을 틔워 다진 해바라기씨 또는 아몬드, 러시안 커스터드와 함께 또는 단독으로 먹어도 좋다.

바나나 아이스크림

- 아주 잘 익은 바나나(껍질에 갈색 반점이 있는 바나나)를 사서 껍질을 벗기고 냉동한다.
- 아이스크림을 만들고 싶을 때 얼린 바나나를 꺼내 약 30분 동안 그대로 두어 살짝 해동한다.
- 바나나를 푸드 프로세서로 갈아준다.
- 물을 약간 추가하여 좋은 크림과 같은 질감이 되게 한다.
- 신선한 베리류나 냉동 베리류, 과일 조각, 말린 코코넛 또는 신선한 코코넛을 바나나 혼합물에 넣고 굵게 다진 견과류(적절히 전처리하여 말린 것)를 넣어 다양한 맛을 낼 수 있다.

유제품 아이스크림

유제품 아이스크림은 홈메이드 사워크림을 먹을 수 있게 되었을 때 만들어 시도해 볼 수 있다.

- 홈메이드 사워크림 ½L에 꿀을 섞어 맛을 낸다.
- 달걀 노른자 6개를 흰자와 분리하여 흰자는 단단하게, 노른자는 옅은 노란색이 되고 걸쭉해질 때까지 휘핑한다.
- 사워크림과 휘핑한 노른자를 섞고 과일, 베리류, 견과류 또는 씨앗(적절히 준비된 것), 원하는 향신료를 추가한다.
- 휘핑한 달걀흰자를 넣고 부드럽게 주걱으로 접는 듯이 잘 섞는다.
- 플라스틱 용기에 넣고 즉시 얼린다.

신선한 코코넛

코코넛을 구입할 때는 껍질에 금이 가거나 다른 손상이 없는지 확인한다. 코코넛을 귀에 가까이 대고 흔들어 본다. 코코넛이 신선하다면 내부에서 코코넛 워터가 철썩철썩 소리를 내는 것을 들을 수 있을 것이다. 코코넛이 손상되어 워터가 새어 나오면 산패되어 먹기에 부적합하다.

코코넛을 집으로 가져가면 재미있는 작업이 시작된다. 드라이버와 망치가 필요하다. 코코넛 위쪽에는 세 개의 둥근 점이 있다. 그 중 두 개의 점에 드라이버로 두 개의 구멍을 만든다. 구멍 중 하나를 통해 공기가 안으로 들어가도록 하고 다른 구멍으로 코코넛 워터를 따라낸다.

코코넛 워터는 매우 영양가가 높으며 요리에 사용하거나 그대로 마셔도 좋다. 이것은 신선한 단맛이 나야 한다. 산패한 맛이 나면 그 코코넛은 먹기에 부적합하므로 코코넛을 깨뜨릴 필요조차 없다. 코코넛 워터를 따라낸 후 망치로 껍질을 깨고 껍질에서 과육을 분리한다. 과육을 물로 헹구어 작은 껍질 조각을 씻어낸다.

- **이걸 먹는 방법에는 여러 가지가 있다.**
  - 작은 조각으로 과육을 잘라 그대로 먹는다. 달콤하고 아주 기분 좋은 맛을 느낄 수 있을 것이다.
  - 푸드 프로세서로 갈아서 과자를 만들 수 있다(다음 레시피 참조).
  - 과육을 착즙기에 넣어 걸쭉한 코코넛 크림을 만들면 물로 희석하여 맛있는 코코넛 밀크를 만들 수 있다. 이 크림과 우유를 요리에 첨가하거나 과일 및 채소 샐러드의 드레싱, 케이크의 크림, 커스터드 대용으로 활용할 수 있다.
  - 코코넛 과육을 다져서 베이킹이나 홈메이드 아이스크림 및 기타 디저트, 수프, 스튜, 샐러드, 소스에 사용한다.

- **설사를 하는 어린이와 성인을 위한 주의 사항**

    코코넛은 섬유질이 많아 설사를 악화시킬 수 있으므로 처음에는 코코넛을 착즙기에 넣어 섬유질과 나머지 부분을 분리하는 것이 좋다. 이렇게 하여 갓 만든 코코넛 밀크와 크림으로 섬유질 없이도 코코넛의 좋은 영양분을 모두 섭취할 수 있다.

코코넛 디저트

중간 크기의 코코넛 1개, 말린 과일 1컵(살구, 무화과, 대추 또는 건포도, 또는 혼합물) 과일에 보존제가 있거나 전분으로 코팅되지 않았는지 확인한다, 말린 코코넛 1컵

- 말린 과일을 6~8시간 동안 불린 후 물기를 뺀다.
- 코코넛에 두 개의 구멍을 뚫어 코코넛 워터를 따라낸다.
- 코코넛 워터를 고운 체에 걸러서 요리를 위해 남겨둔다.
- 코코넛 껍질을 벗기고 과육을 헹구어 작은 껍질 조각을 씻어낸다.
- 코코넛 과육을 그라인더나 착즙기에 넣을 수 있을 정도로 작게 자른다.

- 코코넛 과육을 말린 과일과 함께 갈아준다.
- 푸드 프로세서나 손으로 잘 섞어준다. 반죽이 너무 건조하면 코코넛 워터를 조금 추가한다.
- 손으로 이 반죽을 작은 공같이 만들어 말린 코코넛 위에 굴려서 코코넛을 입힌다.
- 큰 접시에 담아 냉장 또는 냉동 보관한다.

(10) 달걀 없는 레시피

달걀은 베이킹에서 다른 재료들을 하나로 묶어주는 역할을 한다. 일부 사람들은 달걀에 대해 실제로 알레르기가 있어 달걀을 피해야 한다. 다음 재료들은 달걀 대신 재료들을 하나로 묶어주는 역할을 한다.

호박, 구운 후 으깬 것, 땅콩호박 및 기타 여러 종류의 겨울호박, 구운 후 으깬 것, 바나나, 으깬 것, 사과, 구워서 으깬 것이나 사과 퓨레, 배, 구워서 으깨거나 퓨레로 만든 것, 주키니 또는 애호박, 구워서 으깬 후 여분의 물기를 제거한 것, 소량의 뜨거운 물에 잘 녹는 젤라틴

달걀을 넣지 않은 빵/케이크/머핀 반죽

적절히 손질한 견과류(아몬드, 캐슈넛, 호두, 헤이즐넛 등) 2컵, 버터(또는 코코넛 오일, 기버터, 거위, 오리 지방 또는 기타 동물성 지방) 3큰술, 익혀서 으깬 호박 2컵(땅콩호박, 또는 기타 수분이 적은 호박, 사과 소스, 배 소스)

- 겨울 호박들은 자르기가 매우 어려울 수 있다. 수고를 최소화하려면 호박들을 통째로 굽거나 반으로 자른다.
- 씨를 제거하고 잘린 면이 아래로 향하도록 베이킹 트레이에 놓고 아주 부

- 드러워질 때까지 오븐에서 굽는다(칼이 쑥 들어갈 정도로 무르게).
- 충분히 식힌 다음 속을 모두 파내어(껍질을 벗기거나) 포크로 으깬다.
- 이 레시피에 말린 과일, 굵게 다진 견과류(적절히 준비하여 말린 것), 잘게 썬 코코넛, 베리류, 과일 조각을 추가하여 즉흥적으로 다양하게 즐길 수 있다.
- 모든 재료를 잘 섞어준다.
- 기름을 잘 바른 베이킹 트레이에 넣고 150~175℃의 오븐에서 45~60분간 굽는다.
- 가끔 마른 젓가락으로 찔러 다 익었는지 확인한다. 젓가락을 찔렀을 때 묻어나오는 것이 없어야 한다.
- 같은 반죽에 순수한 토마토 퓨레(토마토 단일 재료만 쓴 것) 2큰술과 약간의 소금과 후추를 넣으면 피자 베이스를 구울 수 있다. 반죽을 베이킹 페이퍼 위에 펴서 숟가락으로 모양을 잡아주면 된다.
- 갭스 식단의 허용 목록에서 구할 수 있는 재료를 사용하여 나만의 스타일로 만들어보자.

(11) 음료

견과류/씨앗 우유

아몬드, 해바라기씨, 참깨, 잣을 각각 또는 모두 섞어서 우유를 만들 수 있다. 아몬드가 우유 만들기에 제일 좋다. 아마씨 1작은술을 추가하면 우유를 더 걸쭉하게 만들 수 있다.

- 견과류나 씨앗을 12~24시간 동안 물에 불린 후 물기를 제거한다.
- 푸드 프로세서로 물과 함께 간다(견과류/씨앗 1컵당 물 2~3컵을 넣는다). 좋은 착즙기는 견과류/씨앗을 으깨어 페이스트로 만들어 주는데 이것을 나중에 물과 섞으면 된다.
- 잘 섞은 후 무명천이나 고운 체에 걸러주면 우유가 완성된다.
- 갈 때 불린 대추나 건포도를 추가하면 우유가 더 달콤해진다. 우유가 너무 진하다 싶으면 물을 더 넣으면 된다.
- 갓 짜낸 사과나 당근 착즙을 추가하면 매우 맛있고 영양가 있는 음료를 만들 수 있다.

코코넛 밀크

- 잘게 썬 무가당 코코넛 1컵과 물 1컵을 끓인다.
- 식힌 후 푸드 프로세서에 넣고 잘 갈아준다.
- 무명천이나 고운 체에 걸러준다.

생강차

끓는 물, 방금 간 생강 1큰술

- 간 생강을 찻 주전자에 넣고 끓는 물을 넣는다.
- 뚜껑을 덮고 5분간 우린 다음 체에 거른다.
- 이것은 몸을 따뜻하게 해주고 소화를 돕는 음료이다.

갓 짜낸 착즙 주스

주스를 만들 때는 유기농 과일과 채소만 사용한다. 과일과 채소를 씻고 신선하지 않은 부분은 잘라낸다. 껍질을 벗기거나 씨를 제거하지 않는다. 녹즙이나 야채 착즙은 치료 효과가 가장 좋지만 맛은 썩 좋진 않다. 착즙을 맛있고 기분 좋게 마시려면 다양한 과일과 채소를 섞어 만드는 것이 좋다. 모든 종류의 착즙 믹스를 만들 수 있지만 일반적으로 다음과 같이 시도해 보길 바란다.

- **치료 효과가 높은 재료로 50%**
  당근, 소량의 비트 뿌리(착즙 재료의 5% 이하), 샐러리, 흰색 및 적양배추, 양상추, 잎채소(시금치, 파슬리, 딜, 바질, 신선한 쐐기풀 잎, 비트 윗부분 및 당근 윗부분)

- **맛을 내는 재료로 50%**
  파인애플, 사과, 오렌지, 자몽, 포도, 망고 등

환자는 이 착즙을 그대로 마시거나 물을 섞어서 마실 수 있다. 처음에는 하루에 착즙 ⅓컵으로 시작한다. 어린 아이나 매우 민감한 성인의 경우 하루에 1작은술과 같이 아주 소량으로 시작하는 것이 좋다. 환자가 하루에 갓 짜낸 착즙 2컵을 마실 수 있을 때까지 일일 섭취량을 서서히 늘려간다. 이것은 공복에 섭취해야 하므로 아침 일찍과 오후 한낮에 마시는 것이 좋다.

이 착즙으로 막대 아이스크림을 만들 수 있다. 막대 아이스크림 틀에 갓 짜낸 착즙을 채우고 얼리기만 하면 된다. 이 착즙으로 얼음을 만들어 더운 날씨에 차가운 음료를 만들 수도 있다. 유리잔에 이 얼음 조각을 채우고 생수(정수 또는 탄산수)를 넣으면 된다. 착즙 후 남은 당근 과육은 베이킹 믹스에 견과류 가루와 함께 사용하거나 견과류 가루를 대신하여 사용할 수 있다. 취향에 따라 다른 과일과 채소를 착즙하면 나오는 찌꺼기도 사용할 수 있다. 많은 사람들이 처음 착즙을 먹으려고 할 때 **간과 폐** 챕터에서 이야기한 갭스 쉐이크 형태로 처음 시도해 보는 것이 가장 좋다.

갭스 쉐이크 레시피

- 당근 1개, 사과 2~3개(또는 같은 양의 파인애플), 샐러리 줄기 1개, 비트 뿌리 작은 조각, 흰 양배추 또는 적양배추 작은 조각으로 착즙한다. 여기에 약간의 레몬과 채소를 추가할 수도 있다.

- 이 주스에 날달걀 1~2개(노른자와 흰자 모두)와 수제 비살균 사워크림 4~5큰술을 추가한다. 아직 사워크림을 먹을 수 없는 경우 실온에서 부드러워진 비슷한 양의 비살균 버터 또는 기버터 또는 냉압착 코코넛 오일로 대신한다. 소, 돼지, 양, 거위 지방과 같은 동물성 지방이나 엑스트라 버진 올리브 오일도 사용할 수 있다.

- 블렌더로 갈거나 휘핑 도구로 휘젓는다. 이 '쉐이크'는 맛도 좋고 생지방과 콜레스테롤을 포함한 훌륭한 날 것 그대로의 영양소를 제공한다. 이 스무디에 대구 간유를 첨가하면 비린 맛을 매우 효과적으로 감출 수 있다.

하루에 1~2큰술(어린이의 경우 1~2작은술)과 같이 소량부터 시작하자. 몸이 한 잔을 잘 견디게 되면 식사 사이에 하루에 2잔으로 점차적으로 늘린다. 한 입 먹을 때마다 '씹으면서' 천천히 마신다. 쉐이크는 공복에 섭취해야 하므로 아침 일찍과 오후 한낮이 먹기 좋은 시간대다. 갭스 쉐이크는 담석과 췌장 결석을 천천히 제거하고 지방과 기타 영양소의 소화를 개선하는 효능이 있다. 갭스 쉐이크에 들어 있는 달걀과 사워크림은 과일과 채소의 천연 당분과 균형을 잡아주어 특히 혈당 조절이 잘 안되는 사람에게 혈당이 덜 오르도록 해준다.

과일 스무디

과일 스무디는 갓 착즙한 주스만 있으면 쉽게 만들 수 있으며 모든 종류를 조합해서 만들 수 있다. 잘 익은 아보카도를 넣어 갈면 어떤 주스도 스무디 형태가 된다. 홈메이드 사워크림, 요거트, 케피어를 추가하면 스무디의 지방과 단백질 함량이 올라간다. 더 달콤하게 만들고 싶다면 잘 익은 바나나 혹은 꿀을 추가할 수 있다.

10) 채식주의

"자연을 깊이 들여다보면 모든 것을 더 잘 이해할 수 있다."
알버트 아인슈타인 Albert Einstein

일반적으로 갭스인이 채식 생활 방식을 선택하는 것은 현명하지 않다. 그러나 모든 인간은 고유한 개성을 지니고 있으며 건강하게 살아가기 위해서는 자신에게 맞는 영양소가 필요하다. 어떤 사람들은 건강하다고 느끼려면 식사에서 탄수화물이 더 필요하고 이 탄수화물은 식물에서만 얻을 수 있다. 이 문제에 대해 좀 더 자세히 알아보자.

나는 잘못된 채식주의가 사람들의 정신 질환과 만성 퇴행성 질환의 원인이 되는 마음 아픈 상황을 많이 봐왔다. 이러한 사례 중 일부는 내 책 <채식주의 설명 : 제대로 알고 결정하기 Vegetarianism Explained. Making an Informed Decision>에서 설명한 바 있다.[1] 부디 이 책을 읽고 채식주의 생활 방식이 인간의 건강과 아름다운 지구의 건강에 어떤 의미가 있는지 충분히 이해하기를 바란다.

대자연은 수십억 년에 걸쳐 우리 몸을 설계해 온 동시에 우리가 먹기에 적합한 모든 식품을 설계했다. 자연은 우리에게 식물성 식품(곡물, 콩류, 견과류, 채소, 과일, 허브 등)과 동물성 식품(육류, 생선, 달걀, 유제품)이라는 두 가지 식품군을 제공했다. 이 두 그룹은 인체에서 서로 다른 작용을 하므로 두 가지를 모두 섭취하는 것이 중요하다. 인간은 잡식성으로 이 지구에서 진화하면서 주변에서 찾을 수 있는 식물과 동물 모두를 먹으며 살아왔다. 이 두 가지 자연식품 그룹에 대해 더 자세히 살펴보자.

지구상의 모든 에너지는 재활용되지만, 새로운 에너지는 태양으로부터 나온다. 대자연은 태양 에너지를 포집하여 고체 물질로 전환하기 위해 식물을 설계하였다. 식물은 광합성을 통해 햇빛을 엽록소로 변환해 잎, 줄기, 뿌리와 같은 식물의 조직을 형성한다.[2]

초식 동물은 식물을 먹어서 그것들이 머금고 있는 태양 에너지를 얻는다. 대자연은 초식 동물이 식물을 소화하고 영양분을 추출할 수 있도록 반추위라고 하는 매우 특별한 긴 소화 시스템을 선물했다. 반추위는 식물을 분해하는 특수 미생물로 가득 찬 여러 개의 위로 되어있다. 따라서 풀을 소화하는 것은 소(또는 다른 초식 동물)가 아니라 반추위 속의 미생물이다.[3,4]

육식 및 잡식 동물은 초식 동물을 먹음으로써 식물이 태양으로부터 얻은 에너지를 얻는다. 늑대, 사자, 호랑이, 여우 및 기타 포식자는 매우 다른 소화 시스템을 갖고 있기 때문에 식물을 소화하지 못한다.[5]

인간의 소화 기관은 육식 동물의 장과 비슷하다. 육식동물처럼 인간도 미생물이 거의 없는 작은 위 하나만 가지고 있다. 인간의 위는 육류, 생선, 우유, 달걀을 효과적으로 분해할 수 있는 염산과 펩신을 생성하도록 설계되어 있다.[6,7] 위장에서 소화된 음식은 소장으로 내려가 췌장액과 담즙이 더해져 소화 과정을 완료하고 영양소가 흡수되는 곳으로 이동한다.

우리 몸의 소화 시스템은 동물성 식품에서 최상의 영양분을 추출하도록 설계된 것이다! 사람들은 수천 년 동안 이 사실을 알고 있었다. 그렇기 때문에 모든 전통 문화권에서는 항상 사냥, 낚시, 가축 사육에 많은 노력을 기울여 왔다.[8]

식물은 어떨까?

인기 있는 영양학 서적에 실린 많은 연구에 따르면 식물은 영양이 풍부하다고 한다. 그렇다, 실험실에서 다양한 식물성 식품을 분석하면 비타민, 단백질, 지방 및 미네랄이 풍부하게 함유되어 있다. 이러한 정보는 대중적인 영양학 문헌에 게재되어 우리에게 혼란을 준다. 왜 그럴까? 실험실에서는 식물에서 영양소를 추출하기 위해 온갖 방법과 화학 물질을 사용하지만 그 방식들은 인간의 소화 기관에서는 적용하기 어렵기 때문이다.

인류 역사를 통틀어 사람들은 경험을 통해 식물성 식품은 소화하기 어렵다는 사실을 알게 되었다. 식물을 생으로 먹으면 인간의 장에서 거의 소화되지 않는다.[6,8] 그렇기 때문에 모든 전통 문화권에서는 식물에서 더 많은 영양을 추출하고 소화가 잘되도록 발효, 양조, 발아 및 익히기 등의 식물을 전처리하는 방법을 생각해냈다.[9] 불행히도 현대 사회는 이러한 것 중 많은 방법을 잊고 식품 산업의 상업적 목적에 맞는 레시피로 대체했다.

그렇다면 식물성 식품을 제대로 준비해서 조리한다면 채식만으로 살 수 있을까? 유감스럽게도 대답은 '아니요'다! 인체는 (물을 빼면) 대부분 단백질과 지방(기의 빈빈)으로 구성되어 있다.[6] 단백질과 지방은 뼈, 근육, 뇌, 심장, 폐, 간 및 기타 모든 장기를 만드는 '벽돌과 시멘트'다. 식물과 동물성 식품에 대한 실험실 분석에 따르면 인체 해부학과 생리학에 가장 적합한 단백질과 지방은 동물성 식품에서 나온다고 한다. 동물성 단백질의 아미노산 구성은 인체에 적합한 반면, 식물 단백질의 아미노산 구성은 불완전하고 인체 생리에 적합하지 않다.[10,11] 지방도 마찬가지다. 동물성 지방은 인체가 번성하기에 적합한 지방산 구성인 반면, 식물성 오일은 적합하지 않다.[10-12] 따라서 몸에 영양을 공급하고 몸을 만드는 데 있어서 신체 조직과 구조에 가장 적합한 것은 동물성 식품이다.

인체는 정자와 난자가 수정된 순간부터 사망할 때까지 세포 재생이라는 놀라운 과정을 거친다.[7] 우리 몸의 모든 장기와 조직에 있는 세포는 끊임없이 늙고 죽으며 새로 태어난 세포로 대체된다. 이러한 방식으로 신체는 스스로를 유지하고, 젊어지게 하며, 손상을 치유한다. 인체가 수조 개의 어린 세포를 낳고 오래된 세포를 대체하기 위해서는 단백질과 지방과 같은 건축 자재가 필요하다. 세포 재생 과정에 필요한 최고의 건축 자재는 육류, 생선, 달걀 및 유제품과 같은 동물성 식품에서 나온다.[11] 성장하는 어린이는 세포 재생뿐만 아니라 성장을 위해 몸에 많은 양의 건축 자재가 필요하므로 동물성 식품을 식단에서 매우 중요하게 생각해야 한다. 음식으로서의 동물성 식품은 우리 몸에 에너지를 공급하는데, 대부분의 세포가 선호하는 에너지원이 지방이라는 것은 생화학적 사실이다.[11,12,13]

인체에서 가장 배고픈 기관 중 하나는 뇌다. 뇌는 혈액에 떠다니는 모든 영양분의 대부분을 '스펀지처럼' 흡수한다. 우리 몸은 하루 24시간, 매일 뇌에 영양을 공급하기 위해 많은 노력을 기울인다.[7,12] 일반적인 믿음과는 달리, 뇌에는 포도당 이외의 형태의 에너지가 훨씬 더 많이 필요하다! 뇌는 신체 기관이며 세포 재생 과정을 위해서는 양질의 단백질과 지방이 필요하다.

게다가 뇌는 신경전달물질, 호르몬, 효소 및 기타 수백 가지의 활성 분자를 생산하는데, 이러한 분자는 대부분 단백질이며, 뇌가 이를 만들기 위해서는 건축 자재가 필요하다. 다시 말하지만, 뇌에 공급되는 최고의 건축 자재는 동물성 식품이다.[7,13] 뇌는 매우 지방이 많은 기관이며 뇌 조직에는 콜레스테롤이 풍부하다.[12] 뇌에 양질의 지방과 콜레스테롤을 적절히 공급하고 그 신경 구조를 유지하려면 많은 양의 지방과 콜레스테롤이 필요하다. 인체는 콜레스테롤을 생성하지만, 우리 몸을 지탱하는 데 필수인 이 물질을 공급받으려면 음식도 매우 중요할 수 있다.[12,13] 식물에는 콜레스테롤이 없다. 콜레스테롤은 동물성 식품에서만 얻을 수 있다.

임상에서 우리는 완전 채식(비건)을 하는 사람들의 뇌 기능이 퇴화하는 것을 볼 수 있다. 먼저 유머 감각이 사라지고 사고와 행동이 '흑백' 논리로 변하고, 성격이 변하고, 정신의 예리함과 인지능력이 저하되고, 기억력이 떨어지며, 우울증이 시작되고, 다른 정신 문제가 종종 뒤따라오는 것을 볼 수 있다. 이 모든 것이 뇌가 굶주리고 있다는 신호다! 순 식물성 식단을 오래 유지할수록 자신에게 무슨 일이 일어나고 있는지 더 인식하지 못한다. 빈혈, 체력 저하, 소화 문제, 성욕 부족 또는 부재, 근육 손실, 갑상선 기능 저하 및 기타 건강 문제 등 주변 사람들은 명백하게 알아차릴 수 있는 영양실조의 확실한 징후에도 불구하고, 환자는 종종 자신이 완벽하게 건강하다고 확신한다.

식물 배제 갭스 식단의 성공은 인간이 식물을 전혀 먹지 않고 동물성 식품으로만 살 수 있다는 것을 임상적으로 입증한 것이다. 이렇게 수정한 갭스 식단을 따라 사람들은 내장육, 동물성 지방, 고기 육수 및 사골 국물, 생선(조개류 및 연체동물 포함), 생선 육수, 신선한 달걀, 비살균 발효 유제품(케피어, 사워크림, 기버터, 버터, 치즈 및 요거트)을 포함한 동물성 식품으로 생활한다.

이전 챕터에서 식물 배제 갭스 식단에 대해 살펴보았다. 궤양성 대장염과 크론병, FPIES, 중증 정신질환 및 기타 장애가 심한 경우, 이 식단은 사람들이 긴장해지고, 모든 약을 중단할 수 있도록 도움을 주고, 정상 체중에 도달하고, 모든 소화기 증상을 없애고 최대한 기능을 발휘할 수 있게 해주는 유일한 식단이다. 조울증, 정신분열증 및 기타 정신과 질환을 앓고 있는 일부 사람들에게는 이 식단이 구세주가 될 수 있다. 이러한 사람 중 일부는 몇 년 동안 이 식단으로 살아왔으며 이 식단이 효과가 있기 때문에 식습관을 바꾸고 싶어 하지 않는다. 그들 중 일부는 식단에 약간의 채소나 과일을 추가하려고 시도했지만 증상이 재발하기 시작하여 중단해야 했다. 이러한 임상 경험은 인간이 식물성 식품 없이도 매우 건강하게 살 수 있다는 것을 보여준다. 하지만 동물성 식품 없이는 살 수 없다! 장기적인 채식주의자가 겪는 신체적 퇴행은 이를 명확하게 보여준다.

하지만 만성 질환에 도움이 되는 것으로 알려진 식물성 식단은 어떤가?[14-19] 냉압착한 양질의 식물성 오일이 퇴행성 질환에 유익한 이유는 무엇일까? 이러한 오일을 보충하는 것은 주류 의학계와 대체 의학계 모두가 권장하고 있다. 항산화제, 효소, 비타민, 미네랄, 바이오플라보노이드 및 건강에 유익한 것으로 밝혀진 식물의 기타 물질은 어떨까? 브로콜리에는 항암 성분이, 양배추에는 소화기관을 치유하는 물질이, 견과류에는 면역력을 높이는 성분이 있다는 사실이 과학적으로 밝혀진 지 얼마 지나지 않았다.[14-18] 여기서 우리는 식물을 먹는 진짜 목적을 알게 된다.

식물은 대체로 정화제다. 식물은 우리 몸의 물리적 구조를 필요한 만큼 지탱하지는 못하지만, 몸의 내부를 깨끗하게 유지하는 데는 탁월하다. 식물은 신체에 포도당 형태의 에너지를 제공하고 비타민과 미네랄의 형태로 보조 인자를 제공하지만, 주된 목적은 독소를 제거하여 몸을 깨끗하게 유지해 주는 것이다! 실제로 식물은 강력한 해독 물질을 갖추고 있어 우리 몸에 축적된 다양한 인공 화학 물질, 오염 및 기타 독소를 제거할 수 있다. 식물은 생으로 섭취할 때 특히 강력한 정화제 역할을 한다.[19] 식물의 즙은 소화 기관의 상부에서 흡수되어 수많은 해독 물질과 보조 인자를 제공하며, 날것의 녹색잎채소, 일반 채소, 과일을 착즙한 주스는 갭스 영양 프로토콜을 비롯한 많은 치유 프로토콜의 주요 부분이다.

식물성 물질이 장을 따라 아래로 이동하면서 장내 미생물군에 영양을 공급한다.[20] 사람의 장은 초식 동물의 반추위에 해당한다. 여기엔 미생물이 풍부하여 일부 식물성 섬유질과 전분을 단쇄 지방산과 같은 인체에 유용한 영양소로 전환할 수 있다.

그런데 섬유질과 전분의 문제는 '나쁜' 미생물과 '좋은' 미생물 모두의 먹이가 된다는 것이다. 장내 미생물군이 건강하다면 섬유질과 전분은 건강에 도움이 된다. 하지만 장내 미생물군이 건강하지 않으면 식물성 물질이 장내 병원균의 먹이가 되어 번성하고 독소를 생성하며 많은 피해를 입힐 것이다. 갭스 환자는 장내 미생물군이 비정상적이기 때문에 이들을 바꾸고 장 벽을 치유하기 위해 충분한 기간 동안 전분과 섬유질을 먹지 말아야 한다.

식물을 익히면 정화 능력은 떨어지지만 소화는 쉬워진다. 그렇기에 식물을 익히면 신체가 사용할 수 있는 건축 자재를 얻을 수 있다. 안타깝게도 이러한 재료는 대부분 탄수화물이라서 신체가 에너지를 만드는 데 사용하기 때문에 신체를 크게 성장시킬 수는 없다. 남는 탄수화물은 지방으로 저장된다.

식물(특히 곡물)을 심하게 가공하면 신체에 잘못된 건축 자재를 제공하는 꼴이라 질병을 유발한다. 고과당 옥수수 시럽 및 기타 식물 유래 감미료를 포함하여 밀가루, 식물성 기름 및 설탕으로 만든 제품을 섭취하면 체중 증가, 당뇨병, 비만, 심장병, 암, 알츠하이머병, 어린이와 성인의 심리적 및 신경학적 문제, 불임, 호르몬 문제, 면역 이상 등 현대 사회에서 발생하는 대부분의 퇴행성 건강 문제의 주요 원인이 된다.[13,21]

깨끗한 몸은 독소가 있는 몸보다 항상 좋은 기분이 느껴진다. 그렇기 때문에 어떤 사람들은 채식을 시작하고 처음 몇 주 동안은 기분이 좋아진다. 완전 채식 및 더 허용적인 채식 책에서 그 효과에 대한 몇 가지 빛나는 체험을 읽을 수 있다. 그러나 신체는 정화를 마치고 나면 동물성 식품을 먹기 시작해야 할 시간임을 알려줄 것이다. 이 신호는 고기 한 조각, 한 병의 크림, 베이컨, 로스트 치킨, 또는 기타 동물성 식품에 대한 강한 욕구의 형태로 나타난다.

안타깝게도 많은 사람이 정서적, 종교적, 정치적 이유로 비건 생활 방식을 선택한다. 그들은 몸에 귀를 기울이지 않고 몸이 보내는 신호를 무시하여 영양이 필요할 때 몸을 계속 정화하도록 강요하는 것이다. 그 시점에서 몸은 굶주리고 악화하기 시작한다.

완전 채식은 동물성의 어떤 식품도 먹지 않는 식물 위주의 식이요법이다. 이 요법은 몸에 제대로 영양을 공급하지는 않지만 많은 해독을 제공한다. 소화 기관이 식물성 물질을 처리하느라 바쁜 동안(그래서 배고픔을 못 느낀다) 식단은 신체에 다량의 해독 물질을 제공한다.

궁극적으로 독소가 많이 쌓인 사람들은 암 환자들이며, 이들은 많은 양의 해독을 필요로 한다.[19] 그래서 일부 영양 암 치료 프로토콜은 완전 채식이다. 이것은 식단이 아니라 단식의 한 형태다. 사람은 영원히 단식할 수 없으므로 완전 채식은 해독 기간에만 적합하다. 이를 영구적인 라이프 스타일로 선택해서는 안 된다! 몸의 해독이 끝나면 영양이 필요하며, 이때 동물성 식품을 먹어야 한다. 그렇게 하지 않으면 신체는 굶주리게 되고 더 중요한 장기(심장, 뇌, 간 등)에 영양을 공급하기 위해 근육과 뼈를 분해하여 공급하기 시작할 것이다. 그 결과 건강 문제가 발생하기 시작한다.

인도를 방문했을 때 신성한 종교 유적지를 여행하는 힌두교 순례자들을 만났다. 그들은 성지 순례의 일부로 41일간 금식을 하는데, 이를 '매우 어렵다'고 표현하였다. 이 금식 기간 동안 그들은 동물성 식품을 전혀 먹지 않고 채소, 과일, 쌀, 렌틸콩, 견과류, 콩, 식물성 기름, 빵 등 식물성 식품으로만 생활하는데, 서구의 완전 채식 '식단'과 정확히 일치한다. 따라서 완전 채식을 이야기할 때는 '식이요법'이라는 단어를 사용해서는 안 되며, 대신 '완전 채식 단식'이라고 불러야 한다.

장기간의 완전 채식 단식 시 일반적으로 상실되는 기능 중 하나는 생식 기능이다. 남성은 이 요법을 따르면 불임으로 변할 수 있고, 여성은 월경과 임신 능력을 잃을 수 있다.[22,23] 아이를 낳으려면 성호르몬이 필요하며, 이 호르몬은 콜레스테롤로 만든다. 콜레스테롤은 동물성 식품에서만 얻을 수 있다.[23] 우리 몸은 콜레스테롤을 생산할 수 있지만 콜레스테롤과 성호르몬을 생산하기 위해서는 동물성 식품에서 얻는 다른 많은 영양소(동물성 단백질, 지방, 아연, 지용성 비타민, 비타민 B군 등)가 필요하다. 성호르몬은 생식샘뿐만 아니라 신체의 다른 조직에서도 생성한다.[13,24]

물리적 거세는 생식샘만 제거하지만 완전 채식 단식은 신체의 모든 성호르몬 생산 세포에서 이 호르몬을 생산할 수 있는 건축 자재를 박탈하는 것이다. 완전 채식 단식을 하면 생식력뿐만 아니라 종종 이성에 대한 관심조차 사라진다. 장기 비건 채식인의 대다수는 파트너가 없고 행복한 가정을 만들지 못한다. 이러한 사실은 수녀와 승려가 이성과 접촉하는 것을 허용하지 않는 종교 단체에서 수 세기 동안 악용되어 왔다.[22] 성적 욕구가 문제가 되었고 그들은 그것을 줄일 방법이 필요했다. 그들은 실험을 통해 비건 식단이 이 문제를 해결하는 데 매우 효과적이라는 사실을 발견하였다.

　일부 동물성 식품을 포함하는 채식은 장기적인 전략으로도 채택할 수 있다. 달걀과 전지방 유제품과 같은 일부 동물성 식품을 계속 섭취하여 신체에 영양분을 공급하고 조직 구성 물질을 공급하는 한 건강한 채식주의자가 될 수 있다. 물론 모든 가공식품을 배제하고 자연식 위주로 식단을 구성해야 하며 발효식품을 많이 섭취해야 한다.

　이러한 채식 문화는 인도에 있다. 그곳 사람들은 동물성 식품이 그들에게 얼마나 귀중한지 이해하고 있다. 그렇기 때문에 젖소는 우유, 버터, 치즈 및 기버터를 제공하는 신성한 동물로 간수한다. 소 외에도 인도 사람들은 염소를 키우며 그 우유를 매우 소중하게 여긴다. 인도의 채식주의자들은 닭과 오리를 키우며 신선한 달걀을 많이 섭취하고, 구할 수 있을 때는 고기와 생선을 많이 섭취한다.

　인도는 식물이 풍부하게 자라는 반면 동물성 식품을 구할 수 없었기 때문에 필요에 의해 인도의 전통 채식주의가 탄생한 것이다. 서구의 정치적 비건 채식은 약 100년 전쯤 인도에 들어와 일부 지역에 뿌리를 내렸고, 그 여파로 혼란을 가져왔다. 다행히도 이를 받아들인 인도인은 많지 않았다.[26,27]

　전통적인 채식주의에는 다양한 형태가 있다. 일부는 생선을 먹고, 일부는 달걀과 유제품을 먹고, 일부는 가끔 육류를 섭취한다. 문제가 생기는 사람들은 육식을 중단하고 주로 가공식품으로만 생활하는 사람들이다. 그들은 매우 빠르게 병에 걸린다. 이러한 사람들은 특히 당뇨병, 비만, 심장병 및 암에 걸리기 쉽다.[22,28] 또 다른 문제를 겪는 사람들은 저지방 채식을 따르는 사람들이다. 인간은 지방 없이는 살 수 없다! 대자연은 수십억 년에 걸쳐 우리에게 음식을 주었고 지방을 포함해 그 안의 모든 성분은 필수이다.[24,30] 자연식품의 각 성분은 다른 모든 성분과 균형을 이루며 전체적으로 작용한다. 자연식품에서 지방을 제거하는 것은 불완전하고 불균형한 식품을 만드는 것이며, 인체는 그러한 '식품'으로는 번성할 수 없다. 저지방 채식주의는 일반적으로 신경계와 면역계의 퇴행성 질환으로 이어진다.[29,30]

전통적인 채식은 더운 기후에서만 존재하는데, 더운 날씨에는 신체가 더 많은 정화 작용을 해야 하고 먹고 성장할 영양소가 덜 필요하기 때문이다. 동물성 단백질과 지방은 우리가 추운 날씨에서 생존하고 번성하는 데 필수이기 때문에 기후가 추울수록 사람들은 동물성 식품에 더 많이 의존하고 지방 함량이 높은 식품을 먹어야 한다.[30,31] 선조들이 채식으로 진화했던 더운 기후에 사는 사람들이 추운 기후로 이사하면 그들은 건강을 유지하기 위해 더 많은 동물성 식품을 먹어야 한다. 반대로 추운 기후에서 온 사람들이 열대 지방으로 휴가를 가면 동물성 식품보다는 과일과 생 샐러드를 더 많이 먹게 된다.

이처럼 날씨는 우리 몸에 필요한 음식에 큰 영향을 미친다. 하지만 날씨 외에도 매일의 영양 요구량을 결정하는 많은 요소가 있다. 인간은 모두 고유하며 매일 각기 다른 비율의 영양 공급용 음식과 해독용 음식이 필요하다. 생물학적 개성이라는 주제와 자신에게 맞는 식품을 결정하는 방법을 이해하려면 **한 사람에게 좋은 고기가 다른 사람에게는 독이 될 수 있다!** 챕터를 읽어보길 바란다.

핵심 요약

지구상에는 두 그룹의 천연 식품이 있으며, 각각은 인체 생리에서 고유한 역할을 한다.

육류, 생선, 달걀, 유제품과 같은 동물성 식품은 주로 신체를 구성하고 영양을 공급하는 음식이다. 동물성 식품은 체내 세포 재생을 촉진하여 신체가 정상적인 물리적 구조와 화학적 구성을 유지하도록 해준다. 다시 말해, 동물성 식품은 우리 몸을 만드는 '벽돌과 시멘트'를 제공한다. 갭스 영양 프로토콜은 장 벽을 치유하고 봉인하여 면역 기능을 회복하고 전신을 재건하는 데 힘쓴다. 우리 몸은 병든 세포를 '저장'해 둘 수 없으며, 병든 세포를 버리고 새로 태어난 건강한 세포로 대체할 수 있을 뿐이다. 신체에서 장 벽과 면역계의 세포들은 가장 활발하게 재생하는 세포들이다. 수조 개의 새로운 건강한 장 세포와 면역 세포를 생성하기 위해서는 우리 몸에 건축 자재가 필요하며, 동물성 식품은 이를 풍부하게 공급한다.

갭스인의 몸은 종종 인공 독소에 의해 심하게 오염되고 손상된 저품질의 건축 자재로 만들어져 있다. 갭스 영양 프로토콜을 따르는 것은 사실상 몸을 새롭게 만드는 것이므로 우리 몸이 사용할 수 있는 고품질의 건축 자재를 충분히 공급해 주어야 한다. 그 재료는 고기 육수, 수프, 내장육, 젤라틴화한 육류, 생신 육수(신선한 생선의 껍실, 뼈, 머리로 만든 것), 신선한 달걀, 발효 유제품, 충분한 동물성 지방이다. 그 결과 우리 몸이 양질의 건축 자재로 스스로를 재건하여 튼튼하고 견고한 구조, 즉 살기 좋은 아름다운 건강한 몸을 만들 수 있도록 해준다.

곡물, 콩, 과일, 채소, 허브, 견과류, 씨앗 등 식물성 식품은 대부분 정화/해독 식품으로, 자연 그대로의 상태에서는 몸에 영양을 크게 공급하지는 않는다. 대신 독소와 노폐물(및 이러한 독소와 관련된 기생충)을 제거하여 신체 내부를 깨끗하게 유지해주고 포도당 형태로 신체에 에너지를 공급한다. 또한 미네랄, 비타민, 식물영양소, 보조인자 등 신체가 사용할 수 있는 미량 원소를 제공한다.

하지만 식물은 소화하기 어렵다. 특히 갭스를 가지고 있는 사람에게는 더욱 그렇다! 따라서 어떤 식물을 섭취하고, 어떻게 요리하고 준비하며, 어떤 순서로 식단에 포함할지 매우 신중해야 한다. 소화가 잘되지 않는 식물의 섬유질과 전분은 장내 병원성 미생물의 먹이가 되고 이미 손상된 장 벽을 공격하여 갭스 환자의 건강을 해칠 수 있다. 식물에는 많은 항영양소(렉틴, 글루텐 및 기타 식물성 단백질, 페놀, 살리실산, 피트산 등)가 함유되어 있어 갭스인은 물론 소화 장애가 없는 사람에게도 심각한 손상을 줄 수 있다. 따라서 채식주의는 이 그룹의 사람들에게 적합하지 않다!

더 나아가, 갭스 환자 중 가장 심각한 증상이 있는 사람들은 장 벽과 신체의 나머지 부분의 치유를 스스로 시작할 수 있도록 식물 배제 갭스 식단(식물성 식품을 전혀 섭취하지 않음!)을 거쳐야 한다. 그런 다음 갭스 도입 식단으로 넘어가 더 많은 치유가 일어나도록 하고 소화하기 쉬운 것부터 시작해 더 어려운 식물을 하나씩 천천히 도입해야 한다.

이때 소화가 잘되도록 식물을 정성스럽게 조리하고 발효시켜야 한다. 갭스 도입 식단 및 완전한 갭스 식단 중에는 유기농 채소, 녹색잎 채소, 과일로 집에서 직접 갓 짜낸 착즙을 활용한다. 착즙 형태로 마시면 대부분의 섬유질이 제거된 상태이므로 식물의 정화 능력을 활용하여 몸의 독소 제거를 도우면서도 섬유질로부터 장을 보호할 수 있다.

물론 동물성 식품과 식물성 식품을 인체의 구조 형성과 해독 기능으로 구분하는 것은 단순하지는 않다. 동물성 식품, 특히 날 것은 상당한 정화 능력이 있는 반면, 익혀서 발효시킨 식물성 식품은 신체에 모종의 영양분을 공급한다. 중요한 것은 이러한 식품을 언제, 어떻게 섭취하여 우리 몸을 치유하고 건강하게 회복시킬 것인가다.

인간은 모두 고유하기 때문에 동물성 식품과 식물성 식품에 대해 자신만의 비율을 스스로 찾아야 한다. 각 인간의 대사적 필요와 영양 요구량은 놀라울 만큼 다양하다! 어떤 사람들은 식물을 거의 먹지 않고 동물성 식품을 주로 섭취한다. 또 어떤 이들은 동물성 식품을 훨씬 적게 먹고 더 많은 식물성 식품을 섭취해야 한다. 채식 문화권에서 자랐기 때문에 식단에 탄수화물이 더 필요하다고 느낀다면, 식물성 식품과 동물성 식품의 개별적인 비율을 찾아보기 위해 더 많은 식물을 허용하는 갭스 식단을 참고해 보자. 그런데 이러한 적정 섭취 비율을 찾기 전에 먼저 갭스 도입 식단을 통해 장 벽을 치유해야 할 수도 있다.

현대 사회의 많은 사람들이 윤리적 이유로 채식을 선택하며, 자신의 선택으로 '지구를 구한다'고 믿고 있다. 이 질문에 초점을 맞추는 것은 이 책의 범위를 벗어나므로 채식주의에 대한 상업적인 잘못된 정보와 지구를 위한 현실이 무엇인지 이해하려면 내 책 <채식주의 설명 : 제대로 알고 결정하기 Vegetarianism Explained. Making an Informed Decision>를 읽어 보기 바란다.

11) 한 사람에게 좋은 고기가 다른 사람에게는 독이 될 수 있다!

"있어야 한다고 생각하는 것을 찾지 말고 실제로 있는 것을 찾아야 한다."
알버트 아인슈타인(Albert Einstein)

우리는 모두 다르며, 고유한 개인이다. 겉모습뿐 아니라 신진대사, 생화학적 특성, 심지어 내부의 해부학적 구조까지 모두 다르다. 따라서 '모든 사람에게 맞는 한 가지 방식'은 절대 통하지 않는다! 그렇기 때문에 고탄수화물/저탄수화물, 고지방/저지방, 고단백/저단백, 완전 생식/완전 화식 등 수많은 식이요법이 등장하고 있는 것이다.

흥미로운 점은 각 식이요법이 어떤 사람에게는 적합하고 어떤 사람에게는 적합하지 않다는 것이다. 왜 그럴까? '탱고를 추려면 두 사람이 필요하다'는 말처럼, '누가 먹는가'라는 매우 중요한 요소를 고려하지 않고는 '나쁜' 식단 그 자체나 '좋은' 식단 그 자체는 존재하지 않기 때문이다! 그리고 누가 먹는지뿐만 아니라 그 사람이 어떤 상태인지도 고려해야 한다. 이에 대해 좀 더 자세히 알아보자.

우리 모두는 다른 유전적 배경과 체질을 가지고 있다. 조상이 바이킹이나 이누이트였다면 일반적으로 기름진 생선, 붉은 고기, 전지방 유제품, 동물성 지방을 많이 섭취해야 할 가능성이 높다.[1] 그러나 조상이 지중해 문화권이나 열대 지방 출신이라면 식단에 탄수화물을 더 많이 섭취해야 할 것이다.[1]

고대 중국과 아유르베다 의학은 수 세기에 걸친 경험을 통해 사람들의 체질 유형을 분류하려고 노력했으며, 체질 유형에 따라 매우 다른 접근 방식이 필요하기 때문에 이에 대한 지식 없이는 식단이나 허브를 적용하는 것을 시도하지도 않았다.[2,3] 한 사람을 활기차고 건강하게 만드는 음식은 다른 사람을 아프게 만들 수 있다. 어떤 사람에게는 기적을 일으키는 허브가 다른 사람에게는 쓸모없거나 심지어 부정적인 영향을 미칠 수도 있다. 모든 인간은 유전에 기반한 생물적 개별성을 가지고 있으며 음식, 허브, 보충제 및 기타 영향에 대해 독특한 방식으로 반응한다.

서구에서 생물학적 개성이라는 개념은 20세기 초 전 세계를 여행하며 토착 문화를 연구한 미국의 저명한 치과의사 웨스턴 A 프라이스의 연구에서 시작되어 지난 100년 동안 천천히 발전해 왔다. 그 당시에도 지구상에는 수천 년 동안 선조들이 살아온 방식대로 살면서 현대 산업 문명에 의해 생활 방식이 바뀌지 않은 원주민 문화가 여전히 존재했었다.

웨스턴 A 프라이스는 이 고립된 문화권의 사람들이 모두 매우 건강하며 유럽, 미국 및 기타 서구인들을 괴롭히는 질병에 걸리지 않는다는 사실을 발견했다.[1] 가장 중요한 것은 모든 토착 문화들이 주변 환경에 따라 각기 다른 식단을 섭취한다는 사실을 발견했다는 점이다. 더운 환경에서 살았던 사람들은 곡물, 녹말이 많은 채소, 과일, 콩류 등의 식물성 식품을 많이 섭취하고 현지에서 구할 수 있는 동물성 음식(고기, 생선, 달걀, 유제품)을 보충한 반면, 추운 환경에서 살았던 사람들은 기름진 생선, 고지방 유제품, 고지방 육류를 많이 먹고 식물성 음식은 훨씬 적게 섭취했다. 이렇게 고립된 각 부족의 개인들은 고유했다. 그들은 주변 환경, 기후, 식량의 가용성, 활동 방식과 조화를 이루며 진화했다. 프라이스는 세대를 거쳐 동일한 식습관과 생활방식으로 살아온 이들의 독특한 유전 계통을 살펴볼 수 있었다.

이 연구를 수행한 지 거의 한 세기가 지났고 상황은 달라졌다. 오늘날 프라이스가 연구한 대부분의 원주민 부족은 현대의 산업화된 음식을 먹게 되고 따라서 모든 질병도 경험하고 있다. 가장 중요한 것은 사람들이 이동하고, 여행하고, 섞이면서 세계는 유전자의 용광로가 되었기 때문에 더 이상 독특한 유전적 계통을 찾는 것이 거의 불가능하다는 것이다. 현대 사회의 대부분 가족은 유럽, 아시아, 아프리카, 아메리카 및 기타 지역에서 온 자신들의 선조의 다양한 유전적 계통을 자랑할 수 있게 되었다. 각각의 유전적 계통은 고유한 생물학적 특성을 조금씩 가지고 있으며, 각자의 대사 요구사항과 그 필요를 제대로 충족시킬 수 있는 음식이 완전히 독특하다는 것을 의미한다.

형제자매 사이에서도 유전적 특성은 매우 다른 방식으로 혼합되어 작용할 수 있다. 이 개념은 1956년 미국의 저명한 생화학자인 로저 윌리엄스가 <생화학적 개성 Biochemical Individuality>이라는 책을 저술하면서 확인되었다.[4] 그의 연구에 따르면 모든 인간은 생화학적으로 독특하고 고유한 영양 요구가 있으며, 이러한 요구가 올바른 음식으로 충족되지 않으면 질병에 걸릴 수 있다고 했다. 그는 질병을 예방하고 치료하기 위해서는 인간을 '대사 프로필'로 구분해야 한다고 제안하였다. 이후 윌리엄 도널드 켈리 박사 Dr Wiliam Donald Kelly 가 이 '프로파일링' 연구를 시작했다.[5] 켈리 박사는 1930년대와 1940년대에 프란시스 포텐저 박사 Dr Francis Pottenger 와 로열 리 박사 Dr. Royal Lee 가 수행한 자율신경계 연구를 바탕으로 사람들을 '교감신경 우세형' 또는 '부교감신경 우세형'으로 분류하고 각 그룹에 대해 매우 구체적인 영양 권장량을 제시하는 복잡한 프로토콜을 개발했다.

켈리 박사의 연구는 그의 동료인 임상 연구자 윌리엄 월콧 William Walcott 이 계속 확장했고, 월콧은 세포 산화에 대한 조지 왓슨 George Watson 의 연구와 이화/동화 작용 균형에 대한 엠마누엘 레비치 Emanuel Revici 의 연구 등 다른 과학자들의 발견을 켈리 박사의 관찰에 추가했다. 윌리엄 월콧은 이용 가능한 모든 정보를 고려하여 대사유형이라는 개념을 고안해 냈고, 이 개념은 2000년에 출간된 <대사유형에 따른 식이요법 : The Metabolic Typing Diet>라는 책에 자세히 설명되어 있다.

이 개념이 불완전하다는 것은 의심의 여지가 없으며, 시간이 지남에 따라 새로운 연구자들이 이 퍼즐에 더 많은 조각을 추가할 것이다. 우선은 현재까지 알려진 것을 살펴보자.

윌리엄 월콧에 따르면 사람들은 난백질 유형, 탄수화물 유형, 혼합 유형의 세 가지 신진대사 유형으로 나뉜다.

단백질 유형

- 이 유형의 사람은 식욕이 강하고 규칙적인 식사가 필요한 것으로 설명되어 있다.

- 짠 음식과 기름진 음식을 좋아한다.

- 설탕과 탄수화물을 잘 대사하지 못하고 이 음식들은 이들에게 중독성이 강하여 설탕에 대한 갈망과 의존성을 유발한다.

- 알코올 또한 이 유형의 사람들에게 매우 중독성이 강하며 설탕 및 가공 탄수화물과 함께 비만, 당뇨병, 심장병 및 기타 대사 증후군의 증상을 유발할 수 있다. 올바르게 먹지 않으면 이 그룹의 사람들은 과잉 활동부터 무기력증에 이르기까지 에너지 수준이 불안정해져 감정 기복을 동반할 수 있다.

- 이들은 일반적으로 더운 날씨에 기분이 좋지 않고 추운 기후에서 가장 잘 지낸다.

- 단백질 유형은 퓨린이 풍부한 고밀도 동물성 단백질, 즉 내장육(특히 간), 붉은 육류, 등 푸른 기름진 생선, 조개류, 고지방 유제품, 달걀을 섭취하는 것이 좋다. 동물성 지방과 천연 소금을 충분히 섭취해야 한다. 전분과 당분은 이 유형의 사람들에게 매우 위험하므로 곡물과 전분이 많은 채소를 전혀 먹지 않거나 가끔 먹는 것이 좋다. 과일은 이들에게 맞지 않는다. 제철에 나는 베리류와 가끔씩 다른 토종 과일을 소량 섭취할 수 있지만 항상 지방과 단백질과 함께 섭취해야 한다.

탄수화물 유형

- 이 유형의 사람은 식욕이 적고(때로는 식욕이 전혀 없는 경우도 있음), 음식이 중요하지 않은 것처럼 보이며, 간식으로만 생활하고 오랫동안 식사를 하지 않는 것도 특징이다.

- 곡물, 전분, 심지어 가공 탄수화물을 잘 대사하는 것으로 보인다.

- 일반적으로 매우 마른 편이지만 정제된 탄수화물을 남용하면 과체중이 되고 심지어 비만이 될 수도 있다.

- 탄수화물을 잘 연소시켜 꾸준한 에너지 공급이 가능하지만, 일부 탄수화물 유형의 사람들은 체력이 부족하여 카페인 음료와 설탕을 많이 섭취하며 하루를 버티기도 한다.

- 일반적으로 더운 기후에서 잘 살며 추위를 싫어한다.

대사 유형에 관한 책에서 탄수화물 유형은 통곡물, 전분질 채소, 과일 등 탄수화물을 더 많이 섭취하도록 권장한다. 그들의 신체는 적은 양의 단백질을 필요로 하며, 주로 닭가슴살이나 칠면조 가슴살, 흰살 생선 및 일부 유제품과 같은 퓨린이 적은 음식에서 얻는다. 퓨린이 많은 육류와 생선은 탄수화물 섭취가 많은 사람이 소화하고 대사하기 어렵다고 한다. 지방 또한 대사가 어렵기 때문에 이 유형의 사람들은 제한적으로 섭취해야 한다. 버터와 기버터는 소량 섭취할 수 있지만, 대부분 코코넛 오일, 올리브 오일, 다른 식물에서 냉압착한 고품질 식물성 오일에 집중하는 것이 좋다.

이 유형의 사람들은 일부 동물성 단백질(예: 유제품과 달걀)을 섭취하는 한 채식주의 식단으로도 성공적으로 생활할 수 있다. 스스로를 탄수화물 유형이라고 생각한다면 식물을 더 많이 허용하는 갭스 식단을 참고하자.

'단백질'과 '탄수화물' 유형은 두 가지 극단적인 유형으로, 이 두 그룹에 딱 들어맞는 사람은 많지 않다. 대부분의 사람은 혼합형에 속하며, 이는 끊임없이 변형이 이뤄져 일부는 단백질형에 가깝고, 일부는 탄수화물형에 가깝고, 나머지는 중간에 위치한다. 이 지점에서 대사 유형이 복잡해진다.

자신의 이상적인 영양소 비율을 파악하기 위해 긴 온라인 설문지를 작성하는 것이 좋다.[6] 이 설문지를 설계하는 데 많은 과학적 지식이 투입되었지만, 모든 과학이 그렇듯이 결코 완전하지 않으며 모든 사람에게 적용되지도 않는다. 신진대사 유형에 관계없이 모든 사람이 동일한 절차로 갭스 식이요법을 시작할 것을 권장하며, 탄수화물도 전분이 없는 채소부터 시작하여 서서히 탄수화물을 도입하는 것이 좋겠다.

신진대사 유형이 영양 과학에서 중요한 개념이라는 것은 의심할 여지가 없다! 자신의 유전적 대사 유형을 아는 것은 특히 여러 가지 식이요법을 시도했지만 큰 성공을 거두지 못한 사람들에게 큰 힘이 될 수 있다. 하지만 모든 인간에 관한 과학이 그렇듯이 문제와 한계가 있다. 많은 사람들이 자신의 '대사 유형'에 따라 식단을 시도했지만 여전히 만성 질환을 치유하지 못했다. 또한 가공 탄수화물에 중독된 사람들(예: 전형적인 갭스인)의 경우, 중독으로 인해 자신이 '탄수화물 유형'에 속한다고 생각하여 잘못된 길로 들어서기 쉽다. 한편 혈액형에 따라 사람을 대사 그룹으로 분류하려는 다른 현대적 시도도 있었다. 임상 경험에 따르면 이 모든 방법에는 한계가 있으며 모든 사람에게 효과가 있는 것은 아니다.

하지만 가장 큰 문제는 대자연이 끊임없이 변화한다는 점이다! 우리의 신체 기능은 내부 및 외부 환경의 변화, 나이, 활동량, 기분, 생각 및 기타 수많은 변수에 따라 끊임없이 조정된다. 자신의 신진대사 유형을 정확하게 파악했다 하더라도 정상적인 인간 생활에 적응하기 위해 이를 미세 조정할 수 있는 완벽한 과학적 방법은 없다. 항상 변화하는 몇 가지 변수들만 살펴보자.

우리 몸은 일생 동안 동화/이화 작용 주기, 즉 성장(형성)과 정화의 주기를 거친다. 매일 일어나는 형성/정화 주기, 계절에 따른 주기, 그리고 언제든 일어날 수 있는 '필요에 따라' 일어나는 주기가 있다. 우리가 몸을 만들기 위해서는 몸을 정화할 때 사용하는 것과는 매우 다른 영양소가 필요하다.(일반적으로 동물성 식품은 에너지를 생성하고 식물성 식품은 정화하는 데 사용된다).[7] 우리 몸만이 매 순간 필요한 것이 무엇인지 알고 있다.

당신의 몸이 그 시점에서 무엇을 하고 있는지, 계절, 날씨, 그리고 당신이 겪는 스트레스 수준에 따라서, 당신의 몸은 다양한 에너지 생성 방식을 조절할 수 있다. 예를 들어, 더 많은 포도당을 사용할 수도 있고 더 많은 지방 또는 단백질을 사용할 수도 있다.[8] 우리 몸은 특정 순간에 무엇이 적절한지 알고 있으며, 에너지 생산 패턴에 따라 매우 다른 영양소를 필요로 한다.

우리는 앞서 신체의 모든 '자동 조종 장치' 기능, 즉 심장 박동, 혈액 순환, 소화 시스템 공급 등을 담당하는 자율 신경계에 대해 다뤘다. 자율 신경계는 교감 신경계와 부교감 신경계 두 가지다. 이 두 시스템은 일반적으로 상반되게 작용하고 매우 복잡하게 신체 기능의 균형을 잡아준다.[9] 다시 말하지만, 무한한 변수(일일 활동 및 수면 주기, 계절, 날씨, 스트레스, 감염, 영양/해독, 당시의 직업, 심지어 감정)에 따라 '교감 신경 우세'에서 '부교감 신경 우세'로 전환된다. 이러한 전환은 매일, 며칠마다, 계절마다 여러 번 일어날 수 있으며 연령대와 성별에 따라 다르게 나타난다.[9]

중요한 것은 우리 신경계의 이 두 기능은 매우 다른 영양소를 필요로 한다는 것이다. 부교감 신경은 일반적으로 육류와 지방을 좋아하는 반면 교감 신경은 탄수화물을 더 필요로 한다고 생각된다.[6,10] 우리 몸만이 삶의 특정 순간에 필요한 단백질/지방/탄수화물의 비율을 알고 있으며 어떤 실험실에서도, 어떤 과학자도 이를 계산할 수 없다.

그리고 몸에는 **산/알칼리 균형**이라는 것이 있다. 이는 여러 요인에 따라 매일, 항상 변한다. 영양학계에는 '산성 체질은 나쁘다'는 통념이 있으며, 우리 모두는 항상 알칼리성 체질이 되기 위해 노력해야 한다고 주장한다. 다양한 식품이 '알칼리성'(과일과 채소 등) 또는 '산성'(곡물과 육류 등)으로 분류되어 왔다.[11]

이는 간단히 말해 사실이 아니다. 우리 몸은 자율신경계의 활동, 당시의 에너지 생산 유형, 당시의 호르몬 수치, 호흡 및 신장 기능 등 여러 요인에 따라 항상 알칼리성에서 산성으로 변한다. 이러한 요인 중 상당수는 또 하루 주기, 계절, 날씨, 활동량에 따라 알칼리성으로 변화한다.[12] 예를 들어, '알칼리성' 식품으로 간주되는 사과를 먹으면 몸이 산성화될 수 있고, 반대로 '산성화' 식품으로 간주되는 고기 한 조각을 먹으면 몸이 알칼리화될 수 있다. 우리 몸만이 특정 순간에 몸이 음식을 사용하는 방법을 알고 있으며, 이렇게 불가능할 정도로 복잡한 계산을 할 수 있는 내적 지능을 가지고 있다. 몸을 조절하는 것이 이것만으로는 충분하지 않은 것처럼 체내에서 여러 요인에 따라 항상 변화하는 **수분과 전해질 균형**이 있다.

주류 의학에서는 소금을 해로운 것으로 규정하고 섭취를 줄일 것을 권장한다. 모든 가공식품을 섭취하지 말아야 하는 것처럼 정제 소금은 섭취해서는 안 된다.[12,13] 그러나 소금 광산이나 바다에서 채취한 정제하지 않은 천연 소금에는 90가지 이상의 미네랄과 미량 원소가 함유되어 있다. 소금은 우리 몸에 좋을 뿐만 아니라 인체의 수분과 전해질 균형을 유지하는 데 필수다. 인체 환경에는 이러한 모든 미네랄과 미량 원소가 바다와 비슷한 비율로 함유되어 있다.[12,13]

그런데 매일 물을 많이 마셔야 한다는 속설이 있다. 일부 문헌에서는 하루에 필요한 물의 양을 몇 리터라고 기술해 놓았다. 몸에 전해질이 부족하여 물 대신 소금이 필요한 경우 이러한 조언을 맹목적으로 따르는 것은 많은 문제를 일으킬 수 있다. 다음에 더운 날씨에 관광지를 방문하게 된다면 관광객 그룹을 관찰해보자. 많은 관광객의 발목과 다리가 부어 있고 물병을 들고 다니는 것을 볼 수 있을 것이다. 땀을 흘리면 몸에서 많은 양의 염분이 빠져나가 신장 기능이 손상되고 물이 체내에 축적될 수 있다.[8,15]

더운 기후에 사는 원주민 부족(예: 중동의 사막 부족)은 전통적으로 물 섭취를 제한하고 매일 소금을 섭취한다.[16] 모든 사람에게 하루 종일 물을 많이 마시라고 조언하는 우리의 주류 영양 과학에서 이 지식은 잊혀졌고 소금 결핍을 더욱 악화시켰다. 물을 많이 마시라는 조언을 따르는 많은 사람이 더운 기후 지역으로 여행을 떠났을 때 염분과 수분 부족으로 인해 부종, 고혈압, 두통으로 고생한다.

우리가 아무리 똑똑하다고 생각해도 과학은 우리가 주어진 시간에 얼마나 많은 소금이나 물을 섭취해야 하는지 계산할 수 없다. 오직 우리 몸만이 갈증, 소금에 대한 갈망 또는 적절한 미네랄 성분을 가진 특정 음식에 대한 갈망 등 필요한 것을 알려주는 탁월한 방법을 가지고 있다. 분명히 알아두자, 우리 몸은 지구상에 존재하는 음식의 영양 성분을 잘 알고 있다!

이는 어떤 실험실, 어떤 똑똑한 의사나 과학자, 어떤 똑똑한 책도 오전 8시, 오후 1시, 오후 6시 또는 그사이에 무엇을 먹어야 하는지 계산해 줄 수 없다는 것을 보여주는 몇 가지 요소에 불과하다. 영양 요구량은 매분, 매시간, 매일 시시각각 변하기 때문에 오직 내 몸만이 삶의 어느 순간에 필요한 것이 무엇인지 알아낼 수 있는 탁월한 지능을 가지고 있다.

그렇다면 어떻게 해야 할까? **어떻게 하면 제대로 된 영양을 공급할 수 있을까?** 답은 우리 몸의 내적 지능과 다시 소통하는 것이다. 지금 우리 몸에 단백질이, 지방이, 탄수화물이, 특정 비타민과 특정 미네랄이 너무 많이 필요하다고 생각해보자. 우리 몸은 이러한 특정 영양소가 필요하다는 것을 어떻게 알 수 있을까? 그리고 신체가 이 모든 정보를 알려주는 방법이 있다고 해도 어떻게 이러한 영양소들을 조합하여 공급할 수 있을까? 어떻게 이 모든 요소를 계산하여 적절한 양을 줄 수 있을까?

사실 대자연은 관대하여 우리에게 그렇게 복잡한 일을 요구하지 않는다. 대신 우리에게 **후각, 미각, 특정 음식에 대한 욕구, 그리고 음식을 먹은 후의 만족감**을 주었다. 따라서 우리 몸에 특정 영양소의 조합이 필요할 때, 바로 그 조합대로 들어 있는 특정 음식에 대한 욕구가 생기고, 이 음식은 당신에게 천상의 맛과 향을 선사하고 먹고 나면 만족감을 느낄 것이다. 그러나 한두 시간이 지나면 몸의 요구가 바뀌고 그 특정 음식은 더 이상 매력적이지 않을 것이며, 대신 그 특정 순간에 영양학적으로 올바르게 작용할 다른 음식에 대한 욕구가 올라올 것이다.

따라서 올바른 음식으로 우리 몸에 제대로 된 영양을 공급하는 유일한 방법은 우리의 감각에 온전히 집중하는 것이다! 이에 대해 조금 더 자세히 알아보자.

특정 음식에 대한 욕구

'욕망'이라는 단어는 수 세기에 걸친 종교적, 정치적 상황으로 인해 많은 사람들에게 다소 부정적인 이미지로 비춰지고 있다. 욕망은 우리가 '저항해야 하는' 것으로 간주되며 '굴복해서는 안 되는' 것으로 여겨져왔다. 그러나 특정 음식에 대한 욕구는 몸이 특정 순간에 영양학적으로 필요한 것이 무엇인지 알려주는 주요한 방법이다.

따라서 배가 고프면 잠시 멈추고 '내가 지금 무엇을 먹고 싶은가?'라고 생각해 보자. "지금 나에게 가장 매력적인 음식은 무엇일까?"라고 생각해 보자. 읽었던 모든 책은 잊어버리고, 하루 중 특정 시간에 무엇을 먹어야 하는지에 대한 모든 영양학적 권고는 잊어버리고, 그냥 질문해 보자.

답은 즉시 나올 것이며, 특정 음식에 대한 생각만으로도 입안에 침이 고일 것이다. 욕망을 존중하자! 욕망은 건강하고 활기차며 행복한 상태를 유지하기 위해 무엇이 필요한지 알려주는 내면의 신체 정보이다. 음식을 먹을 때마다 욕망에 귀를 기울이면 그 음식을 잘 소화할 수 있고, 몸이 요구할 때 적시에 먹었기 때문에 몸에 좋은 음식만 먹게 될 것이다.

문제는 현대 상업 사회에서 사람들의 음식에 대한 욕구가 가공식품의 맛을 변화시키는 화학 물질과 첨가물 사용을 통하여 조작되었다는 것이다. 그렇다, 소위 '음식'이라고 불리는 것들은 이미 많이 가공되어 중독을 유발하도록 특별히 고안된 화학 물질을 포함하고 있다.[17,18] 욕망에 귀를 기울이려면 자연식품, 즉 대자연이 설계한 음식으로만 적용하자. 가공식품 섭취를 중단하면 음식에 대한 정상적인 욕구가 회복될 것이다.

후각

동물을 관찰해 본 적이 있는가? 동물들은 먼저 냄새를 충분히 맡지 않고는 어떤 것도 입에 넣지 않는다. 왜 그럴까? 야생 동물들은 본능, 즉 내면의 신체 지능과 완전히 맞닿아 있다. 후각은 음식이 안전한지, 화학 물질이나 미생물에 오염되지는 않았는지 등 음식에 대한 많은 정보를 신체에 전달한다. 화학물질이나 미생물에 의해 오염되지는 않았는지, 신선한지, 그리고 가장 중요한 것은 그 순간 내 신체적 필요에 적합한지 여부다. 따라서 음식을 입에 넣기 전에 냄새를 맡아보자. 그 순간 나에게 맞는 음식이라면 매우 매력적인 냄새가 날 것이다. 자신에게 맞는 음식이 아니라면 혐오스러운 냄새가 날 것이다. 후각을 존중하고 거기에 귀를 기울이자.

문제는 현대 사회의 많은 사람들이 합성 향료의 사용으로 인해 후각이 손상되었다는 것이다. 세탁 세제, 가정용 세정제, 방향제, 향수 등 향이 나는 모든 인공 화학 물질은 코의 후각 수용체(냄새 수용체)를 차단한다.[19] 코에는 정해진 수의 후각 수용체가 있는데, 화학 물질이 그것을 차단하면 다른 물질의 새로운 분자가 붙을 수용체가 없어 더 이상 냄새를 맡을 수 없게 되는 것이다.[20]

우리 주변에서 향수 공장처럼 과한 향수 냄새가 나는 사람들을 볼 수 있다. 그들은 자신이 얼마나 과도하게 향수를 사용하는지 깨닫지 못한다. 세제 자체의 불쾌한 냄새를 감추기 위해 매우 강력한 향을 첨가한 일반적인 세탁 세제도 마찬가지다. 세제를 정기적으로 사용하는 사람들은 옷, 수건 및 침구에서 나는 이 냄새에 지속적으로 노출되기 때문에 세제 냄새를 맡을 수 없다. 코의 후각 수용체가 세탁 세제에 의해 영구적으로 점유되기 때문에 음식 냄새도 제대로 맡을 수 없다.

후각을 회복하려면 주변 환경에서 향이 나는 화학 물질을 모두 치우기를 바란다. 세탁 세제를 무향 천연 세제로 교체하고 향수, 향이 나는 개인위생 용품 또는 방향제를 사용하지 말자. 몇 주만 지나면 후각 수용체가 스스로 정화되어 후각이 회복될 것이다.

맛의 감각

음식은 인생에서 가장 큰 즐거움 중 하나이며, 그래야만 한다! 어떤 음식이 입에 맞지 않으면 아무리 '건강한 음식'이라고 해도 그 순간의 나에게는 잘못된 음식이다! 그러니 미각에 귀를 기울이고 그것을 존중하자! 미각은 몸의 내적 지능과 의식적인 마음 사이의 소통 채널 중 하나이기 때문에 당신에게 친구같은 존재이다.

음식으로 섭취할 때 큰 즐거움을 주는 것 이외에, 몸은 특정 영양소 조합이 필요하다는 것을 당신에게 어떻게 알릴 수 있을까? 문제는 많은 사람이 가공식품을 규칙적으로 섭취하여 미각이 변질되거나 둔해졌다는 것이다. 많은 가공식품에는 의도적으로 음식에 첨가된 미각 변형 화학 물질이 포함되어 있다.[21] 이러한 화학 물질은 독성이 있을 뿐만 아니라 미각에 변화를 일으킬 수 있다. 미각을 오랫동안 잃었기 때문에 정상으로 회복하려면 가공식품 섭취를 중단하는 것이 필수다.

일부 영양 결핍도 미각에 변화를 일으킬 수 있다(관련하여 아연과 단백질 결핍이 특히 잘 알려져 있다).[22] 건강한 자연식을 섭취하기 시작하면 영양 결핍이 줄어들고 미각이 회복될 것이다. 입안의 독소도 미각을 변형시킬 수 있다.[23] 치약 대신 냉압착 올리브 오일(또는 다른 냉압착 오일)로 양치질을 해보자. 아유르베다의 이 방식은 입안을 해독하는 데 좋다는 기록이 있다.[24] 입안의 많은 치과 재료가 독성을 유발하고 미각을 변화시킬 수 있으므로 통합적 치료를 하는 치과 의사와 협력하는 것이 매우 중요하다.[25]

식사 후의 포만감

신체의 영양 요구에 적합한 식사를 했다면 당신은 충분히 만족감을 느낄 것이다. 다른 음식에 대한 갈망은 사라지고 편안한 포만감만 느껴져 잠시 동안은 일에 집중하고 음식에 대해서는 잊을 수 있게 된다. 과식하지 않는 것이 중요하므로 '배가 가득 찬 느낌'은 아니어야 한다. 음식에서 느껴지는 즐거움과 만족감에 귀를 기울이면 더 이상 먹고 싶지 않을 때 바로 식사를 중단할 수 있다. 즐거움이 느껴지기 시작하는 것과 끝나는 것은 신체가 자신의 필요를 알리기 위해 보내는 신호다. 쾌감은 신체가 특정 음식의 영양소를 필요로 하는 한 계속 먹게 하고, 인체가 해당 영양소를 충분히 섭취하면 음식이 주는 즐거움은 멈춘다.

불안정한 혈당 수치로 인해 생기는 단 음식에 대한 갈망은 갭스인에게 흔한 현상이다. 혈당을 정상화하는 데는 시간이 걸리며, 이를 해결하는 가장 효과적인 방법은 지방(동물성 지방, 올리브유, 코코넛유 또는 기타 양질의 식물성 기름) 섭취를 늘리는 것이다. 따라서 설탕에 대한 갈망(또는 초콜릿에 대한 갈망)을 해결하려면 식사와 함께 지방을 충분히 섭취한다. 식사 사이에 혈당을 안정된 수준으로 유지하려면 비살균 버터(또는 코코넛 오일)와 약간의 비살균 꿀을 맛있게 섞어 휴대할 수 있는 유리병에 넣어 가지고 다니며 하루 종일 20~30분마다 몇 숟가락씩 먹는 것이 좋다. 이 방법은 치료 초기 단계에 매우 유용할 수 있다. 갭스 영양 프로토콜로 혈당이 정상으로 조절되면 버터/꿀 혼합물 섭취를 점차 줄이거나 중단할 수 있다.

갭스 식이요법을 하는 동안 이 지혜를 어떻게 적용할 수 있을까?

갭스 식단은 고정된 법칙이 아니며, 개개인의 신체와 일상적인 필요에 맞게 조정해야 한다. 갭스 식이요법의 허용 식재료 목록은 먹어야 할 음식을 알려준다. 이러한 다양한 음식을 **언제, 어떤 비율**로 섭취할지는 당신에게 달려있다.

욕구, 후각, 미각, 만족감을 통해 전달되는 몸의 요구에 귀를 기울이자. 예를 들어, 어느 날은 아침 식사로 사과만 먹고 싶지만 내일은 달걀, 베이컨, 소시지, 익힌 야채로 만든 푸짐한 아침 식사를 즐길 수 있는 것이다. 예를 들어,

첫날에는 육수를 마시고 익힌 닭고기를 먹는 것만으로도 매우 행복했지만, 다음 날에는 고기나 육수가 전혀 생각나지 않고 야채와 요거트를 먹는 것이 훨씬 더 행복할 수 있다. 신체는 매 식사마다 단백질, 지방 및 탄수화물의 비율을 알려준다. 어떻게? 특정 음식에 대한 욕구를 통해서다. 따라서 가족 식사를 할 때는 그때그때 입맛에 맞는 음식만, 그리고 입맛에 맞는 양만큼만 먹어야 한다.

갭스 식이요법을 따를 때는 몸의 욕구에 귀를 기울이는 것이 중요하다. 몸의 욕구는 도입식단의 단계를 얼마나 빨리 통과할 수 있는지, 식사를 준비할 때 소금과 후추를 얼마나 사용해야 하는지, 육류와 채소를 매일 어떤 비율로 섭취해야 하는지 알려준다. 예를 들어, 스트레스를 많이 받는 사람은 상대적으로 평온한 생활을 하는 사람보다 식사에 훨씬 더 많은 소금과 지방이 필요할 수 있다. 스트레스를 많이 받는 사람이 고기 육수를 맛있게 먹기 위한 소금의 양은 다른 사람에게 맛없게 느껴질 수도 있다. 갭스 도입 식단을 따르는 '탄수화물 대사형 사람'은 고기 육수에 익힌 채소를 많이 넣고 다른 사람이 대신 고기와 지방을 대부분 먹도록 하는 반면, '단백질 대사형 사람'은 채소를 전혀 넣지 않거나 소량만 넣어도 만족하고 고기 육수와 함께 고기와 지방을 충분히 먹고 싶을 수도 있다.

식이요법 단계 중 허용되지 않는 음식을 정말로 원한다면 그건 당신의 몸이 필요로 하는 것일 수 있으며, 이를 따라야 한다. 당신은 고유한 존재이며 누구도 당신을 위해 정확한 음식 도입 순서를 처방해 줄 수 없다. 갭스 도입 식단의 첫 번째 또는 두 번째 단계를 엄격히 따르고 있고 건강하다고 느끼지만 어느 날 (계획에 포함되지 않은) 생 토마토에 대한 강한 욕구를 느낀다면 이 욕구에 귀를 기울이도록 하자! 이것은 당신의 몸이 이 특정 시기에 특정 영양소가 필요하다고 말하는 것이며, 생 토마토가 이를 제공해 줄 것이다(특히 자신의 정원에서 방금 익은 것을 딴 경우).

신체가 필요로 하는 것을 거부하면 전해질 균형이 깨지거나 호르몬이 제대로 작동하지 않거나 다른 것이 작동하지 않는 등 문제가 발생할 수 있다. 그렇다, 생 토마토를 먹어서 식단 중 '치팅'을 한 것일 수 있지만, 신체의 특정 요구가 충족되면 영양 프로토콜을 계속 진행할 수 있다. 모든 진전은 두 걸음 앞으로 가다가 한 걸음 뒤로 물러서는 과정을 겪으며, 치유도 예외는 아니다. 따라서 가끔 당신 몸이 정말로 요구하는 것이라면 식이요법 중 '치팅'에 대해 걱정하지 말자.

이것은 속임수가 아니라 내 몸과 함께 일하고 몸을 존중하는 것이다. 몸은 우리가 가진 모든 지능과 과학으로 알 수 있는 것보다 훨씬 더 많은 것을 스스로 알고 있다는 사실을 기억하자! 물론 이러한 '치팅'은 자연식품에만 적용되며 인공 가공식품에는 적용되지 않는다.

우리 몸의 영양 요구량은 항상 변한다는 사실도 기억하자. 따라서 음식에 대한 욕구도 항상 바뀔 수 있다. 아침에는 포만감을 주던 음식이 점심에는 맛이 없을 수도 있고, 오후에 맛있던 음식이 저녁에는 거부감이 들 수도 있다. 이러한 모든 감정은 매우 의미가 있으며 귀 기울여 들어야 한다! 여러분은 고유한 개인이기 때문에 식탁에 둘러앉은 다른 사람에게 어울리는 음식이 여러분에게는 전혀 어울리지 않을 수도 있다. 음식의 즐거움을 따라가 보자, 그러면 잘못된 음식을 먹게 되지는 않을 것이다!

갭스 식이요법을 하는 아이들에게는 어떻게 적용할까?

부모로서 우리는 자녀를 위해 결정을 내려야 한다. 갭스 어린이는 후각, 미각, 음식에 대한 욕구가 왜곡되어 있으며, 자신에게 해로운 음식에 대한 심한 갈망과 중독을 갖고 있을 수 있다. 이러한 갈망과 중독은 대개 가공식품에 대한 것이다. 갭스 영양 프로토콜은 모든 가공식품을 제외하기 때문에 자녀는 모든 행동 및 신체적 증상과 함께 금단 증상도 겪을 수 있다.

이 어려운 시기를 아이가 이겨낼 수 있도록 부모가 이해하는 것이 매우 중요하다. 아이의 대사상태는 질병을 일으킬만큼 고착되어 있어서 이 상태를 유지하고 지속시키려고 특히 건강에 좋지 않은 음식이 당기게 한다. 따라서 병든 대사상태를 유지하고 싶지 않다면 아이에게 대사를 망치는 음식을 먹이는 것을 허용할 수 없다. 아이의 몸을 건강한 대사 상태로 바꾸려면 시간과 노력이 필요하며, 갭스 영양 프로토콜이 이를 대신해 줄 것이다. 따라서 갭스 식단에서 허용하는 식품 목록을 따르도록 해야 한다.

그 목록 내에서 자녀가 선택할 수 있을 만큼 다양한 식품을 제공하도록 노력하자. 자녀가 욕구, 후각, 미각, 만족감의 감각을 사용하기 시작하는 것은 매우 중요하다. 병든 대사 상태에서는 이러한 감각이 억제되고 왜곡되어 있기 때문에 자녀가 이러한 감각을 사용하는 방법을 배우고 처음 발견하는 데까지 시간이 필요하다.

모든 어린이(갭스 어린이 또는 건강한 '정상' 발달 아동 모두)는 생애 초기부터 음식과 건강한 관계를 형성하는 것이 중요하다. 안타깝게도 서구 사회에서는 그렇지 못한 경우가 많다. 일부 부모가 아이의 식탁 예절에 대해서는 열심히 가르치면서 정작 아이에게 제대로 된 식사를 준비하기 위한 노력은 전혀 하지 않는 것(전자레인지로 조리한 음식을 제공하는 것)을 보면 매우 속상하다. 질 낮은 음식과 그 '음식'을 최고의 식탁 예절을 따르며 먹어야 한다는 부담감이 결합하면 어린 아이는 물론이고 누구나 음식을 멀리할 수 있다!

아이의 정상적인 감각을 발달시키기 위해서는 음식과 관련하여 풍미와 맛이 가득한 천연 홈메이드 건강식품이 필요하며, 아이가 자신의 방식대로 음식을 탐색할 수 있도록 해 줘야 한다. 식사 예절은 나중에 배울 수 있다. 그보다 아이가 음식에 대한 자연스러운 욕구, 후각, 미각, 만족감을 먼저 배우게 하면 평생 아이에게 큰 도움이 될 것이다.

아이가 자신의 직관(내면의 지능)과 연결될 수 있도록 도와주려면 어떻게 해야 할까?

영유아는 태어나고 나서 첫 몇 년 동안 환경에 대해 배우며, 음식은 이러한 환경의 중요한 부분을 차지한다.[26] 이유식을 포함해 고형식을 접하는 생후 첫 몇 년 동안 어린이는 음식과 긍정적인 관계를 형성해야 한다. 이 시기를 놓치면 섭식 문제뿐만 아니라 행동, 태도, 감정, 심지어 학습에 이르기까지 많은 문제가 발생할 수 있기 때문에 이 시기를 놓치지 않는 것이 매우 중요하다![27]

아기에게 첫 음식을 도입할 때는 촉각, 시각, 후각, 미각 등 아이의 모든 감각이 이 과정에 관여해야 한다는 점을 기억하자. 아기는 손가락으로 음식을 만져보고, 온도와 질감을 느끼고, 냄새를 맡고 모양을 보아야 한다.

그런 다음 근육의 움직임을 지각하는 동작 수용체를 이용하여 음식을 입으로 가져가야 할 필요가 있다. 이것은 아기의 결정에 따른 자발적인 행동이어야 한다. 이것은 매우 중요하다! 그런 다음 냄새를 맡고 맛을 봐야 한다. 그런 다음 씹고 삼키게 한다. 그러면 아기의 몸과 위장은 이 음식이 내장과 전체 유기체에 어떤 영향을 미치는지에 대한 피드백을 줄 것이다. 이렇게 해야 비로소 경험이 완성된다!

이것은 아기의 작은 두뇌가 처음으로 접하는 매우 복잡하고 혼합된 감각을 입력하는 일이다. 이는 아기의 정상적인 발달에 절대적으로 필요하다. 이 과정에서 아기의 뇌에 수용체, 신경 세포간의 연결, 그리고 특정 기능을 조절하는 중심이 새롭게 형성되며 아기의 정서적 특성, 일반적인 성격 및 삶에 대한 태도에 깊은 영향을 미친다.[27,28]

건강한 식사 과정을 위해서 영유아는 손으로 음식을 먹도록 하는 것이 꼭 필요하다! 사실, 이 단계에서 수저를 사용하거나 '깨끗하게' 먹어야 한다는 강박 관념은 아이의 발달에 해롭다. 이 시기는 매우 짧으며 예절을 지키며 '깨끗하게' 식사하는 시기는 곧 올 것이다. 하지만 생후 첫 몇 년 동안은 '지저분한' 것이 아이에게 가장 좋은 것이다!

반드시 아기에게 숟가락을 주고 부모는 또 다른 숟가락을 사용하여 먹이되, 음식은 아이 앞에 있어야 하고, 아기의 손에 음식이 있어야 하며, 스스로 음식을 먹는 과정에 깊이 관여해야 한다. 다른 사람이 음식을 먹여주어 아기 스스로 음식을 탐닉하는 과정에 충분히 참여하지 못할 경우, 아기의 뇌는 제한된 감각만을 받기 때문에 제대로 발달하지 못한다.[26-29] 아기의 뇌가 새로운 수용체를 만들고 새로운 중추를 깨우려면 음식을 먹는 과정에 자발적이고 깊게 관여하는 행동을 해야 한다.

같은 음식이라도 다르게 조리하면 아기에게는 새로운 경험이 된다. 예를 들어 반숙 달걀은 오믈렛이나 달걀 프라이와 매우 다르며, 같은 음식이라도 조리 방법에 따라 다르게 인식될 수 있다. 따라서 다양하게 조리하여 아기에게 점진적으로 도입해야 한다.

많은 사람들이 음식이 우리 삶에서 얼마나 큰 부분을 차지하는지 깨닫지 못한다! 특히 아기가 이 지구상의 삶을 시작하고 조화롭게 발달하는 데 음식은 큰 부분을 차지한다. 이 발달 단계는 정서적 특징과 성격을 형성하기 때문에 인생 전반에 큰 영향을 미친다.[27-29] 아주 어린 나이에 이 발달 단계에 힘을 쏟으면 평생 자녀에게 큰 보상이 될 것이다! 음식과 건강한 관계를 맺을 수 있었던 아기들은 대개 성격이 긍정적이고 밝다. 음식을 마음대로 만지고 탐색할 수 없었던 아기들은 발달이 억제된다. 결국 세상에 대한 제한적인 태도와 음식과의 부적절한 관계로 인해 까다로운 식습관, 섭식 장애 및 건강 문제로 이어지는 경우가 많다.[27-29] 안타깝게도 이는 어린 시절에 음식과 적절한 관계를 맺지 못한 서구의 많은 어린이와 성인에게 해당하는 이야기다.

음식과 올바른 관계를 발전시키기 위해 모든 갭스 환자(어린이와 성인 모두)에게 특히 치료 첫해에는 가능한 한 자주 손으로 식사하는 간단한 치료 방법을 강력히 권장한다. 물론 낯선 사람 앞에서, 식당에서 외식을 할 때는 수저를 사용하고 테이블 매너를 지켜야 한다. 하지만 집에 있을 때 '남들 앞에서'가

아니라면 수저를 사용하지 말고 모든 것을 손으로 먹어보자.

　이 간단한 조언을 충분히 오랫동안 지키다 보면 어느 순간 음식과 얼마나 더 깊이 연결되고 그것이 우리 몸에 미치는 영향을 얼마나 더 잘 인식하게 되는지 깨닫게 될 것이다. 손은 본능적으로 당신에게 가장 좋은 음식으로 당신을 인도할 것이다. 어린 시절에 음식이 두뇌 발달을 위해 해야 했던 모든 일이 서서히 일어나게 될 것이다. 아기 때 받지 못한 것을 되찾게 될 것이다!

　모든 연령대의 아이를 치유하려는 경우, 아이가 스스로를 '이상한 사람'이라고 느끼지 않도록 온 가족이 함께 손으로 식사하는 것이 가장 좋을 수 있다. 수저를 사용하는 것보다 손으로 먹는 것이 인간에게 훨씬 더 생리학적으로 적합하기 때문에 온 가족이 이 치료법의 혜택을 받을 수 있다. 수저는 우리 몸의 지능과 음식 사이에 장벽이 되어 우리가 먹는 음식으로부터 온전한 감각 정보를 받아들이지 못하게 한다. 건강과 치유가 중요하다면, 우리는 음식과 올바른 관계를 발전시키는 과정에서 이러한 장벽이 방해되지 않도록 해야 한다. 그리고 이런 관계 없이는 만성 질환에서 완전히 회복할 수 없다!

　다시 한번 강조하자면, 음식과 관련된 정상적인 감각을 발달시키기 위해서는 풍부하고 만족스러운 맛과 향이 가득한 천연 재료로 만든 건강식이 필요하다. 음식은 반드시 신선한 천연 재료로 직접 만든 것이어야 한다!

　결론적으로 대자연이 인체를 설계하는 데 수십억 년이 걸렸으며, 인체는 놀랍도록 지적인 창조물이다! 지구상에 존재하는 모든 자연식품은 같은 시기에 자연이 설계한 것이기 때문에 우리 몸의 내적 지능은 그 성분을 알고 있으며, 특정 필요에 따라 어떤 식품을 선택해야 하는지도 알고 있다. 우리가 해야 할 일은 이 지혜를 따르는 것이다. 언제 먹을지, 어떤 음식을 어떤 조합으로 먹을지 등 결정을 내릴 때 감각을 활용하자. 그리고 당신은 고유한 존재이므로 이웃에게 맞는 음식이 나에게는 전혀 맞지 않을 수도 있다는 사실을 기억하길 바란다.

3장
갭스인을 위한 영양 보충제

자연은 우리 몸이 알약이 아닌 음식에서 영양을 공급받도록 설계했다. 갭스 식단은 갭스 어린이와 성인의 성공적인 영양 관리를 위한 최우선 사항으로 다뤄져야 한다.

지구상에서 그 어떠한 약도 음식이 우리 몸에 미치는 효과의 손톱만큼도 따라올 수 없다. 그리고 갭스 증후군은 본질적으로 특히 소화 장애와 관련이 있기 때문에 장에 유입되는 음식에 매우 주의를 기울여야 한다. 왜 그럴까? 많은 보충제가 이미 염증이 생기고 손상된 장 벽을 자극하여 치유 과정을 방해할 수 있기 때문이다. 열심히 노력해서 식단을 실천해놓고 그 전체 과정을 알약으로 망치는 것을 원하는 사람은 없을 것이다.

많은 갭스인들이 식단만으로 질병을 회복했다. 그러나 일부 보충제는 유익하고 도움이 될 수 있다. 보충제는 개인에 따라 달리 복용해야 하며, 자격을 갖춘 전문가의 조언을 따르는 것이 이상적이다. 여기에선 가장 도움이 될 만한 보충제에 집중해서 다룰 것이다. 대부분 환자는 다른 것을 추가하지 않고 음식과 이 소수의 보충제만 챙겨도 치유 과정이 매우 순탄하게 진행될 것이다.

갭스 환자에게 가장 유용한 보충제

1. 효과적인 치료용 프로바이오틱스
2. 필수 지방산
3. 대구 간유
4. 소화 효소
5. 비타민 및 미네랄 보충제

이러한 보충제에 대해 자세히 살펴보자.

1. 프로바이오틱스

프로바이오틱스는 영양 보충제 또는 발효 식품 형태의 유익한 미생물로, 손상된 토착 미생물 군집을 대체하거나 보충하기 위해 섭취할 수 있다. 항생제 antibiotics 가 '생명에 반대 anti- 한다'는 의미지만 프로바이오틱스 probiotics 는 '생명을 위한 pro-' 또는 '생명 친화적'이라는 뜻이다.[1]

발효 식품의 형태로 프로바이오틱 미생물을 섭취한 역사는 오래전으로 거슬러 올라간다. 수천 년 동안 사람들은 우유, 과일, 채소, 콩, 생선, 육류, 곡물을 발효하면 맛이 좋아지고 소화가 잘되며 보존성이 높아진다는 것을 알았다. 오늘날 전 세계 여러 문화권에서는 발효 식품을 통해 유익한 미생물을 일상적으로 섭취하고 있다.

예를 들어, 소금에 절인 양배추(사워크라우드) 및 기다 발효 채소(러시아, 독일, 동유럽 및 아시아), 올리브 및 살루미(지중해 국가), 케피어(러시아), 마준(아르메니아), 쿠미스(러시아 및 아시아), 라시(인도), 지오두(사르데냐), 요거트 및 치즈(전 세계), 발효 생선(한국, 스웨덴, 일본, 러시아), 발효 곡물(아프리카) 및 발효 대두(아시아) 등이 이에 해당한다.[2,3]

20세기 초 러시아 과학자 일리아 메치니코프 Ilia Metchnikoff 는 과학적 근거를 바탕으로 프로바이오틱스를 연구하였다.[4] 메치니코프는 불가리아의 시골 사람들이 발효유 제품을 정기적으로 섭취하고 건강하게 장수한다는 사실에 주목했다. 그는 '불가리아 바실러스'라고 불리는 박테리아를 분리하여 자신의 과학적 실험에 사용했다. 오늘날, 이 박테리아는 락토바실러스 불가리쿠스로 알려져 있으며 상업용 프로바이오틱스 보충제와 요거트 생산에 널리 이용되고 있다. 그의 발견 이후 유럽에서는 락토바실러스 불가리쿠스가 대중적인 보조제가 되었다.

항생제가 등장하면서 서구 국가들에서는 프로바이오틱스가 대부분 잊혀졌다. 그러나 1916년 메치니코프가 사망한 후에도 전 세계 여러 나라에서 그의 연구는 계속되었다. 러시아, 스칸디나비아, 일본은 수십 년 동안 프로바이오틱 박테리아를 인간을 위한 치료제로 사용해 왔다.[1,4] 20세기 대부분 동안 서구 사회는 프로바이오틱스를 주로 농장 가축 사료에 사용했으며, 동물의 건강에 유익한 특성에 대한 많은 과학적 데이터를 수집해왔다. 최근에 서구 과학계에서 인간을 위한 프로바이오틱스 사용에 대해 연구하기 시작했으며, 현재 이 주제에 대한 수많은 과학 논문을 발표하고 있다. 그 결과 프로바이오틱스가 치료의 일부로서 성공적으로 사용된 질환의 범위가 빠르게 늘어나고 있다.

프로바이오틱스의 가장 큰 용도는 당연히 위장 장애 치료다. 프로바이오틱스가 도움을 줄 수 있는 질환은 다음과 같다.

소화관 바이러스 감염[5,6] / 유아의 괴사성 장염[7] / 난치성 소아 설사[8] / 거짓막 대장염 pseudomembranous colitis [7-9] / 여행자 설사[8-13] / 클로스트리듐 디피실 장염[10,33] / 헬리코박터 감염[35-37] / 장병원성 대장균 감염[9,13] / 염증성 장 질환(크론병, 궤양성 대장염, 만성 게실염)[12] / 과민성 대장 증후군[14,15] / 유당 불내증[6,9,10,16] / 대장암 예방에 대한 실험실 연구[6,9,10,16] / 영아 산통[18,19]

많은 경우, 치료 요법에 프로바이오틱스를 추가하면 임상 양상이 개선되었을 뿐만 아니라 질환이 완치되기도 했다. 소화기 문제 외에도 다음을 포함한 많은 건강 문제가 프로바이오틱스 치료에 반응하는 것으로 나타났다.

- 음식 알레르기, 천식, 습진, 아토피를 포함한 알레르기[20-27]
- 자폐증, 정신분열증 및 기타 정신 질환[28,29]
- 다양한 종류의 감염[30-32]
- 간염, 간경변 및 담도 질환[34-36]
- 수막염[35,36]
- 악성 종양[41,42]
- 관절염[43]
- 당뇨병[38,39]
- 비만[44]
- 다양한 정도의 화상[35,36]
- 수술 환자 및 대량 출혈 환자의 수술 전후 관리 및 집중 치료[34,40]
- 자가 면역 질환[17,30]
- 내분비 및 신경계 질환[35,36]

위 리스트는 과학 논문에 발표된 증상들에 불과하다. 하지만 프로바이오틱스 사용 경험이 있는 의사나 전문가와 상담해 보면 이 목록은 훨씬 더 길어질 수 있다. 시중에는 두 가지 프로바이오틱스 그룹이 있다.

실험실 배양 미생물

다양한 미생물종을 분리하여 통제된 조건에서 실험실에서 배양한 미생물종이다. 이러한 종을 혼합하여 프로바이오틱스 보충제를 만들고 모든 미생물을 라벨에 표시한다. 시중에서 판매하는 대부분의 프로바이오틱스 보충제는 이 유형에 속한다.

자연 발효 프로바이오틱스

자연 발효 프로바이오틱스는 미생물을 천연 배지에서 배양한 후 수확, 건조하여 캡슐에 담은 혼합물이다. 종종 혼합물에 포함된 모든 미생물종을 검사할 수 없기 때문에 검사할 수 있는 종류만 라벨에 표시한다. 이러한 프로바이오틱스는 매우 드물고 시장에서 나타났다가 사라지기도 한다. 그럼에도 불구하고 이러한 프로바이오틱스는 매우 효과적이고 도움이 될 수 있으며, 때로는 실험실에서 배양한 미생물보다 치료 효과가 더 좋을 수도 있다.

그렇다면 실험실에서 배양한 미생물종으로 만든 시판용 프로바이오틱스에는 일반적으로 어떤 미생물이 있을까?

1) 유산균

유산균은 젖산을 생성하는 큰 박테리아 과에 속하며, 이름에서 알 수 있듯이 젖산균이다. 이 과에 속하는 가장 일반적으로 알려진 박테리아는 락토바실러스 아시도필루스 L. acidophilus, 락토바실러스 불가리쿠스 L. bulgaricus, 락토바실러스 람노서스 L. rhamnosus, 락토바실러스 플란타룸 L. plantarum, 락토바실러스 살리바리우스 L. salivarius, 락토바실러스 루테리 L. reuteri, 락토바실러스 존슨니 L. johnsonii, 락토바실러스 카세이 L. casei, 락토바실러스 델브루스키 L. delbrueskii이다.

락토바실러스는 인간의 장, 입, 목, 코, 상기도, 질, 생식기 점막에 서식하는 정상적이고 필수적인 존재들이다.[45-47] 이들은 인간의 모유에서도 대량으로 발견된다.[48] 아기들이 태어날 때 이미 일부 박테리아가 소화 시스템에 자리 잡고 있다. 출생 후 유산균은 처음 며칠 동안 신생아의 체내에 단단히 자리를 잡고 평생 숙주와 복잡한 관계를 형성한다. 유산균은 젖산을 생성하여 점막에 산성 환경(pH 5.5-5.6)을 유지함으로써 병원성 미생물의 성장을 억제한다.[45]

유산균은 젖산 외에도 강력한 살균제인 과산화수소, 병원균의 성장을 억제하는 항균물질, 항바이러스 및 항진균제 등 다양한 활성 물질을 생성한다. 유산균은 면역 체계에 관여하여 호중구, 대식세포, 면역 글로불린, 알파 및 베타 인터페론, 인터류킨-1 및 종양괴사 인자의 활동을 자극한다.[46] 유산균은 장의 세포 재생 과정을 조율하여 장 벽을 긴강하고 온전하게 유지히는 데 관여한다. 유산균은 위와 장에 가장 많이 서식하며 소화 기관의 주요 보호 물질로 간주된다.[45-48] 락토바실러스는 건강에 도움이 되는 보충제로 연구하고 사용한 최초의 프로바이오틱 박테리아였다. 실제로 락토바실러스는 오늘날 시판되는 프로바이오틱스 제품에서 가장 흔한 박테리아다.

2) 비피더스균

가장 일반적으로 알려진 종은 비피도박테리아 비피덤 B. bifidum, 비피도박테리아 브레브 B. breve, 비피도박테리아 롱검 B. longum, 비피도박테리아 인판티스 B. infantis 등으로 많은 종들이 확인되었다. 비피도박테리아는 인간의 장, 소장, 질, 생식기 부위에 가장 많이 존재하는 프로바이오틱 박테리아의 큰 계열이다.[49] 건강한 아기의 장에 서식하는 모든 박테리아의 대부분은 비피도박테리아다.[48,49] 성인의 장에 비피더스균은 락토바실러스균보다 약 7배 더 많으며 여러 가지 유용한 기능을 수행한다.[49] 비피더스균은 병원균으로부터 장을 보호하고 면역계에 관여하여 장의 완전성과 건강을 유지하는 다양한 항생제 유사 물질을 생산할 뿐만 아니라 신체에 영양을 공급하는 역할을 한다. 비피더스균은 아미노산, 단백질, 유기산, 비타민 K2, 판토텐산, 비타민 B1(티아민), 비타민 B2(리보플라빈), 비타민 B3(나이아신), 엽산, 비타민 B6(피리독신), 비타민 B12(코발라민)을 활발히 합성하고 칼슘, 철분, 비타민 D의 흡수를 돕는다.[48-52] 비피더스균은 현재 시장에서 이용할 수 있는 프로바이오틱스 보충제에서 두 번째로 많은 박테리아군이다.

3) 대장균 또는 대장균의 생리적 균주

대장균은 박테리아의 큰 과에 속하며, 이 과에 속하는 병원성 박테리아는 혈액 감염을 일으킬 수 있다.[53] 생리적 대장균은 건강한 인간 장 내에 서식하며, 이는 지극히 정상적인 모습이다.[54] 생리적 대장균은 일반적으로 소화기관의 특정 부위인 소장과 대장의 하부에 서식하며 다른 곳에서는 발견되지 않아야 한다. 대장균이 입, 위 또는 십이지장에서 발견되면 장내 생태계의 이상, 즉 장내 미생물 불균형을 나타낸다.[54]

생리적 대장균은 유당을 소화하고, 비타민(비타민 K 및 B군)과 아미노산을 생산하며, 콜리신이라는 항생제 유사 물질을 생성하고, 국소 및 전신 면역에 강력한 영향을 미치는 등 신체에서 여러 가지 유익한 기능을 수행한다. 이들은 대장균을 포함한 다양한 병원성 미생물에 대해서도 매우 활발하게 작용한다.[54,55]

실제로 장내를 생리적 대장균으로 채우는 것이 병원성 대장균에 감염되지 않도록 하는 최고의 보험이라고 할 수 있다. 이것이 바로 1917년 독일 의사 알프레드 니슬 Alfred Nissle 이 제1차 세계 대전 당시 대부분의 병사가 장티푸스에 걸렸을 때 일부 병사들은 왜 장티푸스에 걸리지 않는지를 조사하던 중 발견한 것이다. 그는 병사들의 대변에서 대장균의 특정 균주를 발견했고, 이 균주를 니슬 균주라고 명명했다.[56] 그는 이 박테리아를 배양하여 젤라틴 캡슐에 담았다. 알프레드는 이 제품을 직접 사용해 본 후 뮤타플로 Mutaflor 라는 이름으로 제조하기 시작하였다. 뮤타플로는 여전히 시중에서 판매하고 있다.[57] 현재는 다른 생리적 대장균 균주들을 연구하여 전 세계 일부 상업용 프로바이오틱스 조합에 사용되고 있다.

4) 엔테로코커스 페시움 Enterococcus faecium 또는 스트렙토코커스 페칼리스 Streptococcus faecalis

이름에서 알 수 있듯이, 이 박테리아는 다른 많은 프로바이오틱스와 마찬가지로 사람의 대변에서 분리되었다. 일반적으로 장에 서식하며 과산화수소를 생성하고 pH를 5.5로 낮춰 병원균을 제어한다. 이들은 단백질을 분해하고 탄수화물을 발효시킨다. 이 박테리아는 다양한 형태의 설사 치료에 효과적이라는 여러 임상 연구가 있다.[58] 이 박테리아는 시중에 판매되는 프로바이오틱스 제품에서 흔히 볼 수 있다.

5) 고초균 Bacillus subtilis 및 기타 포자를 형성하는 간균 spore-forming bacilli

고초균은 토양에 서식하는 미생물이다. 이 미생물은 제2차 세계 대전 중 독일의 미생물학자가 처음 발견했으며, 독일군을 이질과 장티푸스로부터 보호하는 데 사용하였다. 전쟁 후 독일, 러시아, 이탈리아, 핀란드, 동유럽, 중국, 베트남에서 고초균을 광범위하게 연구했다.[59,60] 고초균의 아종으로는 바실러스 리케니포미스 B. licheniformis, 바실러스 세레우스 B. cereus, 바실러스 브레비스 B. brevis, 바실러스 메센테리쿠스 B. mesentericus, 바실러스 푸밀리스 B. pumilis 등의 여러 가지가 발견되었다.

이들 대부분은 동물에서 치료 효과가 입증되었고 이후 사람에게도 효과가 있는 것으로 나타났다. 이에 따라 고초균을 넣은 다양한 가축용 제품이 개발되었다. 러시아, 독일, 이탈리아, 동유럽, 일본, 베트남, 중국의 의사들은 수십 년 동안 고초균과 그에 속하는 아종을 인간에게 사용해왔다. 일본에서는 전통적으로 비타민, 아미노산 및 기타 영양소가 매우 풍부한 콩 발효 제품인 낫또를 만드는데 고초균을 이용한다.[62]

고초균과 그 많은 아종 및 기타 포자 형성 바실러스(간균)는 위산, 대부분의 항생제, 극심한 온도 변화, 건조, 살균 화학 물질 및 기타 영향을 이겨내는 작고 단단한 씨앗인 포자를 생성하여 증식할 수 있다. 포자 형태로 보존되고 보호되는 바실러스는 극심한 환경 변화에도 견딜 수 있고 수년 동안 살아남는다. 오랫동안 우리는 고초균이 토양에서만 나온다고 생각했지만, 최근 연구에 따르면 이 포자를 형성하는 미생물은 인간의 장내 미생물군과 초식 동물의 반추위에도 정상적으로 서식하는 것으로 밝혀졌다.[59] 이 미생물은 다형성이 강해 알아볼 수 없을 정도로 모양과 형태, 기능을 바꿔가며 환경 변화에 적응할 수 있다.

고초균이 인체 건강에 미치는 유익한 효과는 오랫동안 연구되어 왔으며,

이 균은 강력한 면역 자극 특성이 있어, 특히 알레르기 및 자가 면역 질환에 효과적인 것으로 알려져 있다. 고초균은 다양한 소화 효소, 항바이러스, 항진균, 항박테리아 및 기타 활성 물질을 생성하며 장내를 깨끗하게 유지하는 훌륭한 폐기물 재활용 업체라고 할 수 있다.[59-61] 수십 년 동안 고초균 아종은 썩은 물질을 분해하고 부패성 미생물을 억제하는 능력이 뛰어나 산업 폐기물 관리에 사용되어 왔다. 포자를 형성하는 바실러스는 장내의 오래된 부패물을 제거함으로써 정상적인 장내 미생물군을 재건할 수 있는 토대를 마련할 수 있다. 내 경험상, 이 미생물군을 함유한 프로바이오틱스는 시중에 나와 있는 프로바이오틱스 중 가장 효과적인 제품 중 하나다.

6) 사카로마이세스 불라디 및 기타 유익한 곰팡이

사카로마이세스 불라디 S. boulardii는 1920년 프랑스 과학자 헨리 불라드 Henri Boulardi 가 처음 발견한 곰팡이다.[63] 그는 중국 사람들이 리치 열매 추출물로 설사를 치료하는 것을 관찰했다. 그리고 이 추출물에서 사카로마이세스 불라디라는 이름의 효모를 발견했다. 이 효모를 보충하면 어린이와 성인의 다양한 형태의 설사를 치료하는 데 효과적인 것으로 밝혀졌다.[63,64]

최근에는 병원성 효모인 칸디다 알비칸스에 대한 길항제로 이 효모를 사용하는 데 많은 관심이 쏠리고 있다. 그 이후로 다른 유익한 곰팡이들이 발견됐다. 현재 의학계에서는 더 큰 곰팡이인 버섯을 사용해 장내 미생물군을 재조정하는 방법을 연구하고 있다.[65] 곰팡이는 면역계를 자극하고 장의 상피층을 유지하며 효소, 비타민, 아미노산을 생산하고 그 밖에도 우리에게 많은 유익한 일을 한다. 곰팡이는 자연계에 존재하는 모든 미생물 군집의 기초이며, 작은 미생물이 살아갈 수 있는 균사 네트워크/매트릭스를 형성한다. 프로바이오틱 미생물에 대한 연구 분야에서는 연구 초기부터 지금까지 박테리아가 가장 많은 관심을 받아왔다. 곰팡이가 더 많은 관심을 받게 될 때가 오면 곰팡이가 우리에게 얼마나 중요한지 알게 될 것이다.

갭스 영양 프로토콜의 가장 강력한 프로바이오틱스는 홈메이드 발효 식품의 형태로 섭취하는 것이다. 발효 채소, 유제품 및 기타 발효 식품 만드는 법은 **우리가 먹어야 할 음식과 그 이유, 몇 가지 레시피** 챕터에서 설명했다. 이러한 식품을 식단의 일부로서 규칙적으로 섭취하면 매우 저렴한 비용으로 생명력 있고 활동적인 유익한 미생물의 군집을 제공받을 수 있다. 전 세계의 많은 사람이 시판용 프로바이오틱스를 복용하지 않고 직접 만든 발효 식품을 섭취함으로써 만성 질환에서 회복했다. 어떤 사람들은 두 가지를 모두 이용하며, 때로는 다른 이유로 발효 식품을 견딜 수 없어 시판용 프로바이오틱스가 필요한 사람들도 있다.

시중에서 판매하는 프로바이오틱스 보충제에 대해 알아보자. 시중에는 프로바이오틱스 음료부터 분말, 정제 및 캡슐 형태에 이르기까지 다양한 제품이 판매되고 있다. 안타깝게도 많은 프로바이오틱스 제품이 충분히 강력하지 않거나 효능을 발휘할 만큼 강력한 박테리아 종을 함유하고 있지 않다.

그렇다면 좋은 프로바이오틱스 제품은 어떻게 선택해야 할까? 좋은 품질의 보충제를 선택하는 데 도움을 줄 수 있는, 프로바이오틱스 사용 경험이 있고 자격을 갖춘 전문가와 상담하는 것이 좋다. 다음은 프로바이오틱스를 직접 선택하려는 경우 따라야 할 몇 가지 일반적인 지침이다.

1. 좋은 프로바이오틱스는 가능한 한 다양한 종류의 유익한 미생물을 함유하고 있어야 한다. 사람의 장에는 셀 수 없이 많은 종류의 다양한 박테리아, 곰팡이 및 기타 미생물이 존재한다. 우리는 가능한 한 그 다양성에 가까워지도록 노력해야 한다. 프로바이오틱 미생물의 종류에 따라 장단점이 다르다. 여러 가지를 혼합하여 섭취하면 최대의 효과를 얻을 수 있는 가능성이 높아진다.

2. 다양한 프로바이오틱 박테리아 그룹의 균주를 혼합하여 섭취하는 것이 한 그룹만 섭취하는 것보다 더 유익하다. 예를 들어, 시중에 판매되는 많은 프로바이오틱스에는 락토바실리만 포함되어 있다. 시중의 세 가지 주요 대표 균주를 조합한 제품에는 보통 락토바실러스, 비피더스, 포자 형성균이 들어있다. 이것들을 함께 섭취하는 것이 일반적으로 가장 효과적이다. 여기에 유익한 곰팡이를 추가하면 더 효과적이다.

3. 프로바이오틱스 제조업체는 모든 제품에 대해 강도* 및 미생물 구성을 검사해야 하며, 테스트 결과를 공개할 준비가 되어 있어야 한다.

4. 좋은 프로바이오틱스에는 g당 최소 80억 마리의 박테리아 세포가 농축되어 있어야 한다. 프로바이오틱 박테리아를 충분히 많이 섭취해야 개선 효과를 볼 수 있다. 그러나 박테리아 수가 가장 많은 프로바이오틱스 제품이 항상 좋은 것은 아니다. 프로바이오틱스는 '다이 오프' 반응을 일으킬 수 있기 때문이다. 이에 대해 더 자세히 알아보자.

―――――

* 프로바이오틱스 영양제에서 강도(strength)는 일반적으로 프로바이오틱스의 효능과 농도를 나타내며, 주로 함유된 유익균 수(보통 CFU, Colony Forming Units 로 표시)로 측정된다. CFU는 특정 양의 제품에서 살아 있는 유익균의 개수를 의미하며, 강조가 높다는 것은 많은 수의 유익균이 포함되었다는 것을 뜻한다.

치료 효과가 좋은 프로바이오틱스는 항상 소위 '다이 오프 반응'을 일으킨다. 이것은 무엇일까? 프로바이오틱 박테리아가 소화기관에 들어가면 병원성 박테리아, 바이러스 및 곰팡이를 파괴하기 시작한다. 이러한 병원균이 죽으면 독소를 방출한다. 이 독소가 바로 당신이나 환자에게 개별적인 증상을 유발한다. 따라서 환자의 특징적인 증상이 일시적으로 악화될 수 있다. 환자는 평소보다 더 피곤함을 느끼고, 전반적으로 '안색이 안 좋아지고', 두통, 피부 발진, 요통, 방광염, 정서적 불안정 또는 수면 장애를 경험할 수 있다. 이는 일시적인 반응으로 개인마다 다르지만 보통 며칠에서 몇 주까지 지속한다.

이러한 반응을 가능한 한 경미하게 겪고 지나가기 위해선 프로바이오틱스의 복용량을 천천히 늘려야 한다. 아주 소량부터 복용하기 시작하면서 환자에게 '다이 오프' 증상이 나타나는지 관찰한다. 특별한 증상이 없으면 복용량을 늘린다. '다이 오프' 반응이 나타나면 증상이 사라질 때까지 그 용량을 유지하도록 한다. 그런 다음 용량을 다시 늘리고 환자가 그 용량에 적응하도록 한다. 이런 식으로 치료 수준에 도달할 때까지 용량을 계속 늘린다.

이 용량 증가 기간은 환자마다 몇 주에서 몇 달까지 걸릴 수 있다. 이는 매우 개인차가 있으며 장내 병원성 미생물이 얼마나 과도하게 증식했는지에 따라 달라진다. 다이 오프 반응을 두려워할 필요가 없다! 이 반응은 좋은 메시지다. 질병을 일으킨 미생물이 떠나고 있다는 의미다. 따라서 치료의 과정에 일부 다이 오프 증싱을 견뎌야 하지만, 환자가 쇠약해지지 않도록 강도를 조절하는 것이 좋다.

프로바이오틱스의 치료 용량은 개인마다 다르므로 의사의 도움을 받을 수 있다. 자연 발효 프로바이오틱스에는 표준 복용량이 없으므로 제조업체의 권장량을 따라야 한다. 실험실에서 배양한 미생물종의 경우, 시중에 판매되는 대부분의 프로바이오틱스 보충제에 적용되는 표준 치료 용량을 제시할 수 있다. 그러나 이 표준에 맞지 않는 프로바이오틱스가 있을 수 있으므로 제조업체나 의료 전문가에게 문의하자. 다음은 실험실에서 배양한 미생물로 만든 프로바이오틱스에 대한 일반적인 가이드라인이다.

성인
하루에 약 150억~200억 마리의 박테리아를 섭취해야 한다.

생후 12개월 이하의 유아
하루에 10억~20억 마리의 박테리아를 복용할 수 있다.

1~2세 유아
하루에 20억~40억 마리의 박테리아를 복용할 수 있다.

2~4세 어린이
하루에 40억~80억 마리의 박테리아를 복용할 수 있다.

4~10세 어린이
하루에 80억~120억 마리의 박테리아를 복용할 수 있다.

12~16세
하루에 120억~150억 마리까지 복용량을 늘릴 수 있다.

환자의 증상이 치료되는 프로바이오틱스 용량을 알게 되면 평균적으로 약 6개월 동안 그 용량을 유지해야 한다. 병원성 미생물 군집을 제거하고 정상적인 장내 미생물군을 회복하는 데 적어도 이 정도의 시간이 걸리기 때문이다. 이 기간에 식단을 준수하는 것은 절대적으로 중요하다.

장내 병원균에 설탕과 가공 탄수화물을 계속 공급하면 프로바이오틱스가 도움이 되지 않는다. 치료 기간이 끝나면 프로바이오틱스의 용량을 유지 수준으로 줄일 수 있으며, 환자는 몇 년 동안 이를 준수해야 한다. 복용량을 늘려온 기간만큼 점차 복용량을 줄이는 것이 중요하다. 이 기간에 어떤 반응이 있는지 관찰한다. 유지 용량은 사람마다 천차만별인데 일반적으로 치료

용량의 절반이다. 어떤 경우에는 환자의 유지 용량이 치료 용량과 동일하기도 하다.

프로바이오틱 미생물을 계속 섭취해야 하는 이유는 무엇일까? 그 이유는 자연이 우리가 매일 음식이나 음료를 섭취할 때마다 이러한 미생물을 섭취하도록 설계했기 때문이다. 하지만 우리는 환경, 물, 음식에 변화를 주면서 우리 몸에서 이 중요한 미생물을 빼앗아가고 있다. 장내 미생물군이 건강하고 양호한 사람에게 이는 큰 문제가 되지 않을 수 있지만, 갭스 환자에게는 큰 문제가 된다. 갭스 환자들은 장내에 미생물을 충분히 가지고 있지 않기 때문에 매일 프로바이오틱스를 섭취하는 것이 특히 중요하다. 이들의 장은 유익한 미생물 대신 병원성 미생물로 가득 차 있으며, 이러한 병원균은 제거하기가 매우 어렵다.

안타깝게도 대부분의 보충용 프로바이오틱스는 장 벽에 정착하지도, 군집을 이루지도 못한다. 프로바이오틱스는 장 벽에서 활동한 후 체외로 배출된다. 우리는 아직 장 벽의 병원균을 유익한 미생물로 대체할 방법을 찾지 못했다. 따라서 갭스 환자는 프로바이오틱 미생물을 지속적으로 섭취해야 하며, 이를 위해 가장 좋은 방법은 홈메이드 발효 식품을 매일 섭취하는 것이다. 프로바이오틱스를 유지하기 위해 시중에서 판매하는 제품을 계속 복용할 필요는 없다. 홈메이드 요거트, 케피어, 사워크라우트 등 집에서 직접 만든 발효 식품으로 보충할 수 있다.

프로바이오틱 박테리아에 대한 우려 중 하나는 많은 박테리아가 위산에서 살아남지 못한다는 것이다. 갭스 환자는 일반적으로 위산이 낮기 때문에 이는 큰 문제가 되지 않는다. 하지만 프로바이오틱스가 위산에서 살아남을 수 있도록 하기 위해서는 일반적으로 프로바이오틱 박테리아를 음식과 함께 섭취하거나 대부분의 위산이 음식물 입자에 결합한 식후에 섭취하는 것이 좋다.

일부 제조업체는 박테리아를 위산으로부터 보호하기 위해 프로바이오틱스 캡슐이 장내에서만 녹을 수 있도록 장용성 코팅을 하기도 한다. 나는 두 가지 이유로 이 방법을 지지하지 않는다. 첫째, 위는 소화 기관의 다른 부위와 마찬가지로 프로바이오틱 박테리아가 필요하다. 산도가 낮은 위에서는 모든 종류의 병원균이 위벽에서 자라는데, 이러한 병원균을 처리하려면 프로바이오틱스가 필요하다. 둘째, 소화기 이상이 있는 환자는 캡슐의 장용성 코팅을 분해하지 못하는 경우가 많다. 이러한 캡슐은 아무런 효과 없이 들어왔다가 거의 그대로 체외로 나갈 수 있다.

프로바이오틱스에 포함된 모든 미생물종이 위산에서 살아남는 것은 아닐 수도 있다. 그러나 여기서 중요한 점은 프로바이오틱 미생물은 죽더라도 장에서 많은 유익한 작용을 한다는 것이다.[66] 프로바이오틱 미생물의 세포벽에는 면역 반응을 자극하는 물질이 포함되어 있으며, 독소를 흡수하여 몸에서 제거하기도 한다. 일부 식품 제조업체는 이러한 사실에 주목하여 죽은 프로바이오틱 박테리아를 다양한 식품에 첨가하고 있다.

결론적으로, 프로바이오틱스 보충제는 갭스 질환을 치료하는 데 절대적으로 중요하다. 이러한 미생물은 무엇보다도 홈메이드 발효 식품의 형태로 보충해야 한다. 많은 사람들이 시판 프로바이오틱스를 복용하지 않고 발효 식품만으로도 매우 잘 지낸다. 그러나 어떤 사람들에겐 시판 프로바이오틱스가 발효 식품과 함께 매우 큰 도움이 되기도 했다. 현대 사회에서 프로바이오틱스 시장은 경쟁이 치열해졌다. 이러한 경쟁의 한가운데에는 '프로바이오틱스는 효과가 없다'는 널리 알려진 주류 의학계의 생각과도 경쟁 중이다. 하지만 임상 경험과 발표된 수천 건의 연구 결과는 그렇지 않다고 말한다.

2. 지방 : 좋은 지방과 나쁜 지방

"권위를 비판 없이 따르는 것은 진실의 가장 큰 적이다."
알버트 아인슈타인(Albert Einstein)

인체를 건조시켜 무게를 측정하면 절반 정도가 지방이다.[1] 마른 사람이든 과체중인 사람이든 신체 구조의 대부분은 지방으로 이루어져 있으며, 신체 구조는 끊임없이 재생되고 있다. 우리 몸이 그것을 재생하는 것은 말할 것도 없고 이를 유지하려면 건축 자재가 필요하며, 그 중 상당 부분이 지방이어야 한다. 이것이 바로 대자연이 지구상의 모든 식재료에 지방을 넣은 이유다.

인간의 뇌는 약 60%가 지방(건조 중량 대비)이다.[1,2] 인체의 모든 세포막과 세포 내의 모든 세포 소기관은 지방으로 이루어져 있다. 우리 몸의 많은 호르몬, 신경 전달 물질 및 기타 활성 물질은 지방으로 만들어진다. 약 70%가 지방인 골수에서 혈액 세포, 면역 세포, 뼈세포 및 기타 여러 가지 중요한 세포를 만든다.[1,2] 우리 몸의 내부 장기는 자체 지방 저장고에 자리 잡고 있으며, 지방은 장기를 단열하고 보호하며 에너지를 공급한다. 또한 몸 전체는 피하지방으로 둘러싸여 다양한 기능을 수행한다.[1,2]

서구 사회에는 지방에 대해 상반되고 잘못된 정보가 많이 퍼져 있다. 현대 사회에서 지방을 악마처럼 여겨 왔고, 저지방 및 무지방 제품을 생산하는 식품 산업이 생겨났다. 육류, 버터, 달걀에 있는 동물성 지방은 온갖 질병의 원인으로 지목되어 왔기 때문에 산업계는 재빨리 합성 대체물, 버터 대체물, 스프레드 등을 공급했다. 여러 세대에 걸쳐 식물성 기름이 건강에 좋다는 말을 들어왔기 때문에 전통적으로 사용하던 돼지기름, 거위 또는 오리 지방, 양과 소고기 지방 또는 기버터 대신 다양한 식물성 기름을 요리용 기름으로 사용하게 되었다. 하지만 이러한 가공 오일과 지방을 어떻게 만드는지, 정확히 어떤 성분이 함유되어 있는지, 인체 건강에 어떤 영향을 미치는지는 대중에게 잘 알려지지 않았다.

1) 가공 지방

식물성 기름, 식용유, 마가린, 버터 대용품, 스프레드 버터, 경화유, 쇼트닝 및 기타 모든 인공 지방은 가공된 것이다. 이는 인체 생리에 맞지 않으므로 갭스 환자는 물론 누구도 섭취해서는 안 된다.[2-8] 이러한 가공 지방과 기름은 빵과 페이스트리, 레토르트 식품, 칩, 스낵, 초콜릿, 아이스크림, 비스킷, 케이크, 테이크아웃 음식, 양념, 마요네즈 등 대부분의 가공식품에서 발견할 수 있다. 대부분의 가공 지방은 씨앗과 식물(옥수수, 콩, 해바라기씨, 유채씨 등)에서 추출한 식물성 기름을 기본으로 한다. 이러한 기름은 생산 비용이 저렴하고 식품 산업에 매우 높은 수익성을 가져다준다.[3]

자연 상태의 기름은 열, 산소, 압력 및 빛에 의해 쉽게 손상되는 매우 불안정한 불포화 지방산을 함유하고 있다. 추출 과정에서 매우 높은 온도와 압력, 다양한 화학 물질이 사용된다. 이러한 화학 물질은 천연 씨앗과 식물의 지방산의 취약한 화학 구조를 변화시켜 자연스럽지 않은 유해 지방산을 과다하게 생성시킨다.[2,3] 이러한 과정을 거친 기름이 마트 내 식용유 코너에서 판매되는 것이다. 수십 년에 걸친 끊임없는 광고와 선전으로 인해 수천 년 동안 사람들이 요리에 사용해 온 천연 동물성 지방은 이러한 기름으로 대체되었다.

식물성 기름을 고체로 만들고 유통기한을 늘리기 위해서는 수소화 처리를 한다.[3] 수소화란 독성 금속이 있는 용기에서 고온과 고압으로 기름의 화학 구조에 수소 분자를 추가하는 과정이다. 이러한 금속의 잔류물(니켈, 알루미늄 및 기타)은 경화유*에 남아있다. 니켈과 알루미늄은 모두 독성 금속으로, 신체가 제거하기 위해 열심히 노력해야 하는 독성 부하를 전체적으로 증가시킨다. 독성 금속은 정신 질환, 자가 면역 질환 및 기타 만성 질환을 포함한 많은 퇴행성 질환과 관련이 있다.[2,5]

가공 과정은 천연 오일의 화학 구조를 변화시켜 매우 해로운 지방을 생

---

* 식물성 기름을 수소화 처리해서 기름이 딱딱해지면 '경화유'라고 한다.

성한다. 이렇게 변화된 지방의 대부분은 아직 제대로 연구되지 않았기 때문에 우리 몸에 어떤 해를 끼칠 수 있는지 다 알 수 없다. 그러나 그중 트랜스 지방이라고 불리는 그룹은 많은 관심을 받고 있다.[2,6] 자연 상태에서 발견되는 트랜스 지방은 우리에게 유익한 불포화 지방산이지만, 인공 트랜스지방은 가공을 통해 화학 구조가 변경된 것이다. 트랜스 지방산은 천연 지방산과 구조가 매우 유사하지만 다소 '앞뒤가 바뀐' 형태를 보이고 있다. 이러한 유사성 때문에 트랜스 지방은 체내에 들어와서 필수 지방이 있어야 할 자리를 차지하면서도 제 역할은 하지 못한다. 이는 세포를 무력화하고 신체의 모든 장기와 조직에 영향을 준다.

예를 들어, 트랜스 지방은 면역 억제 능력이 뛰어나 면역계의 다양한 기능에 해로운 영향을 준다.[5-8] 그리고 당뇨, 죽상 동맥 경화증, 암, 신경 및 정신 질환과도 관련이 있다.[2,4,8] 또한 임신, 호르몬의 정상적 생산, 인슐린이 포도당에 반응하는 능력, 효소 및 기타 활성 물질이 제 역할을 하는 능력을 방해하고 간과 신장에 해로운 영향을 미친다.[2,5] 모유 수유 중인 산모가 소위 '건강하다고 하는' 버터 대용품을 섭취하면 모유에 트랜스 지방이 상당히 빨리 흡수된다.[2,6] 아기의 뇌에는 불포화 지방산의 비율이 높은데[2] 트랜스 지방이 이를 대체하여 뇌 발달을 방해할 수 있다.

트랜스 지방은 매우 해롭기 때문에 안전 섭취 한도가 정해져 있지 않다. 하지만 트랜스 지방은 감자칩 한 봉지에는 약 6g, 가공 치즈 또는 치즈 비스킷 스낵 한 봉지에는 8g, 일반 마가린 한 스푼에는 4~6g, 식물성 기름으로 조리한 감자튀김 1인분에는 8~9g이 함유되어 있다.[2-8] 서구식 식단에서 트랜스 지방산의 평균 섭취량은 하루 50g에 이르는 것으로 추정된다. 트랜스 지방이 가장 기본적인 생화학적 수준에서 신체 기능을 손상시키는 능력을 고려할 때, 현대의 퇴행성 질환 유행에서 트랜스 지방의 역할이 상당히 과소 평가되고 있다는 것은 의심의 여지가 없다. 트랜스 지방은 가공된 식물성 기름의 문제 중 하나일 뿐이며, 이 외에도 많은 문제가 있기 때문에 이러한 식물성 기름이 건강을 해치는 물질 중 하나가 된다.

다시 한번 말하지만, 갭스 식단은 가공 지방을 허용하지 않는다. 가공 지방은 즉, 모든 일반 식용유와 식물성 기름, 경화유, 마가린, 스프레드, 식물성 지방 및 쇼트닝, 버터 대체재 및 스프레드형 버터를 의미한다. 여러 번 강조하듯 갭스 식단은 모든 가공 음식을 허용하지 않는데, 그 이유 중 하나는 가공 지방이 가공식품의 주요 성분이기 때문이다.

갭스 환자에게 좋은 지방은 무엇일까?(먼저 알아야 할 것들)

갭스 환자가 매일 섭취해야 하며 전체 지방 섭취량의 대부분을 차지해야 하는 가장 중요한 지방은 신선한 육류에 붙은 지방, 육류에서 추출한 지방, 유제품 지방(버터, 유크림, 기버터), 달걀 노른자의 지방과 같은 동물성 지방이다.

이렇게 말하면 '치명적인' 포화지방은 어떡하지? 포화지방은 심장병을 일으키지 않나? 동물성 지방은 모두 포화지방 아닌가? 라는 익숙한 질문을 하는 사람들이 있을 것이다. 이러한 질문들은 식품 산업이 경쟁에서 살아남기 위해 끊임없이 우리에게 주입한 노력의 결과이다.

그들의 경쟁 상대는 무엇일까? 물론 천연 지방이다. 천연 지방에서 얻을 수 있는 수익은 많지 않지만, 가공된 기름과 지방은 매우 높은 수익을 가져다준다. 따라서 식품 업계는 천연 지방은 건강에 해로우며 가공 지방, 경화유 및 식용유가 건강에 좋다고 사람들을 설득하는 것이 이익이다. 우리는 거의 한 세기 동안 이러한 선전에 노출되어 왔으며, 많은 사람들이 이에 설득당한 것도 이상하지 않다.

식품 업계는 특히 포화 지방을 집중적으로 공격해 왔다. 어떻게 이런 일이 일어났을까? 지질 생화학 분야의 세계적인 전문가 (故)메리 에닉 박사 Dr. Mary Enig 는 '1950년대 후반 미국의 안셀 키스 Ancel Keys' 라는 연구자는 너무나 많아진 심장병의 원인이 수소화된 식물성 지방 때문이라고 발표했는데 그 이전에는 또 포화지방이 원인이라고 했었습니다. 식용유 업계는 자신들의 제품에 대한 위협을 감지하고, 문제를 일으키는 것은 경화유의 포화지방산 성분일 뿐이라고 대대적으로 홍보를 하기 시작했습니다. 그때부터 식용 지방 및 유지 업계는 포화 지방(즉, 동물성 및 유제품 지방)이 문제가 되고 불포화 지방(주로 옥수수유였으며 이후에는 대두유가 추가됐다)이 건강에 좋다는 한 쌍의 개념을 홍보하기 시작했습니다.'라고 말했다.[2]

부유한 식품 대기업들은 자신들의 주장에 대한 '과학적 증거'를 제공하기 위해 '과학자'를 고용하는 데 수십억 달러를 지출한다. 그동안 진짜 과학은 우리에게 진실을 제공했고, 지금도 제공하고 있다. 그러나 모든 대중 매체에 '과학 연구'를 광고할 수 있는 돈을 가진 것은 거대 식품 기업들이다. 진정한 과학은 그에 대한 비용을 감당할 여유가 없다. 그 결과 대중은 상업 세력이 들려주고 싶어 하는 말만 듣게 된다.

그렇다면 진실은 무엇일까? 실제 과학은 우리에게 무엇을 말해주고 있는가?

1. 가공 지방, 수소화된 경화 지방 및 요리용 식용유는 죽상 경화증, 심장병 및 암을 유발한다.[5,9] 이는 진정성 있고 신뢰할 수 있는 과학에 의해 명백하게 입증된 사실이다.

2. 가공하지 않은 신선한 동물성 지방은 심장병, 동맥경화, 암을 유발하지 않으며 오히려 예방한다. 이러한 지방은 우리 몸의 생리에는 필요하므로 매일 섭취하는 것이 중요하다.[9]

3. 포화 지방은 Lp(a)*를 낮추고{Lp(a)는 혈관의 죽상 동맥 경화증을 유발하는 매우 해로운 물질이다}, 동맥 내 칼슘 침착을 줄이며, 심장 근육이 선호하는 에너지원이다.[10] 포화 지방은 면역계를 강화하고, 감염으로부터 몸을 보호하며, 신체가 불포화 오메가3 및 오메가6 지방산을 활용하는 데 꼭 필요하다.[9,10] 자연이 주는 가장 포화도 높은 지방 중 하나는 코코넛 오일이다. 코코넛 오일은 대부분의 퇴행성 질환에 놀라울 정도로 건강한

---

* 지단백질 a(lipoprotein a)를 줄여서 Lp(a)라고 표기한다.

치료 효과가 있는 것으로 밝혀졌다.

4. 동물성 지방에는 포화 지방산뿐만 아니라 다양한 지방산이 포함되어 있다(M.G. Enig, 2000).[10] 돼지 지방은 단일 불포화 지방 45%, 다중 불포화 지방 11%, 포화 지방 44%로 구성되어 있다. 양 지방은 단일 불포화지방 38%, 다중 불포화지방 2%, 포화지방 58%다. 소 지방은 단일 불포화 지방 47%, 다중 불포화 지방 4%, 포화 지방 49%다. 버터는 단일 불포화 지방 30%, 다중 불포화 지방 4%, 포화 지방 52%다. 이것이 동물성 지방의 자연적인 구성이며 우리 몸은 포화 지방산을 포함하여 모든 부분을 사용한다. 동물성 지방의 모든 부분이 우리에게 얼마나 중요한지 이해하고 싶다면, 모유의 지방 구성을 살펴보면 된다. 모유의 지방 성분은 포화 지방 48%, 단일 불포화 지방 33%, 다중 불포화 지방 16%이다.[10] 우리 아기들은 이러한 지방 성분을 먹고 잘 자라는데, 그중 가장 많은 부분이 포화 지방인 것이다.

5. 우리는 자연식품에 함유된 모든 천연 지방을 섭취해야 하며, 포화 지방과 단일 불포화 지방을 가장 많이 섭취해야 한다.

6. 지방을 섭취하면 뚱뚱해진다는 단순한 생각은 완전히 잘못된 것이다. 가공 탄수화물 섭취가 비만을 유발하는 것이다.[11,12] 식이 지방은 뇌, 뼈, 근육, 면역계 등 신체의 모든 세포의 구조로 들어간다. 다시 강조하지만, 인체의 모든 세포는 대부분 지방으로 구성되어 있다.[13]

이것이 신뢰할 수 있는 과학적 사실이다. 안타깝게도 이미 언급했듯이 우리 대부분은 진실한 과학의 발견에 대해 듣지 못하고 있다. 이 세상에 정보를 퍼뜨리는 데는 비용이 든다. 따라서 대중은 퍼뜨려진 정보로 재정적 이득을 보는 사람에게 유리한 정보를 주로 보게 된다. 어떤 주제에 대한 진정한 정보를 얻으려면 대중 매체가 제공하는 '뉴스'와 '과학적 큰 발견'에 의존하지 말고 직접 해당 정보를 검색해야 한다.

인간 모유의 지방 성분에 다시 주목해 보자. 모유의 지방 비율은 포화 지방 48%, 단일 불포화 지방 33%, 다중 불포화 지방 16%다.[10] 대자연은 합리적 이유 없이 이렇게 구성해 주지 않는다! 인간 모유는 아기에게 가장 좋은 유일하게 적합한 음식이며 성인과 노인에게도 치유 효과가 있다는 역사적 기록이 있다. 인간의 생리는 성장, 성숙, 노화에 따라 근본적으로 변하지 않으며, 음식에 있는 지방 구성의 특정 비율 요구는 평생 거의 동일하다.[13] 이 지방 성분을 제공하는 유일한 식품은 육류, 달걀, 유제품과 같은 동물성 식품이며, 이러한 식품이 우리가 섭취하는 모든 지방의 대부분을 공급해야 한다.

식물성 기름은 어떨까? 모든 식물에는 지방이 포함되어 있지만 각각의 지방산 구성은 매우 다르며 대부분 다중 불포화 지방산이다. 다중 불포화 지방산은 매우 불안정하여 열, 빛, 산소에 의해 쉽게 손상된다.[5,10,13] 그렇기 때문에 대자연은 식물의 복잡힌 세포 구조에 지방산을 가두어 잘 보호하고 있다. 신선한 식물을 자연 상태 그대로 섭취하면 건강에 유익한 지방산을 변하지 않은 상태 그대로 섭취할 수 있다. 그러나 대형 공장에서 식물로부터 기름을 추출하면 깨지기 쉬운 다중 불포화 지방산이 손상되어 건강에 해롭다.

여기에서 가장 중요한 것은 천연 식물을 통째로 섭취하면 인체 생리에 적합한 소량의 다중 불포화 지방산을 얻을 수 있다는 점이다.[10] 우리 몸은 다중 불포화 지방산을 많이 필요로 하지 않으며, 지방은 대부분 포화 지방산과 단일 불포화 지방산으로 섭취해야 한다. 공장에서 만든 식물성 기름과 식용유를 섭취하면 다중 불포화 지방산을 건강한 인체 생리에 비해 과도하게 섭취하게 된다. 식물성 기름과 식용유가 함유한 오메가6 다중 불포화 지방산을 과도하게 섭취하면 심장병, 정신질환, 다양한 자가 면역 질환, 암 등 염증성 퇴행성 질환의 발병에 큰 영향을 미친다.[4-11]

콜레스테롤은 어떨까?

동물성 지방을 이야기할 때 항상 콜레스테롤에 대한 질문이 빠지지 않는데, 이는 콜레스테롤이 '동맥을 막고' '심장병을 일으킨다'는 이야기를 누구나 들어보았기 때문이다. 이 생각은 1953년에 처음 제안된 식이-심장 가설

the diet-heart hypothesis 에서 비롯된 것이다.[9] 그 이후로 이 가설은 수백 건의 과학적 연구를 통해 완전히 틀린 것으로 입증되었다. 미국의 저명한 의사이자 과학자인 조지 만 George Mann 은 식이-심장 가설을 '금세기, 아니 어쩌면 모든 세기를 통틀어 가장 위대한 과학적 기만' 이라고 불렀다.[9,15] 이렇게 말한 이유는 무엇일까?

진정성 있는 연구자들이 그 가설의 오류를 입증하기 위해 힘쓰고 있는 동안, 의료계, 정치계, 과학계는 이미 그 가설을 완전히 받아들였기 때문이다. 자신들이 틀렸다고 인정하는 것은 명성에 너무 큰 타격을 줄 수 있기 때문에 그들은 이를 인정하는 것을 서두르지 않고 있다. 그동안, 이들의 결속은 영리 기업들이 식이-심장 가설을 유리하게 이용할 수 있는 완전한 자유를 준 꼴이었다. 대중 매체를 통한 이들의 끊임없는 홍보는 잘못된 '식이-심장 가설'의 생명력을 연장하고 있다. 심장병의 진정한 원인과 심장병을 예방하고 심지어 되돌릴 방법을 설명한 내 책 <심장 건강은 무엇을 먹는가에 달려있다 ; Put your heart in your mouth>에서 자세히 읽어보길 바란다.[14]

식이-심장 가설을 지지하는 사람들 덕분에 콜레스테롤은 '악' 이며 매번 이것과 싸워야 한다는 것을 모두가 '알고' 있다. 대중 매체를 믿는 사람이라면 자신의 콜레스테롤 수치가 낮으면 낮을수록 좋다고 생각할 것이다. 물론 이러한 선전에서 가장 철저하게 노출된 직업은 의료계이다. 콜레스테롤과 싸우는 것은 주류 의학의 현재 신념이자 종교가 되었다.

사실 우리 인간은 콜레스테롤 없이는 살 수 없다. 그 이유를 알아보자.

우리 몸의 모든 기관과 세포는 콜레스테롤이 그 구조의 일부이다. 콜레스테롤은 세포막의 중요한 부분으로, 세포벽과 세포 내 모든 소기관의 벽을 구성하는 데 필수적이다.[16] 우리는 지금 여기저기 있는 몇 개의 콜레스테롤 분자에 대해 이야기하는 것이 아니다. 많은 세포들의 세포막은 거의 절반이

콜레스테롤로 만들어진다.[16,17]

신체의 여러 세포는 기능과 목적에 따라 서로 다른 양의 콜레스테롤이 필요하다.[17] 인간의 뇌는 신체에서 콜레스테롤이 가장 풍부한 기관으로, 체내 콜레스테롤의 약 25%가 뇌에 있다.[18,19] 뇌와 이외 신경계의 모든 세포와 구조물은 그 자체뿐만 아니라 많은 기능을 수행하기 위해 콜레스테롤이 필요하다. 태아와 신생아의 뇌와 눈이 발달하는 데는 많은 양의 콜레스테롤이 필요하다.[18,20] 태아가 발달하는 동안 엄마가 콜레스테롤을 충분히 섭취하지 못하면 아기는 내사시*라는 선천성 이상을 가지고 태어날 수 있다.[20]

모유에는 많은 양의 콜레스테롤이 들어 있다.[19] 뿐만 아니라 모유에는 아기의 소화관이 콜레스테롤을 거의 100% 흡수할 수 있게 하는 특정 효소가 들어 있는데, 이는 아기의 뇌와 눈이 다른 모든 기관 및 시스템과 마찬가지로 많은 양의 콜레스테롤이 필요하기 때문이다. 유아기의 콜레스테롤을 충분히 섭취하지 못한 어린이는 시력과 뇌 기능이 저하된다.[21,22] 유아용 조제분유 제조업체는 이 사실을 알고 있지만, 콜레스테롤 금지 신념에 따라 콜레스테롤을 거의 함유하지 않은 조제분유를 생산하고 있다.

뇌와 기타 신경계에서 가장 풍부한 물질 중의 하나는 미엘린 myelin 이라는 지방성 물질이다. 미엘린은 전선을 감싸는 절연 피복처럼 모든 신경 세포와 신경 섬유를 덮고 있다.[19,21] 미엘린은 절연 외에도 뇌와 이외 신경계의 모든 작은 구조에 영양을 공급하고 보호하는 역할을 한다. 이러한 미엘린의 약 20%는 콜레스테롤이다.[19] 섭취 부족으로 콜레스테롤이 충분치 않게 되면 뇌의 구조와 나머지 신경계가 위협을 받게 된다.

뇌의 미엘린 합성은 콜레스테롤 합성과 밀접한 관련이 있다.[21] 미엘린이 손실되기 시작한 사람들은 다발성 경화증과 같은 탈수초성 장애를 겪는다. 갭스인들은 다발성 경화증 환자와 마찬가지로 미엘린에 대한 동일한 항체

---

* 안구가 안쪽으로 향하고 있는 사시

검사에서 양성 반응을 보이는 경우가 많다. 이러한 항체로 인해 두 환자 그룹 모두 뇌와 나머지 신경계의 미엘린에 지속적인 손상을 입는다.

미엘린을 재건하기 위해서는 체내에 많은 콜레스테롤이 필요하다. 내 임상 경험에 따르면 콜레스테롤과 동물성 지방 함량이 높은 음식은 다발성 경화증이나 기타 미엘린, 즉 수초 질환 환자에게 필수 치료제이다.

인간이 가진 놀라운 능력 중 하나는 기억할 수 있는 능력, 즉 기억력이다. 기억은 어떻게 형성될까? 뇌세포가 시냅스라고 하는 연결을 서로 맺음으로써 형성된다.[23] 시냅스가 건강하게 형성될수록 그 사람은 정신이 더 안정되고 지능이 높다. 과학자들은 시냅스 형성이 뇌세포에서 아포지단백 E Apoprotein E 의 형태로 생성되는 콜레스테롤에 거의 전적으로 의존한다는 사실을 발견했다. 이 인자가 없으면 시냅스를 형성할 수 없으므로 우리는 배우거나 기억할 수 없다.[24]

기억 상실은 콜레스테롤 저하제의 주요 부작용 중 하나다.[25-27] 전 나사 NASA 과학자이자 우주 비행사인 듀안 그레블린 박사 Dr. Duane Graveline 는 '콜레스테롤약'을 복용하는 동안 기억 상실 증상을 겪었다. 그는 약을 중단하고 콜레스테롤이 풍부한 음식을 많이 먹은 후 기억력을 되찾았다. 그 후 그는 자신의 경험을 저서 <리피토 – 기억의 도둑, 스타틴 약물, 그리고 콜레스테롤과의 잘못된 전쟁 : Lipitor – Thief of Memory, Statin Drugs and the Misguided War on Cholesterol>에 기술해 놓았다.[25] 신선한 달걀과 기타 콜레스테롤이 풍부한 식품에서 얻는 식이 콜레스테롤은 과학 실험에서 노인의 기억력을 개선하는 것으로 나타났다.[26-28] 내 임상 경험에 따르면 기억력 상실이나 학습 문제가 있는 사람은 매일 이러한 식품을 충분히 섭취해야 회복할 수 있다.

그러면 어떤 음식에 콜레스테롤이 풍부한지 알아보자.

1. 동물의 뇌는 100g당 1~3g의 콜레스테롤을 함유하고 있다.[29,30] 인간의 뇌도 콜레스테롤 함량에서 크게 다르지 않다! 전 세계 대부분의 전통 문화권에서는 동물의 뇌로 만든 요리를 건강, 특히 정신 건강에 유익한 별미로 여겼다.

2. 내장육에는 콜레스테롤이 풍부하다. 송아지 신장은 100g당 791mg, 닭 간은 100g당 563mg의 콜레스테롤을 함유하고 있다. 다른 동물의 간과 신장, 심장, 혀, 창자, 췌장, 가금류 내장 등 다른 내장육에도 모두 콜레스테롤이 풍부하다.[26,27,29] 전 세계 전통 문화권에서 내장육은 항상 건강식품이자 신성한 음식으로 여겨져 왔다.[31]

3. 캐비어(생선알)는 그다음으로 풍부한 콜레스테롤 공급원으로 100g당 588mg의 콜레스테롤을 함유하고 있다.[29,30]

4. 대구 간유는 100g당 콜레스테롤 함량이 570mg으로 그 뒤를 잇고 있다. 대구 간유는 오랫동안 사랑받아 온 건강 식품으로서 대구 간유의 모든 잘 알려진 이점에 콜레스테롤 성분이 중요한 역할을 한다는 것은 의심의 여지가 없다.[31]

5. 그 다음으로는 신선한 달걀 노른자가 100g당 424mg의 콜레스테롤을 함유하고 있다.[27-31] 다시 말하지만, 화학적으로 변형된 달걀 분말(화학적으로 변형된 콜레스테롤이 함유된)이 아닌 신선한 달걀 노른자를 섭취해야 한다! 동물을 대상으로 콜레스테롤의 '유해한' 영향을 연구한 거의 모든 연구는 화학적으로 변형된 콜레스테롤을 동물에게 먹여서 수행했기 때문에 그런 연구는 절대 신뢰할 수 없다.[27]

6. 버터는 100g당 218mg의 콜레스테롤을 함유하고 있다. 우리는 버터 대체품이 아닌 천연 버터에 관해 이야기하고 있다.[27-31]

7. 연어, 정어리, 고등어, 새우와 같은 신선한 냉수성 어종과 조개류에는 100g당 173mg에서 81mg에 이르는 콜레스테롤이 들어있다.[27] 저콜레스테롤 식단을 지지하는 사람들은 육류를 생선으로 대체하라고 말한다. 분명히 그들은 생선이 육류보다 콜레스테롤이 거의 두 배나 풍부할 수 있다는 사실을 알지 못한다.

8. 돼지 지방인 라드는 100g당 94mg의 콜레스테롤을 함유하고 있다.[27-31] 다른 동물성 지방도 그 뒤를 잇고 있다.

이러한 음식은 콜레스테롤을 공급해 주어 신체에 도움을 주므로 우리 몸이 콜레스테롤을 자체적으로 생성하기 위해 열심히 일할 필요가 없게 한다.

많은 사람들이 잘 모르는 사실은 체내 콜레스테롤은 대부분 음식에서 나오지 않는다는 것이다![26,27] 건강한 인체는 필요에 따라 콜레스테롤을 생성한다. 콜레스테롤은 인체 생리의 필수 부분으로, 우리 몸은 매 순간 혈중 콜레스테롤을 필요한 수준으로 유지하는 매우 효율적인 메커니즘을 가지고 있다. 콜레스테롤을 많이 섭취하면 몸에서 콜레스테롤을 적게 생성하고, 적게 섭취하면 콜레스테롤을 많이 만들어낸다.[26]

그러나 콜레스테롤 저하제는 완전히 다른 문제이다! 콜레스테롤 저하제는 신체의 콜레스테롤 생성 능력을 방해하므로 신체가 사용할 수 있는 콜레스테롤의 양을 감소시킨다.[25,26,28] 콜레스테롤 저하제를 복용하지 않는다면 우리 대부분은 콜레스테롤에 관해 걱정할 필요가 없다. 그러나 많은 갭스 환자의 몸은 독성과 영양 결핍으로 인해 충분한 콜레스테롤을 생산하지 못한다.[26,32]

연구에 따르면 콜레스테롤을 충분히 생산하지 못하는 사람들은 정서 불안과 행동 장애를 더 쉽게 보인다고 한다. 살인 및 기타 폭력 범죄를 저지른 범죄자, 공격적이고 폭력적인 성격을 가진 사람, 자살하기 쉬운 사람, 공격적인 사회적 행동과 자제력이 낮은 사람의 혈중 콜레스테롤 수치는 낮게 나타났다.[33-35] 고인이 된 옥스퍼드 교수 데이비드 호로빈 David Horrobin 은 스타틴(항콜레스테롤제)에 대한 비판에서 다음과 같이 말했다. '인구의 콜레스테롤 수치를 대규모로 낮추면 일반적으로 더 폭력적인 행동 패턴으로 나타나기 쉽다. 이런 폭력적인 행동이 더 늘어나더라도 대부분 사망으로 이어지진 않겠지만, 직장이나 가정에서 더 많은 공격성이 나타나고, 아동 학대나 배우자 폭력 같은 문제가 더 많이 발생하며, 전반적으로 더 큰 불행이 야기될 것이다.'[33] 체내에서 콜레스테롤을 충분히 생산하지 못하는 사람들은 장기에 필수 물질을 공급하기 위해 콜레스테롤이 풍부한 음식을 충분히 섭취해야 한다.

우리 몸에 콜레스테롤이 필요한 또 다른 이유는 무엇일까?

뇌 다음으로 콜레스테롤에 굶주린 기관은 내분비샘인 부신과 생식샘이다. 내분비샘은 스테로이드 호르몬을 생성한다. 이들 테스토스테론, 프로게스테론, 프레그네놀론, 안드로스테론, 에스트론, 에스트라디올, 코르티코스테론, 알도스테론, 코르티솔 등 스테로이드 호르몬은 콜레스테롤로 만들어진다.[36,37] 이러한 호르몬은 신진대사 조절, 에너지 생산, 미네랄 동화, 뇌, 근육 및 뼈 형성부터 행동, 감정 및 생식에 이르기까지 신체에서 무수히 많은 기능을 수행한다.

식단에 콜레스테롤이 부족하거나 체내에서 콜레스테롤을 생성하지 못하면 모든 중요한 기능에 문제가 생길 수 있다. 불임은 서구에서 큰 문제이며, 스타틴 처방과 저콜레스테롤 식단으로 인한 체내 콜레스테롤 부족이 그 원인 중 하나다.[26,37,38] 스트레스가 많은 현대인의 삶은 스트레스 호르몬을 많이 소비하여 '부신 피로'라는 상태를 유발한다. 이 질환은 기능 의학 의사 및 기타 의료 종사자들이 많이 진단하며, 갭스 환자들에게서 흔히 볼 수 있다.

부신 피로에 도움이 되는 약초 제제가 시중에 나와 있다. 그러나 가장 중요한 치료 방법은 부신에 식이 콜레스테롤을 충분히 공급하여 스트레스에 대처할 수 있는 스테로이드 호르몬을 충분히 생산할 수 있도록 하는 것이다.[38,39] 불임과 부신 피로는 신체가 스테로이드 호르몬을 충분히 생산하지 못하는 것을 보여주는 두 가지 징후에 불과하며 이 외에도 많은 징후가 있다.

콜레스테롤은 면역계가 제대로 기능하는 데 꼭 필요하다. 동물과 인간을 대상으로 한 연구를 통해 면역 세포가 감염과 싸우고 이후 스스로를 회복하는 데 콜레스테롤에 의존한다는 사실이 입증되었다.[40] 콜레스테롤 수치가 높은 사람은 에이즈에 걸릴 확률이 4배 낮고, 감기에 잘 걸리지 않으며, 혈중 콜레스테롤이 '정상' 또는 낮은 사람보다 감염에서 더 빨리 회복하는 등 감염에 대해 보호하는 사실이 드러나 있다.[40-47] 반대로, 혈중 콜레스테롤이 낮은 사람들은 다양한 감염에 걸리기 쉽고, 더 오래 앓고, 이에 따라 사망할 가능성이 더 높다.[40,42] 콜레스테롤이 풍부한 식단은 이러한 사람들의 회복 능력을 향상시키는 것이 입증되었다.

따라서 급성 및 만성 감염으로 고통받는 사람은 회복을 위해 고콜레스테롤 식품을 섭취해야 한다.[40-47] 가장 풍부한 콜레스테롤 공급원 중 하나인 대구 간유는 오랫동안 면역계를 위한 최고의 치료법 중 하나로 여겨져 왔다.[31] 오래된 의학 문헌에 익숙한 사람들은 항생제가 발견되기 전까지 결핵을 치료하는 일반적인 방법은 콜레스테롤이 풍부한 생크림과 달걀 노른자를 매일 섞어 먹는 것이었다는 사실을 알고 있을 것이다.[48] 병원에서 거의 무차별적으로 처방되는 스타틴(항콜레스테롤제)은 병원 감염의 중요한 원인이다! 스타틴은 환자의 면역계를 억제하여 감염에 취약하게 만든다.[40-47]

우리는 콜레스테롤의 몇 가지 기능에 대해 다뤄봤다. 그러나 갭스인에게 가장 중요한 사실 한 가지는, 체내에서 치유가 일어나기 위해서는 많은 콜레스테롤이 필수라는 사실이다![38,39] 갭스인은 만성 질환의 치유를 시도하고 있다. 우리 몸은 치유를 위해 새로운 건강한 세포와 조직을 만들기 위한 건축 자재가 필요로 한다. 콜레스테롤은 이러한 건축 자재 중 하나다.

결론적으로 콜레스테롤은 신체에서 가장 필요한 필수 물질 중 하나다. 우리 몸은 콜레스테롤 없이는 제대로 기능할 수 없을 뿐만 아니라 살아갈 수도 없다. 갭스 환자는 특히 콜레스테롤이 필요하기 때문에 갭스 식단에는 콜레스테롤이 아주 풍부하다.

필수 지방산

우리 몸은 많은 지방산을 만들 수 있다. 그러나 연구에 따르면 우리 몸에서 생성할 수 없는 지방산 그룹이 있어 음식에서 섭취해야 한다. 이러한 지방산을 필수 지방산이라고 하며, 그중 가장 많이 연구된 지방산은 오메가3 지방산과 오메가6 지방산이다.[49] 이러한 필수 지방산은 우리 몸에 소량 필요하며 가공되지 않은 천연 식품을 통해 충분히 얻을 수 있다. 안타깝게도 현대 사회의 많은 사람이 가공식품을 먹고 살기 때문에 식단에서 필수 지방, 특히 오메가3를 충분히 섭취하지 못하고 대신 해로운 트랜스 지방과 기타 화학적으로 변형된 지방산을 많이 섭취하고 있다.

갭스 식이요법은 필수 지방산을 포함한 적절한 비율의 지방산을 제공한다. 하지만, 일부 갭스 식단을 따르는 사람들은 식단을 시작할 초기에는 필수 지방산을 보충하는 것이 도움이 된다고 생각한다. 이 주제에 대해 자세히 살펴보자.

모든 지방산은 다음과 같은 두 가지 필수 지방산에서 만들어진다:

오메가3 : 알파-리놀렌산
오메가6 : 리놀레산

오메가3(알파-리놀렌산)의 가장 풍부한 공급원은 아마씨유, 대마유, 쿠쿠이(캔들넛)와 치아씨에서 추출한 오일이다. 이 지방산은 호두, 호박씨, 짙은 녹색 잎 채소, 달걀노른자, 동물성 지방(특히 풀을 먹인 동물과 야생 동물에서 추출한 지방), 가열하지 않은 동물성 우유, 사람의 모유에도 적은 양이 존재한다.[49]

오메가6(리놀레산)의 가장 풍부한 공급원은 달맞이꽃 오일, 홍화씨, 해바라기씨, 호두, 대마유 및 거의 모든 가공하지 않은 신선한 씨앗과 견과류에서 얻을 수 있는 오일이다. 리놀레산은 소량이지만 달걀 노른자, 우유, 모유에도 들어있다.[49]

알파-리놀렌산과 리놀레산을 '전구체 지방산 parent fatty acid'이라고 부른다. 건강한 인체는 이 두 지방산에서 다른 지방을 만들 수 있다.

- **오메가3 지방산**

알파-리놀렌산에서 매우 중요한 오메가3 지방산 2가지가 만들어진다. EPA(에이코사펜타엔산)와 DHA(도코사헥사엔산)이다. EPA와 DHA는 신체의 여러 기능에 필수적인 영양소다. 이들은 뇌세포, 신경 시냅스, 시각 수용체, 부신 및 생식샘에 풍부하게 존재한다.[49,50] 그러나 알파-리놀렌산으로부터 이를 생성하려면 비타민 C, 비타민 B3, 비타민 B6, 마그네슘, 아연 및 일부 효소와 같은 영양소가 충분해야 한다. 환경 독소는 모체 지방산이 EPA와 DHA로 전환되는 것을 차단할 수 있다.[50] 갭스 환자의 몸에는 거의 일상적으로 이러한 영양소가 결핍되어 있고 독성 물질이 축적되어 있기 때문에 신체가 아마씨유를 섭취해도 전구체인 오메가3(알파-리놀렌산)를 EPA와 DHA로 전환하지 못하는 경우가 많다.

따라서 이러한 환자에게 아마씨나 다른 식물성 기름으로 알파-리놀렌산을 보충하는 것만으로는 충분하지 않다. 이 환자들에게는 이미 만들어진 EPA와 DHA가 필요하다. 이 두 가지 오일의 가장 좋은 공급원은 연어, 정어리, 고등어, 송어, 장어와 같은 냉수성 생선이다.[49,50] 갭스 식단은 기름진 생선을 많이 섭취하도록 권장한다. 이러한 생선 기름은 보충제로 섭취할 수 있다.

해수 및 담수 조류와 식물성 플랑크톤에도 오메가3 지방산이 풍부해서 냉수성 어류는 그것을 먹고 오메가3 지방산을 얻는다. 바다표범 지방, 고래 뱃살, 북어, 잉어, 청어, 대구에는 소량의 EPA와 DHA가 함유되어 있다.[50] 대구 간유는 이러한 필수 지방을 보충하는 가장 오래된 방법 중 하나이며 DHA와 EPA의 좋은 공급원이다. 또한 이런 생선은 오메가3 외에도 천연 비타민 A, 비타민 D, 콜레스테롤의 좋은 공급원이다.[49]

생선만 먹는 것은 어떨까? 일주일에 두 번 이상 신선한 기름진 생선을 섭취하는 것은 건강한 개인과 많은 갭스 환자에게 가장 좋은 EPA 및 DHA 섭취 방법이다. 그러나 일부 갭스 어린이와 성인의 경우 음식을 제대로 소화하지 못하기 때문에 이 정도로는 충분하지 않을 수 있다. 소화가 개선될 때까지 대구 간유와 자연산 생선 오일 형태의 EPA 및 DHA 보충제를 먹는 것이 도움이 될 수 있다.[51] 시중에는 합성으로 만든 EPA 및 DHA 보충제가 판매되고 있는데, 개인적으로 이를 권장하지 않는다.

- **오메가6 지방산**

리놀레산은 감마-리놀렌산 GLA, 다이호모 감마-리놀렌산 DGLA 및 아라키돈산 AA 의 모 지방산이다. 이러한 지방산은 뇌의 구조와 기능, 면역계, 호르몬 내사, 염증, 혈액 응고 및 기타 여러 신체 기능에 필수다.[50] 오메가6 오일은 견과류(호두, 헤이즐넛, 피칸, 잣, 브라질너트 등)와 기름진 씨앗(해바라기, 참깨, 호박)을 정기적으로 섭취하면 매우 효율적으로 공급받을 수 있으며 특히 적절하게 조리하면 더욱 효과적일 수 있다. 갭스 식단에는 이러한 식품이 충분히 포함되어 있으므로 대부분의 갭스인은 이러한 오일 보충제를 먹을 필요가 없을 수 있다. 그러나 일부 사람들은 특히 프로토콜 초기에 이러한 오일을 섭취하는 것이 도움이 될 수 있으므로 이에 대해 더 자세히 알아보도록 하겠다.

오메가3 오일과 마찬가지로, 전구체인 리놀레산을 유도체인 감마-리놀렌산, 다이호모 감마-리놀렌산, 아라키돈산으로 전환하려면 마그네슘, 아연, 비타민 B3, 비타민 B6, 비타민 C 및 기타 영양소가 필요하다. 그런데 이러한 영양소는 갭스 환자에게 결핍되어 있을 수 있으며 환경의 많은 독소가 이러한 전환을 방해할 수 있다.[49] 따라서 갭스 환자들도 이러한 전환이 잘 안될 수 있으며, 이는 전구체인 리놀레산뿐만 아니라 최종 생성물도 공급해야 한다는 것을 의미한다. 처음 두 가지 산물인 감마-리놀렌산과 다이호모 감마-리놀렌산은 달맞이꽃 오일(9%), 보리지 식물 추출 오일(24%), 블랙커런트 씨앗 오일(18%), 대마 오일(2%) 및 기타 오일에서 발견된다.

리놀레산의 세 번째 생성물은 갭스 조건에 관해서 특히 주목해야 하는 아라키돈산이다. 아라키돈산은 우리 몸의 모든 세포막에 필수적인 성분으로 세포 성장과 증식, 면역 기능, 해독 등 여러 가지 중요한 기능을 수행한다. 특히 뇌, 간, 근육에 풍부하다.[49,53,54]

갭스 환자는 종종 이 필수 지방산이 결핍된 경우가 많다. 갭스 환자의 경우 체내의 계속되는 염증과 축적된 독성으로 인해 세포막에서 아라키돈산을 방출하는 효소인 포스포리파아제(PLA2, PLC 및 기타)가 과활성될 수 있다. 이러한 요인으로 인해 갭스 환자는 체내 조직에서 아라키돈산이 지나치게 손실되므로 이 필수 지방산을 계속 보충해 주는 것이 중요하다.

아라키돈산은 어디에서 얻을 수 있을까? 아라키돈산은 신선한 육류, 달걀, 유제품에서 얻을 수 있으며,[49,53,54] 다른 데서는 어디에서도 찾을 수 없다! 갭스 식단은 이러한 식품이 풍부하고 다량의 아라키돈산을 제공하므로 갭스 환자에게 필수다. 시중에서 판매되는 보충제도 있지만, 이 필수 지방산이 풍부한 천연 식품에 비할 수 없다.

지구상의 모든 음식은 지방을 포함하고 있다! 채소, 과일, 베리류, 견과, 기름진 씨앗 등 모든 생식물에는 오메가3 및 오메가6 오일뿐만 아니라 다른 오메가 오일(오메가7, 오메가9 등)도 들어있다. 이러한 식물을 자연 그대로 섭취하는 한 필수 지방산을 충분히 섭취할 수 있다. 대부분의 동물성 식품, 특히 목초를 먹인 동물 요리에도 이러한 지방이 함유되어 있다.[49] 따라서 많은 갭스인들은 갭스 식단을 따르는 것만으로도 필수 지방산을 포함한 모든 필요한 지방을 적절한 비율로 섭취할 수 있다. 우리 몸에는 소량의 필수 지방산이 필요하며, 그 대부분은 동물성 지방에서 섭취해야 한다는 점을 기억하자!

그러나 일부 환자들은 특히 치료 초기에 필수 지방산을 보충해 주면, 가공 지방 섭취로 인해 받았던 수년간의 손상을 회복하는 데 도움이 된다. 인간은 식단에서 오메가6 지방산보다 오메가3 지방산을 더 많이 섭취해야 한다고 여겨진다. 이상적인 오메가3 : 오메가6의 비율은 개인차가 크기 때문에 논란의 여지가 있지만 일반적으로 2:1 비율이 적절하다고 한다.[52] 좋은 보충제 프로토콜이라면 전구체인 필수 지방산(알파-리놀렌산 및 리놀레산)뿐만 아니라 그 생성물 EPA, DHA 및 감마-리놀렌산 도 함께 제공해야 한다. 따라서 씨앗 오일과 견과 오일뿐만 아니라 생선 오일도 함께 공급하는 것이 중요하다.

시중에는 씨앗/견과 오일이 혼합된 좋은 상품도 있는데 아마씨 오일은 오메가3 알파리놀렌산의 주요 공급원이고 달맞이꽃 종자유는 오메가6 리놀레산과 감마-리놀렌산의 주요 공급원이다. 오메가6보다 오메가3 지방산이 더 많이 함유된 브랜드를 선택하자. 어떤 방식으로든 정제, 탈취 과정을 거치지 않고 불순물이 포함되지 않은 고품질 혼합 오일을 선택하자.[55] 열, 빛, 산소는 씨앗/견과류 오일을 매우 빠르게 파괴하므로 저온 추출하여 어두운 유리병에 담아 항상 냉장 보관을 해야 한다. 이런 기름은 절대로 요리에 사용하지 않아야 한다. 차갑거나 따뜻한 음식에 섞어 갭스 어린이 또는 성인에게 보충제로 제공할 수 있다.

씨앗/견과류 혼합 오일을 섭취하는 사람은 양질의 대구 간유와 생선기름을 통해 EPA와 DHA를 보충하는 것도 도움이 된다. 이러한 오일은 부패하기 쉬우므로 냉장 보관을 하고 빛과 산소를 차단해야 한다.

> 뇌전증을 앓고 있는 사람에게는 적어도 치료 첫 해에는 어떠한 오일 보충제(식물성 오일 또는 생선 오일)도 권장하지 않는다. 오일 보충제는 이러한 환자 중 일부에서 뇌전증 발작을 유발하는 것으로 알려져 있으며, 그 이유는 아직 밝혀지지 않았다. 이 환자 그룹은 갭스 식단의 일부로 동물성 지방을 충분히 섭취하는 데 집중해야 한다. 뇌전증 발작이 최소 6개월 이상 멈춘 경우, 추운 계절에 감기에 걸리기 쉬운 사람의 면역계를 보조하기 위해 대구 간유 보충제를 먹는 것을 고려할 수 있다. 부작용을 피하고자 항상 소량부터 시작하여 서서히 양을 늘린다.

요약하자면 대부분의 갭스인들은 식단을 통해 식물성 기름이나 생선 오일을 섭취하기 때문에 보충제를 먹을 필요가 없다. 그러나 일부 갭스 환자는 특히 치료 초기에 소량의 필수 지방산을 보충하는 것이 도움이 될 수 있다.

1. 오메가3 지방산과 오메가6 지방산이 대략 2:1 비율로 혼합된 좋은 씨앗/견과류 오일을 선택한다. 기름은 품질이 좋은 것으로, 어두운 유리병에 담겨 냉장 보관된 것을 확인해야 한다. 갭스 성인의 경우 하루에 한 작은술로 시작하여 천천히 하루에 4~5큰술로 늘린다. 생후 12개월 이상 어린이는 하루에 한 방울(음식과 함께)부터 시작하여 점차 하루에 1~2작은술까지 섭취해야 한다. 좀 더 자란 어린이의 경우 복용량이 더 많을 수 있다. 이러한 오일은 심각한 지방산 결핍증이 있는 환자에게 발생할 수 있는 반응을 피하고자 점진적으로 도입하는 것이 좋다.

2. 대구 간유는 EPA, DHA, 비타민 A와 비타민 D를 공급해 주는데, 이에 대한 자세한 내용은 다음 챕터를 읽어보기 바란다.

3. 생선 기름은 음식(뜨겁지 않은 상태)에 소량을 첨가하는 것부터 시작하여 어린이의 경우 하루에 1~3작은술(24개월 미만 어린이의 경우 최대 1작은술)까지 천천히 섭취량을 늘린다. 성인은 소량으로 시작하여 하루에 최대 3~4작은술까지 복용량을 늘려야 한다. 생선 기름에는 비타민 A와 비타민 D는 없고 EPA와 DHA만 들어있다. 그렇기 때문에 생선 기름뿐만 아니라 대구 간유를 보충해야 한다.

오메가3 지방산과 오메가6 지방산이 모두 다량 함유되어 있어 환자들이 가장 많이 문의하는 오일이 있다. 바로 대마 오일과 아마씨 오일이다.

- **대마 오일**
  오메가3 지방산과 오메가6 지방산이 1:3의 비율로 모두 함유되어 있다. 대마 오일을 단독으로 보충하기에는 오메가6 지방산이 너무 많다.

- **아마씨 오일**
  오메가3 지방산 비중이 너무 높다. 오메가6 지방산의 4배나 많은 오메가3 알파리놀렌산을 함유하고 있어, 그 자체만으로는 보충제로 할 수 없다.

냉압착 올리브 오일

냉압착 올리브유는 수 세기 동안 지중해 문화에서 사용되어 온 검증된 건강식품이다. 올리브유는 심장 질환 위험 감소, 치유 및 항염증 효과, 담즙 흐름 촉진, 간 효소 활성화, 항산화 작용, 췌장 효소 자극, 항암 효과, 항균 및 항바이러스 작용, 세포막 발달, 세포 형성 및 분화 등 다양한 효능이 있다. 냉압착 버진 올리브 오일은 뇌세포 성숙 과정과 기능을 개선하는 것으로 나타났다.[56] 그렇지만 올리브 오일에는 필수 지방산이 많이 없다(오메가6 지방산이 오메가3 지방산보다 많이 들어있긴 하다). 그런데도 앞서 언급한 대로 다양한 이점들이 있다는 것을 생각할 때 우리에겐 오메가3와 오메가6 오일 그 이상의 다른 지방산이 필요하다는 것을 보여준다.[49]

올리브 오일은 면역계의 헬퍼 T세포(Th1)를 강화하는 능력이 있는 단일 불포화 지방산인 올레산(오메가9)의 풍부한 공급원이다. 그러나 올리브 오일의 가장 중요한 성분은 베타카로틴, 비타민 E, 엽록소, 스쿠알렌, 피토스테롤, 트리테르펜산 물질, 폴리페놀 등의 부성분이다. 올리브 오일의 많은 건강 효능은 아마도 이러한 소량의 성분들 때문일 것이다.

그러나 열, 탈취, 정제, 검 제거* 및 기타 가공을 거치면 이러한 필수 물질이 파괴되고 제거된다. 그렇기 때문에 정제하지 않은 엑스트라 버진 냉압착 올리브 오일을 구입하는 것이 매우 중요하다. '버진' 오일은 온전한 올리브 열매로부터 정제하지 않고 통째로 추출한 오일을 의미한다. 병에 '버진'이라고 적혀 있지 않다면 정제된 오일이다.

오일의 냉압착에 대한 국제 표준이 없기 때문에 제조업체마다 오일이 '냉압착' 되었다고 말할 때 의미하는 바가 다를 수 있다. 하지만, 냉압착 버진 올리브 오일과 그냥 버진 올리브 오일은 맛에 뚜렷한 차이가 있으므로 즉석 조리식품이나 샐러드에 넣으려면 냉압착 버진 올리브 오일을 구입하는 것을 추천한다. 열을 가하면 미량 성분이 파괴되고 불포화 지방산이 유해한 트랜스 지방산으로 변하기 때문에 가열하여 요리하는 것은 좋은 생각이 아니다. 가열해도 화학 구조가 변하지 않고 건강에 유익한 기버터, 버터, 코코넛 오일, 거위/오리/돼지/양/소의 지방과 같이 안정적인 지방으로 요리해야 한다.

---

* 오일의 인지질을 제거하여 처리를 더 쉽게 하는 과정

코코넛 오일

코코넛 오일은 포화 지방의 풍부한 공급원이다.[49] 그렇기 때문에 코코넛으로 만든 제품(코코넛 오일과 버터, 코코넛 밀크, 코코넛 크림 등)은 서구에서 수십 년 동안 인기를 잃었다. 하지만 최근 들어 이 제품들이 매우 인기를 얻고 있다.

코코넛 지방산의 약 50%는 라우르산 lauric acid 이다. 연구에 따르면 라우르산은 체내에서 모노라우린이라는 매우 강력한 항바이러스, 항균 및 항진균 물질로 전환된다.[57] 칸디다 알비칸스, 헬리코박터 파일로리, 에이즈 바이러스 HIV, 홍역 바이러스, 헤르페스 바이러스, 거대 세포 바이러스, 엡스타인-바 바이러스, 인플루엔자 등의 병원균은 모노라우린에 취약한 것으로 나타났다. 라우르산은 또한 모유의 천연 성분 중 하나로 아기를 감염으로부터 보호한다.[49] 코코넛에서 발견되는 다른 지방산으로는 카프릴산 caprylic acid 과 미리스트산 myristic acid 이 있으며, 이 역시 항바이러스, 항박테리아, 항진균 효과가 있다. 예를 들어, 카프릴산은 캡슐과 정제의 형태로 수십 년 동안 항진균, 항칸디다 보충제로 사용되어 왔다.

갭스 환자는 정기적으로 코코넛을 섭취하는 것이 좋다. 코코넛은 이러한 환자에게 항진균, 항박테리아 및 항바이러스 물질의 천연 공급원일 뿐만 아니라 다른 많은 영양 인자를 제공할 수 있다. 문제는 어떤 형태로 섭취하느냐다.

열대 지방 사람들은 자연 상태의 코코넛을 섭취한다. 대부분의 코코넛 과육과 워터는 포화 지방, 섬유실, 비타민, 미네랄, 비타민 E(도고트리에놀), 카로틴 및 기타 여러 미량 영양소가 매우 풍부하다.[50] 풍미가 가득한 신선한 버진 코코넛 오일에는 이러한 유용한 물질이 많이 함유되어 있으며 열대 국가에서 요리에 광범위하게 활용한다. 코코넛 오일은 가열해도 안정적이다. 수소화하거나 용매 또는 기타 화학 물질로 가공하지 않은 천연 버진 상태의 좋은 품질의 코코넛 오일을 구입하는 것이 중요하다.

언제나 그렇듯이 가장 좋은 방법은 자연을 따라 자연 그대로의 코코넛을 섭취하는 것이다. 대부분의 시장에서 신선한 코코넛을 구할 수 있다. 현재 많은 회사에서 양질의 버진 코코넛 오일, 코코넛 밀크 및 크림을 생산하고 있다. 말린 코코넛과 코코넛 가루도 갭스 환자에게 사용할 수 있다. 코코넛을 살 때는 첨가물이 없는 순수한 제품인지 확인하자. 코코넛을 이용한 몇 가지 레시피는 **우리가 먹어야 할 음식과 그 이유, 몇 가지 레시피** 챕터에서 찾아볼 수 있다.

결론:

우리는 자연 상태의 천연 지방을 섭취해야 한다. 현대 건강 문제의 원인은 대량의 인공 지방을 포함한 다음과 같은 가공식품에 있다. 감자칩과 감자튀김, 마가린과 버터 대용품, 빵과 페이스트리, 비스킷(쿠키)과 케이크, 과자(캔디)와 초콜릿, TV를 보면서 데우기만 하는 저녁 식사용 레토르트 식사, 포장음식, 식용유와 스프레드, 시판 샐러드 드레싱과 마요네즈, 스낵과 조미료 등이다. 자연이 우리에게 제공한 형태의 지방을 섭취하면 잘못될 일이 없다.

갭스 환자에게 가장 중요한 지방은 돼지, 거위, 양, 소, 오리, 닭에서 추출한 기름과, 기버터, 버터 등에서 얻는 동물성 지방이다. 이 지방들은 인간의 신체에 가장 생리적으로 적합한 지방산 구성을 두고 있으며, 우리가 먹기에 가장 자연스러운 지방이다. 지방이 많은 육류를 섭취하는 것 외에도, 집에서 이러한 지방을 추출하여 모든 요리, 베이킹 및 튀김에 넉넉하게 사용하자. 지방을 추출하는 방법에 대한 지침은 **우리가 먹어야 할 음식과 그 이유, 몇 가지 레시피** 챕터에서 몇 가지 레시피와 함께 확인할 수 있다.

나는 갭스 어린이와 성인에게 천연 지방이 충분히 필요하다는 점을 강조하고 싶다. 육류의 지방, 가금류와 기름진 생선의 껍질을 먹고, 냉압착 버진 올리브 오일을 식사에 충분히 곁들이고, 베이킹과 요리에 양질의 코코넛 오일을 사용하자. 일부 갭스인은 매일 양질의 대구 간유와 생선 기름을 섭취하고, 오메가3 지방산과 오메가6 지방산이 2:1 비율로 혼합된 양질의 냉압착 견과류/씨앗 오일을 소량 섭취하는 것이 도움이 될 수 있다. 이러한 오일은 올리브 오일과 마찬가지로 샐러드의 드레싱이나 요리의 마지막에 첨가하여 사용할 수 있다. 일반적인 믿음과는 달리 지방은 인체가 선호하는 에너지원이다. 지방은 우리 몸을 구성하는 주요 요소이며, 제대로 섭취하면 건강과 질병 치유를 위한 탄탄한 토대를 마련할 수 있다는 사실을 기억하자.

가공하지 않은 천연 지방을 충분히 먹으면 몇 가지 이점이 더 있다. 갭스 환자가 식단에서 천연 지방을 많이 섭취할수록 단 음식과 가공 탄수화물에 대한 갈망이 줄어든다. 그러면 식단에서 해로운 음식을 더 쉽게 제외할 수 있다. 또한 식단에서 가공식품을 빼면 해로운 가공 지방과 트랜스 지방도 자동으로 제외되는 셈이다.

천연 식이 지방을 충분히 먹으면 갭스 환자에게 중요한 또 다른 이점이 있는데 담즙 생성이 촉진되는 것이다. 담즙 분비는 간이 스스로 독소를 제거하는 자연스러운 방법이다. 갭스 어린이와 성인은 독성 부하가 높은 사람들이다. 간은 신체의 독소를 대부분 해독한다. 간이 정기적으로 독소를 배출하도록 허용하면 환자의 해독 속도가 빨라진다.

우리는 상업적 이익을 좇아 연구 자금을 지원하고 그에 따라 만들어진 지방 공포증의 세계에 살고 있다. 지방은 신체 구조와 기능의 많은 부분을 구성한다. 그렇기 때문에 모든 건강 문제는 비정상적인 지방 섭취와 천연 지방의 결핍과 관련이 있을 수 있다. 당신이 돌보는 갭스 환자들이 꼭 천연 지방을 아주 충분히 섭취하도록 하자. 당신은 그 성과를 직접 확인할 수 있을 것이다!

3. 대구 간유

대구 간유는 아주 오래전부터 사용되어 왔다. 수 세기 동안 러시아, 스칸디나비아, 아이슬란드, 스코틀랜드, 그린란드, 캐나다의 북부 주민들은 생선 간과 내장을 발효시켜 발효 과정에서 나온 기름을 섭취해 왔다.[1,2] 로마 제국에서는 생선 간과 내장을 발효시켜 가룸*이라는 식품을 만들었고 식품과 의약품으로 사용했다. 18세기부터 유럽 의사들은 대구 간유를 의약품으로 사용하기 시작했으며, 이러한 관행은 20세기까지 이어졌다. 어느 정도 나이 든 사람들은 그들의 부모님이 매일 대구 간유를 한 숟가락씩 먹여 튼튼하고 건강한 몸을 유지했던 기억을 가지고 있다. 타히티와 남반구의 여러 섬은 상어 간을 발효시켜 채취한 기름을 여전히 약으로 사용하고 있다.[3]

대구 간유는 건강에 유익한 성분 중 오메가3 필수 지방산 DHA 및 EPA, 콜레스테롤, 비타민 A 및 비타민 D를 제공한다. 이전 챕터에서는 오메가3 지방산과 콜레스테롤에 대해 설명했다. 이번에는 비타민 A와 D에 대해 살펴보자.

---

* 가룸은 발효된 소스로, 주로 생선의 내장과 소금으로 만든 조미료다.

비타민 A

비타민 A는 여러 생화학적 형태로 존재하는 지용성 비타민이다. 완전한 기능을 가진 비타민 A는 레티놀이라고 한다. 일반적으로 비타민 A가 많이 들어있는 식품은 간과 신장과 같은 내장육, 유제품, 달걀, 기름진 생선이다. 가장 풍부한 공급원은 대구, 넙치, 상어와 같은 해양 어류와 해양 포유류의 간유다.[2,4] 우리가 가장 쉽게 구할 수 있는 간유는 대구 간유이다.

대구 간유에는 자연적으로 미리 형성된 생화학적 형태의 비타민 A가 들어있다. 소화 장애가 있는 어린이와 성인은 일반적으로 레티닐 팔미테이트, 레티닐 아세테이트 등 보충제에서 흔히 볼 수 있는 다른 형태의 비타민 A를 흡수하거나 사용할 수 없다. 동물성 식품, 기름진 생선 및 대구 간유에서 발견되는 천연 형태의 비타민 A는 이러한 환자에게 가장 적합한 형태다.

그렇다면 갭스 환자에게 비타민 A 보충제가 필요한 이유는 무엇일까?

비타민 A 결핍은 저개발 국가에서 큰 문제다. 그러나 서구 국가에서는 유제품, 달걀, 육류를 많이 먹기 때문에 이 비타민의 결핍은 드물다고 여겨진다. 또한 우리 몸은 간을 중심으로 최소 3개월 동안 버틸 수 있는 충분한 비타민 A를 저장하는 능력이 좋다.[4,2] 게다가 이론적으로 비타민 A는 카로티노이드라고 하는 식물성 물질을 통해 체내에서 생성될 수 있다.

자연에는 약 600종의 카로티노이드가 존재하며(녹색잎과 밝은색의 채소와 과일에 많음), 이 중 50종은 이론적으로 비타민 A로 전환될 수 있다. 이에 근거하여 서구에서는 과일과 채소의 카로티노이드에서 충분한 양을 얻을 수 있으므로 비타민 A를 보충하지 않아도 된다는 의견이 일반적이다.[2] 이는 실제로 소화 기관과 신진대사가 매우 건강한 일부 사람들은 보충하지 않아도 되지만 대부분의 사람은 과일과 채소의 카로티노이드가 비타민 A로의 전환이 매우 부족할 수 있다. 소화 장애가 있는 어린이와 성인의 경우, 과일과 채소를 통해 비타민 A를 섭취하는 것은 사실상 불가능하다.

카로티노이드의 흡수율은 5% 미만이므로 비타민 A의 공급원으로 거의 쓸모가 없다.[1,4] 또한 카로티노이드를 비타민 A로 전환하려면 마그네슘, 아연, 많은 아미노산 및 기타 필수 영양소가 필요한데, 이것들은 소화가 잘 안되는 사람들의 몸에선 항상 부족하다. 다양한 독소는 카로티노이드가 비타민 A로 전환되는 것을 차단하며, 갭스 환자는 체내 독소가 매우 많은 사람들이다.[5] 유제품, 간, 달걀 및 기타 식품에서 레티놀(비타민 A의 전구체)을 흡수하려면 담즙과 췌장 효소가 충분히 나와야 한다.[2,5] 많은 갭스 환자는 담즙 생산과 지방 소화가 매우 좋지 않음을 나타내는 희끄무레하고 아주 옅은 색깔의 변을 본다. 임상에서 봤을 때 지방을 소화하지 못하는 사람들은 항상 비타민 A가 결핍되어 있었다.[5]

소화 문제와 비타민 A 결핍은 '닭이 먼저냐, 달걀이 먼저냐'의 관계에 있다. 이미 밝혀진 바와 같이, 소화가 잘 안되면 비타민 A 결핍이 발생한다. 그런데 비타민 A 결핍은 소화기 질환을 유발할 수 있다.[6,7] 장 벽이 세포 생성, 성장 및 분화가 활발하게 일어나는 부위 중 하나이기 때문에 실제로 장 질환은 비타민 A 결핍 증상 중 하나이다. 새는 장 및 흡수 장애는 비타민 A 결핍의 전형적인 결과이며, 이 두 과정 모두 비타민 A의 충분한 공급 없이는 제대로 이루어질 수 없다.

WHO에 따르면 서구 국가의 수유하는 산모와 유아는 비타민 A 결핍 위험이 높은 두 그룹이다.[8] 수유부는 다른 사람보다 훨씬 더 많은 비타민 A를 식단에서 섭취해야 한다.[1,2,4,5] 현대 사회에서는 여성의 비타민 A 보유량이 부족하여 많은 유아가 생후 첫 달에 이 비타민을 충분히 공급받지 못한다.[9] 이로 인해 아이들의 소화 시스템은 나중에 문제를 일으키기 쉬운 상태가 된다. 항상 그렇듯이 아기의 건강은 엄마의 건강에서 시작된다.

비타민 A가 부족하면 소화기 계통에만 문제가 생기는 것이 아니다. 비타민 A는 인체에서 다양한 기능을 수행하며 건강의 거의 모든 측면에 관여한다.[5-7] 비타민 A는 면역 기능, 두뇌 발달, 시력, 세포 분화, 배아 형성, 생식, 성장 및 기타 여러 과정에 필수 영양소다.

비타민 A는 면역계에서도 그 역할을 다하고 있다. 실제로 비타민 A의 초기 이름은 '항 감염 비타민'이었다.[2,5] 비타민 A가 결핍되면 박테리아, 기생충 및 바이러스 감염에 대한 체액 반응, 세포 매개 면역, 점막 면역, 자연 살해 세포 활성 및 대식세포와 같은 특이 면역과 비특이 면역이 모두 손상된다. 어린이에게 비타민 A를 보충하면 B세포와 T세포가 정상적으로 증식하고 항원에 대한 반응이 더 개선된다.[10]

실제로 서구에서 야맹증과 안구 건조증을 동반한 급성 비타민 A 결핍은 매우 드물지만, 비타민 A가 부족한 상태는 전혀 드문 일이 아니다. 비타민 A가 부족한 사람들은 결핍 상태에서 흔히 나타나는 시각적 문제는 없다. 대신 면역계가 제대로 작동하지 않기 때문에 감염에 매우 취약하다. 특히 고열을 동반한 감염은 체내의 많은 비타민 A를 파괴한다. 임상에서 열성 질환을 앓고 있는 환자는 이 비타민을 보충해야 한다.[10,11] 갭스 어린이와 성인은 소화기 계통과 신체 곳곳에 염증이 있어 비타민 A 보유량이 감소하고 감염에 노출되기 쉽다.

물론 환자에게 비타민 A 결핍증이 있는지 확인하는 가장 좋은 방법은 검사를 해보는 것이다. 그러나 단순히 임상 양상과 건강 기록을 분석해 보면 대부분의 갭스 환자는 천연 형태의 비타민 A를 보충할 필요가 있으며, 가장 좋은 공급원은 대구 간유다. 언제나 그렇듯이 자연은 가장 잘 알고 있다. 임상 경험에 따르면 합성 형태의 보충용 비타민 A(레티닐 팔미테이트, 레티닐 아세테이트, 에트레티네이트, 아큐탄 등)는 이러한 환자에게 효과적이지 않다.[5]

많은 사람이 비타민 A의 과다 복용을 우려한다. 실제로 비타민 A는 과잉 섭취하면 독성을 일으킬 수 있다.[11] 그러나 독성 수준에 도달하려면 몇 주에서 몇 년 동안 일일 권장량의 10배 이상을 섭취해야 한다. 성인의 경우, 이는 대구 간유 20작은술을 몇 주 또는 몇 년 동안 매일 섭취해야 하는 양이다. 어린이는 하루에 10작은술에 해당하는 양이다. 나는 정기적으로 하루에 이렇게 먹는 사람을 상상도 할 수 없다. 급성 독성을 일으키려면 성인은 권장량의 100배, 어린이는 20배 이상을 섭취해야 하는데,[11] 이는 3세 어린이가 대구 간유 20작은술을 섭취하는 것을 의미한다. 따라서 하루에 대구 간유 1작은술을 섭취한다고 해서 비타민 A를 과다 복용하는 것이 아니다. 과다 섭취를 유발할 수 있는 것은 가공식품에 종종 첨가되는 합성 형태의 비타민이다.

지난 수십 년 동안 서구 세계는 많은 가공식품에 합성 비타민 A를 첨가하여 강화해 왔으며, 이것을 과잉 섭취하면 건강에 문제를 일으킬 수 있다.[11,12] 특히 임신 중에는 태아에게 손상을 줄 수 있기 때문에 위험하다.[13] 불행히도 주류 의학은 임산부에게 가공식품 섭취를 중단하도록 조언하는 대신 특히 비타민 A가 풍부한 간 및 대구 간유 같은 천연 식품을 섭취하지 말라고 말한다.

간은 합성 비타민과 비교할 수 없는 천연 비타민 A뿐만 아니라 다른 지용성 비타민, 비타민 B군, 비타민 C, 단백질 및 기타 수많은 영양소를 함께 제공한다. 이 모든 영양소는 성장하는 태아에게 절대적으로 필요한 영양소다. 전 세계 대부분의 전통 문화권에서 모든 임산부는 의무적으로 매일 간을 섭취했다![14,15] 간을 섭취하면 아기가 건강하게 태어날 수 있다는 것을, 경험을 통해 알고 있었기 때문에 임산부에게 간 섭취는 선택이 아닌 필수였다. 간, 고지방 육류, 달걀, 고지방 유제품 및 기름진 생선에 함유된 천연 비타민 A가 결핍되면 뼈, 눈, 신경계, 면역계 및 결합 조직의 적절한 발달을 포함하여 아기의 신체에 많은 문제를 일으킬 수 있다.[7,11]

비타민 D

콜레스테롤은 비타민 D의 주요 구성 요소다. 햇빛에 노출될 때 피부는 콜레스테롤로 비타민 D를 만든다.[16] 최근의 햇빛에 대한 잘못된 우려와 콜레스

테롤이 풍부한 음식을 피하는 것이 서구에서 비타민 D 결핍의 유행을 초래했다.[17]

일반적인 식단에서는 약간의 비타민 D만 섭취할 수 있기 때문에 햇빛은 우리에게 가장 중요한 비타민 D 공급원이다.[11] 따라서 일광욕은 우리에게 좋은 정도가 아니라 필수다! 보통 햇빛을 탓하지만 피부암은 햇빛 때문이 아니다.[19-31,33] 이 주제를 자세히 다루는 것은 이 책의 범위를 벗어나지만, 다른 암과 마찬가지로 피부암도 현대의 가공식품과 독성 생활습관으로 인해 발생한다는 것은 사실이다.[17,19]

특히 식물성 기름, 마가린의 트랜스 지방, 피부에 축적되는 기타 독소가 피부암의 주범이다.[16] 또한 일부 자외선 차단제에는 피부암을 유발한다는 사실이 입증된 화학 물질이 포함되어 있다.[29,30] 콜레스테롤과 같이 햇빛이 피부암을 유발한다는 잘못된 생각이 상업적 세력에 의해 받아들여져 '상식'이 되어 버렸다. 우리 인간은 햇빛을 피해 다니기 시작하기 전까지, 수백만 년 동안 야외에서 햇빛을 받으며 살아왔다. 우리가 햇빛에 노출되면, 추운 날씨라도 비타민 D를 생성하지만, 일조량이 적은 시기에는 비타민 D 생성이 감소한다. 따라서 이 시기에는 식단에 특히 주의를 기울여 대구 간유, 기름진 생선, 달걀, 버터, 간 등 비타민 D가 많이 들어있는 음식을 충분히 섭취해야 한다.

서구의 비타민 D 일일 권장량은 구루병이나 골연화증의 발병을 피할 정도의 최소한으로 설정되어 있다.[11,34] 최적의 건강을 유지하려면 대부분의 사람은 권장량보다 더 많은 비타민 D가 필요하다.[16,17] 소화 기능이 떨어져 있고 체내 독성이 있기 때문에 갭스 환자는 권장량보다 훨씬 더 많은 양의 비타민 D가 필요하다.

비타민 D를 얻는 가장 좋은 방법은 야외에서 햇빛을 쬐고 일광욕하는 것이다.[33,34] 그리고 일조량이 적은 겨울철에는 기름진 생선과 대구 간유를 많이 섭취하는 것이 비타민 D를 얻는 좋은 방법이다. 전 세계 사람들의 전통적인 식단을 살펴보면 적도에서 멀어질수록 특히 겨울철에 기름진 생선, 생선 간, 극지방 동물 간을 더 소중히 여기고 섭취하는 사람들이 많았다.[15,16]

우리 몸에 비타민 D가 부족하다는 것은 무엇을 의미할까? 다음은 관련된 질병이다.[31-35]

당뇨병(비타민 D는 혈당 조절에 필수다.)[36] / 심장 질환[37,38] / 정신질환[39] / 류마티즘 관절염, 루푸스, 염증성 장 질환, 다발성 경화증 등의 자가 면역질환[40] / 비만[41] / 골관절염[42] / 구루병 및 골연화증[43] / 근력 약화 및 신경-근육 협응력 저하[44] / 고혈압[45] / 암[46-48] / 만성 통증[49] / 면역력 저하 및 감염에 대한 취약성[50] / 골다공증, 신장 결석, 우울증, 통증, 만성 피로, 근력 약화, 소화기 이상 등이 증상으로 나타나는 **부갑상샘 기능항진증**[51]

안타깝게도 햇빛과 콜레스테롤이 풍부한 음식을 제외하고는 비타민 D를 섭취할 수 있는 다른 적절한 방법은 없다. 물론 보충제가 있지만, 임상 경험에 따르면 어떤 보충제도 자연식품과 비교할 바가 아니라는 것이 밝혀졌다. 합성 비타민은 천연 비타민과 동일하지 않다.[35] 그것은 효과적으로 작동하지 않으며 독성 수준에 도달하기 쉽다. 반면, 햇빛이나 콜레스테롤이 풍부한 음식에서 얻은 천연 비타민 D가 독성을 나타내는 것은 불가능하다. 인체는 이를 처리하는 방법을 알고 있기 때문이다.

비타민 A와 D는 파트너다!

비타민 D는 비타민 A와 함께 팀으로 작용하도록 설계되었다.[34-36] 두 영양소는 서로가 없이는 제대로 작용하지 않으며, 하나가 결핍되면 다른 영양소가 과잉(독성을 일으킬 정도로)된다. 지난 수십 년 동안 많은 서구의 가공식품은 비타민 D를 공급할 생각은 하지 않고 합성 비타민 A만 강화해 놓았다.[52] 비타민 D 결핍이 광범위하게 발생하면서 상대적으로 많아진 비타민 A는 체내에서 문제를 일으키는 독성이 되었다. 이것은 우리가 가공식품을 섭취할 때 얼마나 많은 위험에 노출되는지를 보여주는 또 다른 예다!

　　최근 연구에 따르면 서구 인구의 상당수가 가공식품의 과다 섭취로 인해 체내에 소위 비타민 A가 '너무 많이' 저장된 것으로 나타났다.[53,54] 비타민 A와 D가 체내에 적절한 양으로 존재하면 서로가 통제 불능 상태가 되는 것을 방지한다. 비타민 A가 너무 많이 저장된 사람은 비타민 D가 부족하다는 것을 의미한다. 실제로 대다수 서구 사람에게 비타민 D 결핍증이 만연해 있다.[41,53]

　　이 때문에 대구 간유는 비타민 D보다 더 많은 비타민 A를 제공한다는 이유로 비난받게 되었다. 영양학에서 종종 발생하는 것처럼 즉각적인 '뻔한' 반응은 대구 간유를 섭취해서는 안 된다는 것이었다! 당국은 여전히 국민들에게 햇볕을 피하고 콜레스테롤이 풍부한 음식을 피하라고 말하고 있기 때문에 합성 비타민 D 보충제를 권장하는 것 외에는 대안이 없다.

　　비타민 A와 D는 함께 작용하도록 설계된 파트너다. 누가 그렇게 설계했을까? 바로 대자연이다! 그렇기 때문에 자연식품에는 한 영양소가 풍부하면 일반적으로 다른 영양소도 풍부하다. 대구 간유를 섭취하면 두 가지 비타민을 동시에 얻을 수 있다.

대구 간유를 얼마나 보충해야 할까?

　　복용량에 관해 이야기하기 전에 품질에 대해 생각해야 한다. 안타깝게도 오늘날 대량 생산되는 대구 간유는 우리 조상들이 섭취했던 간유와는 매우 다르다. 오일을 추출하는 산업 공정은 열, 입력, 용매, 알칼리 정제, 표백, 탈취 등을 포함한다.[55] 전 세계의 소규모 전통 문화권과 서구의 몇몇 선구적인 제조 업체를 제외하고는 아무도 전통 발효법이나 기타 전통적인 방식으로 대구 간유를 생산하지 않는다.[55] 산업적 생산은 오일의 비타민 A와 비타민 D 대부분을 파괴하기 때문에 합성 비타민을 첨가한다. 일부 제조업체는 천연 비타민 A와 D를 오일에 첨가하기도 하지만, 합성 비타민이 더 저렴하기 때문에 이러한 관행마저도 점점 더 드물어지고 있다.

갭스 환자를 위한 보충제로 사용할 양질의 대구 간유를 찾는 것이 중요하다. 최고의 오일은 전통적인 방법으로 생산된 것이다. 이러한 품질의 대구 간유를 찾을 수 없다면 천연 비타민 A와 비타민 D가 첨가된 오일 브랜드를 찾아보자. 합성 비타민은 먹지 않는 것이 좋다.

자연산 대구 간유에 함유된 비타민 A와 D는 자연계에서 다양한 형태로 존재하기 때문에 정확한 양을 평가하기는 어렵다.[55] 검사 방법은 계속 개선되고 있지만, 현재로서는 전적으로 신뢰할 수 없다. 가까운 약국이나 시장에서 판매되는 대구 간유의 포장새에는 라벨에 비타민 A와 비타민 D의 정확한 양이 표시되어 있는데, 이는 제조업체가 정제 및 탈취 후 오일에 첨가한 양을 알고 있기 때문이다. 문제는 이러한 비타민이 합성 비타민일 가능성이 높기 때문에 체내에서 얼마나 좋은 효과를 발휘할지 예측하기 어렵다는 것이다.

게다가 우리는 모두 다르다는 사실도 고려해야 한다. 사람마다 신진대사가 다르고 처한 환경이 다르기 때문에 다양한 영양소에 대한 요구량도 다를 수 있다. 더욱이 낮에서 밤으로, 겨울에서 여름으로, 스트레스와 과로에서 휴식과 같이 상황이 바뀌면 우리의 영양 요구량은 반드시 변한다. 따라서 대구 간유를 포함한 모든 영양소의 개별적인 섭취량을 계산하는 것은 정밀한 과학이라기보다는 예술에 가깝다.

일반적으로 성인은 하루에 대구 간유 1작은술, 임산부와 수유부는 그 두 배, 어린이는 그 절반을 섭취하는 것이 좋다. 내 임상 경험에 비추어볼 때, 갭스 환자는 특히 발효 대구 간유가 제공하는 모든 영양소가 필요하기 때문에 프로토콜을 시작할 때 몇 주 동안은 이 용량을 두 배로 늘려도 안전하다. 아기와 아주 어린아이들의 경우, 피부는 신체에 필요한 만큼만 흡수하므로 대구 간유를 피부에 문질러 주는 것이 효과적이다(기저귀 부위가 적합). 일반 대구 간유를 사용하는 경우 (천연 비타민이 첨가된) 비타민 A와 비타민 D의 비율이 일반적으로 약 10대 1로 된 오일을 찾는 것이 좋다.

　제조업체마다 오일에 첨가하는 비타민의 양이 다르므로 섭취량에 대해서는 제조업체에 문의하는 것이 좋다. 일반적인 일일 권장량은 성인의 경우 1작은술, 어린이의 경우 그 절반, 영유아의 경우 ⅓작은술이다. 수유부와 임산부는 하루에 1.5~2작은술을 섭취할 수 있다.

　이러한 양의 대구 간유를 정기적으로 섭취하며 시간이 지나면 비타민 A와 비타민 D 결핍을 부드럽게 교정하는 데 도움이 될 수 있다. 갭스 환자에게 대구 간유가 이러한 비타민의 유일한 공급원은 아니므로 오일에 함유된 비타민의 정확한 비율에 너무 집착하지 말자. 갭스 식단은 비타민 A의 주요 공급원이자 비타민 D의 좋은 공급원이 될 것이다.

　햇빛을 쐬면 나머지 필요한 비타민 D를 공급받을 수 있으므로 매일 야외에서 충분한 시간을 보내도록 하자. 대구 간유는 결핍 문제의 일부분을 해결하기 위한 보충제일 뿐이며, 식습관과 생활 습관을 바꾸는 것이 가장 중요하다는 점을 명심하자. 나는 추운 계절에 대구 간유를 보충하는 것은 도움이 되지만 여름에는 햇볕만 쐬면 대부분의 사람은 대구 간유를 보충할 필요가 없다고 생각한다.

4. 소화 효소

1) 위산 분비 촉진제
2) 췌장 효소

1) 위산 분비 촉진제

장내 미생물군이 비정상적인 사람은 거의 예외 없이 위산 분비에 문제가 있다. 장내 병원성 미생물이 과도하게 증식하여 생성하는 독소는 위산 분비를 감소시키는 능력이 강력하며, 이러한 상태를 위산 저하증이라고 한다.[1] 안타깝게도 주류 의학에서는 위염 및 기타 여러 위장 질환에서 위산 분비를 감소시키는 약물을 처방하는 것이 일상화되어 있다. 이러한 약물(프로톤 펌프 억제제 또는 기타)은 일반적으로 장기간 복용하면 심각한 만성 저위산증을 유발할 수 있다.[2]

위산 분비가 적다는 것은 무엇을 의미하며 왜 중요할까?

위는 단백질 소화를 시작하는 곳이다. 위벽에서 생성된 염산은 단백질 소화 효소(예: 펩신)를 활성화하여 식이 단백질의 매우 복잡한 구조를 펩타이드와 아미노산으로 분해하기 시작한다. 펩신이 제대로 작동하려면 위장의 pH(수소 이온 농도)가 3 이하가 되어야 한다. 위산 저하증이 있는 경우, 충분한 산이 생성되지 않으므로 위장 pH가 펩신이 제대로 작동할 수 있을 만큼 낮지 않다.

이 상황과 관련하여 가장 많이 연구된 단백질은 글루텐과 카제인이다. 갭스 환자의 소화 기관은 이 두 단백질을 카소모르핀과 글리아도모르핀이라는 아편과 유사한 물질로 전환한다. 이 물질은 환자의 신경계로 이동하여 신경계의 정상적인 활동을 방해한다.[3] 위산 저하증인 경우에 카제인과 글루텐이 제대로 소화되지 못한 채 위장을 떠날 뿐만 아니라 다른 모든 단백질도 부분적으로 소화된 상태로 소장에서 흡수되어 신체에 많은 문제를 일으킨다.[1-3] 위산이 적게 나오기 때문에 신체의 단백질 소화 과정이 처음부터 (위장에서) 잘못되는 것이다.

이렇게 제대로 소화되지 않은 단백질은 소장으로 내려간다. 단백질 소화의 다음 단계를 담당하는 장 벽과 췌장 효소는 단백질이 위장에서 잘 분해된 형태로 도착해야 제대로 된 일을 할 수 있다. 이는 마치 공장의 컨베이어 벨트나 조립 라인과 같다. 첫 번째 사람이 일을 제대로 하지 못하면 라인에 있는 나머지 사람들이 아무리 잘해도 최종 제품의 품질이 떨어질 가능성이 높은 것과 같다.

하지만 우리 몸에서 일어나는 일은 더 심각하다. 문제는 '나머지 라인'도 '첫 번째 작업자'에 의해 조절되기 때문에 제대로 작동할 수 없다. 이 '첫 번째 작업자'가 바로 위산이다. 위산은, 도착하는 음식물에 간과 췌장이 반응하는 능력을 조절하는 주요한 역할을 한다.[4] 정상적인 상황에서 위장에서 십이지장으로 내려가는 음식물은 전체 소화 과정에서 매우 중요한 두 호르몬의 생성을 자극하기 위해 pH 2 이하가 되어야 한다. 이 두 호르몬은 십이지장 벽에서 생성되고 혈액으로 흡수되어 췌장, 간, 위 및 기타 여러 기관으로 운반되는 호르몬으로 **세크레틴과 콜레시스토키닌**이다.[4]

첫 번째 호르몬인 세크레틴은 위에게 위액 생산을 중단하라는 명령을 내리고, 간이 담즙을 생산하도록 자극하며, 장 벽에 음식물이 들어오고 있음을 알려서 장 벽을 보호할 수 있게 충분한 점액을 생성하도록 명령한다. 그러나 가장 중요한 일은 췌장을 자극하여 알칼리성 중탄산염 췌장액을 생성토록 하는 것이다. 이 췌장액은 위장에서 방금 내려온 음식물의 산을 중화시킨다. 이 단계가 매우 중요하다. 왜냐하면 췌장 효소와 담즙이 단백질, 지방, 탄수화물을 소화하려면 십이지장과 나머지 소장의 pH가 훨씬 더 알칼리성이어야 하기 때문이다.[5]

췌장이 소화 효소를 생산하려면 두 번째 호르몬인 콜레시스토키닌의 명령이 필요하다. 십이지장 벽에서 콜레시스토키닌이 만들어지지 않으면(위산이 충분치 않은 상태의 음식물 때문에) 췌장은 음식물을 처리하기 위해 알칼리성 췌장액을 효과적으로 생산하지 못한다. 콜레시스토키닌의 또 다른 기능은 위장에 활동을 멈추라고 지시하고, 담낭으로부터 담즙을 십이지장으로 흐르게 하여 지방을 소화할 준비를 하게 하며, 췌장액이 흘러 들어오는 음식물을 소화

할 수 있도록 돕는다.⁴

정상적으로 음식을 소화하기 위해서는 이 두 호르몬이 매우 중요한 역할을 한다. 따라서, 이 호르몬들이 없으면 소화가 제대로 되지 않는다. 안타깝게도 위산 분비량이 적은 사람에게 이런 일이 발생한다. 그들의 위장에 있는 음식물은 산성이 모자라서 세크레틴과 콜레시스토키닌을 생성시키지 못한다. 따라서 췌장은 췌장액을 생성하지 못하고, 담즙도 분비되지 않아서 지방에 작용하지 못한다.

그 결과 소화 불량과 흡수 장애가 뒤따른다. 카소모르핀, 글리아도모르핀 등 소화가 덜 된 단백질은 손상되어 새는 장 벽을 통해 흡수되어 체내에서 아편처럼 작용한다. 다른 소화되지 않은 불량 단백질은 알레르기와 자가 면역 반응을 일으킨다. 게다가 많은 필수 비타민, 아미노산 및 미네랄이 흡수되지 못해 영양 결핍을 유발한다. 소화되지 않은 탄수화물은 비정상적인 미생물 군집에 의해 알코올, 아세트알데하이드 및 기타 여러 독소로 전환된다.⁶ 지방은 소화가 되지 않아 매우 중요한 지용성 비타민 A, D, E, K와 필수 지방산이 결핍되고 물에 뜨는 연한 색의 대변이나 설사(지방 설사)가 나온다. 결국 소화되지 않은 음식은 소화관에서 썩어 온몸에 독이 된다.

간과 폐 챕터에서 설명한 바와 같이, 담낭 결석 형성에는 불충분한 위산이 중요한 역할을 한다. 또한 위산이 부족할 때 췌장에서도 결석이 형성된다. 세크레틴과 콜레시스토키닌이 부족하면 췌장이 알칼리성 용액을 적게 생성하기 때문에 췌장액 속의 단백질이 침전되어 덩이리를 형성한다.⁷ 이러한 덩어리가 시간이 지나면서 석회화되면 췌장 결석을 형성하게 되고 췌장액의 흐름을 방해한다.

막힌 부위에 췌장 효소가 쌓이면 췌장이 손상되어 췌장염(급성 또는 만성) 또는 췌장 기능부전이라는 가벼운 질환이 발생한다.⁸ 이 질환은 췌장이 복강 신경총(복부에서 가장 큰 신경얼기 중 하나)에 가깝기 때문에 일반적으로 통증을 동반한다. 이 상태가 오래가면 췌장이 매우 심각하게 손상되어 당뇨병 및/또는 췌장암으로 이어질 수 있다. 췌장액에 중탄산염이 부족하면 다양한 미생물과 장내 기생충이 췌장에 서식하기 좋은 환경이 조성된다. 이러한 미생물들이 췌장에 손상을 입히고 췌장 감염이나 암을 유발할 수 있다.[9]

위산 부족은 말 그대로 전체 소화 과정을 완전히 망치고 췌장 및 담즙 결석 축적을 초래하는 것 외에도 다른 심각한 영향을 미친다. 위산은 우리가 입에 넣는 모든 음식이나 음료와 함께 들어오는 수많은 미생물에 대한 첫 번째 방어책이다. 위산이 충분히 분비되지 않으면 이러한 미생물이 장으로 들어가 서식하면서 문제를 일으킬 가능성이 높다(예: 소장 세균 과다 증식증, SIBO). 이들은 심지어 위에서 증식하기도 한다.[10]

일반적으로 위는 극도로 산성인 환경으로 인해 소화 기관 중에서 미생물이 가장 적게 서식하는 부위이다. 그러나 저위산증 환자의 경우 헬리코박터 파일로리, 캄필로박터 파일로리, 엔테로박테이아, 칸디다, 살모넬라, 대장균, 연쇄상구균 등 모든 종류의 병원성 및 기회성 박테리아*와 곰팡이가 위장에서 자랄 수 있다. 이 분야에서 가장 많은 연구가 이루어진 대상은 위암 환자들인데, 이들 대부분은 위산 분비량이 낮은 것으로 나타났다.[10,11] 위산이 적게 분비되는 위에 정착한 미생물들은 위암, 궤양, 위염을 일으키는 데 매우 중요한 역할을 한다. 이 주제에 대해 더 자세히 알아보려면 **갭스 상태 리스트** 챕터의 **위장 문제** 섹션을 읽어보기 바란다.

물론 이러한 미생물의 대부분은 탄수화물, 특히 가공된 탄수화물을 좋아한다. 탄수화물의 소화는 입에서 침이 분비되면서 시작된다. 탄수화물은 위산이 분비되는 위에서는 소화가 진행되지 않다가 십이지장에 도착해서야 소화가 다시 진행된다. 산도가 낮은 위에서 과도하게 증식해 있던 미생물이 식

---

* 기회성 박테리아 또는 기회 감염 박테리아는 일반적으로 건강한 면역 체계에서는 억제되기에 일반적으로 건강한 사람에게는 큰 문제를 일으키지 않는 박테리아다. 그런데 면역 시스템이 약화되거나 손상된 상황에서는 병원균처럼 작용할 수 있다.

이 탄수화물을 발효시키기 시작하며, 종종 다양한 독소와 가스를 생성한다.[11] 가스가 축적되면 과도한 트림을 유발한다.

그리고 병원균은 위 상단의 괄약근 주변에서 자란다. 이 둥근 근육은 일반적으로 위와 식도를 분리하여 음식물이 식도로 올라가지 못하도록 해준다. 이 부위에서 자라는 병원균과 그들이 생성하는 독소가 괄약근을 부분적으로 마비시켜 음식물이 식도로 역류하는 역류성 식도염이 발생한다.[12] 위산 분비가 적더라도 역류한 음식물에는 약간의 산이 있으므로 식도 벽을 손상시키고 전형적인 '산성 소화불량' 증상을 유발할 수 있다. 일반적으로 산성 소화불량과 위식도 역류에는 제산제가 처방된다. 제산제는 즉시 증상을 완화할 수 있지만, 장기적으로는 위산 분비를 더욱 감소시켜 전체 상황을 악화시킬 수 있다. 그렇다면 어떻게 해야 할까?

나는 많은 갭스 환자에게 위산 보충이 필요하다고 생각한다. 시중에서 판매하는 가장 생리적인 제제는 펩신이 첨가된 베타인 염산 Betaine HCl 이다. 일반적으로 한 캡슐에 200~300mg의 베타인 염산과 100mg의 펩신이 들어있다. 이를 매 식사를 시작할 때 함께 복용해야 한다. 캡슐에는 일반적으로 성인용 용량이 들어 있다. 하지만 8세 이하의 어린이도 문제없이 복용할 수 있다. 많은 환자가 펩신과 함께 베타인 염산을 복용하기 시작한 후 며칠 만에 역류성 식도염, 복부 팽만, 대변이 개선되었다고 보고한다.

펩신이 유익균들을 손상시킬 수 있으므로 프로바이오틱스 보충제는 베타인 염산과 동시에 복용하지 않도록 주의하자. 시판용 프로바이오틱스는 위산이 가장 낮은 아침, 식전 또는 식후에 복용한다. 그러나 식사와 함께 섭취하는 발효 식품은 그 안의 유익한 미생물들이 음식의 입자 내부에서 보호되기 때문에 이 원칙을 적용하지 않는다. 식사 시작 시점에 위산 보충제인 베타인 염산을 복용하는 것을 잊어버리고 식사 후 소화가 잘 안된다면, 펩신이 첨가되거나 첨가되지 않은 베타인 염산을 식후에 복용하면 도움이 된다.

위산을 보충하는 것 외에도 신체가 자체적으로 위산을 생성하도록 자극할 수 있는 자연적인 방법이 있다. (생 또는 발효한)양배추즙은 강력한 자극제 중 하나다. 식사 전에 양배추즙 몇 숟가락이나 양배추샐러드를 조금 먹으면 소화에 도움이 된다. 사워크라우트와 그 즙은 훨씬 더 강하다. 소금에 절인 양배추를 조금 먹거나 그 주스 몇 스푼을 먹으면 들어오는 음식에 대해 위장을 준비시킬 수 있다. 신선한 양배추샐러드 및 기타 샐러드에 사워크라우트를 섞는 것이 좋다.

식사와 함께 수제 고기 육수 한 컵을 마시는 것도 위산을 늘리는 데 도움이 된다. 어린이에게 가장 쉬운 방법은 수제 고기 육수 한 컵에 사워크라우드 주스나 양배추즙 몇 숟가락을 섞어 주는 것이다. 쓴 허브(아티초크, 민들레, 겐티아나*, 엉겅퀴 등)는 위산 분비를 촉진하는 능력이 뛰어나 전 세계에서 수 세기 동안 전통적인 소화제로 사용하여 왔다. 오늘날 시중에는 이 용액들을 소화제로 판매하고 있으며, 이러한 보충제를 물이나 육수에 몇 방울 떨어뜨려 섭취하면 음식이 들어올 때를 대비해 위장을 준비하는 데 도움이 된다. 이러한 허브는 쓴맛이 작동해야 하므로 캡슐이나 정제로는 섭취할 수 없다.

---

* 용담과에 속하는 풀

2) 췌장 효소

사람들이 '소화 효소'라고 부르는 것이 바로 췌장 효소이다. 소화 효소에는 일반적으로 프로테아제, 펩티다아제, 리파아제, 아밀라아제, 락타아제, 셀룰라아제가 혼합되어 있으며, 일반적으로 이들은 소장에서 음식물을 분해한다. 건강한 소화기계에서는 이러한 효소 대부분을 췌장에서 생성한다. 위산이 췌장에서 자체 효소를 생산하도록 유도하기 때문에 정상적인 위산도를 회복할 수 있다면 이 소화 단계에서는 문제가 없을 것이다. 그렇기 때문에 나는 췌장 효소를 보충하는 것보다 위산 수치를 회복하는 것이 훨씬 더 중요하다고 생각한다.

일부 사람들은 식단을 바꾸는 대신 췌장 효소를 복용해서, 복용한 효소들이 자신들이 먹고자 하는 가공식품을 소화해 주길 기대한다. 당연히 이러한 접근 방식은 대부분의 사람에게 효과가 없다. 보충제는 적절한 식단을 대체할 수 없기 때문이다. 이 책에서 설명하는 식단은 장을 치유하고 정상적인 장내 미생물군을 재건하기 위해 고안하였다. 어떤 효소도 그런 일을 할 수 없다!

일반적으로 나는 임상에서 위산을 보충하거나 위산 생성을 촉진하면 많은 개선 효과를 본다. 하지만 췌장 효소를 보충해도 별다른 효과를 보지 못하는 경우도 있다. 환자는 췌장 효소가 정말 도움이 된다고 느끼고 그 보충제에 장내 치유 과정을 방해할 수 있는 첨가제, 결합제 및 기타 성분이 포함되어 있지 않다면 복용하지 않을 이유는 없다.

내 경험상 대부분의 환자는 위산을 보충하는 것만으로도 매우 잘 회복한다. 그 이유는 위산이 세크레틴과 콜레시스토키닌을 통해 췌장 효소 생산을 촉진하고, 담즙 분비 및 기타 소화 과정에 중요한 역할을 하는 많은 효소의 분비를 촉진하여 소화 과정을 훨씬 더 자연스럽게 만들어 주기 때문이다.

소화 효소는 영구적으로 복용할 필요가 없다. 장이 치유되기 시작하면 위산 분비 억제제와 췌장 효소 중 하나 혹은 둘 다 복용을 서서히 중단하고 과식을 하거나 식단에서 허용되지 않는 음식을 섭취한 경우에만 복용하면 된다. 장기적으로는 발효 식품, 특히 발효 양배추와 소화를 촉진하는 쓴맛 허브를 활용하여 장에서 정상적인 양의 소화 효소가 생성되도록 자극하는 것이 훨씬 더 자연스럽고 실용적이다. 특히 어린이의 경우 위산 분비 촉진제 복용을 고려하기 전에 양배추즙이나 쓴맛 나는 허브용액 소화제를 먼저 먹여보는 것이 좋다.

5. 비타민과 미네랄 보충제

갭스 환자는 영양이 많이 결핍되어 있기 때문에 이를 해결하고자 하는 자연스러운 욕구가 있다. 문제는 어떻게 해결할 것인가이다.

예를 들어, 간단히 마그네슘이 얼마나 부족한지 검사한 다음 그 양을 보충하는 방식만으로 될까? 아니면 건강 상태에 맞게 '특별히 설계한' 보충제를 복용하는 것이 답일까? 아니면 그 사람에게 결핍된 모든 영양소를 고용량으로 투여하여 신체가 모든 것을 해결해 주기를 바라면 될까?

많은 의료 종사자가 영양 결핍 여부를 검사한다. 특정 영양소에 대해 가장 정확하게 알려주는 것으로 생각되는 최적의 검사가 있는가 하면, 결과 해석에 오해의 소지가 있는 부정확한 검사도 있다. 모든 영양소에 대해 최선의 검사를 하려고 하는 것은 비현실적이며 비용이 많이 들 수 있다. 일반적으로 각 영양소에 대해 한 번에 한두 가지 검사를 하는데, 이는 실제 상황을 반영하지 못한다. 따라서 이러한 검사를 바탕으로 영양 보충 프로토콜을 짜는 것은 시작부터 불확실한 일이다.

게다가 시중에 판매되는 많은 보충제는 흡수율이 매우 낮으며, 일부 제품은 약 9%에 불과하기 때문에 실제로 체내에 흡수되는 양은 제품에 표시된 것보다 훨씬 적을 수 있다.[1] 물론 대부분의 제조업체는 보충제의 흡수율이 얼마나 낮은지 알고 있더라도 제품에 표시하지 않는다. 따라서 좋은 보충제를 찾는 것은 매우 어려울 수 있다.

보충제의 흡수는 복잡한 과정으로, 보충제의 품질과는 별개로 환자의 소화 기관의 상태에 따라 달라진다. 같은 보충제를 먹어도 사람마다 흡수하는 영양소의 양이 다를 수 있다. 갭스인의 소화 기관은 일반적으로 상태가 좋지 않아 특히 이러한 영양소를 잘 흡수하지 못 할 수 있다.

문제를 더욱 복잡하게 만드는 것은 많은 영양소들이 장내 흡수 부위에서 경쟁한다는 점이다. 예를 들어 칼슘을 너무 많이 보충하면 마그네슘, 아연, 구리, 철분, 일부 아미노산 등 다른 영양소의 흡수를 방해하여 해당 영양소의 결핍을 초래할 수 있다.[2]

사실, 이것은 영양 분야에서 매우 혼란스러운 부분이다. 실제로 비타민과 미네랄에 대한 연구나 지식이 충분하지 않기 때문에 비타민과 미네랄을 올바르게 처방하는 방법을 아는 사람은 누구도 없다. 모든 영양사나 의사들은 자신만이 선호하는 보충제 목록을 가지고 있으며, 대부분 시행착오를 거치며 이를 사용한다.

많은 사람이 '건강 알약'을 복용할 뿐만 아니라 식품 가공 과정에서 손실된 영양소를 보충하기 위해 많은 식품에 비타민과 미네랄을 강화해 놓았기 때문에 비타민과 미네랄 보충제를 복용하는 것은 매우 흔한 일이 되었다. 또한 많은 식재료는 집약적인 농업 기술로 재배하기 때문에 처음부터 영양소가 부족하다. 안타깝게도 이러한 보충 영양소의 대부분은 합성 영양소다. 우리 몸은 천연 형태의 영양소를 사용하도록 설계되었기 때문에 합성 영양소를 인식하지 못하거나 어떻게 처리해야 할지 모르는 경우가 많다. 예를 들어, 많은 신장 결석의 사례가 합성 형태의 비타민 C 보충제로 인해 발생한다는 의혹이 커지고 있다.[3]

현대 사회에서 식단으로는 최적의 영양소를 공급할 수 없기 때문에 영양 보충제를 먹지 않고는 건강할 수 없다는 의견이 널리 퍼져 있다. 실제로 아침에는 시리얼과 토스트, 점심에는 샌드위치, 저녁에는 일반적인 식사를 한다면 신체에 최적의 영양소를 공급할 수 없으므로 보충제를 먹어야 한다. 이 책에서 설명하는 갭스 식단은 몸이 인식하고 처리할 수 있는 자연스러운 형태로 농축된 영양소를 제공할 것이다. 착즙을 마시면 더 농축된 양의 비타민, 미네랄 및 기타 유용한 물질을 추가로 얻을 수 있다.

좋은 프로바이오틱스는 음식의 영양소 흡수율을 평균적으로 50% 이상 증가시킨다.[4] 또한 장내 미생물군의 유익균은 비타민 B군, K2, 비오틴, 생물학적 아민 및 기타 여러 물질의 주요 공급원으로 알려져 있다.[5] 일반적으로 환자가 발효 식품을 섭취하고 강력한 프로바이오틱스를 치료 용량으로 복용하기 시작하면 영양 결핍이 가장 먼저 사라진다. 식단과 프로바이오틱스가 소화 시스템을 치유하기 시작하면 환자는 음식에서 영양분을 제대로 흡수하기 시작할 것이다.

갭스 환자와 관련하여 고려해야 할 또 하나 중요한 점은 소화 시스템에 염증이 생기고 손상되었다는 점이다. 정제나 캡슐에 들어있는 많은 합성 보충제, 첨가제, 결합제는 이미 예민해진 갭스 장 벽을 악화시키고 자극하여 치유 과정을 방해한다. 나는 식단을 실행하는 데 큰 노력을 기울였지만, 대부분의 보충제를 끊기 전까지는 최상의 결과를 얻지 못한 환자를 많이 보았다.

그렇기 때문에 나는 일반적으로 프로그램을 시작할 때 비타민이나 미네랄 보충제를 권장하지 않는다. 먼저 식단을 실행하고 장의 치유 과정을 시작하는 데 가장 큰 노력을 기울이는 것이 좋다. 소화 시스템이 제대로 작동하기 시작하면 영양 결핍은 보충제 없이도 사라질 수 있다! 신체가 제대로 작동하기 시작하면 영양 결핍은 자연스럽게 사라진다.

물론 모든 환자는 다르며 일부 환자는 맞춤 보충제가 필요하다. 하지만 이는 자격을 갖춘 의사가 결정할 문제다. 다음은 명심해야 할 몇 가지 중요한 사항이다.

장 상태를 악화시킬 수 있는 성분이 없는 보충제를 선택한다. 액체 형태의 보충제가 분말, 정제 또는 캡슐보다 낫다. 보충제에는 식단에 허용되지 않는 물질이 들어있지 않아야 한다.

예를 들어, 풀빅산(fulvic acid, 엽산과 혼동하지 말 것)이 첨가된 비타민 및 미네랄 보충제와 같이 흡수율이 높은 보충제를 선택하자. 풀빅산은 토양의 미생물이 생성한다. 따라서 자연적인 방법으로 보충제의 흡수율을 높일 수 있다. 또한 풀빅산은 독성 금속을 킬레이션하는 성질도 강하다.[6] 프로바이오틱 토양 박테리아가 장에 풀빅산을 공급해 준다.

보충제는 최소한으로만 섭취하자!

4장
치유를 향한
여정

1. 갭스 환자를 위한 해독

" 모든 만성 및 퇴행성 질환은 독성과 결핍이라는 단 두 가지 주요 문제로 인해 발생한다."
샬롯 거슨 Charlotte Gerson

우리는 오염된 세상에 살고 있다.[1,2] 매일 자동차 매연과 산업 폐기물을 들이마시고 있으며, 살충제, 제초제 및 기타 농약이 함유된 식품을 섭취한다. 또한, 항생제, 스테로이드 및 기타 약물을 일상적으로 투여한 가축의 우유와 고기와 달걀을 먹는다. 가공식품 속에는 셀 수 없이 많은 화학 물질이 들어 있으며, 개인위생 제품에는 인간에게 발암성이 있거나 전반적으로 독성이 있는 화학물질이 가득하다.[1] 에너지 소비가 많은 현대의 집과 사무실은 독성 물질이 가득한 장소가 되었다. 현대의 건축 자재, 단열재, 페인트, 가정용 세정제, 난연제는 유독 가스를 방출하며 우리는 이를 매일 들이마신다. 병원과 쇼핑센터의 실내 공기는 독성 물질이 매우 많기 때문에 많은 사람들이 쇼핑하거나 병원을 오래 방문한 후 피곤하고 지친 기분을 느낀다. 우리는 전자 기기로 인한 전자파 공해가 늘어나는 세상에 살고 있으며, 이러한 공해는 점점 더 심해지고 있다.[3] 휴대전화, 무선 기술 및 기타 전자 발명품은 집, 사무실 및 기타 공간을 눈에 보이지 않는 방사선으로 채우고 있으며, 이는 암, 불임, 신경 및 내분비 손상, 심장 문제를 일으키는 것이 입증되었다.[3,4] 그리고 이런 문제들만으로도 부족한 듯, 우리는 일상적으로 처방 약을 먹고 술을 마시며 담배를 피운다.

그렇다면 우리는 어떻게 살아남을 수 있을까? 찌든 삶 속에서도 어떻게 일하고, 아이를 낳고 키우며, 아침에 교통 체증 속 공기를 들이마신 후에도 버텨내며 살아갈 수 있을까?

우리는 몸의 매우 중요한 시스템 덕분에 생존한다. 그건 최근까지 우리가 잘 몰랐던 시스템, 바로 해독 시스템이다.[5,6] 이것은 우리 몸의 청소기와 같다. 해독 시스템은 정상적인 신체 대사의 결과로 생성되는 모든 독소와 외부에서 들어오는 독소를 지속적으로 제거한다. 해독 시스템의 본부는 간에 있으며 신체의 모든 세포에 부서가 있다. 이 시스템의 정교함과 복잡성은 가장 지식이 풍부한 생화학자조차도 놀랄 정도이며, 이렇게나 효율적으로 작동할 수 있는 원리에 대해 아직 밝혀지지 않은 것이 많다.[6]

하지만 확실한 건 이 시스템이 제대로 작동하려면 양질의 단백질과 지방, 지용성 비타민, 미네랄과 미량 원소, 효소, 비타민 등 모든 영양소가 꾸준히 필요하다는 것이다. 일반적으로 이런 영양소들이 갭스 아동과 성인의 몸에서 결핍되어 있다는 사실은 잘 알려져 있다. 이러한 결핍으로 인해 해독 시스템은 갭스 환자의 몸에서 최적의 수준으로 기능할 수 없다.

동시에 갭스 환자는 이미 독성이 많이 축적된 사람들이기 때문에, 해독 작업으로 이 시스템에 과부하가 걸려있다. 먹을 것은 고사하고 물 한 모금 마실 시간도 없이 점점 더 많은 일을 해야 하는 노동자를 상상해보자. 그가 어떻게 이 상황을 감당할 수 있을까? 일을 처리할 수 있는 여유로운 시간이 올 때까지 대부분의 일을 밀어두게 될 것이다. 이것이 바로 갭스 환자의 해독 시스템에서 일어나는 일이다. 해독 시스템은 다양한 독성 물질을 나중에 처리하기 위해 신체의 여러 조직에 저장한다. 그렇기 때문에 이러한 환자들은 독성 금속, 석유 화학 물질 및 기타 독소에 대해 검사하면 항상 양성 반응을 보인다.[7]

불행히도 이러한 화학 물질의 대부분은 지방과 친화력이 있으므로 체지방에 저장된다.[8] 뇌와 나머지 신경계, 내분비계, 골수 및 기타 많은 중요 기관의 조직에는 지방이 많으며 이러한 독소의 저장 장소가 된다. 독소로 막힌 장기는 제대로 기능할 수 없으며, 더 심각한 상황에서는 해독 시스템 자체가 무너지기 때문에 더 이상 독성을 처리할 수 없게 된다. 이러한 현상은 만성 피로 증후군, 다발성 화학물질 과민증, 섬유 근육통, 근육통성 뇌척수염, 중증 정신 질환, 신경계 및 내분비 질환, 만성감염(예: 라임병 및 만성 바이러스 감염) 및 기타 여러 가지 질환을 가진 갭스 환자에게서 매우 분명하게 나타난다.[5-7]

그렇다면 어떻게 해야 할까? 갭스 환자의 몸에서 이 독성을 제거하여 제대로 기능할 수 있도록 하려면 어떻게 해야 할까? 손상된 해독 시스템을 어떻게 복원할 수 있을까? 아직 과학은 밝혀내지는 못했지만, 이 위대한 시스템은 우리 몸에서 독성을 제거하는 방법들을 가지고 있다! 인간이 고안한 '해독' 방법은 우리 몸의 자연 해독 시스템이 제대로 작동할 때의 능력에 필적할 수 없다. 모든 질병을 치유하려면 이 자연적 해독 시스템을 다시 회복시키는 것이 필요하다.

갭스 환자가 얼마나 독성이 강한 환경에 노출되었든지 간에, 신체의 주요 독성 근원은 장이다. 제일 먼저 해야 할 가장 확실한 일은 이 독성의 주요 원천을 제거하는 것이며, 이는 곧 소화 시스템을 청소하고 치유하는 것을 의미한다. 따라서 갭스 영양 프로토콜이 주요 치료법이다!

많은 사람이 갭스 식단을 따르는 것만으로 문제를 해결하지만, 어떤 사람은 독성의 주요 원인을 제거하는 것만으로는 충분하지 않을 수 있다. 이러한 환자들의 몸에 수년 동안 축적된 독소는 어떻게 해야 할까? 독성 금속과 인공 화학 물질은 어떻게 해야 할까? 이렇게 축적된 독성은 조직과 장기에서 기생충이 번식하기에 완벽한 환경을 조성한다. 기생충은 우리 몸이 처리해야 하는 독소를 자체 생성하여 이미 과부하 상태인 면역계를 탈진시켜 버린다.

우리 몸의 독소를 제거하고 치유를 돕기 위해 갭스 영양 프로토콜의 일부로 해야 할 자연적인 일들이 많다. 가장 기본적인 고려 사항부터 자세히 살펴보자.

1) 일상에서 독성 부하 줄이기

갭스 식이요법은 해독 시스템을 회복하는 주요 방법이다. 해독 기관은 항상 배가 고프며 고품질의 영양이 필요하다. 그러나 우리가 해독 장기에 제대로 영양을 공급하고 다시 회복시키려고 노력하는 동안은 해독해야 할 추가 업무가 늘어나지 않도록 하는 것이 중요하다. 따라서 환자의 해독 시스템에 대한 일상의 독성 부하를 줄이는 것이 치료의 중요한 부분이다.

일상에서 들어오는 독소에는 어떤 것들이 있을까? 우리가 먹고, 숨 쉬고, 만지거나 피부에 바르는 모든 독성 물질은 매우 빠르게 흡수되어 해독 시스템에 과중한 부담을 준다.[1,2] 갭스 환자의 해독 시스템은 이미 손상되어 있기 때문에 환경의 독성 물질에 자꾸 노출되어 해독 시스템의 작업량을 늘리는 것은 좋지 않다.

도대체 어떤 물질에 관해 이야기하고 있는 것인가? 대부분의 현대식 주택의 수돗물에는 염소, 농약, 의약품, 불소 및 기타 오염 물질이 함유되어 있다. 수돗물을 마시거나 요리하기 전에 이 물을 여과하는 것이 중요하다. 시중에는 많은 정수 필터가 있다. 역삼투압 필터나 증류수는 물의 에너지적 특성과 생리적 기능을 손상시킬 수 있기 때문에 권장하지 않는다.[9] 이러한 정수 방법은 우리가 섭취하기에 건강하지 않은 '죽은' 물을 만든다. 자연수는 물 분자가 특정 패턴으로 서로 연결되는 육각형의 물리적 구조로 되어 있으며, 이 상태의 물을 섭취하는 것이 중요하다.[10]

대부분의 인공 오염 물질을 제거하기 위해 간단한 탄소 필터를 사용하는 것을 권장한다. 이러한 종류의 필터는 대부분의 사람이 구입할 수 있으며, 물의 생체 물리적 구조를 손상시키지 않는다. 나의 임상 경험에 따르면 집안의 수질을 적정 수준으로 유지하기 위해 값비싼 장비를 많이 구입할 필요는 없다. 예를 들어, 시중에는 물에 기능성을 추가하는 다양한 기기가 판매되고 있지만 나는 필수라고 생각하지 않는다. 신선한 레몬, 유기농 발효식초, 모듬 야채 발효액 또는 콤부차 한 스푼을 물 한 잔에 넣는 것만으로도 물의 에너지 패턴이 바뀌고 더 건강한 물이 된다.

특히 **식기 세척기에 사용하는 주방 세제**는 접시와 식기에 남아 반짝반짝 빛이 나게 한다. 우리가 스펀지나 브러시를 사용하여 손으로 설거지할 때는, 화학 잔여물이 접시에 남지 않는다. 식기 세척기는 접시를 문지르지 못하고 물을 분사하여 세척하기 때문에 강력한 세제를 사용해야 하고 완전히 씻기지 않는다.

우리는 끼니마다 이러한 독성 화학물질을 섭취하고 있으며, 갭스 식단을 실천하는 사람에게는 이러한 독성이 용납될 수 없다. 그렇기 때문에 특히 프로토콜 초반에는 뜨거운 물, 겨잣가루, 식초 또는 중탄산소다를 사용하여 설거지를 하는 것이 좋다. 겨잣가루는 화학 산업계가 더 수익성이 좋은 제품으로 대체하기 전까지 주요 주방 '세제'로 사용되었다.[11] 겨잣가루는 저렴하고 기름기와 음식물을 매우 효과적으로 제거하며 접시와 수저에 독성이나 인공적인 성분을 남기지 않는다. 뜨거운 물 2L에 겨잣가루 3~4큰술을 녹인 후 손으로 설거지하고 깨끗한 물로 헹군다.

환자의 집은 가정용 청소 화학 물질, 페인트, 카펫 세정제 또는 살충제, 방향제 및 기타 인공 화학 물질을 사용하지 말고 가능한 한 화학 물질이 없는 상태로 유지해야 한다. 가정에서 널리 사용하는 모든 화학 물질은 독성이 있다. 욕실 세제, 바닥 세정제, 광택제 등은 모두 공기 중과 표면에 남아 환자의 해독 시스템에 일반적인 독성 부하를 더한다. 독성이 있는 가정용 화학물질은 여러 신뢰할 수 있는 회사에서 만드는 안전한 생분해성 대체품으로 바꿀 수 있다.

성분을 꼼꼼히 챙기는 것도 중요하지만, 일반적으로 화학 제품은 최대한 적게 사용하도록 노력하자. 집 안 청소는 대부분 물로 할 수 있다. 식초나 레몬즙, 소다와 올리브 오일과 중탄산염을 약간 첨가한다. 오래 우려낸 차로 나무 바닥을 청소할 수도 있다. 올리브 오일 1컵과 화이트 식초 ¼ 컵을 섞어 가구를 닦고, 카펫에 흘린 적포도주 얼룩에 화이트 와인을 부어 제거할 수 있다. 식초로 유리를 씻을 수 있는 등, 자연적인 방법으로 집을 청소하는 방법이 많이 있다. 이 주제에 관해 인터넷을 검색하거나 책을 찾아보길 바란다.

환자가 해독과 치유를 시도하는 동안 집을 다시 꾸미거나 개조하거나 새 카펫이나 가구를 들이지 않는 것이 현명하다. 페인트, 최신 건축 자재, 새 카펫, 새 커튼 및 새 가구는 폐, 피부 및 점막을 통해 흡수되는 매우 독성이 강한 화학 물질을 과다하게 배출한다.[1,2] 새 카펫은 몇 년 동안 발암성이 높은 다량의 포름알데히드를 방출할 수 있다. 새 가구에는 불에 잘 타지 않도록 처리된 난연제가 가득하며, 이는 우리 몸에 독성 금속과 기타 독성 물질을 다량으로 유입시킨다. 가정용 새 페인트는 최소 6개월 동안 독성이 강한 화학 물질 수십 가지를 실내 공기 중으로 방출한다. 사람의 해독 시스템이 완전히 회복되려면 최소 1년이 걸리므로 최소한 그 기간은 인테리어를 다시 하거나 새 단장을 하지 않는 것이 좋다.

세탁 세제는 많은 현대 가정에서 강력한 독성 물질을 다량으로 배출하는 원인이다.[1,2] 세탁용 가루 세제와 액상 세제는 옷, 침구, 수건 등 옷감에 남아서 하루 24시간 동안 우리의 피부와 폐를 통해 흡수되어 해독 시스템에 또 다른 과중한 부담을 준다. 이러한 독성의 원인을 제거하는 것이 중요하다! 더욱 안전한 환경친화적 대안을 찾아보자. 향이 있는 제품은 일단 피하고 보자. 세탁 세제 및 기타 가정용 화학 물질에 첨가되는 현대식 향료와 합성 향료는 그 자체로 독성이 있으며 암과 기타 질병을 유발하는 것으로 입증되었다.[12]

창문을 열어 집 안을 정기적으로 환기하자. 집안에 인공적인 냄새가 나지 않아야 한다. 소위 방향제는 독성 화학 물질을 집안에 주입하는 것이다. 오염된 지역에 거주하는 경우 이사를 고려하되, 그동안에는 공기 청정기를 사용해야 할 수도 있다.

실내에서 기르는 식물들은 집을 독소로부터 자유롭게 유지하는 데 큰 도움이 되는 친구들이다. 식물은 독성 가스를 흡수하고 산소와 기타 유익한 물질로 대체한다. 제라늄, 아이비, 접란, 알로에 베라, 무화과나무 등 다양한 종류의 실내 식물로 집안을 가득 채우자. 특히 침실에는 많을수록 좋다! 이것들을 건강하게 관리해야 한다. 일부 갭스인들은 곰팡이에 민감하게 반응할 수 있으므로 곰팡이가 피지 않도록 주의하자. 커피와 차의 찌꺼기나 날고기(특히 간)를 씻은 물을 주면, 식물들이 아름다움을 뽐내며 잘 성장하며 고마워할 것이다.

화장품, 세면도구, 향수, 메이크업, 염색약 및 기타 개인위생 용품은 인체의 일반적인 독성 과부하에 매우 중요한 요인이다.[12-14] 개인위생 용품 산업은 자율 규제를 하고 있다. 업계는 샴푸, 비누, 치약, 화장품, 향수, 크림, 탈취제 등의 제조에 수천 가지의 발암성 및 독성 화학 물질을 널리 사용하고 있다. 오래전부터 피부가 독소를 차단하는 방어벽이라는 관점이 있었으나 이는 완전히 틀린 것으로 입증되었다. 소화 기관을 통해 체내로 들어온 독소는 간을 거쳐 대부분 분해되어 무해한 물질로 변한다. 그러나 사람의 피부는 환경 대부분의 물질을 매우 효율적으로 흡수한다. 이러한 이유로 제약 업계에서는 피부에 붙이는 패치 형태의 약물을 점점 더 많이 생산하기 시작했는데, 이는 피부가 소화 기관보다 흡수율이 높고 간을 거치지 않고 약물이 바로 혈류로 들어가기 때문이다.[15]

개인위생 용품의 광범위한 사용은 암 발병의 주요 원인이다.[13] 어린이, 여성, 남성은 자신도 모르게 피부에 바르는 엄청난 양의 발암성 물질에 노출되고 있다. 좋은 예가 유방암이다. 유방암에서 떼어낸 세포에는 독성 금속인 알루미늄이 다량 함유된 경우가 많다.[13,16] 이 알루미늄의 출처는 어디일까? 여성의 겨드랑이 피부를 통해 흡수되는 데오도란트에서 나온다.[17] 독성 금속에 대한 최근 연구에 따르면 임신한 동물이 이러한 금속에 노출되면 다량으로 축적되어 태아에게도 영향을 미칠 수 있는 것으로 나타났다.[13,14,18] 그렇기 때문에 임산부나 모유 수유 중인 산모는 개인위생 용품과 피부, 얼굴, 두피에 바르는 화장품에 특히 주의를 기울여야 한다.

이 책에서 세면도구와 화장품에 존재하는 모든 독소에 대해 자세히 설명할 수는 없다. 하지만 가장 흔한 몇 가지를 나열해 보겠다.[19,20]

땀띠 파우더

여기에 들어있는 활석이나 활석 가루는 난소암을 유발할 수 있다. 특히 아기에게 사용하지 않아야 한다!

라우릴 황산 나트륨 Sodium Lauryl Sulfate, SLS

대부분의 샴푸, 비누, 치약에 함유된 독성이 강한 세정제다.

불소

신체의 모든 시스템에 끔찍한 독이다. 치약 및 기타 치과 치료 제품에 널리 들어 있으며 일부 상수도에 첨가되고 아기에게 액체 형태로 주기도 한다. 불소의 독성에 대해 잘 모른다면, 불소에 대해 자세히 알아보고 전염병처럼 대하고 피하는 것이 좋다.

이산화티타늄

자외선 차단제 등 화장품에 들어 있으며 발암성이 있다.

트리에탄올아민 TEA 과 디에탄올아민 DEA

일부 화장품에 들어 있으며 발암성 니트로사민을 만든다.

라놀린

일부 보습제에 들어 있다. 그 자체로 무독성 천연 물질이지만, DDT 및 기타 발암성 살충제에 오염되어 있는 경우가 많다.

다이옥산

일부 페인트, 라커, 광택제 등에 들어 있다. 피부를 통해 흡입 및 흡수되며 발암성이 매우 높다.

사카린
발암성

포름알데히드
독성 및 발암성 물질

프로필렌글리콜
일부 유화제, 계면활성제 등에 들어 있으며 발암성이 있다.

납, 알루미늄 및 기타 독성 금속
많은 개인위생 용품, 특히 데오도란트 및 화장품에 함유되어 있다.

갭스 환자의 경우 개인 위생용품의 사용을 최소한으로 줄이거나 아예 사용하지 말아야 한다. 환자의 건강 상태가 심각할수록 더 엄격해야 한다. 일반적인 규칙은 "먹을 수 없는 것이면 피부, 두피 또는 치아에 바르면 안 된다.", "먹을 수 있는 것만 사용할 수 있다!"다.

우리는 올리브 오일로 이를 닦을 수 있다. 이 아유르베다식 치아 관리법은 입을 정화하고 잇몸과 치아의 상태를 개선하며 신체의 일반적인 독성 부하를 줄이는 데 효과가 있는 것으로 알려져 있다(오일 풀링에 관해서 공부해 보자). 칫솔을 제올라이트 가루나 벤토나이트 점토에 담갔다가 양치질하면 입안이 한 번 더 깨끗해지고 치아가 반짝반짝 하얗게 빛난다. 때때로 활성탄이나 베이킹 소다의 중탄산염을 양치질에 사용하여 치아를 하얗게 할 수도 있다. 날달걀 노른자로 머리를 감을 수 있으니, 달걀 노른자와 흰자를 분리하여 샴푸처럼 사용해 보자(머리가 길다면 달걀 노른자를 여러 개 사용). 이는 샴푸를 발명하기 전 수 세기 동안 사람들이 머리를 감던 방법이다.

피부 보습제로 코코넛 오일, 올리브 오일, 다른 냉압착 천연 오일 등 모든 식용 지방을 사용할 수 있다. 그 중 건성 피부와 모든 형태의 피부염에 대한 진정한 약은 탤로다(**우리가 먹어야 할 음식과 그 이유, 몇 가지 레시피** 챕터에서 탤로를 만들고 스킨 크림을 만드는 방법을 몇 가지 레시피와 함께 참조하길 바란다). 우리는 비누, 샤워 젤 또는 거품 목욕제로 씻을 필요가 없다. 이러한 화학 혼합물은 일반적인 독성 과부하의 요인일 뿐 아니라 오히려 피지를 씻어낸다. 피지는 감염과 건조로부터 피부를 보호하고 피부 미생물군의 서식지를 제공하는 중요한 역할을 한다. 물과 스펀지로 씻는 것만으로도 충분하며, 특히 아기와 어린이에게는 더욱 그렇다!

최고의 데오도란트는 신선한 레몬에서 짜낸 소량의 즙이다. 이 즙은 냄새는 제거하지만 땀을 억제하지는 않는다. 땀은 매우 중요한 정화 기능이 있으며, 우리 몸은 땀을 통해 많은 독소를 세서한다.[21] 화학석 데오도란트를 쓰는 건 땀의 생성을 막아 체내 독성 부하를 증가시키는 동시에 더 많은 독성 화학 물질을 추가하는 것이다.

요즘에는 유해 물질이 없는 안전한 개인용품을 생산하는 회사들이 많다. 일반적으로 이러한 회사들은 알레르기와 피부 문제가 있는 사람들이 해결책을 찾다가 가공하지 않은 천연 성분만을 인체에 사용할 수 있다는 사실을 발견하여 창업한 소규모 회사들이다.

모든 치유 프로토콜에서 중요한 부분은 인공 화학 물질에 대한 노출을 줄이는 것이어야 한다. 인간은 이러한 독성 화학 물질을 사용하지 않고도 지구에서 오랫동안 살아왔다. 우리 몸을 해치고 질병을 유발하는 이 화학물질들은 우리 삶에 전혀 필요가 없다!

현대인은 건강을 해치고 신체를 파괴할 수 있는 위험한 인공 물질로 삶을 가득 채우고 있다. 이들 중 상당수는 피할 수 없으며, 우리는 무엇을 하든지 이러한 것들에 노출된다. 대기 오염, 수질 오염, 독성 건축 자재, 독성 화학 물질, 전자기 오염 및 기타 위험 요소는 어디에나 존재한다. 하지만 이러한 위험 요소가 어디에나 존재한다고 해서 무분별하게 노출되어서는 안 된다. 노출을 줄이고 우리 몸이 이러한 맹공격에서 살아남을 수 있을 만큼 충분한 영양을 섭취하고 강해지도록 조치할 수 있어야 한다.

어린이와 성인을 위한 현대의 예방 접종은 이러한 위험 중 하나다. 예방 접종에 찬성하든 반대하든, 예방 접종이 전 세계 많은 사람들의 건강을 해치고 파괴한다는 것은 사실이다.[22-26] 많은 서방 국가들이 예방 접종을 의무화하고 있다. 본인이나 자녀가 예방 접종을 받아야 하는 경우, 예방 접종으로 인한 피해로부터 신체를 보호하려는 조처를 하는 것이 좋다.

다음은 몇 가지 간단한 조치들이다.

1. 예방 접종 시점에 본인 또는 자녀가 감기, 콧물 또는 염증이 없고, 약물을 복용하지 않으며, 특별한 스트레스나 긴장, 수면 부족이 없는 등 완전히 건강하고 양호한 상태인지 확인한다. 특히 동물단백질, 동물성 지방, 지용성 비타민(A, D, E, K) 등의 영양 결핍이 없어야 한다. 따라서 백신 접종 전과 접종 후에는 젤라틴 고기 육수를 포함한 양질의 고지방 동물성 식품을 충분히 섭취하자.

2. 단일 백신을 고집해야 한다! 여러 가지 심각한 감염병을 주사 한 번에 해결하려는 것은 백신 제조업체와 의료계엔 편리하지만, 당신이나 어린아이에게는 결코 이롭지 않다. 단일 백신은 실제로 존재한다. 어떤 의사라도 당신의 요청에 따라 단일 백신을 접종해 줄 수 있으며, 당신은 이를 요청할 권리가 있다.[27]

3. 백신 접종 간격을 최대한 길게 잡고 다음 백신을 접종하기 전에 자신이나 아이의 몸이 이전 백신으로부터 회복할 시간을 주자. 또한 접종 간격을 벌리면 이전 백신 접종 후 당신이나 자녀의 몸에 어떤 손상이 있는지 관찰할 수 있다. 어린아이의 변화는 특히 미묘할 수 있으며, 백신 접종에 간격을 두어야만 무슨 일이 일어나고 있는지 부모가 확인할 수 있다. 자녀의 발달은 정상적으로 진행되고 있는지? 아이는 눈 맞춤을 잘하고 있는지? 아이가 여전히 잘 먹고, 잘 자라고, 아파 보이지 않는지 확인한다.

4. 아기의 경우 예방 접종 중에는 모유 수유가 필수다. 산모가 모유 수유를 할 수 없는 경우, 근처에 유모처럼 대리 수유를 해 줄 수 있는 사람을 찾는 것이 중요하다. 건강한 여성의 신선한 모유와 비교할 수 있는 인공 유아용 조제분유는 세상 어느 곳에도 존재하지 않는다. 이에 대한 자세한 내용은 **갭스 상태 리스트** 챕터의 유모 수유 를 참조하길 바란다.

2) 매일 취침 시 목욕

미네랄이 많은 천연수에서 목욕하는 것은 매우 오래된 치유 전통이다. 유럽, 아시아, 아메리카 및 기타 지역에서 사람들은 만성 질환에서 회복하고 건강 문제를 예방하기 위해 천연 온천과 스파에서 목욕을 했다.[28] 기회가 된다면 이러한 장소를 방문하는 것을 적극 권장하지만, 그동안에는 집에서 목욕하는 것도 도움이 될 수 있다. 독소 배출을 돕기 위해 매일 잠자리에 들기 전에 다음 중 하나를 녹인 따뜻한 물로 치료 목욕하는 것이 좋다.

엡솜염 1컵 / 발효식초 1컵 / 해초 가루 1컵 / 천연 소금 1컵 / 베이킹 소다의 중탄산염 1컵

이 목욕은 피부를 통한 독소 제거 효과가 강하지 않지만 상당할 수 있으며, 목욕하는 동안 신체는 유용한 미네랄을 흡수할 수 있다. 이러한 목욕의 해독 능력은 매우 강력할 수 있다. 독소가 많은 사람에게는 목욕하면 두통, 어지러움, 현기증, 심계 항진 등 소위 '해독 반응'이 나타날 수 있다.

이러한 반응을 최대한 줄이려면, 더 희석된 용액(위의 물질 중 한 스푼만 욕조에 넣음)으로 시작하고, 목욕물 온도를 서늘하게 하고, 몇 분만 목욕하는 것이 좋다. 처음 몇 번의 목욕에 신체가 어떻게 반응하는지에 따라 점차 더 뜨거운 온도에서, 집어넣는 재료의 양을 늘리고, 더 오랜 시간 동안 즐길 수 있다. 목욕은 시간이 지남에 따라 신체의 해독을 부드럽게 돕고, 긴장된 몸을 이완시켜 편안한 잠을 깊이 잘 수 있도록 준비하는 데 도움이 된다.

3) 수영 및 맨발 걷기

수영장은 독소가 많은 장소이다.[20,29] 어떤 사람들은 수영장에 가는 것이 건강한 운동이라고 믿지만, 이는 사실과 다르다. 드물게 오존으로 살균하는 몇몇 수영장을 제외하고 나머지 수영장은 물을 살균하기 위해 염소 기반 화학 물질을 사용한다. 염소는 신체의 모든 시스템, 특히 면역계와 간에 영향을 미치는 독성 물질이며 피부를 통해 아주 잘 흡수된다. 또한 수영하는 동안 수영장 물 위에 떠다니는 두꺼운 염소가스층을 흡입하게 되는데 이때 흡입한 염소는 폐를 통해 혈류로 매우 잘 흡수된다. 갭스 환자는 이미 독소가 많기 때문에 염소 처리한 수영장에서 수영하면 그 독성이 더욱 심해질 수 있다.

모든 사람(특히 갭스 식이요법을 하는 사람)은 호수, 강, 바다의 자연수에서만 수영해야 한다! 자연수에는 생명체, 식물과 다양한 생물의 생물학적 에너지, 미네랄, 효소 및 기타 많은 유익한 물질이 많아, 자연수에서의 수영은 수 세기 동안 많은 건강 문제에 대한 치료법으로 높이 평가되어 왔다. 물론 수영하는 곳이 산업 오염원으로부터 가능한 한 멀리 떨어져 있는지 확인해야 한다.

인간은 가능한 한 자주 맨발로 걷는 것이 중요하다! 우리 몸은 가장 큰 자석인 지구와 연결되어야 하는 전자기기로 볼 수 있다. 이 분야의 연구에 따르면 맨발로 걸으면 건강에 필수적인 전자기적 특성이 균형을 되찾는다고 한다.[30] 물론 우리가 걷는 땅이 산업 오염으로 오염되지 않았는지 확인하는 것이 중요하다(도시에서 벗어나 자연환경으로 나가야 한다). 발바닥은 우리 몸에서 중요한 해독 기관으로, 잔디, 모래 또는 흙 위를 걸을 때 독소와 유익한 물질을 발바닥을 통해 배출하고 흙으로부터 유익한 물질은 받아들인다.

특히 해변 모래사장을 걷거나 바다, 호수 또는 강의 깨끗하고 얕은 물에서 걸을 때 그렇다. 이를 바탕으로 시중에는 발 패치나 족욕기와 같은 해독 요법 치료제가 판매되고 있으며, 많은 사람이 이를 통해 도움을 받고 있다.

4) 일광욕

"한 줄기 햇빛이 당신의 영혼을 위해 할 수 있는 일은 놀랍다!"
표도르 도스토예프스키 Fyodor Dostoyevsky

우리 인간은 이 아름다운 행성에서 최소한의 옷차림으로 대부분의 시간을 야외에서 생활하며 진화해 왔다. 따라서 매일 햇빛에 쬐고 일광욕하는 것은 우리 몸에 프로그램되어 있으며 선택 사항이 아니다! 우리는 앞서 햇빛으로 피부가 비타민 D를 합성하는 것에 대해 이야기했다(**대구 간유** 챕터). 피부의 콜레스테롤 분자로부터 만들어지는 이 중요한 비타민을 충분히 생성하려면 우리 몸 전체를 햇볕에 노출시해야 한다.

일광욕을 하는 동안 피부에서 새롭게 생성되는 비타민 D와 콜레스테롤이 황산화되어 수용성이 된다는 놀라운 사실이 밝혀졌다![31] 이것이 왜 중요할까? 콜레스테롤과 비타민 D는 지용성 물질이기에 혈액 친화적인 수용성 상태로 바꾸어서 필요 조직으로 보내지는 데 시간이 걸린다. 황산화된 비타민 D와 콜레스테롤은 수용성이기 때문에 몇 초 만에 혈액에 흡수되어 체내를 쉽게 돌아다닌다. 최근 연구에 따르면 이러한 물질들은 과학이 알아낸 가장 강력한 해독 및 암 파괴 물질 중 하나라고 한다.[31] 따라서 일광욕하면 몸에서 암세포를 해독하고 제거할 수 있다!

최근 햇빛에 대한 잘못된 두려움으로 인해 서구에서는 비타민 D 결핍증이 유행하고 있다. 이 결핍은 이제 많은 만성 질환의 원인 중 하나로 인식되고 있다. 확실한 과학적 사실에 따르면 피부암과 햇빛 노출 사이에는 아무런 관련이 없다.[32-43] 그러나 자외선 차단 로션 판매로 이익을 얻는 관련 산업계는 수십억 달러 규모의 캠페인을 시작했고, 이는 안타깝게도 의료계에도 영향을 미쳤다.[42] 이러한 선전은 사람들에게 태양 공포증을 불러일으켰다. 또한 많은 자외선 차단 로션에는 피부암을 유발하는 것으로 입증된 화학 물질이 포함되어 있다.[42,43] 그 어떤 것도 사용하지 않는 것이 좋다!

화상을 입지 않으려면 피부를 서서히 갈색으로 태워(선탠) 일광욕 시간을 점차 늘리는 것이 중요하다. 피부가 갈색으로 변하면 화상으로부터 더 잘 보호된다. 특히 열대 및 기타 더운 지역에서는 현명하게 일광욕하는 것이 중요하다. 이러한 장소에서는 이른 아침과 늦은 오후에 일광욕을 하되, 햇볕이 가장 강한 한낮에는 그늘에 머무는 것이 좋다(보통 현지인들이 하는 방식!). 서늘한 지역에서는 한낮에 일광욕해야 피부가 타지 않고 비타민 D를 생성할 수 있다. 햇볕에 탔다면 사워크림, 비살균 생요거트 또는 케피어, 홈메이드 탤로, 코코넛 오일, 라벤더 에센셜 오일을 피부에 바르고 며칠 동안 햇볕을 피하자.

적절한 일광욕은 우리 인간에게 자연스러운 일일 뿐만 아니라 절대적으로 필요한 일이다. 피부가 어두운 사람들이 추운 지역으로 이사 갔을 때 특히 심장병, 당뇨병, 암 및 기타 건강 문제가 나타나는 것을 보면, 햇빛 부족으로 인한 비타민 D 결핍이 어떤 영향을 미치는지 설명이 된다.[44] 피부가 어두운 사람들의 색소는 비타민 D 생성에 필수인 햇볕을 충분히 통과시키지 못한다. 그런데 피부색이 어두운 사람들이 햇빛이 강한 나라에 살면 이런 문제는 발생하지 않는다. 따라서 피부색이 어두운 사람들이 추운 나라에 살 때 햇볕을 쬐는 것이 특히 중요하다.

서양에서는 일광욕했을 때 가려운 피부 발진이 생기는 광과민증*을 겪는 사람들이 점점 늘어나고 있다.[45] 우리의 피부는 의약품과 기타 독소, 특히 식물성 기름과 식용유에서 화학적으로 변형된 지방산(트랜스 지방)을 저장하는 주요 장소다. 일광욕하면 독성 화학 물질이 피부와 몸 밖으로 배출되는데, 독소가 많은 사람들에게 이 과정에서 가려운 발진이 생기게 된다.[45]

이런 사람들은 일광욕하기 전에 피부 해독을 위한 조치를 취하는 것이 좋다. 베타카로틴이라는 천연 해독 물질은 피부에 집중적으로 작용하여 사람들이 일광욕할 수 있도록 몇 달 안에 준비시켜 줄 수 있다. 매일 갓 짜낸 당근

---

* 햇빛 알레르기라고 불린다.

착즙(및 녹즙)을 마시고 베타카로틴 보충제를 복용하면 광과민증을 해결하는 데 좋은 효과가 있다.[46] 갭스 영양 프로토콜은 피부와 신체의 나머지 부분을 점차 정화하여 광과민증을 영구적으로 치유해 준다.

햇빛에 대한 과민증은 붉은 머리칼에, 주근깨, 밝은 피부색을 가진 사람들(소위 바이킹 후손) 사이에서 흔하다. 이 사람들은 연어와 기타 기름진 생선을 매일 먹고, 북부 품종의 소(하이랜드 소, 셰틀랜드 소 및 기타 희귀 품종)의 고지방 우유와 지방이 많은 양고기를 먹으며 진화해 왔다. 오늘날 대부분의 바이킹 후손은 빵, 설탕, 식물성 기름 및 기타 현대식 '음식'을 먹고 살며 조상들의 식단을 따르지 않는다. 나는 클리닉에서 광과민증이 너무 심해 햇볕을 전혀 쬐지 못했던 몇몇 사람들이 갭스 영양 프로토콜을 시작하면서 치유된 사례를 임상에서 목격했다. 이 프로그램을 시작한 지 약 1년이 지난 후 그들은 화상 없이 일광욕을 할 수 있고 멋지게 선탠을 할 수 있다는 것을 발견했다.

날씨가 춥고 옷을 따뜻하게 입어야 하는 상황에서도 햇볕을 쬐고 야외에서 시간을 보내면 놀라운 일들이 많이 일어난다. 예를 들어 밤에 잠을 깊이 자려면 낮에 햇빛을 충분히 쬐는 것이 중요하다. 멜라토닌은 숙면과 기타 신체의 여러 중요한 기능에 필수적인 호르몬으로 낮 동안 눈을 통해 햇빛을 충분히 받아야만 뇌에서 생성할 수 있다.[47] 실내에서 인공조명, 특히 컴퓨터나 TV 화면 앞에서 하루를 보내면 멜라토닌 생성이 비정상적일 수 있다. 이는 수면 부족, 면역 기능 저하, 뇌기능 저하, 자가 면역 질환 및 암 발병과 같은 많은 건강 문제로 이어질 수 있다.[48]

정기적으로 선글라스를 착용하는 것은 현대 사회에서 멜라토닌 결핍의 주요 원인이며 매우 건강에 해로운 습관이다![49] 습관적으로 선글라스를 사용하는 사람들은 흐린 날에도 어두운 안경 없이는 햇빛을 조금도 견디지 못하는 일광 과민증이 생길 수 있다. 이것은 비타민 A 결핍증 환자에게도 생길 수 있다. 갭스 식이요법은 비타민 A 결핍을 아주 빠르게 치유한다. 한편, 이 문제가 있는 사람들은 선글라스를 쓰지 않은 채 눈을 감고 햇볕을 마주 보는 것을 일상으로 삼는 것이 좋다. 하루에 자신이 견딜 수 있는 시간부터 시작해서 점차 하루에 1시간 이상까지 늘려보자. 감은 눈꺼풀 사이로 햇빛이 비치면서 눈이 밝은 햇빛을 문제없이 견딜 수 있을 만큼 충분한 비타민 A와 기타 영양소를 축적하도록 서서히 훈련한다. 이 방법은 시력도 개선할 수 있으며, 내 임상경험에 따르면 갭스 식이요법과 병행할 때 어린이와 성인의 만성적인 눈 문제를 상당 부분 해소할 수 있었다.

일광욕은 인간에게 선택이 아닌 필수이다! 일광욕(옷을 입지 않고 온몸을 햇빛에 노출하는 것)을 하면 햇빛 스펙트럼의 다양한 부분이 몸을 통과하여 병원성 미생물과 기생충의 성장을 줄이고 암세포를 제거하며 생체 물리적 수준(원자와 분자의 전자기 속성 수준)에서 생리적 균형이 재조정된다.[50] 햇빛에 노출되면 체내 수분의 물리적 특성이 바뀐다. 면역계가 균형을 되찾고 강화되며 호르몬 균형이 정상화되고 신경계의 기능이 향상되어 몸 전체가 환경 및 내부와 조화를 이룬다.

건강은 조화로움 안에 있다! 태양은 이전에도 지금도 변함없이 우리의 친구이다. 태양은 지구상의 모든 생명의 원천이며 그것 없이는 건강이 좋을 리 없다! 갭스인은 만성 질환에서 회복하기 위해 가능한 한 많은 시간을 야외에서 햇볕을 쬐며 보내야 한다.

5) 착즙

착즙은 부작용이나 유해한 합병증 없이 다양한 독소를 해독하는 방법으로 오랜 시간 입증된 방법이며[51], 또한 매우 맛있게 먹을 방법이다. 특히 아이들이 착즙한 주스를 좋아한다! 전 세계 수천 명의 사람들이 이 착즙을 통해 치명적인 질병으로부터 자유로워지고 있다.

착즙에 관한 수많은 책이 출판되어 있으며, 책에는 경험담과 수백 가지 훌륭한 레시피가 가득하다. 예를 들어, 거슨 박사 Dr. Gerson 와 노먼 워커 박사 Dr. Norman Walker 등 자연 치유 의학계의 유명 인사들은 착즙을 강력히 지지하고 환자 치료에 적극적으로 활용했다. 그동안 신선한 생과일과 채소의 건강상 이점을 다룬 수백 건의 과학적 연구가 발표되었다.

착즙은 과일과 채소의 모든 좋은 성분을 농축된 형태로 다량 제공한다. 예를 들어 당근 주스 한 잔을 만들려면 당근 500g이 필요하다. 한 번에 500g의 당근을 먹을 수는 없지만 착즙하여 마시면 그 당근에서 나오는 모든 해독 효과와 영양을 섭취할 수 있다. 게다가 착즙을 하면 섬유질을 제거할 수 있어 좋다. 섬유질은 과일과 채소의 많은 영양소 흡수를 방해하고 이미 민감해져 있는 갭스 환자의 소화기 상태를 악화시킬 수 있는 성분이기 때문이다. 착즙한 주스에 대해서는 소화 기관의 할 일이 거의 없으며 20~25분 안에 흡수된다.[51]

환자에게 갓 착즙한 주스를 하루에 두 잔씩 마시게 하면 많은 정화 물질과 유용한 영양소를 공급할 수 있다. 아침에 파인애플, 양배추, 당근, 약간의 비트 뿌리를 섞은 주스를 마시면 이어서 할 식사에 대해 소화 기관을 준비시켜 위산과 췌장 효소 생성을 촉진한다. 당근, 사과, 샐러리, 녹색 채소 및 비트 뿌리의 배합은 간을 정화하는 능력이 뛰어나다. 시금치, 양상추, 파슬리, 딜, 당근, 비트 등 잎이 많은 채소의 녹즙에 토마토와 레몬을 추가하면 마그네슘의 훌륭한 공급원이 된다. 양배추, 사과, 샐러리 착즙은 소화 효소 생성을 촉진하고 훌륭한 신장 정화제다.

집에 있는 과일과 채소로 건강하고 맛있는 착즙을 만들 방법은 무궁무진하다. 특히 어린이용 착즙의 맛을 좋게 하려면 일반적으로 맛은 덜하지만, 치료 효과가 높은 재료를 50% 섞는 것이 좋다. 그러한 재료에는 당근, 소량의 비트 뿌리(착즙 재료 혼합물의 5% 이하), 셀러리, 양배추, 상추, 잎채소(시금치, 파슬리, 딜, 바질, 신선한 쐐기풀잎, 신선한 민들레 잎, 비트 윗부분, 당근 윗부분, 흰색 및 붉은 양배추)가 해당한다. 나머지 50%는 파인애플, 사과, 오렌지, 자몽, 포도, 망고 등 맛있는 재료를 사용해 다른 재료의 맛을 부드럽게 한다(자세한 내용은 **우리가 먹어야 할 음식과 그 이유, 몇 가지 레시피** 챕터를 참조).

화학 물질 없이 기른 채소, 과일, 잎채소만 착즙하는 것이 중요하다. 유기농 기준이 완화되었지만, 여전히 유기농 제품을 구입하는 것이 그렇지 않은 것보다 안전하다. 물론, 가장 좋은 채소와 과일은 자신의 텃밭이나 다른 사람이 화학물질을 사용하지 않고 텃밭에서 기른 것이다.

섬유질에 대해 말해보자. 설사가 없고 섬유질을 섭취할 준비가 된 환자라면 착즙을 마시라는 권고가 곧 환자에게 신선한 과일과 채소를 먹지 말라고 하는 것은 아니다. 착즙 한 잔을 농축된 영양소를 보충하는 제품이라고 생각하자. 식사 20~25분 전과 식후 2~2.5시간쯤 공복에 착즙을 섭취하는 것이 좋다.

그렇다면 마트에서 파는 착즙을 사서 마시는 건 어떨까? 대답은 '아니요'다! 시중에서 파는 주스는 가공 및 저온 살균 과정을 거치므로 모든 효소와 대부분의 비타민 및 식물 영양소가 파괴된 상태다. 이러한 주스에는 가공 설탕이 함유되어 있어 장내 건강에 해로운 박테리아와 곰팡이의 먹이가 된다.

갓 착즙한 주스에는 천연 당분이 활성 효소 및 기타 물질과 균형을 이루고 있어 인체가 주스의 영양소를 건강하게 활용할 수 있다. 집에서 착즙하면 무엇을 넣었는지 알 수 있고, 오염이나 산화 안 된 신선한 착즙 주스라는 것을 알 수 있으며, 다양한 과일과 채소를 함께 섞어 여러 가지 맛있는 조합을 만드는 재미가 쏠쏠하다. 모든 건강 문제와 모든 상황에 적용할 수 있는 훌륭한 레시피가 담긴 착즙 관련 책이 많이 있다.

갭스 영양 프로토콜에서는 갓 짜낸 주스 한 잔에 날달걀 1~2개와 홈 메이드 비살균 사워크림 또는 코코넛 오일 1~4큰술을 넣고 휘저어 **갭스 쉐이크**를 만들기도 한다. 이렇게 하면 착즙은 많은 사람들이 좋아하는 밀크셰이크의 농도와 비슷해진다. 착즙은 천연 당분 함량이 높기 때문에 사워크림이나 코코넛 오일 형태의 지방과 날달걀 형태의 단백질을 첨가하면 착즙의 당분과 균형을 이루어 몸을 정화하고 영양을 공급하는 데 필요한 영양소가 완벽하게 배합된다. 또한, 갭스 쉐이크를 정기적으로 섭취하면 간에서 담석을 배출하는 데 효과적이다(**간과 폐** 챕터에서 이에 대한 자세한 내용을 읽어보길 바란다). 어떤 사람들은 특히 아침에 시간이 부족한 경우 아침 식사를 갭스 쉐이크로 대체하기도 한다.

주스에 넣는 달걀은 방목한 닭이 낳은 신선한 것이어야 하며, 달걀에 대한 아나필락시스 반응이 없는 한 노른자와 흰자를 모두 넣는다. 달걀 알레르기가 있는 대부분의 사람은 달걀흰자에는 민감하지만, 노른자에는 그렇지 않다(두 가지 모두에 알레르기가 있을 수는 있음). 달걀흰자가 몸에 맞지 않는 사람은 이 레시피에서 날달걀 노른자만 사용한다(흰자와 조심스럽게 분리할 것). 전통 문화권에서는 몸에서 독성 금속과 기타 독소를 제거하는 데 날달걀흰자를 사용해 왔으며, 달걀을 익히면 이러한 능력이 감소하거나 없어지는 것으로 알려져 있다.

갭스 영양 프로토콜에서는 아나필락시스(위험한 유형)에만 주의를 기울인다는 점을 기억하자. 아나플락시스 반응이 아닌 경우, 반응은 손상된 장 벽으로 인해 발생하며, 이러한 알레르기에 대처하기 위해서 갭스 식단으로 장 벽을 치유하고 봉인하는 작업을 하는 것이다. 달걀을 섭취했을 때 즉각적으로 심각한 반응을 일으키는 경우 처음에는 달걀을 피하고 갭스 도입 식단을 따르길 바란다. 소화기관이 충분히 치유되면 날달걀을 천천히 점진적으로 섭취할 수 있다.

다른 해독 절차와 마찬가지로, 갭스 쉐이크는 마실 사람이 준비되었을 때 섭취하기 시작해야 한다. 하루에 몇 스푼의 착즙을 물로 희석하여 먹어보면서 몸이 잘 견딜 수 있는지 확인한다. 몸이 이를 잘 견디면 착즙과 갭스 쉐이크의 양을 하루 두 잔까지 서서히 늘릴 수 있다.

갭스 영양 프로토콜의 일환으로 착즙은 부드럽게 해독하는 역할을 한다. 따라서 착즙을 마시는 이외 시간에는 갭스 식단을 따라야 한다는 점을 강조하고 싶다. 식단에 있는 동물 단백질과 지방은 신체가 착즙의 당분을 적절히 처리할 수 있도록 도와준다. 장기간 착즙만 마시는 사람은 착즙의 당분으로 인하여 간에 지방이 저장되는 지방간(비알코올성 지방간 질환)이라는 건강에 해로운 질환에 걸릴 수 있다.[52] 이 문제의 주요 원인은 가공 탄수화물, 설탕, 고과당 옥수수 시럽이 들어간 청량음료지만 과일 주스만 장기간 마시는 경우에도 발생할 수 있다.

착즙을 강력한 면역 강화제로 바꾸려면 블랙 엘더베리를 첨가해 보자. 블랙 엘더베리는 작은 나무로, 추운 곳에서부터 매우 따뜻한 기후에 이르기까지 거의 모든 곳에서 자란다. 봄에는 작은 흰색 꽃이 큰 무리를 이루며 여름이 끝나면 작고 과즙이 많은 검은 열매로 변한다.

이 식물의 약효는 수 세기 동안 높이 평가되어 왔다. 꽃, 열매, 잎 및 나무 껍질은 전통적으로 감기, 폐렴, 독감, 인후염, 건초열, 상처, 눈 감염 및 기타 여러 질병을 치료하는 데 사용되었다. 영국에서는 여전히 엘더베리 열매를, 와인을 만드는 데 사용하고, 스칸디나비아에서는 꽃을 엘더플라워 코디얼*을

---

* 주로 달콤한 시럽이나 농축액을 물이나 탄산수에 혼합하여 만드는 음료

만드는 데 활용한다. 블랙 엘더베리는 강력한 면역 자극 효과가 있으며 가장 강력한 항바이러스 치료제 중 하나다.[53]

이 식물을 활용하기 위해서 숙련된 약초 전문가가 될 필요는 없다. 이 나무는 정원용으로 보기 좋아 많은 사람들이 정원에서 기르고 있다. 여름이 끝나면 열매 송이들을 모아보자. 반드시 매우 검고 말랑말랑한 익은 열매를 골라야 한다. 집에서 포크를 사용하여 나뭇가지에서 열매를 분리한 다음 작은 비닐봉지나 작은 용기에 넣고 얼린다. 특히 추운 계절에 착즙하기 시작할 때는 잠자리에 들기 전에 냉동실에서 1~2큰술의 베리를 꺼내 실온에 두어 하룻밤 동안 해동하는 습관을 들이자. 아침에 섭취하려는 과일 및 채소와 함께 착즙하여 마신다. 추운 계절에 갭스 식이요법과 함께 이 베리를 섭취하면 가족이 감기에 걸릴 가능성을 최소화하는 데 도움이 될 것이다.

봄에 엘더베리 꽃을 채취하여 냉동 보관할 수도 있다. 그것으로 겨울에는 매우 기분 좋고 향기로운 차를 만들거나 얼린 상태에서 손으로 으깨어 샐러드에 추가할 수 있다. 꽃은 또한 강력한 면역 자극 효과가 있으니 감기, 독감, 발열을 치료하는 차로 이용하자. 상처와 찰과상, 햇빛 화상, 동상, 눈의 통증 부위에 국소적으로 차를 바를 수 있다. 이는 또한 건초열 치료에도 전통적으로 사용된 바 있다.[54]

결론적으로, 환경 독소에 대한 노출을 줄이고 몸에서 독소를 제거하는 자연적인 방법은 갭스 영양 프로토콜의 중요한 부분이다. 인체는 자연의 일부다! 자연과 그 모든 경이로움에 가까이 다가갈수록 우리 몸은 더 건강해질 것이다. 장내 미생물군의 정상화, 적절한 영양식, 일광욕, 호수나 바다와 같은 자연수에서 수영하기, 맨발로 걷기, 착즙 마시기, 독소 노출 피하기 등은 부작용 없이 효과가 좋은 자연적인 방법이다. 이러한 방법들은 당신의 해독 시스템이 회복하고 다시 작동하도록 도울 것이다! 해독 시스템은 매우 강력하며 일상적인 독성 노출을 관리할 수 있도록 우리 몸에서 자연이 완벽하게 설계했다.

대부분의 갭스인들은 이 챕터에서 설명하는 간단한 조치만으로도 충분하다. 그러나 특히 심각한 질병을 앓고 있는 일부 사람들에게는 그것만으로는 충분하지 않을 수 있다. 오늘날 많은 사람들이 직면하고 있는 특정 문제, 즉 독성 금속으로 인한 신체 부담을 살펴보자.

독성 금속

환경은 우리를 점점 더 많은 독성 금속에 노출하고 있다.[55-58] 독성 금속에는 분자량과 밀도가 높기 때문에 중금속이라고 부르는 수은 Hg, 납 Pb, 비소 As, 카드뮴 Cd, 크롬 Cr, 탈륨 Tl 등이 있고 알루미늄 Al 같이 가벼운 금속도 있다. 따라서 중금속보다는 독성 금속이라고 부르는 것이 더 적절하다.

지구상의 모든 생명체에 대한 이들의 독성은 이미 잘 알려져 있다.[55] 학습 장애 및 정신 질환, 자가 면역 질환, 신경 질환, 내분비 문제, 알레르기, 만성 피로 및 섬유 근육통, 다수 화학 물질 과민성 MCS 및 곰팡이 알레르기, 라임병 및 기타 만성 감염, 암 등 많은 만성 퇴행성 질환이 체내 독성 금속 축적과 관련이 있다.[59] 치과용 아말감 충전재의 수은 독성에 대한 인식은 지난 수십 년 동안 대중과 의료계의 관심을 불러일으키고 있다. 주류 치과계는 이러한 유독성 충전재 사용을 중단하라는 강력한 압력을 받아왔으며, 일부 국가에서는 아말감 충전재의 사용이 금지되었다. 치과 아말감 충전재는 현대 사회에서 독성 금속 노출의 한 예일 뿐이며, 현대 환경에서 우리는 다른 많은 공급원에 노출되고 이 독성 금속들이 체내에 축적되어 긴강과 회복력이 약화하고 있다.[55-59]

많은 사람들이 질병에서 회복하기 위해 독성 금속을 제거하려고 한다.[60] 독성 금속을 몸 밖으로 제거하는 것을 킬레이션(킬레이트는 게의 발톱을 뜻하는 그리스어에서 유래)이라고 한다. 수년에 걸쳐 다양한 킬레이트 화학물질(킬레이터)이 발명되었다. 이 약물들은 처음에 군대에서 중금속 및 기타 독성 물질에 대한 급성 노출을 치료하는 데 사용되었다. 서구에서 자폐증이 급격히 많아진 이후 많은 의사가 학습 장애가 있는 어린이에게 킬레이트제를 사용하는 실험을 해왔다. 또한 일부 의사들은 심장병, 다발성 경화증 및 기타 질병을 치료하는 데 사용하기 시작하였다.

성공적인 사례들이 발표되었지만 얼마나 많은 사람들이 개선되었는지, 얼마나 많은 사람들이 개선되지 않거나 심지어 악화하였는지는 명확하지 않다.[60] 독성 금속에 대한 급성 노출에 킬레이터를 사용하면 결과가 상당히 긍정적일 수 있다. 그러나 만성 노출의 경우 결과가 얼마나 긍정적인지는 명확하지 않다.[61]

수년에 걸쳐 독성 금속 킬레이션을 위한 많은 프로토콜과 방법들이 발명되고 사용되었으나, 많은 경우 의학계에서 심각한 우려를 불러일으켰다. 킬레이터는 약물이다. 다른 약물과 마찬가지로 부작용과 합병증을 동반한다. 이것들은 가볍게 쓸 수 있는 물질이 아니다. 이것에 대해 알려진 문제점 몇 가지를 살펴보자.

1. 킬레이트제는 사용 용량과 관련하여 골수를 억제하여 호중구 감소증과 혈소판 감소증이 나타나며, 이는 혈액 응고와 감염 및 기타 독소에 대한 혈액 면역 반응에 영향을 줄 수 있다.[61,62] 따라서, 일부 어린이와 성인의 경우 이러한 반응이 매우 심각할 수 있어 킬레이션 프로그램을 받는 환자는 정기적으로 혈액 검사를 받아야 한다.

2. 킬레이트제는 장과 신체의 다른 부위에 병적인 곰팡이와 박테리아의 성장을 폭발적으로 증가시킨다.[61,62] 그렇기 때문에 킬레이트제를 사용하는 의사들은 환자에게 킬레이트제를 사용하기 전에 장내 미생물 불균형(dysbiosis)을 먼저 해결하라고 권고한다. 장내 미생물 불균형을 치료해 본 경험이 있는 사람이라면 이 상태를 치료하는 것이 얼마나 어려운지 잘 알고 있다. 갭스 환자는 장내 미생물 불균형을 가장 기본적이고 일차적인 병리로 가지고 있으며, 많은 치료 경험에도 불구하고 여전히 이 상태를 완전히 없앨 수 있는지는 확신할 수 없다.

3. 킬레이트 약물은 독성 금속을 제거하는 것 외에도 필수 미네랄과 결합하여 체외로 배출된다. 그렇기 때문에 대부분의 킬레이션 프로토콜에는 다양한 영양소를 다량으로 보충

하는 것이 포함하고 있다.[60-62]

4. 킬레이트 약물을 복용하는 환자의 혈액에서는 트랜스아미나제라는 효소가 다량 검출되는데, 이는 간 손상의 징후이다.[63]

5. 킬레이트 약물은 신장에 손상을 줄 수 있으므로 신장 문제가 있는 사람에게는 절대 사용하지 않아야 한다. 킬레이션을 하는 동안 신장 기능과 간 기능을 정기적으로 모니터링해야 한다.[62-64]

6. 킬레이션을 하는 동안 정신 증상 퇴행, 식욕 부진, 피로, 짜증, 메스꺼움, 수면 장애, 설사, 헛배부름, 피부 발진 등 다양한 부작용이 보고되고 있다. 어떤 경우에는 의사가 스티븐스-존슨 증후군*, 용혈**, 심각한 호중구 감소증***, 혈소판 감소증****과 같은 심각한 합병증을 관찰하기도 하였다.[62,63]

7. 많은 사람들이 표준 킬레이션 약물을 복용하는 동안에는 증상이 호전되지만, 킬레이션을 중단하자마자 이전 상태로 되돌아간다.[64-66] 킬레이션 중단 후 여전히 환경으로부터 들어오는 독성 금속들을 환자 자신의 해독 시스템으로는 다 처리할 수 없어 다시 체내에 쌓이는 것이 이를 설명하는 원인 중 하나다.

나는 수년간의 임상 경험을 통해 독성 금속의 킬레이션에 대해 매우 조심스러운 입장을 갖게 되었다. 한 가지 중요한 우려 점은 킬레이터가 체내의 독성 금속과 결합하여 비교적 안전한 저장 장소(예: 피하지방)에서 꺼내어 뇌 및 기타 중요한 기관으로 다시 이동시킬 수 있다는 것이다.[61,62,64] 이러한 현상은 앤디 커틀러 Andrew Hall Cutler 프로토콜에 의해 부분적으로 해결되었다.[61,64]

* 심각한 피부 및 점막 반응을 유발하는 질환으로, 주로 약물 반응이나 감염에 의해 발생한다. 대표 증상으로는 고열, 설사, 다발성 관절염, 미란성 피부 발진, 근육통, 폐렴 등이 있고 빠르게 치료하지 않으면 생명을 위협할 수 있다.

** 적혈구가 파괴되어 혈액 내에서 헤모글로빈이 방출되는 현상이다. 감염, 자가면역 질환, 유전적 요인, 약물 등에 의해 발생할 수 있으며, 빈혈, 황달, 피로 등의 증상을 유발할 수 있다.

*** 호중구라는 백혈구의 수가 비정상적으로 낮아진 상태로, 면역 기능이 약해져 감염에 취약해진다. 항암 치료, 감염, 자가면역 질환 등이 원인이 될 수 있다.

**** 혈소판의 수가 정상보다 감소한 상태로, 혈액 응고 능력이 떨어져 출혈 위험이 커질 수 있다. 원인은 자가면역 질환, 감염, 약물 반응 등이 있다.

작고한 앤디 홀 커틀러는 약물이 인체에서 어떻게 작용하는지 또는 장기와 서로 어떻게 상호작용을 하고 어떻게 몸에서 빠져나가는지를 연구하는 약물 동역학을 전공한 화학자였다. 치과용 아말감 충전재로 인해 심각한 수은 중독 증상을 겪은 앤디 커틀러는 자신의 전문 지식을 활용하여 독성 금속을 안전하게 킬레이션 할 수 있는 프로토콜을 직접 개발하기 위해 노력했다. 그는 다른 사람들도 이와 같은 해독 치료를 할 수 있도록 도왔다. 그는 이 주제에 관해 두 권의 책을 저술하였는데 이는 <아말감 질환 : 진단 및 치료 Amalgam Illness: Diagnosis and Treatment와 모발 검사 해석 : 숨은 독성 발견하기 Hair Test Interpretation: Finding Hidden Toxicities>이다.[61]

앤디 커틀러는 약물의 반감기를 기준으로 킬레이트 약물을 다루는 킬레이션 퍼즐에 중요한 한 조각을 추가했다. 참고로 어떤 화학 물질이 초기 강도와 능력의 절반을 잃는 데 걸리는 시간이 반감기다. 킬레이터를 복용하면 킬레이터는 수은이나 다른 독성 금속과 결합하여 혈류를 통해 체내에서 이동하기 시작한다. 킬레이터의 체내 농도가 처음 용량의 반감기에 해당하는 시간이 되면 결합력이 약해져 더 이상 수은 분자를 붙잡을 수 없을 때 수은을 체내 어디에든 떨어뜨릴 수 있게 된다. 수은, 납 또는 기타 독성 금속이 장기간에 걸쳐 축적되면 우리 몸은 이러한 독을 안전한 곳에 저장하기 위해 열심히 노력해 지방 세포나 다른 곳에 숨겨두어 몸에 큰 해를 끼치지 않게 한다. 킬레이터는 이러한 안전한 저장 장소에서 독성 금속을 끄집어내어 신체를 돌아다닌다. 반감기에 도달하면 킬레이터는 약해진 결합력 때문에 독성 금속을 중요한 장기와 조직에 떨어뜨려 이전에 저장했던 곳에 비해 훨씬 더 큰 해를 끼칠 수 있다.

킬레이션은 수은과 기타 유독성 금속을 뇌, 기타 신경계, 골수 및 기타 중요한 장기에 다시 침착시켜 많은 증상을 유발하고 심지어 새로운 질병을 일으킬 수 있는 것으로 알려져 있다.[61,62,64] 그렇기 때문에 앤디 커틀러에 따르면 킬레이터의 반감기에 도달하자마자 다시 복용하여 이전 복용 약제가 떨어뜨린 수은 및 기타 독성 금속을 회수하는 것이 매우 중요하다고 한다.

앤디 커틀러는 세 가지 킬레이터를 사용했다. 반감기가 3시간인 알파 리포산 ALA, 반감기가 4시간인 디메르캅토숙신산 DMSA, 반감기가 8시간인 디메르캅토프로판설포네이트나트륨 DMPS 이다. 그는 화학에 대한 그의 지식에 기반하여 다른 킬레이터는 추천하지 않았으며, 특히 고수나 클로렐라 같은 천연 킬레이터를 포함한 많은 일반적인 킬레이트 물질의 사용을 경고하였다.

그는 강력한 킬레이터라는 사실도 모른 채 의료계에서 항산화제로 자주 처방하는 알파 리포산 ALA 은 3시간 반감기 후에 안전한 장소에서 신체의 중요한 기관으로 독성 금속을 재분포시켜 축적한다고 설명했다. 안타깝게도 주류 의료계는 종종 하루에 한두 번 꽤 많은 양의 알파 리포산을 복용할 것을 권장한다. 앤디 커틀러에 따르면 킬레이터는 아주 소량으로 단기간(보통 3일) 복용해야 한다고 한다. 그런 다음 최소 4일간 휴식을 취한 후 다시 3일간 킬레이터를 복용하라고 한다(이 주기를 '킬레이션 라운드'라고 부른다). 이 3일 동안 환자는 알람 시계를 사용하여 밤낮으로 3시간마다 ALA를, 4시간마다 DMSA를, 8시간마다 DMPS를 복용해야 한다. 독성 금속을 천천히 그리고 부드럽게 제거하기 위해 이 프로토콜을 2년 이상 따를 것을 권고한다.[64]

인체는 ALA를 자연적으로 생성한다. 그리고 ALA는 처방전 없이도 영양 보충제로 구입할 수 있으며, 앤디 커틀러 프로토콜에서 가장 안전한 킬레이터다. ALA는 지용성이며 모든 장기와 조직에 흡수된다. 그러나 DMSA와 DMPS는 지용성이 아니므로 세포와 여러 장기에 들어갈 수 없다. 이들은 서구에서는 처방전을 통해서만 구입할 수 있는 합성 약물로, 인체에 많은 부작용과 부정적인 영향을 미친다. 경험이 풍부한 생화학자들은 DMSA와

DMPS가 부분적으로만 독성 금속을 붙잡는 효과가 있다고 생각하고 있으며, 이에 대해 심각한 우려를 표시하고 있다.[66] 이러한 이유로 앤디 커틀러 프로토콜을 따르는 많은 사람들이 ALA만을 사용한다.

앤디 커틀러 프로토콜은 온라인에 성공 사례가 있지만 과학적으로 연구되지는 않았다. 이 프로토콜에 대해 자세히 설명하는 것은 이 책의 범위를 벗어난다. 더 알고 싶다면 자세한 내용은 레베카 러스트 리 Rebecca Rust Lee 와 앤디 홀 커틀러 Andrew Hall Cutler 가 쓴 <수은 해독 매뉴얼. 수은 킬레이션 가이드 The Mercury Detoxification Manual. A Guide to Mercury Chelation>라는 유용한 책을 읽어보기 바란다.[64]

나는 앤디 커틀러 프로토콜에 따라 알파 리포산 ALA 을 사용하는 것에 대한 임상 경험이 부족하다. 이런 경험을 바탕으로 몇 가지 제안을 한다면 다음과 같다. 문제가 되는 시점은 킬레이트 물질의 복용을 중단할 때다. 킬레이트 물질의 마지막 복용량이 체외로 씻겨 나가면서 킬레이터가 붙잡고 있던 독성 금속이 체내 어디에 있든 놓치게 된다. 이렇게 많은 양의 독성 금속을 적절히 처리하려면 신체를 최상의 상태로 유지하는 것이 필수다. 그리고 가능한 한 빨리 신체가 독성 금속을 제거할 수 있도록 돕는 것이 중요하다. 그래서 내가 추천하는 방법은 다음과 같다.

1. 몸을 튼튼하게 유지하고 독성 금속을 처리할 수 있도록 하려면 킬레이션을 중단한 후 2~3일 동안 갭스 도입 식이요법의 두 번째 또는 세 번째 단계를 따른다. 모든 과일, 견과류 및 차가운 샐러드를 피한다. 동물성 지방이 많이 들어간 진한 수프, 스튜, 채소류를 주로 섭취한다. 차가운 음료나 음식은 소화를 방해할 수 있으므로 소화기에 무리를 주지 않도록 한다. 이 시기에는 발효 식품, 특히 발효된 비살균 유제품(사워크림, 케피어, 요거트, 유청)을 섭취하는 것이 중요하다. 발효 채소도 식단에 추가할 수 있다. 프로바이오틱 미생물은 인간에게 알려진 가장 강력한 킬레이터 중 하나로, 소화 기관에 있는 독성 금속과 결합하여 대변으로 배출된다.[67-69] 우리 몸이 장을 통해 독성 금속을 제거하는 것은 자연스러운 일이므로, 소화 기관이 최선을 다할 수 있도록 도와주어야 한다.

2. 킬레이션을 하는 중이거나 중단했을 때 우리 몸은 독성 금속을 대변으로 배출하기 위해 장을 이용한다. 이러한 독성 변을 장에 일정 기간 방치하면 일부 독성 금속이 혈류로 재흡수될 수 있다. 장내 미생물은 독성 금속을 인체에 매우 유독한 유기 형태(예: 메틸수은)로 전환할 수 있다.[69] 이 금속이 재흡수되면 신체는 이러한 독소와 결합하는 곰팡이 군집을 대규모로 성장시켜 스스로를 보호하게 된다. 곰팡이가 과도하게 증식하면 피로, 두통, 집중력 저하('브레인 포그'), 기억력 감퇴, 근육 및 관절 통증, 습진, 구내염 및 기타 불쾌한 증상과 함께 몸이 상당히 아플 수 있다.

따라서 킬레이트제를 복용하는 중이거나 복용을 중단한 후 하루나 이틀 동안은 매일 관장하는 것을 강력히 권장한다. 관장은 독성이 대변에 축적되는 즉시 독성을 배출시킨다. 대부분의 시간 동안 장을 비워두는 것이 중요하므로 하부 장이 채워지는 느낌이 들자마자 관장을 하되, 보통 아침 일찍 관장을 한다. 관장을 할 때마다 프로바이오틱스를 첨가하는 것이 중요한데 이들이 킬레이터와 결합이 풀린 독성 금속을 붙잡아 혈류로 재흡수되지 않도록 해준다. 관장액에 첨가할 수 있는 가장 좋은 프로바이오틱스는 집에서 만든 비살균유의 유청, 케피어, 요거트 또는 사워크림이다. 유제품에 대한 아나필락시스 유형의 알레르기가 있는 경우 시중에서 판매하는 락토프리 프로바이오틱 분말을 사용해야 한다.

성인의 경우, 천연 소금 한 티스푼을 녹인 커피를 사용하는 것이 좋을 것이다(커피 관장 절차에 대해서는 **장 관리** 챕터를 참조). 항상 커피 1L당 유청 한 컵 또는 사워크림, 케피어 또는 요거트 1/3컵을 첨가한다. 커피는 원하는 농도로 물에 희석할 수 있으며, 장을 세척하기 위해 사용하는 것이므로 일정 시간 동안 장에 머물러 있어서는 안 된다. 커피는 장을 빨리 비우도록 자극하며 커피의 일부 정화 물질은 단시간에 흡수되어 간을 자극하여 정화를 촉진한다. 시판되는 프로바이오틱스 분말을 사용해야 한다면 커피 1L당 400억~500억 마리의 살아있는 프로바이오틱스를 첨가해야 한다.

3. 어린이의 경우 따뜻한 물이나 천연 소금(물 1L당 소금 1티스푼)을 넣은 카모마일 차를 사용할 수 있다. 항상 물 1L당 유청 한 컵(또는 사워크림, 케피어 또는 요거트 1/3컵)을 추가힌다. 이니밀락시스 유제품 알레르기가 있는 경우, 관장액 1L당 우유 성부이 없는 400억~500억 마리의 시판용 살아있는 프로바이오틱스를 첨가한다. 이 방법은 모든 연령의 어린이에게 효과가 있지만, 14세 이상의 어린이는 성인과 같은 방법으로 희석된 커피를 사용할 수 있다. 관장에 대한 자세한 설명은 **장 관리** 챕터를 참조하자.

4. 앤디 커틀러 프로토콜에는 킬레이션 기간 동안 다양한 영양 보충제를 섭취하는 것도 포함되는데 이 프로토콜을 사용하는 대부분의 사람이 서구식 표준 식단을 따르고 있으며 영양 결핍이 있을 수 있기 때문이다. 갭스 식단은 영양소가 풍부하고 우리 몸에 필요한

모든 영양소를 풍부하게 공급한다. 따라서 내 경험에 따르면, 특별한 개별 요구 사항이 없는 한 영양 보충제를 추가할 필요가 없었다.

독성 금속에 장기간 만성적으로 노출된 적이 있다면 킬레이션을 서두르지 않는 것이 좋다. 만성적으로 독성 금속에 노출된 경우, 킬레이션 프로토콜을 따르기 전에 약 1년 동안 장 치유를 위해 노력하는 것이 좋다. 인체가 독성 금속을 소화 시스템을 통하여 배출할 때 독성 금속은 장의 구조적 온전함과 장내 미생물군의 구성을 손상시킨다. 따라서 킬레이션을 처리할 수 있을 만큼 장을 든든하게 만드는 것이 중요하다. 킬레이션의 효과를 높이려면 해독 시스템도 완벽하게 작동해야 한다. 갭스 영양 프로토콜을 1년 정도 따르면 갭스 환자의 이 중요한 시스템을 회복할 수 있을 것이다. 만성적으로 독성 금속에 노출되면 우리 몸은 이것을 더 안전한 곳에 저장하기 위한 조치를 취한다. 해독 시스템과 장은 킬레이트제가 금속을 이동시키기 시작할 때 이를 체외로 배출하여 독성 물질이 중요한 장기에 재축적되지 않도록 처리할 준비가 되어 있어야 한다.

독성 금속에 급성으로 노출된 적이 있다면(예를 들어, 새롭게 치아 아말감 충전재를 씌웠거나 최근에 제거한 경우) 가능한 한 빨리 앤디 커틀러 프로토콜을 시행하는 것이 좋다. 실제로 독성 금속에 대한 킬레이션이 가장 도움이 되는 경우는 급성 노출 상황이다. 독성 금속이 장에 손상을 입히기 전에 관장을 통해 장에서 독성 금속을 제거할 수 있도록 갭스 식단을 엄격하게 지키고 관장을 한다.

우리 몸의 해독 시스템은 매우 강력하며 모든 종류의 독성을 몸 밖으로 제거할 수 있다. 안타깝게도 갭스 환자의 경우 이 시스템이 종종 고장 나거나 제대로 작동하지 않아서 몸에 독성 금속 및 기타 독소가 축적된 것이다. 갭스 영양 프로토콜은 해독 시스템을 복원하여 다시 작동시키기 시작한다. 만성적으로 축적된 독성 금속을 제거하기 전에 먼저 해독 시스템을 작동시키는 것이 중요하다.

나는 클리닉에서 갭스 영양 프로토콜을 시작하기 전에 수은과 납 수치가 매우 높게 나온 아이들을 진료한 적이 있다. 1년 동안 추적 관찰 후 재검사한 결과, 특별한 조치를 취하지 않아도 이러한 금속이 사라진 것으로 나타났다. 아이의 자체 해독 시스템이 금속을 자연적으로 처리하고 회복한 것으로 보인다. 이는 성인과 어린이 모두에게 일어날 수 있는 일이다.

그러나 다발성 경화증, 근위축성 측삭 경화증(루게릭병), 파킨슨병, 만성 피로 증후군 및 기타 심각한 만성 퇴행성 질환을 앓고 있는 사람 등 중증 만성 질환을 앓고 있는 일부 사람들은 프로토콜 후반에 킬레이션을 고려해야 할 수도 있다. 많은 독성 금속은 지용성이며 신경계와 같은 고지방 조직에 축적되는 경우가 많다.[66]

몇 년 전 치과 업계는 아말감 충전재의 성분을 변경하여 구리 함유량을 늘렸다. 안타깝게도 구리 함량이 높은 이 새로운 아말감 충전재는 기존 아말감보다 하루에 더 많은 수은을 체내로 방출했다. 이 새로운 아말감이 업계 표준이 되면서 다발성 경화증 환자 수가 급격히 증가했다.[70] 내 경험상, 이 끔찍한 질병(및 다른 많은 퇴행성 신경 질환)을 앓는 대부분의 환자(전부는 아니지만)는 뇌와 이외 신경계에 독성 금속이 축적된 것으로 보인다. 나는 이러한 환자 모두에게 독성 금속 제거를 고려하기 전에 1년 또는 그 이상의 기간 동안 갭스 영양 프로토콜을 따를 것을 여전히 권장한다. 금속 킬레이션을 시도하기 전에 장을 치유하고 장내 미생물군의 구성을 개선하여 해독 시스템을 회복하는 것이 필수다.

현대 사회에서 완전히 깨끗한 몸을 유지한다는 것은 불가능하며, 우리 모두는 독성 금속을 포함한 인공 화학 물질에 오염되어 있다. 그러나 어떤 사람들은 이러한 화학 물질에 반응하는 반면 어떤 사람들은 반응하지 않는다. 많은 임상의에 따르면, 어떤 환자는 검사에서 높은 수준의 오염이 나타났지만 임상적으로 중독 징후가 나타나지 않았고, 어떤 환자는 검사 결과가 비교적 깨끗하지만 '온몸이 아프다'고 하는 경우가 있다고 한다. 때로는 치아에 7~10개의 아말감 충전물을 수십 년 동안 가지고 있었는데도 수은 독성 징후가 없는 노인들을 만나기도 한다.

왜 이런 일이 일어날까? 건강한 인체는 독성 금속을 결합하여 중성으로 만든 다음 지방 조직 어딘가에 저장하여 해를 끼치지 않도록 가두는 능력이 뛰어나기 때문이다. 독성 물질이 많은 현대 사회에서 우리 모두는 이러한 독성 물질 저장소를 가지고 있으며, 이는 평생 우리와 함께 할 것이다. 해독 및 면역계가 잘 작동하는 한, 이러한 독성 물질을 통제할 수 있다. 갭스 환자의 경우 이러한 시스템이 제대로 작동하지 않고 해독 시스템이 일반적으로 고장 나 있다. 그 결과, 유입된 독소가 제대로 결합 및 중화되지 않아 많은 증상을 유발하고 사람을 매우 아프게 할 수 있다.

표준검사에서는 독성 금속(또는 기타 독소)이 많이 축적되어 있지 않다고 나올 수도 있고, 환자가 큰 고통을 겪고 있는 동안에도 검사 결과가 상당히 '양호'해 보일 수 있다. 모발 미네랄 분석이 좋은 예다. 검사 결과 모발에 독성 금속이 거의 저장되어 있지 않다는 결과를 보기도 하지만, 이는 거의 의미가 없다. 앤디 커틀러는 자신의 지식과 경험을 바탕으로 금속 독성과 관련하여 모발 미네랄을 분석하고 해석하는 방법에 대한 책을 썼는데, 그 해석은 상당히 복잡하다.[71] 그의 해석에 따르면 '좋아 보이는' 검사 결과가 실제로는 체내에서 심각한 금속 독성이 진행되고 있음을 의미할 수도 있다고 한다.

따라서 진짜 중요한 질문은 누군가의 몸에 얼마나 많은 독소가 쌓였는지가 아니라, 그 몸이 이러한 독소와 관련된 문제를 겪고 있는지, 적절하게 처리하여 무해하게 만들었는지, 아니면 손상을 입혔는지를 물어야 한다. 킬레이션 프로토콜을 고려하기 전에 신체에 금속과 관련한 문제가 있는지 알아보는 것이 도움이 된다.

기억 림프구 면역 자극 검사 MELISA : Memory Lymphocyte Immunostimulation Assay 는 매우 비싸고 직접 방문하여 검사를 받아야 하지만[72] 신체가 독성 금속에 병리적으로 반응하는지 알아볼 수 있는 좋은 방법이다. 이 검사는 금속에 대한 알레르기와 독성 반응이라는 두 가지 결과를 보여준다. 금속 알레르기는 신체가 금속에 대해 지나치게 과도한 방식으로 반응하여 질병을 일으킨다는 것을 의미한다. 그러나 독성 반응은 더 심각한데, 백혈구가 해당 금속과 접촉하면 파괴된다는 의미이다. 금속에 독성 반응을 보이는 사람들은 일반적으로 백혈구 수가 지속적으로 낮다.[73] MELISA 테스트는 환자의 치아에 어떤 재료를 넣을지 결정하기 전에 통합적 치료를 하는 의사와 치과 의사가 널리 사용한다.

나는 금속 독성 문제를 해결하는 명확한 방법을 독자들에게 제시하고 싶었다. 그러나 사실 우리는 아직 킬레이션에 대해 배우는 중이며, 몸에서 독성 금속을 완전히 안전하고 효과적으로 제거할 수 있는 방법을 찾지 못했다. 앤디 커틀러의 발견은 이 퍼즐의 중요한 조각이지만 아직 많은 조각이 빠져 있다고 본다. 독성 금속의 킬레이션 및 기타 인공 화학 물질의 제거에 대해 더 많은 연구가 필요하다.

서구 인구의 대다수는 이러한 독극물에 오염되어 있다. 수은은 일부 백신을 포함한 많은 의약품, 개인위생 용품, 치과용 재료, 가정용 화학물질 및 기타 인공 물질에 여전히 존재한다.[74,75] 납은 개인위생 용품, 페인트 및 염료, 가공식품 및 산업 및 가정에서 사용하는 많은 화학 제재에 존재한다.[74] 세계에서 재배하는 대부분의 쌀은 농약으로 인해 비소에 심하게 오염되어 있다.[76] 이는 몇 가지 예일 뿐이며 다른 독성 금속이 정기적으로 우리 몸에 침투하고 있다. 남성은 정액을 통해 이러한 독성 금속을 여성의 몸으로 전달한다.[77] 임산부의 몸은 임신 중 이러한 독성 금속을 태아의 몸으로 전달한다. 현대 사회에서 대부분의 아기는 이미 상당한 양의 독성 화학 물질을 가지고 태어난다.

인간이 지구에 만들어 놓은 환경으로 인해 우리 중 누구도 이러한 화학 물질로부터 '자유'로울 수 없으며, 우리 모두 오염되어 있다. 우리 몸이 이러한 상황에 대처할 수 있는 유일한 방법은 적절한 영양 섭취와 자연스러운 생활 방식을 통해 해독 시스템을 강력하게 유지하여 매일 독성에 대처할 수 있도록 하는 것이다. 해독시스템이 신체에서 독소를 제거하지 못할 경우, 적어도 독소를 안전한 곳에 '가두고' 무해하게 만들어 평생 해를 끼치지 않게 하는 탁월한 방법을 가지고 있다. 부적절한 킬레이션이나 인공적인 '해독' 방법으로 이를 방해하지 않는 한 말이다.

갭스 영양 프로토콜은 자연스러운 방식으로 대자연의 법칙에 따라 작동한다. 그 결과, 이 프로토콜은 인체의 해독 시스템을 회복시키고 최고의 성능으로 유지해 주는 효과가 몇 번이고 입증되었다. 대자연은 우리 몸에 활기차고 건강한 상태를 유지하기 위한 모든 도구를 갖추어주었다. 우리가 해야 할 일은 우리가 자연보다 '더 똑똑하다'고 생각하며 자연에서 멀어지지 않는 것이다. 생활 방식과 식단이 자연스러울수록 몸에 아무리 많은 독소가 쌓여도 건강을 유지하고 기분을 좋게 유지할 기회가 많아진다.

이 점을 설명하기 위해 두 가지 임상 사례를 살펴보자.

사례 연구 1

48세의 멜라니(가명)는 하루에 동시에 3개의 커다란 아말감 충전물을 치아에서 제거했다. 특별한 준비나 보호 장치 없이 일반 치과에서 이 시술을 받았다. 이 시술 전 수년 동안 갭스 영양 프로토콜을 따랐던 그녀는 당시 상당히 건강하고 튼튼한 상태였다. 아말감 제거 후 몇 주 동안 멜라니는 심한 트림을 경험했다. 밤낮으로 상부 소화기관에서 다량의 가스가 발생하여 몇 분 간격으로 트림을 해야 했다. 이에 따라 밤에 여러 번 깨서 트림으로 가스를 배출해야 했기 때문에 잠을 설칠 수밖에 없었다. 게다가 변이 묽어지고 장이 가득차면 다리와 발 근육에 경련이 일어났다. 장을 비우면 항상 경련이 멈췄다. 의사는 멜라니의 몸에는 원래 위장에 약간의 염증이 있다는 것 외에는 아무런 이상을 발견할 수 없다고 했다.

멜라니에게 일어난 일에 관해 이야기해 보자. 아말감 제거 과정에서 다량의 수은이 입안으로 방출되었고, 이는 결국 위장에 축적되었다. 위장은 이 수은의 공격으로부터 자신을 방어하기 위해 수은을 흡수하고, 그 독성으로부터 멜라니의 몸을 보호하기 위해 곰팡이 군집을 크게 키웠다. 곰팡이가 과도하게 증식하면서 위장에 비정상적인 양의 가스를 발생시켜 트림을 일으켰으며 몸은 대변을 통해 수은과 곰팡이를 처리할 수 있는 양만큼 제거하려고 노력했다. 이 독성 변이 장 하부에 오래 머무르면 근육 경련이 발생하는데, 이는 장 하부가 변의 수분과 변에 용해된 물질을 흡수하기 때문이다. 대변을 비울 때까지 경련을 일으킬 만큼 충분한 수은이 대변에서 흡수될 것이다. 수은은 말초 신경계에 영향을 미쳐 근육 경련, 감각 이상 및 기타 신경학적 증상으로 나타나는 경우가 많다.

다행히도 멜라니는 엄격한 갭스 식이요법을 계속 따랐기 때문에 아말감 제거 후 발생한 유일한 문제는 트림과 간헐적인 근육 경련뿐이었다. 전반적으로 멜라니는 건강하고 활기찬 상태를 유지했으며, 일상생활에 지장을 받지 않고 계속 생활할 수 있었다.

다음 사례 연구에서는 일반 치과 의사가 멜라니만큼 몸이 튼튼하지 않고 약한 사람이 아말감을 제거할 때 어떤 일이 일어날 수 있는지 보여줄 것이다.

사례 연구 2

40세의 데브라(가명)는 적절한 보호 장치나 준비 없이 일반 치과에서 아말감 충전물 두 개를 제거했다. 그 후 몇 주 동안 그녀는 심한 우울증과 심각한 기억력 감퇴, 공황 발작을 겪었다. 몇 초 이상 어떤 것에도 집중할 수 없었고, 뭐든 계속해서 잊어버려 얼마 지나지 않아 일을 하거나 가족을 돌볼 수 없는 지경에 이르렀다. 밤에는 잠을 잘 수 없을 정도로 온몸에 심한 근육 경련이 일어났다. 게다가 근력 이상, 팔다리의 감각 상실 및 기타 신경학적 증상이 나타나기 시작했다. 데브라는 평생 평균적인 건강 상태를 유지해 왔으며 당시 특별한 식이요법은 하고 있지 않았다. 그녀의 상황은 정신 병원에 입원하여 약물 치료를 받아야 할 정도로 악화하였다. 동시에 신경과 전문의에게 다발성 경화증 진단을 받고 약을 더 복용하게 되었다.

데브라의 케이스는 어떤 상황일까? 아말감에서 방출된 수은이 뇌로 들어가 정신 질환을 일으킨 것이다. 수은은 나머지 신경계에도 침투하여 신경 질환을 일으켰다. 그녀의 몸은 수은의 공격을 감당할 수 없었고 수은이 중요한 장기에 침투하도록 허용한 것이다.

일반 치과의사가 시술하고 제거하는 아말감 충전재는 급성 수은 중독의 주요 원인이다.[78] 통합적 치료를 하는 치과의사는 아말감 충전재를 절대 사용하지 않으며, 이를 안전하게 제거하는 방법에 대해 특별히 교육을 받는다. 그러나 이러한 치과 의사는 찾기가 어렵고 진료 비용도 비싸다. 따라서 대부분의 아말감은 안전하게 제거하는 방법을 교육받지 않은 일반 치과 의사가 제거한다.

보다시피, 데브라는 급성 수은 중독으로 인해 멜라니보다 훨씬 더 심각한 질병에 걸렸다. 이는 멜라니가 아말감을 제거하기 전 수년 동안 갭스 영양 프로토콜을 따랐고, 제거 후에도 프로토콜을 계속 따랐기 때문이다. 그녀의 해독 시스템은 제대로 작동하고 있었다. 그녀의 몸은 아주 건강했고 수은이 신경계나 다른 중요한 기관에 침투하지 않고도 상황에 대처할 수 있는 방법을 찾았다. 일부 곰팡이종은 건강한 사람의 위에 자연적으로 서식한다. 멜라니의 몸은 상부 소화기관에서 곰팡이를 증식시켜 수은을 처리한 것이다. 곰팡이는 가스 생성의 달인이다. 트림이 나는 것은 불편하지만 불쌍한 데브라가 앓게 된 신경정신 질환을 겪는 것보다는 훨씬 더 가벼운 상황이다!

결론:

독성 금속을 다룬 이 챕터를 마무리하면서 독자들에게 자신의 몸을 믿으라고 격려하고 싶다. 인체는 놀라운 창조물이며, 우리의 삶에서 어떤 순간이든 스스로 무엇을 해야 하는지 알고 있다! 우리가 스스로 어떤 상황을 만들든 신체는 그 상황에 대처할 수 있는 최선의 방법을 찾을 것이다.

우리 모두의 몸에는 독성 금속이 있다! 최근에 급성 금속 중독을 일으킬 만한 사건이 있었다면 신체가 그 상황에 대처할 수 있도록 조치를 취해야 하며, 킬레이션이 꼭 필요할 수 있으므로 가능한 한 빨리 수행해야 한다. 그러나 독성 금속에 만성적으로 노출되었거나 오래전에 노출된 적이 있는 경우라면 킬레이션을 서두를 필요가 없다. 이러한 개입에 대비하여 먼저 갭스 영양 프로토콜을 준수하여 몸을 준비시키자. 좋은 소식은, 이 프로토콜을 따르고 1년이 지나면 독성 금속이 더 이상 문제되지 않는다는 것을 발견하게 된 사람들이 일부 있다는 것이다! 더 심각한 건강 문제가 있는 다른 사람들의 경우, 신체가 더 강해진 후 프로토콜 후반에 킬레이션을 진행할 수 있다.

우리 모두의 목표는 우리 몸에 얼마나 많은 독소가 저장되어 있을지 걱정하지 않고, 충분히 삶을 건강하게 잘 살아갈 수 있는 상태에 도달하는 것이다. 우리 몸을 잘 먹이고 배려하고 소중히 여긴다면, 몸이 독소를 가장 효과적으로 처리할 것이라고 믿고 맡길 수 있다.

2. 장 관리

균형 잡힌 장내 미생물군은 정상적인 변을 형성하고 편안하고 규칙적으로 장을 움직이는 데 필수다. 갭스 환자는 장내 미생물군이 비정상적이다. 그 결과 비정상적인 변을 보는 경우가 많다. 일부는 만성 설사나 묽은 변으로 고통받고, 일부는 변비가 있으며, 또 일부는 설사와 변비를 번갈아 겪는 등 다양하다. 가장 일반적인 몇 가지 시나리오를 살펴보자.

설사

설사는 신체의 자연스러운 정화 반응이므로 두려워할 것 없다. 많은 독소가 장을 통해 몸에서 제거되며, 설사는 이러한 독소를 장이 자연스럽게 배출하는 방법이다. 식중독에 걸리거나 '배앓이'를 할 때 단기적인 설사는 이러한 질병을 치유하는 데 필요하다. 그러나 설사가 만성화되면 그 자체로 문제가 될 수 있으며, 몸에서 영양분을 빼앗아 영양실조와 허약 체질이 되기도 한다. 많은 갭스 아동과 성인이 만성 설사를 앓고 있다.

급성 설사든 만성 설사든 설사의 주된 치료법은 갭스 도입 식단의 1단계와 2단계를 유지하는 것이다. 장기간 묽은 설사를 하는 경우에는 당분간 모든 식물성 식품을 배제하고 갭스 식단 중 식물을 완전히 제외하는 식물 완전 배제 식단을 유지해야 한다. 변이 개선되면 잘 익힌 채소를 천천히 섭취할 수 있다.

수제 요거트, 케피어 및 유청과 같은 단백질 함량이 높은 발효 유제품은 대부분의 설사를 치료하는 데 매우 효과적이다. 이러한 유제품은 프로토콜 시작부터 빠르게 도입되어야 하며, 환자가 편안하게 섭취할 수 있는 만큼 하루에 충분한 양을 섭취해야 한다. 이를 시간마다 섭취하는 고기육수에 넣으면 설사와 그로 인한 손상을 아주 빨리 치료할 수 있다.

유제품에 대한 아나필락시스 유형의 알레르기가 있는 사람은 당연히 앞서 말한 유제품을 피해야 한다. 이 경우 발효한 야채 주스와 모듬 야채 발효액을 도입하는 것이 좋다. 이 상황에서는 아나필락시스 유형이 아닌 유제품 알레르기나 유제품 과민증은 무시할 수 있다. 아나필락시스 유형이 아닌 기타 유제품 알레르기가 있는 사람들에게는 식사마다 1작은술의 유청(홈메이드 비살균 요거트 또는 케피어에서 나온)부터 시작하여 가능한 한 빨리 일일 섭취량을 늘리는 것을 권장한다. 몸이 유청을 견딜 수 있게 되면 케피어나 요거트로 대체해 본다. 요거트나 케피어를 만들 때 염소유, 산양유, 낙타유 또는 기타 흔하지 않은 우유를 사용하면 소 우유로 만든 유제품에 민감한 사람들도 더 잘 견딜 수 있다. 안타깝게도 서구에서 생산되는 소 우유는 가장 많이 상업화되어 있기 때문에 덜 상업화된 다른 동물의 우유보다 사람들에게 더 많은 반응을 일으킨다.

만성 설사와 혈변을 동반할 수 있는 궤양성 대장염, 크론병 및 기타 염증성 소화기 문제가 있는 사람들은 설사가 가라앉을 때까지 식물 완전 배제 갭스 식단을 유지하는 것을 고려해야 한다. 변이 정상으로 돌아오고 염증 수치가 감소하거나 사라지면, 그 다음에는 갭스 도입 식단의 1단계로 넘어갈 수 있다. 의사가 염증 수치를 검사해 줄 수 있다. 고형물을 섭취하지 않는 갭스 액상 단식도 이 환자 그룹에 도움이 될 수 있다.

갭스 도입 식단의 1단계와 2단계에서 설사가 완전히 가라앉으면 나머지 도입 식단을 단계별로 진행할 수 있다.

대변 지림을 동반한 매복변

일부 갭스 환자의 경우, 만성적으로 묽은 변과 설사도 장에 대변이 꽉 차 있는 상황의 결과일 수 있다.[1,2] 이것은 어떤 상황일까? 장이 오래된 단단한 덩어리들로 가득 차 장 벽에 '붙어있는' 상태에서 변이 이러한 덩어리를 밀고 지나가며 설사 형태의 대변지림으로 나타나는 것이다. 또는 딱딱한 덩어리를 지나치면서 이상한 모양으로 쥐어짠 무른 변으로 나올 수도 있다. 때로는 대변이 소량 새어 나와 일상생활 중에 속옷을 더립힐 수도 있다.[3]

이러한 상황은 번갈아 변비와 설사로 보이기도 하며 자폐 스펙트럼, 정신분열증 및 기타 정신과적 문제부터 자가 면역 질환, 신경 질환 및 섬유 근육통에 이르기까지 많은 만성 퇴행성 질환에서도 나타난다. 오랫동안 압축된 대변은 강력한 독소를 생성한다. 이 독소는 혈류로 흡수되어 몸 전체에 심각한 증상을 유발한다. 변이 나온다고 해도 일반적으로 대장에 압축된 변 덩어리가 나오는 것이 아니고 장도 비워지지 않는다. 이 문제가 있는 어린이와 성인은 배변 후에도 대변이 남아 있는 듯한 찝찝함을 느끼기 때문에 종종 화장실에서 오랜 시간을 보낸다. 갭스 영양 프로토콜을 따르면 시간이 지나면서 이러한 상황이 해결된다. 매일 관장을 하면(갭스 식단과 함께) 장의 매복 변을 더 빠르고 완전하게 제거하는 데 도움이 되기 때문에 나는 변비 환자에게 관장을 강력히 권장한다.

변비

많은 갭스인은 만성적이거나 주기적인 변비로 고통받는다. 장내 미생물군이 비정상적이면 정상적인 변을 형성하지 못하고 변이 편안하게 장을 통과하지 못한다. 많은 만성 변비 환자는 변을 보기 위해 다량의 섬유소를 섭취한다. 이런 사람들은 완전한 갭스 식단부터 시작하여 섬유질이 많은 채소와 잎채소를 충분히 섭취하는 것이 좋다. 섬유질을 섭취해야 배변하는 만성 변비 환자가 섬유질이 적은 갭스 도입 식단부터 시작하는 것은 변비를 더 악화시킬 수 있으므로 좋은 생각이 아니다. 변비가 해결된 후, 환자가 준비되었고 필요할 때 갭스 도입 식단을 시도해 볼 수 있다.

변비는 항상 장내 미생물들이 부족하다는 신호다. 일반적으로 장에 서식하는 유익한 미생물은 적절한 대변 형성과 배변에 중요한 역할을 한다. 이러한 미생물은 적절한 대변 형성에 필수적인 여러 가지 효소와 기타 활성 물질을 생성한다. 이들은 장 벽을 자극하여 대변이 딱딱하지 않게 해주고, 대변이 준비되는 즉시 배출될 수 있도록 점액을 생성한다.

건강한 사람은 하루에 변을 1~2회 보아야 한다. 갭스 영양 프로토콜은 장내 미생물 개체수를 정상화하고 대변을 정상화한다. 그러나 이 작업에는 시간이 걸리며 어린이나 성인이 변비를 방치해서는 안 된다. 만성 변비는 전신에 매우 해롭다. 변비는 대장암을 포함한 모든 종류의 소화기 질환의 원인이 되며, 다양한 독소를 대량으로 생성하여 온 몸을 독으로 가득 채운다.[4] 변비에 대한 즉각적인 치료법으로 관장보다 더 효과적인 것은 없다. 변비가 지속되는 환자는 매일 밤 잠자리에 들기 전에 관장한 후 ½~1컵의 엡솜염, 해초 가루, 발효식초, 천일염이나 베이킹 소다의 중탄산염 중 하나를 넣은 따뜻한 물로 목욕해야 한다.

목욕 후 우도 Udo's oil, 코코넛 오일을 포함한 몇 가지 오일의 배합 오일, 대마유, 냉압착 해바라기 오일, 피마자유 또는 엑스트라 버진 올리브 오일을 복부 피부에 문지른다. 이 오일은 피부를 통해 아주 잘 흡수되며 장기적으로 변비를 완화하는 데 도움이 된다. 환자가 스스로 규칙적인 변을 보기 시작할 때까지 취침 시간마다 전체 절차를 반복해야 한다.

관장은 변비를 즉각적으로 완화해 주고 신체의 독성 부하를 빠르고 효과적으로 줄여준다. 만성 변비 해결은 더 어려울 수 있다. 많은 사람이 갭스 식단을 따르고 프로바이오틱스를 섭취하는 것만으로도 변비를 해결할 수 있지만, 어떤 사람들은 추가적인 도움이 필요할 수 있다. 변비는 사람마다 다르기 때문에 장기적으로 변비를 해결하는 데 걸리는 시간도 다를 수 있다. 내 경험상 고질적인 변비에 효과가 있는 방법은 다음과 같다.

1. **담즙 생성 저하**는 변비의 주요 원인이다. 담즙이 간에서 충분히 분비되어 십이지장으로 들어가지 않으면 지방이 제대로 소화되지 않는다. 소화되지 못한 지방은 알칼리성 염과 결합하여 장에서 끈적끈적한 '비누' 형태로 변하여 음식물을 서로 결합해 변비를 유발한다. 담즙을 살 생성하시 못하는 가장 흔한 이유는 담석이다. 이 주제에 대한 자세한 설명과 담석 처리 방법은 **간과 폐** 챕터를 읽어보기 바란다. 갭스 쉐이크를 규칙적으로 섭취하는 것도 담석에 좋은 방법의 하나다. 갓 짜낸 착즙에 익히지 않은 단백질 및 지방을 균형 있게 섞어서 먹으면 담즙 생성을 자극하고 간을 정화하며 담즙과 담석을 씻어 낼 수 있다. 많은 사람들이 대구 간유나 기타 보충제를 매일 섭취하는데 특히 어린이들의 경우 이를 갭스 쉐이크에 넣어 먹이면 맛을 잘 감출 수 있어 좋다. 만성 변비가 있는 사람은 갭스 쉐이크를 프로토콜 초기부터 점진적으로 도입하는 것이 좋다. 커피 관장은 또한 간의 담관을 열어주고 담즙이 잘 흐르도록 하여 만성 변비를 해결하는 데 도움이 된

다. 더 아래에서 커피 관장에 대해 자세히 알아볼 것이다.

2. 일부 사람들에게 변비를 유발하는 것으로 보이는 유제품 단백질이 있으며 식단에서 유제품을 제외하면 도움이 될 수 있다. 변비 해소에 도움이 되는 기버터와 버터는 거의 순수한 지방이며 여기에 해당하지 않는다. 많은 사람들이 요거트와 케피어(고단백 유제품)를 사워크림(고지방 유제품)으로 대체하는 것만으로도 효과를 경험한다. 신선한 유기농 크림(가급적 비살균)을 발효시켜 집에서 사워크림을 만드는 것이 중요하다. 매일 사워크림을 섭취하면 담석을 배출하고 담즙 흐름을 개선하는 데 도움이 된다.

3. 하루에 물을 더 마시는 것이 도움이 되는 경우도 있다. 집에서 만든 크바스를 마시면 수분뿐만 아니라 프로바이오틱스와 효소를 공급받아 음식을 더 잘 소화하고 정상적인 소화액 생성을 자극하여 더욱 도움이 된다. 크바스는 비트 뿌리, 양배추 및 기타 야채뿐만 아니라 과일과 베리로 만들 수 있다. 크바스를 만드는 방법에 대한 아이디어는 **우리가 먹어야 할 음식과 그 이유, 몇 가지 레시피** 챕터를 참고하기 바란다.

4. 어떤 사람들에게는 육류의 살코기가 변비를 악화시킬 수 있다. 따라서 식단에서 근육질 고기(특히 살코기!)를 줄이고 대신 관절 주변의 연조직, 뼈, 가금류나 돼지고기의 껍질, 골수, 혀, 족 등 젤라틴이 많은 고기로 대체하는 것이 중요하다. 이러한 식품은 갭스 식이요법의 필수 식품이며 매일 섭취해야 한다.

5. 끼니마다 동물성 지방의 섭취를 늘리면 많은 경우에 도움이 된다(여러 기전 중 하나는 담즙 흐름의 개선이다). 만약 지방의 소화가 어렵다면, 지방 섭취는 서서히 늘리고 매 끼니마다 황소 담즙 보충제를 섭취하여 지방 소화를 돕는다.

6. 마그네슘을 보충하면 도움이 될 수 있다. 마그네슘의 아미노산 킬레이트(마그네슘 글리시네이트, 마그네슘 말레이트 등)를 매일 보충제로 섭취하자. 변비 완화제인 산화 마그네슘을 간헐적으로 사용하여 빠르게 배변을 유도할 수 있다. 그러나 산화 마그네슘은 장 벽에 자극을 주고 치유를 방해할 수 있으므로 정기적으로 복용하는 것은 좋지 않다.

7. 스피룰리나, 청록색 조류, 클로렐라 또는 두날리엘라 보충제는 특히 어린이에게 변비 완화제로 사용할 수 있다. 복용량은 제조사의 지침을 따른다. 갑상선 기능 저하는 변비를 유발할 수 있으며 요오드는 갑상선 기능 개선에 도움이 될 수 있다. 요오드 용액을 피부에 발라 몸에 요오드가 더 필요한지 확인하자. 이에 대한 자세한 내용은 **호르몬** 챕터에서 확인하길 바란다.

8. 피마자유를 발라주는 것은 특히 어린이들의 변비에 도움이 된다. 잠자리에 들기 전에 피마자유를 한 줌 복부에 발라 시계 방향으로 부드럽게 마사지 해보자(장의 자연스러운 연동 운동을 따라 복부 오른쪽 아래부터 위쪽으로, 배를 가로질러 왼쪽 아래로 마사지함). 복부를 타월로 덮고 그 위에 뜨거운 물주머니를 올려놓고 환자를 재운다. 오일은 밤새 피부를 통해 흡수되어 아침에 장을 비우는 데 도움이 된다. 올리브 오일, 코코넛 오일, 아보카도 오일, 대마유 또는 혼합 오일과 같은 다른 냉압착 오일도 사용할 수 있다.

9. 피마자유는 치료용으로, 간헐적으로 복용하여 빠르게 배변하도록 도와준다.

10. 편안하게 장을 비우려면 변기에 앉는 자세가 올바른지 확인하는 것이 중요하다. 지구상에 존재하는 대부분의 인류는 바닥에 쪼그리고 앉아서 대변을 봤으며, 이 자세가 대변을 보는 데 가장 적합한 자세다. 현대식 화장실은 상당히 최근에 발명되었으며 변기 위에서는 신체가 올바른 자세를 취하는 것이 마땅치 않다. 많은 사람들은 상관없지만 변비가 있는 사람에게는 현대식 화장실이 오히려 방해될 수 있다. 바닥에 쪼그리고 앉는 자세에 최대한 근접하도록 하는 것이 중요하다. 복부와 무릎 사이의 거리는 가능한 한 가까워야 한다. 작은 의자에 발을 올려놓거나 단순히 앞으로 기울여 가슴을 무릎에 가깝게 가져올 수 있다. 이렇게 하면 몸 안의 모든 장기가 올바른 위치에 있게 되어 장을 쉽게 비울 수 있다.

만성 변비가 있는 사람은 위 방법 전체 혹은 여러 가지 방법을 동시에 해보는 것이 좋다. 나는 주류 의학이 권하는 변비 치료제, 약물 또는 허브는 장에 무리를 줄 수 있고 병원성 미생물의 먹이가 되는 경우가 많으므로 권장하지 않는다.

변비의 신체적 원인을 해결하는 동안, 배변에 지나친 관심을 쏟는 것이 만성 변비의 큰 원인이 될 수 있다는 것을 기억하길 바란다. 정상적이고 편안하게 변을 보기 위해서는 장 기능에 대한 의식을 배제하는 것이 필수다. 물론, 사회적으로 배변을 허용하는 장소로 가기 위해서는 의식적인 마음을 가져야 한다. 그러나 변기에 편안하게 앉자마자 다른 생각에 집중하여 배변 생각에서 자유로워야 한다.

장을 비우는 행위는 대부분 자율 신경계의 지배를 받는 무의식적인 행동이어야 한다. 힘을 주거나 배변 생각에 골똘하면 이 기능을 방해할 수 있다. 신체의 자율 신경계는 외부의 간섭 없이 배변할 수 있도록 내버려두면 그 일을 훌륭하게 해낼 것이다. 그러므로 장이 스스로 알아서 편안하고 완벽하게 배변할 것이라고 자신에게 말하고, 그 이후에는 배변과 전혀 관련 없는 일에 마음을 쏟자. 재미있는 책을 읽거나 휴대용 전자기기로 코미디를 시청하거나 즐겁고 편안한 일에 마음을 쓰는 일이 도움이 된다. 그리고 마음을 쓰는 대상이 이완되고 즐거운 것이어야 한다는 것이 중요하다! 긴장하거나 스트레스를 받을 수 있는 일을 하면 신경계가 자극을 받아 장이 열리지 않을 수 있다. 장이 편안하게 비워지려면 몸이 부교감 신경 우세의 행복하고 이완된 상태여야 한다.

관장

서구의 많은 사람들은 관장이라는 주제를 혐오스럽게 생각한다. 하지만 안전하고 매우 효과적인 이 관장은 아마도 인류 역사만큼이나 오래된 시술일 것이다. 2천 년 전 사해 Dead Sea 의 두루마리에 기록된 <제자 훈련 매뉴얼>에는 관장하는 방법과 관장이 건강에 얼마나 유익한지를 자세히 설명하는 내용이 한 챕터에 걸쳐 쓰여 있다.[5,6] 바티칸 문서고에서 발견된 또 다른 3세기 사본인 <에세네 평화의 복음서>는 관장을 수행하는 전체 절차를 제시하며 관장을 '물의 천사가 세례를 주는 거룩한 행위'라며 강력히 권고하고 있다.[5,6] 11세기 아라비아의 유명한 의사 이븐 시나 아비세나 Ibn Sina Avicenna 는 그의 저서인 <캐논 의학 Canon Medicinae> 에서 '몸과 영혼을 맑게 하기 위해' 정기적인 관장을 권장했다.[5]

정기적인 관장은 암, 정신 질환, 자가 면역과 같은 심각한 건강 문제에 대한 많은 자연 치료 프로그램에서 필수 부분이다. 관장 키트는 많은 동유럽 국가의 가정 욕실에서 흔히 볼 수 있는 도구로, 어린이와 성인 모두 어떤 의학적 도움이나 처방 없이도 관장을 할 수 있다. 대변에 피와 점액이 섞인 설사를 하는 환자에게는 관장을 권장하지 않는다! 이들은 궤양성 대장염, 크론병 및 기타 염증성 장 질환이 있는 사람들이다. 이러한 사람들의 설사는 종종 복통 및 기타 소화기 계통의 심각한 염증 증상을 동반한다. 이런 사람들은 먼저 갭스 도입 식단이나 식물 배제 갭스 식단, 갭스 액상 단식 등으로 장 벽을 치유하고 진정시키는 데 힘써야 한다. 이 사람들은 약 1년간 식단을 따르고 장 벽이 충분히 치유되어야 관장을 고려할 수 있다.

아기와 어린이를 포함한 다른 갭스 환자들에게 관장은 안전하며, 신체의 일반적인 독성 부하를 줄이고, 변비를 완화하고, 매복 변을 제거하는 데 도움이 된다. 또한 장에 직접 프로바이오틱스를 넣고, 간을 정화하고, 치질을 치료하고, 기타 많은 문제를 해결하는 데 큰 도움이 될 수 있다. 관장을 시도할 준비가 되지 않은 사람은 지역에 있는 대장 세척 클리닉에 의뢰할 수 있다. 대장 세척은 매우 도움이 될 수 있지만 비용이 많이 든다. 관장 키트는 저렴하며 수년 동안 사용할 수 있다. 가정에서 관장을 하면 스스로 절차를 조정할 수 있으며, 몇 차례 시도해보면 매우 익숙해질 것이다. 첫 관장을 혼자 시도해 보기 부담스럽다면 간호사나 숙련된 장 치료사의 도움을 받을 수 있다.

관장 키트는 다양한 건강 상점과 건강 관련 온라인 업체에서 구입할 수 있다. 화장실용 관장통 관장 키트와 여행용 소형 관장 키트가 있다. 며칠 이상 여행하는 갭스인이라면 여행용 관장 키트를 챙겨야 한다. 그것을 통해 변비, 식중독, 편두통, 치질 등 여행 중에 발생할 수 있는 다양한 문제에 대처할 수 있다.

관장액에 적합한 온도는 얼마일까? 관장액으로 장을 청소하는 경우, 그 온도는 체온보다 약간 낮아야 한다. 그러나 관장액을 잠시 장 안에 머무르게 하려면 체온보다 약간 따뜻한 온도를 유지하자.

관장은 아기, 어린이 및 성인에게 시행할 수 있다.

어린이용 관장

영유아(만 2세까지)의 경우 아이가 이틀 이상 배변하지 못하는 변비가 있는 경우에만 관장을 한다.

모유만 먹는 아기는 이 규칙에서 예외가 될 수 있다. 때때로 며칠 동안 대변을 보지 않아도 특별한 이상이 없는 경우가 있기 때문이다. 모유는 아기에게 가장 적합한 음식으로, 소화가 거의 필요하지 않고 노폐물을 많이 남기지 않으며 완전히 흡수될 수 있다. 아기가 변을 보지 않더라도 관찰하여 불편하지 않고 완벽히 건강한지 확인하는 것이 중요하다. 엄마가 먹고 소화하는 모든 것이 어떤 형태로든 혈액과 모유로 전달되기 때문에 엄마의 식단은 아기의 소화 기능에 중요한 요소다. 모유 수유 중인 산모는 동물성 지방과 간을 충분히 섭취하는 완전 갭스 식단을 유지해야 한다.

이 연령대의 영유아는 **전구형 주사기 관장 키트** bulb syringe enema kit 를 사용하며, 일반적으로 50mL 또는 100mL 용량의 전구형 주사기를 사용할 수 있다. 물을 끓여서 체온 정도로 식힌 후 물을 생리적 용액에 가깝게 만들기 위해 천연 소금을 한 꼬집 녹인다. 전구 주사기 관장 키트에 이 물을 채운다. 수제 사워크림, 코코넛 오일, 올리브 오일, 기버터, 버터 또는 기타 동물성 지방 중 원하는 것을 노즐과 아기의 항문에 윤활유로 바른다. 노즐을 항문에 삽입한 후 전구형 주사기를 부드럽게 짜서 물이 장으로 유입되도록 한다. 노즐을 빼고 아이의 아랫배를 잡고 1~2분간 배를 부드럽게 마사지한 다음 기저귀를 채우고 아기가 장을 비우도록 한다. 수돗물이 아닌 정수한 물이나 생수만 사용해야 한다. 이 연령대에는 물에 천연 소금 한 꼬집 외에는 다른 것을 첨가하지 않는 것이 좋다. 전구형 주사기 키트를 새로 구입한 경우, 사용하기 전에 먼저 뜨거운 물로 잘 헹군다.

3~5세 어린이의 경우 전구형 주사기나 성인용 관장 통을 사용할 수 있

다. 이 연령대의 경우 관장액에 프로바이오틱스를 첨가할 수 있다. 관장당 약 10~20억 마리의 살아있는 세포가 들어 있는 비피더스균 그룹이 좋지만 락토바실러스균도 첨가할 수 있다. 상업용 프로바이오틱스 대신 홈메이드 유청 몇 티스푼을 넣을 수도 있다. 물에 천연 소금을 약간 첨가하여 생리적 용액에 가깝게 만드는 것이 중요하며, 일반적으로 물 1L당 1작은술이면 충분하다.

5세 이상의 어린이는 전구형 주사기로 충분한 관장액을 공급할 수 없으므로 관장 통을 사용해야 한다. 관장액에 프로바이오틱스를 첨가할 수 있다. 홈메이드 유청이나 시판되는 프로바이오틱스(관장당 약 30억~40억 마리의 생 세포)와 가급적 비피도박테리아 계열이 좋지만, 락토바실러스를 첨가해도 된다. 물 1L당 천연 소금 1작은술을 첨가할 수도 있다.

첫 관장은 아이가 시술에 익숙해지도록 하는 데 매우 중요하므로 가능한 한 편안하고 즐거워야 한다. 첫 관장이 잘 되었다면 다음번에는 아무런 거부감 없이 관장을 받아들일 것이다. 가족 중 관장을 해본 사람이 아무도 없다면, 엄마나 아빠가 아이에게 관장을 하기 전에 먼저 스스로 여러번 해보는 것이 중요하다! 이를 통해 경험을 쌓인 자녀는 첫 관장을 할 때 긴장이 풀릴 수 있다. 아이들은 항상 부모가 긴장하면 따라 긴장하게 되고, 심지어 관장을 거부하여 이 귀중한 도움을 받지 못할 수도 있다.

관장을 직접 시행하거나 아이의 주의를 분산시킬 수 있는 성인 도우미와 함께 하는 것이 좋다. 아이가 최대한 편안하게 관장할 수 있는 환경을 만들어야 한다. 관상 통 아래, 변기에서 멀지 않은 곳에 아이가 누울 수 있는 푹신한 장소를 마련하거나 변기를 준비한다. 아이가 좋아하는 장난감, 책, 비디오 등을 준비해 둔다. 아이를 오른쪽으로 눕히고 무릎을 구부려 가슴에 가까이 대거나 팔로 안아준다. 관장기의 노즐과 아이의 항문 부위에 올리브 오일, 사워크림, 코코넛 오일 또는 기타 식용 지방을 윤활제로 바른다. 관장을 하기 전에 노즐에 따뜻한 물에 넣어 예열하는 것이 좋다. 노즐을 아이의 항문에 1~2cm

깊이로 삽입하고 관장기의 꼭지를 연다. 관장 통을 아이보다 1m 이상 높게 위치시키면 중력에 의해 물이 관을 통해 직장으로 흐르게 된다. 처음에는 관장 통에 100mL의 물을 넣으면 충분할 수 있으며, 나중에는 더 많은 물을 사용할 수 있다(최대 1L). 편안하게 들어갈 수 있는 물의 양이 늘어날수록 장세척이 더 잘 된다.

물이 충분히 들어가면 아이가 알려줄 것이다. 이때 관장기의 꼭지를 닫고 노즐을 뺀다. 아이가 편안하다고 느낄 때까지 관장액을 계속 참도록 유도한다. 아이가 관장액을 안에 오랫동안 가지고 있을수록 장이 더 잘 세척된다. 아이는 화장실이나 변기에 갈 준비가 되면 부모에게 알려줄 것이다. 아이가 변기에 앉아 변을 완전히 비울 수 있도록 최소 10~15분 동안 기다리게 한다. 전체 관장 경험을 즐겁게 만들어 줄 수 있는 장난감, 책, 비디오 등 모든 것으로 아이를 즐겁게 해준다. 첫 관장을 통해 만성 증상이 완화되면 아이가 다시 관장을 해달라고 할 수 있다. 만성 변비가 있고 장이 좁아진 아이들은 관장 시술을 좋아하고 필요할 때 관장을 요청하는 경우가 많다.

성인용 관장기를 사용하는 성인의 경우 기본 관장액(따뜻한 물 1L에 천연 소금 1작은술과 베이킹 소다 1작은술을 녹인 용액)을 사용한다. 이 용액은 5세 이상의 어린이에게도 사용할 수 있다. 관장 시에는 수돗물이 아닌 정수한 물이나 생수만 사용한다. 1컵 정도의 물을 끓이고, 유리병에 베이킹 소다를 넣거나 그릇에 넣고 그 위에 끓는 물을 붓는다. 이렇게 하면 소다에서 가스가 방출된다. 그런 다음 소금과 찬물을 충분히 넣어 용액이 체온 정도가 되도록 한다. 소금은 물의 미네랄 성분을 인체와 비슷하게 맞춰주고, 소다의 중탄산염은 장을 자연스럽게 알칼리성 pH로 만들어 효모 과다 증식을 억제하는 데 도움이 될 수 있다. 이것은 성인과 어린이에게 사용해야 하는 기본 관장액이다.

성인의 경우, 기본 관장액을 사용한 클렌징 관장 외에 커피 관장을 하는 것이 좋다. 성인이 변비 완화를 위해 관장을 하는 경우, 먼저 기본 관장액으로 장을 비운 다음 커피 관장으로 마무리하는 것이 좋다. 커피 관장은 어린이에게는 권장하지 않지만 나이가 많은 어린이(14세 이상)에게는 안전하게 사용할 수 있으며 치질, 두통, 만성 변비에 도움이 될 수 있다.

커피 관장은 약 100년 동안 치유 요법으로 사용되어 왔으며, 특히 암 치료를 위한 거슨 프로토콜 Gerson Protocol 의 일부로 잘 알려져 있다.[6] 커피 관장은 간을 정화하고 체내 해독 과정을 가속하는 가장 좋은 방법의 하나로 간주된다. 치질에 대한 즉각적인 치료법으로 매우 효과적일 수 있으며(이 주제에 대한 자세한 내용은 **갭스 상태 리스트** 챕터에서 확인하길 바란다). 많은 사람이 커피 관장이 통증 완화에도 효과적이라고 말한다.

커피 관장의 효과에 대한 기전은 명확하지 않지만, 커피에 함유된 다양한 물질이 직장의 풍부한 모세혈관을 통해 간문맥으로 흡수되어 간으로 직접 연결되는 것으로 추정된다. 이러한 물질은 간 기능을 극적으로 향상시키고 많은 사람들의 증상을 완화시킨다.[6,7] 그러나 갑상선 기능 항진증, 특히 그레이브스병 환자는 어떤 형태로든 커피를 섭취해서는 안 되며, 여기에는 커피 관장도 포함된다. 이는 고혈압, 일과성 허혈 발작, 커피에 대한 아나필락시스 알레르기 및 기타 생명을 위협하는 상황이 있는 사람도 마찬가지다. 의심스러운 경우에는 커피 관장을 고려하기 전에 의사의 진료를 받길 바란다.

거슨 프로토콜에서는 매일 4번의 커피 관장을 한다.[7] 갭스 환자는 그렇게까지 할 필요가 없다. 나는 하루에 한 번, 며칠에 한 번 또는 가끔씩 필요할 때마다 커피 관장을 할 것을 권장한다. 환자들의 보고에 의하면 편두통이 사라지고, 기분이 좋아지고, 머리가 맑아지고, 활력이 넘치고, 메스꺼움이 사라지거나 많이 감소하고, 통증이 완화되고, 기분이 좋아지고, 여드름 및 다른 피부 문제가 사라지고, 역류가 줄어들고, 수면이 좋아지고, '독소가 줄어든' 느낌이 들고, 치질이 사라진다고 한다. 커피 관장을 한 번 경험한 사람은 대개 언제 또 관장을 해야 하는지 알 수 있다.

커피 관장이 완전한 효과를 내려면 약 15분 동안 커피를 장에 머물게 해야 한다. 거슨 매뉴얼에서 사람들은 하루에 네 번 관장하므로 장이 항상 어느 정도 비어 있는 상태를 유지하게 된다. 관장을 가끔 하는 사람은 장이 꽉 차 있기 때문에 15분 동안 커피 관장액을 참는 것이 매우 어렵거나 불가능할 수 있다. 그렇기 때문에 커피 관장 전에 몇 번의 일반 클렌징 관장으로 장을 먼저 비우는 것이 좋다.

커피 관장 레시피

물 1L를 끓인 후 유기농 커피 가루(미디움 로스팅) 3큰술을 넣는다. 2분간 더 끓인 다음 불을 최소로 줄이고 뚜껑을 단단히 닫아 10분간 더 끓인다. 커피 액을 40~42℃로 식힌 후 체에 걸러준다. 커피 액은 장에 들어갈 때 편안하고 따뜻해야 한다. 그러므로 커피가 적정 온도를 유지할 수 있도록 준비한다. 커피 관장 직전에 홈메이드 사워크림이나 홈메이드 유청을 커피에 첨가하는 것이 좋다(보통 커피 관장 한 번에 ¼컵 정도를 넣으면 충분하다). 이렇게 하면 프로바이오틱 미생물이 장에 직접 유입될 뿐만 아니라 장 벽을 치유하는 데 유용한 영양소가 공급된다. 유제품에 대한 아나필락시스 반응이 있는 경우, 시중에서 판매하는 프로바이오틱스(약 100억 마리의 살아있는 세포)를 커피에 첨가할 수 있다.

커피 관장 절차

커피 관장을 하기 전에 기본 관장 용액으로 클렌징 관장을 잘하는 것이 중요하다. 오른쪽으로 누워 무릎을 배 위로 끌어 올린 자세 아니면(또는 더 편한 경우 왼쪽으로) 무릎과 팔꿈치로 바닥을 짚은 자세를 한다(장의 출구가 장의 다른 부분보다 높아서 물이 흘러 들어갈 수 있도록). 기본 관장액(0.5~1.5L)을 장에 넣은 후 노즐을 빼고 몇 초 동안 복부를 부드럽게 마사지한 다음 장을 비운다. 이 절차는 장에서 더 이상 찌꺼기가 나오지 않고 나오는 액체가 상당히 깨끗해 보일 정도까지 2~4회 반복해야 한다. 이 상태는 장이 어느 정도 비어 있음을 나타낸다. 그 후 몇 분 동안 등을 대고 누워 휴식을 취한다.

이렇게 하면 (장의 더 위쪽에 있는) 남은 대변 덩어리가 장을 따라 이동하여 배출될 수 있다(소위 '회장 플러싱'이라고 한다). 장이 비워지면 천천히 커피 액을 넣는다. 왼쪽으로 눕는 것이 좋지만 편안한 자세라면 어떤 자세로도 괜찮다. 커피가 간문맥 시스템에 흡수될 수 있도록 15분 동안 장 안에 커피 액을 가지고 있는 것이 바람직하다. 커피를 그렇게 오래 머물게 하려면 가스가 빠져나갈 수 있도록 (커피 액이 들어간 후에도) 노즐을 빼지 않고 직장에 그대로 두는 것이 좋다. 장에는 항상 약간의 가스가 존재하며, 가스 거품이 직장 부위에 도달하면 너무 빨리 비우고 싶은 충동을 유발할 수 있다.

자세를 바꾸는 것도 커피를 장에 더 오래 머무르게 하는 데 도움이 된다. 따라서 너무 빨리 비우고 싶은 충동이 생기면 다른 쪽 혹은 등으로 눕거나 무릎과 팔꿈치를 구부려 엎드린 자세를 취해보자. 15분 동안 커피 액을 안에 머물게 하는 것을 참지 못했더라도 걱정하지 말자. 더 일찍 배변하더라도 이 절차는 여전히 효과가 있다.

관장은 약 2시간 정도 소요되므로 충분한 시간을 확보하고 읽을 만한 책을 준비한다. 앞서 언급했듯이 관장 후에는 천일염이나 엡솜염, 해초 가루 또는 베이킹 소다를 녹인 따뜻한 물로 목욕을 하는 것이 도움이 된다(목욕할 때마다 ½~1컵씩). 욕조 안에서 머리를 감을 계획이라면 대신 발효 식초 ⅛컵을 넣는 것이 좋다.

일반적인 기생충용 관장

요충이나 기타 일반적인 기생충에 감염된 어린이 또는 성인은 특히 밤에 항문이 가렵고 수면 중에 이를 갈기도 한다. 때때로 부모는 아이의 속옷에서 작은 흰색 기생충을 발견하기도 한다. 요충 및 이외 기생충의 성숙한 암컷은 항문을 통해 사타구니에 알을 낳으며 심한 가려움증을 유발한다. 사람은 가려운 부위를 긁으면 손톱 아래에 미세한 알이 박히고 아침에 많은 알이 음식과 함께 삼켜진다. 이것이 영리한 기생충이 자신의 알들이 상부 소화 시스템에 도달할 수 있게 하는 방법이다.

간단한 마늘 관장으로 이 감염에 쉽게 대처할 수 있다. 기생충은 보름달이 뜰 때 활성화되고 필요한 만큼 성숙한다. 그렇기 때문에 기생충 제거를 위한 관장을 계획할 때 달의 주기를 고려하는 것이 도움이 된다.

성인과 어린이를 위한 마늘 관장 레시피

신선한 마늘 1~2쪽을 으깨어 따뜻한 물(40~45℃) 1L에 넣는다. 섞은 뒤 몇 분간 그대로 두었다가 체에 걸러준다. 이 물을 관장 할 때 사용한다. 가려움증이 멈출 때까지 4~5일 동안 매일 취침 시간마다 이 마늘 관장을 반복한다. 다음 달의 보름달 동안 전체 과정을 반복한다. 마늘 용액은 직장에 자극을 줄 수 있으므로 관장 후 수제 사워크림을 항문에 바르는 것이 좋다.

우유에 문제 반응이 없는 어린이는 직장에 덜 자극적인 전통적인 우유와 마늘액 관장을 할 수 있다. 신선한 우유 1L에 중간 크기의 마늘 한 쪽을 넣고 끓인다. 우유가 끓어오르면 약불에서 5분간 끓인다. 이를 체에 거르고 체온 정도로 식혀서 관장액으로 사용한다. 가려움증이 멈출 때까지 4~5일 동안 매일 취침 시간마다 이 절차를 반복한다. 다음 보름달 주기에 전체 과정을 반복한다.

성인을 위한 기본 관장액(소금과 베이킹소다를 넣은 물)은 기생충들이 매우 불편해하는 성분을 가지고 있어 여러 기생충을 제거하는 데 효과적이다.

장내 기생충은 항상 칸디다와 같은 곰팡이와 연관되어 있으며, 이 곰팡이는 기생충 주변에서 자라면서 주변 환경으로부터 기생충을 격리한다. 소다의 중탄산염은 기생충에 치명적이며, 기생충을 염분과 알칼리성 용액에 노출시켜 장 벽에서 떨어져 나오게 한다. 그리고 기본 관장액으로 기생충을 쓸어내어 장 밖으로 배출시킨다. 나는 관장을 통해 환자들이 장에서 배출한 다양한 기생충을 담은 흥미로운 사진을 가지고 있다.

관장기를 사용하여 기생충을 제거하는 또 다른 방법이 있다. 이 책에서 이걸 모두 다루는 것은 이 책의 범위를 벗어난다. 개인적인 상황으로 필요하다면 이 주제에 대해 더 깊이 연구해 보길 바란다.

관장은 다양한 종류의 질병에 사용될 수 있다.

- **장 벽 치유**

사워크림을 넣은 따뜻한 고기 육수나 유청과 케피어를 따뜻한 물과 함께 사용하면 자극을 받아 염증이 생긴 장 하부를 진정시키고 치유할 수 있다. 신선한 홈메이드 유청은 특히 아픈 장 벽을 진정시키고 치유하며, 관장액으로 사용하거나 음식으로 섭취할 경우 만성 설사에 효과적인 치료법이다.

- **식사를 못하는 경우**

치과 치료나 안면 수술 후와 같이 어떤 이유로 식사를 할 수 없는 사람은 고기 육수 관장을 통해 몸에 영양을 공급할 수 있다. 고기 육수에 동물성 지방을 충분히 첨가하고 유청, 케피어 또는 사워크림을 약간 첨가하는 것이 좋다. 날달걀 노른자를 고기 육수에 첨가하면 영양실조 환자에게 귀중한 영양을 공급할 수 있다. 먼저 기본 관장액으로 장을 깨끗이 비운 다음 고기 육수를 천천히 넣고 가능한 한 오랫동안 유지하게 한다. 육수가 체온보다 따뜻할수록 더 많은 영양분을 흡수할 수 있다.

- **탈수와 전해질 부족**

탈수와 전해질 부족은 천연 소금과 약간의 베이킹 소다를 넣은 따뜻한 관장으로 매우 빠르게 치료할 수 있다. 이 방법은 환자가 많은 수분과 염분을 잃을 수 있는 심한 구토 중에 특히 유용할 수 있다. 구토에 설사가 동반되는 경우 유청 한 컵을 넣은 따뜻한 고기 육수 1L를 사용한다. 탈수가 끝날 때까지 30분마다 관장을 반복한다. 고기육수는 젤라틴이 많은 고기로 만들어야 하며, 요리를 시작할 때 항상 소금을 넣어야 한다.

- **대사성 산증**

기본 관장액은 대사성 산증에 놀라운 효과를 발휘할 수 있다. 대사성 산증은 신장 및 간 문제, 알코올 중독, 약물 및 화학물질 중독, 식중독, 과도한 발한이나 구토, 과도한 운동, 암 환자 및 쇼크 상태 등으로 인해 발생할 수 있다.8 따뜻한 기본 관장액으로 관장하면 환자의 신체 상태가 훨씬 더 빨리 좋아질 수 있다. 고열이 날 때 관장액을 정상 체온보다 약간 차갑게 준비하여 관장을 하면 안전하게 체온을 낮출 수 있다.

이 챕터를 마무리하면서 장이 우리 몸에서 가장 큰 독성 물질의 원천이 될 수 있다는 점을 강조하고 싶다. 독소로부터 신체를 보호하려면 이 사실을 인식하고 장을 관리하는 것이 중요하다. 바쁜 현대 사회에서 사람들은 종종 장의 신호에 주의를 기울일 시간이 없어 만성 변비, 매복 변, 설사, 에너지 저하, 두통 및 기타 문제를 유발할 수 있다. 장 비우기를 중요한 일과로 정립하는 것이 중요하다.

3. 치유

"당신이 그토록 찾고 있던 치유자는 자신을 온전히 이해하고 사랑할 수 있는 용기다."
융 푸에블로(Yung Pueblo)

치유는 단계적으로 이루어진다. 이는 양파 껍질을 벗기는 것과 비슷하다. 질병의 겉껍질을 벗겨내면 이전보다 기분이 나아지기 시작한다. 그런 다음 인체는 질병의 다음 층을 벗겨낼 만큼 충분한 자원을 축적하고 다시 아프기 시작한다. 꼭 기억해야 할 것은, 몸을 치유하는 것은 의사도, 식단도, 약이나 보충제도 아닌 바로 당신의 몸이라는 것이다.

오늘날 서구인의 몸에는 인체에 해를 끼치는 수많은 독소나 인공 독소가 축적되어 있으며, 이 독소들이 일으키는 질병을 나열하면 목록이 길다.[1] 갭스 영양 프로토콜을 시작하면 우리 몸은 독소를 제거하고 손상된 부분을 치유하기 시작할 것이다. 그러나 한 번에 모든 것을 처리할 수는 없다. 이는 신체가 가지고 있지 않은 자원이 많이 필요하기 때문이다.

모든 손상을 처리하기 위해 우리 몸은 우선순위를 정해야 한다. 질병의 어떤 부분을 먼저 처리해야 하고 어떤 부분을 잠시 기다려야 하는지 정한다. 몸은 첫 번째 문제가 처리되면 다음 우선순위의 문제를 처리하기 시작한다. 몸이 얼마나 아픈지, 얼마나 치유되어야 하는지에 따라 몸이 처리해야 할 문제의 우선순위 목록은 상당히 길어질 수 있다. 따라서 특정 증상이 1~2년 동안 사라지지 않는다고 해서 낙담하지 말고, 진행 중이거나 이미 사라진 증상에 주의를 기울이자.

예를 들어, 과체중인 사람이 프로토콜을 시작했는데 2년이 지난 후에도 여전히 체중이 줄지 않았다. 하지만 편두통은 사라졌고, 건선과 다낭성 난소 증후군도 사라졌으며, 궤양성 대장염도 사라졌고, 우울증도 사라졌다고 하자. 우리 몸은 과체중보다 이러한 건강 상태를 더 중요하게 여겼다. 몸에 시간을 주고 준비가 되면 '양파' 같은 질병의 특정 층에 도달할 것이다. 과도한 체지방은 많은 독소를 보유하고 있다. 신체는 이러한 독소에 맞서고 적절하게 대처할 준비가 되어 있어야 한다.

이 '양파 껍질 벗기기'의 흔한 양상은 소위 히스타민 과민증, 비만 세포 장애 및 기타 '알레르기 유형' 상태다(**면역계** 챕터에서 자세히 설명한다). 상당히 오랜 기간 동안 갭스 영양 프로토콜을 하면서 잘 먹어오던 사람들이 이번에는 온몸에 염증이 생긴 것처럼 느껴지고 다양한 음식, 화학 물질, 심지어는 감정에까지 반응하기 시작할 수 있다. 이러한 사람들은 면역계가 전신에 염증을 일으켰다는 결과가 나오는 건강 진단을 받는 경우가 매우 많다.

불편하긴 하지만 염증은 우리의 친구라는 사실을 이해해야 한다! 염증은 우리 몸이 감염을 없애고 독소를 중화 및 제거하는 가장 좋은 방법이다. 오랫동안 식이요법을 통해 건강을 유지하다가 갑자기 전신 염증이 발생한다면, 이제 우리 몸이 새로운 수준의 치유를 시작할 만한 힘이 생겼다는 뜻이다. 이전에는 충분히 강하지 않았던 병원성 미생물과 독소를 공격하고 제거할 수 있는 충분한 자원이 생겼고, 우리 몸은 '양파의 다음 층'에 도달한 것이다. 염증은 히스타민, 프로스타글란딘*, 류코트리엔**, 보체complement***, 키닌**** 및 기타 여러 가지 강력한 분자로 우리 몸을 가득 채우며, 이 모든 것이 우리를 매우 불쾌하게 만든다.

이전에는 잘 견뎠던 다양한 음식에 반응하기 시작하고 근육통, 관절 통증, 두통, 메스꺼움, 피부 발진 및 기타 여러 가지 불쾌한 증상이 나타나기 시작한다. 이것이 자주 히스타민 과민증으로 해석되는 이유는, 현재까지 과학과 사람들이 찾을 수 있는 정보가 그것이기 때문이다. 히스타민은 염증 반응의 일부분이지만 단독으로 작용하는 것은 아니다. 그렇기 때문에 많은 사람들이 '히스타민이 많이 든 음식'을 끊는다고 해서 상황이 해결되지 않는다는 것을 알게 된다. 전신 염증이 시작되면 히스타민과 함께 다른 많은 강력한 분자가 같이 활성화되기 때문이다.

신체가 전신에 염증을 일으키는 이유는 무엇일까? 그것은 전신의 염증이 우리 몸의 특정 독소(그리고 이러한 독소와 관련된 기생충)를 처리하는 데 가장 좋은 도구이기 때문이다. 이러한 독소와 기생충은 우리 몸의 조직과 기관의 모든 곳에 존재한다. 자신의 몸을 믿자! 몸은 언제든 내가 무엇을 하고 있는지 알고 있다.

이 세상의 모든 치유 방식은 상황에 따라 알맞게 활용될 수 있다! 건강에 문제가 생기면 대부분의 사람은 먼저 주류 의학 의사를 찾는다. 주류 의학은 응급 상황이나 생사를 넘나드는 상황에 대처하는 데 매우 능숙하다. 하지만

* 지방산 유도체로, 염증 반응, 통증, 발열, 혈관 확장 등의 다양한 생리적 기능을 조절하는 호르몬 유사 물질이다. 염증이 발생할 때 손상 부위에서 분비되어 염증과 면역 반응을 조절하며, 통증을 유발할 수 있다. NSAIDs(비스테로이드성 항염증제)는 프로스타글란딘 생성을 억제해 통증과 염증을 줄인다.

** 면역 반응과 관련된 지방산 유도체로, 주로 염증과 알레르기 반응에서 중요한 역할을 한다. 기관지 수축을 유발해 천식 같은 호흡기 질환에 관여하며, 백혈구의 작용을 조절해 염증 반응을 증폭시킨다.

*** 면역계의 일부분으로, 감염원에 대한 방어 역할을 하는 단백질 집합체이다. 보체는 병원균을 인식하고 파괴하며, 백혈구와 다른 면역 세포들이 병원균을 제거하는 것을 돕는다. 또한 염증 반응을 촉진하고, 면역 반응을 증폭시키는 데 중요한 역할을 한다.

**** 염증 반응에서 혈관 확장과 혈관 투과성 증가를 유도하는 펩타이드 물질이다. 대표적으로 브래디키닌(Bradykinin)이 있으며, 이 물질은 통증과 염증을 유발하고, 손상된 조직 부위에서 혈액 흐름을 증가시킨다.

만성 질환의 경우, 주류 의학은 문제의 근본을 다루지 못한다. 통증, 염증 및 기타 증상을 억제하여 조금 더 편안하게 만들 수는 있다. 하지만 신체가 치유될 수 있도록 돕는 방법은 모른다.

증상은 몸이 우리에게 전하는 메시지와 같다. 몸은 증상을 통해 우리 몸에서 무언가가 잘못되었으며 생활 방식을 바꿔야 한다고 말한다. 왜냐하면 바로 그 생활 방식이 우리 몸을 손상하고 질병을 유발하기 때문이다.

증상은 우리 몸이 도움을 요청하는 방식이다. 일반적인 약물로 증상을 억제하는 것은 몸에게 도움을 요청하는 것을 멈추고 조용히 고통받으라고 말하는 것이며, 그동안 몸을 계속 파괴하는 것과 같다. 따라서 주류 의사는 만성 질환이 발생했을 때 마지막으로 찾아가야 할 사람일 수도 있다. 오히려 몸의 기능을 존중하고 몸이 스스로 치유하도록 돕는 방법을 이해하는 건강 전문가가 필요하다.

자연요법, 침술, 정골 요법, 동종 요법, 에너지 치유, 약초 요법, 심신 수련, 명상 등 당신을 도울 수 있는 대체 건강 전문가들이 많이 있다. 하지만 먼저 영양 문제를 해결해야 한다! 우리는 하루에 적어도 세 번 이상, 때로는 그보다 더 자주 식사를 한다. 우리가 입에 넣는 모든 음식은 신진대사, 호르몬 균형, 에너지 생산, 면역계 기능 및 기타 무수히 많은 건강 변수에 영향을 미친다. 음식은 건강에 있어 엄청난 힘을 발휘한다! 식단을 조금만 바꾸면 생각지도 못했던 건강 개선 효과를 얻을 수 있다.

식단 외에 또 무엇을 바꾸어야 할까? 스트레스는 건강과 치유에 큰 영향을 미치므로 이에 대해 잘 살펴보자.

어떤 스트레스 상황 속에 살고 있는가?

우리 모두는 일정 수준의 스트레스를 받으며 살아가고 있으며, 이는 신체의 치유 능력에 큰 영향을 미친다. 캐나다의 연구자 한스 셀리 Hans Selye, 1907-1982 가 스트레스의 개념을 정립한 이래로 여러 세대에 걸쳐 연구자들이 스트레스를 연구해 왔다. 셀리는 스트레스를 '어떤 요구에 대한 **신체의 비특이적 반응**'으로 정의했다.[2] 그렇다, 신체는 모든 요구에 반응한다! 인생의 긍정적인 일들도 스트레스가 될 수 있다. 치유도 예외는 아니다.

인류는 100년이 넘도록 스트레스에 대해 연구해 왔으며 연구는 아직도 진행 중이다. 지금까지 확인된 내용을 살펴보자.[3,4]

우리 몸에 '**스트레스 하우스**'라고 부를 수 있는 건물이 있다고 상상해 보자. 이 건물은 네 개의 층으로 이루어져 있으며 우리 모두는 어느 한 층 또는 다른 층에서 어느 정도 시간을 보낸다. 이 건물은 평생 사는 '집'이므로 우리는 이 건물을 이해해야 한다.

- **스트레스 하우스의 지하층**

지하층은 우리가 어떠한 의무나 책임을 지지 않아도 되는 상태에 있는 층이다. 작고 건강한 아이들이 이 수준에 살고 있으며 우리 모두는 때때로 휴가를 보낼 때 이 지하층을 방문하여 행복하고 평온한 휴식을 취한다. 아침에 일어나면 오늘 '해야 할' 일이 없다! 이 수준에서 당신의 몸은 잘 먹고 소화하고 농화한다. 신체는 스스로 치유하고 손상을 제거하고 재건하고 있다. 또 신체 구조를 만들고 '비 오는 날'을 위해 건강한 지방을 저장할 수 있는 동화 작용 상태에 있다. 면역계는 강하고 어떤 위협에도 빠르고 효율적으로 대처할 수 있다. 당신은 편안하며, 관심사에 따라 천천히 깊이 있는 새로운 정보를 배우고, 인생은 평온하다.

이때의 느낌은 이제 막 학교를 졸업하고 대학에 이미 합격한 상태와 비숫할 수 있다. 또한 새 학기가 시작되기 전 방학처럼 내내 하고 싶은 것을 마음껏 할 수 있다. 이것이 바로 스트레스 하우스의 지하층의 느낌이다.

- **스트레스 하우스의 1층**

이 레벨은 더 활동적이고 목적이 있다. 방학이 끝나고 대학에서 학기가 시작되었다고 상상해 보자! 아직 특별한 의무나 해야 할 일이 있는 것은 아니다. 당신은 방학 동안 충분한 휴식을 취했고 이제 새로운 학생 생활을 매우 즐기고 있다. 또한, 배우고 성취하고 새로운 친구를 사귀고 있으며 삶이 즐겁다. 몸의 균형이 잘 잡혀 있고, 동화 작용(몸을 만드는 것)이나 이화 작용(몸을 분해하는 것) 어느 쪽에도 치우치지 않아서 체중이 안정적이다. 활동적이고 목적의식이 강하며, 무엇을 하든 잘 해내고, 음식을 잘 먹고, 소화하고, 흡수하며, 스스로를 치유하고 구축하는 데 집중한다. 잠도 잘 자고, 일과 놀이에 필요한 에너지가 충분하며, 학습에 대한 집중력은 지하층에서보다 더 높다.

- **스트레스 하우스의 2층**

대학에서 즐거운 한 해를 보냈지만 이제 시험이 다가오고 준비할 시간이 얼마 남지 않았다. 스트레스 수준이 점점 높아지고 있으며, 이제 당신은 시험 통과라는 구체적인 단기 목표를 달성해야 한다. 이것을 달성하기 위해 신체는 집중적인 방식으로 자원을 사용하게 되는데, 이는 '비용'이 많이 드는 일이다.

이제 모든 에너지를 시험 준비에 집중하고 치유, 회복, 음식 흡수 및 균형 유지 기능은 나중으로 미뤄진다. 감염과 싸울 시간이 없고 소화가 효율적이지 않기 때문에 면역계가 잠시 동안 억제된다. 신체가 이화 작용(에너지를 생산하기 위해 물질을 분해하는 것) 상태에 가까워지므로 체중이 약간 감소할 수 있다. 스트레스 호르몬이 높아졌지만 정상 범위 내에 있다. 정신이 항상 긴장되어 있어서 성미가 급하고 참을성이 없어지며 공격적일 수 있다. 수면이 부족하고 집중력이 예민해진다.

이 상태가 짧으면 짧을수록 건강한 것이다! 이는 마치 육상 선수가 결승선까지 최대한 빨리 달리는 데 모든 것을 쏟아부었다가 잠시 멈추고 휴식을 취해야 하는 단거리 달리기와 같다. 결승선이 오지 않는다고 상상해 보자. 이 상태가 오래 지속되거나 그 사람의 일반적인 생활 방식으로 굳어진다면 매우 건강에 해로운 파괴적인 상태가 된다.

불행히도 현대 사회의 많은 사람들이 평생, 이 상태로 살고 있다. 그들은 스트레스가 많은 직업을 유지하면서 열심히 일하고, 갚아야 할 빚이 많아서 불안해하고, 스트레스가 많은 관계를 유지하고, 자녀를 성취 지향적인 스트레스로 가득 찬 삶으로 몰아넣는다.

이들은 휴식을 취할 때 시끄러운 음악, 방해가 되는 TV 프로그램, '휴식'이라는 믿음으로 파티를 즐기며 시간을 보낸다. 이 상태에서는 신체가 스스로 치유하거나, 손상을 복구하거나, 음식을 잘 소화하고 흡수하거나, 감염으로부터 자신을 보호하거나, 균형을 유지할 수 없다. 이 스트레스 하우스 2층에 너무 오래 머무르면 질병의 길로 접어들게 된다. 이미 만성 질환을 앓고 있다면 이 층에 머물러서는 치유할 수 없다. 무엇을 하든, 어떤 형태의 치료를 받든, 어떤 약을 복용하든 스트레스 하우스 2층에 계속 살면 질병에서 회복할 수 없다. 대신 병이 만성화되고 새로운 증상이 계속 나타나게 된다.

• 스트레스 하우스의 최상층

1936년 한스 셀리는 스트레스를 정의하면서 이 단계를 설명했다.[2] 그는 동물에게 극심한 온도, 통증, 시끄러운 소음, 부정적인 감정 등 몸에 해로운 영향을 주고 이에 대한 신체 반응을 측정했다. 이 최상층은 생사를 넘나드는 상황에서 신체가 모든 자원을 동원해야 하는 생존을 위해 존재한다.

최상층에 오래 머무르면 신체에 큰 손상을 입게 된다. 한스 셀리는 동물 실험에서 이 층에 단기간 머물렀을 때의 전형적인 반응으로 나타났던 위궤양, 부신 비대, 림프 조직 축소(면역계 억제)를 설명했다. 스트레스가 장기간 지속되면 동물들은 뇌졸중, 심장마비, 자가 면역 질환, 사망에 이르게 된다. 셀리 이후 여러 세대의 연구자들은 스트레스에 대한 신체의 반응을 더 자세히 설명했는데, 면역계와 소화 기능은 멈춰버리고 치유와 회복이 진행되지 않으며 수면과 학습 및 업무 능력이 심각하게 방해받고 신체가 이화 작용(생존에 필요한 에너지를 생산하기 위해 중요한 조직을 파괴하는 것) 상태에 빠지게 된다고 한다.[3,4] 때때로 우리는 생존을 위해 스트레스 하우스의 최상층으로 올라가야 하는 상황에 직면할 수 있지만, 그곳에서 영원히 살 수는 없으므로 너무 자주 방문하는 것은 바람직하지 않다.

스트레스 사건에 대한 우리 몸의 반응 뒤에는 주로 부신에서 생성되지만 장에서도 생성되는 스트레스 호르몬이 있다. 만성 스트레스를 얘기할 때 주로 다뤄지는 호르몬은 코르티솔 cortisol 이다. 코르티솔은 혈당 조절, 면역 기능, 정신 기능, 혈압 조절 등 신체의 많은 필수 기능을 수행하는 매우 중요한 호르몬이다.

그러나 스트레스 하우스의 2층과 최상층에서 코르티솔이 과도하게 분비되면 신체 기능에 장애가 생길 수 있다. 호르몬은 신진대사를 지배하며 신체의 모든 것에 영향을 미치므로 비정상적인 코르티솔 수치는 우리에게 다양한 건강 문제를 초래할 수 있으며, 이러한 문제들은 서로 연결되어 연속적으로 영향을 미칠 수 있다.[2,4,5]

> 고혈압, 빈맥 및 심장의 부담이 증가하고 동시에 혈전이 증가한다. 이로 인해 뇌졸중이나 심장마비로 쉽게 이어질 수 있는 신체 상황이 만들어진다.[2,4,5]
>
> 코르티솔은 호흡 방식을 변화시킨다. 숨이 얕고 빨라지며(개처럼 헐떡거림) 이로 인해 몸에서 과도한 이산화탄소가 빠져나가 과호흡이 발생한다. 이러한 상황은 가슴 두근거림, 불안, 현기증, 복부 통증 및 메스꺼움, 두통, 천식, 시야 흐림, 근육 긴장 등 여러 가지

불쾌한 증상을 유발한다.[2,4,5]

코르티솔은 만성적으로 혈당 수치를 높인다. 이는 대사 증후군을 일으켜 제2형 당뇨병, 비만, 심장병, 알츠하이머병, 암이 발병할 수 있는 토대를 마련한다.[1,2,4,5]

비정상적인 코르티솔 생산은 면역계에 영향을 주어 감염, 만성 염증, 알레르기 및 자가 면역 질환에 취약하게 만든다.[4]

코르티솔 생성 조절 장애는 다른 호르몬(갑상선 호르몬, 성호르몬 및 기타 모든 호르몬)의 기능과 생산에 영향을 미친다.[2,4,5] 코르티솔은 갑상선 기능을 저하시키고 신진대사를 느리게 하여 체중 증가 및 감량 불능, 우울증 및 기타 여러 문제를 유발할 수 있지만, 가장 중요한 것은 치유가 더디고 비효율적으로 된다는 점이다. 코르티솔이 높으면 일반적으로 성호르몬 생산이 저하되고 불균형해져 해당 부위에 많은 이상이 생긴다. 부신은 정상적인 미네랄 대사와 혈압을 담당하는 알도스테론이라는 또 다른 호르몬을 생성한다. 코르티솔 수치가 높으면 알도스테론의 생산을 조절하지 못한다. 그 결과 땀과 소변을 통해 과도한 미네랄이 손실되고 혈압이 비정상적으로 높아질 수 있다. 반려견이 당신의 발이나 손을 과도하게 핥는가? 그렇다면, 당신은 땀을 통해 나트륨, 마그네슘, 칼륨 등 많은 미네랄을 잃는 것이다.

코르티솔은(위험으로부터 도망칠 수 있도록) 근육으로 가는 혈류를 증가시킨다. 동시에 신체의 다른 장기와 조직, 즉 소화계, 면역계, 신장 등 투쟁과 도피 상황에는 관여하지 않는 기관으로 가는 혈액 공급을 줄여버린다. 결과적으로 소화가 잘되지 않는다! 세상에서 가장 좋은 음식을 먹어도 소화 기관이 제대로 소화하거나 흡수하지 못한다. 코르티솔은 신장 기능과 소변 생산을 억제하여 비뇨기 감염이 잦아진다.[4,5]

코르티솔은 근육 조직을 분해하여 에너지를 생산하고 단백질을 포도당으로 전환하는 이화작용 호르몬이다.[2,4,5] 일반적으로 우리 몸은 에너지를 생산할 때 매우 효율적이고 장기적으로 지속 가능한 에너지원인 지방을 사용하는 것을 선호한다.

코르티솔은 지방보다 주로 포도당을 사용하여 에너지를 생성하는 쪽으로 전환한다. 그 결과 근육량이 감소하기 시작하여 신체적으로 점점 더 약해질 수 있다. 근육 단백질에서 생성된 포도당의 대부분은 에너지로 사용되지 못하고 즉시 지방으로 전환되는데 특히 복부 주변에 저장된다. 지속적으로 스트레스를 받는 사람들은 종종 팔과 다리가 가늘고 (근육량 감소) 몸통 부위가 큰 체형이 많다. 스트레스 하우스 2층이나 최상층에 계속 있게 되는 사람들은 체중 감량이 매우 어렵거나 불가능할 수도 있다.

- **양질의 수면 부족**[3,5,6]

　건강한 사람들의 코르티솔 생산은 일주기 리듬을 따르고 있어, 해가 질 무렵에는 감소하여 몸을 이완시키고 잠들 수 있도록 돕는다. 이른 새벽에 해가 뜨기 시작하면 코르티솔 분비량이 증가하여 아침에 최고치에 도달하고 이를 통해 우리는 일어나서 하루를 맞이할 수 있게 된다. 이 과정은 계절에 따라 달라지며 겨울에는 낮이 짧아지고 여름에는 길어진다. 따라서 겨울에는 여름보다 더 많이 자고 일찍 잠자리에 들어야 한다. 깊은 숙면을 취하기 위해서는 코르티솔 수치가 낮아야 한다. 저녁에 커피, 텔레비전, 시끄러운 음악 또는 스트레스가 많은 일을 통해서 자신을 자극하는 사람들은 몸이 많은 양의 코르티솔을 불필요한 시간에 생산하도록 만드는 것이다. 이러한 사람들은 적절한 수면을 취할 수 있는 기회를 놓칠 뿐만 아니라 만성 스트레스 상태에 빠지게 된다. 어떤 질병이든 치유하기 위해서는 건강한 수면이 필수다! 깊이 잠자는 동안 우리 몸은 손상된 조직을 복구하고, 독소를 제거하며, 신경계와 면역계의 균형과 활력을 되찾고, 기타 수많은 중요한 일을 수행한다. 수면은 '생산적인' 일상 활동에서 빼앗기는 '쓸모없는' 시간이 아니라 정반대다! 예를 들어, 잠자는 동안 우리의 뇌는 낮에 습득한 정보를 처리하는 매우 중요한 작업을 하느라 바쁘다. 이 과정이 아침까지 완료되지 않으면 더 많은 정보를 뇌에 저장하는 능력이 저하될 수 있다. 이러한 상황이 장기화하면 학습 능력 저하, 단기 기억력 문제, 우울증으로 이어질 수 있다.[6]

　우리 몸의 미생물 군집은 스트레스에 의해 깊은 영향을 받으며, 그 변화가 상당히 빠르게 일어난다. 1960년대부터 시작된 동물 연구를 통해 스트레스를 받는 상황이 피부 미생물 군집을 변화시킨다는 사실이 밝혀졌다. 동물이 심한 스트레스를 받으면 정상적으로 피부에 서식하는 건강한 미생물이 사라지고 거의 '어디선가 갑자기' 나타나는 병원성 미생물로 빠르게 대체된다.[3] 동물의 혈액에서도 비슷한 변화가 관찰되었다. 일반적으로 혈장은 살균력이 있지만, 심한 스트레스를 받으면 이러한 능력을 상실하여 병원성 미생물의 완벽한 먹이가 되는 현상이 발생한다.[3]

최근의 연구는 이러한 결과를 확인했을 뿐만 아니라 이를 더욱 확장했다. 이제 우리는 장내 미생물군이 스트레스에 의해 심각한 영향을 받아 정상적인 균형과 구성을 잃고 다양한 병원성 미생물이 발달한다는 사실을 알게 되었다.[7] 이러한 변화는 대개 매우 개인적이며, 사람마다 다르게 나타난다.

따라서 일상적인 스트레스는 질병을 치유하는 능력에 지대한 영향을 미치기 때문에 매우 심각하게 받아들여야 한다. 자, 스트레스 하우스의 비유로 돌아오자. **치유는 처음 두 층에서만 일어난다!**

만성 질환을 앓고 있는 사람이 스스로를 치유하려는 경우, 항상 이 두 층에 머물러야 하며 스트레스 강도가 더 높은 층으로 올라가지 않아야 한다. 어떤 사람들은 직업을 바꾸거나, 소모적인 관계에서 벗어나거나, 집을 옮기는 등 어려운 결정이 필요하다. 또한 일상적인 의무와 책임을 재평가해야 한다. 덜 중요한 것은 과감히 버리고 꼭 해야 할 일만 남겨야 한다. 도움이 필요하다면 도움을 받을 방법을 모색해야 한다. 정신적 태도를 살펴볼 필요가 있다(이에 대해서는 **마음의 힘** 챕터에서 읽어 보길 바란다).

갭스 영양 프로토콜은 '스트레스 하우스의 윗층으로 올라가지 않고도' 신체적, 정신적으로 더 강해지고 스트레스를 받는 상황에 잘 대처할 수 있도록 도와준다. 음식은 강력한 약이다! 음식 외에도 코르티솔 수치를 낮추고 스트레스 하우스 맨 아래 두 층으로 내려오는 방법에는 여러 가지가 있다. 사람들은 명상, 감정 자유 기법 EFT(Emotional Freedom Technique), 호흡 운동, 요가,

동종 요법, 바흐 꽃 요법 Bach flower remedies, 마사지, 에너지 의학, 기도, 긍정, 영성 개발 등을 사용한다.

아슈와간다, 황기, 바코파 모니에라, 인삼, 홍경천, 영지, 차가버섯, 동충하초 등 스트레스에 대한 반응을 정상화하는 데 도움이 되는 아답토젠(adaptogen 항스트레스성 자연물질)을 활용하는 자연요법(허브 및 버섯)이 있다.[3,8] 이러한 식물을 차나 보충제로 섭취할 수 있다. 항스트레스 효과를 받은 천연 물질인 아답토젠의 첫 번째 복용은 침대에서 일어나기 전 아침 일찍 하는 것이 중요하다! 따라서 아침에 마실 것을 저녁에 준비해서 침대 옆 탁자에 물 한 잔과 함께 놓아두면 침대에서 이불을 덮은 채로 첫 번째 용량을 복용할 수 있다. 이렇게 하면 우리 몸이 적절한 수준의 스트레스 하우스에서 하루를 시작할 수 있다.

가장 중요한 것은 우리의 생활 방식을 바꿔야 한다는 것이다! 매일 음악, TV, 컴퓨터 및 기타 대중 매체를 피하고 자연이나 자신의 생각에 귀를 기울이는 시간을 따로 마련하자! 자연과 동물과의 접촉은 우리의 건강에 놀라운 효과를 가져다준다. 털이 복슬복슬한 반려동물을 몇 분간 쓰다듬는 것은 코르티솔 수치와 혈압을 낮추는 것이 입증되었다.[9] 격렬한 운동은 그 자체로 스트레스의 원인이 되고 코르티솔 수치를 높일 수 있으므로 자연 속에서 걷는 것(이어폰 없이!)처럼 부드럽고 편안한 운동을 하도록 한다.[5] 그리고 늦지 않게 잠자리에 들도록 하자.

수면의 질을 높이기 위해서는 밤 9시 이전에 잠자리에 들고, 오후에 잠깐의 낮잠을 자는 것도 좋다. 물론 다른 사람들과의 관계도 매우 중요하다! 사랑하고 돌보는 관계는 코르티솔과 반대 작용을 하는 호르몬(옥시토신, 프로게스테론, 도파민, 엔도르핀 등)을 생성하고 신체에 미치는 영향을 줄이는 데 도움이 된다.[10]

좋은 소식은 스트레스는 자극 자체가 아닌 그 자극에 대한 신체의 반응이라는 것이다! 그렇기 때문에 동일한 스트레스 상황에 대해 사람마다 매우 다르게 반응할 수 있다. 같은 스트레스 상황에서도 어떤 사람은 거의 영향을 받지 않지만, 다른 사람은 무너질 수 있다. 이것은 사람이 위협을 어떻게 인식하는지에 따라 달라진다.

따라서 스트레스 하우스의 층을 나누는 강도는 매우 개별적이다. 인생은 예측할 수 없으며 스트레스가 많은 상황을 피하는 것은 불가능하다. 스트레스는 상황 자체가 아니라 그에 대한 우리의 반응이라는 사실은 좋은 소식이다! 우리가 항상 인생의 사건을 통제할 수는 없지만, 그에 대한 **우리의 반응은 통제할 수 있다.**

이 챕터를 마무리하면서, 치유하는 것은 바로 우리 몸이라는 점을 다시 강조한다. 대자연은 수십억 년에 걸쳐 인체를 설계했으며, 인체는 놀라운 창조물이다! 모든 치유, 회복 및 건강함을 유지하는 능력은 신체에 프로그래밍되어 있다. 신체가 일을 할 수 있게 해주고, 귀를 기울이고, 몸이 하는 일을 존중하고, 올바르게 돕는 것이 만성 질환을 치유할 수 있는 유일한 방법이다! 자연에는 빠른 해결책이란 없으며, 인간만이 그러한 어리석은 생각에 빠져 있다. 치유는 시간이 걸리며 의식의 변화와 삶 전체에 대한 태도 변화가 필요하다. 만성 질환에서 정말로 자유로워지고 싶다면 당신이 변화해야 한다!

삶 전체에 대한 태도를 변화시키는 것이 치유의 중요한 부분이다. 우선순위와 자신에게 정말 중요한 것이 무엇인지 생각해 보는 시간을 갖는 것이 중요하다. 어떤 사람들은 인생에 우연은 없으며, 당신이 앓고 있는 질병에는 목적이 있다고 말할 것이다. 어쩌면 당신의 인생에서 길을 잃어버렸다면 방향을 바꿀 필요가 있지 않을까? 변화해야 할 건강하지 못한 습관이나 태도가 있을지도 모른다.

심각한 질병은 당신의 삶, 태도, 습관, 인간관계를 재평가하고 올바른 변화를 유도하는 것일 수도 있다. 즉 진정한 행복을 가져올 수 있게 변화해야 할 수도 있다. 치유는 새로운 발견, 놀라운 변화, 엄청난 학습, 자랑스러운 성취로 가득 찬 여정이다. 이는 내면의 내가 성장하는 여정이며, 이것이 곧 인생의 여정이기도 하다!

4. 마음의 힘

> "의사들이 저지르는 가장 큰 실수는 마음을 치료하지 않고 몸만 치료하려 한다는 것이다. 하지만 몸과 마음은 하나이므로 따로따로 취급해서는 안 된다."
>
> 플라톤 Platon, 기원전 428~348년

나는 젊었을 때 모스크바에서 큰 병원 중 한 곳에서 신경과 의사로 근무했다. 그때 모스크바에 있는 친척을 방문하려고 우크라이나에서 온 22세 환자와의 만남을 잊지 못한다. 그는 평생을 건강하게 살았는데 집으로 돌아가기 직전에 갑자기 허리부터 마비 증세가 나타나 구급차를 타고 병원으로 이송되었다. 우리는 다양한 검사, 스캔 및 진찰을 했지만 이 청년이 처한 곤경에 대한 신체적 이유를 찾을 수 없었다.

정신-신체 증상을 다루는 부서의 동료와 이야기를 나눴고, 동료는 특정 약물을 처방해 볼 것을 권유했다. 이 약물은 일시적으로 뇌 표층의 대뇌 상부와 뇌 깊은 곳에 있는 뇌관 및 변연계의 연결을 분리하는 약물이었다. 뇌의 깊은 부분은 우리가 의식적으로 관여하지 않아도 모든 장기가 작동하도록 하는 자동 조종 장치를 조절한다. 심장은 우리가 생각하지 않아도 뛰고, 간과 신장은 우리가 현명하지 않아도 매우 복잡한 작업을 수행하며, 근육은 모든 근섬유가 무엇을 해야 하는지 생각할 필요 없이 모든 움직임을 정확하게 수행하고 그 방법을 알고 있다.

뇌의 표층은 우리의 의식적인 사고를 관장한다. 따라서 사실상 이 약물은 신체에서 정신의 영향을 일시적으로 제거할 수 있는 것이다. 이 약물을 주사한 환자는 20분 만에 휠체어에서 일어나 1층에서 4층까지 힘차게 걸어 올라갔다. 약물이 체내에 있는 동안 그의 마비 증상은 완전히 사라졌다.

다음 날 아침, 환자의 친척들이 병문안을 왔고 우리는 이 청년이 우크라이나에서 집단 범죄에 연루되었다는 사실을 알게 되었다. 그는 보복이 두려워서 친척들과 함께 지내기 위해 모스크바로 도망쳤다. 비행기를 타기 전날 밤, 고향에 있는 친구 중 한 명과 전화 통화를 했는데, 그 친구는 경찰이 그를 찾고 있다고 말했다. 그는 더 이상 친척들과 함께 지낼 수 없었고 다른 곳으로 갈 돈도 없었다. 당연히 집으로 돌아가는 것이 두려웠다.

그의 마음은 이 상황에서 벗어날 수 있는 다른 방법을 찾지 못했고, 몸에 심각한 질병을 일으켜 집으로 돌아가는 것을 지연시키는 것 외에는 다른 방법이 없었다. 이 환자가 의식적으로 마비된 척을 한 것이 아니다. 마비 증상은 결코 모방할 수 없는 것으로, 이 환자는 단순히 흉내를 내는 것이 아니었다. 마비는 그의 잠재의식이 만들었다. 약물을 통해 무의식의 영향을 제거하자 마비는 사라졌다. 그 후 몇 주 동안 이 환자는 자신에게 무슨 일이 일어났는지 이해한 후 완전히 회복되었다. 그는 자신이 한 일에 대한 책임을 지기 위해 우크라이나로 돌아가야 했다.

이 사례는 우리 마음의 힘이 얼마나 강력한지 보여준다! 두려움, 걱정, 불안, 절망, 좌절, 미움, 질투, 분노, 이기심은 모두 가장 심각한 신체적 문제를 일으킬 수 있는 감정이다. 이 분야의 연구에 따르면 긍정적인 감정은 치유와 회복을 촉진하는 호르몬과 기타 활성 화학 물질로 몸을 가득 채우지만 부정적인 감정은 정반대로 염증을 유발하고 질병을 촉진하는 파괴적인 호르몬과 화학 물질로 몸을 가득 채우는 것으로 나타났다.[3]

아무리 건강한 사람이라도 부정적인 감정, 신념, 태도는 심각한 질병을 유발할 수 있다. 이미 병에 걸린 사람에게 부정적인 마음 상태는 회복과 상충

되며, 회복을 위한 모든 노력을 약화시킬 수 있고 또 그렇게 될 것이다. 따라서 만성적인 건강 문제가 있고 회복을 원한다면 부정적인 태도를 긍정적인 감정으로 바꾸는 수밖에 없다. 안타깝게도, 이는 선택 사항이 아니라 반드시 필요한 과정이다.

물론 두려움, 걱정, 불안, 좌절, 미움, 시기, 분노는 모두 인간적인 감정이며 이를 없애는 것은 말처럼 쉬운 일이 아니다. 쉽지 않다는 데 동의하지만, 우리는 쉽게 접근할 수 있는 정보가 넘치는 세상에 살고 있으므로, 도움이 필요할 때 언제든지 찾아볼 수 있다. 데일 카네기 Dale Carnegie 나 루이스 헤이 Louise Hay 의 책들이 긍정적인 변화와 자기 개선을 위한 여정을 시작하는 데 도움이 될 것이다.[4,5] 이 책들을 읽고 나면 이 분야에 대한 지식을 넓히고 필요한 도움을 받을 수 있는 많은 자료로 연결될 것이다. 특히 다루기 어려운 정서적 문제가 있는 경우 최면 치료사, 심리학자, 에너지 치료사 또는 영적 치료사와 협력하는 것이 도움이 될 수 있다.

다양한 이완 기법, 명상, 요가, 감정 자유 기법 EFT, 특히 신선한 공기 속에서 하는 가벼운 운동도 도움이 된다. 하지만 좋은 친구와 대화하는 것만으로도 놀라운 치유 효과를 얻을 수 있으며 비용도 들지 않는다. 반려동물은 긍정적인 마음가짐을 유지하는 데 큰 도움이 되며, 반려동물의 무조건적인 사랑은 힘든 시기에 진정한 위로가 될 수 있다. 고양이나 개를 10~15분간 쓰다듬는 것만으로도 고혈압을 낮추고 맥박을 정상화하며 불안을 줄일 수 있다는 연구 결과가 발표되었다.[6] 자연과의 접촉은 모든 질병을 치유하는 데 절대적으로 필요하다! 이것이 전통적으로 모든 치유 장소가 깨끗한 자연환경 속에 마련된 이유이다.

인간의 마음은 철학자, 과학자, 의사들이 오랜 세월에 걸쳐 인정한 엄청난 힘을 가지고 있다. 만약 당신이 자신의 회복력을 믿지 못한다면 무슨 짓을 해도 회복하지 못한다! 다시 건강해질 수 있다는 확고한 믿음을 마음속에 심기 위해 해볼 수 있는 모든 방법과 도움을 구하자.

그 믿음을 키우는 데 도움을 줄 수 있는 사람들과 함께하고, 그 믿음을 깨뜨리고 불안을 퍼뜨리는 사람들처럼 되지 말자. 신을 믿는다면, 회복을 위해 기도해야 한다. 기도만으로 '불치병'에서 회복한 사례도 있다. 당신을 웃게 하고 긍정적인 마음을 갖도록 도와주는 사람들과 함께 하자. 부정적인 사람들이나 당신을 무능하다는 생각이 들게 하거나 절망적인 감정을 느끼게 하는 사람들은 피하자.

이 지구상의 모든 인간의 마음 안에는 아마도 '선'과 '악'이 거의 같은 비율로 존재할 것이다. 만약 당신이 어떤 사람의 나쁜 면을 전혀 보지 않고 좋은 면에만 집중한다면, 그 사람은 당신에게 좋은 면을 더 많이 드러낼 것이다. 이 방법을 가족처럼 떼려야 뗄 수 없는 관계에 있는 사람들에게 적용해 보자. 긍정적인 시각을 통해 멋진 존재임을 발견하게 될 수도 있다! 코미디 영화와 '기분 좋은' 영화만 시청하고 스릴러, 공포, 범죄 관련 영화는 피하자. 책과 라디오 프로그램도 마찬가지다. 뉴스는 대부분 부정적이며 신체의 생화학을 파괴하는 부정적인 감정을 유발하고 회복을 저해할 수 있으므로 신문을 읽거나 TV 뉴스를 시청하지 말자.

매일 일어나면 스스로에게 이렇게 말하자. "오늘은 정말 멋진 날이고 최고로 좋은 시간을 보낼 것이다!" 그런 다음, 이 마음으로 하루를 살아보자. 밖에 비가 오는 날에는 정원에 있는 모든 식물이 이 비로 인해 영양분을 공급받는다고 생각하고, 비가 공기 중의 오염 물질을 씻어내어 깨끗한 공기를 마실 수 있다는 사실을 생각하자. 항상 긍정적이고, 즐겁고, 행복하고, 감사하는 마음을 유지하자! 마음이 게으르거나 부정적인 생각에 빠지지 않도록 하고 부정적인 생각은 회복을 방해한다는 사실을 기억하자.

자녀를 치료하려는 부모는 자녀가 긍정적인 마음을 갖도록 최선을 다하는 것이 중요하다. 비판, 꾸짖음, 비난, 처벌을 자주 하고 칭찬을 소홀히 하면 자녀의 신체적 회복을 저해할 수 있다. 무조건적인 사랑, 자녀를 있는 그대로 인정하고 작은 성공과 성취에 진심 어린 칭찬을 아끼지 않는 것은 놀라운 효과를 가져올 수 있다. 관심과 무조건적인 사랑을 받기 위해 스스로 병을 만들고 병든 채 있을 수 있다는 것은 잘 알려진 심리적 현상이다.[3] 이러한 현상은 성인과 어린이 모두에게 해당될 수 있다.

아이가 관심을 끌기 위해 부정적인 행동을 할 이유를 주지 말자. 대신, 웃음과 즐거움으로 긍정적인 관심을 충분히 주고, 아이의 좋은 행동이나 성과를 적극적으로 찾아 칭찬하자. 또한 아이의 잘못이나 실수를 과도하게 부각시키지 말자. 예를 들어, 아이가 물건을 부러뜨렸을 때 "네가 부러뜨렸구나 You broke it!"와 같이 말하는 대신 "그게 부러졌구나 It broke!"라고 말해보자. 이러한 미묘한 표현의 변화는 비난과 단순히 사실을 말하는 것의 차이를 보여준다.

아이들을 집안일에 참여시킴으로써 스스로 유용하고 가치 있는 존재로 느끼게 하고, 자존감을 높여주며, 질병으로부터 회복할 이유를 제공한다. 침대에 누워 있는 사람도 의미 있는 집안일을 할 수 있다. 잘한 일을 칭찬하는 것을 잊지 말자. 자녀가 자신이 가족의 유용한 구성원이며 꼭 필요한 사람이라고 느껴야 한다. 부모는 자녀에게 신과 같은 존재다. 우리의 말과 행동은 자녀의 마음에 깊은 영향을 미치며, 그 영향은 어릴수록 더욱 강하게 나타난다.

따라서 자녀와 대화할 때 우리의 생각을 표현하는 방식에 신중해야 한다. 아이에게 병을 유지해야 하는 심리적 이유를 주지 않는 것 외에도, 지속적으로 완전한 회복을 위한 여러 이유와 좋아질 동기를 주자. "건강해지면 자전거를 타거나, 트램펄린에서 놀거나, 친구들과 파티를 하거나, 페인트볼을 쏘거나, 스키를 타거나, 스노클링을 하거나, 다이빙을 할 수 있을 거야"라고 계속 말해주자. 자녀의 연령과 관심사에 맞춰서 다양한 이야기를 해주자.

미래의 즐거움에 대해 함께 꿈꿔보자. 아이가 병을 잊을 수 있도록 긍정적인 계획으로 마음을 채우길 바란다. 자녀의 마음에 불치병을 갖고 있다는 생각을 심지 않도록 각별히 주의하고, 의사를 포함한 그 누구도 그렇게 하지 못하도록 하자. 아무리 심각한 진단을 받았더라도 자녀에게 회복에 대한 희망을 빼앗아서는 안 된다.

소송이 끊이지 않는 의료계에서는 '거짓 희망 주지 않기'라는 새로운 현상이 나타나고 있다. 심지어 일부 의사들은 '거짓 희망을 준 혐의'로 기소되어 의사 면허를 잃기도 했다. 어떻게 희망이 거짓일 수 있을까? 희망은 과학이 아니기 때문에 공식으로 정의할 수 없다! 사람들이 말기 암에서, 가장 끔찍한 외상과 부상에도 다시 일어설 수 있다. 그 이유는 희망이 주는 힘이 있기 때문이다. 그 누구도 당신이나 자녀에게 희망을 빼앗지 못하게 하자!

주치의가 당신을 도울 방법을 모른다고 해서 그 문제를 해결할 방법이 전혀 없다는 의미는 아니다! 그 의사에게 감사하고 계속 나아가길 바란다. 당신과 자녀에게 맞는 해결책을 계속 찾아보자.

긍정적인 마음가짐에 대해 이야기할 때, 인간이 가지고 있는 아주 오래된 습관인 불평에 대해 살펴보는 것도 중요하다. 자신을 관찰하고 하루 중 무언가에 대해 불평하는 데 얼마나 많은 시간을 보냈는지 기록해 보자. 사람들은 날씨, 정치, 이웃, 가족, 건강, 의사, 삶, 그 밖의 모든 것에 대해 불평한다. 불평할 때마다 우리는 부정적인 것에 초점을 맞추고 있다.

그보다 더 나쁜 것은 우리 스스로를 희생자로 만드는 것이다. 우리는 불평할 때 자신을 무언가에 대해 불평하는 피해자로 바라본다. '나는 힘들다'고 불평하거나 '나는 불쌍해'라고 한탄하는 것이 잠시는 위안이 될지라도, 피해자가 되는 것은 매우 위험한 일이다! 피해자의 에너지는 항상 반대되는 에너지, 즉 가해자의 에너지를 끌어당긴다. 피해자가 되기로 선택함으로써 당신에게 해를 끼칠 사람과 사건을 당신의 삶으로 끌어들이게 된다. 동시에 항상 존재하면서 모든 것을 듣고 있는 잠재의식은 당신을 진짜 피해자로 만들기 위해 최선을 다할 것이다. 당신이 불평하는 질병은 잠재의식에 의해 훨씬 더 악화될 수 있다.

만성 질환에서 진정으로 회복하고 싶다면 불평을 멈춰야 한다! 불평은 끊기 어려운 습관이지만 반드시 고쳐야 한다.

우리가 집중하는 것이 무엇이든 에너지를 쏟으면 그 에너지는 성장하여 우리 삶에서 더 커지고 더 강력해진다. 테레사 수녀는 반전 시위에 참여해 달라는 요청을 받았을 때 거절하였다. 하지만 누군가 평화를 위한 시위를 조직한다면 기꺼이 참여하겠다고 말했다. 이 둘의 차이가 느껴지는가? 전쟁을 반대하는 시위를 하더라도 전쟁에 더 집중하면 할수록 전쟁에 더 많은 에너지를 주고 더 많은 전쟁을 일으킬 수 있다. 우리가 평화를 원한다면 평화에 집중해야 한다.

질병과 더 많이 싸울수록 더 많은 질병에 걸린다. 그 대신 우리 몸을 건강하게 만드는 데 집중하는 것은 어떨까? 우리의 주류 의학은 '질병 퇴치'에 초점을 맞추고 있다. 그 결과 주류 의학은 현대 사회에서 질병의 주요 원인 중 하나로 추정되고 있다.[8,9] 건강을 원한다면 항상 건강에 집중해야 한다. 질병과 증상에 대해서는 거의 생각하지 말자. 대신 몸의 전반적인 건강(현재 건강이 좋든 나쁘든), 인생의 좋은 일, 새롭고 흥미로운 계획과 프로젝트, 삶을 온전히 즐기는 것, 행복과 성취감을 느끼는 것에 집중하자. 매일 무엇에 에너지를 쏟고 있는지, 무엇에 집중하고 있는지, 삶에서 무엇을 더 크고 강하게 만들고 있는지 의식하자! 당신 마음의 힘은 강하다. 긍정적인 태도를 유지하면 경이로운 일을 할 수 있다!

삶에 대한 태도를 보다 긍정적으로 바꾸기 위한 여러 가지 방법에 대해 자세히 설명하는 것은 어렵다. 이 주제에 대해 지식이 매우 풍부한 사람들이 쓴 수백 권의 훌륭한 책들이 있다. 오디오 강의, 비디오 강의 코스 및 전자책들이 있다. 당신을 일대일로 가르칠 수 있는 전문가도 있다. 계속해서 배우자!

우리 삶의 모든 일에는 이유가 있다. 삶에서 매우 중요한 것을 배우기 위해 아팠을 수도 있지 않을까? 마하트마 간디의 명언을 인용하며 이 챕터를 마무리하고자 한다.

"생각이 곧 말이 되므로, 긍정적인 생각을 유지하세요.
말이 곧 행동이 되므로, 긍정적인 말을 하세요.
행동이 곧 습관이 되므로, 긍정적인 태도를 유지하세요.
습관이 곧 가치관이 되므로, 습관을 긍정적으로 유지하세요.
가치관이 곧 운명이 되므로, 가치관을 긍정적으로 유지하세요."[10]

5. 마지막 참고 사항

> "모든 것은 무한한 힘을 지닌 어떠한 존재에 의해 서로 연결되어 있으며, 그 힘은 지극히 부드럽고 섬세하면서도 강하다."
>
> 데이비드 R 호킨스 David R Hawkins

이 글을 읽는 독자에게 이 책이 도움이 되었기를 바란다. 갭스 영양 프로토콜은 거의 20년 동안 존재해 왔으며 전 세계 많은 사람들에게 도움을 주었다. 따르기 쉬운 프로토콜은 아니지만 심각한 만성 질환을 가진 사람들에게는 이를 따르지 않는 것보다 준수하는 것이 더 쉬울 것이다. 많은 이들에게 변화를 가져다준 것처럼, 당신도, 당신의 삶도 바뀔 것이다. 이 책을 마치며, 마지막으로 몇 가지 제안을 하려 한다.

만성 질환의 치유에는 반드시 영적인 노력이 수반되어야 한다!

인간이 만든 모든 것은 왜 썩어 소멸해 버리는지 궁금해해 본 적이 있는가? 만들 당시에는 아무리 반짝반짝 빛나고 아름다워도 인간이 만든 모든 것은 썩고 결국에는 무너진다. 새로 산 옷은 낡고 닳아서 너덜너덜해지고, 새로 산 차도 공장을 떠나는 순간부터 서서히 고장 나기 시작해, 끊임없이 수리해야 한다. 우리가 사는 집, 가구, 공구, 전자제품, 기계, 도로, 배, 비행기, 다리, 도시와 마을도 지속적으로 관리하지 않으면 부서지거나 망가진다. 물론 마모가 있기는 하지만 인간의 발명품은 사용하지 않는다고 해도 허물어진다.

왜 그럴까? 어느 물체에나 적용되는 엔트로피라는 현상이 있기 때문이다. 열역학 제2 법칙에 따르면 모든 입자, 분자, 원자는 끊임없이 움직이고, 회전하며 진동한다. 이러한 움직임은 열을 발생시키는데, 이 열은 활용되지 못하고 낭비된다.[1] 이러한 에너지 손실을 엔트로피라고 한다. 엔트로피는 물리적 세계에서는 늘 존재하여 모든 기술에 의한 창조물을 무질서와 파괴로 이끌고 있다. 이 물리 법칙은 무생물에만 적용되며, 무생물은 엔트로피에 저항할 수 없다. 반면 생명체는 엔트로피에 저항할 뿐만 아니라 오히려 엔트로피를 유리하게 활용하고 이용한다.[2]

그렇다면 생물과 무생물의 차이점은 무엇일까? 과학자들은 이 질문에 대해 오랫동안 고민해 왔지만, 아직까지 뚜렷한 답을 찾지 못하였다. **이것은 가장 근원적인 질문이다** : 생명이란 무엇인가? 무엇이 미생물, 식물, 곤충, 어류, 동물, 인간을 살아있게 만들고 무생물과는 구별되게 하는 것일까?

이를 이해하기 위해서는 죽음에 대해 살펴볼 필요가 있다. 인간, 동물, 어류, 식물 및 기타 모든 생명체가 죽으면 몸에는 어떤 일이 일어나는지 생각해 보자. 죽기 1분 전만 해도 동물의 몸은 신진대사가 활발하여 따뜻하고 엔트로피가 존재하지 않는다. 사망 후 1분 후에도 여전히 같은 몸이지만(겉모습은 동일하고, 여전히 따뜻하며, 생화학적으로도 동일함) 엔트로피의 힘이 작용하여 부패가 시작된다. 온도에 따라서 그 몸은 며칠 만에 부패할 수도 있다.

죽기 전에 엔트로피를 막고 있던 것은 무엇일까? 무엇이 그 몸을 살아있는 기능적 상태로 유지하고 있었을까? 나무는 왜 수백 년을 살면서 크고 웅장하게 자라면서도 엔트로피의 흔적을 보이지 않을 수 있을까? 이 나무가 죽는 순간부터 엔트로피가 작용하여 나무는 빠르게 부패한다. 죽음의 순간 나무에서 떠난 힘은 무엇일까? 어떤 힘이 엔트로피로부터 나무의 생명체를 보호하고 있었을까?

수천 년 동안 인간은 이 힘에 대해 많은 이름을 지어냈다. 여기에 신, 정신, 영혼, 생명력 등 다양한 이름을 붙였다. 어떤 이름을 붙이든 이 힘이 존재한다는 것은 의심의 여지가 없으며, 이는 엔트로피에 저항할 수 있는 유일한 힘이다! 이 생명력이 몸에 머물러 있는 한, 몸은 번성하고, 성장하고, 발달하고, 사랑하고, 출산하고, 숨 쉬고, 먹고, 느끼고, 무너질 기미가 보이지 않는다. 이를 엔트로피와 무관한 노화와 혼동해서는 안 된다. 인간의 몸은 수태되는 순간부터 복잡한 호르몬 프로그램을 따라 난자에서 아기로, 아기에서 성장하는 아이로, 아이에서 출산이 가능한 성숙한 성인으로, 출산이 끝나면 노년기로 이행하며 생명력이 있는 한 노년으로 살아간다. 아무리 나이가 들어도 생명력이 몸에 남아 있는 한 엔트로피에 저항하며 살아갈 수 있다.

생명력이 떠나면 신체는 죽고 즉시 엔트로피에 굴복한다. 하지만 생명력이 떠나지 않고 약해지면 어떻게 될까? 생명력이 약해질수록 엔트로피가 침투할 가능성이 높아진다. 이것이 만성 질환의 원인이 아닐까? 우리 안에 있는 생명력, 즉 영, 영혼, 신성을 약화시키는 것은 무엇일까?

이를 이해하려면 자연을 관찰해보길 바란다. 나뭇잎이나 풀 한 조각을 집어 들고 새, 곤충, 포유류를 관찰하면 그것들이 얼마나 완벽한지 깨닫게 될 것이다! 그들의 구조와 기능이 얼마나 무한히 복잡하고, 얼마나 현명하고, 얼마나 잘 짜여 있으며, 얼마나 아름다운지! 물리학의 기본 법칙에 따르면 물질은 에너지와 같으며, 에너지는 물질로 응축된다.

자연의 완벽함을 창조한 에너지는 무엇일까? 지구에 생명을 창조하기 위해 응축될 수 있는 에너지는 단 하나, 바로 사랑의 에너지다. 이것은 보고, 생각하고, 느낄 수 있는 사람이라면 누구나 알 수 있는 사실이다. 인체는 자연의 일부이며 동일한 에너지로 창조되었고, 동일한 에너지에 의해 완벽한 상태로 유지되고 있다. 실제로 사랑의 에너지만 지니고, 다른 어떤 에너지의 영향을 받지 않는 사람들은 매우 드물지만, 그들은 아름답고 건강하며 행복하게 살아간다.

우리 모두는 다른 사람의 에너지를 느낄 수 있으며, 이 능력은 우리 안에 프로그래밍되어 있는 것 같다. 나는 수년간의 임상 경험을 통해 다음과 같은 질문에 답하지 않고는 어떤 질병으로부터도 완전히 회복하는 것이 불가능하다는 것을 깨달았다. '그 사람의 주된 에너지는 무엇인가?', '그 사람의 내면에는 어떤 영혼이 있는가?'

- **피해의식**

그 에너지는 피해 의식의 에너지인가? 피해자가 되는 것은 인류가 가장 좋아하는 일인 것 같다. 모든 국민이 이 일에 기꺼이 참여한다. 우리는 얼마나 억울한 일을 호소하기를 좋아하는가! 우리가 불평할 때 다른 사람들의 관심과 동정은 얼마나 달콤한가! 나는 이런 관심을 받기 위해 병에 걸리는 사람들을 충분히 많이 보았다. 그 사람이 다른 방법으로 관심을 끌 수 없다면 만성 질환에서 회복할 가능성은 얼마나 될까? 매우 희박하다! 이 사람에게는 회복보다 병을 유지하는 것이 훨씬 더 중요하다. 우리가 무엇을 하든지, 그 사람은 스스로가 더 이상 피해자가 되지 않겠다는 의식적인 결정을 내리기 전까지는 계속 아플 것이다.

- **두려움**

두려움은 인류가 좋아하는 또 다른 에너지다. 어떤 사람들은 무언가를 두려워하고 싶어 하며 하루 종일 두려워할 무언가를 적극적으로 찾는 듯하다. 그들은 TV, 신문, 정부, 이웃 등의 소식을 통해 얻은 더 많은 두려움을 서로에게 전달한다. 두려움은 누구의 친구도 아니다! 두려움은 질병을 일으키고, 두려움 속에 사는 동안에는 질병에서 회복할 수 없다.

- **수치심과 죄책감**

  수치심과 죄책감은 진동수가 매우 낮다. 양심이 깨끗하지 않은 사람들은 자기 파괴적인 모드에 있다. 질병에서 회복하려는 의지가 있는 사람이라면 자신의 행동을 직시하고 이를 바로잡기 위해 최선을 다해야 한다. 최소한 사과는 해야 한다. 그래야만 자신을 용서할 수 있다. 그리고 그 후에야 사랑의 에너지를 찾을 수 있다. 그 없이는 만성 질환에서 치유될 수 없다.

- **원한, 교만, 슬픔, 무관심, 부정직, 탐욕 또는 기타 부정적인 태도**

  이런 감정이나 태도로 사는 것은 질병을 일으키고 치유를 방해한다.

여기서 얘기하는 것은 우리가 때때로 경험하는 일시적인 감정이 아니라 한 사람의 지배적인 에너지다. 이 에너지는 건강뿐만 아니라 관계, 일, 취미, 행동 등 우리 삶의 모든 측면, 즉 그 사람의 본질을 결정한다. 치유에는 내면을 들여다보는 작업이 수반되어야 하며, 자신의 진정한 본질과 연결되고, 이를 살펴보고 이해하며, 그 에너지를 사랑의 에너지에 더 가깝게 끌어 올려야 한다. 이 주제에 대해 자세히 설명하는 것은 이 책의 범위를 벗어난다. 다행히도 좋은 책, 명상, 영적 지도자들의 가르침 등을 통해 많은 도움을 받을 수 있다. 누구나 자신의 개인적인 상황에 맞는 정보를 찾을 수 있다.

만성 질환은 우리가 영적인 교훈을 배워야 할 때 더 나은 영혼으로 나아가야 할 때 우리에게 찾아온다! 질병은 영적인 교훈이다: 이 교훈을 부정하고 피하면 몸의 완전한 치유뿐만 아니라 이 교훈이 가져다주는 영적 성장도 막을 수 있다.

당신의 영은 성장하기를 원하지만 자아와 마음은 다른 생각을 가지고 있을 수 있다. 이 교훈은 고통스럽고, 그것을 완전히 받아들이기는 매우 힘든 일이기 때문에 자아와 마음이 당신에게 더 쉬운 길을 제시할 수 있다. 누구나 자신의 삶을 어떻게 살아갈지에 대한 선택을 해야 한다.

당신은 주류 의학에서 제시하는 치료를 택하고 증상을 억제하기 위해 약물을 복용하기로 할 수도 있다. 이렇게 하면 신체적으로는 좀 더 편안해지지만, 몸은 계속 악화될 것이다. 식단을 바꾸는 것은 쉽지 않다. 그 과정에서 요리, 쇼핑, 청소는 말할 것도 없고, 음식 중독에 맞서고, 다이어트를 하고, 디톡스 반응을 겪어야 한다. 이 과정을 거치려면 가족과 친구들의 지지와 도움이 필요한데, 이는 쉽지 않을 수 있다. 만성 질환에서 회복하면 당신의 자아에 매우 중요한 요소였던 이 사람들로부터 받던 관심과 동정을 더 이상 받지 못할 수도 있다.

삶은 종종 우리에게 어려운 선택의 기로에 서게 하는데, 이때 당신이 무엇을 하고 싶은지 신중하게 생각하는 것이 중요하다. (모든 노력을 기울여서) 질병에서 완전히 회복하고 싶은지, 아니면 평생, 이 질병을 안고 살아가고 싶은지? 이 질병이 가져다주는 영적 교훈을 얻고 싶은지, 아니면 그런 기회에 관심이 없는지? 아무도 이 결정을, 당신을 대신해서 내려줄 수 없다. 이것은 당신의 삶이고 당신의 선택이다. 그리고 그 누구도 당신의 선택에 대해 판단할 권리가 없다.

만일 당신이 질병으로부터 완전한 회복을 선택한다면, 당신은 흥미진진한 여정의 첫걸음을 내딛는 것이며 일생의 모험, 즉 몸을 치유함으로써 이루는 영적 성장의 여정에 들어서는 것이다! 그것은 모든 인간이 갈망하는 보편적이고 무조건적인 사랑에 대한 탐구다. 만성 질환을 앓고 있는 모든 사람은 스스로를 성찰하며 자신을 사랑하고 주변의 모든 생명체를 사랑하는 '사랑의 에너지'에 다가가지 못하게 하는 것이 무엇인지 이해하려고 노력해야 한다.

어떤 사람들은 "자신을 어떻게 사랑하나요?"라고 질문할 것이다. 다음의 몇 가지 방법들이 좋은 출발을 하는 데 도움이 될 수 있다.

- 집에서 만든 최고 품질의 음식으로 식단을 바꾸는 것은 자신을 사랑하는 마음을 표현하는 것이다.
- 인공적인 독소로부터 자신을 보호하는 것은 스스로에게 사랑을 표현하는 것이다.
- 자신과 타인에게 솔직하고 개방적인 태도를 취하는 것은 스스로에게 사랑을 표현하는 것이다.
- 다른 사람을 사랑으로 대하는 것은 스스로에게 사랑을 표현하는 것이다.
- 그리고 이 멋진 지구를 사랑으로 대하는 것은 스스로에게 사랑을 표현하는 것이다.

갭스 영양 프로토콜을 따르는 것은 당신을 치유와 학습의 여정으로 이끌 것이며, 그 곳에서 많은 좋은 사람들을 만나 평생 친구를 사귈 수 있는 기회가 될 것이다. 그것은 당신이라는 한 사람을 바꾸고, 삶 전체를 완전히 바꿀 것이다! 삶의 우선순위와 선택도 바뀔 것이다.

당신 주변의 몇몇 사람들은 당신과 추구하는 인생의 방향이 맞지 않아 당신을 떠날 수도 있다. 그러나 또 다른 사람들은 당신에게 끌릴 것이다. 그들은 당신과 비슷한 여정에 있으며, 당신에게 진정한 동료애와 기쁨을 가져다 줄 사람들이다. 좋을 때도 나쁠 때도 있을 것이고, 눈물과 웃음이 있을 것이며, 당신 내면이 단단해지고 영적인 본질이 성장할 것이다. 물론 맛있는 요리와 식사, 일광욕, 정원 가꾸기, 호수, 강, 바다에서 수영하기, 맨발로 걷기, 자연과 교감하는 시간도 있을 것이다!

만성 질환에서 벗어나려면 지구와 다시 연결되어야 한다!

우리의 행성 지구는 살아 있으며, 인간은 지구와 깊은 관계를 맺고 있다. 우리의 몸은 지구 생태계의 필수적인 부분이다. 우리는 지구의 자원으로 몸을 만들고, 몸이 죽으면 다시 지구로 돌아간다. 살아가는 동안 지구는 우리가 살기에 완벽한 환경을 제공한다. 지구는 집이자 우리가 번성하는 데 필요한 모든 것의 원천이며, 대가를 바라지 않고 베풀고 또 베푸는 사랑의 부모와도 같다!

　인류는 지구와의 관계를 오래도록 이해해 왔지만, 현대에 들어서면서부터 인간은 점차 자연과 멀어지기 시작했다. 대자연으로부터 멀어질수록 우리에게 더 많은 기능이상이 나타나고 건강을 잃게 되고, 우리는 지구를 약탈하고 더 냉정하게 대하게 된다. 가장 조화롭고 건강한 사회는 항상 자연과 밀접한 관계를 유지하며 자연에 대한 깊은 경외심을 가지고 살아왔다.

　만성 질환에서 회복하려면 생명, 아름다움, 신성의 원천인 자연과 다시 접촉하는 것이 필수다. 정원을 가꾸고, 식물을 심고, 키우고, 동물을 돌보는 것은 지구의 주된 에너지인 사랑의 에너지와 다시 접촉할 수 있게 해주기 때문에 훌륭하고 즐거운 활동이다. 이런 활동들은 신선한 공기와 햇볕을 쬐게 하고 우리의 정신을 북돋우고 육체적, 정신적, 영적 등 모든 면에서 우리를 치유한다.

　갭스 영양 프로토콜을 통해 치료를 받았던 많은 환자가 땅을 사서 작은 농장을 만들었다. 도시에 살던 사람들이 농부가 되었고, 더할 나위 없이 행복해졌다! 어떤 사람들은 닭을 기르고, 어떤 사람들은 염소를 키우고, 심지어 어떤 사람들은 집에서 소를 키우기도 하며, 모두 정원과 과수원을 가꾸고 있다. 화학 물질이 들어가지 않은 천연 식품을 직접 생산한다는 것은 매우 기쁘고 만족스러운 일이다. 직접 재배했기 때문에 전적으로 믿을 수 있는 음식인 것이다. 나 역시 이러한 농부 중 한 명으로 재생 농업을 실천하고 있다. 이러한 농업의 목적은 단지 최고 품질의 식품을 생산하는 것뿐만 아니라 지구를 재생하는 데 있다.

　가장 파괴적인 인간 활동 중 하나는 언제나 경작을 위한 농업이었다. 쟁기질, 경작, 땅 파기 및 기타 전통적인 농작물 재배 방법은 표토를 파괴하고 시간이 지남에 따라 땅을 사막으로 만든다.

　당신 발밑의 토양은 자연의 가장 소중한 부분이다. 모든 생명은 흙에서 시작되고 흙에서 끝난다. 건강한 토양은 복잡한 미생물 군집으로 이루어져 있으며 지구상에서 가장 큰 탄소 저장고이다. 이 탄소는 토양에 수백 년 동안 탄소를 저장할 수 있는 안정적인 탄소 고분자인 부식질 humus 형태로 저장되어 있다. 부식질은 또한 매우 많은 양의 물을 흡수하여 토양의 수분을 유지하고 홍수를 방지해준다.

경작 농업은 부식질을 파괴하고 토양의 미생물 군집을 죽이는데, 이러한 과정은 농약이 도입된 이후 더욱 심화되고 있다. 대기 중에 축적되는 탄소(지구 온난화의 원인)의 상당 부분은 파괴된 부식질로부터 지구 곳곳의 경작지 토양에서 이산화탄소 형태로 방출된 것이다. 죽은 토양은 식물을 키울 수 없고 물을 저장할 수도 없다. 이 밭에 내리는 비는 죽은 토양을 싣고 하류의 마을에 홍수를 일으킨다.

과학적으로 보면, 전 세계의 모든 사막은 인간 활동에 의해 만들어졌다고 한다.[7] 오늘날 선진국에서는 곡물, 콩, 사탕무, 면화, 옥수수 및 기타 상품 작물을 재배하는 산업적 농업으로 인해 엄청난 양의 표토가 사막으로 변하고 있다. 매년 전 세계적으로 240억 톤의 비옥한 토양이 유실되는 것으로 추정되며, 이는 지구상의 인구 1인당 3.4톤에 해당한다.[3]

우리의 산업화된 농업이 곡물을 과잉 생산한다는 사실을 아는 사람은 많지 않다.[4,5,6] 이러한 곡물의 판로를 확보하고 이윤을 창출하기 위해 동물들은 감옥과 같은 감금식 동물 공장 CAFO, Confined Animal Factory Operations 에 갇혀 과잉 생산된 곡물을 먹는다. 곡물은 농장 동물에게 적합한 먹이가 아니며, 동물은 곡물을 너무 많이 먹으면 병에 걸린다. 대자연은 가축이 목초지에서 살도록 설계했다. 소, 염소, 양은 자연 목초지에서 풀과 다른 초목만 먹고 살아야 한다. 닭, 칠면조 및 기타 새들은 풀과 허브를 많이 먹고 목초지에서 스스로 고기(벌레, 곤충, 땅벌레)를 찾아 먹는다. 돼지는 숲에서 살면서 스스로 먹이를 찾아야 하고, 풀과 초목도 많이 먹는다. 이것이 대자연이 가축을 설계한 방식이며, 가축이 건강하고 행복할 수 있는 유일한 방법이다!

하지만 우리의 산업화된 농업은 곡물과 콩을 과잉 생산하여 이윤을 창출한다. 과잉 생산된 곡물과 콩은 팔려야 하기 때문에 동물과 새들은 감금된 채 곡물과 콩을 먹게 되고, 이 때문에 병에 걸리게 된다. 축산업에서 나오는 분뇨는 지역 수로로 흘러들어가 수역의 모든 생물을 오염시키고 온실가스를 발생시킨다. 목초지에서 가축의 분뇨는 토양에 귀중한 비료가 되지만, 산업화된 농업에 의해 생겨난 분뇨는 골칫거리가 되었다.

대규모 농업은 오직 한 가지 목표, 즉 이윤을 위해 만들어졌다! 그것은 지구를 파괴하고 질병을 유발하는 '식품'을 생산하여 슈퍼마켓의 진열대를 가득 채우는 가증스러운 존재다. 지구를 다시 건강하게 재생하고 우리 자신도 건강해지려면 이러한 농업 모델은 반드시 폐지되어야 된다.

재생 농업은 건강한 토양을 재창조하며, 이 과정에서 동물은 중요한 역할을 한다. 동물의 배설물과 그들이 땅에서 하는 다양한 활동은 지구상의 모든 생명의 본질이자 기반이 되는 토양의 풍부한 미생물 군집을 만들어낸다. 아무리 작은 규모의 자연 재생 농장이라도 그 수가 많을수록 아름다운 지구가 존속하고 예전의 에덴동산으로 돌아갈 수 있는 가능성이 높아진다. 우리는 이미 인류를 위한 좋은 식량을 충분히 생산하면서 지구를 재생하는 방법에 대해 많은 지식을 가지고 있다. 문제는 세계의 재계나 정치 세력들이 관심이 없다는 것이다. 따라서 어디에서든 재생 농장을 직접 하기로 결정하는 것은 각자에게 달려 있다. 어떠한 규모라도 상관없다!

우리 인간은 지구에 헤아릴 수 없는 피해를 줬다. 인간을 몰아내고 훼손된 지역을 '자연으로 돌려보내면' 땅이 스스로 재생될 것이라는 순진한 생각이 존재한다. 이 분야의 연구에 따르면 이는 전혀 올바른 방법이 아니라는 것을 확인할 수 있다.[7] 이미 가지고 있는 지식을 활용하여 손상된 땅을 사랑으로 돌보면 훨씬 더 나은 결과를 얻을 수 있다는 것을 보여준다. 앨런 새보리 연구소 Allan Savory Institute 는 전 세계 수백만 헥타르의 초원을 통해 이를 입증했다.[8]

올바른 방법으로 관리되는 대규모 가축 무리가 방목되면, 훼손된 광활한 땅이 풍요로운 목초지로 변할 수 있다! 사막을 울창한 정원과 숲으로 바꾸는 놀라운 프로젝트들이 있다.[9,10,11,12,13] 이러한 프로젝트에는 죽은 초목들에서 나오는 많은 양의 바이오매스* biomass 가 필요하다. 현재 아마존 열대우림에서 일어나고 있는 끔찍한 삼림 벌채를 방치하는 대신, 지역 주민들에게 지역에서 죽은 식물을 지속 가능한 방식으로 수확할 수 있는 사업 기회를 제공할 수 있다. 이 바이오매스를 사막으로 운송하여 사막을 재생하는 동시에 아마존의 무분별한 삼림 벌채를 막고 지역 주민들에게 적절한 생계 수단을 제공할 수 있다.

열대우림은 연약하고 섬세하게 균형을 이룬 생태계이기 때문에 파괴되기 쉽다. 한번 파괴되면 복구가 불가능할 수도 있다. 열대우림을 보존하는 동시에 지구상의 다른 훼손된 땅을 재생할 수 있는 방법이 있다! 이들은 몇 가지 가능한 사례일 뿐이며, 그 외에도 많은 방법들이 있다.

갭스 영양 프로토콜은 곡물, 콩, 사탕무, 사탕수수, 유채씨, 옥수수 등의 상품화한 작물을 사용하지 않으므로 이를 따르면 산업화된 농업에 대한 지원을 중단할 수 있다. 이러한 산업적 규모의 생산은 지구를 파괴하는 주요 원인이다. 우리는 땅과 토양, 동물을 사랑과 정성으로 대하는 자연 유기농 농부들의 식품을 구매하기 위해 최선을 다한다. 동물들이 자연 목초지에서 건강하고 행복한 삶을 누릴 수 있는 적절한 축산업을 지지한다. 우리는 채소, 과일, 허브를 직접 재배하기 위해 최선을 다한다. 또한 토양에서 식탁에 이르기까지 모든 단계에서 음식과 연결되기 때문에 음식을 낭비하지 않는다. 이러한 방식으로 음식을 섭취함으로써 우리는 한 끼 한 끼 지구를 재생하는 데 기

---

* 바이오매스는 식물, 동물, 미생물 등 생물체로부터 얻을 수 있는 유기물을 말한다. 목재, 농작물, 해조류, 동물 폐기물 등이 포함된다.

여한다.

만성 질환을 치유하려면 과학적 근거라는 것에 신중해져야 한다!

나는 환자들에게 과학에만 너무 의존하지 말라고 강력히 권한다. 내가 임상 경험을 통해 뼈아픈 교훈을 얻었기 때문이다. 길을 잃고 싶으면 과학을 따르면 된다! 기술을 자연과학과 혼동하지 말자. 무생물을 다루는 기술은 엄청난 발전을 이루며 우리 삶을 변화시켰다. 그러나 생명체에 관해서 우리의 과학은 생명체를 제대로 이해하지 못하며, 생명체에 피해를 주지 않으면서 개입하는 능력은 더욱 모자란다. 왜 그럴까? 무생물을 다루는 기술에서 사용되는 것과 동일한 방법을 사용해서 생명을 무생물처럼 다루려고 하기 때문이다.

대자연은 수십억 년에 거쳐서 우리의 몸을 포함한 지구상의 생명체를 설계했다. 우리의 과학은 불과 몇십 년 동안 실험실에서의 땜질식 처방에 그쳤다. 의학이나 영양학 분야에서는 무언가를 알려주는 연구가 있을 때마다 그와 정확히 반대되는 연구가 동일한 수로 존재한다.

우리 과학은 왜 그렇게 무능할까? 그것은 지구 생명체의 영적인 측면을 부정하고 그것을 연구할 능력이 없기 때문이다. 현대 과학은 순전히 유물론적이어서, 세상에는 우리의 감각이 지각할 수 있는 물리적 현실 외에 더 이상 아무것도 없다고 진심으로 믿고 있다. 물리적 영역과 인간의 마음은 주류 과학자들이 이해하는 두 가지 차원이다. 세 번째 차원인 영적 차원은 강하게 배척당하고 있다. 이런 제3의 차원을 과학에 도입하려는 사람은 '생명 주의자'로 낙인찍혀 곧바로 무시당한다. 과학이 고집스럽게 유물론에 머물러 있는 한, 지구 생명체의 무한한 복잡성을 설명하거나 이해할 수 없을 것이다.

다행히도 이것은 주류 과학에만 해당되는 이야기다. 그 밖에도 생명의 영적인 측면에 대한 연구는 수십 년 동안 계속되어 왔으며 이미 흥미로운 결과를 낳고 있다. 이 책의 뒤에 정리한 추천 도서 섹션에서 이 주제에 관한 흥미로운 책을 찾아보길 바란다. 아이작 뉴턴과 알버트 아인슈타인을 비롯해 역사상 위대한 과학자들은 모두 지구 생명체의 영적인 측면을 인정하고 강조했다. 언젠가 우리의 주류 과학도 그렇게 될 것이라는 데는 의심의 여지가 없다. 왜냐하면 살아있는 모든 것의 영적인 측면을 받아들이고 연구하지 않으면 그 과학의 미래는 없기 때문이다.[14] 그동안 우리는 아무리 좋아 보이는 주류 과학 논문이라도 임상에 적용할 때 액면 그대로 받아들일 수 없다. 이 주제에 대한 자세한 내용은 나의 첫 번째 갭스 책인 <발달장애 자연치료 식이요법 갭스 GAPS>의 **유전학** 챕터에서 읽어보길 바란다.

당신의 몸과 마음, 정신은 스스로를 치유하는 존재다. 그들을 믿고 도와주자! 그들을 사랑하길 바란다!

독자 여러분, 이 점은 이 책에서 여러 번 언급했지만 다시 한번 강조하고 싶다. 스스로를 치유하는 힘은 이미 자신에게 프로그래밍되어 있다. 이 힘을 다른 사람에게 넘겨주지 말자. 응급 상황에서는 다른 사람의 도움을 받아 몸을 회복해야 하지만, 기본적인 치료가 완료된 후에 몸 전체를 치유하는 것은 오로지 당신의 몫이다.

당신은 도움과 조언을 구할 수 있으며, 많은 도움의 손길과 훌륭한 정보들이 있다. 우리는 갭스 영양 프로토콜을 통해 양질의 재료로 몸을 재건하여 강하고 견고하며 어떤 손상에도 저항하게 될 수 있다. 따라서 이 프로토콜은 만성 질환 치유를 위한 견고한 기반을 마련하는 데 도움이 될 것이다. 그러나 모든 인간은 고유하며 마음과 영혼에 대한 개별적인 접근 방식이 필요하다. 이러한 영역에서는 직관과 감정에 따라 올바른 방법을 찾아야 한다.

우리 안의 무형의 부분과 연결할 수 있는 방법에는 다양한 형태의 명상, 기도, 심리 치료, 친구와의 대화 등 여러 가지가 있다. 하지만 아마도 가장 좋은 방법은 우리 자신과 대화하는 것일 것이다. 내가 젊은 의사였을 때 운 좋게도 꽤 연세가 많으신 훌륭한 신경과 교수님과 함께 일할 수 있었다. 교수님은 항상 혼잣말을 중얼거렸는데, 어느 날 다른 동료가 교수님께 누구와 대화하고 있으신지 물었다. 교수님은 "아주 똑똑한 분과 이야기하고 있는데 그 분에게서 모든 정답을 얻고 있어요!"라고 대답하셨다.

당신은 당신의 인생에서 가장 똑똑한 사람이다! 그러므로 자신과 가능한 한 자주 대화하고, 자신과의 좋은 시간을 보내며 무슨 일이 일어나는지 스스로 들어보길 바란다. 무서울 만큼 자신에게 솔직해지자! 스스로에게 계속 질문을 하며 정답을 얻을 가능성이 높다!

좋은 소식은 우리가 혼자가 아니라는 것이다. 우리보다 먼저 그 길을 걸었던 다른 사람들이 있으며, 그들이 배운 것을 기꺼이 공유해 줄 것이다. 계속해서 읽고 계속해서 배우자. 적절한 사람과 적절한 책이 적절한 순간에 당신에게 다가올 것이니, 그것을 받아들일 준비를 하고 주의를 기울이면 된다. 그리고 당신의 인생에서 가장 큰 권위자인 자신과 계속 대화하길 바란다!

결론적으로, 만성 질환을 치유하는 일은 기대하지 않았던 깨달음, 커다란 교훈, 자랑스러운 성취로 가득한 멋진 여정이라고 말하고 싶다. 더 현명하고, 더 친절하고, 더 깊고, 더 사랑스러운 인간으로 성장할 기회다. 당신이 알아차리기 전에, 당신은 다른 사람의 치유를 돕고 있을 것이며, 이는 당신에게 더 큰 기쁨을 가져다줄 것이다. 다른 사람을 도우면서 새로운 발견을 하게 되고, 이는 다시 당신의 치유 여정에 도움이 될 것이다. 어떤 여정에서든 극복해야 할 역경이 힘들수록 승리는 더 달콤하고, 그 여정은 더 가치 있는 것이다. 앞으로의 여정을 응원한다!

6. 갭스 상태 리스트(가나다 순)

갭스 영양 프로토콜로 치료할 수 있는 건강문제를 모두 다루는 것은 불가능하다. 다음은 이 프로토콜이 도움이 되었다고 생각하는 사람들이 말하는 가장 흔한 만성질환들의 일부 목록이다. 이외의 많은 건강문제는 이미 다른 챕터에서 다루었다.

목차

(1) 1형 당뇨 618

(2) 2형 당뇨(본 챕터의 대사증후군 부분 참조) 618

(3) 강직성 척추염 619

(4) 건선 621

(5) 건초열 622

(6) 고혈압(본 챕터의 대사증후군 부분 참조) 625

(7) 골다공증(뼈와 치아 챕터 참조) 166

(8) 곰팡이 민감증, 알레르기, 다중 화학물질 민감증 622

(9) 과민성 대장 증후군 IBS 623

(10) 관절염(콜라겐 장애 챕터 참조) 676

(11) 구강 문제 623

⑿ 궤양성 대장염(크론병 및 궤양성 대장염 참조)　677

⒀ 귀 감염　624

⒁ 근위축성 측삭 경화증(루게릭병), 기타 운동 신경 질환 MND　624

⒂ 뇌성 마비　625

⒃ 다낭성 난소 증후군 PCOS, 월경전 증후군 PMS 및 기타 여성 문제(호르몬 챕터 참조)　121

⒄ 대사 증후군: 비만, 당뇨, 심장 질환, 고혈압, 암, 알츠하이머병 등　625

⒅ 두통(편두통, 긴장성 두통 및 기타)　628

⒆ 라임병, 다발성 전신 감염성 질병 증후군MSIDS, 기타 만성 감염병　632

⒇ 류마티스 관절염(면역계 챕터 참조)　79

㉑ 만성 부비동염　637

㉒ 만성 허리 통증　638

㉓ 말더듬　639

㉔ 백반증　639

㉕ 불임　641

㉖ 비만(본 챕터의 대사증후군 부분 참조)　625

㉗ 빈혈(장내 미생물은 우리에게 어떤 역할을 할까? 챕터 참조)　57

㉘ 설탕/초콜릿 갈망　641

㉙ 성장 부진　642

㉚ 셀리악병　642

㉛ 소장 세균 과증식증 SIBO　643

㉜ 습진　644

㉝ 식도 문제　646

㉞ 식중독　647

㉟ 식품 단백질 유발 장염 증후군 FPIES　649

㊱ 십이지장 관련 문제들　649

㊲ 신장 문제　650

㊳ 신장 결석　651

㊴ 심장 질환(본 챕터의 대사증후군 부분 참조)　625

㊵ 암(본 챕터의 대사증후군 부분 참조)　625

㊶ 알레르기(면역계 챕터 참조)　79

㊷ 알츠하이머병(본 챕터의 대사증후군 부분 참조)　625

⑷ 알코올 중독   653

⑷ 야뇨증, 방광염 및 기타 비뇨기 문제   653

⑷ 연쇄상구균 감염과 관련된 소아 자가 면역성 신경정신 질환 판다스 PANDAS   654

⑷ 연충을 포함한 기생충들   658

⑷ 유모 수유   662

⑷ 위장 문제   666

⑷ 자가 면역 질환(면역계 챕터 참조)   79

⑸ 재발성 또는 주기적 구토 증후군(위장 문제 부분 참조)   666

⑸ 중독(음식 중독 챕터 참조)   200

⑸ 천식 및 기타 폐질환   671

⑸ 체취 문제   672

⑸ 췌장 문제   673

⑸ 콜라겐 장애(모든 관절염, 류마티스 관절염, 전신성 홍반성 루푸스, 전신 경화증, 엘러스 단로스 증후군, 알포트 증후군 및 기타)   676

⑸ 크론병 및 궤양성 대장염   677

⑸ 탈모증   677

⑸ 탈수초성 질환(다발성 경화증, 신경병증, 백질 이영양증, 척수병증, 샤르코마리투스병, 길랑바레 증후군 등)   678

⑸ 통풍   686

⑹ 피로(만성 피로 증후군, 섬유근육통, 근육통성 뇌척수염, 극심한 피로와 동반된 기타 상태)   687

⑹ 치질   688

(1) 1형 당뇨

1형 당뇨병은 신체가 췌장의 인슐린 생산 세포를 공격하고 파괴하는 자가 면역 질환으로 간주된다. 그러나 췌장은 이러한 자가 면역적 공격이 멈추면, 스스로 재생하고 다시 재건할 수 있는 뛰어난 능력을 가지고 있다. 모든 자가 면역은 장에서 시작한다. 갭스 프로토콜을 따르면 장이 치유되고 면역계의 균형이 회복된다. 나의 클리닉에서는 환자가 치료를 진행하면서 일부는 인슐린 용량을 천천히 줄일 수 있었고 어떤 경우에는 주사를 완전히 중단할 수 있었다.

1형 당뇨병을 치유하려면 시간과 인내가 필요하다. 신체가 인슐린 생산을 시작하기에 앞서 먼저 장 벽을 치유해야 하는데 여기엔 상당한 시간이 걸릴 수 있다. 환자는 당분간 혈당 조절이나 인슐린 투여량의 변화를 기대하지 말고 장 치유를 위해 지속적으로 노력하는 것이 중요하다. 장 벽의 세포 사이가 스스로 잘 결합되고 음식물이 흡수되기 전에 제대로 소화되기 시작해야만 면역계가 췌장의 자가 면역 활동을 억제할 수 있다. 그래야만 췌장이 재생되어 인슐린 생산을 자체적으로 시작할 수 있다.

일부 환자는 한동안 모든 유제품을 끊는 것이 제1형 당뇨병에서 회복하는 데 도움이 된다고 느낀다. 이것이 모든 사람에게 해당되는 것은 아니지만 프로토콜을 시작할 때 시도해 볼 가치가 있다.

(2) 2형 당뇨

2형 당뇨병은 장기간 섭취한 가공 탄수화물 때문에 인체가 인슐린 저항성을 갖게 되어 발생한다.

이에 대해서는 대사 증후군 부분을 참고하기 바란다. 갭스 식단은 모든 가공 탄수화물을 제외하므로 신체가 손상된 부분을 치유하고 당뇨병을 치유할 수 있도록 한다. 치유 결과는 환자가 당뇨를 앓았던 기간과 당뇨병이 신체에 얼마나 많은 손상을 가했는지에 따라 달라진다. 상태가 나아지면, 그 사람이 평생 갭스 식단을 유지하는 한 당뇨병이 재발하지 않을 것이다.

갭스 식단은 복합 탄수화물을 허용하지 않기 때문에 2형 당뇨병, 비만 및 기타 형태의 인슐린 저항성(대사 증후군)이 있는 사람에게 매우 유익하다. 이러한 문제가 있는 사람은 탄수화물 섭취를 제한해야 하므로 꿀이나 디저트를 과도하게 섭취하지 말아야 한다.

혈당을 적정 수준으로 유지하려면 동물성 지방을 충분히 섭취하는 것이 필수이다. 혈당이 불안정한 사람은 하루 30분마다 몇 스푼씩 코코넛 오일, 생버터 또는 홈메이드 사워크림을 섭취하는 것이 좋다. 갓 짜낸 착즙 주스에는 당분이 많이 들어 있으므로 당뇨병 환자에게는 권장하지 않는다. 혈당이 정상이고 안정적일 때는 주스에 날달걀 1~2개, 홈메이드 사워크림 또는 생버터나 코코넛 오일 1~2큰술(1인당)을 섞어 당분과 지방 및 단백질의 균형을 맞춘 갭스 쉐이크를 마실 수 있다. 주스에 달걀과 지방을 섞으면 주스가 너무 달아 혈당이 오르지 않을까 걱정할 필요가 없다.

설탕과 초콜릿에 대한 갈망은 당뇨병 환자에게 흔히 나타나며 식단을 실행하는 데 상당한 장애물이 될 수 있다. 생버터나 코코넛 오일에 약간의 생꿀을 섞어 맛을 내고, 미리 만들어 하루 종일 계속 섭취하는 것이 좋다. 이 혼합물은 탄수화물에 대한 갈망을 극복하고 치료의 초기 단계를 이겨내는 데 도움이 될 것이다. 설탕에 대한 갈망이 사라지면 식사 사이에 아무것도 먹지 않아도 혈당을 정상 수준으로 유지할 수 있다. 이 접근법에 대한 자세한 내용은 이 챕터의 **설탕/초콜릿 갈망** 부분을 참조한다.

(3) 강직성 척추염

이 만성 질환을 가진 사람들은 관절, 특히 척추 관절에 염증과 구조적 변화를 겪는다. 이 질환의 가장 안타까운 점은 20대와 30대의 아주 이른 나이에 시작될 수 있다는 것이다.

개인적으로는 강직성 척추염이 갭스 질환이라고 생각한다. 이를 완전히 이해하려면 이 챕터에서 콜라겐 장애에 대해 다룬 내용과 **면역계** 챕터에서 자가 면역 질환을 다룬 내용을 읽어보기 바란다. 이 질환을 가진 사람들은 비정상적인 장내 미생물군과 손상된 장 벽으로 인해 부분적으로 소화된 음식과 기타 독소를 흡수하고 있다. 이러한 독소는 만성 염증, 자가 면역 및 관절이 뻣뻣해지는 증상을 유발한다.

최근 연구에 따르면 강직성 척추염 환자는 장 벽이 손상되어 독소와 박테리아가 체내로 흡수되는 것으로 확인되었다.[5] 사람의 장에 서식하는 일반적인 미생물인 클렙시엘라 뉴모니 Klebsiella pneumonie 는 강직성 척추염 환자의 소화기관에서 과도하게 증식하여 활발한 면역 반응을 유발하는 것으로 밝혀졌다.[6,7]

이 발견을 바탕으로 이 질환에 대한 항생제 치료법이 제안되었다. 그리고 항생제 치료 중 일부 사람들에게서 증상이 개선되는 것이 관찰되었으나[6,7], 치료를 중단하면 강직성 척추염이 재발했다. 항생제를 장기간 복용하는 것은 결코 좋은 생각이 아니다. 한 가지 미생물을 공격하는 동안 수많은 다른 유익한 미생물이 파괴되어 인체 생리의 가장 근본적인 부분인 미생물들에 예측할 수 없는 손상을 입힐 수 있기 때문이다.

이 질병에 대한 빠른 치료법은 없다. 강직성 척추염 환자는 평생 갭스 식단을 어느 정도 유지해야 한다고 생각한다. 처음에는 완전한 갭스 식단부터 시작할 수 있다. 허용 식재료가 상대적으로 다양한 완전한 갭스 식단을 따르면 더 다양한 식품을 선택할 수 있고 가끔 외식도 가능할 것이다. 그동안 주방을 재정비하고, 새로운 레시피를 익히고, 유기농 또는 신선한 식품의 지속적 공급처를 찾으며 새로운 라이프스타일에 익숙해지면 된다. 몇 달 또는 1년이 지나면 보다 엄격한 갭스 도입 식단을 진행할 준비가 되고 이 식단은 여러분의 몸을 더 깊이 치유할 것이다.

도입 식단을 서둘러서 마치려 하지 말고 충분한 시간을 갖고 적응해 보자. 도입 식단을 유지해야 하는 기간은 개인차가 매우 크기 때문에 스스로 연구하여 자신의 속도를 찾아보자. 이 식단을 통해 주류 의학에서 처방한 약들을 끊을 수 있을 것이다. 약물의 일일 복용량을 서서히 줄이면서 천천히 약물을 끊는 것이 현명하며, 한 번에 한 가지의 약물만 끊어내자.

통증과 염증이 가라앉은 후에는 앞으로도 가능한 한 완전한 갭스 식단을 유지하길 권한다. 특히 스트레스를 많이 받거나 감염이 발생하면 강직성 척추염의 일부 증상이 재발할 수 있으며, 이 경우 갭스 도입 식단으로 돌아가 다시 진행해야 할 수도 있다. 다시 식단을 진행할 때는 이전보다 치유가 더 빨리 일어날 것이고 당신이 알아차리기도 전에 회복되어 있는 것을 발견하게 될 것이다. 그 이후로는 다시 완전한 갭스 식단을 계속하면 된다.

(4) 건선

건선은 전신 질환이며 자가 면역 특성이 있다. 건선은 다른 자가 면역 질환뿐만 아니라 당뇨병, 심장병 및 기타 대사 증후군의 증상과도 관련이 있다.[64] 환자의 약 30%가 건선성 관절염과 피부 병변을 보인다. 모든 자가 면역은 장에서 시작하며, 치료는 장에서 시작해야 한다. 갭스 영양 프로토콜은 이 질환을 앓는 사람들을 도운 사례들을 충분히 가지고 있다.

장을 치유하고 면역계의 균형을 되찾는 데 시간이 걸리기 때문에 회복하는 데에도 시간이 걸린다. 그동안 이 챕터의 **습진** 항목에서 설명한 국소 제제를 사용하여 피부를 진정시키고 치유하자. 이 크림은 건선에 정말 도움이 될 수 있다. 이 국소용 크림은 **우리가 먹어야 할 것과 그 이유, 몇 가지 레시피** 챕터의 **탤로 크림** 항목에 나와있다. 건선성 관절염을 동반한 중증 건선으로부터 회복한 좋은 사례들이 <갭스 스토리> 책에 있다.[65]

(5) 건초열

건초열이 어떻게 발생하는지 이해하려면 먼저 **면역계** 챕터를 읽기 바란다. 다른 아토피 질환과 마찬가지로, 장을 치유하고 장내 미생물군이 바뀌면 건초열도 사라진다. 면역계가 재조정되고 모든 아토피 증상이 서서히 사라진다. 경미한 건초열 증상이 있는 사람에게는 이 문제가 비교적 빨리 사라지지만, 그렇지 않은 사람들이 회복하기 위해서는 갭스 도입 식단을 천천히, 인내심을 가지고 따라야 한다.

(8) 곰팡이 민감증, 알레르기, 다중 화학 물질 과민증

이러한 장애를 가진 사람들은 장내 미생물군이 비정상적이고, 신체에 곰팡이가 과도하게 증식하며, 해독 시스템이 손상되어 있다. 따라서 면역계는 동시에 많은 공격을 처리하고 있으며 만성 염증, 알레르기 반응 및 자가 면역 기전을 다양하게 섞어 방어하고 있다. 이러한 면역계의 활동은 경미한 증상부터 매우 심각한 증상까지 다양한 불편한 증상을 이들에게 유발한다. 곰팡이 및 인공 화학 물질에 대한 노출을 줄이는 것은 매우 중요하며, 이러한 장애를 가진 환자들은 여기에 많은 노력을 기울인다. 하지만 그것만으로는 충분하지 않다! 갭스 영양 프로토콜은 이러한 문제의 근본 원인을 제거하기 위한 견고한 토대를 마련해줄 것이다. 환자는 인내심을 가지고 수년 동안 식단을 유지해야 하며 적어도 1년에 한 번 주기적으로 갭스 도입 식단을 해야 한다. 그리고 남은 평생 완전한 갭스 식단을 지속해야 한다. 알레르기 완화 방법에 대한 교육을 받은 알레르기 전문가와 협력하는 것이 도움이 될 수 있다. 사우나, 갭스 목욕, 일광욕, 바다 수영, 맨발로 걷기 및 기타 해독 과정은 필수다. 여전히 민감할 수 있지만, 이러한 모든 조치는 당신을 건강하게 만들고, 건강한 느낌을 주며, 정상적이고 생산적인 삶을 살 수 있게 해줄 것이다.

(9) 과민성 대장 증후군 IBS

과민성 대장 증후군은 장내 미생물 불균형증 gut dysbiosis 으로 이름을 바꿔야 한다. 비정상적인 장내 미생물군이 다양한 종류의 소화기 증상을 유발한다. 갭스 영양 프로토콜은 이 질환을 치유한 매우 좋은 사례를 가지고 있다. 위산이 정상적으로 생성되게 하고 전체 소화 시스템을 치유하는 것이 중요하다.

(11) 구강 문제

우리의 소화는 미생물군이 매우 풍부한 입에서 시작한다. 구강의 미생물 구성이 사람의 대변 속 미생물군과 매우 유사하다는 점이 흥미롭다.[34] 입안에 비정상적인 미생물군이 있는 사람은 종종 구강 궤양, 입안의 불쾌한 맛, 입냄새를 갖고 있다. 혀는 우리에게 많은 것을 알려준다.[35] 아마도 그 때문에 많은 사람들이 아침에 본능적으로 혀를 들여다보는 것일지도 모른다. 혀에 흰색 막이 있는 것은 보통 칸디다균과 기타 곰팡이의 과도한 증식을 의미한다. 갈색 막은 일반적으로 위염과 간 울혈을 나타낸다. 혀가 부어오르는 것은 갑상선 기능 저하의 전형적인 징후이며, 혀의 측면에 치아에 의해 움푹 들어간 자국이 생긴다. 혀가 붉고 아픈 것은 비타민 B 결핍의 대표적인 증상이며 입가가 허는 증상이 같이 따라온다.[35] 치아 건강은 구강 건강에 많은 영향을 미친다.[36] 대부분의 치과 재료는 독성이 있으며 구강 내 환경을 변화시켜 병원성 미생물의 성장을 촉진한다.

구강 건강을 유지하려면 통합 치료를 하는 치과 의사의 진료가 중요하다. 구강 궤양이나 입냄새가 있는 경우, 하루에 한두 번 올리브 오일과 베이킹 소다로 양치질을 하는 것이 좋다. 칫솔을 오일에 담근 다음 베이킹 소다를 찍어 평소와 같이 칫솔질하고 잘 헹군다. 입안에 유익한 미생물 군집을 채우려면 모든 식사를 마친 후 홈메이드 케피어, 요거트 또는 발효 야채로 마무리하

자. 콤부차를 마시는 것도 도움이 된다. 몸이 아직 발효 식품을 잘 견디지 못한다면 여러 프로바이오틱스가 들어있는 캡슐을 개봉하여 혀에 대고 가루가 입안에서 녹을 때까지 기다린다. 갭스 식단을 따르면 영양 결핍, 자가 면역, 전신 염증, 알레르기 등과 같은 구강 질환의 근본 원인을 제거할 수 있다.

(13) 귀 감염

이 주제는 첫 번째 갭스 책 <발달장애 자연치료 식이요법 갭스 GAPS>의 **귀 감염 및 삼출성 중이염** 챕터에서 자세히 다루었다.[14] 중이는 유스타키오관이라고 하는 작은 관을 통해 코 뒤쪽과 연결되어 있다. 갭스 환자는 코와 목에 비정상적인 미생물들이 서식하여 유스타키오관에 만성 염증을 일으켜 폐쇄된다. 그 후 점액이 중이를 아주 빠르게 채워 청력이 손상된다. 감염은 언제든지 발생할 수 있으며 귀의 통증과 고열을 유발할 수 있다.

이러한 상황을 장기적으로 해결하려면 갭스 영양 프로토콜을 따라야 한다. 그동안 홈메이드 케피어나 시판 프로바이오틱스를 활용하여 목구멍에 유익한 미생물 군집을 채운다. 매 끼니를 케피어로 마무리하면 미생물이 식사 사이에 목구멍 뒤쪽의 미생물 군집에 작용할 수 있다. 잠자리에 들 때마다 케피어나 프로바이오틱스 파우더를 혀에 뿌리면 밤새 이 부위의 점막이 치유될 기회를 마련할 수 있다.

(14) 근위축성 측삭 경화증(루게릭병), 기타 운동 신경 질환 MND

개인적으로 이 질환군을 치료한 임상 경험은 없지만, 다른 많은 심각한 '난치성' 질환에 갭스 영양 프로토콜을 성공적으로 적용했던 경험에 비추어 볼 때, 한번 시도해 보면 좋겠다. 이 질환을 앓고 있는 환자는 갭스 도입 식단을 여러 번 거쳐야 하며, 도입 식단 사이에는 완전한 갭스 식단을 병행해야 할 것이다.

이 질환군에는 독성 금속(특히 납)이 이러한 질환과 관련이 있을 수 있다는 징후가 있다.[3] 따라서 1년 동안 식단을 따른 후에는 최소 2년 동안 앤디 커틀러 프로토콜에 따라 독성 금속을 킬레이션 하면서 갭스 식단을 계속하는 것이 현명한 선택일 수 있다. 농약, 의약품, 방사선 및 전자파 오염도 이러한 질환과 관련이 있으므로 체내 독성 부하를 줄이는 것이 중요하다.[2,4] 갭스 영양 프로토콜은 장을 치유하고 면역계의 균형을 재조정 하며 해독 시스템을 다시 활성화 시킬 것이다. 이렇게 되면 사람들은 여러 가지 질병에서 회복된다.

(15) 뇌성마비

뇌성마비는 임신, 출산 및 유아기에 발생할 수 있는 뇌 손상으로 인해 발생한다. 뇌성마비 질환을 가지고 있는 아이에게 영구적으로 갭스 식단을 따르고, 특히 갭스 도입 식단의 두 번째 단계를 오랜 기간 유지할 것을 권장한다. 물론 뇌성마비가 사라지지는 않을 것이지만 아이들이 신체적으로 더 건강해지고 돌보기가 더 쉬워질 것이다. 일반적으로 발작 빈도가 감소하고, 근긴장도가 더 내려가고, 기분과 행동이 안정되며, 많은 환자의 학습 능력이 향상되기도 한다. 나는 이러한 접근 방식이 뇌성마비를 앓고 있는 어린이와 성인에게 최선의 삶의 질을 제공한다고 믿는다.

(17) 대사 증후군 : 비만, 당뇨병, 심장병, 고혈압, 암, 알츠하이머병 등

대사 증후군은 내 책 <심장 건강은 무엇을 먹는시에 달려 있다>에 심장병이란 무엇이며 심장병을 예방하고 되돌리기 위해 무엇을 할 수 있는지에 자세히 설명되어 있다.[31] 이 책을 읽고 개념을 자세히 이해하기 바란다. 여기서는 대사 증후군이 무엇인지 간단히 설명하려고 한다.

대사 증후군은 혈중 인슐린 수치가 항상 높은 상태를 의미한다. 인슐린은 강력한 호르몬으로 신체의 모든 조직과 기관에 영향을 미치며 수치가 비정상적으로 높으면 신체의 모든 요소에 문제가 생긴다. 인슐린은 지방을 저장하는 호르몬이므로 수치가 높으면 체중이 증가하기 시작하여 비만에 이르게 된다. 인슐린 수치가 높은 한, 섭취하는 모든 음식은 지방으로 저장된다. 대사 증후군이 바로 비만 유행의 원인이다.[29] 또한 인슐린은 대표적인 염증 유발 호르몬이다. 혈중 인슐린 수치가 너무 높으면 우리 몸은 만성적인 전신 염증을 겪게 되며, 이를 막을 방법이 없다.

우리는 이제 만성 염증이 심장병, 암, 당뇨병, 비만, 알츠하이머병, 자가 면역 질환의 원인이라는 사실을 알고 있다.[30] 지속적으로 높은 혈중 인슐린 수치가 이러한 건강 문제의 주요 원인이며, 이 문제들은 현대 사회에서 계속 증가하고 있는 추세다. 인슐린 수치가 계속해서 높으면 신체의 다른 많은 대사 지표에 문제가 생기기 시작한다. 사람들의 인슐린 수치는 왜, 그리고 어떻게 만성적으로 높은 상태인 것일까? 그렇다면 왜 최근까지 대사 증후군은 거의 존재하지 않았을까? 이는 바로 식습관의 변화 때문이다.

식품 산업의 등장으로, 인류는 점점 더 많은 양의 가공 탄수화물(당분)을 섭취하기 시작했다. 다른 챕터에서 이러한 '식품'에 대해 이야기하였다. 설탕과 밀가루, 아침 시리얼과 스낵, 청량음료와 고과당 옥수수 시럽, 디저트, 과자, 조미료 등이 신체에 과도한 인슐린을 분비하게 만든다. 탄수화물을 처리하는 것이 인슐린의 주요 역할이다. 현대인은 아침 식사로 시리얼이나 죽, 토스트, 빵, 케이크, 설탕과 함께 음료의 일종인 코디얼, 커피 또는 차로 하루를 시작한다. 점심에는 고도로 가공한 빵으로 만든 샌드위치를 먹고, 저녁에는 파스타, 감자 및 기타 가공된 전분 탄수화물을 섭취한다. 그사이에 사람들은 과자(사탕), 초콜릿 바, 감자칩 및 기타 가공 탄수화물을 간식으로 먹는다.

우리 몸에 진짜 재앙은 청량음료 산업의 발전이었다! 다채로운 색상의 액체가 담긴 이 병들은 건강에 해로운 화학 물질과 함께 설탕, 고과당 옥수수 시럽 및 기타 가공 탄수화물을 농축하여 사람들에게 제공한다. 이렇게 당분에 당분을 더한 식단의 결과로 대사 증후군이 발생했다. 이 과정은 보통 유아기부터 시작되며, 우리는 어린이들 사이에서 비만이 유행하는 것을 볼 수 있다. 과체중 및 비만인 사람은 모두 체내에 만성 염증이 있으며, 이는 많은 만성 질환의 기초를 마련한다.[31]

가공 탄수화물은 만성적인 마그네슘 결핍을 유발한다. 혈관이 수축하려면 칼슘이 필요하며, 칼슘은 우리 몸에서 항상 풍부하다. 반면에 혈관이 이완하려면 마그네슘이 필요한데, 현대인 대다수는 마그네슘이 부족하다. 그래서 혈압이 올라가는 것이다. 가공 탄수화물의 일일 섭취량 증가는 고혈압 유행의 원인이다![32]

의료계는 인체의 매우 복잡한 혈압 조절 메커니즘을 방해하는 강력한 약물을 처방한다. 이러한 약물은 혈압을 잠시 낮출 수는 있지만, 고혈압의 진짜 원인인 가공 탄수화물을 계속 섭취하여 체내 마그네슘 결핍을 유발하는 문제는 해결되지 않았다. 어느 시점에서 약물이 더 이상 효과가 없으면 다른 약물을 시도하거나 추가해야 하는데 많은 부작용과 원래의 상태 자체의 문제들이 있다.

고혈압에서 벗어나는 유일한 방법은 가공 탄수화물 섭취를 중단하는 것이다! 마그네슘 결핍은 고혈압 외에도 성인과 어린이에게 기분 변화, 과잉 행동 및 집중력 저하를 일으키고 기억력 문제 및 기타 신경 및 정신 문제, 미네랄 균형 이상, 두통, 근육 경련 및 하지 불안, 운동선수의 급사, 임신 중 전자간증*, 자간증**, 알레르기, 심장 질환 등의 많은 문제를 일으킨다.[31,32]

장내 미생물들은 음식에 매우 빠르게 반응한다. 가공 탄수화물은 유익한 미생물의 수를 줄이고 장과 다른 곳에서 병원균의 성장을 촉진한다.[33] 실제로 과학자들은 비만, 심장병, 당뇨병, 암, 고혈압 및 기타 모든 대사 증후군 증상

---

* 임신 중에 고혈압과 단백뇨(소변에서 단백질이 검출되는 상태)를 동반하는 질환이다. 임신중독증이라고도 한다.

** 전자간증이 악화되어 경련이나 발작을 일으키는 상태이다. 이는 매우 심각한 상태로, 임산부와 태아의 생명을 위협할 수 있다.

을 보이는 사람들의 장내 미생물군이 비정상적이라는 사실을 발견하고 있다. 이러한 비정상적 미생물들은 신체에 손상을 입혀 알레르기, 자가 면역, 전신 독성, 영양 결핍 등을 유발한다.

내 임상 경험에 따르면, 대사 증후군을 가진 사람들 중 많은 이들이 심각한 소화 장애를 갖고 있지 않을 수 있다. 따라서 갭스 도입 식단부터 시작할 필요 없이 완전한 갭스 식단을 따르기만 하면 된다. 이 식단은 모든 가공 탄수화물을 제외하여 대사 증후군의 원인을 제거한다. 동시에 장내 미생물군을 정상화하고 신체에 적절한 영양을 공급한다. 갭스 영양 프로토콜로 대사 증후군을 치료하면 혈압과 과체중이 정상화되고 나쁜 모든 신상 문제가 하나씩 사라지는 등 매우 빠른 개선을 보이기 때문에 매우 보람이 있다.

완전한 갭스 식단을 영구적인 식단으로 삼는 것이 중요하다. 그렇게 하면 당신은 설탕과 밀가루 같은 물질에 대한 내성이 없어지기 때문에 그것들을 자주 먹던 시절로 돌아갈 수 없다. 왜냐하면 이제 당신의 몸은 이러한 '음식'으로 인해 쉽게 문제가 생길 수 있기 때문이다. 대사 증후군과 더불어 심각한 소화기 질환이 있는 경우, 언젠가는 갭스 도입 식이요법을 진행해야 한다. 대사 증후군은 마그네슘 결핍과 함께 나타나기 때문에 프로토콜을 시작할 때 몇 주 동안 양질의 마그네슘 보충제(아미노산 킬레이트화한 마그네슘)를 섭취하는 것이 도움이 될 수 있다.

(18) 두통(편두통, 긴장성 두통 및 기타)

뇌 조직에는 통각 수용체가 없기 때문에 통증을 느낄 수 없다는 것은 흥미로운 사실이다. 두통이 있을 때 아픈 것은 뇌가 아니라 두개골 안팎의 모든 주변 조직이다. 근육, 힘줄, 혈관, 뼈 및 기타 조직에는 통증 수용체가 많다.

뇌는 세 겹의 보호 조직으로 싸여 있다. 가장 바깥층은 단단하고 상당히 두꺼우며, 두개골 안쪽에 붙어 있다. 경질막(라틴어로 '단단한 어머니'라는 뜻)은 극심한 통증을 유발할 수 있다. 두통이 있을 때는 보통 경질막이 관련되어 있다.

다양한 원인으로 인해 여러 종류의 두통이 발생할 수 있다. 감염, 종양, 혈관 기형, 두개내출혈 및 외상은 심한 두통을 유발할 수 있다. 부비동 감염, 약물 및 알레르기도 두통을 유발할 수 있다. 그러나 가장 흔한 두통은 편두통과 소위 긴장성 두통으로, 종종 겹치는 경우가 많다. 두 유형의 두통 환자 대부분은 가임기 여성이며, 두통은 일반적으로 월경 전후 또는 배란기에 발생하므로 월경 주기와 매우 밀접한 관련이 있다. 남성의 경우 두통은 언제든지 발생할 수 있다. 긴장성 두통은 머리 전체가 아프고, 종종 눈과 이마 뒤에서 압력이 가해지면서 고리가 머리 주위를 꽉 조이는 것처럼 느껴진다. 이러한 두통은 대개 너무 심하지는 않고 불쾌하지만, 그런대로 일상생활은 할 수 있고 진통제를 먹으면 도움이 된다. 편두통은 일반적으로 머리의 한쪽(관자놀이와 눈에 집중)에서 발생하며, 통증이 욱신거리며 심할 수 있다. 편두통은 메스꺼움, 구토, 기타 소화기 증상 및 빛과 냄새에 대한 민감성을 동반할 수 있다. 약 ⅓의 사람들은 두통이 발생하기 직전에 번쩍이는 빛이나 기타 시각 장애의 전조가 나타날 수 있다. 편두통은 기력을 쇠약하게 하고 며칠 동안 지속될 수 있으며 진통제가 도움이 되지 않는 경우가 많다.

긴장성 두통과 편두통은 갭스인들 사이에서 매우 흔한 증상이다. 이 문제의 원인이 장에서 나오는 독소라는 데는 의심의 여지가 없다. 이러한 독소는 간으로 먼저 흘러가며, 갭스 환자의 간은 일반적으로 과부하가 걸려서 대처할 수 없다. 따라서 독소는 간으로 가지 못하고 혈류를 통해 머리로 운반된다.

혈액은 경동맥이라고 하는 큰 동맥을 통해 머리로 흘러간다. 목에서 이 동맥은 내경동맥과 외경동맥의 2개의 큰 가지로 나뉜다. 내경동맥은 두개골 안쪽으로 들어가 뇌에 혈액을 공급한다. 이 동맥은 길고 뇌에 도달하기 전에 꼬이고 구부러진 몇 개의 작은 혈관들이 있다. 뇌에는 통증 수용체가 없기 때문에 일반적인 두통에서는 이 동맥이 관여하지 않으며, 혈관-뇌 장벽에 손상이 없고 잘 작동한다면 독소로부터 뇌가 보호될 것이다.

일반적인 두통은 일반적으로 외경동맥 영역에서 발생한다. 이 동맥은 상당히 짧고 직선이며(독소에게 상당히 직접적인 경로를 제공함) 끝에서 여러 갈래로 나뉘어 관자놀이, 눈구멍과 눈썹, 위턱과 치아, 머리의 측두부 등 편두통의 통증이 나타나는 모든 부위에 분포한다. 매우 통증이 심한 머리 측면의 대부분에 혈액을 공급하는 동맥은 외부 경동맥의 가지 하나가 두개골 내부로 들어가는 중간 수막 동맥 middle meningeal artery 이다.[21]

항상 그렇듯이 대자연이 우리 몸을 설계한 방식에 경탄하지 않을 수 없다. 대자연은 뇌를 보호하기 위해 우리에게 두통을 주었다! 두통은 뇌를 손상시킬 수 있는 독성이 머리에 들어오고 있다는 것을 알려주는 것이다. 중요한 것은 진통제로 두통을 억제하는 게 아니라 두통에 주의를 기울이는 것이다. 두통은 뇌가 위험에 처해 있다는 경고이므로 삶의 속도를 늦추고, 휴식을 취하고, 잘 자고, 신체의 독성 부하를 줄이기 위한 조치를 취하는 것이 중요하다.

뇌는 혈관-뇌 장벽을 통해서 보호된다. 그러나 이 보호막은 독성, 염증 및 자가 면역에 의해 손상되거나 뚫릴 수 있으며, 많은 갭스 환자의 경우 이미 어느 정도 손상되어 있다. 이러한 환자의 경우 뇌는 다양한 증상(기분 변화, 기억력 문제, 감각 문제 및 기타 심리적, 신경학적 징후)으로 독소에 반응한다. 따라서 두통은 심각하게 받아들여야 한다. 두통을 무시하면 훨씬 더 심각한 문제가 발생할 수 있다. 나는 두통을 귀찮게 여기기보다는 축복이라는 관점으로 봐야 한다고 생각한다!

혈액 내 독소는 어떻게 편두통을 유발할까? 아직 정확한 기전은 알 수 없지만 임상적 관점에서 볼 때 증상의 원인이 해당 부위 전체의 염증이라는 것은 의심의 여지가 없다. 혈액 내 독소로 동맥벽이 손상되어 구멍이 많은 상태가 된다. 이로 인해 독소를 포함한 모든 물질이 혈액에서 주변 조직으로 유출되어 해당 부위에 염증을 일으킨다. 염증은 조직을 부풀게 하여 통증과 압력을 유발한다. 혈류가 해당 부위의 혈관을 맥박에 따라 강하게 지나가면서 통증이 맥박처럼 박동을 띠게 된다(물이 가득한 들판을 달리는 차량이 물결을 일으키는 것처럼). 예를 들어 뇌수막염 같이 경질막 염증이 생기면 머리와 목의 근육 및 근막이 긴장하고 뻣뻣해지는데 몸이 움직임을 최소화하고 해당 부위를 안정되게 유지하려는 반응이다. 뇌수막염은 감염으로 인해 발생하지만, 감염 없이도 체내 독성으로 인해 같은 증상이 나타날 수 있다. 긴장된 근막과 근육은 긴장성 두통의 모든 증상('머리 주위의 고리형태'로 인한 심한 압박감)을 유발하며, 이는 독성 두통이라고 불러야 한다.

혈액에서 독성을 제거하면 두통이 사라진다. 장기적으로 독성의 원인을 제거하려면 장을 치유해야 하는데, 갭스 영양 프로토콜은 이에 매우 효과적이다. 대부분의 사람들의 두통은 특히 갭스 도입 식단으로 상당히 빠르게 가라앉는다. 지속적인 두통이 있는 사람들은 간을 정화하고 지원하는 조치를 취해야 한다. 장의 독성은 간을 먼저 공격한다. 간이 과부하가 걸려 혈액을 정화하지 못하면 두통이 계속된다. **간과 폐** 챕터에서 간에 대하여 자세히 읽어보길 바란다.

나는 두통에 대한 즉각적인 치료법으로 확실한 클렌징 관장을 하고, 그 다음에 커피 관장을 하도록 권장한다. 임상 관찰을 통해 일반적인 두통을 유발하는 대부분의 독소가 장에서 나온다는 것은 의심의 여지가 없다. 장을 정화하면 이러한 독성 물질이 완전히 제거된다. 즉, 찌꺼기가 나오지 않을 때까지 물(또는 기본 관장액)을 장에 여러 번 넣어야 한다. 어떤 사람들은 장을 비우는 것만으로도 두통이 멈추지만, 많은 사람들에게는 이것만으로 충분치 않아 커피 관장까지 해야 한다. 관장에 대한 자세한 설명은 **장 관리** 챕터를 참조하길 바란다.

(19) 라임병, 다발성 전신 감염병 증후군MSIDS, 기타 만성 감염병

이 주제에 대해서는 **독소와 기생충** 챕터에서 자세히 알아보길 바란다. 만성 피로 증후군, 섬유근육통, 근육통성 뇌병증, 다발성 경화증, 루게릭병, 치매, 파킨슨병, 부정맥 및 기타 여러 만성 퇴행성 질환 등 300개 이상의 만성 퇴행성 질환이 이미 라임병과 연관되어 있으며, 그 목록은 계속 늘어나고 있다. 라임병의 원인으로 보렐리아 버그도페리 Borrelia burgdorfery 라는 박테리아가 지목되어 왔다. 그러나 연구에 따르면 보렐리아는 단독으로 작용하는 것이 아니라 리케치아, 바베시아, 바르토넬라, 에를리키아/아나플라스마 anaplasma, 클라미디아 chlamydia, 마이코플라즈마 mycoplasma, 프리온 prions, 곰팡이, 연충, 흡충류 및 콕사키 바이러스 coxackie virus, 헤르페스 바이러스 계열, 거대 바이러스 CMV, 엡스테인-바 바이러스 EBV, 수두대상 포진 바이러스(VZV) 등 모든 종류의 바이러스 등과 함께 작동하는 것으로 드러나고 있다.[26] 이러한 모든 생물은 나선형, 직선형, 입상형, 낭종, 포자, 균사체, 세포벽 결핍형 등 다양한 다형성 형태로 존재할 수 있다. 이제 이러한 상태에 대한 새로운 진단이 만들어졌다. 그것은 바로 다발성 전신 감염 질환 증후군 MSIDS 이다.[27]

체내에 서식하는 수많은 미생물은 다양한 조직에서 바이오필름을 형성하여 면역계가 미생물을 감지하지 못하도록 자신들을 숨긴다. 라임병 및 기타 만성 감염에 대한 주류 의학의 표준검사는 매우 비효율적이며 많은 검사 결과에서 잘못된 음성 혹은 양성 판정이 빈번하게 발생한다. 조금 더 효과적인 대체 검사(예: EliSpot, 효소 결합 면역 흡착점 분석)가 개발되었으나, 그 중 어느 것도 100% 정확한 결과는 없다.[27]

강력한 항생제(주로 2년 이상 투여!)로 라임병을 치료하는 주류 방식은 일부 환자들에게만 부분적으로 도움이 된다. 대부분의 경우 항생제는 감염을 치료하지 못하며, 대신 세포벽이 결핍된 미생물 증식, 전신 곰팡이 감염 및 기타 신체를 쇠약하게 하는 여러 가지 문제를 일으킨다. 치료가 끝나면 검사 결과 보렐리아 버그도페리균이 더 이상 검출되지 않을 수 있지만, 환자는 이전보다 몸이 더 나빠졌다고 느낀다. 대체 접근법(예: 라임병에 대한 Cowden 프로토콜)은 더 나은 결과를 보여주지만, 비용이 매우 비싸 많은 사람들이 이용하기 어렵다.[28]

전 세계적으로 항생제, 항바이러스제 또는 기타 주류 치료법으로 만족스러운 결과를 얻지 못하는 다른 기타 만성 감염 질환들도 많다. 여기엔 걸프전 증후군, 만성 피로 증후군, 만성 바이러스 감염(엡스타인-바 및 기타 헤르페스 계열 바이러스, B형 및 C형 간염, 레트로 바이러스 및 기타 바이러스 감염), 마이코플라즈마, HIV/AIDS, 만성 호흡기 감염 및 소화기 감염, 지속적인 미열, 만성 통증성 관절 및 근육 부종, 정신 질환 등이 있다. 만성 퇴행성 질환을 연구하면 할수록 그 근본적인 원인에는 만성 감염이 있다는 사실을 발견하게 된다. 알츠하이머병, 파킨슨병, 자폐증, 정신분열증, 뇌전증 및 모든 종류의 자가 면역 질환이 그 예다.

대부분의 경우 라임병과 마찬가지로 미생물이 함께 작용하는 공동체를 발견하게 된다. 그리고 대부분의 경우 크고 작은 연충과 기타 기생충도 관련되어 있다. 주류 의학은 검사상 식별된 미생물을 제거하려고 하지만 그 결과는 좋지 않다. 미생물 군집은 그저 새로운 환경에 적응하고 변화하여 사람을 더욱 아프게 할 뿐이다.

급성 감염의 경우에는 항생제가 생명을 구할 수 있다. 그러나 이제는 만성 감염에서는 무언가를 없애는 것만으로 건강을 되찾을 수 없다는 것을 이해해야 할 때이다! 인체의 상당 부분은 미생물로 구성되어 있으며, 이 미생물과 전쟁을 벌인다면 우리는 질 수 밖에 없다! 우리는 인위적인 오염 없이 양질의 깨끗한 재료로 우리 몸을 재건하고, 몸속 미생물군의 균형을 되찾아야만 건강과 높은 삶의 질을 누릴 수 있다.

갭스 영양 프로토콜은 우리 몸이 스스로 정화하고 재건하며 미생물군의 균형을 맞출 수 있도록 도움을 준다. 이를 통해 강력한 면역 시스템과 해독 시스템을 구축할 수 있다. 두 시스템은 신체가 스스로를 정화하고 감염에 처리하는 데 필수적이다. 많은 사람들이 이 프로토콜을 따르는 것만으로도 라임병 및 기타 만성 감염을 통제하여 항생제를 복용하거나 다른 치료를 하지 않고도 높은 삶의 질을 유지할 수 있다.

다음은 라임병 진단을 받은 23세 에밀리의 어머니가 자신의 딸이 갭스 식단으로 건강을 되찾았을 뿐만 아니라 임신하여 건강하고 아름다운 아기를 출산한 후 보낸 편지다.

"에밀리는 평생 항생제를 많이 복용했습니다. 집에서는 갭스 식단을 하며 건강하게 지냈어요. 그러나 23살에 결혼한 후 집을 떠나 살면서 식단에 소홀해졌고 그 후 우울증과 에너지 부족을 경험하고 부정적인 생각을 조절하지 못하겠다고 호소하기 시작했어요. 결국 학업도 중단하고 대부분의 시간을 아프다고 느끼며 지냈죠. 그러다 라임병이 있다는 것이 검사로 확인되었어요. 에밀리는 상태가 많이 악화되어 우리와 함께 지내게 되었고 저는 다시 갭스 식단을 시작했답니다.

저는 밤낮으로 요리를 했어요! 제 딸은 거의 6주 동안 저와 함께 지냈고 사위는 주말에 함께 지내러 왔어요. 어린 나이에 결혼 생활을 시작한 사위가 아내 없이 떠나는 모습을 보는 것은 정말 가슴이 아팠지만, 에밀리가 점점 좋아지는 모습을 보고 사위도 안심했을 거라 생각해요.

한 달도 채 되지 않아 체중이 늘고, 활력이 넘치고, 성격이 좋아지고, 뺨에 혈색이 돌아오고, 눈이 반짝거리게 되었다는 사실이 믿기지 않았어요! 딸은 사위와 함께 집으로 돌아가 결혼 생활을 다시 할 수 있었답니다. 에밀리는 자기 집에서도 갭스 식단을 계속했어요. 저는 딸아이가 매우 자랑스러웠고 모든 것이 잘 진행되고 있었습니다! 12월에 에밀리는 저에게 최고의 크리스마스 선물 중 하나를 줬습니다. 임신했다는 소식이었죠!

우리는 이미 효과가 있었던 갭스 식단을 계속하기로 했고 장과 정신심리 증후군이라는 책의 갭스 가족의 임신과 출산 챕터에서 임신하기라는 챕터의 지침을 따르기로 했어요. 갭스 식단 외에도 에밀리는 간의 맛을 견딜 수 없기 때문에 소간 캡슐과 발효된 대구 간유도 추가로 복용하기 시작했습니다. 에밀리는 임신기간을 잘 지냈고 매달 저희를 방문했어요. 임신 중 몇 번은 너무 피곤해서 스스로 요리를 할 수 없었고 체중이 감소하기 시작했기 때문에 다시 친정에서 함께 지내야 했어요.

저는 하루 종일 요리를 했는데 에밀리는 제가 요리하는 대로 금방 다 먹어 치웠어요! 딸아이는 접시에 올려놓는 건 뭐든지 몇 분 안에 다 먹고는 더 달라고 할 정도였죠! 에밀리에게 음식과 휴식이 필요하다는 것은 분명했습니다. 사실 모든 임산부에게 필요한 것도 바로 그것이죠! 음식만으로도 에밀리의 몸이 이렇게 반응하는 것이 정말 놀라웠어요. 몸이 다시 깨어난 것처럼 보였죠. 에밀리는 활기차게 움직이고 잘 자고 아기를 맞이할 준비를 하며 행복해 했습니다.

딸 아이의 몸은 제 역할을 다했고, 38주 5일 만에 완벽하게 건강한 손녀를 출산했습니다! 출산은 정상적이고 조용하고 빠르게 진행되었고 엄마의 몸은 튼튼했고 해야 할 일을 해냈습니다. 출산 후 에밀리가 저와 함께 지내는 2주 동안 저는 쉬지 않고 요리하고 에밀리는 계속 먹었답니다. 밤마다 모유 수유로 새벽에 깼을 때 딸아이가 먹을 수 있도록 스프를 준비해 두었어요.

임신한 딸을 돌보며, 라임병에도 불구하고 건강한 아이를 출산하는 모습을 지켜보고 깨달은 건, 딸에게 필요한 건 적절한 식단뿐이었다는 거예요. 그래서 저는 세상에 소리치고 싶었어요. '우리의 몸이 필요로 하는 것은 음식이다! 잘 준비된 진짜 음식!'이라고요.

지금 제 손녀는 거의 3개월이 되었고, 건강하게 잘 자라고 있어요. 아이는 모유를 먹고 있고, 케피어, 발효 양배추즙, 발효 마늘물, 비트 크바스, 그리고 구입한 프로바이오틱스도 이미 먹고 있답니다. 잠도 잘 자고, 아주 또렷하며, 잘 웃는답니다! 제가 손녀의 성장에 기여할 수 있었다는 것에 너무나도 감사해요.

저는 최근에 20살인 딸 캐롤리나와 함께 영양 치료사 과정을 졸업했습니다. 에밀리는 제가 코스를 수강하는 동안 저의 고객이었고, 이제 에밀리도 영양 치료사 과정을 수강하며 갭스 임상가가 되려고 하고 있답니다! 저희는 갭스 가족이었고, 이제 갭스 치료사 가족이 될 거예요!"

2017년 11월, 릴리안 위드머

(21) 만성 부비동염

만성 부비동염은 두 가지 요인으로 인해 발생한다. 첫째는 부비동에 서식하는 비정상적인 미생물 군집이며, 둘째는 건강에 해로운 식습관 및 비정상적인 장내 미생물군으로 인한 전신 독성이다.

부비동은 점막으로 둘러싸여 있으며, 점막은 스스로를 청소하고 보호하기 위해 점액을 생성한다. 점액 생성은 면역 기능의 일부이며 점막에서 발생하는 모든 문제를 처리하는 데 매우 효율적이다.[67] 안타깝게도 많은 의약품과 인공 독소가 체내 점액 생성을 감소시키거나 손상시켜 점막을 건조하게 만들고 스스로를 돌볼 수 없게 만든다.

부비동에 서식하는 비정상적인 미생물 군집은 만성 염증과 콧물을 유발한다.[68] 이 투명한 콧물은 비정상적인 점액 생성의 신호다. 좁은 얼굴과 좁은 비강도 이 문제에 기여할 수 있다(**뼈와 치아** 챕터에서 이에 대해 자세히 읽어보길 바란다).

갭스 영양 프로토콜은 만성 부비동염의 근본 원인을 제거한다. 그동안 해당 부위에 유익한 미생물을 채우는 것이 중요하다. 부비동을 정화하려면 따뜻한 소금물(따뜻한 물 반 컵에 녹인 천연 소금 1작은술)로 매일 헹군다. 유익한 미생물을 채우기 위해 시판되는 프로바이오틱스나 홈메이드 유청, 케피어, 사워크림 또는 요거트를 사용하는데 스포이드를 사용하여 코에 넣을 수 있다. 사람들은 코에 넣은 용액이 부비동에 잘 들어가게 하려고 다양한 자세를 취하는데, 머리를 뒤로 젖히거나 등을 대고 누워있는 것이 보통 도움이 된다. 매일 밤 잠자리에 들기 전 마지막 절차로 프로바이오틱 미생물을 혀 위에 올려놓는 것이 중요하므로 케피어를 먹거나 시중에서 판매하는 프로바이오틱스 분말을 입안에 녹여 넣는다. 이 미생물은 밤새 입안과 목구멍의 미생물 군집에 작용하여 코 뒤쪽으로 이동할 것이다.

(22) 만성 허리 통증

만성 요통은 장내 미생물군이 비정상적인 사람들에게 흔히 발생한다. 왜 그런지 알아보자.

모든 척추 신경은 연결된 신체 부위에서 정보를 수집하고 신경을 통해 신호를 내려보낸다.[8] 요추와 천골 신경은 소장과 대장에서 감각 정보를 수집하고, 가슴 아래쪽 부위는 위장에서 정보를 수집하는 데 관여한다. 장에 염증, 독성, 매복 변 및 기타 문제가 발생하면 해당 정보는 척수의 관련 부분으로 전달되어 감각 신호가 운동 신호로 바뀐다. 이러한 운동 신호는 장에서 받은 정보를 바탕으로 척수가 내리는 '결정'과 같다. 이러한 '결정'은 척수의 특정 부분과 연결된 등 근육, 근막, 인대, 피부 및 기타 구조물에 전달된다. 이러한 모든 구조가 반응하여 긴장하고 약간 원래 자리에서 벗어나 만성적인 허리 통증이 유발된다. 이러한 상황이 오랫동안 지속되면 긴장된 근육이 잘못된 방향으로 당겨지면서 척추의 디스크가 변위 되어 디스크 손상을 일으킬 수 있다. 이때 엑스레이를 찍으면 디스크가 눌리거나 손상된 것을 확인할 수 있다.

이 시점에서 사람들은 종종 외과적 수술을 권유 받는다. 하지만 일반적으로 환자들의 장내 미생물군이 여전히 비정상적이고 장이 건강하지 않기 때문에 수술이 영구적인 해결책이 되지 못한다. 도수 치료와 카이로프랙틱 치료는 일시적으로 증상을 완화시키지만, 문제의 근본을 해결하려면 장을 치유해야 한다.

갭스 식단을 따라 해보자. 만성 요통이 있는 사람은 갭스 도입 식단을 시작하고 매 1~2일마다 관장을 통해 장을 비워내면 매우 도움이 될 것이다. 기본 관장액으로 클렌징 관장을 한 후 커피 관장(커피에 유청이나 사워크림을 약간 첨가)을 하면 급성 요통이 즉각적으로 완화되어 훨씬 더 편안해질 수 있다. 엡솜염으로 매일 목욕을 하는 것도 도움이 되는데, 목욕물에 녹은 마그네슘을 피부가 잘 흡수하여 요통을 완화하는 데 도움이 된다. 마그네슘 보충제나 마그네슘 오일도 도움이 될 수 있다(말레이트, 비스글리시네이트 등 마그네슘의 아미노산 킬레이트가 함유된 보충제를 섭취하는 것이 좋다).

(23) 말더듬

내 생각에 말더듬증은 이 질환을 앓고 있는 대부분의 사람들에게서 나타나는 갭스 증상이다. 뇌의 독성은 뇌가 정상적인 언어를 생성하고 조절하는 것을 허용하지 않는다. 말더듬증의 생리적 원인을 제거하기 위해 내가 추천하는 첫 번째이자 가장 중요한 개입은 갭스 식단을 하는 것이다. 일단 이 문제가 해결되면 언어 치료, 두개 정골 요법 및 기타 개입이 훨씬 더 유익하고 도움이 될 수 있다. 많은 사람이 갭스 식단만으로 이 문제에서 회복할 수 있다.

(24) 백반증

우리 피부의 색소는 멜라닌 세포가 생성한다. 이 세포는 신경계의 아교 세포 및 미엘린 세포와 기원이 같으며, 태아 발달 과정에서 모두 같은 장소인 신경능선 neural crest 에서 유래한다.[78] 이 모든 세포는 독성 금속 및 기타 환경 독소의 축적에 매우 취약하다. 이러한 독소는 세포 구조의 단백질에 달라붙어 세포에 대한 염증과 자가 면역 공격을 유발한다. 이러한 공격은 피부와 머리카락에 색을 내는 색소인 멜라닌을 생성하는 멜라닌 세포의 능력을 파괴하고 세포 자체를 파괴할 수 있다.[79]

멜라닌 색소 저하는 다양한 진단을 받을 수 있시만, 백반증이 가장 흔하다. 백반증 환자의 피부에는 선명한 테두리가 있는 흰색 반점이 생긴다. 백반증 및 기타 탈색 장애는 경피증, 제1형 당뇨병, 건선, 원형 탈모증, 루푸스, 하시모토 갑상선염, 류마티스 관절염과 같은 다른 자가 면역 및 염증성 질환과 함께 발생한다.[79] 악성 빈혈이 있는 사람에게도 백반증이 생길 수 있다.[80] 악성 빈혈은 비타민 B12가 결핍된 사람에게서 발생하며, 건강한 장내 미생물군은 체내 비타민 B12의 주요 공급원이기 때문에 이 질환에서 중요한 역할을 한다.

모든 자가 면역 질환이 장에서 시작한다는 것은 의심의 여지가 없다. 갭스 영양 프로토콜은 면역력을 재조정해 준다. 그동안 피부에서 독소를 제거하기 위해 노력하는 것이 중요하다. 먼저 비누, 샴푸, 스킨 크림, 화장품 및 기타 모든 개인위생 제품, 세탁 세제, 식기 세척액 및 기타 생각할 수 있는 모든 인공 화학 물질을 사용하지 말고 천연 물질로 대체하자(**갭스 환자를 위한 해독** 챕터 참조).

베타카로틴 보충제를 복용하거나 베타카로틴이 풍부한 갓 착즙한 당근 주스, 수박 주스, 채소 주스를 마신다. 베타카로틴은 피부를 표적으로 하는 강력한 항산화제로서 많은 독소를 제거하는 데 도움이 된다. 엡솜염, 천일염, 소다 중탄산염, 해초 가루, 점토와 꿀을 이용하여 정기적으로 목욕하면 피부의 독성을 제거하는 데 도움이 된다. 정기적으로 전통 사우나를 하면 땀을 통해 독소를 제거하는 데 도움이 된다. 전통적인 머드(진흙) 트리트먼트는 피부 해독에도 도움이 되기 때문에 많은 사람에게 도움이 된다. 유명한 천연 머드 스파에서 머드 목욕을 하고 머드를 바르는 것이 가장 좋다.

좋은 소식은 사람의 피부는 세포 교체(세포재생 과정)가 매우 빠르다는 점이다. 멜라닌 세포를 포함한 피부 세포는 피부의 깊은 층에서 생성된다. 표피층에서 세포가 떨어져 나가고 깊은 층의 세포들이 성숙하여 표피층이 되고, 그 표피층의 세포들도 시간이 지나면 결국 떨어져 나간다.[78]

피부가 얼마나 빨리 재생되는지 보여주는 좋은 예가 태닝이다. 일광욕을 하면 피부 깊은 층의 멜라닌 세포가 멜라닌이라는 색소를 생성한다. 색소가 방출된 후 주변 피부에서 흡수하여 피부가 갈색으로 변한다. 이러한 세포가 피부 표면으로 천천히 이동하여 떨어져 나가면서 태닝도 '씻겨 내려가' 피부가 얼마나 빨리 재생되는지 보여준다.

장이 치유되고 자가 면역 공격이 멈추면, 피부는 새로운 건강한 멜라닌 세포를 생성하여 정상적으로 색소를 만들어낼 기회를 얻게 된다. 그리고 손상되고 오래된 피부 세포는 그냥 떨어져 나가게 된다.

(25) 불임

불임은 이미 산업화된 세계에서 큰 문제이며 매년 악화되고 있다.[22] 이 널리 퍼진 병의 원인은 모두 인간이 만든 것이다. 그 원인에는 전자파, 현대의 저 콜레스테롤 및 저지방 식단, 환경 속 호르몬 교란 화학물질, 노산 등이 있다. 휴대전화는 심각한 원인이다. 생식 기관은 휴대폰의 강력한 마이크로파 microwave 인 전자기파에 특히 취약하며, 많은 젊은이들이 휴대폰을 바지 주머니에 넣고 다니기 때문에 생식샘(여성의 난소, 남성의 고환)이 방사선에 집중 노출된다. 젊은 가임기 남성의 정자 수가 급격히 감소하고 있으며, 휴대폰이 중요한 원인일 가능성이 높다.

건강하지 못한 장내 미생물군은 호르몬 이상에 심각한 영향을 미칠 수 있다. **호르몬** 챕터에서 이에 대한 자세한 내용을 읽어보길 바란다. 갭스 영양 프로토콜은 많은 부부가 건강한 아기를 임신하고 출산하는 데 도움이 되었다.

(28) 설탕/초콜릿 갈망

단 음식과 초콜릿에 대한 갈망은 혈당 수치가 불안성하기 때문에 발생한다. 설탕에 대한 갈망을 없애려면 혈당을 일정한 수준으로 유지해야 한다. 이를 위해 버터/꿀 혼합물을 만들어 유리병에 넣고 어디든 가지고 다니는 것이 좋다. 이 혼합물을 15~25분마다 2~3큰술씩 하루종일 섭취한다. 설탕에 대한 갈망의 정도에 따라 이것을 한 달 이상 먹어볼 수 있다.

그동안에는 혈당을 영구적으로 정상화할 수 있는 갭스 식단을 실행하는 데 집중하자. 혈당이 정상으로 돌아오면 당에 대한 갈망이 사라지고, 그 단계에서는 버터/꿀 혼합물이 든 병을 가지고 다니지 않아도 된다.

버터/꿀 혼합물 레시피

버터/꿀 혼합물을 만들려면 유기농 무염 버터 200~400g을 실온이나 햇빛에 두어 부드럽게 만든 후 취향에 따라 비가열 생꿀을 넣고(약 1~4큰술) 잘 섞는다. 이 혼합물은 당신 입맛에 맞아야 하기 때문에 본인의 입맛에 맞게 꿀을 버터에 더하면 된다. 이 배합은 맛이 좋아야 한다. 처음에는 꿀을 더 넣고 싶을 수도 있다. 나중에는 설탕에 대한 갈망이 줄어들면서 혼합물에 꿀을 적게 넣으면 더 좋은 맛이 날 것이다. 본인의 입맛대로 따라가면 옳은 길을 가고 있는 것이다! 만약, 버터를 먹을 수 없다면 코코넛 오일, 사워크림, 탤로, 돼지기름 또는 다른 동물성 지방을 사용해도 된다.

대부분의 경우 단 음식에 대한 갈망은 체내 지방이 부족하기 때문에 발생한다. 모든 식사에 동물성 지방이 풍부한지 확인하자. 식사에 지방이 충분하지 않은 경우 베이컨, 돼지, 소, 양, 거위와 오리 지방, 버터 및 기버터를 더 추가하자. 이 문제가 있는 사람들에게 훌륭한 음식은 집에서 숙성시킨 돼지 지방이며, 이를 이탈리아에서는 라르도, 러시아와 우크라이나에서는 살로라고 부른다. **우리가 먹어야 할 음식과 그 이유, 몇 가지 레시피** 챕터에서 만드는 방법에 대한 몇 가지 레시피를 참조한다.

(29) 성장 부진

이 주제에 대한 자세한 내용은 첫 번째 갭스 책 <장과 정신심리 증후군 ; 발달장애 자연치료 식이요법 갭스>에서 확인할 수 있다.[14] 다음에 있는 <식품 단백질 유발 장염 증후군 FPIES> 부분도 참고하길 바란다.

(30) 셀리악병

셀리악병은 장의 자가 면역 질환으로, 소장 세균 과증식증 SIBO 과 유사한 증상을 보인다.

셀리악병은 혈액검사와 장 조직검사를 통해 진단된다. 밀, 보리, 호밀 및 기타 곡물에서 발견되는 단백질인 글루텐에 의해 발생한다고 여겨지지만, 이것만이 원인은 아니다. 곡물에서 발견되는 거의 모든 다른 단백질(세핀, 퓨리닌, 아밀라아제, 프로테아제 억제제, 글로불린, 파리닌, 렉틴 등)은 IgG 및 IgA 매개 알레르기 면역 반응을 유발할 수 있다.[11,12] 콩, 렌틸콩, 견과류, 채소 및 과일을 포함한 모든 씨앗의 식물 단백질은 글루텐과 동일한 증상을 유발하는 교차 반응을 일으킬 수 있다.[12]

식단에서 글루텐만 제거하는 것은 일반적으로 시간 낭비다. 그렇게 했을 때 일부 증상은 개선되지만 질병은 여전할 수 있다. 갭스 식단은 문제의 근본 원인인 비정상적인 장내 미생물군과 손상된 장 벽의 문제를 해결하기 때문에 갭스 도입 식단을 충분히 오랫동안 따르는 것이 중요하다. 설사를 심하게 계속하는 경우에는 일정 기간 동안 완전 식물 배제 갭스 식단을 더 유지한 다음 도입 식단으로 돌아가야 한다. 서두르지 말고 몸에 치유할 충분한 시간을 주는 것이 중요하다.

셀리악병은 치유 가능하다! 이 진단을 받은 사람들 중 일반 파스타와 사워도우 빵을 가끔은 문제없이 먹을 수 있을 정도로 회복된 사람들이 있다. 그러나 그 지점에 도달하기 전에 최소 4~5년 동안 갭스 식단을 엄격하게 따라야 한다.

(31) 소장 세균 과증식증 Small Intestinal Bacterial Overgrowth, SIBO

SIBO는 흔한 질환으로 자리 잡고 있다.[66] 박테리아뿐만 아니라 다른 많은 미생물과 더 큰 생물(흡충, 연충)도 장에서 과잉 증식할 수 있다. 건강한 장은 정상적인 위산에 의해 보호되는 자체 미생물 군집을 가지고 있다. 위산은 섭취하는 음식과 물의 해로운 미생물과 기생충을 막는 방어 역할을 한다. 위산이 부족하면 이러한 생물은 위를 통과하면서 위장에 정착할 뿐만 아니라 장의 아래쪽까지 내려가 자리 잡을 수 있다.

장은 음식물을 흡수하는 곳이다. 장 벽에 병원성 미생물이 가득하면 장에 염증과 통증이 생겨 제 기능을 수행할 수 없게 된다. 복부 팽만감, 복통 또는 불편감, 설사 또는 변비 등 여러 가지 불쾌한 증상이 나타난다. 음식물 소화와 흡수에 문제가 생기면 영양실조와 복합적인 영양 결핍이 발생한다. 장 벽이 손상되어 여러 구멍이 뚫려 새는 장이 발생하여 음식 과민증과 알레르기를 유발한다. 장 내부의 많은 병원균은 히스타민 및 기타 활성 아민을 생성하여 히스타민 과민증 증상을 유발한다. 어떤 사람들에서는 병원성 미생물이 생성한 독소가 장 벽의 근육을 마비시켜 장운동을 둔화시키고 음식물 통과 속도를 늦춰 만성 변비를 유발한다. 반면 근육이 과잉 활동하여 음식물 이동이 너무 빨라져 설사와 영양실조로 이어지는 사람들도 있다.

SIBO에 대한 일반적인 치료 방식은 미생물을 죽이는 것이므로 항생제를 처방하는 것이다. 대체 의학에서는 항생제를 천연 항균 물질로 대체하려고 하는데, 이는 본질적으로 세균을 죽인다는 같은 생각을 따르고 있는 것이다. 하지만 핵심은 위산 생성을 개선하고 장 벽을 치유하는 것이다. 이 상태에서는 갭스 도입 식단을 따르고 발효 식품을 충분히 섭취하는 것이 필수다. 위를 치유하는 동안에는 식사 전에 위산을 보충하는 것이 좋다(베타인 염산염 Betaine HCl 또는 염산염 HCL 과 펩신 Pepsin).

(32) 습진

습진 및 기타 많은 피부 발진은 갭스 질환이다. 어린이 또는 성인이 비정상적인 장내 세미생물군을 가지고 있으면 많은 독소를 생성하게 된다. 동시에 장 벽이 손상되고 결합이 느슨해져 소화되지 않은 음식물이 장 벽을 통과하면 음식 알레르기와 과민증이 유발된다.

피부는 주요 해독 기관으로 많은 독소를 땀을 통해 체외로 배출한다. 이러한 독소가 피부를 통과하는 과정 중 손상을 일으킨다. 피부에는 미생물들이 서식하고 있는데, 이 미생물은 땀에 있는 독소와 상호작용하여 손상을 가중시키는 경우가 많다.

면역계는 염증 반응을 통해 이러한 손상을 처리한다. 염증은 발진으로 나타나며 종종 가려움증을 동반한다. 따라서 습진이나 기타 발진을 치료하기 위해 우리가 해야 할 것은 장기적으로는 체내 독성 수준을 줄이는 것이다. 대부분의 독성은 장에서 발생하기 때문에 갭스 영양 프로토콜을 통해 장을 치유해야 한다.

단기적으로는 베이킹 소다(욕조당 ½컵) 또는 오트밀(익히지 않은 오트밀을 면 주머니에 넣고 이 주머니를 주물럭거리며 나오는 물로 욕조를 채운다) 물로 목욕한다. 이 목욕은 염증이 생긴 피부를 진정시키는 효과가 있다. 냉압착된 먹을 수 있는 오일을 습진 부위에 바른다. 생버터, 사워크림, 탤로 또는 잘 익은 으깬 아보카도를 활용할 수도 있다.

매우 심한 습진 상처(습하고 갈라진 피부)는 밤새 비살균 꿀이나 해초를 발라두면 훨씬 나아질 수 있다. 하루는 꿀을 바르고 다음 날은 해초를 바르는 식으로 두 가지 방법을 번갈아 가며 사용해 보자. 지역에서 채취된 비살균 꿀을 사용하되, 가급적 유기농 꿀을 사용하자.

해초 가루를 사용하려면 뜨거운 물을 약간 넣고 섞어서 반죽을 만든다. 꿀이나 해초 페이스트를 습진 부위에 바른 후 우엉, 양배추, 세이지, 질경이 또는 상추의 신선한 잎으로 그 부위를 덮어준다. 천연 잎은 그 자체로 치유력이 있다. 나뭇잎을 구할 수 없는 경우 접착 필름(랩)이나 유산지를 사용한다. 해당 부위를 면포로 감싸준다. 아침에 꿀이나 해초를 헹구고 오일이나 동물성 지방을 바른다.

피부에 대한 일반적인 원칙을 기억하자. "먹을 수 없는 것은 피부에 바르지 않는다!" 피부는 바르는 물질의 대부분을 흡수한다. 따라서 습진이나 기타 피부 문제가 있는 사람의 피부에는 비누, 샴푸, 보습제 또는 기타 인공 화학 물질을 절대 사용하지 말아야 한다.

깨끗한 물로 피부를 씻자. 코코넛 오일, 올리브 오일, 대마유, 잘 익은 아보카도, 기버터, 버터, 기타 동물성 지방 및 탤로 등 먹을 수 있는 오일과 동물성 지방만 보습제로 사용하자. 탤로는 특히 피부에 치유 효과가 있다! 탤로를 이용하여 스킨 크림을 만드는 방법은 **우리가 먹어야 할 음식과 그 이유, 몇 가지 레시피** 챕터의 몇 가지 레시피에서 찾을 수 있다.

연구에 따르면 초극세 메리노 울로 만든 옷은 습진 환자에게 치유 효과가 있다고 한다.[15] 메리노 울은 피부의 수분을 잃지 않게 하며 피부에 매우 부드럽다. 그 핵심은 바로 가공 방식에 있다. 양모의 표준 산업 가공은 많은 독성 화학 물질을 사용하며, 이는 최종 제품에 남아 있다. 피부 반응을 일으키는 것은 양모 자체나 라놀린이 아니라 이러한 화학 물질이다.

화학 물질 때문에 양모는 피부에 자극적이라는 평판이 있다. 사실 양모는 피부에 가장 가깝게 닿을 수 있는 가장 자연스럽고 건강한 섬유 중 하나이다. 양모를 보다 자연스러운 방식으로 가공하는 회사들이 있으며, 의류부터 매트리스, 이불, 베개에 이르기까지 다양한 제품이 생산되고 있다. 피부 질환이 있는 사람은 모든 합성 소재와 일반 면화(유전자 변형 및 독성 화학물질로 처리되는 경우가 많음)를 피하는 것이 중요하다.

(33) 식도 문제

식도는 입에서부터 위까지 음식을 전달하는 관이다. 식도 내벽은 입 안과 유사한 미생물 군집을 가지고 있으며, 일반적으로는 풍부한 점액 생성으로 잘 보호된다. 그러나 식도를 통과하는 음식에 독소가 가득하면 식도 내벽이 손상되어 많은 문제가 발생할 수 있다.

가공식품, 수돗물, 농약 및 의약품은 식도를 손상시킬 수 있는 많은 독소를 제공한다. 특히 치과치료 재료, 아말감 충전재는 이러한 손상을 일으키는 매우 흔한 원인이다.[42,43] 수은은 아말감 충전재에서 계속 흘러 나오는데, 이때 식도의 점막을 오염시켜 만성 염증인 식도염을 유발한다.[52] 이 경우 식도에 많은 미생물이 증식하여 식도 내벽에 염증과 통증을 유발한다. 이 상태는 삼키는 것을 불편하고 어렵게 만들고 메스꺼움, 구토 및 속쓰림을 유발할 수 있다. 이 상태가 수년 동안 계속되면 식도암으로 이어질 수 있다.

어떤 사람들은 특정 음식, 특히 수은이 함유된 해산물이나 '훈제' 육류 및 생선(전통 방식으로 훈제하지 않고 특수 화학 물질을 바른 것)과 접촉하면 식도가 막혀버리는 알레르기성 질환을 일으킬 수 있다. 이런 일이 발생하면 환자는 흉골 뒤쪽에 통증이나 불편함을 느끼고 음식이나 물, 심지어 자신의 침조차 삼킬 수 없게 된다. 이러한 상황은 몇 분에서 몇 시간까지 지속될 수 있으며, 인공 화학 물질을 함유한 다른 가공식품도 이러한 반응을 유발할 수 있다.

위에서 식도쪽으로 음식물의 역류가 반복되면 식도가 손상되고 식도 하부에 염증과 심지어 궤양까지 생길 수 있다.[52] 이 상태를 위식도 역류 질환 GERD, gastroesophageal reflux disease 이라고 하며 그 원인은 위장에 과도하게 증식한 병원성 미생물때문이다(**위장 문제** 파트에서 확인).

갭스 영양 프로토콜은 식도뿐만 아니라 나머지 소화기관 치유에 도움이 되었다는 사례들이 많다. 매 끼니마다 케피어 ½ 컵, 사워크림 몇 스푼 또는 약간의 물에 녹인 프로바이오틱스 파우더로 식사를 마무리하면 좋은 미생물이 식사 사이에 목과 식도의 점막을 치유하는 데 도움이 될 수 있다. 식도 문제의 일반적인 원인인 아말감 충전물 및 기타 치과 재료를 다루기 위해서는 통합 치료를 하는 치과 의사와 협력하는 것이 필수다.

(34) 식중독

식중독은 여행지에서 낯선 음식을 먹었을 때 가장 자주 발생한다. 일반적으로 식중독 증상은 두통으로 시작하여 설사와 구토로 이어진다. 두통은 감염으로 인한 독성의 징후다. 설사와 구토는 감염과 독소를 배출하기 위해 신체가 사용하는 치료법이며, 우리는 이를 받아들이고 적절히 관리해야 한다.

식중독에 걸렸을 때 신체가 스스로 정화하는 것을 어떻게 도울 수 있을까? 예를 들어, 메스꺼움은 심하지만 구토가 없는 경우가 있는데, 이는 상부 소화기관에 독소가 축적되었음을 의미한다. 이럴 때는 시원한 물을 많이 마신 다음 구토를 유도하여 독소를 배출하는 것이 좋다. 구토를 유도하려면 손가락 두 개를 목구멍 깊숙이 넣고 목구멍 뒤쪽을 간지럽혀 구토 반사를 자극한다. 위가 비워지면 물을 더 마시고 토해내도록 노력한다. 일반적으로 두세 잔의 물은 문제를 일으킨 음식의 잔여물을 비우기에 충분하다.

위를 비운 후에는 뜨겁고 진한 차 한 잔이 매우 도움이 될 수 있다(아무것도 첨가하지 않은 홍차 또는 녹차). 천천히 마신다. 차는 구토 반사를 멈추고 자극받은 위벽을 진정시켜 메스꺼움을 가라앉히는 데 도움이 된다. 설사는 하루나 이틀 동안 지속될 수 있으며 신체가 스스로를 정화하는 데 사용하는 강력한 메커니즘이다.

식중독 둘째 날이나 셋째 날에는 클렌징 관장을 통해 신체에 약간의 도움을 줄 수 있다. 기본 관장액(따뜻한 물 1L + 천연 소금 1작은술 + 베이킹 소다 1작은술)으로 관장하여 감염된 음식의 잔여물과 독소를 배출한다. 두통이 지속되면 기본 관장 용액으로 장을 비운 후 커피 관장(성인용)을 수행하는 것이 큰 도움이 된다. 식중독을 완전히 치료하기 위해 며칠 동안 관장을 해야 하는 경우가 종종 있다.

식중독은 인류의 역사만큼이나 오래된 질병이므로 두려워할 필요가 없다. 일반적으로는 약을 복용할 필요가 없다. 식중독은 신체가 소화 시스템과 다른 곳에 축적된 오래된 독성을 청소할 수 있는 기회를 제공한다. 식중독 발생 후 첫날은 집에서 만든 고기 육수를 제외하고는 아무것도 먹지 않는 것이 중요하다. 여행 중이라면 맑은 고기 육수나 생선 육수(전분이나 기타 점증제가 첨가되지 않은)로 갓 만든 따뜻한 수프를 먹을 수 있는 곳을 찾자. 수프의 국물은 먹되 건더기는 남긴다. 아무것도 첨가하지 않은 뜨거운 진한 차(홍차 또는 녹차)를 계속 마신다. 둘째 날에는 익힌 달걀, 고기, 생선, 익힌 채소, 발효 유제품, 그리고 물론 고기 육수나 생선 육수를 소화할 수 있을 것이다(갭스 도입 식단의 처음 두 단계). 며칠 동안은 생채소를 먹지 않는다. 완전히 회복된 후 1~2주 동안은 견과류와 기타 씨앗류를 피한다.

(35) 식품 단백질 유발 장염 증후군 FPIES

이 질환에 대한 자세한 내용은 **식물 배제 갭스 식단** 챕터에서 읽어보기 바란다. 이것은 비교적 새로운 진단으로, 점점 더 흔해지고 있다.[18] 일반적으로 아기와 어린이에게 진단되고 있지만 최근에는 성인에서도 확인되기 시작하였다.[19] 천천히 인내심을 가지고 식물 배제 갭스 식단을 해보자. 전 세계적으로 이러한 형태의 갭스 식단을 통해 이 질환에서 완전히 회복한 어린이들이 점점 늘어나고 있다. 그리고 온라인에 도움과 지원을 제공하는 부모 그룹도 있다.

(36) 십이지장 관련 문제들

장의 첫 번째 부분인 십이지장은 길이가 약 25~38cm이며, 담즙과 췌장 효소가 나와 음식물을 계속 소화하는 곳이다. 이곳은 많은 기생충이 서식하는 주요 장소다. 우리 모두는 기생충을 가지고 있으며, 나머지 장내 미생물군 및 면역계와 균형을 이루고 있는 한 기생충에 대해 걱정할 필요가 없다. 안타깝게도 장내 미생물군이 비정상적인 사람의 몸에선 기생충들이 과도하게 증식한다. 그들 중 일부는 장 밖의 간, 췌장, 비장 및 복강에 살지만 한밤중에 먹이를 찾기 위해 십이지장으로 들어온다. 이것은 우리의 수면을 방해하여 트림, 안면 홍조 및 식은땀, 복부 경련과 악몽을 유발할 수 있다.

기생충들을 완전히 박멸하는 것은 불가능하지만 그 수를 줄이는 것은 매우 중요하다. 기생충을 위해 개발된 주류 약물은 종종 독성이 있고 모든 사람에게 효과가 있는 것은 아니고, 약물을 사용한 후 재감염되기 쉽다. 약초 요법, 마늘, 에센셜 오일, 규조토 및 기타 자연적인 접근법을 사용하는 것이 가장 좋다.

이에 대한 자세한 내용은 **연충을 포함한 기생충들 부분**을 참조하기 바란다. 이러한 접근법은 수개월 동안 적용해야 한다. 이 기간 동안 갭스 식단을 엄격하게 준수하면 기생충이 제거되는 동안 장이 스스로 치유될 수 있다. 장내 미생물군의 균형이 잡히고 장 벽의 면역계가 강해지면 치료를 중단해도 기생충이 다시 증식할 수 없다.

(37) 신장 문제

신장 기능 손상의 가장 흔한 원인은 제대로 소화되지 않은 단백질이 신장을 통해 여과되는 것이다. 그렇다면 단백질은 어디에서 오는 걸까? 바로 장에서 온다! 장 벽이 손상되고 구멍이 많이 나면, 음식물의 단백질이 제대로 분해되지 않은 상태로도 흡수된다. 신체가 이러한 단백질을 소변으로 배출하려고 하면, 이 단백질들이 신장을 막아 신장병과 신부전을 일으킨다. 면역계는 이렇게 된 신장을 '뚫기' 위해 염증과 자가 면역을 사용하여 더 많은 손상을 일으킨다.

주류 의학은 신장을 손상시키는 것이 단백질이라는 것을 알고 있으므로 단백질이 풍부한 음식을 줄이도록 권장한다. 그러나 이 방식으로 실제 문제인 손상된 장 벽을 해결하지 못한다. 또한, 신체를 가장 많이 손상시키며 소화되지 않는 단백질의 근원이 식물이라는 것을 이해해야 한다! 동물 단백질은 우리가 소화하기 훨씬 쉽고 인간의 생리와 훨씬 더 잘 맞는다.

갭스 도입 식단은 장 벽을 치유하여 우리가 음식의 단백질을 제대로 소화할 수 있도록 돕는다. 따라서 단백질이 흡수될 때 신장이나 신체의 다른 조직에 손상을 주지 않는다. 초기 단계에서는 장 벽을 더 빨리 치유하기 위해 살코기보다는 젤라틴이 많은 고기를 먹는 데 집중하자. 도입 식단을 완료한 후에는 최소 몇 년 동안 완전한 갭스 식단을 유지하길 바란다. 신장이 여전히 취약할 수 있기 때문에 평생 이 식단을 유지해야 할 수도 있다.

소금을 완전히 제외할 필요는 없지만 반드시 히말라야 암염이나 켈트 소금과 같이 가공되지 않은 천연 소금만 섭취해야 한다. 이것은 특히 신장이 민감한 사람들은 말할 것도 없고 누구든지 건강에 해로운 정제 소금이 가득한 가공 식품은 절대로 먹을 수 없다는 것을 의미한다. 신장은 소화되지 않은 단백질과 독소가 쌓이지 않는 한 재생과 치유 능력이 뛰어나다.

(38) 신장 결석

신장 결석은 신체가 미네랄을 제대로 처리하지 못하기 때문에 발생한다. 신장 결석을 유발하는 가장 중요한 첫 번째 원인은 식단에 동물성 지방이 부족하고 지용성 비타민, 특히 비타민 K2, D, A가 결핍되어 있는 것이다.[24] 이러한 비타민이 부족하면 신체는 칼슘을 제대로 이용할 수 없어 칼슘이 뼈와 치아로 이동하는 대신 연조직에 쌓인다. 그 결과 골다공증과 충치가 발생하고, 혈관과 뇌 구소가 석회화되고, 나른 곳의 손상이 유발되며, 신장과 간에서 결석을 형성된다.

결석 형성을 예방하려면 식단에서 동물성 지방을 충분히 섭취하는 것이 중요하다. 비타민 K2의 주요 공급원은 장내 미생물군으로, 장내 미생물들이 이 비타민을 생성한다.[25] 장내 미생물군이 비정상적인 사람은 일반적으로 이 비타민이 결핍되어 있다. 비타민 K2의 가장 좋은 식품 공급원은 고지방 발효 유제품(특히 숙성된 전통 치즈)과 낫또(전통 발효 콩)와 같은 발효 식품이다. 비타민 D는 햇볕을 쬐면 피부에서 생성하는 비타민이다. 비타민 D는 기름진 생선 및 햇빛 아래 목초지에서 자란 동물이라면 그에서 나오는 동물성 식품(달걀, 육류, 우유)에서도 얻을 수 있다. 비타민 A는 동물의 장기와 지방에서 섭취할 수 있다.

전 세계의 많은 사람들이 저지방 식단을 따르고 있으며, 이로 인해 신장 결석에 취약한 상태다. 또한 많은 사람들의 몸에서 비정상적인 장내 미생물로 인해 많은 독소가 생성된다. 이는 질소와 요산의 적절한 처리를 방해한다. 가장 흔한 결석은 옥살산 칼슘과 인산 칼슘으로 되어있지만 드물게 요산, 시스테인 및 기타 물질로 만들어진 결석도 있다. 모든 결석은 단백질, 지방 및 기타 유기 물질로 구성된 외피로 덮여 있다.[24]

신장 결석을 배출하는 것은 매우 고통스럽다. 이 과정에서 일반적으로 등이나 옆구리에서 통증을 느낀다. 환자는 메스꺼움, 열감, 불안감을 느낄 수 있다. 마그네슘 보충제를 복용하거나 엡솜염 용액(따뜻한 물 한 컵에 엡솜염 1작은 술을 녹인 것)을 마시거나 엡솜염으로 목욕을 하는 것이 도움이 될 수 있다. 이러한 요법은 경련 방지제 역할을 하는데, 의사가 경련 방지제를 처방할 수도 있다. 물과 허브차를 충분히 마시면 결석을 씻어내는 데 도움이 된다. 갓 짜낸 착즙도 급성기에는 매우 도움이 될 수 있다.

장기적으로는 체내 미네랄 대사를 정상화하는 것이 중요하며, 이를 위해서는 지용성 비타민과 동물성 지방을 충분히 섭취하는 것이 필요하다. 신장 결석 질환을 일으키는 드문 원인도 있지만, 대부분의 사람들은 갭스 식단을 지속하면 신장 결석이나 기타 신장 질환의 가능성을 완전히 없앨 수 있다. 갭스 식단으로 신체에 적절한 영양을 공급하고, 미네랄을 적절하게 처리하며, 음식을 제대로 소화하게 된다. 그러면 결석 생성을 유발하는 원인이 제거되고 신장 기능이 좋아진다.

(43) 알코올 중독

부디, **음식 중독** 챕터를 읽어보길 바란다. 알코올 중독은 어린 시절에 설탕과 기타 가공 탄수화물에 대한 중독으로 시작한다. 이 질병을 치료하려면 그 사람의 식단을 바꾸는 것부터 시작해야 한다! 의학적, 심리적, 영적 치료를 포함해 알코올 중독자를 돕는 다른 모든 방법은 부차적인 것이다. 이런 치료들은 장을 치유하고 음식 중독이 해결된 이후에 훨씬 더 빠른 효과를 보여줄 것이다. 알코올 중독자가 갑자기 술을 끊는 것은 위험할 수 있으며 대신 알코올 섭취를 점차 줄이면서 식단을 바꾸도록 노력하자.

알코올과 설탕 중독은 동전의 양면과 같다. 설탕과 알코올 중독을 극복하기 위해서는 지방, 그것도 많은 지방이 필요하다! 아침, 점심, 저녁 식사에 도움이 되는 동물성 지방을 많이 먹어야 한다. 알코올 중독자는 지방을 소화하는 데 어려움이 있을 수 있으므로 갭스 영양 프로토콜로 담즙 흐름을 개선하고 (**간과 폐** 챕터 참조), 장을 치유할 필요가 있다.

내 임상 경험에 따르면 식단을 철저히 따랐을 때 알코올 섭취를 중단하는 것은 식은 죽 먹기와 같이 쉬울 수 있다! 일단 '금주'에 성공하면 평생 갭스 식단을 유지해야 한다. 이 부분을 강조하는 이유는 설탕, 기타 가공 탄수화물, 알코올을 다시 섭취하면 그들의 몸은 언제든지 중독 상태로 되돌아 갈 수 있기 때문이다.

(44) 야뇨증, 방광염 및 기타 비뇨기 질환

비뇨생식기 문제 챕터를 읽어보길 바란다. 소변은 독소가 몸 밖으로 배출되는 방법 중 하나다. 비정상적인 장내 미생물군은 많은 독소를 생성하여 소변으로 배출한다. 이 독성 소변은 방광 내벽을 자극하고 저강도의 염증을 유발하여 만성 방광염의 증상을 나타나게 한다. 방광은 소량의 독성 소변에 의해 자극을 받으므로 자주 비워야 한다. 이 질환을 앓고 있는 어린이(또는 성인)가

깊은 잠에 빠져 있으면 깨지 않은 상태로 방광이 비워져 야뇨증이 발생할 수 있다. 다이 오프 증상은 체내 독소 수치를 증가시켜 결과적으로 소변의 독성이 더욱 강해져 문제를 악화시킨다.

갭스 프로토콜은 원인을 제거하기 때문에 장기적으로 이 문제를 해결할 수 있다. 그동안에는 물을 충분히 마시고 크랜베리와 만노스 mannose 보충제를 섭취하여 방광의 염증을 줄이는 등 상황을 개선하는 데 도움이 되는 조치를 취하자. 수제 케피어 또는 요거트를 매일 사타구니에 바르면 요도에 유익한 미생물들이 채워진다. 아이가 밤에 화장실에 가도록 훈련시키기 위해 야뇨증을 위해 개발한 다양한 기계식 알람이니 장비를 활용할 수 있다. 그러나 갭스 식단을 하면서 단순히 밤에 아이를 몇 번 깨워서 화장실에 데려가는 것만으로도 몇 주 안에 좋은 결과를 얻을 수 있다.

(45) 연쇄상구균 감염과 관련된 소아 자가 면역성 신경정신 질환 판다스 PANDAS

이 질병의 원인은 페니실린 계열 항생제에 의해 생성된 세포벽 결핍 형태의 연쇄 상구균일 가능성이 높다.[59] 이러한 스텔스 형태의 박테리아는 모든 주요 항생제에 내성이 있어 발견과 치료가 매우 어렵다. 그러나 우리가 몸이 건강하고 제 기능을 다할 수 있도록 돕는다면, 우리 몸은 이러한 박테리아에 대처하는 방법을 알게 된다. 갭스 영양 프로토콜은 소아 자가 면역성 신경정신 증후군 PANDAS/PANS 환자에게 도움이 되었다는 좋은 사례들이 있다. 이것은 매우 고통스러운 질환이지만 빠르고 완전하게 회복할 수도 있다. <갭스 스토리>라는 책에서 PANDAS에서 회복된 여러 사례를 볼 수 있다.[58]

다음의 사례는 이 질환이 어떤 것인지 보여줄 것이다.

공인 갭스 임상가인 샨티 코로 박사Dr Shantih Coro의 클리닉에서 판다스 PANDAS를 회복시킨 사례

쟈코모는 10살 때 부모님과 함께 코로 박사를 만나러 왔습니다. 그는 판다스 진단을 받고 항생제와 항정신병 약물을 복용하고 있었습니다. 의료 기록에 따르면 이 소년은 태어날 때부터 갭스 환자였습니다. 제왕절개로 태어나 한 달 동안만 모유를 먹고 이후 분유를 먹으며 자랐습니다. 그리고 귀와 호흡계 감염이 반복되어 유아기부터 항생제를 많이 복용했습니다.

1살 반 때 쟈코모는 열성 발작을 겪었고 이후 과잉 행동, 짜증, 편식을 보였습니다. 소발작, 소음과 냄새에 대한 과민증, 곤충에 대한 공포증도 생겼습니다. 눈 맞춤이 잘되지 않았으며 나중에는 눈과 혀를 움직이는 틱 장애가 나타났습니다. 부모는 이러한 증상들이 나이가 들면 사라질 것이라고 들었지만 5살 무렵, 쟈코모는 어느 날 아침 일어나 갑자기 이상한 요구를 하며 마치 누군가에게 고문을 당하는 듯 비명을 질렀습니다. 이 비명소리가 너무 커서 이웃들이 경찰에게 신고할 정도였죠!

여러 의사에게서 실망스러운 진료를 받은 후, 부모는 인터넷 검색을 통해 아들이 PANDAS를 앓고 있다는 것을 알게 되었고, 이 질환을 전문으로 치료하는 의사를 찾아갔습니다. 진단이 확정된 후 쟈코모는 항생제로 치료받기 시작했습니다. 항생제 치료로 눈 맞춤, 틱 증상, 그림 그리는 능력은 어느 정도 호전을 보였습니다. 그러나 여전히 쟈코모는 두려움, 주의력 결핍, 통제할 수 없는 분노와 공격성을 보였고 강박증으로 진단을 받았습니다. 아이는 비명과 울음발작을 자주 일으키며 모든 것을 두려워했습니다.

항정신병 약물이 항생제에 추가되었고, 쟈코모는 이를 계속 복용해야 했습니다. 점차 그는 옷을 입는 것조차 견디지 못하게 되어 알몸으로 집안을 돌아다녔습니다. 학교엔 갈 수 없었고 불안을 보이고 무관심해졌으며 극도로 편식을 하고 집 밖으로 나가려 하지 않았습니다. 절망적인 부모는 영양 치료를 받기로 결심하고 샨티 코로 박사를 찾아갔습니다.

쟈코모의 식단은 주로 피자, 파스타, 빵, 페이스트리 등으로 구성되어 있었으며, 지방이나 단백질은 거의 없고 채소나 과일도 먹지 않았습니다. 단 음식을 많이 섭취했고, 소화 문제가 매우 심각했습니다. 아이는 복통, 팽만감, 변비를 겪었으며, 변은 허연 색깔이었고 썩은 달걀과 같은 악취가 났습니다. 게다가 잠드는 데 어려움을 겪었고 악몽에 시달리기도 했습니다.

코로 박사가 갭스 식단을 제안했지만 부모는 잘 받아들이지 않았습니다. 전통적인 이탈리아 가족은 파스타와 빵이 없는 삶을 상상할 수 없었습니다. 그들은 이러한 음식을 끊지는 않고 그 양을 줄이려고 노력했고 쟈코모의 주의력, 배변 및 수면이 약간 개선되는 것을 경험했습니다. 그 후 코로 박사는 쟈코모와 단둘이 진지한 대화를 나눴고, 그 후 30일 동안 소년은 코로 박사의 권고를 엄격하게 따랐습니다. 그 결과 30일이 지난 후 쟈코모는 더 이상 틱 증상이 나타나지 않았고 모든 증상이 크게 개선되었습니다. 부모는 아들의 이러한 변화를 보고 매우 놀랐으며 음식이 이렇게 큰 영향을 미칠 수 있다는 사실을 믿을 수 없었습니다!

쟈코모는 6개월 동안 갭스 도입 식단을 유지했고, 그 후 완전한 갭스 식단을 따랐습니다. 그때까지 모든 증상은 60% 개선되었고, 3년 동안 집에만 있던 아이는 옷을 입기 시작했고, 학교에 다녔습니다. 쟈코모의 행동과 생활은 나이에 비해서도 거의 정상이 되었습니다.

갭스 식단을 시작한 지 9개월이 되었을 때, 쟈코모는 기생충을 배출하기 시작했습니다. 이는 3개월 동안 지속되었고 쟈코모의 증상도 일부 회복되었습니다. 쟈코모의 변에서 움직이는 기생충을 확인하고, 이를 샘플로 채취하여 실험실로 보냈지만 '아무것도 발견되지 않았다'는 결과를 받았습니다. 기생충이 더 이상 나오지 않았을 때 쟈코모는 복부 팽만감, 복통, 변 냄새, 과잉 행동이 완전히 사라지는 등 증상이 훨씬 더 호전되었습니다. 틱 증상, 두려움, 불안도 사라졌습니다. 그리고 아이의 집중력과 주의력도 크게 향상되어, 부모는 쟈코모를 일반 학교로 전학시켰습니다.

갭스 식단을 시작한 지 18개월 후, 쟈코모에게선 더 이상 증상이 전혀 나타나지 않았고, 판다스 진단이 철회되었으며 모든 약물을 끊었습니다. 아이는 점차 다른 음식을 식단에 천천히 도입할 수 있었습니다. 쟈코모는 건강한 어린 시절을 보냈고, 오늘날 건강한 청년이 되었습니다. 또 로마 의과대학에 입학하기 위해 시험을 준비하고 있으며 앞으로 그의 꿈은 신경과 전문의가 되어 판다스로 진단받은 아이들을 돕는 다학제간 협의 치료센터를 여는 것입니다.

(46) 연충을 포함한 기생충들 Parasites and worms

우리 모두의 몸에 살고있는 연충을 포함한 기생충들은 피할 수 없는 존재이다. 자연에서 연충을 포함한 기생충들의 역할에 대해서는 **독소와 기생충** 챕터를 읽어 보기 바란다. 일반적인 연충은 흥미로운 생애 주기를 가지고 있다. 알이 소화기관에서 부화한 후 유충은 장벽을 뚫고 온몸을 돌아다니며 여러 기관에서 각기 다른 발달 단계를 거친다.[60]

유충이 충분히 성숙하여 성충이 되면 목구멍 뒤쪽을 뚫고 폐까지 가거나 폐에서 목구멍으로 이동해 다시 삼켜진다. 상부 소화기관에 도달하면 짝짓기를 하여 새로운 알을 낳는다. 연구가 제한적이지만 결과에 따르면, 이 생물은 우리 몸의 장기를 돌아다니는 동안 주변 조직에서 다량의 독소를 축적한다.[61] 이들은 독소를 몸 안에 보관하고 있다가 생애 주기를 마치면 독소를 가지고 대변으로 배출된다. 따라서 이 유충과 성충은 우리 몸의 조직과 장기를 청소하여 깨끗하게 유지하는 작은 진공 청소기로 볼 수 있다. 신체가 건강하고 튼튼할 때는 기생충의 수가 적고 나머지 미생물 군집과 균형을 이룬다. 하지만 독성이 있는 몸에서는 기생충의 수가 너무 많아질 수 있다. 불행히도, 많은 현대 사회의 사람들은 체내 독성 부하가 크고, 그 결과 기생충 부하도 크다.

연충과 기생충이 과도하게 증식하면 아래와 같은 불쾌한 증상을 유발할 수 있다.

특히 밤에 발생하는 상복부 통증을 경험할 수 있다. 낮에는 많은 기생충이 소화기관 밖에서 시간을 보내다가, 한밤중에 장 안으로 다시 기어들어와 저녁 식사 잔여물을 먹는다.[60] 이로 인해 경련성 복통이 발생할 수 있으며, 보름이 다가오거나 이 기간 동안 더욱 심해질 수 있다. 이는 대부분의 기생충들이 소화기관 내에서 번식하는 시기이기 때문이다.

설사, 소장 및 대장의 과도한 가스 생성, 메스꺼움, 주기적인 구토 및 때로는 변비를 경험할 수 있다. 다시 말하지만, 보름달이 뜨는 즈음에는 증상이 더 심해질 수 있다.

너무 많은 유충들이 계속해서 장 벽을 통과하기 때문에 장 벽의 구멍이 많아져 새는 장이 될 수밖에 없다. 따라서 기생충이 많을 때는 손상된 장 벽을 치유하는 것도 어렵다.[62] 이로 인해 알레르기와 음식 과민증이 지속될 수 있다.

연충을 포함한 기생충들은 자체적으로 독소를 생성하여 두통, 주기적 발열, 관절통, 피부 발진, 이갈이, 반복적인 구토, 정신적 문제 등 여러 가지 불쾌한 증상을 유발할 수 있다.[63]

저체중 또는 체중 증가에 어려움을 겪을 수 있다. 기생충이 과도하게 증식하면 장내 음식물을 모두 섭취하여 영양실조에 걸릴 수 있다.[63]

유충이 짝짓기를 할 수 있을 정도로 성숙하면 폐에서 호흡 통로를 따라 이동하거나 목구멍 뒤쪽을 파고들어 다시 삼키게 된다.[60] 이 과정에서 자극적인 마른기침과 인두 통증을 유발할 수 있다. 이비인후과 전문의가 목 뒤쪽의 표면이 '울퉁불퉁'하고 약간의 염증이 있는 것을 확인할 수 있다.

연충을 포함한 기생충들이 다른 장기에 침입할 수 있으며, 이들은 장기별 증상을 일으킬 수 있다. 이러한 장기에 만성 염증을 일으키고 악성 및 양성 종양을 형성하는 데 관여할 수 있다.[63]

갭스 환자는 질병에서 회복하기 위해 종종 과도하게 번식한 연충을 포함한 기생충들을 처리해야 하는 경우가 많다. 그러나 이들을 공격하기 전에, 이 과정이 몸에 많은 혼란을 가져오고 추가적인 독소와 염증을 유발할 수 있다는 점을 이해해야 한다. 따라서 기생충 정화를 위해 적절한 준비가 필요하다!

첫째, 장이 대처할 수 있도록 장이 충분히 치유되어야 한다! 둘째, 해독 시스템을 복구해야 한다. 이 시스템이 작동하여 독소를 자연스럽게 제거하기 시작하면, 몸은 더 이상 기생충의 역할을 필요로 하지 않기 때문에 많은 연충을 포함한 기생충들을 더 쉽게 내보낼 것이다. 면역계가 기생충 사멸과 독성 방출에 대처할 수 있도록 균형을 재조정하고 강화해 주어야 한다.

따라서 갭스 영양 프로토콜에서 프로그램 초기에는 이러한 기생충들에게는 초점을 맞추지 않고 최소 6개월, 가급적이면 1년을 기다린다. 많은 사람들은 장을 치유하고 장내 미생물군을 재조정하는 것만으로도 기생충을 통제할 수 있지만 어떤 사람들은 초기에 건강이 상당히 개선된 후에도 치유 속도가 느려지고 일부 증상이 끈질기게 사라지지 않는 시점에 도달할 수 있다. 이 때가 바로 기생충을 제거해야 할 시기이며 갭스 영양 프로토콜을 시작한 후 1년 이상이 지난 때가 될 수 있다.

이러한 기생충을 효과적으로 처리하기 위해 고려해야 할 몇 가지 중요한 사항이 있다.

1. 몇 가지 예외를 제외하고는 의약품보다는 자연적인 방법을 사용하는 것이 가장 좋다. 그 이유는 기생충에는 갈고리, **발톱**, **빨판** 등이 있어 장 벽이니 신체의 다른 조직에 **부착**할 수 있기 때문이다.

   의약품은 일반적으로 기생충(성충 또는 특정 단계의 유충)을 죽이도록 개발되었다. 기생충의 사체는 조직과 장기에 오랫동안 머물면서 부패하여 다량의 독소를 생성할 뿐만 아니라 우리 몸의 조직에서 '빨아들인' 인위적인 독성을 다시 체내로 방출할 수 있다. 이러한 독소 방출은 여러 가지 불쾌한 증상과 주요 질환의 악화로 이어질 수 있다.

   일부 미세 기생충의 급성 감염에 도움이 될 수 있는 몇 가지 약물(예: 이버멕틴, 메트로니다졸, 프라지콴텔)이 있다. 그러나 만성 기생충 감염의 경우 천연 약초 요법을 사용하는 것이 가장 좋다. 왜 그럴까? 허브 및 기타 자연적인 방법은 기생충을 죽이는 것이 아니라 불편하게 만들기 위해 고안되었으므로 자발적으로 독소를 지닌 채 우리 몸을 떠나기 때문이다. 이를 위해서는 몇 달 동안 허브를 복용해야 한다.

2. 많은 허브 프로토콜은 두 달 동안 허브를 복용하고 한 달 동안 휴지기를 가진 후 다시 두 달 동안 복용하기를 권장한다. 왜 그럴까? 천연 약초든 주류 약물이든 모든 생애 주기의 기생충들을 죽일 수 있는 치료법은 세상에 없기 때문이다. 모든 치료법은 몇 가지 생애 주기만 다루기 때문에 항상 몸 어딘가에 유충이 남아있을 것이다. 치료가 끝나도 이 유충은 계속 성장할 것이다. 한 달 동안 치료를 중단하면 이 유충이 허브가 효과를 미칠 수 있을 만큼 성숙할 수 있다. 따라서 약초 치료의 전체 과정은 5~6개월이 걸릴 수 있다. 일부 갭스 환자의 경우 1년에 한 번 이 치료를 해야 한다.

   그리고 기생충 부하를 낮추기 위해 몇 년 동안 이 과정을 계속 반복해야 한다. 매 치료 과정마다 사람들은 고질적인 만성 증상이 사라지기 시작하면서 일반적으로 건강이 크게 개선되는 것을 경험한다. 우리는 이 기간 동안 식단을 엄격하게 계속 따르게 한다. 어느 시점에 이르면 우리 몸은 기생충이 나머지 미생물 군집과 균형을 유지할 수 있을 만큼 강해지므로 기생충 제거 과정을 반복할 필요가 없어진다.

3. 아름다운 지구의 모든 생명체는 달의 주기에 반응한다. 왜 그럴까? 우리 몸의 대부분은 물로 이루어져 있고 물은 달의 인력을 따르기 때문이다. 바다의 조수는 이 현상이 얼마나 강력한지 보여준다! 기생충은 보름달이 뜨기 전과 보름달이 뜨는 동안 활발하게 활동한다. 이때는 성충이 내장에 모여 짝짓기를 하고 알을 낳는 시기이다. 따라서 이때가 대부분의 기생충을 잡을 수 있는 시기이다! 보름달이 뜰 무렵부터 약초 요법을 시작해, 두 달간 진행한 후 다음 보름달이 지난 며칠 후에 마무리한다. 그 후 한 달간 휴식을 취한 뒤, 다시 보름달이 다가올 때부터 같은 방법으로 허브를 시작해 두 달간 지속한다. **장 관리** 챕터에서 설명한 대로 성인과 어린이를 위한 기생충 제거 관장은 몇 가지가 있다. 이러한 관장은 보름이 다가올 때와 보름달이 떠 있는 기간에도 시행해야 한다.

기생충을 없애는 데 어떤 허브를 사용할 수 있을까? 여기엔 매우 다양한 허브가 있다. 전 세계 모든 국가와 지역에는 수백 년에 걸친 경험을 통해 효과가 입증된 허브 컬렉션이 있다. 가장 일반적으로 사용되는 허브는 검은 호두 껍질, 탠시 Tansy, 정향, 쑥, 호박씨, 타임, 님 neem, 팔각, 샐비어 salvia, 에파조테 epazote, 바질, 골든씰 goldenseal, 베르베린, 매자나무 barberry, 파파야씨, 회향, 마늘, 양파, 오레가노, 카이엔 페퍼, 고추, 생강, 오이씨, 미모사 푸디카 mimosa pudica, 트리불러스 tribulus, 자몽씨, 패션 플라워 passion flower, 비단가 vidanga 및 올리브 잎이다.

이 목록에 모든 허브가 있는 것은 아니다. 여러분이 살고 있는 지역의 약초 요법을 조사하여 사용해 보라. 전 세계 모든 지역에는 고유한 기생충이 있다. 지역 주민들은 경험을 통해 해당 기생충에 가장 효과적인 허브 치료제를 지역에서 찾아냈을 가능성이 높다.

전통적으로 사람들은 허브 외에도 점토(다양한 종류), 규조토, 라임 나무(또는 다른 나무)의 재 및 기타 자연 요법을 사용했다. 시중에 판매되는 일부 구충제에는 이러한 성분이 포함되어 있다.

관장은 모든 기생충 치료 과정에서 중요하다. 약해지거나 죽은 기생충이 장에 남아있지 않도록 정기적으로 관장하는 것이 좋다. 관장제 중에서는 기생충을 제거하기 위해 특별히 고안된 제품도 있다. 예를 들어, 연충에는 마늘, 유칼립투스와 레몬 관장제를 사용하자. 관장에 대한 자세한 정보는 **장 관리** 챕터에서 확인하길 바란다.

전반적으로 기생충을 두려워할 필요는 없다. 이들은 장과 몸의 다른 곳에 존재하는 미생물 군집의 정상적인 일부다. 우리가 아무리 퇴치해도 기생충은 항상 다시 돌아온다! 기생충은 우리 몸에서 많은 유용한 역할을 수행하기 때문에 이를 완전히 박멸하는 것은 불가능하며, 그렇게 하고 싶지도 않다. 우리가 해야 할 일은 기생충이 나머지 장내 미생물군, 면역계 및 해독 시스템과 균형을 이루도록 하는 것이다.

(47) 유모 수유

임신과 모유 수유 준비를 빠짐없이 하더라도, 아기에게 충분한 양은 커녕 모유를 전혀 만들어 내지 못할 수도 있다. 여기에는 여러 가지 이유가 있을 수 있는데, 이런 일이 발생하면 현대 사회에서는 아기에게 분유를 먹인다.

시중에는 많은 브랜드가 있고 모든 회사가 자신의 분유가 최고라고 광고한다. 그러나 분유를 만드는 데 아무리 많은 노력을 기울여도 엄마가 직접 아기에게 먹이는 모유의 품질에 근접할 수는 없다! 왜 그럴까?

인간을 포함한 모든 동물의 모유는 살아있기 때문에 사실상 암컷의 흰색 혈액이나 마찬가지다. 모유는 살아 있으며 활성 면역 세포, 면역 복합체, 호르몬, 효소, 신경 전달물질, 단백질, 지방, 탄수화물, 비타민, 미네랄 및 기타 여러 물질이 포함되어 있다. 모유에 들어 있는 이러한 모든 분자와 물질은 아기에게 적합한 생화학 및 생체 물리학적 형태를 띠고 있으며, 서로 균형을 이루고 있다. 또한 모유는 프로바이오틱 식품으로, 아기가 정상적인 장내 미생물군을 발달시키는 데 필요한 프로바이오틱 미생물이 들어있다.[81]

우유를 가공하면 우유에 있는 살아있는 활성 면역 세포가 모두 죽고 호르몬, 효소, 신경전달 물질 및 기타 복잡한 분자의 구조가 변형되고 변질되며, 많은 분자가 파괴되는 등 손상을 입게 된다. 가공 우유는 많은 유익한 특성을 잃거나 심지어 해로울 수도 있다. 유아용 조제분유는 고도로 가공된 물질로, 엄마에게서 직접 나오는 모유에 결코 근접할 수 없다. 따라서 분유를 먹이는 것은 아기에게 최선이 아니다! 분유를 먹은 아기는 각종 질병에 더 취약하고, 일반적으로 모유를 먹은 아기보다 체질이 더 약하다는 증거가 많다.[82]

하지만 엄마가 아기에게 젖을 먹일 수 없다면 어떻게 해야 할까? 이 지구에서 여성들이 수천 년간 해왔던 것은 무엇일까? 수천 년 동안 인류는 분유 없이 살았다! 여성이 아프거나 더 심하게는 분만 중 사망한 경우, 가족들은 아기에게 젖을 먹이기 위해 무엇을 했을까? 사람들은 여러 여성이 동시에 아기를 낳는 가까운 공동체에 살곤 했다. 따라서 여성 중 한 명이 아기에게 젖을 먹일 수 없는 경우, 공동체의 다른 여성들이 대신 젖을 먹였다. 이 관습을 유모 수유라고 불렀는데, 우리는 이 관습을 다시 살려내야 한다!

따라서 모든 임산부에게 추천하는 방법은 산전 교실이나 지역 내 임산부들을 만날 수 있는 장소에 가보는 것이다. 그 여성들과 이야기를 나누고 모유 수유 그룹을 결성하자. 여러분 중 누군가가 아기를 출산하면 어떤 이유로든 모유 수유를 할 수 없는 사람들을 도울 수 있다. 모유 수유 중인 많은 여성들은 한 명 이상의 아기에게 먹일 수 있을 만큼 많은 양의 모유를 만들 수 있으며, 기꺼이 모유를 나눌 수 있다. 하루에 한 번만 모유 수유를 해도 분유를 먹이는 아기의 건강에 큰 도움이 된다! 아기를 직접 여성의 가슴에 물리는 것이 가장 좋다.

　모유를 짜서 젖병에 넣고 냉장고에 보관한 다음 다시 데우면 모유가 어느 정도 손상되어 아기에게 덜 유익하다. 그래도 이것이 그 어떠한 분유보다 훨씬 낫다! 우유를 데울 때 전자레인지를 사용하지 말고 전통적인 열원을 사용하자(전자레인지는 식품을 파괴하고 발암 물질로 변하게 한다).

　많은 엄마들이 다른 여성의 모유를 아기가 마셔도 안전한지 궁금해할 것이다. 건강한 우유는 건강한 여성으로부터 나온다! 아기에게 모유 수유를 대신 해주기로 선택한 여성이 건강한지 확인하자. 가장 좋은 지표는 그 여성의 아기의 건강이다. 아기가 건강하고 잘 자란다면 이 여성의 모유도 건강할 가능성이 높고 아기에게 많은 도움이 될 것이다. 미생물에 대해 걱정할 필요가 없다. 모든 동물의 살아있는 모유에는 프로바이오틱 미생물과 활성 면역 세포가 풍부하여 그 안에 들어온 병원성 미생물을 파괴한다. 그러나 분유의 죽은 우유는 병원균이 그 안에 들어갔을 때 성장하고 번성하기에 완벽한 매개체이다.

　모든 아기는 생후 첫 며칠 동안 초유를 섭취하는 것이 필수다. 초유는 출산 후 첫 2주 동안 산모가 분비하는 매우 영양가 높은 젖이다. 아기가 초유를 먹지 못했다면 출산 후 초유가 나오고 있는 여성을 찾기 위해 최선을 다하자. 신생아들은 엄마 젖에서 나는 초유를 먹는 양이 아주 적어서, 많은 양의 초유가 남아 다른 아기들과 공유할 수 있다. 아기가 습진, 산통, 천식, 알레르기 또는 기타 질병을 앓고 있다면 신선한 초유를 가능한 한 자주 먹이는 것만으로도 이러한 문제를 해결할 수 있다.

　현대 사회에서 점점 더 많은 아기들이 건강 문제로 고통받고 있다. 이미 앞에서 알레르기, 습진, 산통, 천식에 대해 언급했다. 그러나 제1형 당뇨병, 식품 단백질 유발 장염 증후군(FPIES), 발육부진, 학습 장애, 뇌전증 등 더 심각한 건강 문제도 증가하고 있다. 그런데 이러한 아기들 중 상당수가 모유만을 먹고 있다! 이것은 무엇을 의미할까?

엄마가 건강하지 않고 건강에 해로운 모유를 만들어내고 있다는 뜻이다. 나는 이러한 아기들 중 일부가 엄마의 모유대신 다른 건강한 유모를 찾았을 때 문제가 개선되고 회복하는 것을 보았다. 초유는 이러한 아기에게 특히 중요하다. 아기가 이유식을 시작할 나이가 되었다면, 아기를 위한 갭스 식단을 따르는 것이 중요하다(나의 첫 번째 갭스 책인 <발달장애 자연치료 식이요법 갭스 GAPS> **신생아** 챕터에 자세히 설명되어 있다).

책에 나온 대로 영아 식단을 실천하면 건강에 좋지 않은 모유가 나오는 엄마들이 모유 수유를 더 빨리 중단할 수 있다. 이 식단에 유모 수유를 보충한다면 아기가 회복할 수 있는 최상의 기회를 보장할 수 있을 것이다.

모유 수유는 아이를 키우는 기쁨 중 하나다! 멋진 경험이지만 어떤 이유로 모유 수유를 할 수 없다고 해서 절망할 필요는 없다. 아기를 위한 좋은 유모를 찾는 데 집중하자. 이렇게 하면 아기의 건강을 위해 최선을 다했다는 확신을 가질 수 있을 것이다.

서구 세계에서는 특히 최근에 이민 온 여성들의 이민자 커뮤니티에서 건강한 유모를 찾는 것이 더 쉽다는 것을 알게 되었다. 서구의 산업화 국가들은 사람들의 건강을 해치는 환경을 조성해 왔다. 보다 전통적인 생활 방식을 따르는 국가의 국민들은 전반적으로 건강이 더 좋으며, 여성들은 더 강하고 평균적으로 더 건강하게 임신하고 더 건강한 아기를 낳는다. 만약 당신이 살고 있는 지역에 전통적인 이민자 커뮤니티가 있다면 그곳에서 유모를 찾아보는 것도 좋다.

전통 사회에서 유모 수유는 여성들이 고품질의 모유를 생산할 수 있도록 식단과 건강을 돌보는 직업이었다. 우리는 이 직업을 되살려야 한다! 이렇게 하면 엄마가 모유 수유를 할 수 없는 아기들에게 시중 분유보다 훨씬 더 나은 해결책을 제공할 수 있을 것이다.

(48) 위장 문제

위는 우리가 삼킨 음식물이 소화계에서 잠시 머무르는(몇 시간에서 며칠까지도) 첫 번째 장소다. 따라서 삼킨 음식물에 문제가 있다면 위벽이 가장 먼저 그 대가를 치르게 된다. 위벽이 손상되면 염증이 발생하여 위염이 생긴다.

위염을 유발하는 원인은 여러 가지가 있지만, 의약품이 가장 흔하다.[69] 두통, 치통, 관절통 또는 기타 통증이 있을 때 복용하는 진통제가 위염의 가장 대표적인 원인이다. 항생제, 항우울제, 콜레스테롤 저하제, 혈압약 등 다른 약물도 장기간 자주 복용하면 위염을 일으킬 수 있다.

약물의 활성 성분뿐만 아니라 다른 많은 성분들도 위를 손상시킬 수 있다(포장에 있는 성분 목록을 보도록 하자). 이러한 독소 중 상당수는 위벽에 축적되고 수년 동안 남아서 만성 염증을 지속시킬 수 있다. 현대의 음식과 물은 농약, GMO, 향료, 방부제 및 기타 식품 첨가물 등 위장을 손상시키는 독소를 다량으로 함유하고 있다. 아말감 속에 들어있는 수은, 치약 및 구강 세정제(특히 불소 함유), 충전재의 화학물질, 치아를 씌우는 크라운 및 치과 의사가 입안에 넣는 기타 모든 것이 상당한 독성 화학 물질을 공급하며 위벽을 손상시킬 수 있다.[70] 흡연과 과도한 음주 또한 만성 위염을 유발하는 것으로 알려져 있다. 만성 스트레스와 부정적인 마음가짐도 이 문제의 원인이 될 수 있다.[69]

위벽에 염증이 생기고 아프면 인체는 위산 분비를 억제하여 위벽이 더 이상 손상되지 않고 궤양이 생기지 않도록 한다. 이러한 상태를 위산 저하증이라고 한다.[71] 위산은 병원성 미생물과 기생충의 자연적인 방어막이기 때문에 위산 저하는 문제가 된다. 위산이 충분히 분비되지 않으면 이러한 병원균이 위를 포함한 소화 기관 전체에서 과도하게 증식한다.

일반적으로 위는 극도로 산성인 환경 덕분에 소화기관 중 미생물이 가장 적은 곳이다. 위는 일반적으로 위 점막에 서식하며 건강과 기능을 유지하는 자연 상주 미생물들(주로 효모, 유산균, **헬리코박터 파일로리**)이 있다.[72] 그러나 저

위산증 환자의 경우 상주 미생물이 통제 불능 상태가 되어 모든 종류의 병원성, 기회성 세균과 진균이 위장에서 자란다. 이 분야에 대한 가장 많은 연구는 위암 환자를 대상으로 한 것인데, 이들 대부분은 위산 분비량이 낮은 것으로 나타났다.[73]

위산이 충분치 않은 위장에 서식하는 미생물들은 위암, 궤양 및 위염을 유발하는 데 매우 중요한 역할을 한다.[72,73] 이 미생물들은 탄수화물, 특히 가공된 탄수화물을 좋아한다. 산도가 낮은 위장에서 과도하게 증식한 미생물은 다양한 독소와 가스(이산화탄소 및 메탄 포함)를 생성하여 식이 탄수화물을 발효하기 시작한다. 축적된 가스는 과도한 트림을 유발하고, 독소는 위의 염증을 더욱 악화시켜 위염의 심각성을 증가시킨다.

이러한 미생물 독소 중 일부는 위 근육의 부분적 마비, 즉 위 마비를 유발하여 위 활동을 느리게 한다.[74] 이 질환을 앓고 있는 사람들은 음식물이 위장에 오랫동안 머물러 소화되지 않고 움직이지 않는다고 호소한다. 병원균이 위 상단의 괄약근 근육(일반적으로 위와 식도를 분리하고 음식물이 역류하지 못하도록 하는 둥근 근육) 주변에서 자라면 이 괄약근이 부분적으로 마비된다. 이로 인해 음식물이 식도로 역류하는 역류성 식도염이 발생한다.

위산 분비가 적더라도 역류한 음식물에는 약간의 산이 포함되어 있다. 음식물이 역류하면 식도 벽이 손상되고 전형적인 '가슴 화끈거림을 동반한 소화불량'이 유발되어 역류성 식도염이라는 일반적인 질환이 유발된다. 제산제는 일반적으로 가슴 화끈거림을 동반한 소화불량과 위-식도 역류에 처방되는데, 이는 당장의 증상을 완화할 수 있지만 장기적으로는 위산 분비를 더욱 감소시켜 전체 상황을 악화시킬 수 있다.

간과 췌장은 염증이 생긴 위벽을 손상으로부터 보호하기 위해 췌장액을 위장으로 펌핑하여 도움을 준다(그렇다, 췌장액은 장에서 '아래로만' 이동하는 것이 아니라 위로도 이동할 수 있다).[76] 췌장은 탄산음료의 중탄산염과 유사한 알칼리성 용액을 생성한다. 이 용액이 위산과 접촉하면 가스를 생성하는데 때로는 많은 양을 생성한다. 결과적으로 위염의 가장 흔한 증상 중 하나는 식사 후, 식간, 공복에 발생하는 잦은 트림이다.[75] 이 과정은 특히 한밤중에 활발해져 가스를 배출하기 위해 여러 번 깨므로 수면을 방해할 수 있다. 일부 가스는 인화성이 있어 배출 시 안면 홍조를 유발할 수 있으며, 이러한 안면 홍조는 모든 연령대(완경기뿐만 아니라 젊은 성인과 어린이도)에서 발생할 수 있다.

위산 분비가 적고 위장에 미생물이 과도하게 증식한 많은 사람들은 효모, 고세균 및 기타 미생물이 너무 많은 가스를 생성하기 때문에 트림과 복부 팽만감으로 고통받는다. 위는 횡격막으로 분리되어 심장 아래에 위치한다. 위장에 가스가 차면 심장을 부자연스러운 위치로 밀어 올려 비정상적인 심장 박동, 리듬 및 두근거림과 같은 심장 문제를 일으킬 수 있다. 이는 보통 운전 중이거나 복부가 확장될 공간이 많지 않은 자세로 앉아 있을 때 발생한다. 트림을 통해 가스를 방출하면 심장 증상을 멈출 수 있다. 트림이 자연스럽게 나오지 않는다면, 손가락으로 목 뒤쪽을 간지럽혀 구토 반사를 일으키면 가스를 배출하는 데 도움이 될 수 있다. 때로는 심장 문제로 고통받는 것보다 그렇게 하는 것이 더 낫다.

만성 위염의 또 다른 흔한 증상은 재발성 구토 증후군이다.[77] 위벽에 염증이 생기고 쓰릴 때 농약이 함유된 과일이나 채소, 염소나 불소가 함유된 물, 화학 물질이 가득한 정크 푸드 등의 음식이나 음료가 들어오면 신체는 구토 반사를 일으키고 위가 어느 정도 비워질 때까지 반복해서 구토를 하게 된다. 때때로 구토에 설사와 두통을 동반하는 경우가 있는데, 이는 신체가 독소를 배출하고 있기 때문이다. 이러한 구토 증상은 몇 주에서 몇 달에 한 번씩 발생할 수 있으며, 어떤 사람들에게는 더 자주 발생한다.

연충, 흡충 및 기타 소화기 계통에 거주하는 기생충의 활동이 이 상태에서 중요한 역할을 할 수 있다. 구토는 종종 이러한 생물의 생애 주기의 특정 단계(알을 낳고 유충으로 부화할 때 등)와 일치한다. 그들의 생애 주기는 달의 주기와 연결되어 있어 많은 사람들이 보름달이 뜨거나 보름이 다가올 때 기분이 나빠진다는 것을 알게 된다.

만성 위염이 있는 사람은 마치 배가 고픈 것처럼 착각하기 쉽게 위에서 모호한 속쓰림 느낌이 들 수 있다. 특히 초기 단계에 있는 많은 사람들은 배가 고프다고 생각하여 가능한 한 자주 식사를 한다. 이러한 '배고픔'을 즉각적으로 해소하기 위해 빵이나 기타 전분이 많은 음식을 먹는 경우가 많다. 그러나 장기적으로는 이러한 음식이 위장에 있는 병원균의 먹이가 되고 병원균이 더 많은 독소를 생성하여 염증을 유발하기 때문에 상황을 악화시킨다. 그래서 빵 한 덩어리를 거의 다 먹고 나면 곧바로 다시 '배고픔'을 느끼게 된다.

만성 위염이 있는 사람의 몸은 많은 음식을 견딜 수 없다. 커피, 초콜릿, 우유, 생과일과 채소, 견과류와 씨앗, 밀가루와 설탕, 향신료로 만든 모든 음식은 염증을 악화시키고 위염을 악화시킨다. 이를 방지하려면 치유 과정 동안은 많은 음식을 피해야 한다.

위산 분비를 확인하는 간단한 방법은 갓 조리한 비트 뿌리를 먹어보는 것이다. 이후 1~3일 동안 소변이나 대변 혹은 둘 다 붉어지면 위산 생성 능력이 떨어져 있을 가능성이 높다. 우리 몸은 비트 뿌리의 붉은 색소를 소화할 수 없어 소변과 대변으로 배출하기 때문이다.

내 경험상 위벽을 치유하고 위염을 영구적으로 치유하려면 갭스 도입 식단을 절저히 따르는 것이 필수이다. 고기 육수는 반드시 필요하다(양고기, 소고기, 가금류 및 사냥동물 고기). 많은 사람들이 특히 닭의 내장, 발, 몸통으로 만든 닭 육수가 진정 효과가 있다고 한다. 고기 육수와 섬유질이 적은 채소(당근, 양파, 겨울 호박 또는 애호박/주키니)로 만든 수프는 영양을 공급하고 치유하는 데 도움이 된다. 홈메이드 유청과 케퍼어는 대부분 사람들에게 필수이므로 고기 육수를 마실 때마다 약간씩 첨가하자. 많은 성인은 처음부터 양질의 프로바이오틱스를 섭취하는 것이 매우 도움이 된다고 한다.

식사 사이에 진정 효과가 있는 차(생강, 민트, 카렌듈라)를 마시는 것도 도움이 된다. 위장에서 느껴지는 타는 듯한 느낌이 가라앉으면 매일 갭스 쉐이크를 섭취하는 것이 좋다. 갭스 쉐이크는 위장이 치유되는 것을 방해하는 저장된 독소를 제거하는 데 도움이 된다. 또한 담석을 배출하고 간 기능을 개선하는 데에도 도움이 된다. 간 기능에 도움 되는 작용 중 하나는 담즙 생산과 지방 소화인데, 많은 위염 환자가 어려움을 느끼는 기능이다. 따라서 지방은 점차적으로 섭취해야 하며, 개인의 소화 능력에 맞추는 것이 중요하다. 동물성 지방을 섭취하는 것은 치유 과정에 반드시 필요하지만 이를 소화할 수 있어야 한다.

위를 치유하려면 어떤 종류의 독소가 위장에 들어오는지 살펴봐야 한다. 입안에 독소가 흘러나올 수 있는 치과 재료(특히 아말감 충전물)가 있는가? 불소 및 기타 독소가 가득한 일반 치약이나 구강 청결제를 사용하고 있는가? 염소, 농약, 의약품 및 기타 독성 물질을 포함한 일반 수돗물을 여과하지 않고 마시고 있는가? 의약품을 복용하고 있는가? 이러한 독소들이 계속 위장으로 들어오는 한 치유는 불가능하다. 그러므로 이런 것들을 생활에서 제외하는 조치를 취해야 한다.

만성 위염 치료는 몇 주에서 몇 년이 걸릴 수 있지만 반드시 해야 한다. 현대 사회의 많은 사람이 만성 위염을 앓고 있으면서도 이를 '정상'이라고 생각하여 제산제나 기타 소화제 등을 복용하고 있다. 이러한 상황이 계속 지속되면 위궤양과 위암이 발생하고 나머지 소화 기관에 문제가 생길 수 있다.

전체 소화 과정이 실제로 위장에서 시작되기 때문에 만성 위염이 있으면 음식을 제대로 소화할 수 없다. 결과적으로 음식이 제대로 소화되지 않고 부분적으로 소화된 상태로 흡수되어 음식 알레르기와 과민증을 유발해 사람들이 고통받는다. 염증이 있는 위는 자연적인 산성 장 벽을 만들어내지 못하므로 병원균이 소화 시스템 전체에서 과도하게 증식하여 여러 가지 갭스 증상을 유발한다. 장내 세균이 과도하게 증식하면 소장 세균 과증식증(SIBO) 진단을 받을 수 있다.

위산 분비량이 적은 사람은 식사를 시작할 때 위산 보충제를 복용하는 것이 도움이 된다. 펩신이 함유된 베타인 HCL 또는 펩신이 함유된 HCL이다. 대부분의 사람들, 특히 어린이의 경우 발효 채소(특히 발효 양배추)를 섭취하는 것이 좋다. 매 식사마다 또는 식사를 시작할 때 소량씩 섭취하면 자연스럽게 위산 분비를 촉진하는 데 도움이 된다. 식사를 시작할 때 신선한 양배추샐러드를 조금 먹는 것도 도움이 될 수 있다. 이 주제를 더 자세히 이해하려면 **소화 효소** 챕터를 읽어보길 바란다.

(52) 천식 및 기타 폐질환

폐질환이 어떻게, 왜 발생하는지 이해하려면 **간과 폐** 챕터를 참조하길 바란다. 완전한 갭스 식단에서 시작할 수도 있지만, 어느 시점에서는 갭스 도입 식단을 진행하는 것이 큰 도움이 될 것이며 장 벽과 폐의 더 깊은 치유를 이끌어 낼 것이다

처음부터 도입 식단을 할 준비가 된 사람은 도입 식단부터 시작해야 한다. 도입 식단을 완료하면 좀 더 완전한 갭스 식단으로 전환하여 수년 동안 지킨다. 완전히 회복되면, 식단에서 금지된 음식을 가끔 섭취해도 천식이나 다른 폐질환이 재발하지 않는 것을 알게 될 것이다.

폐는 동물성 지방, 특히 생지방 raw fat 을 좋아한다! 따라서 기침이나 만성 폐질환을 앓고 있다면 매일 살로(라르도:베이컨보다 지방이 더 많음)를 섭취하고 식단에 동물성 지방을 충분히 추가해야 한다. 살로 레시피는 **우리가 먹어야 할 음식과 그 이유, 몇 가지 레시피** 챕터의 몇 가지 레시피에서 확인할 수 있다.

(53) 체취 문제

소화기관에 있는 병원성 미생물은 독소를 생성하며, 그중 많은 부분이 가스 형태로 몸 밖으로 배출된다. 이러한 가스는 미생물 휘발성 유기 화합물 MVOC, Microbial Volatile Organic Compounds 이라고 하며 불쾌한 냄새가 난다.[9] 여기에는 알코올, 알데하이드, 케톤, 아민, 방향족 탄화수소, 염화 탄화수소, 테르펜 및 유황 기반 화합물이 포함된다.

많은 MVOC가 연구되었으며, 이들이 많은 세균 및 곰팡이 집단에 의해 생성된다는 것이 입증되었다. 이것이 소화기관을 통해 혈액과 림프에 흡수되어 몸 전체에 퍼지며 손상을 일으킨다. 우리 몸은 이 독소를 제거하려고 노력하며, 대부분은 땀과 호흡을 통해 배출되어 강력하고 종종 불쾌한 냄새가 나는 것이다.

이는 갭스 영양 프로토콜을 시작하는 시점이나 후반의 다이 오프 기간에 나타날 수 있다. 다이 오프는 일시적인 상황이지만, 다이 오프가 진행되는 동안에는 체취 또는 입냄새(아무리 자주 씻거나 양치질을 해도)가 불쾌할 수 있다. 이를 본인이 인지할 때도 있지만 그렇지 않을 때도 있다. 안타깝게도 이런 냄새는 항상 주변 사람들이 먼저 알아차리기 때문에 사회 생활에 불편을 유발하기도 한다. 탈취제는 일반적으로 큰 도움이 되지 않으며, 독성 화학물질이 포함되어 있어 체내 독소 수치를 높일 수 있기 때문에 오히려 주의가 필요하다.

당신이 해야 할 일은 장내 미생물군을 바꾸는 것이다. 이러한 병원균을 통제해야 하며, 갭스 식단이 이를 도와줄 것이다. 가능한 한 빨리 케피어를 식단에 도입하자(비살균 유기농 우유에 살아있는 케피어 알갱이를 넣어 만듦). 내 임상 경험에 따르면 케피어는 체취 제거에 특히 강력한 효과가 있다. 케피어는 냄새 나는 화학 물질을 생성하는 미생물을 제어한다. 아침 일찍(위가 비어 있을 때) 케피어를 마시거나 갭스 '쉐이크'에 케피어를 첨가하면 어떤 사람들은 며칠 만에 체취가 사라지기도 한다!

콤부차뿐만 아니라 다른 발효 식품도 도움이 될 수 있다. 그러나 가장 중요한 것은 장내 병원균의 먹이가 되어 '냄새나는' 화학 물질로 전환되는 가공 식품을 안 먹는 것이다.

기존의 데오도란트 대신 신선한 레몬주스를 활용하자. 레몬을 반으로 잘라 그 즙을 손에 묻혀 매일 겨드랑이에 바른다. 레몬주스는 피부의 곰팡이 및 기타 미생물의 성장을 억제한다. 입냄새를 없애려면 하루에 여러 번 올리브 오일로 이를 닦고 하루에 한 번은 소량의 베이킹 소다로 양치질을 한다. 올리브 오일이나 기타 냉압착한 고품질 오일로 오일 풀링을 하는 것도 도움이 된다. 오일을 입에 넣고 15~20분간 우물거리다가 뱉어내고 입안을 헹군다. 이 아유르베다식 오일 풀링은 입안을 해독하는 것으로 알려져 있다.[10]

(54) 췌장 문제

췌장은 핵심적인 소화 기관이다.[53] 췌장은 하루에 약 1.5L의 알칼리성 췌장액을 생성하며, 췌장액은 음식물을 분해하는 데 필요한 효소로 가득하다. 췌장 효소는 비활성 형태(자이모겐 또는 프로엔자임이라고 함)로 십이지장으로 분비된다. 십이지장 벽을 감싸고 있는 세포는 융모 경계 효소를 생성한다. 이러한 효소 중 하나는 엔테로펩티다아제(또는 엔테로키나아제)로, 췌장액을 활성화하여 음식물 소화를 시작하게 한다.[53] 장내 미생물군이 비정상인 사람의 경우, 십이지장 벽은 일반적으로 엔테로펩티다아제를 포함한 융모 경계 효소를 충분히 생산할 수 없다. 그 결과 췌장액이 완전히 활성화되지 않을 수 있다.

소화 효소 챕터에서 췌장 결석에 대해 이야기했다. 췌장 결석은 위산 부족으로 인해 발생하는 경우가 많다. 위가 충분히 위산을 생산하지 못하면 췌장은 충분한 알칼리성 용액을 생산하지 못하기 때문에 췌관에 단백질이 침전되고 췌장 결석이 형성되어 관을 막게 된다.[54] 막힌 뒤에 쌓이는 강력한 효소는 췌장을 손상시켜 급성 또는 만성 췌장염, 췌장기능 부전 및 췌장암으로 이어질 수 있다.[55] 췌장 조직이 손상되면 췌장에서 충분한 인슐린을 생산하지 못해 당뇨병(제1형 및 제2형 모두)이 발생할 수 있다.

췌장에는 췌관에 서식하는 자체 미생물 군집이 있다.[56] 알칼리성 소화액은 이 군집이 일정한 구성을 갖도록 해준다. 췌장에서 충분한 중탄산염 소화액이 생성되지 않으면 이 미생물 군집에 변화가 생겨 모든 종류의 병원성 미생물, 기생충이 췌장 내부로 들어가 이 기관에 감염이나 암을 유발할 수 있다.

췌장을 회복하기 위해서는 전체 소화 시스템을 치유하는 것이 필수이며, 위의 산도 문제를 가장 먼저 해결해야 한다. 적절한 위의 산도는 췌장이 충분한 중탄산염을 생성하여 정상적인 건강한 췌장액을 만들기 위해 필수적이다. 이 췌장액이 없으면 췌장은 기생충이나 감염, 결석이나 기타 질병을 유발하는 요소로부터 스스로를 보호할 수 없다. 그러면 장기의 기능이 정체되어 건강하지 않은 상태가 된다!

중탄산염이 부족하면 췌장의 pH가 더 산성화되어 칸디다와 같은 곰팡이의 성장을 촉진할 수 있다. 곰팡이의 성장은 췌장암을 포함한 암 형성의 주요 요인이며, 뿐만 아니라 췌장관이 막혀서 췌장 효소가 배출되지 못하면 췌장 조직이 손상된다. 손상된 조직에는 미생물이 자라기 때문에 곰팡이가 생길 수밖에 없다.

췌장은 말초 신경이 매우 복잡하게 얽혀있는 복강신경총에 가까운 복부 깊숙이 숨겨져 있다. 그렇기 때문에 췌장에 건강하지 않은 상황이 발생하면 통증이 발생하고 통증이 등으로 퍼져 복부의 다른 부위로 퍼질 수 있다. 통증은 매우 심할 수 있으며 일반적으로 식사를 하면 악화된다. 급성 췌장염이 발생하면 메스꺼움과 구토가 발생하고 고열이 나며 전반적으로 불편감을 느낄 수 있다. 만성 췌장염에서는 지방이 제대로 소화되지 않기 때문에 대변에 지방이 섞인 설사(지방성 설사)가 흔하게 나타난다.[55]

췌장에서 분비되는 알칼리성 소화액은 소장에서 음식물을 적절히 소화하는 데 필수이다. 위 산도가 낮은 사람은 췌장액이 잘 나오지 않는다. 이런 경우, 소화계가 췌장의 도움없이 음식을 소화해야 한다는 것을 의미하며, 이는 불가능하다. 이 질환을 가진 사람들에게선 체중 감소, 빈혈, 성장 장애 등 영양소 흡수 장애와 결핍이 발생한다. 많은 셀리악병 환자들은 다른 소화 장애를 가진 사람들과 마찬가지로 다양한 정도의 같은 문제를 가지고 있다. 소화되지 않은 음식물이 장을 통과하면서 미생물의 먹이가 되어 장내 병원성 미생물들이 과하게 증식한다.

간과 폐 챕터에서 담석에 관한 것과 담석을 부드럽고 안전하게 배출하는 방법에 대해 이야기했다. 내 임상 경험에 따르면 이 방법은 췌장에서 결석을 배출하고 췌장액의 흐름을 개선하는 데에도 도움이 된다. 갭스 쉐이크와 커피 관장도 효과가 있지만, 문제를 완전히 해결하는 데는 시간이 걸릴 수 있다.

모든 췌장 질환은 갭스 식단을 따르는 것이 필수다. 문제가 심각하다면 갭스 도입 식단의 첫 번째와 두 번째 단계를 따르는 것이 좋다. 증상이 가장 심한 날에는 도입 식단을 시작하기 전에 갭스 액상 단식을 하는 것이 도움이 될 수 있다. 갭스 액상 단식에서는 직접 만든 고기 육수, 유청, 착즙, 발효 야채의 소금물, 따뜻한 물, 허브차만 마신다. 통증이 가라앉은 후에는 갭스 도입 식단을 시작할 수 있을 것이다.

통증 완화 및 결석 제거를 위해 매일 커피 관장을 해보자. 급성 췌장염이 있을 때는 위산 분비 촉진제를 사용하지 않는 것이 좋다! 대신 소량의 소금에 절인 양배추즙, 모듬 야채 발효액, 발효 야채의 소금물, 신선한 양배추 착즙을 섭취해서 위산 생성을 자극하자. 쓴 맛의 천연 허브도 사용할 수 있다.

급성기가 끝날 때 도입 식단의 나머지 단계를 따르고 완전한 갭스 식단으로 넘어갈 수 있다. 완전한 갭스 식단 중 필요한 경우 위산 분비를 촉진하는 보충제를 사용할 수 있다.

흥미로운 사실이 있다. 인간의 췌장에서 비타민 K2가 가장 높은 농도로 발견되었다![57] 자연은 정당한 이유 없이는 어떠한 일도 하지 않는다. 췌장에는 분명히 많은 양의 비타민 K2가 필요하다. 따라서 발효 대구 간유, 고품질의 에뮤 오일, 기버터(비타민 K2와 다른 지용성 비타민, 특히 비타민 D와 A가 풍부함)을 보충하면 급성 또는 만성 췌장 질환이 있는 사람에게 큰 도움이 될 수 있다. 이러한 보충제는 급성 췌장염에 권장할 수 있는 유일한 보충제다. 지방을 먹는 것이 익숙하지 않은 초기엔 이 오일을 복부에 문지르고 수건으로 피부를 덮은 다음 뜨거운 물주머니를 그 위에 올려놓는다. 매일 이렇게 하면 췌장 치유에 필수적인 일정량의 지용성 비타민을 신체에 공급할 수 있다.

이러한 오일을 보충하는 또 다른 효과적인 방법은 관장을 할 때 함께 공급하는 방법도 있다. 좋은 소식은 췌장이 놀라운 재생 능력을 가지고 있다는 것이다! 췌장의 치유를 돕기 위한 올바른 조치를 취하기 위해서는 무슨 일이 일어나고 있는지 이해하는 것이 중요하다. 췌장은 전체 소화 시스템의 일부인 팀 플레이어다. 장 전체를 치유하지 않고 췌장을 치유할 수는 없다!

(55) 콜라겐 장애(모든 관절염, 류마티스 관절염, 전신성 홍반성 루푸스, 전신 경화증, 엘러스 단로스 증후군, 알포트 증후군 및 기타)

면역계 챕터에서 **콜라겐 장애**에 대해 읽어보기 바란다. 이러한 장애를 가진 사람들은 평생 완전한 갭스 식단을 유지할 준비를 해야한다. 완전한 갭스 식단부터 시작할 수 있지만, 어느 시점에서 갭스 도입 식단을 하는 것이 매우 유익하다. 콜라겐 장애를 가진 많은 사람들은 증상의 정도와 질병의 심각성에 따라 도입 단계를 여러 번 거쳐야 한다.

새롭고 건강한 결합 조직을 형성하는 콜라겐을 만들기 위해 신체에 충분한 콜라겐 구성 요소를 제공하는 것이 매우 중요하다. 콜라겐은 관절, 뼈, 근육, 혈관, 말초 신경계, 근막 및 기타 장기의 주요 부분을 구성하며 콜라겐 질환이 생기면 영향을 받는다. 동물의 관절, 피부, 머리, 꼬리, 내장, 발은 우리 몸과 매우 유사한 분자로 이루어져 있으며 콜라겐과 기타 필수 단백질이 풍부하게 들어있다. 따라서 콜라겐 장애가 있는 사람은 이러한 부위로 만든 음식을 자주 섭취하는 것이 중요하다. 젤라틴이 함유된 육수, 수프, 스튜, 내장육 및 동물성 지방은 이 사람들에게 진정한 약이다.

(56) 크론병 및 궤양성 대장염

갭스 영양 프로토콜로 이러한 질환을 겪는 환자의 회복을 돕는 데 효과가 있다는 사례들이 있다. 식물 배제 갭스 식단과 갭스 도입 식단을 공부해 보길 바란다. 이러한 프로토콜을 따르는 것은 회복에 꼭 필요하다. 회복 속도가 느릴 수 있으므로 이에 대비하는 것이 중요하다.

이 문제를 가진 대부분의 사람들은 주류 의학에서 처방한 약물을 복용하고 있다. 약물은 갑자기 끊어서는 안 되며, 증상이 개선되기 시작하면 서서히 끊어야 한다. 환자가 갭스 식단을 평생 유지해야 한다는 것을 이해하는 것이 중요하다. 특히 컨디션이 좋은 시기에는 약간의 융통성 있게 치팅데이를 가질 순 있지만, 대부분의 시간 동안 엄격하게 식단을 지켜야 한다. 따라서 올바른 방법으로 요리하는 법을 배우면서 식단을 제대로 실행하는 데 시간을 투자하자.

전 세계에는 크론병과 궤양성 대장염에서 완전히 회복되어 건강한 삶을 살고 있는 사람들이 많이 있다. <갭스 스토리> 책과 온라인에서 몇몇 사례를 찾아볼 수 있다.[13]

(57) 탈모증

모든 모발은 자체적인 혈액과 신경 공급, 림프계가 있는 모근에서 자란다. 모발은 미네랄과 미량 원소와 같은 필수 영양소를 저장하는 곳인 동시에 독소를 저장하는 곳이기도 하다.[1] 모근에 독소가 쌓이면 면역계의 관심을 끌게 되고, 면역계는 염증과 자가 면역 기전을 사용하여 해당 부위를 청소하려고 시도한다.

탈모증(탈모)은 모근의 손상으로 인해 발생한다. 이는 자가 면역 질환으로 간주되며 류마티스 관절염, 셀리악병 및 제1형 당뇨병과 같은 다른 자가 면역 질환과 관련이 있다.[2] 모든 자가 면역은 장에서 시작되며, 갭스 영양 프로토콜로 탈모증을 회복하는 데 도움이 되는 좋은 사례들이 있다. **면역계** 챕터에서 자가 면역에 대해 자세히 읽어보기 바란다.

자가 면역 질환을 치유하는 데는 시간이 걸린다. 장내 미생물군을 회복하고 장을 치유하며 면역계의 균형을 다시 맞춰야 한다. 그동안에는 모든 인공 화학 물질과 피부와 두피가 접촉하는 것을 피하는 것이 필수다. 샴푸, 샤워젤 또는 비누, 헤어 컨디셔너 또는 기타 화학 성분을 사용해서는 안 된다. 식용 가능한 천연 제품만 피부와 두피에 사용할 수 있다. 날달걀 노른자, 허브차 또는 수돗물로 머리를 감을 수 있다. 바닷물과 마찬가지로 자연 호수나 강에서 머리를 감는 것은 치료 효과가 있다(오직 물만 사용). 수제 케피어를 두피 (또는 탈모증이 있는 다른 피부 부위) 전체에 정기적으로 바르면 피부에 유익한 미생물이 채워지고 독성을 제거하는 데 도움이 된다. 날달걀 노른자로 머리를 감기 전에 케피어를 두피에 10~15분간 문지른다. 홍차나 녹차 또는 홈메이드 허브차로 헹군다. 백단 sandalwood, 라벤더, 로즈마리, 백리향 오일과 차 등 탈모 환자에게 도움이 되는 것으로 알려진 허브 요법이 있다.[2] 독성이 제거되고 자가 면역 공격이 가라앉으면 모근이 많이 회복되고 모발이 다시 자라게 된다.

(58) 탈수초성 질환(다발성 경화증, 신경병증, 백질 이영양증, 척수병증, 샤르코마리투스병, 길랑바레 증후군 등)

미엘린(수초)은 신경계에서 신경 섬유를 둘러싸고 있는 지방 절연층이다.³⁷ 미엘린은 희소돌기 아교세포 oligodendrocyte 라고 하는 매우 특수한 세포가 만들어낸다. 이 세포는 긴 '팔'을 뻗어 신경 섬유를 여러 번 감싸서, 여러 층의 미엘린을 만든다. 이 '팔'은 기본적으로 두 층의 세포막으로 이루어져 있으며 그 사이에 약간의 세포질이 있다. 따라서 사실상 미엘린은 여러 층의 세포막으로 이루어져 있다.

세포막은 무엇으로 구성되어 있을까? 세포막은 대부분 지방과 콜레스테롤로 이루어져 있어 지용성 물질이 쉽게 침투할 수 있다. 안타깝게도 비정상적인 장내 미생물들이 생성하는 많은 독소와 현대 환경의 독소(독성 금속, 치과용 재료, 농약 및 의약품)는 지용성이어서 미엘린에 축적될 수 있다.

형광 현미경 연구는 희소돌기 아교세포의 세포막에서 독성 금속이 축적된 흔적을 보여준다.³⁸ 이러한 독성 금속은 미엘린 내 단백질의 위치와 모양을 변화시켜 면역계가 '이물질'로 인식하게 만든다. 면역계는 염증, 자가 면역 및 기타 기전을 사용하여 미엘린의 오염된 부분을 청소하려고 한다. 미엘린은 신경계를 보호하고 절연하며 영양을 공급하는 역할을 한다. 미엘린이 손상되어 제대로 보호받지 못한 신경 섬유와 세포도 손상되어 다양한 정도의 마비, 감각 둔감 또는 비정상적인 감각, 근육 기능 및 협응 장애, 시력 및 안구 운동 문제, 청각 및 언어 문제, 요실금, 피로 및 정신 퇴화를 유발한다.³⁹

우리의 신경계는 전기 신호에 의해 조절되며 이는 온도에 따라 달라진다. 체온이 상승하면 미엘린이 손상된 신경 섬유는 신경전달이 짧은 회로만 감당하게 되고 또한 이러한 신경을 따라 전달되었던 정상적인 전기 전도가 느려지거나 아예 멈출 수 있다. 이것이 바로 탈수초성 장애 환자들이 더운 날씨에 증상이 악화되고, 추운 날씨에 더 잘 활동하는 이유다.⁴⁰ 내 경험에 따르면 자폐증, 조현병, 기타 중증 정신 질환 및 많은 자가 면역 질환을 앓고 있는 사람들은 열에 민감하며, 이는 미엘린이 공격받고 있다는 것을 나타낸다.

수은, 금, 팔라듐, 납, 티타늄, 니켈, 알루미늄 등 독성 금속이 탈수초성 장애(특히 다발성 경화증, MS)의 발병에 중요한 역할을 한다는 증거가 점점 더 많이 쌓이고 있다.[41] 체내 독성 금속의 주요 공급원은 치과 치료이며, 다발성 경화증 환자는 평균적으로 일반인보다 충치가 더 많아 치과 치료도 더 많이 받는 것으로 밝혀졌다.[42] 아말감 및 기타 치과 재료에서 수은뿐만 아니라 다른 많은 독소가 체내로 유입될 수 있다. 전문 치과의가 아말감 충전재를 조심스럽게 제거하면 일부 다발성 경화증을 치유할 수 있는 것으로 알려져 있다.[36,42] 그러나 안타깝게도 아말감을 안전하게 제거하는 훈련을 받지 않은 일반 치과 의사가 대부분의 시술을 하므로 아말감 제거 과정에서 다량의 수은이 체내로 방출된다. 결과적으로 기존에 가지고 있는 아말감을 훈련받지 않은 일반 의사가 제거하는 것은 탈수초성 장애의 주요 원인 중 하나다.[43]

우리 몸에 독성 금속의 또 다른 주요 공급원은 색조 화장품, 염색약 및 메이크업 제품이다.[44] 이것이 여성이 남성보다 다발성 경화증에 걸릴 가능성이 2~3배 더 높은 이유를 설명할 수 있을 것이다. 개인위생 용품에 들어 있는 화학 물질은 피부, 두피 및 점막을 통해 매우 효과적으로 흡수되며, 체내에서 순환되다가 지방 조직에 저장된다. 다발성 경화증 및 기타 탈수초성 장애는 어린이들 사이에서 점점 더 흔해지고 있다.[45] 이러한 어린이들 중 다수는 임신 중 산모로부터 독성 물질을 많이 받고 태어나며, 백신(특히 알루미늄)과 환경으로부터 들어오는 독소를 몸에 축적한다.

가공식품은 신체를 손상시키는 또 다른 주요 화학물질의 공급원이다. 이러한 독성 화학물질 중 하나는 설탕을 인공 감미료인 아스파탐(아세설팜)으로 대체한 무설탕 청량음료에서 비롯된다. 적어도 10년 전부터 이런 물질은 다발성 경화증 및 기타 퇴행성 질환과 관련이 있는 것으로 밝혀졌다.[46]

연구자들은 다발성 경화증 환자의 장내 미생물군에 아시네토박터 Acinetobacter 와 아커만시아 박테리아 Akkermansia 가 과도하게 증식하는 비정상적인 군집을 발견하여, 다발성 경화증이 장에서 비롯한다는 결론을 내렸다.[47] 다발성 경화증 및 기타 탈수초성 장애 환자에서 전신성 만성 감염이 발견되어 왔다. 발견된 것은 클로스트리듐 퍼프린젠스 B형 Clostridium perfringens type B, 엡스타인–바 바이러스 Epstein-Barr virus, 인간 헤르페스 바이러스 6 Human herpes virus 6, 인간 내인성 레트로바이러스 Human endogenous retroviruses, 라임 보렐리아 복합체 Lyme Borrelia complex, 클라미도필라 뉴모니아 Chlamydophila pneumoniae, 열충격 단백질 60(프리온) 및 연충의 유충이었다.[48]

2016년 미국의 병리학자 앨런 맥도날드 Alan MacDonald 와 그의 팀은 다발성 경화증 환자의 척수액에서 이동하는 연충을 발견하였다.[49] 그들은 '뇌에 연충이 없는 다발성 경화증 사례를 한 번도 발견하지 못했다'면서 이 연충이 다발성 경화증 발병의 중요한 원인이라고 확신한다고 했다. 인간이 만든 독소로 오염된 곳에는 항상 미생물과 기생충이 존재한다. 이 주제에 대한 자세한 내용은 **독소와 기생충** 챕터에서 읽어보길 바란다.

다발성 경화증 및 기타 탈수초성 장애는 갭스 질환이다. 이 환자들의 장벽은 항상 손상되어 있어 소화되지 않은 음식과 독소를 흡수하고 있다. 환자들의 면역계의 균형이 깨져서 전신에서 염증과 자가 면역 상황이 발생한다 (**면역계** 챕터 참조). 해독 시스템이 무너지고 독소를 처리하지 못하여 체내에 독소가 축적된다.

이러한 환자들은 갭스 영양 프로토콜이 기본 치료법이 되어야 한다. 대부분의 경우 완전한 갭스 식단으로 시작하고 나중에 도입 식단으로 가는 것이 좋다. 장 벽이 치유되면 체내로 유입되는 독성 물질의 양이 급격히 감소한다. 따라서 면역계가 균형을 되찾고 해독 시스템이 다시 작동하기 시작한다. 그 결과 신체는 스스로를 정화하고 미엘린의 재건을 시작할 수 있으며 회복하기 시작한다.

미엘린에는 콜레스테롤이 특히 풍부한데, 콜레스테롤은 정상적인 인체 미엘린의 22%를 차지하며, 미엘린 수초의 층을 단단하게 만들어 그 모양을 유지하는 것이 여러 역할 중 하나다.[50] 콜레스테롤과 포화 지방산은 미엘린의 구조를 만들 뿐만 아니라 신체의 모든 치유와 흉터 형성에 필수이다.[51] 탈수초성 장애에 대한 식단 권장 사항에서 이러한 물질은 환자의 손상된 미엘린을 재건하기 위해 무제한으로 제공되어야 한다. 따라서 달걀, 지방이 많은 육류, 신선한 생선 및 발효한 비살균 유기농 유제품이 가장 적합한 음식들이다.

영양 재건을 가장 쉽게 하는 것은 가열하지 않은 생지방과 콜레스테롤이다. 생지방은 효소가 풍부하고 소화하기 쉬우며 손상된 조직을 만드는 데 직접 사용된다. 미엘린을 제대로 회복하기 위해선 비살균 버터, 생달걀 노른자, 비살균 사워크림, 비살균 유크림, 냉압착 코코넛 오일, 생 동물성 지방(생 골수 및 염장한 돼지 생지방), 신선한 또는 발효된 기름진 생선의 생지방이 필요하다.

지방 소화를 개선하기 위해 설사가 끝나자마자 '갭스 쉐이크'를 도입하는 것을 추천한다. 설사 문제가 없는 환자라면 처음부터 쉐이크를 섭취하자. 프로토콜 시작부터 고품질의 대구 간유를 도입하는 것이 중요하며 하루에 2 큰술을 1~2개월 동안 섭취한 후 서서히 1티스푼으로 줄인다. 대구 간유에는 우리 몸이 필요로 하는 비타민 A와 D가 많이 들어있다. 일광욕은 필수이며 환자가 견디는 정도에 따라 점차적으로 시도한다.

갭스 식단을 따르는 다발성 경화증 환자는 체중이 줄거나 늘 수 있다. 이는 신체가 아직 지용성 독소를 제거하지 못해서 뇌와 기타 신경 조직에 있는 독소를 덜 중요한 부위인 피하 지방으로 이동시키기 때문일 수 있다. 신체가 독소를 배출할 준비가 되면, 체중은 보통 쉽게 빠진다. 어떤 사람들은 이런 일이 일어나기까지 몇 년을 기다려야 하지만 그동안 다발성 경화증 또는 다른 탈수초성 장애의 증상은 천천히 사라질 것이다.

일부 환자들은 완전한 회복을 위해 독성 금속의 킬레이션을 고려해야 한다. 자연적으로 독성 금속은 장을 통해 몸 밖으로 배출되고 소화 시스템이 이를 견딜 수 있을 만큼 튼튼해야 하므로 프로토콜 후반, 즉 장이 치유된 후에 킬레이션을 하는 것이 좋다. 이 주제에 대한 자세한 내용은 **갭스 환자를 위한 해독** 챕터에서 확인하길 바란다.

이 환자 그룹은 반드시 통합 치료를 하는 치과 의사와 협력해야 한다. 그동안 받아온 일반 치과 치료가 애초에 이 상태를 유발했을 수 있다! 모든 아말감 충전물과 신경치료 시 채워진 충전물은 조심스럽게 천천히 제거해야 하는데, 통합 치료를 할 수 있는 치과 의사만이 추가 손상을 입히지 않고 제거할 수 있는 훈련을 받았다.[36,42]

갭스 영양 프로토콜에 따라 건강해지면, 어느 시점에서 허브 요법, 규조토, 벤토나이트 점토 및 기타 천연 물질을 사용하여 기생충을 해결하는 것이 도움이 될 수 있다.

다발성 경화증 및 기타 탈수초성 질환은 무서운 질환일 수 있으며, 이에 대한 주류 의학의 의견은 도움이 되지 않는다. 하지만 모든 자가 면역 질환과 마찬가지로 이러한 질환도 회복할 수 있다. 이것을 완전히 치유하는 데는 몇 년이 걸릴 수 있지만 노력해 볼만한 가치가 있다. 모든 자가 면역 질환은 장을 치유하는 것부터 시작해야 한다!

다음은 다발성 경화증에서 회복한 사례다.

에다는 13살 때 부모님이 이혼했고, 이는 큰 충격이었다. 에다는 담배를 많이 피우고 가공식품을 먹기 시작했다. 식중독을 앓은 후 심한 피로와 우울증, 공격적인 성향을 보이면서 몸이 많이 아팠다. 수면 패턴도 비정상적으로 변해 밤새 깨어 있다가 하루 종일 잠만 자는 일이 잦아졌다. 그녀는 비슷한 시기에 진드기에 물렸지만, 당시에는 검사받지 않았다고 기억한다. 16살이 되었을 때, 에다는 전신에 통증을 느끼기 시작했고, 그녀는 담배, 코카콜라, 레드불 탄산음료에 중독되어 있었다. 폐에서 염증이 발견되어 항생제를 복용했다.

20세부터 에다는 네 명의 자녀를 낳았다. 임신 중에는 상태가 나아졌지만 임신 사이에 증상이 악화되었다. 다리가 약해지고 무겁게 느껴졌으며, 심각한 피로감, 무기력증, 어지럼증이 함께 나타났다. 손의 힘이 약해져 물건을 계속 떨어뜨렸다. 그리고 진통제, 항우울제, 항생제 및 기타 약물을 투여받았지만 그 어느 것도 도움이 되지 않았다. 셋째 아이를 낳은 후에는 오른팔과 얼굴의 오른쪽이 일시적으로 마비 되었고, 넷째 아이를 낳은 후에는 모든 증상이 악화되고 시야가 흐려졌다. 이 단계에서 다발성 경화증 진단을 받았으나 에다는 여전히 담배와 카페인이 함유된 청량음료에 중독되어 있었다. 결국 결혼 생활은 이혼으로 끝났다.

자신의 상태에 대한 효과적인 주류 의학 치료법이 없다는 사실을 알게 된 에다는 담배를 끊고 다발성 경화증에 대한 자연 치료법을 연구하기 시작했다. 처음에는 회의적이었지만 갭스 영양 프로토콜을 접하고 시도해 보기로 결심했다. 그녀는 자신의 경험에 대해 이렇게 썼다.

'갭스 도입 식단 2주 후, 에너지를 되찾았어요! 더 이상 머리가 멍하지 않고, 한 달 후에는 생각이 맑아지고 모든 통증이 사라졌어요. 15년 만에 처음으로요!! 제 다리는 깃털처럼 가벼워요. 제 삶을 되찾았어요! 마침내 오래전에 잃어버렸던 제안의 어린 소녀를 다시 찾은 기분이에요.

전에는 항상 일찍 잠들고 낮에도 자야 했지만, 이제는 깨어 있을 수 있어요. 아침에 일어나도 더 이상 아프지 않고, 몸이 굳어 있지도 않아요. 정신적으로도 많은 문제가 있었어요. 정말 불안정했고, 사람들은 제가 경계성 인격장애가 있다고 생각했죠. 이제 저는 완벽해졌어요! 제 아이들도 갭스 식단을 따르면서 행동이 완벽하게 변했어요. 둘째 아들은 학습 문제가 있었는데, 이제는 학교에서 가장 우수한 학생 중 한 명이 되었어요. 더 이상 아이들에게 가공식품을 먹이지 않고, 고기 육수와 뼈 국물, 돼지기름으로 옛날 사람들처럼 요리하고 있어요.

나타샤 박사님, 당신이 저와 제 가족에게 얼마나 큰 변화를 주셨는지 이루 다 표현할 방법이 없어요. 미래의 제 손주들까지도 당신의 이름을 알게 될거에요! 제 어머니는 류마티스 관절염, 동맥경화증 등 여러 건강 문제로 많은 약을 복용하고 계셨지만 당신의 책을 읽고 나서 모든 약을 끊고 식단을 바꿨습니다. 그 이후로 전보다 정말 많이 건강해지셨어요! 이 다발성 경화증이 저를 강하게 만들어준 것에 감사함을 느낍니다. 이제 저는 통합적 치료를 하는 의사가 되기 위한 길을 걷고 있어요.'

참고로, 에다는 갭스 식단을 따르는 것 외에도 저용량 날트렉손과 비타민 D3, 커큐민, 밀크씨슬, 나이젤라 사티바 Nigella Sativa 오일을 보충제로 사용했다.

(59) 통풍

통풍은 요산 결정이 관절에 축적되어 급성 염증을 일으키는 매우 고통스러운 질환이다. 일반적으로 엄지 발가락이나 엄지 손가락의 관절이 영향을 받지만 모든 관절에 발생할 수 있다. 나는 통풍이 사람의 장에 사는 특정 미생물에 의해 발생한다고 확신하며, 최근 미생물 군집에 대한 연구도 이러한 생각을 뒷받침한다.[20] 통풍 환자는 이 질환이 없는 사람과 비교해 장내 미생물군이 뚜렷하게 다른 것으로 밝혀졌으며, 그들의 장에는 특정 종의 박테리아가 널리 퍼져 있다(예: 박테로이데스 카카오 Bacteroides cacao, 박테로이데스 자일라니솔벤 Bacteroides xylanisolvens).[20] 이 미생물은 체내 정상적인 퓨린 대사를 방해하여 요산 결정을 형성하는 독소를 생성한다.

갭스 영양 프로토콜은 이러한 환자에게 매우 효과적이다! 통풍을 유발하는 미생물을 제어하여 장내 미생물군을 변화시키고 결과적으로 통풍 발작을 장기적으로 예방한다. 요산은 체내 퓨린에서 생성된다. 그래서 주류 의학은 통풍의 원인으로 퓨린을 지목하고 고기를 먹지 말라고 조언한다. 그러나 퓨린의 대부분은 음식이 아닌 정상적인 신체 대사 과정에서 생성된다. 통풍의 진짜 주범은 가공 탄수화물, 설탕, 고과당 옥수수 시럽, 맥주다. 맥주 섭취는 통풍 환자에게 특히 문제가 된다!

통풍에 걸리기 쉬운 사람이라면 남은 생애 동안 맥주에 '작별 인사'를 해야 한다. 맥주는 두 가지 방식으로 통풍을 유발한다. 첫째, 맥주에는 전분이 많고 다른 탄수화물이 들어 있어 통풍을 유발하는 병원균의 먹이가 되고 독소를 생성한다. 둘째, 알코올은 간을 자극하여 간이 다른 독소를 처리하는 것을 방해한다. 와인을 포함해서 모든 알코올을 과도하게 섭취하면 간이 알코올을 처리하느라 독소를 제거할 수 없기 때문에 통풍 발작이 시작될 수 있다.

통풍 발작 중에는 아무것도 먹지 않고 물만 마시는 것이 가장 좋다. 여러 번 물로 관장하여 장을 청소하면 몸에서 많은 양의 독성이 제거되고 회복 속도가 빨라진다. 관장이 끝날 때 장에 찌꺼기가 남아있지 않은 지 확인한다. 장에 많은 고형물이 도달할수록 통풍을 유발하는 세균들의 먹이가 되므로 관장을 하루에 두 번 하면 좋다.

고형물을 제거한 후에는 간을 깨끗하게 하고 간 기능을 개선하는 효과가 있는 커피 관장을 병행하는 것이 좋다. 진통제 인도메타신은 통풍 발작 시 통증을 줄이는 데 도움이 되므로 통풍 발작에 일반적으로 처방된다. 그러나 소화기관이 민감한 사람들의 경우 인도메타신이 위벽을 손상시키기 때문에 문제가 될 수 있다. 복용 전에 정제를 씹어서 침과 잘 섞어 삼키자. 통풍 발작 중에는 아스피린을 복용하지 않는다. 전체 문제를 악화시킬 수 있기 때문이다! 통풍에 대한 장기적인 약물 치료는 권장하지 않는다. 근본적인 문제인 비정상적인 장내 미생물군을 다루는 것이 가장 현명하다.

(60) 피로(만성 피로 증후군, 섬유근육통, 근육통성 뇌척수염, 극심한 피로와 동반된 기타 상태)

많은 갭스인은 어느 정도 피로를 느낀다. 이는 미토콘드리아가 제대로 작동하지 않는다는 것을 의미한다. 미토콘드리아는 우리 몸의 에너지 공장이다. 세포 안에 있는 이 작은 세포 소기관은 에너지를 생산하는 데 매우 효율적이지만 독소, 항생제, 만성 염증 및 자가 면역 공격에 취약하다.[16] 갭스 환자의 몸은 독소로 가득 차 있다. 우리 몸은 독성을 처리하도록 설계된 강력한 해독 시스템을 갖추고 있다. 갭스 환자의 경우 이 시스템에 과부하가 걸리고 자주 고장나기 때문에 독소가 체내에 축적되어 미토콘드리아를 손상시킨다. 면역계는 염증과 자가 면역을 통해 많은 손상을 더한다(많은 갭스 환자가 항미토콘드리아 항체 양성 반응을 보임).[17] 이러한 사람들은 만성 피로 증후군, 섬유근육통 및 다발성 경화증의 주요 증상인 심한 피로를 겪게 된다. 해독 시스템을 가동하려면 에너지가 필요하므로 에너지를 생산하지도, 해독하지도 못하는 악순환에 갇히게 된다.

해독 시스템이 무력화되면 다이 오프도 잘 견디지 못한다. 다이 오프 자체가 체내 독성을 증가시키며, 이를 처리할 수 있는 방법이 없다. 그렇기 때문에 이러한 문제가 있는 사람은 프로바이오틱스나 발효 식품을 천천히 늘려야 한다. 코코넛 오일에는 항균 물질이 있으며 일부 다이 오프를 유발한다. 아래의 내용을 참조해서 개인의 상황에 맞게 갭스 식단을 수정해보자.

- 갭스 도입 식단의 단계를 더 천천히 또는 더 빠르게 진행한다.
- 때로는 하루나 이틀 정도 갭스 액상 단식을 따라 몸에 들어오는 독소가 없도록 하거나 한동안 식물 배제 갭스 식단을 진행해 본다.
- 식사와 함께 소화 효소를 섭취해 본다. 식전에는 위산 분비 촉진제를, 식후에는 췌장 효소를 섭취하는 것이 좋다.
- 동물성 지방을 섭취하는 것이 정말 중요한데, 매 끼니마다 지방을 많이 섭취할수록 회복 속도가 빨라진다. 만성 피로 증후군, 섬유근육통, 다발성 경화증 환자의 상당수가 라임 병 또는 다발성 전신 감염증 증후군 MSIDS 을 앓고 있다. 이에 대해 자세한 내용은 이 챕터에서 확인하길 바란다.

만성 피로 증후군, 섬유근육통, 다발성 경화증 환자는 신체에 양파껍질처럼 여러 층으로 손상이 축적되어 있기 때문에 완전히 회복하는 데 수년이 걸릴 수 있다. 회복 후에는 평생 갭스 식단을 유지하는 것이 중요하다.

(61) 치질

치질은 간 문맥계에서 보이는 고혈압의 가시적인 징후다. 간 문맥이란 무엇인가? 문맥계는 소화 기관, 특히 직장을 포함한 소장과 대장에서 혈액을 모으는 모든 정맥을 말한다. 이러한 기관에서 혈액을 모으면 간 정맥을 통해 혈액을 간으로 보내어 여과한다. 갭스 환자의 간은 독소로 과부하가 걸려 혈액을 충분히 빨리 처리할 수 없다. 결과적으로 일반적인 혈압이 정상일 수 있음에도 불구하고 간문맥 시스템의 압력이 증가하여 간문맥계의 혈압은 상당히 높아질 수 있다. 간문맥의 높은 혈압으로 인해 문맥이 늘어나서 직장 벽으로 튀어나오게 된다. 이것이 바로 직장의 점막으로 덮인 불룩한 정맥인 치핵이다. 이 정맥 위의 점막이 늘어나거나 손상되어 궤양, 출혈, 폐색 및 기타 불쾌한 증상을 유발할 수 있다.

  증상을 즉각적으로 완화하기 위한 최선의 치료법은 커피 관장이다. 그것은 간의 부하를 줄여서 문맥 혈액을 훨씬 더 빨리 처리할 수 있게 해준다. 결과적으로 커피 관장을 잘하면 문맥계의 혈압이 정상으로 떨어지고 치질이 사라지는 것을 발견할 수 있다. 며칠 후 다시 치질이 생길 수 있으므로, 다시 커피 관장을 해야 할 수도 있다.

  장 관리 챕터에서 **커피 관장** 방법을 공부하자. 커피 관장을 시도하기 전에 기본 관장액을 사용하여 여러 번 관장하여 장을 잘 비우는 것이 중요하다는 점을 강조하고 싶다. 커피를 공복에 넣으면 효과가 극대화된다. 홈메이드 사워크림을 관장 노즐의 윤활제로 사용하고 관장 후 직장에 바르면 해당 부위를 진정시키고 치유하는 데 도움이 된다.

  장기적으로 치질을 없애려면 갭스 영양 프로토콜에 따라 장내 미생물군을 바꾸고 장을 치유해야 한다. 장에서 간으로 가는 독소의 흐름이 감소하면 간은 문맥혈을 더 빨리 처리할 수 있게 되고 치질을 유발하는 역류가 멈추게 된다.

7. 추천 도서 목록

다음의 도서 목록은 독자 여러분의 이해를 넓히는 데 도움이 될 것이다. 이 목록이 완전한 것은 아니지만 좋은 출발점이 될 것이다.

1. Douglass J. Living soul. 2008. SPS publications.
2. Enig MG. Know Your Fats: The Complete Primer for Understanding the Nutrition of Fats, Oils, and Cholesterol. Bethesda Press, Silver Spring, MD, 2000.
3. Fallon S, Enig MG. Nourishing Traditions. The cookbook that challenges politically correct nutrition and the diet dictocrats. 1999. New Trends Publishing, Washington DC 20007.
4. Gerber R. Vibrational medicine. 2001. Bear & company.
5. Graveline D. The statin damage crisis. 2014. Infinity Publishing.
6. Harvey G. The carbon fields. How our countryside can save Britain. 2008. GrassRoots.
7. Harvey G. The forgiveness of nature. The story of grass. 2001. Published by Jonathan Cape.
8. Harvey G. We want real food. 2006. Constable. London.
9. Hawkins DR. Power versus force. The hidden determinants of human behaviour. 2002. Hay house Inc.
10. Hay L. Heal your body. 1988. Hay house Inc.
11. Huggins HA and Levy TE. Uninformed consent. Hidden dangers in dental care. 1999. Hampton Roads Pub Co.
12. Keith L. The vegetarian myth. Food, justice and sustainability. 2009. Flashpoint Press, California.
13. Lipton BH. The biology of belief. Unleashing the power of consciousness, matter and miracles. 2008. Hay house Inc.
14. McTaggart L. The field. 2003. HarperCollins publishing Ltd.
15. Price WA. Nutrition and physical degeneration. A comparison of primitive and modern diets and their effects. 1938. Price.
16. Ravnskov U. The Cholesterol Myths. Exposing the fallacy that saturated fat and cholesterol cause heart disease. 2000. NewTrends Publishing.
17. Salatin J. Pastured poultry profits. 1996. Polyface, Inc.
18. Salatin J. You Can Farm: The Entrepreneur's Guide to Start & Succeed in a Farming Enterprise. 2006. Polyface, Inc.
19. Savory A. Holistic Management. A new framework for decision making. 1999. Island Press.
20. Schmid R. The untold story of milk. The history, politics and science of nature's perfect food: raw milk from pastured cows. New trends publishing. 2009.
21. Sheldrake R. The science delusion. 2013. Coronet.
22. Silva J, Stone RB. You the healer. 1989. HJ Kramer Inc.
23. Tsabary S. The awakened family. 2018. Yellow kite publishing.
24. Campbell-McBride N. GAPS Stories. Personal Accounts of improvement and recovery through the GAPS Nutritional protocol. 2012. Medinform Publishing.
25. Campbell-McBride N. Gut and psychology syndrome. Natural treatment for autism, dyspraxia, dyslexia, ADD/ADHD, depression and schizophrenia. 2010. Medinform Publishing.
26. Campbell-McBride N. Put your heart in your mouth. What really is heart disease and what can we do to prevent and even reverse it. 2007. Medinform Publishing.
27. Campbell-McBride N. Vegetarianism explained. 2017. Medinform Publishing.

ID # 8. 참조 문헌

1장 - 이론
2. 건강은 우리 몸속의 토양(장)에서 시작된다!

1. Joel Faintuch, Salomao Faintuch. Microbiome and Metabolome in Diagnosis, Therapy, and other Strategic Applications. 2019, Elsevier Inc.
2. Sender R, Fuchs S, Milo R. Revised Estimates for the Number of Human and Bacteria Cells in the Body. PLoS Biol. 2016; 14(8):e1002533.
3. Study Shows Gut Bacteria Can Spread to Other Organs and Trigger Disease[Internet]. [cited 2020 Feb 14]. Available from: https://www.sciencealert.com/gut-bacteria-can-spread-to-organs-and-trigger-disease
4. Tytgat HLP, Nobrega FL, Oost J van der, Vos WM de. Bowel Biofilms: Tipping Points between a Healthy and Compromised Gut? Trends in Microbiology. 2019 Jan 1;27(1):17–25.
5. Brunetti Jerry. The Farm as Ecosystem: Tapping Nature's Reservoir – Geology, Biology, Diversity. 2014. Acres USA
6. Sugar Transport in Plants: Phloem [Internet]. Biology 1520. 2016 [cited 2020 Feb 14]. Available from: http://bio1520.biology.gatech. edu/nutrition-trans-port-and-homeostasis/plant-transport-processes-ii/
7. Michael Phillips. Mycorrhizal Planet. How Symbiotic Fungi Work with Roots to Support Plant Health and Build Soil Fertility. 2017. Chelsea Green Publishing
8. Berruti A, Lumini E, Balestrini R, Bianciotto V. Arbuscular Mycorrhizal Fungi as Natural Biofertilizers: Let's Benefit from Past Successes. Front Microbiol[Internet]. 2016 Jan 19 [cited 2020 Feb 14];6. Available from: https://www.ncbi.nlm.nih.gov/pmc/articles/PMC4717633/
9. Chen M, Arato M, Borghi L, Nouri E, Reinhardt D. Beneficial Services of Arbuscular Mycorrhizal Fungi – From Ecology to Application. Front Plant Sci[Internet]. 2018 Sep 4 [cited 2020 Feb 14];9. Available from: https://www.ncbi.nlm.nih.gov/pmc/articles/PMC6132195/
10. Hallen-Adams HE, Suhr MJ. Fungi in the healthy human gastrointestinal tract. Virulence. 2016 Oct 13;8(3):352–8.
11. Charles A Janeway J, Travers P, Walport M, Shlomchik MJ. The mucosal immune system. Immunobiology: The Immune System in Health and Disease, 5th edition [Internet]. 2001 [cited 2020 Feb 14]; Available from: https://www.ncbi.nlm.nih.gov/books/NBK27169/
12. Huffnagle GB, Noverr MC. The emerging world of the fungal microbiome. Trends in Microbiology. 2013 Jul 1;21(7):334–41.
13. Rodríguez IA, Cárdenas-González JF, Juárez VMM, Pérez AR, Zarate M de GM, Castillo NCP. Biosorption of Heavy Metals by Candida albicans. Advances in Bioremediation and Phytoremediation [Internet]. 2017 Dec 20 [cited 2020 Feb 14];Available from:https://www.intechopen. com/books/advances-in-bioremedia-tion-and-phytoremediation/ biosorption-of-heavy-metals-by-candida-albicans
14. Mutter J. Is dental amalgam safe for humans? The opinion of the scientific committee of the European Commission. J Occup Med Toxicol. 2011 Jan 13;6:2.
15. Rybalchenko OV, Bondarenko VM, Orlova OG, Markov AG, Amasheh S. Inhibitory effects of Lactobacillus fermentum on microbial growth and biofilm formation. Arch Microbiol. 2015 Oct 1;197(8):1027–32.

16. Matsubara VH, Bandara HMHN, Mayer MPA, Samaranayake LP. Probiotics as Antifungals in Mucosal Candidiasis. Clin Infect Dis. 2016 May 1;62(9):1143-53.
17. Yoon MY, Yoon SS. Disruption of the Gut Ecosystem by Antibiotics. Yonsei Med J. 2018 Jan 1;59(1):4-12.
18. Chang Q, Wang W, Regev-Yochay G, Lipsitch M, Hanage WP. Antibiotics in agriculture and the risk to human health: how worried should we be? Evol Appl. 2015 Mar;8(3):240-7.
19. Landers TF, Cohen B, Wittum TE, Larson EL. A Review of Antibiotic Use in Food Animals: Perspective, Policy, and Potential. Public Health Rep. 2012;127(1):4-22.
20. Kurenbach B, Hill AM, Godsoe W, van Hamelsveld S, Heinemann JA. Agrichemicals and antibiotics in combination increase antibiotic resistance evolution. Peer J [Internet]. 2018 Oct 12 [cited 2020 Feb 14];6. Available from:https://www.ncbi.nlm.nih.gov/pmc/articles/ PMC6188010/
21. Cimitile M. Worried about Antibiotics in Your Beef? Vegetables May Be No Better [Internet]. Scientific American. [cited 2020 Feb 14]. Available from:https://www.scientificamerican.com/article/vegetables-contain-antibiotics/
22. Driver JD, Holben WE, Rillig MC (2005) Characterization of glomalin as a hyphal wall component of arbuscular mycorrhizal fungi. Soil Biol Biochem 37:101-106 Feeney DS, Daniell T, Hallett P
23. Mendes Giannini MJS, Bernardi T, Scorzoni L, Fusco-Almeida AM, Sardi JCO. Candida species' current epidemiology, pathogenicity, biofilm formation, natural antifungal products and new therapeutic options. Journal of Medical Microbiology. 2013 Jan 1;62(1):10-24.
24. Stephen AM, Cummings JH. The microbial contribution to human faecal mass. J Med Microbiol. 1980 Feb;13(1):45-56.
25. Momozawa Y, Deffontaine V, Louis E, Medrano JF. Characterization of Bacteria in Biopsies of Colon and Stools by High Throughput Sequencing of the V2 Region of Bacterial 16S rRNA Gene in Human. PLoS One [Internet]. 2011 Feb 10 [cited 2020 Feb 14];6(2). Available from: https://www.ncbi.nlm.nih.gov/pmc/articles/PMC3037395/
26. Senghor B, Sokhna C, Ruimy R, Lagier J-C. Gut microbiota diversity according to dietary habits and geographical provenance. Human Microbiome Journal. 2018 Apr 1;7-8:1-9.
27. Tomova A, Bukovsky I, Rembert E, Yonas W, Alwarith J, Barnard ND, et al.The Effects of Vegetarian and Vegan Diets on Gut Microbiota. Front Nutr[Internet]. 2019 Apr 17 [cited 2020 Feb 14];6. Available from: https://www.ncbi.nlm.nih.gov/pmc/articles/PMC6478664/
28. Ling J, O'Donoghue P, Söll D. Genetic code flexibility in microorganisms:novel mechanisms and impact on physiology. Nat Rev Microbiol. 2015 Nov;13(11):707-21.
29. Majewski J, Zawadzki P, Pickerill P, Cohan FM, Dowson CG. Barriers to Genetic Exchange between Bacterial Species: Streptococcus pneumoniae Transformation. J Bacteriol. 2000 Feb;182(4):1016-23.
30. Hyeonsoo Jeong, Bushra Arif, Gustavo Caetano-Anollés, Kyung Mo Kim, Arshan Nasir. Horizontal gene transfer in human-associated microorganisms inferred by phylogenetic reconstruction and reconciliation. Scientific Reports, 2019; 9 (1).
31. Palmer RJ. Composition and development of oral bacterial communities. Periodontol 2000 [Internet]. 2014 Feb [cited 2020 Feb 14];64(1). Available from: https://www.ncbi.nlm.nih.gov/pmc/articles/ PMC3876289/
32. Thursby E, Juge N. Introduction to the human gut microbiota. Biochem J. 2017 Jun 1;474(11):1823-36.
33. O'May GA, Reynolds N, Macfarlane GT. Effect of pH on an In Vitro Model of Gastric Microbiota in Enteral Nutrition Patients. Appl Environ Microbiol. 2005 Aug;71(8):4777-83.
34. Smith JL. The role of gastric acid in preventing foodborne disease and how bacteria overcome acid conditions. J Food Prot. 2003 Jul;66(7):1292-303.
35. Anti-inflammatory drug and gut bacteria have a dynamic interplay [Internet]. ScienceDaily. [cited 2020 Feb 14]. Available from: https://www.sciencedaily.com/

releases/2016/01/160104132151.htm
36. Zhang Y-J, Li S, Gan R-Y, Zhou T, Xu D-P, Li H-B. Impacts of Gut Bacteria on Human Health and Diseases. Int J Mol Sci. 2015 Apr 2;16(4):7493–519.
37. Cheung KS, Leung WK. Long-term use of proton-pump inhibitors and risk of gastric cancer: a review of the current evidence. Therap Adv Gastroenterol[Internet]. 2019 Mar 11 [cited 2020 Feb 14];12. Available from: https://www.ncbi.nlm.nih.gov/pmc/articles/PMC6415482/
38. Lender N, Talley NJ, Enck P, Haag S, Zipfel S, Morrison M, et al.Review article:associations between Helicobacter pylori and obesity – an ecological study. Alimentary Pharmacology & Therapeutics. 2014;40(1):24–31.
39. Jeffery PL, McGuckin MA, Linden SK. Endocrine impact of Helicobacter pylori: Focus on ghrelin and ghrelin o-acyltransferase. World J Gastroenterol. 2011 Mar 14;17(10):1249–60.
40. Hao WL, Lee YK. Microflora of the gastrointestinal tract: a review. Methods Mol Biol. 2004;268:491–502.
41. Quigley EMM. Gut Bacteria in Health and Disease. Gastroenterol Hepatol (NY). 2013 Sep;9(9):560–9.
42. Jandhyala SM, Talukdar R, Subramanyam C, Vuyyuru H, Sasikala M, Reddy DN. Role of the normal gut microbiota. World J Gastroenterol. 2015 Aug 7;21(29):8787–803.
43. Rinninella E, Raoul P, Cintoni M, Franceschi F, Miggiano GAD, Gasbarrini A, et al. What is the Healthy Gut Microbiota Composition? A Changing Ecosystem across Age, Environment, Diet, and Diseases. Microorganisms[Internet]. 2019 Jan 10 [cited 2020 Feb 15];7(1). Available from: https://www.ncbi.nlm.nih.gov/pmc/articles/PMC6351938/
44. Hungate, R.E. 1966. The rumen and its microbes. Academic Press, NY.
45. den Besten G, van Eunen K, Groen AK, Venema K, Reijngoud D-J, Bakker BM. The role of short-chain fatty acids in the interplay between diet, gut microbiota, and host energy metabolism. J Lipid Res. 2013 Sep;54(9):2325–40.
46. Vyas U, Ranganathan N. Probiotics, Prebiotics, and Synbiotics: Gut and Beyond. Gastroenterol Res Pract [Internet]. 2012 [cited 2020 Feb 15];2012. Available from: https://www.ncbi.nlm.nih.gov/pmc/articles/PMC3459241/
47. Methanobrevibacter Smithii – an overview | ScienceDirect Topics [Internet].[cited 2020 Feb 15]. Available from: https://www.sciencedirect.com/topics/immunology-and-microbiology/methanobrevibacter-smithii
48. Gaci N, Borrel G, Tottey W, O'Toole PW, Brugère J-F. Archaea and the human gut: New beginning of an old story. World J Gastroenterol. 2014 Nov 21;20(43):16062–78.
49. Lurie-Weinberger MN, Gophna U (2015) Archaea in and on the Human Body: Health Implications and Future Directions. PLoS Pathog 11(6): e1004833. https://doi.org/10.1371/journal.ppat.1004833
50. Moye ZD, Woolston J, Sulakvelidze A. Bacteriophage Applications for Food Production and Processing, Viruses [Internet]. 2018 Apr 19 [cited 2020 Feb 15];10(4). Available from: https://www.ncbi.nlm.nih.gov/pmc/articles/PMC5923499/
51. Curtin JJ, Donlan RM. Using Bacteriophages To Reduce Formation of Catheter-Associated Biofilms by Staphylococcus epidermidis. Antimicrob Agents Chemother. 2006 Apr;50(4):1268–75.
52. Myelnikov D. An Alternative Cure: The Adoption and Survival of Bacteriophage Therapy in the USSR, 1922–1955. J Hist Med Allied Sci. 2018 Oct;73(4):385–411.
53. Sutton TDS, Hill C. Gut Bacteriophage: Current Understanding and Challenges. Front Endocrinol [Internet]. 2019 [cited 2020 Feb 15];10. Available from: https://www.frontiersin.org/articles/10.3389/fendo.2019.00784/full
54. Whitley RJ. Herpesviruses. In: Baron S, editor. Medical Microbiology [Internet]. 4th ed. Galveston (TX): University of Texas Medical Branch at Galveston; 1996 [cited 2020 Feb 15]. Available from: http://www.

ncbi.nlm.nih.gov/books/NBK8157/
55. Shen Y, Nemunaitis J. Herpes simplex virus 1 (HSV-1) for cancer treatment. Cancer Gene Therapy. 2006 Nov;13(11):975–92.
56. Antonsson A, Forslund O, Ekberg H, Sterner G, Hansson BG (December 2000)."The ubiquity nd impressive genomic diversity of human skin papillo-maviruses suggest a commensalic nature of these viruses". Journal of Virology. 74 (24): 11636–41.
57. Belkaid Y, Hand T. Role of the Microbiota in Immunity and inflammation. Cell. 2014 Mar 27;157(1):121–41.
58. PennisiNov. 19 E, 2014, Pm 1:00. Viruses help keep the gut healthy [Internet]. Science | AAAS. 2014 [cited 2020 Feb 16]. Available from: https://www.sciencemag.org/news/2014/11/viruses-help-keep-gut-healthy
59. Bhatia LA. Textbook of environmental biology. 2010. International Publishing House.
60. Soil Microorganisms [Internet]. [cited 2020 Feb 16]. Available from:https://www.sare.org/Learning-Center/Books/Building-Soils-for-Better-Crops-3rd-Edition/Text-Version/The-Living-Soil/Soil-Microorganisms
61. Helmby H. Human helminth therapy to treat inflammatory disorders- where do we stand? BMC Immunol [Internet]. 2015 Mar 26 [cited 2020 Feb 16];16. Available from: https://www.ncbi.nlm.nih.gov/pmc/articles/PMC4374592/
62. Moreels TG, Pelckmans PA. Gastrointestinal parasites: potential therapy for refractory inflammatory bowel diseases. Inflamm Bowel Dis. 2005 Feb;11(2):178–84.
63. Baggaley K. Scientists are trying to treat autoimmune disease with intestinal worms [Internet]. Popular Science. 2017 [cited 2020 Feb 16]. Available from:https://www.popsci.com/can-intestinal-worms-treat-autoimmune-disease/
64. Berrilli F, Di Cave D, Cavallero S, D'Amelio S. Interactions between parasites and microbial communities in the human gut. Front Cell Infect Microbiol [Internet]. 2012 Nov 16 [cited 2020 Feb 16];2. Available from: https://www.ncbi.nlm.nih.gov/pmc/articles/PMC3499702/
65. Domingue GJ. Demystifying Pleomorphic Forms in Persistence and Expression of Disease: Are They Bacteria, and Is Peptidoglycan the Solution?Discovery Medicine [Internet]. 2010 Sep 23 [cited 2020 Jan 31]; Available from:http://www.discoverymedicine.com/Gerald-J-Domingue/2010/09/23/demystifying-pleomorphic-forms-in-persistence-and-expression-of-disease-are-they-bacteria-and-is-peptidoglycan-the-solution/
66. Allan EJ, Hoishen C, Gumpert J. Bacterial L-forms. Adv Appl Microbiol 68:1-39,2009
67. Markova N. L-form Bacteria Cohabitants in Human Blood: Significance for Health and Diseases. Discovery Medicine. 2017 May 28;23(128):305–13.
68. Markova N. L-form Bacteria Cohabitants in Human Blood: Significance for Health and Diseases. Discovery Medicine. 2017 May 28;23(128):305–13.
69. Macomber PB. Cancer and cell wall deficient bacteria. Med Hypotheses. 1990 May;32(1):1–9.
70. Markova N. Dysbiotic microbiota in autistic children and their mothers: persistence of fungal and bacterial wall-deficient L-form variants in blood. Scientific Reports. 2019 Sep 16;9(1):13401.
71. Errington J. Cell wall-deficient, L-form bacteria in the 21st century: a personal perspective. Biochem Soc Trans. 2017 Apr 15;45(2):287–95.
72. Errington J, Mickiewicz K, Kawai Y, Wu IJ. L-form bacteria, chronic diseases and the origins of life. Philos Trans R Soc Lond B Biol Sci [Internet]. 2016 Nov 5 [cited 2020 Feb 16];371(1707). Available from: https://www.ncbi.nlm.nih. gov/pmc/articles/PMC5052740/
73. Orefici G, Cardona F, Cox CJ, Cunningham MW. Pediatric Autoimmune Neuropsychiatric Disorders Associated with Streptococcal Infections (PANDAS). In: Ferretti JJ, Stevens DL, Fischetti VA, editors.

Streptococcus pyogenes: Basic Biology to Clinical Manifestations [Internet]. Oklahoma City (OK): University of Oklahoma Health Sciences Center; 2016 [cited 2020 Feb 17]. Available from: http://www.ncbi.nlm.nih.gov/books/NBK333433/

74. Mattman LH. Cell Wall Deficient Forms. Stealth Pathogens. CRC Press Inc., Boca Raton, FL, 2001.
75. McLaughlin RW, Vali H, Lau PC, Palfree RG, De Ciccio A, Sirois M, Ahmad D, Villemur R, Desrosiers M, Chan EC. Are there naturally occurring pleomor-phic bacteria in the blood of healthy humans? J Clin Microbiol 40:4771–4775,2002
76. Prozorovski SV, Kaz LN, Kagan GJ. Bacterial L-forms: Mechanisms of Formation, Structure, Role in Pathology. Medicine Publishing, Moscow, Russia, 1981.
77. Pease PE, Tallack JE. A permanent endoparasite of man. The silent zoogleal/symplasm/L form phase. Microbios 64:173–80, 1990.
78. Khandel P, Yadaw RK, Soni DK, Kanwar L, Shahi SK. Biogenesis of metal nanoparticles and their pharmacological applications: present status and application prospects. J Nanostruct Chem. 2018 Sep 1;8(3):217–54.
79. Meiring P. Researchers have directly proven that bacteria can change shape inside humans to avoid antibiotics [Internet]. Cape Business News. 2019 [cited 2020 Feb 15]. Available from: https://www.cbn.co.za/featured/researchers-have-directly-proven-that-bacteria-can-change-shape-inside-humans-to-avoid-antibiotics/
80. Markova N, Michailova L, Jourdanova M, Kussovski V, Valcheva V, Mokrousov I, Radoucheva T. Exhibition of persistent and drug-tolerant L-form habit of Mycobacterium tuberculosis during infection in rats. Cent Eur J Biol 23:407–416, 2008b.
81. Markova N, Slavchev G, Michailova L, Jourdanova M. Survival of Escherichia coli under lethal heat stress by L-form conversion. Int J Biol Sci 6:303–315,2010
82. Rodríguez EA, Cárdenas-González JF, Martínez Juárez VM, et al. (December 20th 2017). Biosorption of Heavy Metals by Candida albicans, Advances in Bioremediation and Phytoremediation, Naofumi Shiomi, IntechOpen, DOI:10.5772/intechopen.72454. Available from: https://www.intechopen.com/books/advances-in-bioremediation-and-phytoremediation/biosorption-of-heavy-metals-by-candida-albicans
83. Antoine Bechamp. The Blood And Its Third Anatomical Element. Trans. Montague R Leverson (London: John Ouseley Ltd, 1912; reprinted Pomeroy, Washington: Health Research).
84. RB Pearson. Plagiarist Impostor! The Germ Theory Exploded! (United states: RB Pearson, 1942; reprinted, Pomeroy, Washington: Health Research, 1964).
85. E Enby et al. Hidden Killers: The Revolutionary Medical Discoveries of Professor Guenther Enderlein (California: Sheehan Communications, 1990), 31.
86. Günther Enderlein. Bacterial Cyclogeny: Prolegomena To Study of the Structure, Sexual and Asexual Reproduction and Development of Bacteria.1999, English translation. (Originally published in 1925 in German).
87. Wilhelm Reich. The Bion Experiment: On the Origin of Life. (New York: Farrar Straus Giroux, 1979).
88. Rosenberg E, Zilber-Rosenberg I. The hologenome concept of evolution after 10 years. Microbiome. 2018 Apr 25;6(1):78.
89. Nenah Sylver. The Rife Handbook of Frequency Therapy and Holistic Health. 2018, 5th edition. Desert Gate Productions LLC, Surprise, Arizona. 189–241.
90. Grice EA, Segre JA. The Human Microbiome: Our Second Genome. Annu Rev Genomics Hum Genet. 2012;13:151–70.
91. Kramer P, Bressan P. Humans as superorganisms: How microbes, viruses, imprinted genes, and other selfish entities shape our behavior. Perspectives on Psychological Science. 2015. 10 (4): 464–481.
92. The Influence of Cooperative Bacteria on Animal Host Biology, In: Advances in Molecular and Cellular Microbiology. 2005, University College London, editors: MJ McFall Ngai, B Henderson, EG

Ruby.
93. Irving M. New study suggests antibiotics can weaken the immune system[Internet]. New Atlas. 2017 [cited 2020 Feb 17]. Available from: https://newat-las.com/antibiotics-counteract-immune-system/52457/
94. Savory A. Holistic Management. A new framework for decision making. 1999. Island Press.

3. 장내 미생물군은 우리에게 어떤 역할을 할까?

1. Macfarlane S, Bahrami B, Macfarlane GT. Mucosal biofilm communities in the human intestinal tract. Adv Appl Microbiol. 2011;75:111-43.
2. De Weirdt R, Van de Wiele T. Micromanagement in the gut: microenviron-mental factors govern colon mucosal biofilm structure and functionality. Biofilms and Microbiomes. 2015 Dec 16;1(1):1-6.
3. Perez-Vilar J, Hill RL (2004). "Mucin Family of Glycoproteins". Encyclopedia of Biological Chemistry (Lennarz & Lane, EDs.). Oxford: Academic Press/Elsevier. 2: 758-764.
4. Garcia-Gutierrez E, Mayer MJ, Cotter PD, Narbad A. Gut microbiota as a source of novel antimicrobials. Gut Microbes. 2018 May 22;10(1):1-21.
5. Conlon MA, Bird AR. The Impact of Diet and Lifestyle on Gut Microbiota and Human Health. Nutrients. 2014 Dec 24;7(1):17-44.
6. Joutey NT, Bahafid W, Sayel H, ElGhachtouli N. Biodegradation: Involved Microorganisms and Genetically Engineered Microorganisms. Biodegradation -Life of Science [Internet]. 2013 Jun 14 [cited 2020 Feb 19]; Available from:https://www.intechopen.com/books/biodegradation-life-of-science/biodegra-dation-involved-microorganisms-and-genetically-engineered-microorganisms
7. Isotrope. Detox: Gut Bacteria & Heavy Metal Chelation [Internet]. Isotrope. 2019 [cited 2020 Feb 19]. Available from: https://www.isotrope.com/gut-bacteria-heavy-metal-chelation/
8. Cutler AH. Amalgam Illness, Diagnosis and Treatment. 2017. Andy Cutler Publishing.
9. George GN, Singh SP, Hoover J, Pickering IJ. The Chemical Forms of Mercury in Aged and Fresh Dental Amalgam Surfaces. Chem Res Toxicol. 2009 Nov;22(11):1761-4.
10. Rice KM, Walker EM, Wu M, Gillette C, Blough ER. Environmental Mercury and Its Toxic Effects. J Prev Med Public Health. 2014 Mar;47(2):74-83.
11. Li H, He J, Jia W. The influence of gut microbiota on drug metabolism and toxicity. Expert Opin Drug Metab Toxicol. 2016;12(1):31-40.
12. Anthony Atala; Darrell J. Irvine; Marsha Moses; Sunil Shaunak (1 August 2010). "Wound Healing Versus Regeneration: Role of the Tissue Environment in Regenerative Medicine". MRS Bull. 35 (8): 597-606.
13. Michalopoulos GK, DeFrances MC (April 1997). "Liver regeneration". Science. 276 (5309): 60-6.
14. Salem I, Ramser A, Isham N, Ghannoum MA. The Gut Microbiome as a Major Regulator of the Gut-Skin Axis. Front Microbiol [Internet]. 2018 Jul 10 [cited 2020 Feb 19];9. Available from: https://www.ncbi.nlm.nih.gov/pmc/articles/PMC6048199/
15. Cénit MC, Matzaraki V, Tigchelaar EF, Zhernakova A. Rapidly expanding knowledge on the role of the gut microbiome in health and disease. Biochim Biophys Acta. 2014 Oct;1842(10):1981-1992. doi: 10.1016/j.bbadis. 2014.05. Review.
16. Yoshii K, Hosomi K, Sawane K, Kunisawa J. Metabolism of Dietary and Microbial Vitamin B Family in the Regulation of Host Immunity. Front Nutr [Internet]. 2019 [cited 2020 Feb 19];6. Available from: https://www.frontiersin.org/articles/10.3389/fnut.2019.00048/full
17. Bio-K+. The Link between iron absorption and the microbiome | Bio-K+[Internet]. Bio-K+ Community. [cited 2020 Feb 19]. Available from: https://[www.biokplus.com/blog/en_CA/gut-health/

iron-deficiency-anemia-how-our-](http://www.biokplus.com/blog/en_CA/gut-health/iron-deficiency-anemia-how-our-)microbiome-impacts-iron-absorption/

18. Human Intestinal microflora in health and disease. Edited by David J Hentges. Academic Press, London. 1983.
19. Masterjohn C. On the trail of the elusive x factor: a sixty-two-year-old mystery finally solved. Wise Traditions. 2007;8(1).
20. vom Steeg LG, Klein SL. Sex Steroids Mediate Bidirectional Interactions Between Hosts and Microbes. Horm Behav. 2017 Feb;88:45–51.
21. Clarke G, Stilling RM, Kennedy PJ, Stanton C, Cryan JF, Dinan TG. Minireview: Gut Microbiota: The Neglected Endocrine Organ. Mol Endocrinol. 2014 Aug;28(8):1221–38.
22. Kwa M, Plottel CS, Blaser MJ, Adams S. The Intestinal Microbiome and Estrogen Receptor–Positive Female Breast Cancer. J Natl Cancer Inst [Internet]. 2016 Apr 22 [cited 2020 Feb 24];108(8). Available from: https://www.ncbi.nlm.nih.gov/pmc/articles/PMC5017946/
23. Baker JM, Al-Nakkash L, Herbst-Kralovetz MM. Estrogen-gut microbiome axis: Physiological and clinical implications. Maturitas. 2017 Sep;103:45–53.
24. Strandwitz P. Neurotransmitter modulation by the gut microbiota. Brain Res. 2018 15;1693(Pt B):128–33.
25. Naseribafrouei A, Hestad K, Avershina E, Sekelja M, Linlokken A, Wilson R, et al.Correlation between the human fecal microbiota and depression. Neurogastroenterology & Motility. 2014 May 1;26.
26. Strandwitz P, Kim KH et al.GABA-modulating bacteria of the human gut microbiota. Nat Microbiol. 2019 Mar;4(3):396-403. doi: 10.1038/s41564-018-0307-3. Epub 2018 Dec 10.
27. Alcock J, Maley CC, Aktipis CA. Is eating behavior manipulated by the gastrointestinal microbiota? Evolutionary pressures and potential mechanisms. Bioessays. 2014 Oct;36(10):940–9.
28. Parkar SG, Kalsbeek A, Cheeseman JF. Potential Role for the Gut Microbiota in Modulating Host Circadian Rhythms and Metabolic Health. Microorganisms [Internet]. 2019 Jan 31 [cited 2020 Feb 24];7(2). Available from: https://www.ncbi.nlm.nih.gov/pmc/articles/PMC6406615/
29. Carvalho Cabral P, Olivier M, Cermakian N. The Complex Interplay of Parasites, Their Hosts, and Circadian Clocks. Front Cell Infect Microbiol [Internet]. 2019 [cited 2020 Feb 20];9. Available from: https://www.frontiersin.org/articles/10.3389/fcimb.2019.00425/full
30. Yuanyuan Li, Yanli Hao et al.The Role of Microbiome in Insomnia, Circadian Disturbance and Depression. Front Psychiatry. 2018; 9: 669. Published online 2018 Dec 5.
31. Stinson LF, Boyce MC, Payne MS, Keelan JA. The Not-so-Sterile Womb: Evidence That the Human Fetus Is Exposed to Bacteria Prior to Birth. Front Microbiol [Internet]. 2019 Jun 4 [cited 2020 Feb 20];10. Available from: https://www.ncbi.nlm.nih.gov/pmc/articles/PMC6558212/
32. Amabebe E, Anumba DOC. The Vaginal Microenvironment: The Physiologic Role of Lactobacilli. Front Med [Internet]. 2018 [cited 2020 Feb 20];5. Available from: https://www.frontiersin.org/articles/10.3389/fmed.2018.00181/full
33. Milani C, Duranti S, Bottacini F, Casey E, Turroni F, Mahony J, et al.The First Microbial Colonizers of the Human Gut: Composition, Activities, and Health Implications of the Infant Gut Microbiota. Microbiol Mol Biol Rev [Internet]. 2017 Nov 8 [cited 2020 Feb 10];81(4). Available from: https://www.ncbi.nlm.nih.gov/pmc/articles/PMC5706746/
34. Neu J, Rushing J. Cesarean versus Vaginal Delivery: Long term infant outcomes and the Hygiene Hypothesis. Clin Perinatol. 2011 Jun;38(2):321–31.
35. Environmental Working Group. Body Burden: The Pollution in Newborns [Internet]. EWG. 5AD [cited 2020 Feb 20]. Available from: https://www.ewg. org/research/body-burden-

pollution-newborns
36. Walker M. Breastfeeding Management for the Clinician. Jones & Bartlett Publishers; 2013. 636 p.
37. O'Sullivan A, Farver M, Smilowitz JT. The Influence of Early Infant-Feeding Practices on the Intestinal Microbiome and Body Composition in Infants. Nutr Metab Insights. 2015 Dec 16;8(Suppl 1):1–9.
38. Maier L, Pruteanu M, Kuhn M, Zeller G, Telzerow A, Anderson EE, et al.Extensive impact of non-antibiotic drugs on human gut bacteria. Nature. 2018 Mar 29;555(7698):623–8.
39. Ding HT, Taur Y, Walkup JT. Gut Microbiota and Autism: Key Concepts and Findings. J Autism Dev Disord. 2017 Feb 1;47(2):480–9.
40. Yue H, Bing J, Zheng Q, Zhang Y, Hu T, Du H, et al.Filamentation in Candida auris, an emerging fungal pathogen of humans: passage through the mammalian body induces a heritable phenotypic switch. Emerg Microbes Infect [Internet]. 2018 Nov 28 [cited 2020 Feb 20];7. Available from: https:// www.ncbi.nlm.nih.gov/pmc/articles/PMC6258701/
41. Albacker, L., Chaudhary, V., Chang, Y. et al.Invariant natural killer T cells recognize a fungal glycosphingolipid that can induce airway hyperreactivity. Nat Med 19, 1297–1304 (2013). https://doi.org/10.1038/nm.3321
42. Wu J, Yan L-J. Streptozotocin-induced type 1 diabetes in rodents as a model for studying mitochondrial mechanisms of diabetic cell glucotoxicity. Diabetes Metab Syndr Obes. 2015 Apr 2;8:181–8.
43. Rashid T, Ebringer A. Autoimmunity in Rheumatic Diseases Is Induced by Microbial Infections via Crossreactivity or Molecular Mimicry [Internet]. Autoimmune Diseases. 2012 [cited 2020 Feb 20]. Available from: https:// www.hindawi.com/journals/ad/2012/539282/
44. Scher JU, Sczesnak A, Longman RS, Segata N, Ubeda C, Bielski C, et al. Expansion of intestinal Prevotella copri correlates with enhanced susceptibility to arthritis. eLife [Internet]. 2013 Nov 5 [cited 2020 Feb 20];2. Available from:https://www.ncbi.nlm.nih.gov/pmc/articles/PMC3816614/
45. Krakauer T, Pradhan K, Stiles BG. Staphylococcal Superantigens Spark Host- Mediated Danger Signals. Front Immunol [Internet]. 2016 Feb 2 [cited 2020 Feb 20];7. Available from: https://www.ncbi.nlm.nih.gov/pmc/articles/ PMC4735405/

4. 면역계

1. Guyton and Hall (2011). Textbook of Medical Physiology. U.S.: Saunders Elsevier.
2. Sender R, Fuchs S, Milo R. Revised Estimates for the Number of Human and Bacteria Cells in the Body. PLoS Biol. 2016;14(8):e1002533.
3. Wu H-J, Wu E. The role of gut microbiota in immune homeostasis and autoimmunity. Gut Microbes. 2012 Jan 1;3(1):4–14.
4. Belkaid Y, Hand T. Role of the Microbiota in Immunity and inflammation.Cell. 2014 Mar 27;157(1):121–41.
5. Yin C, Mohanta S, Maffia P, Habenicht AJ (6 March 2017). "Editorial: Tertiary Lymphoid Organs (TLOs): Powerhouses of Disease Immunity". Frontiers in Immunology. 8: 228.
6. Forchielli ML, Walker WA. The role of gut-associated lymphoid tissues and mucosal defence. Br J Nutr. 2005 Apr;93 Suppl 1:S41–48.
7. Malabsorption Syndrome: Causes, Symptoms, and Risk Factors [Internet]. Healthline. [cited 2020 Mar 2]. Available from: https://www.healthline.com/ health/malabsorption
8. Carla Lintas, Altieri Lura et al.Association of autism with polyomavirus infec-tion in post-mortem brains. J Neurovirol. 2010 Mar;16(2):141–9.

9. Quigley EMM. Gut Bacteria in Health and Disease. Gastroenterol Hepatol (N Y). 2013 Sep;9(9):560–9.
10. Graham NM, Burrell CJ, Douglas RM, Debelle P, Davies L. Adverse effects of aspirin, acetaminophen, and ibuprofen on immune function, viral shedding, and clinical status in rhinovirus-infected volunteers. J Infect Dis. 1990 Dec;162(6):1277–82.
11. Rosenblum MD, Gratz IK, Paw JS, Abbas AK. Treating Human Autoimmunity: Current Practice and Future Prospects. Sci Transl Med. 2012 Mar 14;4(125): 125sr1.
12. Lerner, A., Aminov, R., and Matthias, T. (2016). Dysbiosis may trigger autoim-mune diseases via inappropriate posttranslational modification of host proteins. Front. Microbiol. 7:84. doi: 10.3389/fmicb.2016.00084
13. Rashid T, Ebringer A. Autoimmunity in Rheumatic Diseases Is Induced by Microbial Infections via Crossreactivity or Molecular Mimicry [Internet]. Autoimmune Diseases. 2012 [cited 2020 Feb 20]. Available from: https://www. hindawi.com/journals/ad/2012/539282/
14. Malandain H. Transglutaminases: a meeting point for wheat allergy, celiac disease, and food safety. Eur Ann Allergy Clin Immunol. 2005 Dec;37(10): 397–403.
15. Matthias T, Jeremias P, Neidhöfer S, Lerner A. The industrial food additive, microbial transglutaminase, mimics tissue transglutaminase and is immunogenic in celiac disease patients. Autoimmun Rev. 2016 Dec;15(12):1111–9.
16. Lerner A, Aminov R, Matthias T. Transglutaminases in Dysbiosis As Potential Environmental Drivers of Autoimmunity. Front Microbiol [Internet]. 2017 Jan24 [cited 2020 Feb 28];8. Available from: https://www.ncbi.nlm.nih.gov/pmc/articles/PMC5258703/
17. Lerner A, Matthias T. Possible association between celiac disease and bacterial transglutaminase in food processing: a hypothesis. Nutr Rev. 2015 Aug;73(8): 544–52.
18. Vieira SM, Hiltensperger M, Kumar V, Zegarra-Ruiz D, Dehner C, Khan N, et al.Translocation of a gut pathobiont drives autoimmunity in mice and humans. Science. 2018 Mar 9;359(6380):1156–61.
19. Mosaic of Autoimmunity. The Novel Factors of Autoimmune Diseases. 1st Edition. Editors: Carlo Perricone, Yehuda Shoenfeld. 2019. Academic Press.
20. Hall, D. A. (ed) (1964) International Review of Connective Tissue Research, Vol. 2, F. Verzár, Aging of the Collagen Fiber, Academic Press, New York, p. 244 top paragraph
21. Di Lullo, Gloria A.; Sweeney, Shawn M.; Körkkö, Jarmo; Ala-Kokko, Leena & San Antonio, James D. (2002). "Mapping the Ligand-binding Sites and Disease-associated Mutations on the Most Abundant Protein in the Human, Type I Collagen". J. Biol. Chem. 277 (6): 4223–4231.
22. Ben-Amram H, Bashi T, Werbner N, Neuman H, Fridkin M, Blank M, et al.Tuftsin-Phosphorylcholine Maintains Normal Gut Microbiota in Collagen Induced Arthritic Mice. Front Microbiol [Internet]. 2017 Jul 10 [cited 2020 Feb 28];8. Available from: https://www.ncbi.nlm.nih.gov/pmc/articles/PMC 5502260/
23. Samsel A, Seneff S. Glyphosate pathways to modern diseases VI: Prions, amyloidoses and autoimmune neurological diseases. JBPC. 2017 Mar 30;17(1):8–32.
24. Beecham J, Seneff S. The possible link between autism and glyphosate acting as glycine mimetic – a review of evidence from the literature with analysis. J Mol Genet Med 2015; 9:4.
25. Glyphosate in Collagen. February 1, 2017 By Stephanie Seneff, PhD https://www.westonaprice.org/health-topics/environmental-toxins/ glyphosate-in-collagen/
26. Solhjoo M, Bansal P, Goyal A, Chauhan K. Drug-Induced Lupus Erythematosus. In: StatPearls [Internet]. Treasure Island (FL): StatPearls Publishing; 2020 [cited 2020 Mar 3]. Available from: http://www.ncbi.nlm. nih.gov/books/NBK441889/
27. Hart FD. Drug-induced arthritis and arthralgia. Drugs. 1984 Oct;28(4):347–54.

28. T Cutler AH. Amalgam Illness, Diagnosis and Treatment. 2017. Andy Cutler Publishing.
29. Wiemels J. Perspectives on the Causes of Childhood Leukaemia. Chem Biol Interact [Internet]. 2012 Apr 5 [cited 2020 Mar 3];196(3). Available from: https://www.ncbi.nlm.nih.gov/pmc/articles/PMC3839796/
30. Carpenter DO, Bushkin-Bedient S. Exposure to Chemicals and Radiation During Childhood and Risk for Cancer Later in Life. Journal of Adolescent Health. 2013 May 1;52(5, Supplement):S21–9.
31. Alessio Fasano. Leaky Gut and Autoimmune Diseases. Clin Rev Allergy Immunol, 2012 Feb;42(1):71-8.
32. Khazan O. The Reason Anxious People Often Have Allergies [Internet]. The Atlantic. 2019 [cited 2020 Mar 3]. Available from: https://www.theatlantic.com/health/archive/2019/07/allergies-anxiety/593572/
33. Lee N, Kim W-U. Microbiota in T-cell homeostasis and inflammatory diseases. Exp Mol Med. 2017 May;49(5):e340.
34. Devereux, Graham; Seaton, A. (December 2004). "Diet as a risk factor for atopy and asthma". J Allergy Clin Immunol. 115 (6): 1109–1117.
35. da Silva EZ, Jamur MC, Oliver C (2014). "Mast cell function: a new vision of an old cell". J. Histochem. Cytochem. 62 (10): 698–738.
36. Cookson H, Grattan C. An update on mast cell disorders. Clin Med (Lond). 2016 Dec;16(6):580–3.
37. Frontiers | Biogenic Amines: Signals Between Commensal Microbiota and Gut Physiology | Endocrinology [Internet]. [cited 2020 Mar 3]. Available from: https://www.frontiersin.org/articles/10.3389/fendo.2019.00504/full
38. Lombardi VC, De Meirleir KL, Subramanian K, Nourani SM, Dagda RK, Delaney SL, et al. Nutritional modulation of the intestinal microbiota; future opportunities for the prevention and treatment of neuroimmune and neuroinflammatory disease. The Journal of Nutritional Biochemistry. 2018 Nov 1;61:1–16.
39. Li L, Ruan L, Ji A, Wen Z, Chen S, Wang L, et al.Biogenic amines analysis and microbial contribution in traditional fermented food of Douchi. Scientific Reports. 2018 Aug 22;8(1):1–10.
40. Chilton SN, Burton JP, Reid G. Inclusion of Fermented Foods in Food Guides around the World. Nutrients. 2015 Jan 8;7(1):390–404.
41. Priyadarshani WMD, Rakshit SK. Screening selected strains of probiotic lactic acid bacteria for their ability to produce biogenic amines (histamine and tyramine). International Journal of Food Science & Technology. 2011;46(10):2062–9.
42. Evans SS, Repasky EA, Fisher DT. Fever and the thermal regulation of immunity: the immune system feels the heat. Nature Reviews Immunology. 2015 Jun;15(6):335–49.
43. Hussain J, Cohen M. Clinical Effects of Regular Dry Sauna Bathing: A Systematic Review. Evid Based Complement Alternat Med [Internet]. 2018 Apr 24 [cited 2020 Mar 3];2018. Available from: https://www.ncbi.nlm.nih.gov/pmc/articles/PMC5941775/
44. Yu JC, Khodadadi H, Malik A, Davidson B, Salles É da SL, Bhatia J, et al. Innate Immunity of Neonates and Infants. Front Immunol [Internet]. 2018 Jul 30[cited 2020 Mar 3];9. Available from: [https://www.ncbi.nlm.nih.gov/pmc/arti](https://www.ncbi.nlm.nih.gov/pmc/arti-)cles/PMC6077196/
45. PennisiNov. 19 E, 2014, Pm 1:00. Viruses help keep the gut healthy [Internet].Science | AAAS. 2014 [cited 2020 Feb 16]. Available from: https://www.sciencemag.org/news/2014/11/viruses-help-keep-gut-healthy
46. Bradford AB. What Is the Hygiene Hypothesis? [Internet]. livescience.com. 2016 [cited 2020 Mar 3]. Available from: https://www.livescience.com/54078- hygiene-hypothesis.html

47. Katona P, Katona-Apte J. The Interaction between Nutrition and Infection. Clin Infect Dis. 2008 May 15;46(10):1582-8.
48. Grammatikos AP, Tsokos GC. Immunodeficiency and autoimmunity: lessons from systemic lupus erythematosus. Trends Mol Med. 2012 Feb;18(2):101-8.
49. Tsoupras A, Lordan R, Zabetakis I. Inflammation, not Cholesterol, Is a Cause of Chronic Disease. Nutrients [Internet]. 2018 May 12 [cited 2020 Mar 3];10(5). Available from: https://www.ncbi.nlm.nih.gov/pmc/articles/PMC5986484/
50. Bhakdi S, Tranum-Jensen J, Utermann G, Füssle R. Binding and partial inacti-vation of Staphylococcus aureus alpha-toxin by human plasma low density lipoprotein. J Biol Chem. 1983 May 10;258(9):5899-904.
51. Ravnskov U. High cholesterol may protect against infections and atheroscle-rosis. QJM. 2003 Dec 1;96(12):927-34.
52. Elmehdawi R. Hypolipidemia: A Word of Caution. Libyan J Med. 2008 Jun1;3(2):84-90.
53. Andersen CJ. Bioactive Egg Components and Inflammation. Nutrients. 2015Sep 16;7(9):7889-913.
54. Daisy Coyle. Food Fermentation: Benefits, Safety, Food List, and More[Internet]. Healthline. 2019 [cited 2020 Mar 2]. Available from: https://www.healthline.com/nutrition/fermentation
55. Singh RK, Chang H-W, Yan D, Lee KM, Ucmak D, Wong K, et al. Influence of diet on the gut microbiome and implications for human health. J Transl Med [Internet]. 2017 Apr 8 [cited 2020 Mar 3];15. Available from:https://www.ncbi.nlm.nih.gov/pmc/articles/PMC5385025/
56. Medawar E, Huhn S, Villringer A, Veronica Witte A. The effects of plant-based diets on the body and the brain: a systematic review. Translational Psychiatry. 2019 Sep 12;9(1):1-17.
57. Guggenheim AG, Wright KM, Zwickey HL. Immune Modulation from Five Major Mushrooms: Application to Integrative Oncology. Integr Med(Encinitas). 2014 Feb;13(1):32-44.
58. Bloomfield S, Stanwell-Smith R, Crevel R, Pickup J. Too clean, or not too clean: the Hygiene Hypothesis and home hygiene. Clin Exp Allergy. 2006 Apr;36(4):402-25.
59. Aminov RI. 2010. A brief history of the antibiotic era: lessons learned and challenges for the future. Front Microbiol 1:134.

5. 호르몬

1. Mittal R, Debs LH, Patel AP, Nguyen D, Patel K, O'Connor G, et al. Neurotransmitter s: The critical modulators regulating gut-brain axis. J Cell Physiol. 2017 Sep;232(9):2359-72.
2. Claus SP, Guillou H, Ellero-Simatos S. The gut microbiota: a major player in the toxicity of environmental pollutants? NPJ Biofilms Microbiomes. 2016 May4;2:16003.
3. Endocrine Disruptors [Internet]. National Institute of Environmental Health Sciences. [cited 2020 Mar 9]. Available from: https://www.niehs.nih.gov/health/topics/agents/endocrine/index.cfm
4. Lauretta R, Sansone A, Sansone M, Romanelli F, Appetecchia M. Endocrine Disrupting Chemicals: Effects on Endocrine Glands. Front Endocrinol (Lausanne) [Internet]. 2019 Mar 21 [cited 2020 Mar 9];10. Available from:https://www.ncbi.nlm.nih.gov/pmc/articles/PMC6448049/
5. Street ME, Angelini S, Bernasconi S, Burgio E, Cassio A, Catellani C, et al. Current Knowledge on Endocrine Disrupting Chemicals (EDCs) from Animal Biology to Humans, from Pregnancy to Adulthood: Highlights from a National Italian Meeting. Int J Mol Sci [Internet]. 2018 Jun 2 [cited 2020 Mar 9];19(6). Available from: https://www.ncbi.nlm.nih.gov/pmc/articles/ PMC6032228/
6. Vilahur N, Fernández MF, Bustamante M, Ramos R, Forns J, Ballester F, et al. In utero exposure to mixtures of xenoestrogens and child neuropsychological development. Environ Res. 2014 Oct;134:98-104.

7. Schug TT, Janesick A, Blumberg B, Heindel JJ. Endocrine Disrupting Chemicals and Disease Susceptibility. J Steroid Biochem Mol Biol. 2011 Nov;127(3–5):204–15.
8. Patisaul HB. Endocrine disruption by dietary phyto-oestrogens: impact on dimorphic sexual systems and behaviours. Proc Nutr Soc. 2017 May;76(2):130–44.
9. Nkhata SG, Ayua E, Kamau EH, Shingiro J. Fermentation and germination improve nutritional value of cereals and legumes through activation of endogenous enzymes. Food Sci Nutr. 2018 Oct 16;6(8):2446–58.
10. Rizzo G, Baroni L. Soy, Soy Foods and Their Role in Vegetarian Diets. Nutrients [Internet]. 2018 Jan 5 [cited 2020 Mar 9];10(1). Available from: https://www.ncbi.nlm.nih.gov/pmc/articles/PMC5793271/
11. Datis Kharrazian. Good thyroid health depends on good gut health [Internet]. Dr. K. News. 2010 [cited 2020 Mar 9]. Available from: https://drknews.com/ good-thyroid-health-depends-on-good-gut-health/
12. Nussey S, Whitehead S. The thyroid gland [Internet]. BIOS Scientific Publishers; 2001 [cited 2020 Mar 9]. Available from: https://www.ncbi.nlm.nih.gov/ books/NBK28/
13. Lerner A, Jeremias P, Matthias T. Gut-thyroid axis and celiac disease. 2017 Apr5;6(4):R52–8.
14. Kheradpisheh Z, Mirzaei M, Mahvi AH, Mokhtari M, Azizi R, Fallahzadeh H, et al. Impact of Drinking Water Fluoride on Human Thyroid Hormones: A Case-Control Study. Sci Rep [Internet]. 2018 Feb 8 [cited 2020 Mar 9];8. Available from: https://www.ncbi.nlm.nih.gov/pmc/articles/PMC5805681/
15. Yang RS, Witt KL, Alden CJ, Cockerham LG. Toxicology of methyl bromide. Rev Environ Contam Toxicol. 1995;142:65–85.
16. Boston 677 Huntington Avenue, Ma 02115 +1495 1000. Is Fluoridated Drinking Water Safe? [Internet]. Harvard Public Health Magazine. 2016 [cited 2020 Mar 9]. Available from: https://www.hsph.harvard.edu/magazine/ magazine_article/fluoridated-drinking-water/
17. Stadel BV. Dietary iodine and risk of breast, endometrial, and ovarian cancer. Lancet. 1976 Apr 24;1(7965):890–1.
18. Patricia Wu. Thyroid Disease and Diabetes. Clinical Diabetes [Internet]. 2000[cited 2020 Mar 9];VOL. 18 NO. 1(Winter). Available from: http://journal.diabetes.org/clinicaldiabetes/v18n12000/pg38.htm
19. Klein JR. The immune system as a regulator of thyroid hormone activity. Exp Biol Med (Maywood). 2006 Mar;231(3):229–36.
20. Cutler AH. Amalgam Illness, Diagnosis and Treatment. 2017. Andy Cutler Publishing.
21. Farzi A, Fröhlich EE, Holzer P. Gut Microbiota and the Neuroendocrine System. Neurotherapeutics. 2018 Jan;15(1):5–22.
22. Terry Wahls. 7 Foods To Eat To Heal Adrenal Fatigue [Internet]. mindbodygreen. 2016 [cited 2020 Mar 9]. Available from: https://www.mindbodygreen.com/0- 25960/7-foods-to-eat-to-heal-adrenal-fatigue.html
23. Cham S, Koslik HJ, Golomb BA. Mood, Personality, and Behaviour Changes During Treatment with Statins: A Case Series. Drug Saf Case Rep [Internet]. 2015 Dec 29 [cited 2020 Mar 9];3. Available from: https://www.ncbi.nlm.nih. gov/pmc/articles/PMC5005588/
24. Neuman H, Debelius JW, Knight R, Koren O. Microbial endocrinology: the interplay between the microbiota and the endocrine system. FEMS Microbiol Rev. 2015 Jul 1;39(4):509–21.
25. Clarke G, Stilling RM, Kennedy PJ, Stanton C, Cryan JF, Dinan TG. Minireview: Gut Microbiota: The Neglected Endocrine Organ. Mol Endocrinol. 2014 Aug;28(8):1221–38.
26. Menopausal Hormone Therapy and Cancer [Internet]. National Cancer Institute. 2011 [cited 2020 Mar 9]. Available from: https://www.cancer.gov/about-cancer/causes-prevention/risk/hormones/mht-fact-sheet
27. Chaban B, Jayaprakash T, Wagner E, Bourque D, Lohn Z, Albert A, et al. Characterization of the

vaginal microbiota of healthy Canadian women through the menstrual cycle. Microbiome. 2014 Jul 4;2:23.
28. Baker JM, Al-Nakkash L, Herbst-Kralovetz MM. Oestrogen-gut microbiome axis: Physiological and clinical implications. Maturitas. 2017 Sep;103: 45–53.
29. Bourrie BCT, Willing BP, Cotter PD. The Microbiota and Health Promoting Characteristics of the Fermented Beverage Kefir. Front Microbiol [Internet]. 2016 May 4 [cited 2020 Mar 9];7. Available from: https://www.ncbi.nlm.nih.gov/pmc/articles/PMC4854945/

6. 간과 폐

1. Canadian Liver Foundation. Your liver is essential to your life. The Canadian Liver Foundation [Internet]. Canadian Liver Foundation. 2017 [cited 2020 Mar31]. Available from: https://www.liver.ca/your-liver/
2. Chris Kresser. Liver: Nature's Most Potent Superfood [Internet]. Chris Kresser. 2008 [cited 2020 Mar 31]. Available from: https://chriskresser.com/natures-most-potent-superfood/
3. Garrow JS, James WPT, Ralph A. Human nutrition and dietetics. 2000. 10th edition. Churchill Livingstone.
4. Stokes, Caroline S.; Gluud, Lise Lotte; Casper, Markus; Lammert, Frank (2014-07-01). "Ursodeoxycholic Acid and Diets Higher in Fat Prevent Gallbladder Stones During Weight Loss: A Meta-analysis of Randomized Controlled Trials". Clinical Gastroenterology and Hepatology. 12 (7): 1090–1100.e2.
5. Njeze GE. Gallstones. Niger J Surg. 2013;19(2):49–55.
6. Abdallah AA, Krige JEJ, Bornman PC. Biliary tract obstruction in chronic pancreatitis. HPB (Oxford). 2007;9(6):421–8.
7. DeLoid GM, Sohal IS, Lorente LR, Molina RM, Pyrgiotakis G, Stevanovic A, et al. Reducing Intestinal Digestion and Absorption of Fat Using a Nature-Derived Biopolymer: Interference of Triglyceride Hydrolysis by Nanocellulose. ACS Nano. 2018 Jul 24;12(7):6469–79.
8. Johns Hopkins Medicine. Gallbladder Removal Is Common. But Is It Necessary? – 04/03/2017 [Internet]. 2017 [cited 2020 Mar 31]. Available from: https://www.hopkinsmedicine.org/news/media/releases/gallbladder_removal_is_common_but_is_it_necessary
9. Pannu HK, Fishman EK. Complications of Endoscopic Retrograde Cholangiopancreatography: Spectrum of Abnormalities Demonstrated with CT. RadioGraphics. 2001 Nov 1;21(6):1441–53.
10. Jagmohan B. Remove Gall Stones Without Surgery [Internet]. Health is AboutYou. 2018 [cited 2020 Mar 31]. Available from: https://www.healthisaboutyou.com/home-remedies/remove-gallstones-without-surgery/
11. Association for the Advancement of Restorative Medicine. Peppermint oil[Internet]. Restorative Medicine. [cited 2020 Mar 31]. Available from:https://restorativemedicine.org/library/monographs/peppermint-oil/
12. Kim ES, Chun HJ, Keum B, Seo YS, Jeen YT, Lee HS, et al. Coffee Enema for Preparation for Small Bowel Video Capsule Endoscopy: A Pilot Study. Clin Nutr Res. 2014;3(2):134.
13. Griffiths DJ. Endogenous retroviruses in the human genome sequence. Genome Biol. 2001;2(6): reviews 1017.1–reviews1017.5.
14. Popkin BM, D'Anci KE, Rosenberg IH. Water, Hydration and Health. Nutr Rev. 2010 Aug;68(8):439–58.
15. Hobbs C. Natural Therapy for Your Liver: Herbs and Other Natural Remedies for a Healthy Liver. Penguin; 2002. 148 p.
16. Suzuki T, Chow C-W, Downey GP. Role of innate immune cells and their prod-ucts in lung immunopathology. The International Journal of Biochemistry & Cell Biology. 2008 Jun 1;40(6):1348–

61.

17. Malaguarnera G, Cataudella E, Giordano M, Nunnari G, Chisari G, Malaguarnera M. Toxic hepatitis in occupational exposure to solvents. World J Gastroenterol. 2012 Jun 14;18(22):2756–66.
18. MARY ENIG, PHD. Saturated Fats and the Lungs [Internet]. The Weston A. Price Foundation. [cited 2020 Mar 11]. Available from: https://www.westonaprice.org/health-topics/know-your-fats/saturated-fats-and-the-lungs/
19. Glasser JR, Mallampalli RK. Surfactant and its role in the pathobiology of pulmonary infection. Microbes Infect. 2012 Jan;14(1):17–25.
20. Chakraborty M, Kotecha S. Pulmonary surfactant in new-born infants and children. Breathe. 2013 Dec 1;9(6):476–88.
21. He Y, Wen Q, Yao F, Xu D, Huang Y, Wang J. Gut–lung axis: The microbial contributions and clinical implications. Critical Reviews in Microbiology. 2017 Jan 2;43(1):81–95.
22. Moffatt MF, Cookson WO. The lung microbiome in health and disease. Clin Med (Lond). 2017 Dec;17(6):525–9.
23. Cushion MT. Are Members of the Fungal Genus Pneumocystis (a) Commensals; (b) Opportunists; (c) Pathogens; or (d) All of the Above? PLoS Pathog [Internet]. 2010 Sep 23 [cited 2020 Apr 1];6(9). Available from: https://www.ncbi.nlm.nih.gov/pmc/articles/PMC2944789/
24. Frati F, Salvatori C, Incorvaia C, Bellucci A, Di Cara G, Marcucci F, et al. The Role of the Microbiome in Asthma: The Gut–Lung Axis. Int J Mol Sci [Internet]. 2018 Dec 30 [cited 2020 Apr 1];20(1). Available from: https://www.ncbi.nlm.nih.gov/pmc/articles/PMC6337651/
25. Service HEA. Food intolerance [Internet]. 2014 [cited 2020 Apr 1]. Available from: https://heas.health.vic.gov.au/early-childhood-services/allergy-and-intolerance/food-intolerance
26. Kudo M, Ishigatsubo Y, Aoki I. Pathology of asthma. Front Microbiol [Internet]. 2013 [cited 2020 Apr 1];4. Available from: https://www.frontiersin.org/articles/10.3389/fmicb.2013.00263/full
27. Doeing DC, Solway J. Airway smooth muscle in the pathophysiology and treatment of asthma. J Appl Physiol (1985). 2013 Apr 1;114(7):834–43.
28. D Freed, J Mansfield. Asthma: What we do and why we do it. JNutr&EnvirMed, June 2008,17(2):97–110
29. Dharmage SC, Perret JL, Custovic A. Epidemiology of Asthma in Children and Adults. Front Pediatr [Internet]. 2019 Jun 18 [cited 2020 Apr 1];7. Available from: https://www.ncbi.nlm.nih.gov/pmc/articles/PMC6591438

7. 독소 및 기생충

1. Roundtable on Environmental Health Sciences R, Practice B on PH and PH, Medicine I of. The Challenge: Chemicals in Today's Society [Internet]. Identifying and Reducing Environmental Health Risks of Chemicals in Our Society: Workshop Summary. National Academies Press (US); 2014 [cited 2020 Apr 8]. Available from: https://www.ncbi.nlm.nih.gov/books/NBK268889/
2. Environmental Working Group. Body Burden: The Pollution in Newborns [Internet]. EWG. 5AD [cited 2020 Feb 20]. Available from: https://www.ewg. org/research/body-burden-pollution-newborns
3. Chance GW. Environmental contaminants and children's health: Cause for concern, time for action. Paediatr Child Health. 2001 Dec; 6(10):731–43.
4. Prasad R. Mycoremediation and Environmental Sustainability: Volume 1. pg. 5: Springer; 2018. 243 p.
5. Jillian Levy, CHHC. What Is Candida Die Off? 6 Ways to Manage Symptoms [Internet]. Dr. Axe. 2019 [cited 2020 Apr 9]. Available from: https://draxe. com/health/candida-die-off/
6. Vaccaro DE. Symbiosis Therapy: The Potential of Using Human Protozoa for Molecular Therapy. Molecular Therapy. 2000 Dec 1;2(6):535–8.
7. Helmby H. Human helminth therapy to treat inflammatory disorders – where do we stand? BMC

Immunol [Internet]. 2015 Mar 26 [cited 2020 Feb 16];16. Available from: https://www.ncbi.nlm.nih.gov/pmc/articles/PMC4374592/
8. Rushton S, Spake A, Chariton L. The Unintended Consequences of Using Glyphosate. 2016 Jan;27.
9. Benbrook CM. Trends in glyphosate herbicide use in the United States and globally. Environ Sci Eur [Internet]. 2016 [cited 2020 Apr 8];28(1). Available from: https://www.ncbi.nlm.nih.gov/pmc/articles/PMC5044953/
10. NIH: National Institute of Allergy and Infectious Diseases. Lyme Disease Co-Infection | NIH: National Institute of Allergy and Infectious Diseases [Internet]. 2018 [cited 2020 Apr 9]. Available from: https://www.niaid.nih.gov/diseases-conditions/lyme-disease-co-infection
11. Citera M, Freeman PR, Horowitz RI. Empirical validation of the Horowitz Multiple Systemic Infectious Disease Syndrome Questionnaire for suspected Lyme disease. Int J Gen Med. 2017 Sep 4;10:249-73.
12. Cummins J, Tangney M. Bacteria and tumours: causative agents or oppor-tunistic inhabitants? Infect Agent Cancer. 2013 Mar 28;8:11.
13. The American Cancer Society medical and editorial content team. Parasites that can lead to cancer | American Cancer Society [Internet]. 2016 [cited 2020 Apr 9]. Available from: [https://www.cancer.org/cancer/cancer-causes/infec](https://www.cancer.org/cancer/cancer-causes/infec-)tious-agents/infections-that-can-lead-to-cancer/parasites.html
14. Muehlenbachs A, Bhatnagar J, Agudelo CA, Hidron A, Eberhard ML, Mathison BA, et al. Malignant Transformation of Hymenolepis nana in a Human Host. New England Journal of Medicine. 2015 Nov 5;373(19):1845-52.
15. Iranzo J, Puigbò P, Lobkovsky AE, Wolf YI, Koonin EV. Inevitability of Genetic Parasites. Genome Biol Evol. 2016 Aug 8;8(9):2856-69.
16. Liberti MV, Locasale JW. The Warburg Effect: How Does it Benefit Cancer Cells? Trends Biochem Sci. 2016 Mar;41(3):211-8.
17. Kittle AM, Bukombe JK, Sinclair ARE, Mduma SAR, Fryxell JM. Landscape-level movement patterns by lions in western Serengeti: comparing the influ-ence of inter-specific competitors, habitat attributes and prey availability. Mov Ecol [Internet]. 2016 Jul 1 [cited 2020 Apr 9];4.

8. 뼈와 치아

1. Hal Huggins and Thomas E Levy. Uninformed Consent: The Hidden Dangers In Dental Care. Hampton Roads Publishing; 1 edition (January 1, 1999).
2. Raggatt, L. J. et al. (May 25, 2010). "Cellular and Molecular Mechanisms of Bone Remodelling". The Journal of Biological Chemistry. 285 (33):25103-25108.
3. Steven Lin. The Dental Diet: The Surprising Link Between Your Teeth, Real Food And Life-Changing Natural Health. London; Hay House, 2018.
4. Health NRC (US) C on D and. Fat-Soluble Vitamins [Internet]. Diet and Health:Implications for Reducing Chronic Disease Risk. National Academies Press (US); 1989 [cited 2020 Apr 17]. Available from: https://www.ncbi.nlm.nih. gov/books/NBK218749/
5. Kreider RB, Campbell B. Protein for exercise and recovery. Phys Sportsmed. 2009 Jun;37(2):13-21.
6. Abou Neel EA, Aljabo A, Strange A, Ibrahim S, Coathup M, Young AM, et al. Demineralization-remineralization dynamics in teeth and bone. Int J Nanomedicine. 2016 Sep 19;11:4743-63.
7. Dominik Nischwitz. It's All In Your Mouth. Biological Dentistry And The Surprising Impact Of Oral Health On The Whole Body Wellness. Chelsea Green.2020.
8. Masterjohn C. On the trail of the elusive x factor: a sixty-two-year-old mystery finally solved. Wise Traditions. 2007;8(1).
9. Song I-S, Han K, Ko Y, Park Y-G, Ryu J-J, Park J-B. Associations between the consumption of

carbonated beverages and periodontal disease: The 2008-2010 Korea national health and nutrition examination survey. Medicine [Internet]. 2016 Jul [cited 2020 Apr 20];95(28). Available from:[insights. ovid.com](http://insights.ovid.com/)

10. Laine CM, Laine T. Diagnosis of Osteoporosis in Children and Adolescents. Eur Endocrinol. 2013 Aug;9(2):141-4.
11. Originally written in August 2012 by:Giana Angelo, Ph.D. Bone Health In Depth [Internet]. Linus Pauling Institute. 2016 [cited 2020 Apr 20]. Available from: https://lpi.oregonstate.edu/mic/health-disease/bone-health
12. Dominik Nischwitz. It's All In Your Mouth. Biological Dentistry And The Surprising Impact Of Oral Health On The Whole Body Wellness. Chelsea Green.2020.
13. Sahay M, Sahay R. Rickets-vitamin D deficiency and dependency. Indian J Endocrinol Metab. 2012;16(2):164-76.
14. Masterjohn C. On the trail of the elusive x factor: a sixty-two-year-old mystery finally solved. Wise Traditions. 2007;8(1).
15. Price WA. Nutrition and physical degeneration. A comparison of primitive and modern diets and their effects. 1938. Price.
16. Price WA, Studies of Relationships Between Nutritional Deficiencies and (a) Facial and Dental Arch Deformities and (b) Loss of Immunity to Dental Caries Among South Sea Islanders and Florida Indians. Dental Cosmos. 1935;77(11):1033-45.
17. https://www.westonaprice.org/health-topics/childrens-health/vitamin-a-for-fetal-development/
18. https://www.westonaprice.org/health-topics/childrens-health/sacred-foods-for-exceptionally-healthy-babies-and-parents-too/
19. Pillai SM, Sereda NH, Hoffman ML, Valley EV, Crenshaw TD, Park Y-K, et al. Effects of Poor Maternal Nutrition during Gestation on Bone Development and Mesenchymal Stem Cell Activity in Offspring. PLoS One [Internet]. 2016 Dec 12 [cited 2020 May 5];11(12). Available from: https://www.ncbi.nlm.nih. gov/pmc/articles/PMC5152907/
20. D Kersten, G Graham, L Scherwitz. Pottenger's Prophecy: How Food Resets Genes For Wellness Or Illness. Destiny Health Publishing (June 6, 2011).
21. Dr Eric Davis. Symptoms Of Toxicity [Internet]. Eric Davis Dental. [cited 2020 May 5]. Available from: https://www.ericdavisdental.com/biological-dentistry/symptoms-of-toxicity/
22. Deo PN, Deshmukh R. Oral microbiome: Unveiling the fundamentals. J Oral Maxillofac Pathol. 2019;23(1):122-8.
23. Turner MD, Ship JA. Dry Mouth and Its Effects on the Oral Health of Elderly People. The Journal of the American Dental Association. 2007 Sep;138:S15-20.
24. Dominik Nischwitz. It's All In Your Mouth. Biological Dentistry And The Surprising Impact Of Oral Health On The Whole Body Wellness. Chelsea Green.2020.
25. Naumova EA, Sandulescu T, Bochnig C, Khatib PA, Lee W-K, Zimmer S, et al. Dynamic changes in saliva after acute mental stress. Scientific Reports. 2014 May 8;4(1):1-9.
26. Baek JH, Krasieva T, Tang S, Ahn Y, Kim CS, Vu D, et al. Optical approach to the salivary pellicle. J Biomed Opt. 2009;14(4):044001.
27. An TD, Pothiraj C, Gopinath RM, Kayalvizhi B. Effect of oil-pulling on dental caries causing bacteria. Vol. 2. pg 63-66; 2008.
28. Price WA. Nutrition and physical degeneration. A comparison of primitive andmodern diets and their effects. 1938. Price.
29. Masterjohn C. On the trail of the elusive x factor: a sixty-two-year-old mystery finally solved. Wise Traditions. 2007;8(1).
30. Sheetal A, Hiremath VK, Patil AG, Sajjansetty S, Kumar SR. Malnutrition and its Oral Outcome - A Review. J Clin Diagn Res. 2013 Jan;7(1):178-80.

31. Joshipura KJ, Muñoz-Torres FJ, Morou-Bermudez E, Patel RP. Over-the-counter mouthwash use and risk of pre-diabetes/diabetes. Nitric Oxide. 2017 Dec 1;71:14–20.
32. Wong MC, Glenny AM, Tsang BW, Lo EC, Worthington HV, Marinho VC (January 2010). "Topical fluoride as a cause of dental fluorosis in children". The Cochrane Database of Systematic Reviews (1): CD007693.
33. Peckham S, Awofeso N. Water Fluoridation: A Critical Review of the Physiological Effects of Ingested Fluoride as a Public Health Intervention. Scientific World Journal [Internet]. 2014 Feb 26 [cited 2020 May 6];2014. Available from: https://www.ncbi.nlm.nih.gov/pmc/articles/PMC3956646/
34. Woods JO. Dr Hal Alan Huggins, Noted Dental Pioneer, Passes Away. Integr Med (Encinitas). 2015 Feb;14(1):14–5.
35. Bates MN, Fawcett J, Garrett N, Cutress T, Kjellstrom T. Health effects of dental amalgam exposure: a retrospective cohort study. Int J Epidemiol. 2004 Aug 1;33(4):894–902.
36. Blanche D Grube, DMD, IMD. 2018 Integrative SIBO Conference Highlights. Natural Medicine Journal [Internet]. 2018 Jun [cited 2020 May 6];Vol. 10(6). Available from: https://www.naturalmedicinejournal.com/journal/2018-06/2018-integrative-sibo-conference-highlights
37. Sandborgh-Englund G, Einarsson C, Sandström M, Ekstrand J. Gastrointestinal absorption of metallic mercury. Arch Environ Health. 2004 Sep;59(9):449–54.
38. Chris Kresser, M.S. How Dental Health Affects Your Whole Body. With Steven Lin | RHR [Internet]. Chris Kresser. 2018 [cited 2020 May 6]. Available from:https://chriskresser.com/how-dental-health-affects-your-whole-body-with-steven-lin/
39. https://www.westonaprice.org/health-topics/dentistry/root-canal-dangers/
40. Hal Huggins and Thomas E Levy. Uninformed Consent: The Hidden Dangers In Dental Care. Hampton Roads Publishing; 1 edition (January 1, 1999).
41. Dominik Nischwitz. It's All In Your Mouth. Biological Dentistry And The Surprising Impact Of Oral Health On The Whole Body Wellness. Chelsea Green.2020.
42. Dr William P Glaros DDS. Oral-Electro Galvanism: Super-Charged Fillings [Internet]. Biological Dentist, Houston Texas. 2011 [cited 2020 May 6].Available from: https://www.biologicaldentist.com/770/oral-electro-galvanism-super-charged-fillings/
43. Coventry BJ, Ashdown ML, Quinn MA, Markovic SN, Yatomi-Clarke SL, Robinson AP. CRP identifies homeostatic immune oscillations in cancerpatients: a potential treatment targeting tool? J Transl Med. 2009 Nov 30;7:102.

9. 비뇨생식기 문제

1. Organic Acids Test Book. The great plains laboratory Inc. Published on Oct 7,
2. Grover S, Srivastava A, Lee R, Tewari AK, Te AE. Role of inflammation in blad-der function and interstitial cystitis. Ther Adv Urol. 2011 Feb;3(1):19–33.
3. Skypala IJ, Williams M, Reeves L, Meyer R, Venter C. Sensitivity to food addi-tives, vaso-active amines and salicylates: a review of the evidence. Clin Transl Allergy [Internet]. 2015 Oct 13 [cited 2020 May 11];5. Available from:https://www.ncbi.nlm.nih.gov/pmc/articles/PMC4604636/
4. Schwiertz, Andreas (2016). Microbiota of the human body : implications in health and disease. Switzerland: Springer. p. 1. ISBN 978-3-319-31248-4.
5. Nienhouse V, Gao X, Dong Q, et al. Interplay between bladder microbiota and urinary antimicrobial peptides: mechanisms for human urinary tract infection risk and symptom severity. PLoS One. 2014;9(12):e114185. Published 2014 Dec 8. doi:10.1371/journal.pone.0114185
6. Porter, C.M., Shrestha, E., Peiffer, L.B. et al. The microbiome in prostate inflammation and prostate cancer. Prostate Cancer Prostatic Dis 21, 345–354 (2018). https://doi.org/10.1038/s41391-018-0041-1
7. Norman W Walker. Colon Health: The Key To A Vibrant Life. 1979. Norwalk Press US.

8. Franasiak, Jason M.; Scott, Richard T. (2015). "Reproductive tract microbiome in assisted reproductive technologies". Fertility and Sterility. 104 (6): 1364–1371.
9. Amabebe E, Anumba DOC. The Vaginal Microenvironment: The Physiologic Role of Lactobacilli. Front Med [Internet]. 2018 [cited 2020 Feb 20];5. Available from: https://www.frontiersin.org/articles/10.3389/fmed.2018.00181/full
10. Fox C, Eichelberger K. Maternal microbiome and pregnancy outcomes. Fertility and Sterility. 2015 Dec 1;104(6):1358–63.
11. Stout MJ, Conlon B, Landeau M, Lee I, Bower C, Zhao Q, et al. Identification of intracellular bacteria in the basal plate of the human placenta in term and preterm gestations. American Journal of Obstetrics & Gynecology. 2013 Mar1;208(3):226.e1-226.e7.
12. Baker JM, Chase DM, Herbst-Kralovetz MM. Uterine Microbiota: Residents, Tourists, or Invaders? Front Immunol [Internet]. 2018 Mar 2 [cited 2020 May 11];9. Available from: https://www.ncbi.nlm.nih.gov/pmc/articles/PMC5840171/
13. Zheng J, Xiao X, Zhang Q, Mao L, Yu M, Xu J. The Placental Microbiome Varies in Association with Low Birth Weight in Full-Term Neonates. Nutrients. 2015 Aug;7(8):6924–37.
14. Mueller NT, Bakacs E, Combellick J, Grigoryan Z, Dominguez-Bello MG. The infant microbiome development: mom matters. Trends Mol Med. 2015 Feb;21(2):109–17.
15. Bretveld RW, Thomas CM, Scheepers PT, Zielhuis GA, Roeleveld N. Pesticide exposure: the hormonal function of the female reproductive system disrupted? Reprod Biol Endocrinol. 2006 May 31;4:30.
16. Guyton and Hall (2011). Textbook of Medical Physiology. U.S.: Saunders Elsevier.
17. Huggins C. Endocrine Control of Prostatic Cancer. Science. 1943 Jun 18;97(2529):541–4.
18. Wang P-H, Chen Y-L, Wei ST-S, Wu K, Lee T-H, Wu T-Y, et al. Retroconversion of oestrogens into androgens by bacteria via a cobalamin-mediated methylation. Proc Natl Acad Sci USA. 2020 21;117(3):1395–403.
19. Bosland MC. The Role of Oestrogens in Prostate Carcinogenesis: A Rationale for Chemoprevention. Rev Urol. 2005;7(Suppl 3):S4–10.
20. Huggins Charles, Hodges Clarence V. Studies on Prostatic Cancer: I. The Effect of Castration, of Oestrogen and of Androgen Injection on Serum Phosphatases in Metastatic Carcinoma of the Prostate*. Journal of Urology. 2002 Jul 1;168(1):9–12.
21. De Marzo AM, Platz EA, Sutcliffe S, Xu J, Grönberg H, Drake CG, et al. Inflammation in prostate carcinogenesis. Nat Rev Cancer. 2007 Apr;7(4):256–69.
22. Massari F, Mollica V, Di Nunno V, Gatto L, Santoni M, Scarpelli M, et al. The Human Microbiota and Prostate Cancer: Friend or Foe? Cancers (Basel)[Internet]. 2019 Mar 31 [cited 2020 May 11];11(4). Available from: https://www.ncbi.nlm.nih.gov/pmc/articles/PMC6521295/
23. Tang J. Microbiome in the urinary system—a review. AIMS Microbiol. 2017 Mar20;3(2):143–54.
24. Organic Acids Test Book. The great plains laboratory Inc. Published on Oct 7,
25. Nienhouse V, Gao X, Dong Q, et al. Interplay between bladder microbiota and urinary antimicrobial peptides: mechanisms for human urinary tract infection risk and symptom severity. PLoS One. 2014;9(12):e114185. Published 2014 Dec 8. doi:10.1371/journal.pone.0114185.

10. 갭스 관련 행동

1. Jeffrey Norris. Do Gut Bacteria Rule Our Minds? [Internet]. Do Gut Bacteria Rule Our Minds? | UC San Francisco. 2014 [cited 2020 Mar 4]. Available from: https://www.ucsf.edu/news/2014/08/116526/do-gut-bacteria-rule-our-minds
2. Galland L. The gut microbiome and the brain. J Med Food. 2014;17(12):1261 1272. doi:10.1089/jmf.2014.7000
3. Schwiertz, Andreas (2016). Microbiota of the human body: implications in health and disease. Switzerland: Springer. p. 1. ISBN 978-3-319-31248-4.
4. Christian LM, Galley JD et al.Gut microbiome composition is associated with temperament during early childhood. Brain, Behaviour, and Immunity, Volume 45, March 2015, Pages 118-127.
5. O'Mahony, S. M., Clarke, G., Borre, Y. E., Dinan, T. G., & Cryan, J. F. (2015). Serotonin, tryptophan metabolism and the brain-gut-microbiome axis. Behavioural brain research, 277, 32-48.
6. de Weerth C. Do bacteria shape our development? Crosstalk between intes-tinal microbiota and HPA axis. Neurosci Biobehav Rev. 2017;83:458 471.doi:10.1016/j.neubiorev.2017.09.016
7. Cannabis-Induced Psychosis in Teenagers and Young Adults: Risk Factors, Detection, Management [Internet]. Psychiatry Advisor. 2019 [cited 2020 Mar4]. Available from: https://www.psychiatryadvisor.com/home/topics/addiction/cannabis-use-disorder/cannabis-induced-psychosis-in-teenagers-and-young-adults-risk-factors-detection-management/
8. Lu DL, Lin XL. Development of psychotic symptoms following ingestion of small quantities of alcohol. Neuropsychiatr Dis Treat. 2016;12:2449 2454. Published 2016 Sep 22. doi:10.2147/NDT.S112825

11. 음식 중독

1. Alcock J, Maley CC, Aktipis CA. Is eating behaviour manipulated by the gastrointestinal microbiota? Evolutionary pressures and potential mechanisms. Bioessays. 2014 Oct;36(10):940–9.
2. Flint HJ, Scott KP, Duncan SH, Louis P, Forano E. Microbial degradation of complex carbohydrates in the gut. Gut Microbes. 2012 Jul 1;3(4):289–306.
3. Galland L. The Gut Microbiome and the Brain. J Med Food. 2014 Dec 1;17(12):1261–72.
4. Painter K, Cordell BJ, Sticco KL. Auto-brewery Syndrome (Gut Fermentation). In: StatPearls [Internet]. Treasure Island (FL): StatPearls Publishing; 2020 [cited 2020 Mar 10]. Available from: http://www.ncbi.nlm.nih.gov/books/NBK513346/
5. Ahmed SH, Guillem K, Vandaele Y. Sugar addiction: pushing the drug-sugar analogy to the limit. Curr Opin Clin Nutr Metab Care. 2013 Jul;16(4):434–9.
6. Melissa Kravitz Hoeffner. Food companies intentionally make their products addictive, and it's making us sick [Internet]. Salon. 2019 [cited 2020 Mar 10].Available from: https://www.salon.com/2019/03/28/food-companies-inten-tionally-make-their-products-addictive-and-its-making-us-sick_partner/
7. Zhang Y-J, Li S, Gan R-Y, Zhou T, Xu D-P, Li H-B. Impacts of Gut Bacteria on Human Health and Diseases. Int J Mol Sci. 2015 Apr 2;16(4):7493–519.
8. Liester MB, Moore-Liester JD. Is Sugar a Gateway Drug? Journal of Drug Abuse [Internet]. 2015 Dec 16 [cited 2020 Mar 10];1(1). Available from: https://drugabuse.imedpub.com/abstract/is-sugar-a-gateway-drug-7783.html
9. Rogers GB, Keating DJ, Young RL, Wong M-L, Licinio J, Wesselingh S. From gut dysbiosis to altered brain function and mental illness: mechanisms and pathways. Molecular Psychiatry. 2016 Jun;21(6):738–48.

12. 음식 : 갭스 식단 중 허용 음식과 제한 음식

1. Campbell-McBride N. Gut and psychology syndrome. Natural treatment for autism, dyspraxia, dyslexia, ADD/ADHD, depression and schizophrenia. 2010. Medinform Publishing.
2. Grundmann O. The gut microbiome and pre-systemic metabolism: current state and evolving research. J. Drug Metab. Toxicol, 2010. pdfs.semantic-scholar.org
3. Turroni S, Rampelli S et al. Enterocyte-Associated Microbiome of the Hadza Hunter-Gatherers. Front. Microbiol, 06 June 2016. https://doi.org/10.3389/fmicb.2016.00865
4. Garrow JS, James WPT, Ralph A. Human nutrition and dietetics. 2000. 10th edition. Churchill Livingstone.
5. Eaton KK. Sugars in food intolerance and abnormal gut fermentation. J Nutr Med 1992;3:295-301.
6. Poley, J. R.; Bhatia, M.; Welsh, J. D. (1978). "Disaccharidase deficiency in infants with cow's milk protein intolerance. Response to treatment". Digestion. 17 (2): 97–107.
7. Millward, C; Ferriter, M; Calver, S; Connell-Jones, G (2008). "Gluten- and casein-free diets for autistic spectrum disorder". Cochrane Database of Systematic Reviews (2): CD003498. doi:10.1002/14651858
8. Sanz Y. Microbiome and Gluten. Ann Nutr Metab. 2015;67 Suppl 2:28 41. doi:10.1159/000440991
9. William Davis. Wheat Belly (Revised and Expanded Edition): Lose the Wheat, Lose the Weight, and Find Your Path Back to Health. Penguin Random House USA;Revised, Expanded edition (28 Jan. 2020).
10. Hoffman JR et al. Protein – which is best? J Sports Sci Med. 2004 Sep;3(3). Published online 2004 Sep1.
11. Fallon S, Enig M. Nourishing Traditions. The cookbook that challenges politically correct nutrition and the diet dictocrats. 1999. New Trends Publishing, Washington DC 2007.
12. Sandstead HH. Fibre, phytates, and mineral nutrition. Nutr Rev 1992; 50:30–1.
13. Freed DL. Lectins in food: their importance in health and disease. J Nutr Med 1991; 2: 45-64.
14. Freed DL. Do dietary lectins cause disease? Br Med J 1999; 318(71090):1023–4.
15. Pusztai A, Ewen SW, Grant G. et al. Antinutritive effects of wheat-germ agglu-tinin and other N-acetylglucosamine-specific lectins. Br J Nutr 1993; 70:313–21.
16. Cordain L. Cereal grains: humanity's double-edged sword. World Rev Nutr Diet 1999; 84:19–73.
17. Els JM, Van Damme et al. (1998). Handbook of Plant Lectins: Properties and Biomedical Applications. John Wiley & Sons.
18. Malik, TF; Panuganti, KK (January 2020). "Lactose Intolerance". PMID 30335318.
19. Common Methods of Processing and Preserving Food. [Streetdirectory.com](http://streetdirectory.com/). April 7,2015.
20. Food Processing Lesson Plan. Johns Hopkins Bloomberg School of Public Health. April 7, 2015.
21. Levenstein H.: 'Paradox of Plenty', p.106-107. University of California Press, 2003.
22. Most packaged supermarket food is unhealthy – study. http://www.radionz.co.nz/ news/national/280056/%27supermarket-food-largely-unhealthy%27.
23. Ultra processed foods prevalent and unhealthy research. http://www.sciencemedi-acentre.co.nz/2015/07/30/ultra-processed-foods-prevalent-unhealthy-research/.
24. Gracy-Whitman L, Ell S. Artificial colourings and adverse reactions. BMJ 1995;310:1204.
25. Rogers S. Tired or toxic? A blueprint for health. 1990. Prestige Publishers.
26. Rowe KS, Rose KJ. Synthetic food colouring and behaviour: A dose response effect in a double-blind, placebo-controlled, repeated-measures study. Journal of Paediatrics 12: 691-698, 1994.
27. Rowe KS. Synthetic food colouring and hyperactivity: a double-blind crossover study. Aust Paediatr J, 24: 143-47, 1988.
28. Boris M, Mandel F. Food and additives are common causes of the attention deficit hyperactive disorder in children. Annals of Allergy 72: 462-68, 1994.
29. Rea WJ. Chemical Sensitivity. Vols. 1,2,3,4. Lewis, Boca Raton, 1994-1998.

30. Pizzorno JE, Murray MT. Textbook of natural medicine. 4th edition, 2012.
31. Mirkkunen M. (1982). Reactive hypoglycaemia tendency among habitually violent offenders. Neuropsychopharmacol 8:35-40.
32. Geary A. The food and mood handbook. 2001. Thorsons.
33. Eaton KK. Sugars in food intolerance and abnormal gut fermentation. J Nutr Med 1992;3:295-301.
34. Fayemiwo SA et al.Gut fermentation syndrome. African J Cl Exp Microbiol, Vol 15, No 1 (2014).
35. Bivin WS et al. Production of ethanol from infant food formulas by common yeasts. J Appl Bacteriol, Vol 58, 4, pp 355–357, April 1985.
36. Round JL, Mazmanian SK. (2009). "The gut microbiota shapes intestinal immune responses during health and disease". Nature Reviews: Immunology, 9 (5): 313–323.
37. Yudkin J. Pure, white and deadly. How sugar is killing us and what we can do to stop it. 2012.
38. Hurst AF, Knott FA. Intestinal carbohydrate dyspepsia. Quart J Med 1930- 31;24:171-80.
39. Kaur J (2014). "A comprehensive review on metabolic syndrome". Cardiology Research and Practice. 2014: 1–21.
40. Campbell-McBride N. Put your heart in your mouth. What really is heart disease and what can we do to prevent and even reverse it. 2007. Medinform Publishing.
41. Hurst AF, Knott FA. Intestinal carbohydrate dyspepsia. Quart J Med 1930-31;24:171-80.
42. Fallon S, Enig M. Nourishing Traditions. The cookbook that challenges politically correct nutrition and the diet dictocrats. 1999. New Trends Publishing, Washington DC 20007.
43. Sandstead HH. Fibre, phytates, and mineral nutrition. Nutr Rev 1992; 50:30-1.
44. Cordain L. Cereal grains: humanity's double-edged sword. World Rev Nutr Diet 1999; 84:19-73.
45. Enig MG. Know Your Fats: The Complete Primer for Understanding the Nutrition of Fats, oils, and Cholesterol. Bethesda Press, Silver Spring, MD, 2000.
46. Centers for Disease Control and Prevention (1994). "Documentation for Immediately Dangerous To Life or Health Concentrations (IDLHs) –Acrylamide". http://www.cdc.gov/niosh/idlh/79061.html
47. Xu Y et al. (Apr 5, 2014). "Risk assessment, formation, and mitigation of dietary acrylamide: Current status and future prospects.". Food and chemical toxicology: an international journal published for the British Industrial Biological Research Association 69C: 1–12.
48. Tareke E, Rydberg P et al.(2002). "Analysis of acrylamide, a carcinogen formed in heated foodstuffs". J. Agric. Food. Chem. 50 (17): 4998–5006.
49. Fallon S, Enig M. Nourishing Traditions. The cookbook that challenges politically correct nutrition and the diet dictocrats. 1999. New Trends Publishing, Washington DC 2007.
50. COMA Report. Dietary sugars and human disease: conclusions and recom-mendations. Br Dent J. 1990; 165:46.
51. http://www.statista.com/statistics/249681/total-consumption-of-sugar-world-wide/
52. Berg JM, Tymoczko JL and Stryer L. Biochemistry, 2006.
53. Tran G, 2015. Sugarcane press mud. Feedipedia, a programme by INRA, CIRAD, AFZ and FAO. http://www.feedipedia.org/node/563 Last updated on May 27, 2015, 18:02.
54. Dowling RN. (1928). Sugar Beet and Beet Sugar. London: Ernest Benn Limited.
55. Altura BM, Zhang A, Altura BT. Magnesium, hypertensive vascular diseases, atherogenesis, subcellular compartmentation of Ca2+ and Mg2+ and vascular contractility. Miner Electrolyte Metab. 1993;19:323–336.
56. Altura BM, Altura BT. Magnesium and cardiovascular biology: an important link between cardiovascular risk factors and atherogenesis. Cell Mol Biol Res. 1995;41:347–359.
57. Yudkin J. Pure, white and deadly. How sugar is killing us and what we can do to stop it. 2012.
58. Staff writers (March 2010). "The lowdown on high-fructose corn syrup". Consumer Reports.
59. Engber D. (28 April 2009). "The decline and fall of high-fructose corn syrup". Slate Magazine. [Slate.com](http://slate.com/).

60. Lim U, Subar AF, Mouw T. et al. Consumption of aspartame-containing bever-ages and incidence of hematopoietic and brain malignancies. Cancer Epidemiology, Biomarkers and Prevention 2006; 15(9):1654–1659.
61. Roberts HJ. (2004). "Aspartame disease: a possible cause for concomitant Graves' disease and pulmonary hypertension". Texas Heart Institute Journal 31 (1): 105; author reply 105–6. PMC 387446. PMID 15061638.
62. Humphries P, Pretorius E, Naudé H. (2008). "Direct and indirect cellular effects of aspartame on the brain". Eur J Clin Nutrition 62 (4): 451–462. doi:10.1038/sj.ejcn.1602866. PMID 17684524.
63. Trocho C, Pardo R, Rafecas I. et al. (1998). "Formaldehyde derived from dietary aspartame binds to tissue components in vivo". Life Sciences 63 (5): 337–49.
64. Daniel KT. The Whole Soy Story. 2006. New Trends Publishing.
65. "History of Soy Sauce, Shoyu, and Tamari – Page 1". soyinfocenter.com.
66. Endres Joseph G. (2001). Soy Protein Products. Champaign-Urbana, IL: AOCS Publishing. pp. 43–44.
67. http://www.alkalizeforhealth.net/Lsoy.htm Soy, aluminium and Alzheimer's disease.
68. Shcherbatykh I, Carpenter DO. The Role of Metals in the Etiology of Alzheimer's Disease. Journal of Alzheimer's Disease. 2007;11(2):191–205.
69. Henkel J. (May–June 2000). "Soy: Health Claims for Soy Protein, Question About Other Components". FDA Consumer (Food and Drug Administration)34 (3): 18–20.
70. Messina M, McCaskill-Stevens W, Lampe JW. (September 2006). "Addressing the Soy and Breast Cancer Relationship: Review, Commentary, and Workshop Proceedings". JNCI Journal of the National Cancer Institute (National Cancer Institute) 98 (18): 1275–1284.
71. Doerge DR, Sheehan DM. Goitrogenic and estrogenic activity of soy isoflavones. Environ Health Perspect. 2002 Jun;110 Suppl 3:349-53.
72. Song TT, Hendrich S, Murphy PA. (1999). "Estrogenic activity of glycitein, a soy isoflavone". Journal of Agricultural and Food Chemistry 47 (4): 1607–1610.
73. Dendougui Ferial, Schwedt Georg (2004). "In vitro analysis of binding capac- ities of calcium to phytic acid in different food samples". European Food Research and Technology 219 (4).
74. Committee on Food Protection, Food and Nutrition Board, National Research Council (1973). "Phytates". Toxicants Occurring Naturally in Foods. National Academy of Sciences. pp. 363–371.
75. Miniello VL et al. (2003). "Soy-based formulas and phyto-oestrogens: A safety profile". Acta Paediatrica (Wiley-Blackwell) 91 (441): 93–100.
76. Strom BL et al. (2001). "Exposure to soy-based formula in infancy and endocrinological and reproductive outcomes in young adulthood". JAMA: the Journal of the American Medical Association (American Medical Association) 286(7): 807–814.
77. Garrow JS, James WPT, Ralph A. Human nutrition and dietetics. 2000. 10th edition. Churchill Livingstone.
78. Ensimger AH et al. The Concise Encyclopedia of Food and Nutrition. CRC Press,1995.
79. Pizzorno JE, Murray MT. Textbook of natural medicine. 4th edition, 2012.
80. Stipanuk MH. (2006). Biochemical, Physiological and Molecular Aspects of Human Nutrition (2nd ed.). Philadelphia: Saunders.
81. Shoenfeld P. Vitamin A-mazing. Wise Traditions, Spring 2020, p.13–26.
82. Seneff S. Sunlight and Vitamin D: They're Not The Same Thing! Wise Traditions, Spring 2020, p.27–35.
83. Bailey LB, Caudill MA (2012). "Folate". In Eardman JW Jr, MacDonald IA, Zeisel SH (eds.). Present Knowledge in Nutrition, Tenth Edition. Ames, IA: ILSI Press/Wiley-Blackwell. pp. 321–342.
84. Masterjohn C. On the trail of the elusive x factor: a sixty-two-year-old mystery finally solved. Wise Traditions. 2007;8(1).
85. Stipanuk MH. (2006). Biochemical, Physiological and Molecular Aspects of Human Nutrition (2nd ed.). Philadelphia: Saunders.

86. Garrow JS, James WPT, Ralph A. Human nutrition and dietetics. 2000. 10thedition. Churchill Livingstone.
87. Fallon S, Enig M. Nourishing Traditions. The cookbook that challenges politically correct nutrition and the diet dictocrats. 1999. New Trends Publishing, Washington DC 2007.
88. Pizzorno JE, Murray MT. Textbook of natural medicine. 4th edition, 2012.
89. Gray N. "No link between eggs and heart disease or stroke, says BMJ meta-analysis." January 25, 2013. foodnavigator.com/Science/No-link-between- eggs-and-heart-disease-or-stroke-says-BMJ-meta-analysis
90. [nhs.uk/conditions/Lactose-intolerance/Pages/Introduction.aspx](http://90.nhs.uk/conditions/Lactose-intolerance/Pages/Introduction.aspx)
91. Review of the potential health impact of -casomorphins and related peptides. European Food Safety Authority, doi: 10.2903/j.efsa.2009.231r
92. Cade, R.; Privette, R.; Fregly, M.; Rowland, N.; Sun, Z.; Zele, V. Autism and schizophrenia: Intestinal disorders. Nutritional Neuroscience 2000, 3, 57–72.
93. Sador Ellix Katz. The Art of Fermentation: An In-depth Exploration of Essential Concepts and Processes from Around the World. Chelsea Green Publishing Co; First Edition (7 Jun. 2012).
94. A campaign for real milk. Weston A. Price Foundation. http://www.food.gov.uk/sites/default/files/multimedia/pdfs/publication/raw-milk-weston-foundation-presentation.pdf
95. Schmid R. The untold story of milk. The history, politics and science of nature's perfect food: raw milk from pastured cows. New trends publishing. 2009.
96. Raw Milk: What the Scientific Literature Really Says. A Response to Bill Marler, JD. Prepared by the Weston A. Price Foundation. http://www.realmilk.com/wp-content/uploads/2012/11/ResponsetoMarler ListofStudies.pdf
97. Dreher ML, Maher CV, Kearney P. The traditional and emerging role of nuts in healthful diets. Nutr Rev 1996; 54:241–5.
98. Honey: health benefits and uses in medicine. http://www.medicalnewstoday.com/articles/264667.php
99. Honey kills antibiotic-resistant bugs. Published online 19 November 2002 | Nature. doi:10.1038/news021118-1.
100. Herman AC et al. Effect of honey on nocturnal cough and sleep quality: a double-blind, randomized, placebo-controlled study. Paediatrics Volume 130, Number 3, September 2012.
101. Honey holds some promise for treating burns. Published: 9 October 2008, http://www.hbns.org
102. Haffejee IE, Moosa A. Honey in the treatment of infantile gastroenteritis. Br Med J (Clin Res Ed) 1985;290:1866.
103. Oesophagus: heartburn and honey. Clinical review. BMJ 2001;323:736.
104. Oduwole O, Meremikwu MM, Oyo-Ita A, Udoh EE. (2014). "Honey for acute cough in children". Cochrane Database Syst Rev (Systematic review) 3 (12):CD007094.
105. Majtan J. (2014). "Honey: an immunomodulator in wound healing". Wound Repair Regen. 22 (2 Mar–Apr): 187–192.
106. Enig M. Know Your Fats: The Complete Primer for Understanding the Nutrition of Fats, Oils and Cholesterol. Silver Spring: Bethseda Press, 2000.
107. About salt: production. The Salt Manufacturers Association. http://web.archive.org/web/20090409144219/http://www.saltsense.co.uk/aboutsalt-prod02.htm
108. "A brief history of salt". Time Magazine. 15 March 1982. Retrieved 11 October 2013.
109. Fallon S, Enig M. Nourishing Traditions. The cookbook that challenges politically correct nutrition

and the diet dictocrats. 1999. New Trends Publishing, Washington DC 2007.
110. Lopez BA. "Hallstatt's White Gold: Salt". Virtual Vienna Net. Retrieved 3 March 2013.
111. Strazzullo et al. (2009). "Salt intake, stroke, and cardiovascular disease: meta- analysis of prospective studies". British Medical Journal 339 (b4567).
112. "References on food salt & health issues". Salt Institute. 2009. Retrieved 5 December 2010.
113. The national organic programme and its discontents. The Natural Farmer. Winter 2018-19; B1-3. Published by NOFA (Northeast Organic Farming Association).
114. https://www.dutchnews.nl/news/2019/08/food-companies-caught-selling-fake-organic-products-escape-prosecution/
115. https://www.grubstreet.com/2017/09/millions-of-pounds-of-fake-organic-food-entering-america.html
116. https://www.marketwatch.com/story/how-to-avoid-wasting-money-on-fake-organic-food-2017-12-27
117. Fake Italian organic food sold around Europe, https://www.eubusiness.com/news-eu/italy-environment.dwq

2장 - 치료가이드

1. Dr Sidney V. Haas and Merrill P. Haas. The Management of Celiac Disease, orig-inally published in 1951. Muriwai Books, 2017.
2. Gottschall E. Breaking the vicious cycle. Intestinal health through diet. 1996. The Kirkton Press.
3. https://microbiomepost.com/some-commensal-bacteria-support-gut-epithelial-regeneration/
4. Campbell-McBride N. Gut and psychology syndrome. Natural treatment for autism, dyspraxia, dyslexia, ADD/ADHD, depression and schizophrenia. 2010. Medinform Publishing.
5. Russian: (Electro-magnetic field and human health). 2002, 177.
6. Russian: (Radiation biophysics: radio-frequencies and microwave electro-magnetic radiation.) (Textbook for university physics). 2008. 184.
7. Debunking the myth that microwave ovens are harmless. https://www.west-onaprice.org/?s=microwave+oven
8. Garrow JS, James WPT, Ralph A. Human nutrition and dietetics. 2000. 10th edition. Churchill Livingstone.
9. FG Young. Claude Bernard and the Discovery of Glycogen. Br Med J1957;1:1431.
10. Stipanuk MH. (2006). Biochemical, Physiological and Molecular Aspects of Human Nutrition (2nd ed.). Philadelphia: Saunders.
11. Sador Ellix Katz. The Art of Fermentation: An In-depth Exploration of Essential Concepts and Processes from Around the World. Chelsea Green Publishing Co; First Edition (7 Jun. 2012).
12. Holmes AJ et al. Diet-Microbiome Interactions in Health Are Controlled by Intestinal Nitrogen Source Constraints. Cell Metabolism, Volume 25, Issue 1;2017, 140-151.
13. Freeman JM, Kossoff EH, Hartman AL. The ketogenic diet: one decade later. Pediatrics. 2007 Mar;119(3):535–43.
14. Weber DD, Aminazdeh-Gohari S, Kofler B. Ketogenic diet in cancer therapy. Aging (Albany NY). 2018 Feb 11;10(2):164–165.
15. FilipeDeVadde et al. Microbiota-Produced Succinate Improves Glucose Homeostasis via Intestinal Gluconeogenesis. Cell Metabolism. Volume 24, Issue 1, 12 July 2016, Pages 151–157.
16. Dr Nasha Winters and Jess Higgins Kelley. The Metabolic Approach To Cancer. 2007. Chelsea Green Publishing.

9) 우리가 먹어야 할 음식과 그 이유, 몇 가지 레시피

1. Mathews, M.B. (1975). Connective Tissue, Macromolecular Structure Evolution. Springer-Verlag, Berlin and New York.
2. Garrow JS, James WPT, Ralph A. Human nutrition and dietetics. 2000. 10th edition. Churchill Livingstone.
3. Sador Ellix Katz. The Art of Fermentation: An In-depth Exploration of Essential Concepts and Processes from Around the World. Chelsea Green Publishing Co; First Edition (7 Jun. 2012).
4. Sally Fallon Morell. Nourishing Diets. How Paleo, Ancestral And Traditional Peoples Really Ate. 2018. Grand central L&S.
5. Fallon S, Enig M. Nourishing Traditions. The cookbook that challenges politically correct nutrition and the diet dictocrats. 1999. New Trends Publishing, Washington DC, 20007.
6. Kirstain K. Shockey & Christooper Shockey. Miso, Tempeh. Natto and other tasty ferments. 2019. Storey Publishing.
7. Bevely Rubik. How Does Pork Prepared in Various Ways Affect the Blood. Wise Traditions in Food, Farming and the Healing Arts, the quarterly journal of the Weston A. Price Foundation, Fall 2011. https://www.westonaprice.org/health-topics/food-features/how-does-pork-prepared-in-various-ways-affect-the-blood/

10) 채식주의

1. N Campbell-McBride. Vegetarianism Explained. Making an Informed Decision.2017. Medinform Publishing.
2. Bhatia LA. Textbook of environmental biology. 2010. International Publishing House.
3. Sejrsen K., Torben Hvelplund, Mette Olaf Nielsen. Ruminant Physiology:Digestion, metabolism and impact of nutrition on gene expression, immunology and stress. 2006. Wageningen Academic Publisher.
4. Hungate RE. The rumen and its microbes. 1966. Academic Press. New York and London.
5. Comparative digestion. Veterinary Science. http://vetsci.co.uk/2010/05/14/ comparative-digestion/
6. Garrow JS, James WPT, Ralph A. Human nutrition and dietetics. 2000. 10th edition. Churchill Livingstone.
7. Guyton and Hall (2011). Textbook of Medical Physiology. U.S.: Saunders Elsevier.
8. Price WA, Studies of Relationships Between Nutritional Deficiencies and (a) Facial and Dental Arch Deformities and (b) Loss of Immunity to Dental Caries Among South Sea Islanders and Florida Indians. Dental Cosmos. 1935;77(11):1033–45.
9. Sally Fallon Morell. Nourishing Diets. How Paleo, Ancestral And Traditional Peoples Really Ate. 2018. Grand central L&S.
10. Plant Foods for Human Nutrition. International Journal presenting research on nutritional quality of plant foods. ISSN: 0921–9668
11. Hoffman JR et al. Protein – which is best? J Sports Sci Med. 2004 Sep;3(3). Published online 2004 Sep1.
12. Enig MG. Know Your Fats: The Complete Primer for Understanding the Nutrition of Fats, Oils, and Cholesterol. Bethesda Press, Silver Spring, MD, 2000.
13. Pizzorno JE, Murray MT. Textbook of natural medicine. 4th edition, 2012.
14. Erasmus U. Fats that heal, fats that kill. 1993. Alive books.
15. Oregon State University. 'Eat Your Broccoli: Study Finds Strong Anti-Cancer Properties In Cruciferous Veggies'. Science Daily. 18 May 2007.
16. Ambrosone CB, Tang L. Cruciferous vegetable intake and cancer prevention: role of nutrigenetics. Cancer Prev Res (Phila Pa). 2009 Apr;2(4):298–300. 2009.

17. Cheney G. Vitamin U therapy of peptic ulcer. Calif Med. 1952 Oct;77(4):248–52.
18. Blomhoff R, Carlsen MH, Andersen LF, Jacobs DR. Health benefits of nuts: potential role of antioxidants. Br J Nutr. 2006 Nov;96 Suppl 2:S52–60. 2006.PMID:17125534.
19. Gerson C and Walker M. The Gerson Therapy. The amazing nutritional programme for cancer and other illnesses. 2001. Twin Streams Kensington Publishing.
20. Slavin J. Fiber and prebiotics: mechanisms and health benefits. Nutrients. 2013 Apr; 5(4): 1417–1435.
21. Harcombe Z. The obesity epidemic. 2010. Columbus Publishing.
22. Ephrata Cloister in 1732 promoted celibacy and veganism. https://en. wikipedia.org/wiki/Ephrata_Cloister
23. Enig MG. Know Your Fats: The Complete Primer for Understanding the Nutrition of Fats, Oils, and Cholesterol. Bethesda Press, Silver Spring, MD, 2000.
24. Garrow JS, James WPT, Ralph A. Human nutrition and dietetics. 2000. 10th edition. Churchill Livingstone.
25. https://theconversation.com/the-myth-of-a-vegetarian-india-102768
26. The myth of the Indian vegetarian nation. https://www.bbc.com/news/world-asia-india-43581122
27. Most packaged supermarket food is unhealthy – study. http://www.radionz. [co.nz/news/national/280056/'supermarket-food-largely-unhealthy'](http://co.nz/news/national/280056/%27supermarket-food-largely-unhealthy%27).
28. Geary A. The food and mood handbook. 2001. Thorsons.
29. Ravnskov U. The Cholesterol Myths. Exposing the fallacy that saturated fat and cholesterol cause heart disease. 2000. NewTrends Publishing.
30. Fallon S. Twenty-two reasons not to go vegetarian. Wise traditions in food, farming and healing arts. Spring 2008; vol 9; 1:37–48.
31. Price WA. Nutrition and physical degeneration. A comparison of primitive andmodern diets and their effects. 1938. Price.

11) 한 사람에게 좋은 고기가 다른 사람에게는 독이 될 수 있다!

1. Price WA. Nutrition and physical degeneration. A comparison of primitive and modern diets and their effects. 1938. Price.
2. Deepak Chopra. Perfect health. The complete mind body guide.1990. Bantam books.
3. Sally Fallon Morell. Nourishing Diets. How Paleo, Ancestral And Traditional Peoples Really Ate. 2018. Grand central L&S.
4. Roger Williams. Biochemical Individuality. University of Texas Press (1956).
5. Gonzalez NJ. One man alone. An investigation of nutrition, cancer and William Donald Kelley. 2010. New Spring Press.
6. William Walcott and Trish Fahey. The Metabolic Typing Diet. 2000, Broadway Books New York.
7. Purves W, Sadava D, Orians G and Heller C. 2004. Life: The Science of Biology, 7th edition. Sunderland, MA: Sinauer.
8. Garrow JS, James WPT, Ralph A. Human nutrition and dietetics. 2000. 10th edition. Churchill Livingstone. Alberts et al. Molecular Biology of the Cell: 4th edition, NY: Garland Science, 2002.
9. Robertson D. Primer on the autonomic nervous system. 3rd edition. 2011. Academic Press.
10. Gonzalez NJ. One man alone. An investigation of nutrition, cancer and William Donald Kelley. 2010. New Spring Press.
11. Vasey C. The Acid-Alkaline Diet for Optimum Health.1999. Healing Arts Press.
12. Pizzorno JE, Murray MT. Textbook of natural medicine. 4th edition, 2012.
13. Nelson DL and Cox MM. Lehninger Principles of Biochemistry, 4th edition, 2004
14. "A brief history of salt". Time Magazine. 15 March 1982. Retrieved 11 October 2013.

15. Hansen, Julieann. "The Science of Sweat". American College of Sports Medicine. Archived from the original on 2013-09-21. Retrieved 19 September 2013.
16. Sally Fallon Morell. Nourishing Diets. How Paleo, Ancestral And Traditional Peoples Really Ate. 2018. Grand central L&S.
17. https://www.manataka.org/page1476.html Health Alert.
18. http://articles.mercola.com/sites/articles/archive/2013/12/30/worst-food-ingredients.aspx 7 worst ingredients in food.
19. https://airfreshenerlawsuit.com/use-of-perfumes/Air fresheners class action. University of Toronto.
20. https://en.wikipedia.org/wiki/Olfactory_fatigue Olfactory fatigue.
21. Gravitz L. Food science: taste bud hackers. Nature 486, S14-S15, 21 June 2012. doi:10.1038/486S14a
22. BSAEM/BSNM. Effective Nutritional Medicine: the application of nutrition to major health problems. 1995. From the British Society for Allergy Environmental and Nutritional Medicine, PO Box 7 Knighton, LD7 1WT.
23. Pizzorno JE, Murray MT. Textbook of natural medicine. 4th edition, 2012.
24. Sansouce J. Can oil pulling help you detox? http://www.drfranklipman.com/can-oil-pulling-help-you-detox/
25. Huggins HA and Levy TE. Uninformed consent. Hidden dangers in dental care. Hampton Roads Pub Co.
26. Garrow JS, James WPT, Ralph A. Human nutrition and dietetics. 2000. 10th edition. Churchill Livingstone. Alberts et al. Molecular Biology of the Cell: 4th edition, NY: Garland Science, 2002.
27. Richardson A. They are what you feed them. How food can improve your child's behaviour, mood and learning. 2006. Harper Thornsons.
28. Rapley G and Murkett T. Baby-led weaning: helping your baby to love good food. 2008. Random House.
29. Clark S. What really works for kids. 2002. Transworld Publishers.

3장 - 갭스인을 위한 영양 보충제
1. 프로바이오틱스

1. Salminen, Seppo, Sonja Nybom, Jussi Meriluoto, Maria Carmen Collado, Satu Vesterlund, and Hani El-Nezami. "Interaction of Probiotics and Pathogens—Benefits to Human Health?" Current Opinion in Biotechnology 21, no. 2 (April2010): 157–67. https://doi.org/10.1016/j.copbio.2010.03.016.
2. Stanton, Catherine, R. Paul Ross, Gerald F. Fitzgerald, and Douwe Van Sinderen. "Fermented Functional Foods Based on Probiotics and Their Biogenic Metabolites." Current Opinion in Biotechnology 16, no. 2 (April 2005): 198–203. https://doi.org/10.1016/j.copbio.2005.02.008.
3. Sandor KE. The Art of Fermentation: An In-Depth Exploration of Essential Concepts and Processes from Around the World. 2012. Chelsea Green Publishing.
4. Vikhanski, Luba (2016). Immunity: How Elie Metchnikoff Changed the Course of Modern Medicine. Chicago Review Press. p. 278.
5. Liu Y, Tran DQ, Rhoads JM. Probiotics in Disease Prevention and Treatment. J Clin Pharmacol. 2018;58 Suppl 10(Suppl 10):S164 S179. doi:10.1002/jcph.1121
6. Reid G Probiotics: definition, scope and mechanisms of action. Best Pract Res Clin Gastroenterol 2016;30:17–25.
7. Chang HY, Chen JH, Chang JH, Lin HC, Lin CY, Peng CC. Multiple strains probiotics appear to be the most effective probiotics in the prevention of necrotizing enterocolitis and mortality: an updated meta-analysis. PLoS ONE. 2017;12:e0171579.

8. Szajewska H, Skorka A, Ruszczynski M, Gieruszczak-Bialek D. Meta-analysis: Lactobacillus GG for treating acute gastroenteritis in children—updated analysis of randomised controlled trials. Aliment Pharmacol Ther.2013;38:467–476.
9. Tuomola EM, Ouwehand AC, Salminen SJ. The effect of probiotic bacteria on the adhesion of pathogens to human intestinal mucus. FEMS Immunol Med Microbiol. 1999;26:137–142. [PubMed] [Google Scholar]
10. Bermudez-Brito M, Plaza-Diaz J, Munoz-Quezada S, Gomez-Llorente C, Gil A. Probiotic mechanisms of action. Ann Nutr Metab. 2012;61:160–174.
11. Ukena SN, Singh A, Dringenberg U, et al.Probiotic Escherichia coli Nissle 1917 inhibits leaky gut by enhancing mucosal integrity. PLoS ONE. 2007;2:e1308.
12. Fiocchi C Probiotics in inflammatory bowel disease: yet another mechanism of action? Gastroenterology. 2006;131:2009–2012.
13. Mantegazza C, Molinari P, D'Auria E, Sonnino M, Morelli L, Zuccotti GV. Probiotics and antibiotic-associated diarrhea in children: a review and new evidence on Lactobacillus rhamnosus GG during and after antibiotic treatment. Pharmacol Res. 2017;128:63–72.
14. Sandhu BK, Paul SP. Irritable bowel syndrome in children: pathogenesis, diag- nosis and evidence-based treatment. World J Gastroenterol. 2014;20:6013–6023.
15. Ford AC, Quigley EM, Lacy BE, et al. Efficacy of prebiotics, probiotics, and synbiotics in irritable bowel syndrome and chronic idiopathic constipation: systematic review and meta-analysis. Am J Gastroenterol. 2014;109:1547–1561.
16. Schmid R. The untold story of milk. The history, politics and science of nature's perfect food: raw milk from pastured cows. New trends publishing. 2009.
17. Lomax, A. R., and P. C. Calder. "Probiotics, Immune Function, Infection and Inflammation: A Review of the Evidence from Studies Conducted in Humans." Current Pharmaceutical Design 15, no. 13 (2009): 1428–1518.
18. Savino F, Cresi F, Pautasso S, et al. Intestinal microflora in breastfed colicky and non-colicky infants. Acta Paediatr. 2004;93:825–829.
19. Xu M, Wang J, Wang N, Sun F, Wang L, Liu XH. The efficacy and safety of the probiotic bacterium Lactobacillus reuteri DSM 17938 for infantile colic: a meta-analysis of randomized controlled trials. PLoS ONE. 2015;10: e0141445.
20. Osborn DA, Sinn JK. Probiotics in infants for prevention of allergic disease and food hypersensitivity. Cochrane Database Syst Rev. 2007;CD006475.
21. West CE, Jenmalm MC, Kozyrskyj AL, Prescott SL. Probiotics for treatment and primary prevention of allergic diseases and asthma: looking back and moving forward. Expert Rev Clin Immunol. 2016;12:625–639. [PubMed] [Google Scholar]
22. Cuello-Garcia CA, Brozek JL, Fiocchi A, et al. Probiotics for the prevention of allergy: a systematic review and meta-analysis of randomized controlled trials. J Allergy Clin Immunol. 2015;136:952–961. [PubMed] [Google Scholar]
23. Dang D, Zhou W, Lun ZJ, Mu X, Wang DX, Wu H. Meta-analysis of probiotics and/or prebiotics for the prevention of eczema. J Int Med Res. 2013;41: 1426–1436. [PubMed] [Google Scholar]
24. Zhang GQ, Hu HJ, Liu CY, Zhang Q, Shakya S, Li ZY. Probiotics for prevention of atopy and food hypersensitivity in early childhood: a PRISMA-compliant systematic review and meta-analysis of randomized controlled trials. Medicine (Baltimore). 2016;95:e2562. [PMC free article] [PubMed] [Google Scholar]
25. Zuccotti G, Meneghin F, Aceti A, et al.Probiotics for prevention of atopic diseases in infants: systematic review and meta-analysis. Allergy. 2015;70: 1356–1371.
26. Tang ML, Ponsonby AL, Orsini F, et al.Administration of a probiotic with peanut oral immunotherapy: a randomized trial. J Allergy Clin Immunol. 2015;135:737–744. [PubMed] [Google Scholar]

27. Vliagoftis H, Kouranos VD, Betsi GI, Falagas ME. Probiotics for the treatment of allergic rhinitis and asthma: systematic review of randomized controlled trials. Ann Allergy Asthma Immunol. 2008;101:570–579.
28. Kang, Dae-Wook, James B. Adams, Ann C. Gregory, Thomas Borody, Lauren Chittick, Alessio Fasano, Alexander Khoruts, et al."Microbiota Transfer Therapy Alters Gut Ecosystem and Improves Gastrointestinal and Autism Symptoms: An Open-Label Study." Microbiome 5, no. 1 (January 23, 2017): 10.
29. Rudzki, Leszek, and Agata Szulc. "'Immune Gate' of Psychopathology—TheRole of Gut Derived Immune Activation in Major Psychiatric Disorders."Frontiers in Psychiatry 9 (May 29, 2018).
30. Corthesy B, Gaskins HR, Mercenier A. Cross-talk between probiotic bacteria and the host immune system. J Nutr. 2007;137:781S–790S.
31. Wang Y, Li X, Ge T, et al. Probiotics for prevention and treatment of respira-tory tract infections in children: a systematic review and meta-analysis of randomized controlled trials. Medicine (Baltimore). 2016;95:e4509.
32. Gleeson M, Bishop NC, Oliveira M, Tauler P. Daily probiotic's (Lactobacillus casei Shirota) reduction of infection incidence in athletes. Int J Sport Nutr Exerc Metab. 2011;21:55–64.
33. Spinler JK, Auchtung J, Brown A, et al. Next-generation probiotics targeting Clostridium difficile through precursor-directed antimicrobial biosynthesis. Infect Immun. 2017;85.
34. Li, Zhiping, Shiqi Yang, Huizhi Lin, Jiawen Huang, Paul A. Watkins, Ann B.Moser, Claudio Desimone, Xiao-yu Song, and Anna Mae Diehl. "Probiotics and Antibodies to TNF Inhibit Inflammatory Activity and Improve Nonalcoholic Fatty Liver Disease." Hepatology (Baltimore, Md.) 37, no. 2 (February 2003): 343–50.
35. Liu Y, Tran DQ, Rhoads JM. Probiotics in Disease Prevention and Treatment. J Clin Pharmacol. 2018;58 Suppl 10(Suppl 10):S164 S179. doi:10.1002/jcph.1121
36. Reid G Probiotics: definition, scope and mechanisms of action. Best Pract Res Clin Gastroenterol 2016;30:17–25.
37. Wang F, Feng J, Chen P, et al.Probiotics in Helicobacter pylori eradication ther- apy: Systematic review and network meta-analysis. Clin Res Hepatol Gastroenterol. 2017;41:466–475.
38. Hendijani F, Akbari V. Probiotic supplementation for management of cardio- vascular risk factors in adults with type II diabetes: A systematic review and meta-analysis. Clin Nutr. 2018;37(2):532–541. [PubMed] [Google Scholar]
39. Wu Y, Zhang Q, Ren Y, Ruan Z. Effect of probiotic Lactobacillus on lipid profile: a systematic review and meta-analysis of randomized, controlled trials. PLoS ONE. 2017;12:e0178868.
40. Liu PC, Yan YK, Ma YJ, et al. Probiotics reduce postoperative infections in patients undergoing colorectal surgery: a systematic review and meta-analy-sis. Gastroenterol Res Pract. 2017;2017:6029075.
41. Lee JY, Chu SH, Jeon JY, et al. Effects of 12 weeks of probiotic supplementa- tion on quality of life in colorectal cancer survivors: a double-blind, random- ized, placebo-controlled trial. Dig Liver Dis. 2014;46(12):1126 1132. doi:10.1016/j.dld.2014.09.004
42. Górska A, Przystupski D, Niemczura MJ, Kulbacka J. Probiotic Bacteria: A Promising Tool in Cancer Prevention and Therapy. Curr Microbiol. 2019;76(8):939 949. doi:10.1007/s00284-019-01679-8
43. Mohammed AT, Khattab M et al. The Therapeutic Effect of Probiotics on Rheumatoid Arthritis: A Systematic Review and Meta-Analysis of Randomized Control Trials. Clin. Rheumatol. 2017 Sep 15.
44. Kobyliak N, Conte C, Cammarota G, et al.Probiotics in prevention and treat- ment of obesity: a critical view. Nutr Metab (Lond). 2016;13:14. Published 2016 Feb 20. doi:10.1186/s12986-016-0067-0
45. Brink, B. ten; Minekus, M.; van der Vossen, J.M.B.M.; Leer, R.J.; Huis in't Veld, J.H.J. (August 1994). "Antimicrobial activity of lactobacilli: preliminary characterization and optimization of production of acidocin B, a novel bacteriocin produced by Lactobacillus acidophilus M46". Journal of Applied

Microbiology. 77 (2): 140-148.
46. Inglin RC, Stevens MJ, Meile L, Lacroix C, Meile L (July 2015). "High-through-put screening assays for antibacterial and antifungal activities of Lactobacillus species". Journal of Microbiological Methods. 114 (July 2015): 26-9.
47. Fettweis JM, Brooks JP, Serrano MG, Sheth NU, Girerd PH, Edwards DJ, Strauss JF, Jefferson KK, Buck GA (October 2014). "Differences in vaginal microbiome in African American women versus women of European ancestry". Microbiology. 160 (Pt 10): 2272-2282.
48. Soto A, Martín V, Jiménez E, Mader I, Rodríguez JM, Fernández L. Lactobacilli and bifidobacteria in human breast milk: influence of antibiotherapy and other host and clinical factors. J Pediatr Gastroenterol Nutr. 2014;59(1):78 88.
49. Schell MA, Karmirantzou M, Snel B, Vilanova D, Berger B, Pessi G, Zwahlen MC, Desiere F, Bork P, Delley M, Pridmore RD, Arigoni F (October 2002). "The genome sequence of Bifidobacterium longum reflects its adaptation to the human gastrointestinal tract". Proceedings of the National Academy of Sciences of the United States of America. 99 (22): 14422-7.
50. Turroni, Francesca, Julian R. Marchesi, Elena Foroni, Miguel Gueimonde, Fergus Shanahan, Abelardo Margolles, Douwe van Sinderen, and Marco Ventura. "Microbiomic Analysis of the Bifidobacterial Population in the Human Distal Gut." The ISME Journal 3, no. 6 (June 2009): 745-51. https://doi.org/10.1038/ismej.2009.19.
51. Turroni, Francesca, Clelia Peano, Daniel A. Pass, Elena Foroni, Marco Severgnini, Marcus J. Claesson, Colm Kerr, et al. "Diversity of Bifidobacteria within the Infant Gut Microbiota." PloS One 7, no. 5 (2012): e36957. https://doi.org/10.1371/journal.pone.0036957.
52. Turroni, Francesca, Douwe van Sinderen, and Marco Ventura. "Genomics and Ecological Overview of the Genus Bifidobacterium." International Journal of Food Microbiology 149, no. 1 (September 1, 2011): 37-44. https://doi.org/ 10.1016/j.ijfoodmicro.2010.12.010.
53. Vogt RL, Dippold L (2005). "Escherichia coli O157:H7 outbreak associated with consumption of ground beef, June-July 2002". Public Health Reports. 120 (2): 174-8.
54. Tenaillon O, Skurnik D, Picard B, Denamur E (March 2010). "The population genetics of commensal Escherichia coli". Nature Reviews. Microbiology. 8 (3): 207-17.
55. Lodinová-Zádníková R, Cukrowska B, Tlaskalova-Hogenova H (July 2003). "Oral administration of probiotic Escherichia coli after birth reduces frequency of allergies and repeated infections later in life (after 10 and 20 years)". International Archives of Allergy and Immunology. 131 (3): 209-11.
56. Grozdanov L, Raasch C, Schulze J, Sonnenborn U, Gottschalk G, Hacker J, Dobrindt U (August 2004). "Analysis of the genome structure of the nonpathogenic probiotic Escherichia coli strain Nissle 1917". Journal of Bacteriology.186 (16): 5432-41.
57. https://www.mutaflor.com/index.html
58. "The Genus Enterococcus as Probiotic." Brazilian Archives of Biology and Technology 56.3 (2013): 457-466. Web. 10 Jan. 2017.
59. Hong, H. A. et al. (2009) Bacillus subtilis isolated from the human gastronin- testinal tract. Research in Microbiology. 160 (2):134-143.
60. Eckburg PB, Bik EM, Bernstein CN et al. (2005). "Diversity of the human intes- tinal microbial flora". Science 308 (5728): 1635-8.
61. Shylakhovenko VA (June 2003). "Anticancer and Immunostimulatory effects of Nucleoprotein Fraction of 'Bacillus subtilis'". Experimental Oncology. 25:119-23.
62. http://retronprobiotics.com/strain/bacillus-subtilis-natto/
63. Szajewska, H; Koodziej, M (October 2015). "Systematic review with meta-analysis: Saccharomyces boulardii in the prevention of antibiotic-associated diarrhoea". Alimentary Pharmacology & Therapeutics. 42 (7): 793-801.
64. Tung, Jennifer M; Dolovich, Lisa R; Lee, Christine H (December 2009). "Prevention of Clostridium

difficile infection with Saccharomyces boulardii: A systematic review". Canadian Journal of Gastroenterology. 23 (12): 817-21.
65. Huffnagle GB, Noverr MC. The emerging world of the fungal microbiome. Trends Microbiol. 2013;21(7):334 341. doi:10.1016/j.tim.2013.04.002
66. AlmadaCarine CN et al. Review. Paraprobiotics: Evidences on their ability to modify biological responses, inactivation methods and perspectives on their application in foods. Trends in Food Science & Technology, Volume 58, December 2016, Pages 96-114.

2. 지방: 좋은 지방과 나쁜 지방

1. Garrow JS, James WPT, Ralph A. Human nutrition and dietetics. 2000. 10th edition. Churchill Livingstone. Alberts et al. Molecular Biology of the Cell: 4th edition, NY: Garland Science, 2002.
2. Enig M. Know Your Fats: The Complete Primer for Understanding the Nutrition of Fats, Oils and Cholesterol. Silver Spring: Bethseda Press, 2000.
3. Gupta MK. (2007). Practical guide for vegetable oil processing. AOCS Press,Urbana, Illinois.
4. Dam H, Sondergaard E. The encephalomalacia producing effect of arachi-donic and linoleic acids. Zeitschrift fur Ernahrungswissenschaft 2, 217-222, 1962.
5. Pinckney ER. The potential toxicity of excessive polyunsaturates. Do not let the patient harm himself. American Heart Journal 85, 723-726, 1973.
6. West CE, Redgrave TG. Reservations on the use of polyunsaturated fats in human nutrition. Search 5, 90-96, 1974.
7. McHugh MI et al. Immunosuppression with polyunsaturated fatty acids in renal transplantation. Transplantation 24, 263-267, 1977.
8. Alexander JC, Valli VE, Chanin BE. Biological observations from feeding heated corn oil and heated peanut oil to rats. Journal of Toxicology and Environmental Health 21, 295-309, 1087.
9. Ravnskov U. The Cholesterol Myths. Exposing the fallacy that saturated fat and cholesterol cause heart disease. 2000. NewTrends Publishing.
10. Enig M. Know Your Fats: The Complete Primer for Understanding the Nutrition of Fats, Oils and Cholesterol. Silver Spring: Bethseda Press, 2000.
11. Pizzorno JE, Murray MT. Textbook of natural medicine. 4th edition, 2012.
12. Horrobin D. The madness of Adam and Eve. Bantam Press. ISBN 0 593 04649 8, 2001.
13. Garrow JS, James WPT, Ralph A. Human nutrition and dietetics. 2000. 10th edition. Churchill Livingstone. Alberts et al. Molecular Biology of the Cell: 4th edition, NY: Garland Science, 2002.
14. Campbell-McBride N. Put your heart in your mouth. What really is heart disease and what can we do to prevent and even reverse it. 2007. Medinform Publishing.
15. Mann GV. Coronary heart disease: "Doing the wrong things." Nutrition Today July/August, p.12-14, 1985.
16. Alberts et al. Molecular Biology of the Cell: 4th edition, NY: Garland Science, 2002.
17. Nelson DL and Cox MM. Lehninger Principles of Biochemistry, 4th edition, 2004.
18. Seeley RR, Stephens TD, Tate P. Anatomy and physiology, 2nd edition. Mosby Year Book, 1992.
19. Enig M. Know Your Fats: The Complete Primer for Understanding the Nutrition of Fats, Oils and Cholesterol. Silver Spring: Bethseda Press, 2000.
20. Strauss E. Developmental Biology: one-eyed animals implicate cholesterol in development. Science 280;1528-1529;1998.
21. Dietschy JM, Turley SD. Cholesterol metabolism in the brain. Curr Opin Lipidol. 2001, 12: 105-112.
22. Moore KL, Persaud TV. (2011). The developing human—clinical oriented embryol- ogy. 9th edition. USA: Saunders, an imprint of Elsevier Inc.
23. Purves W, Sadava D, Orians G and Heller C. 2004. Life: The Science of Biology, 7th edition.

Sunderland, MA: Sinauer.
24. Huttenlocher PR, Dabholkar AS. (1997). "Regional differences in synaptogen- esis in human cerebral cortex". The Journal of Comparative Neurology 387 (2).
25. Graveline D. Lipitor – thief of memory, statin drugs and the misguided war on cholesterol. 2006. Infinity Publishing, Haverford, Pennsylvania.
26. Ravnskov U. The Cholesterol Myths. Exposing the fallacy that saturated fat andcholesterol cause heart disease. 2000. NewTrends Publishing.
27. Enig M. Know Your Fats: The Complete Primer for Understanding the Nutrition of Fats, Oils and Cholesterol. Silver Spring: Bethseda Press, 2000.
28. Graveline D. The statin damage crisis. 2014. Infinity Publishing.
29. UCSF Medical Centre data: /ucsfhealth.org/education/cholesterol_content_of_foods
30. USDA food composition nutrient database online.
31. Fallon S, Enig M. Nourishing Traditions. The cookbook that challenges politically correct nutrition and the diet dictocrats. 1999. New Trends Publishing, Washington DC 20007.
32. Campbell-McBride N. Gut and psychology syndrome. Natural treatment for autism, dyspraxia, dyslexia, ADD/ADHD, depression and schizophrenia. 2010. Medinform Publishing.
33. Horrobin DF. Lowering cholesterol concentrations and mortality. British Medical Journal 301, 554, 1990.
34. Albert DJ et al. Aggression in humans: what is its biological foundation? Neurosci Biobehav Rev. 1993;17:405–425.
35. Golomb BA. Cholesterol and violence: is there a connection? Annals of Internal Medicine 128, 478–487, 1998.
36. Bahrke MS et al. Psychological and behavioural effects of endogenous testos- terone levels and anabolic-androgenic steroids among males. Review. Sports Med. 1990; 10:303–337.
37. Bhasin S et al. Sexual dysfunction in men and women with endocrine disor-ders. Lancet. 2007 Feb 17;369(9561):597–611. Review.
38. Jacobs D et al. Report of the conference on low blood cholesterol: Mortality associations. Circulation 86, 1046–1060, 1992.
39. Rosch PJ. Views on Cholesterol. Health and Stress. The Newsletter of The American Institute of Stress, volumes 1995: 1, 1998: 1, 1999: 8, 2001: 2,4,7.
40. Ravnskov U. High cholesterol may protect against infections and atheroscle-rosis. Q J Med 2003;96:927–34.
41. Harris HW et al. The lipemia of sepsis: triglyceride-rich lipoproteins as agents of innate immunity. Journal of Endotoxin Research 6, 421–430, 2001.
42. Iribarren C et al. Serum total cholesterol and risk of hospitalisation and death from respiratory disease. Int J Epidemiol 26, 1191–1202, 1997.
43. Iribarren C et al. Cohort study of serum total cholesterol and in-hospital inci- dence of infectious diseases. Epidemiology and Infection 121, 335–347, 1998.
44. Bhakdi S et al. Binding and partial inactivation of Staphylococcus aureus A-toxin by human plasma low density lipoprotein. Journal of Biological Chemistry 258, 5899–5904, 1983.
45. Claxton AJ et al. Association between serum total cholesterol and HIV infec- tion in a high-risk cohort of young men. Journal of acquired immune deficiency syndromes and human retrovirology 17, 51–57, 1998.
46. Muldoon MF et al.Immune system differences in men with hypo- or hyperc-holesterolemia. Clinical Immunology and Immunopathology 84, 145–149, 1997.
47. Neaton JD, Wentworth DN. Low serum cholesterol and risk of death from AIDS. AIDS 11, 929–930, 1997.
48. Porter R (2006). The Cambridge History of Medicine. Cambridge University Press.

49. Enig MG. Know Your Fats: The Complete Primer for Understanding the Nutrition of Fats, Oils, and Cholesterol. Bethesda Press, Silver Spring, MD, 2000.
50. Garrow JS, James WPT, Ralph A. Human nutrition and dietetics. 2000. 10th edition. Churchill Livingstone. Alberts et al. Molecular Biology of the Cell: 4th edition, NY: Garland Science, 2002.
51. https://www.healthline.com/nutrition/17-health-benefits-of-omega-3# section5
52. Horrobin D. The madness of Adam and Eve. Bantam Press. ISBN 0 593 04649 8, 2001.
53. Nelson GJ et al. (1997). "The effect of dietary arachidonic acid on plasma lipoprotein distributions, apoproteins, blood lipid levels, and tissue fatty acid composition in humans". Lipids 32 (4): 427–33.
54. Kelley DS et al. (1998). "Arachidonic acid supplementation enhances synthe- sis of eicosanoids without suppressing immune functions in young healthy men". Lipids 33 (2): 125–30.
55. Udo Erasmus. Fats that heal, fats that kill. 1993. Alive books.
56. https://www.healthline.com/nutrition/11-proven-benefits-of-olive-oil# section3
57. Lieberman, S.; Enig, M. G.; Preuss, H. G. (2006). "A Review of Monolaurin and Lauric Acid: Natural Virucidal and Bactericidal Agents". Alternative and Complementary Therapies. 12 (6): 310–314.

3. 대구 간유

1. Price WA. Nutrition and physical degeneration. A comparison of primitive and modern diets and their effects. 1938. Price.
2. Garrow JS, James WPT, Ralph A. Human nutrition and dietetics. 2000. 10th edition. Churchill Livingstone.
3. Gupta P, K Singhal, AK Jangra, V Nautiyal and A Pandey (2012) "Shark liver oil: A review" Archived 2013-01-23 at the Wayback Machine Asian Journal of Pharmaceutical Education and Research, 1 (2): 1–15.
4. Enig M. Know Your Fats: The Complete Primer for Understanding the Nutrition of Fats, Oils and Cholesterol. Silver Spring: Bethseda Press, 2000.
5. Anthony H, Birtwistle S, Eaton K, Maberly J. Environmental Medicine in Clinical Practice. BSAENM Publications 1997.
6. Tanumihardjo SA. Vitamin A: biomarkers of nutrition for development. Am J Clin Nutr 2011;94:658S–65S.
7. Sommer A. Vitamin A deficiency and clinical disease: An historical overview. J Nutr 2008;138:1835–9.
8. World Health Organization. Global Prevalence of Vitamin A Deficiency in Populations at Risk 1995–2005: WHO Global Database on Vitamin A Deficiency.Geneva: World Health Organization; 2009.
9. van den Broek N, Dou L, Othman M, Neilson JP, Gates S, Gulmezoglu AM. Vitamin A supplementation during pregnancy for maternal and newborn outcomes. Cochrane Database Syst Rev 2010:CD008666.
10. Mora JR, Iwata M, von Andrian UH (September 2008). "Vitamin effects on the immune system: vitamins A and D take centre stage". Nature Reviews. Immunology. 8 (9): 685–98.
11. Garrow JS, James WPT, Ralph A. Human nutrition and dietetics. 2000. 10th edition. Churchill Livingstone.
12. Richardson, D. P. (28 February 2007). "Food Fortification". Proceedings of the Nutrition Society. 49 (1): 39–50.
13. Khoury MJ and others. Vitamin A and birth defects [letter]. Lancet 1996;347:322.
14. Sally Fallon Morell. Nourishing Diets. How Paleo, Ancestral And Traditional Peoples Really Ate. 2018. Grand central L&S.
15. Price WA. Nutrition and physical degeneration. A comparison of primitive and modern diets and their effects. 1938. Price.
16. Enig M. Know Your Fats: The Complete Primer for Understanding the Nutrition of Fats, Oils and Cholesterol. Silver Spring: Bethseda Press, 2000.

17. Holick MF, Chen TC (April 2008). "Vitamin D deficiency: a worldwide prob-lem with health consequences". The American Journal of Clinical Nutrition. 87(4): 1080S-6S.
18. Seneff S. Sunlight and vitamin D: they're not the same thing. Wise Traditions In Food, Farming And Healing Arts, spring 2020.
19. An estimate of premature cancer mortality in the U.S. due to inadequate doses of solar ultraviolet-B radiation. Cancer. 2002 Mar 15; 94(6):1867-75.
20. Beneficial effects of sun exposure on cancer mortality. Prev Med. 1993 Jan; 22(1): 132-40. Review.
21. Does sunlight prevent cancer? A systematic review. Eur J Cancer. 2006 Sep; 42(14): 2222-32. Epub 2006 Aug 10. Review.
22. Does sunlight have a beneficial influence on certain cancers? Prog Biophys Mol Biol. 2006 Sep; 92(1): 132-9. Epub 2006 Feb 28. Review.
23. Ecologic studies of solar UVB radiation and cancer mortality rates. Recent Results. Cancer Res. 2003; 164: 371-7. Review.
24. Geographic patterns of prostate cancer mortality. Evidence for a protective effect of ultraviolet radiation. Cancer. 1992 Dec 15; 70(12):2861-9.
25. Multiple sclerosis and prostate cancer: what do their similar geographies suggest? Neuroepidemiology.1992; 11(4-6): 244-54.
26. Sunlight and vitamin D for bone health and prevention of autoimmune diseases, cancers, and cardiovascular disease. Am J Clin Nutr.2004 Dec; 80(6 Suppl): 1678S-88S. Review.
27. UV radiation and cancer prevention: what is the evidence? Anticancer Res. 2006 Jul-Aug; 26(4A) :2723-7. Review.
28. Plourde E. Sunscreens—Biohazard: Treat as Hazardous Waste. Irvine, CA: New Voice Publications; 2011.
29. Epstein SS. Unreasonable risk. How to avoid cancer from cosmetics and personal care products. 2001. Published by Environmental Toxicology, Chicago Illinois.
30. Vitamin D: its role in cancer prevention and treatment. Prog Biophys Mol Biol. 2006 Sep; 92(1): 49-59. Epub 2006 Mar 10. Review.
31. Vitamin D physiology. Prog Biophys Mol Biol. 2006 Sep; 92(1): 4-8. Epub 2006 Feb 28. Review.
32. Vitamin D and cancer. Anticancer Res. 2006 Jul-Aug; 26(4A): 2515-24.Review.
33. Heaney RP. The vitamin D requirement in health and disease. Journal of Steroid Biochemistry & Molecular Biology, 97 (2005), 13-19.
34. Garrow JS, James WPT, Ralph A. Human nutrition and dietetics. 2000. 10th edition. Churchill Livingstone.
35. https://www.westonaprice.org/health-topics/abcs-of-nutrition/vitamin-d- supplementation-panacea-potential-problem/
36. Infante M, Ricordi C, et al. Influence of Vitamin D on Islet Autoimmunity and Beta-Cell Function in Type 1 Diabetes. Nutrients. 2019 Sep 11;11(9):2185. doi: 10.3390/nu11092185.
37. Saponaro F, Marcocci C et al. Vitamin D status and cardiovascular outcome. J Endocrinol Invest. 2019 Nov; 42(11):1285-1290. doi: 10.1007/s40618-019-01057-y. Epub 2019 Jun 6. PMID: 31172459.
38. Sogomonian R, Alkhawam H, et al. Serum vitamin D levels correlate to coro-nary artery disease severity: a retrospective chart analysis. Expert Rev Cardiovasc Ther. 2016 Aug;14(8):977-82.
39. Cuomo A, et al. Prevalence and Correlates of Vitamin D Deficiency in a Sample of 290 Inpatients With Mental Illness. Front Psychiatry. 2019. PMID: 31001150
40. Illescas-Montes R, Melguizo-Rodríguez L, Ruiz C, Costela-Ruiz VJ. Vitamin D and autoimmune diseases. Life Sci. 2019 Sep 15;233:116744. doi: 10.1016/j.lfs.2019.116744. Epub 2019 Aug 8. PMID: 31401314
41. Vrani L, Mikolaevi I, Mili S. Vitamin D Deficiency: Consequence or Cause of Obesity? Medicina (Kaunas). 2019 Aug 28;55(9):541. doi: 10.3390/medicina 55090541. PMID: 31466220

42. Vaishya R, Vijay V, Lama P, Agarwal A. Does vitamin D deficiency influence the incidence and progression of knee osteoarthritis? – A literature review. J Clin Orthop Trauma. 2019 Jan–Feb;10(1):9-15. doi: 10.1016/j.jcot.2018.05.012. Epub 2018 May 20.
43. Bouillon R, Marcocci C, et al. Skeletal and Extraskeletal Actions of Vitamin D: Current Evidence and Outstanding Questions. J. Endocr Rev. 2019 Aug 1;40(4):1109–1151.
44. Charoenngam N, Shirvani A, Holick MF. Vitamin D for skeletal and non-skele-tal health: What we should know. J Clin Orthop Trauma. 2019 Nov–Dec;10(6):1082–1093.
45. Marino R, Misra M. Extra-Skeletal Effects of Vitamin D. Nutrients. 2019 Jun 27;11(7):1460. doi: 10.3390/nu11071460. PMID: 31252594
46. Garland, Cedric F., Frank C. Garland, Edward D. Gorham, Martin Lipkin, Harold Newmark, Sharif B. Mohr, and Michael F. Holick. "The Role of Vitamin D in Cancer Prevention." American Journal of Public Health 96, no. 2 (February 2006): 252–61.
47. Machado MRM, de Sousa Almeida-Filho B, et al. Low pretreatment serum concentration of vitamin D at breast cancer diagnosis in postmenopausal women. Menopause. 2019 Mar;26(3):293–299. doi: 10.1097/GME.000000 0000001203. PMID: 30234730
48. Garland, C. F., and F. C. Garland. "Do Sunlight and Vitamin D Reduce the Likelihood of Colon Cancer?" International Journal of Epidemiology 9, no. 3 (September 1980): 227–31.
49. Cai C. Treating Vitamin D Deficiency and Insufficiency in Chronic Neck and Back Pain and Muscle Spasm: A Case Series. Perm J. 2019;23:18–241. doi:10.7812/TPP/18.241.
50. Teymoori-Rad M, Shokri F, Salimi V, Marashi SM. The interplay between vita- min D and viral infections. Rev Med Virol. 2019 Mar;29(2):e2032.
51. Vélayoudom-Céphise FL, Wémeau JL. Primary hyperparathyroidism and vita- min D deficiency. Ann Endocrinol (Paris). 2015 May;76(2):153–62.
52. https://naturalsociety.com/why-synthetic-vitamins-should-be-avoided/
53. Garrow JS, James WPT, Ralph A. Human nutrition and dietetics. 2000. 10th edition. Churchill Livingstone.
54. Miller RK et al. Periconceptional Vitamin A use: how much is teratogenic?Reprod Toxic. 1998;12(1):75–88.
55. Cod liver oil manufacturing. https://www.westonaprice.org/health-topics/cod-liver-oil/cod-liver-oil-manufacturing/

4. 소화 효소

1. Howden CW, Hunt RH. Spontaneous hypochlorhydria in man: possible causes and consequences. Dig Dis. 1986;4(1):26 32. doi:10.1159/000171134
2. Yago MR, Frymoyer AR, Smelick GS, et al. Gastric reacidification with betaine HCl in healthy volunteers with rabeprazole-induced hypochlorhydria. Mol Pharm. 2013;10(11):4032 4037.
3. Liu Z, Udenigwe CC. Role of food-derived opioid peptides in the central nerv- ous and gastrointestinal systems. J Food Biochem. 2019;43(1):e12629.doi:10.1111/jfbc.12629
4. Rayford PL, Miller TA, Thompson JC. Secretin, cholecystokinin and newer gastrointestinal hormones (first of two parts). N Engl J Med. 1976;294(20):1093 1101. doi:10.1056/NEJM197605132942006
5. Ovesen L, Bendtsen F, Tage-Jensen U, Pedersen NT, Gram BR, Rune SJ. Intraluminal pH in the stomach, duodenum, and proximal jejunum in normal subjects and patients with exocrine pancreatic insufficiency. Gastroenterology. 1986;90(4):958 962. doi:10.1016/0016-5085(86)90873-5
6. Campbell-McBride N. Gut and psychology syndrome. Natural treatment for autism, dyspraxia, dyslexia, ADD/ADHD, depression and schizophrenia. 2010. Medinform Publishing.
7. Khan MN, Raza SS, Hussain AK, Nadeem MD, Ullah F. Pancreatic Duct Stones. J Ayub Med Coll Abbottabad. 2017;29(1):154 156.

8. FRAZER JW Jr, ANLYAN WG, ISLEY JK. Studies in pancreatic exocrine insuffiency. Surg Forum. 1958;9:525 530.
9. Johnson CD, Besselink MG, Carter R. Acute pancreatitis. BMJ. 2014; 349:g4859. Published 2014 Aug 12. doi:10.1136/bmj.g4859
10. Noto JM, Peek RM Jr. The gastric microbiome, its interaction with Helicobacter pylori, and its potential role in the progression to stomach cancer. PLoS Pathog. 2017;13(10):e1006573. Published 2017 Oct 5. doi:10.1371/journal.ppat.1006573
11. Wroblewski LE, Peek RM Jr, Coburn LA. The Role of the Microbiome in Gastrointestinal Cancer. Gastroenterol Clin North Am. 2016;45(3):543 556. doi:10.1016/j.gtc.2016.04.010
12. Buddam A, Dacha S. Gastric Stasis. In: StatPearls. Treasure Island (FL): StatPearls Publishing; 2020.

5. 비타민과 미네랄 보충제

1. Dietary supplements: what the industry does not want you to know. https://www.westonaprice.org/health-topics/health-issues/dietary-supple-ments-what-the-industry-does-not-want-you-to-know/
2. Bronner F. Calcium absorption—a paradigm for mineral absorption. J Nutr. 1998;128(5):917 920. doi:10.1093/jn/128.5.917
3. Ferraro PM, Curhan GC, Gambaro G, Taylor EN. Total, Dietary, and Supplemental Vitamin C Intake and Risk of Incident Kidney Stones. Am J Kidney Dis. 2016;67(3):400 407. doi:10.1053/j.ajkd.2015.09.005
4. Jäger R, Purpura M, Farmer S, Cash HA, Keller D. Probiotic Bacillus coagulans GBI-30, 6086 Improves Protein Absorption and Utilization. Probiotics Antimicrob Proteins. 2018;10(4):611 615. doi:10.1007/s12602-017-9354-y
5. LeBlanc JG, Milani C, de Giori GS, Sesma F, van Sinderen D, Ventura M. Bacteria as vitamin suppliers to their host: a gut microbiota perspective. Curr Opin Biotechnol. 2013;24(2):160 168. doi:10.1016/j.copbio.2012.08.005
6. Li L, Qi G, Wang B, Yue D, Wang Y, Sato T. Fulvic acid anchored layered double hydroxides: A multifunctional composite adsorbent for the removal of anionic dye and toxic metal. J Hazard Mater. 2018;343:19 28. doi:10.1016/j.jhazmat.2017.09.006 https://lh7-us.googleusercontent.com/VZfyOrS1aTer4NbxZ8rxfSLyr0e_69dIfL46Z1P7bsELmb62YHpqLhsZDj6Qa9Gb3sTJdmUgQX6AN6mPhdKHmzcs2L1b5xbpLoYPvogkJ_k-U_q142gfsQWlUyCdop0Is6yEk0ibXqQMF9tgix6NDw

4장 - 치유를 향한 여정
1. 갭스 환자를 위한 해독

1. Epstein SS. Unreasonable risk. How to avoid cancer from cosmetics and personal care products. 2001. Published by Environmental Toxicology, Chicago Illinois.
2. Anthony H, Birtwistle S, Eaton K, Maberly J. Environmental Medicine in Clinical Practice. BSAENM Publications 1997.
3. Physicians' Health Initiative for Radiation and Environment (PHIRE) 5th Nov 2018, London, UK. Press Conference on Health Effects of Non-Ionising Radiation (NIR) and the implementation of 5G.
4. British Society for Ecological Medicine (BSEM) 5G International Medical Conference, 27th Sept 2019 London, UK. 5G The Fact, Risks and Remedies.
5. Liska DJ. The detoxification enzyme systems. Altern Med Rev. 1998;3(3):187 198.
6. Grant DM. Detoxification pathways in the liver. J Inherit Metab Dis. 1991; 14(4):421 430. doi:10.1007/BF01797915
7. Pogue JM, Tam VH. Toxicity in Patients. Adv Exp Med Biol. 2019;1145:289 304. doi:10.1007/978-3-030-16373-0_17

8. Joffin N, Noirez P, Antignac JP, et al. Release and toxicity of adipose tissue- stored TCDD: Direct evidence from a xenografted fat model. Environ Int.2018;121(Pt 2):1113 1120. doi:10.1016/j.envint.2018.10.027
9. Stang S, Wang H, Gardner KH, Mo W. Influences of water quality and climate on the water-energy nexus: A spatial comparison of two water systems. J Environ Manage. 2018;218:613 621. doi:10.1016/j.jenvman.2018.04.095
10. Bauer T, Gath J, Hunkeler A, Ernst M, Böckmann A, Meier BH. Hexagonal ice in pure water and biological NMR samples. J Biomol NMR. 2017;67(1):15 22. doi:10.1007/s10858-016-0080-7
11. https://www.networx.com/article/8-unexpected-uses-for-mustard
12. Patel S. Fragrance compounds: The wolves in sheep's clothings. Med Hypotheses. 2017;102:106 111. doi:10.1016/j.mehy.2017.03.025
13. Epstein SS. Unreasonable risk. How to avoid cancer from cosmetics and personalcare products. 2001. Published by Environmental Toxicology, Chicago Illinois.
14. Anthony H, Birtwistle S, Eaton K, Maberly J. Environmental Medicine in Clinical Practice. BSAENM Publications 1997.
15. Marwah H, Garg T, Goyal AK, Rath G. Permeation enhancer strategies in transdermal drug delivery. Drug Deliv. 2016;23(2):564 578. doi:10.3109/ 10717544.2014.935532
16. Darbre PD. Aluminium and the human breast. Morphologie. 2016;100(329): 65 74. doi:10.1016/j.morpho.2016.02.001
17. Darbre PD. Underarm antiperspirants/deodorants and breast cancer. Breast Cancer Res. 2009;11 Suppl 3(Suppl 3):S5. doi:10.1186/bcr2424
18. Aengenheister L, Dugershaw BB, Manser P, et al. Investigating the accumula- tion and translocation of titanium dioxide nanoparticles with different surface modifications in static and dynamic human placental transfer models. Eur J Pharm Biopharm. 2019;142:488 497. doi:10.1016/j.ejpb.2019.07.018
19. Panico A, Serio F, Bagordo F, et al.Skin safety and health prevention: an overview of chemicals in cosmetic products. J Prev Med Hyg. 2019;60(1): E50 E57. Published 2019 Mar 29. doi:10.15167/2421-4248/ jpmh2019.60.1. 1080
20. Epstein SS. Unreasonable risk. How to avoid cancer from cosmetics and personal care products. 2001. Published by Environmental Toxicology, Chicago Illinois.
21. Crinnion W. Components of practical clinical detox programs—sauna as a therapeutic tool. Altern Ther Health Med. 2007;13(2):S154 S156.
22. https://www.westonaprice.org/podcast/64-vaccine-industry-rights/
23. https://www.westonaprice.org/podcast/17-vaccines-whats-fuss-part-2/
24. https://www.westonaprice.org/health-topics/vaccinations/why-we-need-to- reexamine-the-riskbenefit-tradeoffs-of-vaccines/
25. https://www.westonaprice.org/are-vaccines-safe-by-mary-tocco/
26. https://www.westonaprice.org/nurses-against-mandatory-vaccines/
27. Hulsey E, Bland T. Immune overload: Parental attitudes toward combination and single antigen vaccines. Vaccine. 2015;33(22):2546 2550. doi:10.1016/ j.vaccine.2015.04.020
28. Valeriani F, Margarucci LM, Romano Spica V. Recreational Use of Spa Thermal Waters: Criticisms and Perspectives for Innovative Treatments. Int J Environ Res Public Health. 2018;15(12):2675. Published 2018 Nov 28.
29. Font-Ribera L, Marco E, Grimalt JO, et al. Exposure to disinfection by-products in swimming pools and biomarkers of genotoxicity and respiratory damage -The PISCINA2 Study. Environ Int. 2019;131:104988. doi:10.1016/j.envint.2019.104988
30. Chevalier G, Sinatra ST, Oschman JL, Sokal K, Sokal P. Earthing: health impli-cations of reconnecting the human body to the Earth's surface electrons. J Environ Public Health. 2012;2012:291541. doi:10.1155/2012/291541

31. Davidson, Robert M., and Stephanie Seneff. "The Initial Common Pathway of Inflammation, Disease, and Sudden Death." Entropy. 14.12 (2012):1399–1442.
32. Seneff S. Sunlight and vitamin D: they're not the same thing. Wise Traditions In Food, Farming And Healing Arts, spring 2020.
33. An estimate of premature cancer mortality in the U.S. due to inadequate doses of solar ultraviolet-B radiation. Cancer. 2002 Mar 15; 94(6):1867–75.
34. Beneficial effects of sun exposure on cancer mortality. Prev Med. 1993 Jan; 22(1): 132–40. Review.
35. Does sunlight prevent cancer? A systematic review. Eur J Cancer. 2006 Sep; 42(14): 2222–32. Epub 2006 Aug 10. Review.
36. Does sunlight have a beneficial influence on certain cancers? Prog Biophys Mol Biol. 2006 Sep; 92(1): 132–9. Epub 2006 Feb 28. Review.
37. Ecologic studies of solar UVB radiation and cancer mortality rates. Recent Results. Cancer Res. 2003; 164: 371–7. Review.
38. Geographic patterns of prostate cancer mortality. Evidence for a protective effect of ultraviolet radiation. Cancer. 1992 Dec 15; 70(12):2861–9.
39. Multiple sclerosis and prostate cancer: what do their similar geographies suggest? Neuroepidemiology.1992; 11(4–6): 244–54.
40. Sunlight and vitamin D for bone health and prevention of autoimmune diseases, cancers, and cardiovascular disease. Am J Clin Nutr. 2004 Dec; 80(6Suppl): 1678S–88S. Review.
41. UV radiation and cancer prevention: what is the evidence? Anticancer Res.2006 Jul–Aug; 26(4A) :2723–7. Review.
42. Plourde E. Sunscreens—Biohazard: Treat as Hazardous Waste. Irvine, CA: New Voice Publications; 2011.
43. Epstein SS. Unreasonable risk. How to avoid cancer from cosmetics and personalcare products. 2001. Published by Environmental Toxicology, Chicago Illinois.
44. Martin CA, Gowda U, Renzaho AM. The prevalence of vitamin D deficiency among dark-skinned populations according to their stage of migration and region of birth: A meta-analysis. Nutrition. 2016;32(1):21 32. doi:10.1016/ j.nut.2015.07.007
45. Ibbotson S. Drug and chemical induced photosensitivity from a clinical perspective. Photochem Photobiol Sci. 2018;17(12):1885 1903. doi:10.1039/ c8pp00011e
46. Mathews-Roth MM. Beta-carotene therapy for erythropoietic protoporphyria and other photosensitivity diseases. Biochimie. 1986;68(6):875 884. doi:10.1016/s0300-9084(86)80104-3
47. Ahmadi K, Hazrati M, Ahmadizadeh M, Noohi S. Effect of Radiance-Dimmer Devices Simulating Natural Sunlight Rhythm on the Plasma Melatonin Levels and Anxiety and Depression Scores of the Submarine Personnel. Iran J Psychiatry. 2019;14(2):147 153.
48. Cipolla-Neto J, Amaral FGD. Melatonin as a Hormone: New Physiological and Clinical Insights. Endocr Rev. 2018;39(6):990 1028. doi:10.1210/er.2018-00084
49. Owczarek G, Gralewicz G, Wolska A, Skuza N, Jurowski P. Potencjalny wpyw barwy filtrów w okularach chroni cych przed ol nieniem sonecznym na wydzielanie melatoniny [Potential impact of colors of filters used in sunglasses on the melatonin suppression process]. Med Pr. 2017;68(5): 629 637. doi:10.13075/mp.5893.00550
50. van der Rhee HJ, de Vries E, Coebergh JW. Regular sun exposure benefits health. Med Hypotheses. 2016;97:34 37. doi:10.1016/j.mehy.2016.10.011
51. Gerson C with Bishop B. Healing the Gerson way. Defeating cancer and other chronic diseases. 2007. Totality Books.
52. Ter Horst KW, Serlie MJ. Fructose Consumption, Lipogenesis, and Non- Alcoholic Fatty Liver Disease. Nutrients. 2017;9(9):981. Published 2017 Sep 6.doi:10.3390/nu9090981
53. Porter RS, Bode RF. A Review of the Antiviral Properties of Black Elder (Sambucus nigra L.) Products.

Phytother Res. 2017;31(4):533 554. doi:10.1002/ptr.5782
54. Elderberry. In: Drugs and Lactation Database (LactMed). Bethesda (MD): National Library of Medicine (US); 2006.
55. Rahman Z, Singh VP. The relative impact of toxic heavy metals (THMs)(arsenic (As), cadmium (Cd), chromium (Cr)(VI), mercury (Hg), and lead (Pb))on the total environment: an overview. Environ Monit Assess. 2019;191(7):419.Published 2019 Jun 8.
56. Bjørklund G, Dadar M, Mutter J, Aaseth J. The toxicology of mercury: Current research and emerging trends. Environ Res. 2017;159:545 554. doi:10.1016/j.envres.2017.08.051
57. Zakaria A, Ho YB. Heavy metals contamination in lipsticks and their associ-ated health risks to lipstick consumers. Regul Toxicol Pharmacol. 2015;73(1): 191 195. doi:10.1016/j.yrtph.2015.07.005
58. Borowska S, Brzóska MM. Metals in cosmetics: implications for human health. J Appl Toxicol. 2015;35(6):551 572. doi:10.1002/jat.3129
59. Rehman K, Fatima F, Waheed I, Akash MSH. Prevalence of exposure of heavy metals and their impact on health consequences. J Cell Biochem. 2018;119(1): 157 184. doi:10.1002/jcb.26234
60. Amadi CN, Offor SJ, Frazzoli C, Orisakwe OE. Natural antidotes and manage-ment of metal toxicity. Environ Sci Pollut Res Int. 2019;26(18):18032 18052.doi:10.1007/s11356-019-05104-2
61. Andrew Hall Cutler. Amalgam illness. Diagnosis and treatment. 2017. no-amalgam.com
62. Kim JJ, Kim YS, Kumar V. Heavy metal toxicity: An update of chelating ther-apeutic strategies. J Trace Elem Med Biol. 2019;54:226 231. doi:10.1016/j.jtemb.2019.05.003
63. Mehta A, Flora SJ. Possible role of metal redistribution, hepatotoxicity and oxidative stress in chelating agents induced hepatic and renal metalloth-ionein in rats. Food Chem Toxicol. 2001;39(10):1029 1038. doi:10.1016/s0278-6915(01)00046-1
64. Rebecca Rust Lee and Andrew Hall Cutler. The mercury detoxification manual. 2019. Andy Cutler Publishing.
65. Blaucok-Busch E, Amin OR, Dessoki HH, Rabah T. Efficacy of DMSA Therapy in a Sample of Arab Children with Autistic Spectrum Disorder. Maedica (Buchar). 2012;7(3):214 221.
66. Clarke D, Buchanan R, Gupta N, Haley B. Amelioration of Acute Mercury Toxicity by a Novel, Non-Toxic Lipid Soluble Chelator N,N'bis-(2-mercap-toethyl)isophthalamide: Effect on Animal Survival, Health, Mercury Excretion and Organ Accumulation. Toxicol Environ Chem. 2012;94(3):616 640. doi:1 0.1080/02772248.2012.657199
67. Alcántara C, Jadán-Piedra C, Vélez D, Devesa V, Zúñiga M, Monedero V. Characterization of the binding capacity of mercurial species in Lactobacillus strains. J Sci Food Agric. 2017;97(15):5107 5113. doi:10.1002/jsfa.8388
68. https://www.bioray.com/ndf-plus-organic.html
69. Tinkov AA, Gritsenko VA, Skalnaya MG, Cherkasov SV, Aaseth J, Skalny AV. Gut as a target for cadmium toxicity. Environ Pollut. 2018;235:429 434. doi:10.1016/j.envpol.2017.12.114
70. Hal A Huggins. Solving the MS mystery: help, hope and recovery. 2002. Dragon Slayer Publication.
71. Andrew Hall Cutler. Hair test interpretation: finding hidden toxicities. 2004. noamalgam.com
72. Valentine-Thon E, Schiwara HW. Validity of MELISA for metal sensitivity test-ing. Neuro Endocrinol Lett. 2003;24(1−2):57 64.
73. Puri BK, Segal DR, Monro JA. Diagnostic use of the lymphocyte transforma-tion test-memory lymphocyte immunostimulation assay in confirming active Lyme borreliosis in clinically and serologically ambiguous cases. Int J Clin Exp Med.
74. Epstein SS. Unreasonable risk. How to avoid cancer from cosmetics and personal care products. 2001. Published by Environmental Toxicology, Chicago Illinois.
75. Clarkson TW, Magos L. The toxicology of mercury and its chemical compounds. Crit Rev Toxicol.

2006;36(8):609 662. doi:10.1080/10408440600845619
76. Kumarathilaka P, Seneweera S, Ok YS, Meharg A, Bundschuh J. Arsenic in cooked rice foods: Assessing health risks and mitigation options. Environ Int.2019;127:584 591. doi:10.1016/j.envint.2019.04.004
77. Mima M, Greenwald D, Ohlander S. Environmental Toxins and Male Fertility.Curr Urol Rep. 2018;19(7):50. Published 2018 May 17. doi:10.1007/s11934-018-0804-1
78. Andrew Hall Cutler. Amalgam illness. Diagnosis and treatment. 2017. noamal-gam.com

2. 장 관리

1. Iwamuro M, Kawai Y, Takata K, Miyabe Y, Okada H, Yamamoto K. Reactive lymphoid hyperplasia with a lipomatous component associated with fecal compaction in an appendiceal orifice. Intern Med. 2014;53(10):1049 1053.
2. Zhao W, Ke M. Report of an unusual case with severe fecal impaction respond-ing to medication therapy. J Neurogastroenterol Motil. 2010;16(2):199 202.doi:10.5056/jnm.2010.16.2.199
3. Cheetham MJ, Malouf AJ, Kamm MA. Fecal incontinence. Gastroenterol Clin North Am. 2001;30(1):115 130. doi:10.1016/s0889-8553(05)70170-9
4. Prichard DO, Bharucha AE. Recent advances in understanding and managing chronic constipation. F1000Res. 2018;7:F1000 Faculty Rev-1640. Published 2018 Oct 15. doi:10.12688/f1000research.15900.1
5. Magner, Lois (1992). A History of Medicine. Boca Raton, Florida: CRC Press. p. 31. ISBN 978-0-8247-8673-1.
6. Gerson C and Walker M. The Gerson Therapy. 2001.Twin Streams, Kensington Publishing Corporation.
7. Gerson C & Bishop B. Healing the Gerson way. Defeating cancer and other chronic diseases. 2007. Totality books.
8. Lim S. Metabolic acidosis. Acta Med Indones. 2007;39(3):145–150.

3. 치유

1. Anthony H, Birtwistle S, Eaton K, Maberly J. Environmental Medicine in Clinical Practice. BSAENM Publications 1997.
2. Selye Hans. Stress without Distress. 1975, Penguin Books Ltd.
3. Garkavi LH, Kvakina EB, Kuzmenko TS. Anti-Stress Reactions And Activation Therapy.) 1998.
4. Straub RH, Cutolo M. Psychoneuroimmunology-developments in stress research. Wien Med Wochenschr. 2018;168(3–4):76 84. doi:10.1007/s10354-017-0574-2
5. Lee DY, Kim E, Choi MH. Technical and clinical aspects of cortisol as a biochemical marker of chronic stress. BMB Rep. 2015;48(4):209 216. doi:10.5483/bmbrep.2015.48.4.275
6. Zhai L, Zhang H, Zhang D. Sleep Duration and Depression Among Adults: A Meta-analysis of Prospective Studies. Depress Anxiety. 2015;32(9):664 670. doi:10.1002/da.22386
7. Tetel MJ, de Vries GJ, Melcangi RC, Panzica G, O'Mahony SM. Steroids, stress and the gut microbiome-brain axis. J Neuroendocrinol. 2018;30(2):10.1111/jne.12548. doi:10.1111/jne.12548
8. Panossian A. Understanding adaptogenic activity: specificity of the pharma-cological action of adaptogens and other phytochemicals. Ann N Y Acad Sci.2017;1401(1):49 64. doi:10.1111/nyas.13399
9. Tanaka A, Saeki J, Hayama SI, Kass PH. Effect of Pets on Human Behaviour and Stress in Disaster. Front Vet Sci. 2019;6:113. Published 2019 Apr 18. doi:10.3389/fvets.2019.00113
10. Winter J, Jurek B. The interplay between oxytocin and the CRF system: regu-lation of the stress response. Cell Tissue Res. 2019;375(1):85 91. doi:10.1007/s00441-018-2866-2

4. 마음의 힘

1. Deter HC, Orth-Gomér K, Wasilewski B, Verissimo R. The European Network on Psychosomatic Medicine (ENPM) – history and future directions. Biopsychosoc Med. 2017;11:3. Published 2017 Jan 26. doi:10.1186/s13030-016-0086-0
2. Nisavic M, Shuster JL, Gitlin D, Worley L, Stern TA. Readings on psychoso-matic medicine: survey of resources for trainees. Psychosomatics. 2015;56(4):319 328. doi:10.1016/j.psym.2014.12.006
3. Ulnik JC. Corrientes actuales del pensamiento psicosomático [Current trends in psychosomatic medicine]. Vertex. 2019;XXX(145):182 184.
4. Louise Hay. You can heal your life. 1988. Eden Grove Editions.
5. Dale Carnegie. How to Stop Worrying and Start Living 1948. New York, Simon and Schuster.
6. Tanaka A, Saeki J, Hayama SI, Kass PH. Effect of Pets on Human Behaviour and Stress in Disaster. Front Vet Sci. 2019;6:113. Published 2019 Apr 18. doi:10.3389/fvets.2019.00113
7. Bruce H Lipton. The biology of belief. 2008. Hay House.
8. https://health.usnews.com/health-news/patient-advice/articles/2016-09-27/ the-danger-in-taking-prescribed-medications
9. Sailler L. Les diagnostiques difficiles en iatrogénie [Diagnosis of iatrogenic diseases]. Rev Med Interne. 2009;30 Suppl 4:S295 S298. doi:10.1016/j.revmed. 2009.09.014
10. Taro Gold. Open Your Mind, Open Your Life: A Book of Eastern Wisdom. 2004. 2nd edition. Andrews McMeel Universal.

5. 마지막 참고 사항

1. Dugdale, J. S. (1996). Entropy and its Physical Meaning (2nd ed.). Taylor and Francis (UK); CRC (US)
2. P. Davis. The demon in the machine. How hidden webs of information are solving the mystery of life. 2019. Penguin books.
3. https://www.unccd.int/Lists/SiteDocumentLibrary/Publications/V2_201309- UNCCD-BRO_WEB_final.pdf
4. Harvey G. The carbon fields. How our countryside can save Britain. 2008. GrassRoots.
5. Roberts P. The end of food. 2008. Houghton Mifflin Company.
6. India is overproducing and wasting grain now, which is damaging soil and will result in lower future food production. April 2014. Coverage of Disruptive Science and Technology. http://www.nextbigfuture.com/2013/04/india-is-overproducing-and-wasting.html
7. Savory A. Holistic Management. A new framework for decision making. 1999. Island Press.
8. https://savory.global/
9. https://www.expertsure.com/2009/11/14/turning-desert-into-a-garden/
10. https://www.ted.com/talks/allan_savory_how_to_fight_desertification_ and_reverse_climate_change
11. https://metro.co.uk/2018/08/08/man-turned-desert-forest-planting-tree-every-day-40-years-7814241/
12. https://www.chinadaily.com.cn/kindle/2017-09/06/content_31635441.htm
13. Jean Giorno. The man who planted trees. 2005. Chelsea Green Publishing.
14. Sheldrake R. The science delusion. 2013. Coronet. pp.78-79.

6. 갭스 상태 리스트

1. Andrew Hall Cutler. Hair test interpretation: finding hidden toxicities. 2004. noamalgam.com
2. Trüeb RM, Dias MFRG. Alopecia Areata: a Comprehensive Review of Pathogenesis and Management. Clin Rev Allergy Immunol. 2018;54(1):68 87. doi:10.1007/s12016-017-8620-9

3. Andrew Hall Cutler. Amalgam illness. Diagnosis and treatment. 2017. noamal- gam.com
4. Rossi A, Fortuna MC, Caro G, et al. Chemotherapy-induced alopecia manage- ment: Clinical experience and practical advice. J Cosmet Dermatol.2017;16(4):537 541. doi:10.1111/jocd.12308
5. Francesco Ciccia, Giuliana Guggino, Aroldo Rizzo, Riccardo Alessandro, Michele Maria Luchetti, Simon Milling, Laura Saieva, Heleen Cypers, Tommaso Stampone, Paola Di Benedetto, Armando Gabrielli, Alessio Fasano, Dirk Elewaut, Giovanni Triolo. Dysbiosis and zonulin upregulation alter gut epithelial and vascular barri- ers in patients with ankylosing spondylitis. Annals of the Rheumatic Diseases, Jan 2017, annrheumdis-2016-210000; DOI: 10.1136/annrheumdis-2016-210000
6. Outi Maki-Ikola et al. Enhanced jejunal production of antibodies to Klebsiella and other Enterobacteria in patients with ankylosing spondylitis and rheuma-toid arthritis. http://dx.doi.org/10.1136/ard.56.7.421
7. Taha Rashid, Clyde Wilson, and Alan Ebringer. The Link between Ankylosing Spondylitis, Crohn's Disease, Klebsiella, and Starch Consumption. Clinical and Developmental Immunology, Volume 2013 (2013), Article ID 872632, 9 pages. http://dx.doi.org/10.1155/2013/872632
8. Thage O. The myotomes L2—S2 in man. Acta Neurol Scand Suppl. 1965;13 Pt 1:241 243. doi:10.1111/j.1600-0404.1965.tb01878.x
9. Korpi A, Järnberg J, Pasanen AL. Microbial volatile organic compounds. Crit—Rev Toxicol. 2009;39(2):139 193. doi:10.1080/10408440802291497
10. Bodeker GC. Ayurvedic medicine. CMAJ. 1991;145(1):9 12.
11. Lebwohl B, Sanders DS, Green PHR. Coeliac disease. Lancet. 2018;391(10115):70 81. doi:10.1016/S0140-6736(17)31796-8
12. Huebener S et al. Specific non-gluten proteins of wheat are novel target anti-gens in celiac disease humoural response. J proteome Res 2014, epub Oct 20.
13. Campbell-McBride N. GAPS Stories. Personal Accounts of improvement and recov-ery through the GAPS Nutritional protocol. 2012. Medinform Publishing.
14. Campbell-McBride N. Gut and psychology syndrome. Natural treatment for autism, dyspraxia, dyslexia, ADD/ADHD, depression and schizophrenia. 2010. Medinform Publishing.
15. Su, R Dailey, et al. Determining Effects of Superfine Sheep wool in Infantile Eczema (DESSINE): a randomized paediatric cross over study J.C. 2017.https://www.mcri.edu.au/sites/default/files/media/sudessinewoolonlinebjdar-ticle.pdf
16. Nunnari J, Suomalainen A. Mitochondria: in sickness and in health. Cell.2012;148(6):1145 1159. doi:10.1016/j.cell.2012.02.035
17. Finsterer J, Zarrouk-Mahjoub S. Anti-mitochondrial M2 Antibodies and Myopathy. Intern Med. 2018;57(8):1187. doi:10.2169/internalmedicine.9878−17
18. Caubet JC, Cianferoni A, Groetch M, Nowak-Wegrzyn A. Food protein-induced enterocolitis syndrome. Clin Exp Allergy. 2019;49(9):1178 1190. doi:10.1111/cea.13415
19. Du YJ, Nowak-W grzyn A, Vadas P. FPIES in adults. Ann Allergy Asthma Immunol. 2018;121(6):736 738. doi:10.1016/j.anai.2018.08.003
20. Shao T, Shao L, Li H, Xie Z, He Z, Wen C. Combined Signature of the Fecal Microbiome and Metabolome in Patients with Gout. Front Microbiol. 2017;8:268. Published 2017 Feb 21. doi:10.3389/fmicb.2017.00268
21. Tatu L, Moulin T, Vuillier F, Bogousslavsky J. Arterial territories of the human brain. Front Neurol Neurosci. 2012;30:99 110. doi:10.1159/000333602
22. Vander Borght M, Wyns C. Fertility and infertility: Definition and epidemiol-ogy. Clin Biochem. 2018;62:2 10. doi:10.1016/j.clinbiochem.2018.03.012
23. Lotti F, Maggi M. Sexual dysfunction and male infertility. Nat Rev Urol. 2018;15(5):287 307. doi:10.1038/nrurol.2018.20

24. Letavernier E, Daudon M. Vitamin D, Hypercalciuria and Kidney Stones. Nutrients. 2018;10(3):366. Published 2018 Mar 17. doi:10.3390/nu10030366
25. Masterjohn C. On the trail of the elusive x factor: a sixty-two-year-old mystery finally solved. Wise Traditions. 2007;8(1).
26. Ross Russell AL, Dryden MS, Pinto AA, Lovett JK. Lyme disease: diagnosis and management. Pract Neurol. 2018;18(6):455 464. doi:10.1136/practneurol-2018- 001998
27. Horowitz RI, Freeman PR. Precision Medicine: The Role of the MSIDS Model in Defining, Diagnosing, and Treating Chronic Lyme Disease/Post Treatment Lyme Disease Syndrome and Other Chronic Illness: Part 2. Healthcare (Basel). 2018; 6(4):129. Published 2018 Nov 5. doi:10.3390/healthcare6040129
28. http://cowden-protocol.com/
29. Engin A. The Definition and Prevalence of Obesity and Metabolic Syndrome. Adv Exp Med Biol. 2017;960:1 17. doi:10.1007/978-3-319-48382-5_1
30. Grandl G, Wolfrum C. Hemostasis, endothelial stress, inflammation, and the metabolic syndrome. Semin Immunopathol. 2018;40(2):215 224. doi:10.1007/ s00281-017-0666-5
31. Campbell-McBride N. Put your heart in your mouth. What really is heart disease and what can we do to prevent and even reverse it. 2007. Medinform Publishing.
32. Volpe SL. Magnesium in disease prevention and overall health. Adv Nutr. 2013;4(3):378S 83S. Published 2013 May 1. doi:10.3945/an.112.003483
33. Mazidi M, Rezaie P, Kengne AP, Mobarhan MG, Ferns GA. Gut microbiome and metabolic syndrome. Diabetes Metab Syndr. 2016;10(2 Suppl 1):S150 S157. doi:10.1016/j.dsx.2016.01.024
34. Verma D, Garg PK, Dubey AK. Insights into the human oral microbiome. Arch Microbiol. 2018;200(4):525 540. doi:10.1007/s00203-018-1505-3
35. Sun S, Wei H, Zhu R, et al. Biology of the Tongue Coating and Its Value in Disease Diagnosis. Complement Med Res. 2018;25(3):191 197. doi:10.1159/000479024
36. Dominik Nischwitz. It's All In Your Mouth. Biological Dentistry And The Surprising Impact Of Oral Health On Whole Body Wellness. 2020. Chelsea Green Publishing.
37. Monje M. Myelin Plasticity and Nervous System Function. Annu Rev Neurosci. 2018;41:61 76. doi:10.1146/annurev-neuro-080317-061853
38. Duhamel G, Prevost VH, Cayre M, et al. Validating the sensitivity of inhomoge-neous magnetization transfer (ihMT) MRI to myelin with fluorescence microscopy. Neuroimage. 2019;199:289 303. doi:10.1016/j.neuroimage.2019.05.061
39. Wang SS, Zhang Z, Zhu TB, Chu SF, He WB, Chen NH. Myelin injury in the central nervous system and Alzheimer's disease. Brain Res Bull. 2018;140: 162 168. doi:10.1016/j.brainresbull.2018.05.003
40. Allen DR, Huang MU, Morris NB, et al. Impaired Thermoregulatory Function during Dynamic Exercise in Multiple Sclerosis. Med Sci Sports Exerc. 2019;51(3):395 404. doi:10.1249/MSS.0000000000001821
41. Hachim MY, Elemam NM, Maghazachi AA. The Beneficial and Debilitating Effects of Environmental and Microbial Toxins, Drugs, Organic Solvents and Heavy Metals on the Onset and Progression of Multiple Sclerosis. Toxins (Basel). 2019;11(3):147. Published 2019 Mar 5. doi:10.3390/toxins11030147 Form
42. Hal A Huggins. Solving the MS mystery: help, hope and recovery. 2002. Dragon Slayer Publication.
43. Andrew Hall Cutler. Amalgam illness. Diagnosis and treatment. 2017. noamal- gam.com
44. Epstein SS. Unreasonable risk. How to avoid cancer from cosmetics and personal care products. 2001. Published by Environmental Toxicology, Chicago Illinois.
45. Alroughani R, Boyko A. Pediatric multiple sclerosis: a review. BMC Neurol.2018;18(1):27. Published 2018 Mar 9. doi:10.1186/s12883-018-1026-3
46. Whitehouse CR, Boullata J, McCauley LA. The potential toxicity of artificial sweeteners. AAOHN J.

2008;56(6):251 261. doi:10.3928/08910162-20080601-02
47. Ochoa-Repáraz J, Kirby TO, Kasper LH. The Gut Microbiome and Multiple Sclerosis. Cold Spring Harb Perspect Med. 2018;8(6):a029017. Published 2018 Jun 1. doi:10.1101/cshperspect.a029017
48. StrattonCW,WheldonDB(2006) Multiple sclerosis: an infectious syndrome involving Chlamydophila pneumoniae. TRENDS in Microbiology Vol.14 No.11
49. Alan MacDonald. Migrating worm in the brain can cause MS. https://vimeo.com/166688480 lecture, college of American pathologists.
50. Enig MG. Know Your Fats: The Complete Primer for Understanding the Nutrition of Fats, Oils, and Cholesterol. Bethesda Press, Silver Spring, MD, 2000.
51. Ravnskov U. The Cholesterol Myths. Exposing the fallacy that saturated fat and cholesterol cause heart disease. 2000. NewTrends Publishing.
52. Corning B, Copland AP, Frye JW. The Esophageal Microbiome in Health and Disease. Curr Gastroenterol Rep. 2018;20(8):39. Published 2018 Aug 1. doi:10.1007/s11894-018-0642-9
53. Zhou Q, Melton DA. Pancreas regeneration [published correction appears in Nature. 2018 Aug;560(7720):E34]. Nature. 2018;557(7705):351 358. doi:10.1038/s41586-018-0088-0
54. Khan MN, Raza SS, Hussain AK, Nadeem MD, Ullah F. Pancreatic Duct Stones. J Ayub Med Coll Abbottabad. 2017;29(1):154 156.
55. Johnson CD, Besselink MG, Carter R. Acute pancreatitis. BMJ. 2014;349: g4859. Published 2014 Aug 12. doi:10.1136/bmj.g4859
56. Ertz-Archambault N, Keim P, Von Hoff D. Microbiome and pancreatic cancer:A comprehensive topic review of literature. World J Gastroenterol. 2017;23(10):1899 1908. doi:10.3748/wjg.v23.i10.1899
57. Masterjohn C. On the trail of the elusive x factor: a sixty-two-year-old mystery finally solved. Wise Traditions. 2007;8(1).
58. Campbell-McBride N. GAPS Stories. Personal Accounts of improvement and recov-ery through the GAPS Nutritional protocol. 2012. Medinform Publishing.
59. Quagliariello A, Del Chierico F, Russo A, et al. Gut Microbiota Profiling and Gut-Brain Crosstalk in Children Affected by Pediatric Acute-Onset Neuropsychiatric Syndrome and Pediatric Autoimmune Neuropsychiatric Disorders Associated With Streptococcal Infections. Front Microbiol. 2018;9:675. Published 2018 Apr 6. doi:10.3389/fmicb.2018.00675
60. Marti H. The Discovery of Helminth Life Cycles. Adv Parasitol. 2019;103:1 10. doi:10.1016/bs.apar.2019.02.001
61. Sures, B., Siddall, R. and Taraschewski, H. Certain parasites, particularly intes-tinal acanthocephalans and cestodes of fish, can accumulate heavy metals at concentrations that are orders of magnitude higher than those in the host tissues or the environment. Parasit Today, 1999 Jan;15(1):16–21.
62. Garzón M, Pereira-da-Silva L, Seixas J, et al. Association of enteric parasitic infections with intestinal inflammation and permeability in asymptomatic infants of São Tomé Island. Pathog Glob Health. 2017;111(3):116 127. doi:10.1080/20477724.2017.1299831
63. Yasuda K, Nakanishi K. Host responses to intestinal nematodes. Int Immunol. 2018;30(3):93 102. doi:10.1093/intimm/dxy002
64. Rendon A, Schäkel K. Psoriasis Pathogenesis and Treatment. Int J Mol Sci. 2019;20(6):1475. Published 2019 Mar 23. doi:10.3390/ijms20061475
65. Campbell-McBride N. GAPS Stories. Personal Accounts of improvement and recov-ery through the GAPS Nutritional protocol. 2012. Medinform Publishing.
66. Quigley EMM. The Spectrum of Small Intestinal Bacterial Overgrowth (SIBO).Curr Gastroenterol Rep. 2019;21(1):3. Published 2019 Jan 15. doi:10.1007/s11894-019-0671-z
67. Wüthrich B, Schmid A, Walther B, Sieber R. Milk consumption does not lead to mucus production or occurrence of asthma. J Am Coll Nutr. 2005;24(6 Suppl): 547S 55S. doi:10.1080/07315724.2005.10719503

68. Rawls M, Ellis AK. The microbiome of the nose. Ann Allergy Asthma Immunol. 2019;122(1):17 24. doi:10.1016/j.anai.2018.05.009
69. Cheli R, Ciancamerla G. Die durch Medikamente verusachte Gastritis [Drug- induced gastritis]. Gastroenterol Fortbildungskurse Prax. 1973;4:59 65.
70. Dominik Nischwitz. It's All In Your Mouth. Biological Dentistry And The Surprising Impact Of Oral Health On Whole Body Wellness. 2020. Chelsea Green Publishing.
71. Howden CW, Hunt RH. Spontaneous hypochlorhydria in man: possible causes and consequences. Dig Dis. 1986;4(1):26 32. doi:10.1159/000171134
72. Noto JM, Peek RM Jr. The gastric microbiome, its interaction with Helicobacter pylori, and its potential role in the progression to stomach cancer. PLoS Pathog. 2017;13(10):e1006573. Published 2017 Oct 5. doi:10.1371/journal.ppat.1006573
73. Castaño-Rodríguez N, Goh KL, Fock KM, Mitchell HM, Kaakoush NO. Dysbiosis of the microbiome in gastric carcinogenesis. Sci Rep. 2017;7(1):Published 2017 Nov 21. doi:10.1038/s41598-017-16289-2
74. Camilleri M, Chedid V, Ford AC, et al. Gastroparesis. Nat Rev Dis Primers. 2018;4(1):41. Published 2018 Nov 1. doi:10.1038/s41572-018-0038-z
75. Wilkinson JM, Cozine EW, Loftus CG. Gas, Bloating, and Belching: Approach to Evaluation and Management. Am Fam Physician. 2019;99(5):301 309.
76. Ritchie WP Jr. Alkaline reflux gastritis. Late results on a controlled trial of diag- nosis and treatment. Ann Surg. 1986;203(5):537 544. doi:10.1097/ 00000658-198605000-00014
77. Bhandari S, Jha P, Thakur A, Kar A, Gerdes H, Venkatesan T. Cyclic vomiting syndrome: epidemiology, diagnosis, and treatment. Clin Auton Res. 2018; 28(2):203 209. doi:10.1007/s10286-018-0506-2
78. Mort RL, Jackson IJ, Patton EE. The melanocyte lineage in development and disease [published correction appears in Development. 2015 Apr 1;142(7):1387]. Development. 2015;142(4):620 632. doi:10.1242/dev.106567
79. Ezzedine K, Eleftheriadou V, Whitton M, van Geel N. Vitiligo. Lancet. 2015;386(9988):74 84. doi:10.1016/S0140-6736(14)60763-7
80. Grunnet I, Howitz J, Reymann F, Schwartz M. Vitiligo and pernicious anemia. Arch Dermatol. 1970;101(1):82 85.
81. Andreas NJ, Kampmann B, Mehring Le-Doare K. Human breast milk: A review on its composition and bioactivity. Early Hum Dev. 2015;91(11):629 635. doi:10.1016/j.earlhumdev.2015.08.013
82. Quigley M, Embleton ND, McGuire W. Formula versus donor breast milk for feeding preterm or low birth weight infants. Cochrane Database Syst Rev. 2018;6(6):CD002971. Published 2018 Jun 20. doi:10.1002/14651858. CD002971.pub4

만성질환 자연치료 식이요법 갭스(GAPS diet)

초판 1쇄 2024년 12월 16일 발행
초판 2쇄 2024년 12월 23일 발행
초판 3쇄 2025년 3월 14일 발행
초판 4쇄 2025년 11월 20일 발행

지은이	Dr Natasha Campbell-McBride, MD
옮긴이	남용현, 이경언
번역 검수	최겸, 김예성, 강담희
디자인	정경미
펴낸곳	주식회사 겸엑스
출판등록	2022년 4월 4일 제 2022-000038호
주소	서울특별시 송파구 올림픽로 360, 지하1층(방이동)
고객센터	070-8833-7900
이메일	contact@gyumx.com
ISBN	979-11-986480-1-3

이 책에 실린 글의 무단 전재 및 복제를 금합니다.
사용 동의가 필요한 경우 위의 메일 주소로 사전에 문의 주십시오.
파본은 구입처에서 교환해 드립니다.